主　审　严世芸

名誉主编　郑　锦　张怀琼

主　编　王庆其　夏　翔

副主编　（以姓氏笔画为序）

　　　　王少墨　王春艳　苏　励　贾　杨
　　　　蒋　健　虞坚尔

编　委　（以姓氏笔画为序）

　　　　王少墨　王庆其　王秀薇　王春艳
　　　　田　雨　苏　励　苏丽娜　李利清
　　　　陈子洁　贾　杨　夏　翔　崔　晨
　　　　蒋　健　虞坚尔

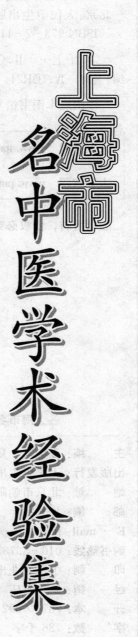

上海市名中医学术经验集（第三集）

人民卫生出版社

图书在版编目(CIP)数据

上海市名中医学术经验集. 第三集/王庆其,夏翔主编.
—北京:人民卫生出版社,2018
ISBN 978 - 7 - 117 - 26098 - 5

Ⅰ.①上…　Ⅱ.①王…②夏…　Ⅲ.①中医临床-经验-汇
编-上海　Ⅳ.①R24

中国版本图书馆 CIP 数据核字(2018)第 027395 号

人卫智网	www.ipmph.com	医学教育、学术、考试、健康,
		购书智慧智能综合服务平台
人卫官网	www.pmph.com	人卫官方资讯发布平台

上海市名中医学术经验集(第三集)

主　　编：王庆其　夏　翔
出版发行：人民卫生出版社(中继线 010 - 59780011)
地　　址：北京市朝阳区潘家园南里 19 号
邮　　编：100021
E - mail：pmph @ pmph. com
购书热线：010 - 59787592　010 - 59787584　010 - 65264830
印　　刷：中国农业出版社印刷厂
经　　销：新华书店
开　　本：787×1092　1/16　印张：34
字　　数：786 千字
版　　次：2018 年 3 月第 1 版　2018 年 3 月第 1 版第 1 次印刷
标准书号：ISBN 978 - 7 - 117 - 26098 - 5/R · 26099
定　　价：136.00 元

打击盗版举报电话：010-59787491　E-mail：WQ @ pmph. com
(凡属印装质量问题请与本社市场营销中心联系退换)

本书由

上海市中医药发展办公室

上海市中医文献馆

全国名老中医夏翔工作室

全国名老中医王庆其工作室

组织编写

序言

　　中医药是中华民族几千年传统文化和集体智慧的结晶,为中华民族的繁衍昌盛和人类健康做出了举世瞩目的贡献。十八大以来,党中央、国务院从国家战略和全局高度积极推动中医药事业发展,2017年7月1日《中华人民共和国中医药法》颁布实施,中医药振兴发展迎来天时、地利、人和的大好局面。同时,健康中国建设的目标任务为中医药振兴发展提出了更高的要求;"一带一路"的建设蓝图,为中医药国际化发展提供了广阔的舞台。时不我待,中医药工作者任重道远。

　　名中医是中医药知识的重要载体,是中医学术造诣最深、临床水平最高的群体,历代名医经验传承作为中医药发展的核心要素之一,贯穿了整个历史长河,对推动中医创新发展具有十分重要的意义。国家卫生计生委副主任、国家中医药管理局局长王国强指出:"发展好、利用好中医药,首先是要把中医药继承好。只有把中医药传承好,才能守住根和魂。要传承大师、名中医的学术,全面系统整理国医大师、全国名中医的学术思想、临床经验和技术专长,确保中医药的学术精华薪火相继、代代相传。"《中医药发展战略规划纲要(2016—2030年)》提出:"全面系统继承当代名老中医药专家学术思想和临床诊疗经验,总结中医优势病种临床基本诊疗规律。"《中华人民共和国中医药法》第三十九条提到:"国家采取措施支持对中医药古籍文献、著名中医药专家的学术思想和诊疗经验以及民间中医药技术方法的整理、研究和利用。"

海派中医，薪火相传。为有效发挥名中医示范引领作用，弘扬大医精诚的医德医风，激励中医药工作者奋发有为，上海市卫生计生委、市人力资源社会保障局、市中医药发展办公室在前三批上海市名中医评选基础上，于2016年组织开展第四批上海市名中医评选工作，共评出新一届名中医29人。这为我市中医药事业的发展注入了新的活力和动力，也是对中医药工作者莫大的鼓舞和鞭策。

为系统总结、发扬光大上海市新一届名中医的学术思想和临床经验，夏翔、王庆其两位教授在领衔主编《上海市名中医学术经验集》（涵盖第一、二批上海市名中医）和《上海市名中医学术经验集（第二集）》（涵盖第三批上海市名中医）的基础上，第一时间组织第四批上海市名中医，以极其认真负责的态度编撰《上海市名中医学术经验集（第三集）》，以期全面反映新一届名中医的学术精华、实践经验、一技之长、独到之处。这种强烈的责任感和使命感，持之以恒、精益求精的治学态度，令人动容。

相信此书的出版，对于分享我市的名医学术成果、推动中医学术传承、提升临床诊疗水平、培养造就新一代名中医，都是功在当下，利在千秋。

上海市卫生和计划生育委员会党委副书记　郑锦

2017 年 8 月

编写说明

一、 上海市卫生计生委、市人力资源社会保障局、市中医药发展办公室在前三批上海市名中医评选的基础上,于 2016 年组织开展第四批上海市名中医评选工作,共评出新一届名中医 29 位。本书收录了第四批"上海市名中医"的学术思想及临床经验,名为《上海市名中医学术经验集(第三集)》。

二、 上海市卫生局分别于 1995 年、2004 年评选出上海市名中医 77 位,曾在 2006 年收录了以上评选出的名中医的学术思想与临床经验,出版了《上海市名中医学术经验集》。上海市卫生局、上海市中医药发展办公室于 2011 年评选出"第三批"上海市名中医共 31 位,编辑出版了《上海市名中医学术经验集(第二集)》。

三、 因篇幅有限,本书所总结的仅为"第四批"上海市名中医具有代表性的部分学术思想及临床经验。

四、 本书中名中医排序系按出生年月为依据,即出生年月早者排前,晚者列后。

五、 本书总结整理的名中医学术思想及临床经验,均由其门人学生用第三人称口气撰写(文末附列整理者姓名),并均经名中医本人审阅定稿,保证其学术经验的真实可信。

六、本书在编写过程中始终得到上海市卫生计生委、中医药发展办公室有关领导的热诚支持和指导；得到全市名中医的积极响应，表示愿将自己一生积累的宝贵经验奉献给中医药事业和广大读者。在此，我们全体编写人员向他们致以崇高的敬意和衷心的感谢。

七、本书得到上海市中医药发展办公室、上海市中医药大学、上海市中医文献馆、上海中医药大学附属龙华医院、上海中医药大学附属曙光医院、上海市中医医院的大力支持。感谢全国名中医、上海中医药大学原校长严世芸终身教授担任主审，感谢上海市卫计委党委副书记郑锦，上海市卫计委副主任、中医药发展办公室主任张怀琼担任名誉主编。

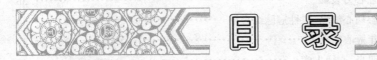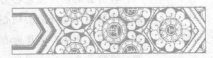

目 录

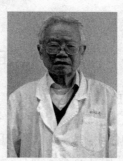

陆鸿元

陆鸿元

男，上海市名中医，上海市中医药研究院中医儿科研究所「海派中医流派传承基地」（徐氏儿科、董氏儿科）顾问。1925 年生于江苏海安中医世家，高祖陆儋辰为清季著名儒医，父亲陆正斋为江苏名医。1962 年上海中医学院医疗系毕业，后又师从全国著名中医内儿科专家徐仲才先生。20 世纪 60 年代参与创建龙华医院肝病病房与门诊，20 世纪 70 年代任上海市中草药防治慢支、哮喘协作组组长，期间研制的胆芙片收录于 1977 年《中国药典》。1982 年任职上海中医学院中医文献研究所，历任中医基础理论研究室主任，《中国中医药年鉴》副主编、常务编委、顾问。研制「计

算机模拟徐仲才教授治疗咳喘系统」，获 1987 年度中央电子工业部计算机优秀项目展出三等奖；主持编写《申江医萃》丛书，获上海中医药研究院 1990 年度二等奖；研制「中医内科厥证辨证论治文献研究——厥证 IBM 系统微机管理系统」，获 1987 年度上海市卫生局中医药计算机软件奖。主编医学专著 8 部，参编（任副主编）及审校医学专著 30 部，撰写学术论文 150 余篇。

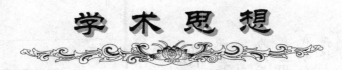

学 术 思 想

一、阳气是全身的动力,强调阴阳互根

"正气存内,邪不可干"。正气的强弱是决定人体是否发病的最基本因素。中医所说的正气其实就是人体的阳气。陆氏在从师徐门重阳扶阳思想的熏陶下非常重视阳气对于人体的作用,并认为这种阳气为主的论点可以上溯到两千余年前。如《素问·生气通天论》说:"阳气者若天与日,失其所则折寿而不彰,故天运当以日光明。"后世医家通过临床实践有不少发挥。明代张介宾说:"天之大宝,只此一丸红日,人之大宝,只此一息真阳。"

(一) 阳气是全身的动力,又是抗病的主力

陆氏常言:以往对中医扶阳论,知之不多,认识肤浅,只在师从徐仲才先生以后,才逐步体悟到人体阳气的重要性,并付诸临床实践。

陆氏认为阳气的生理功能主要包括两方面:①"阳因而上,卫外者也":阳气从早晨开始生发,日中最为旺盛,日落时则衰减,机体汗孔关闭,身体的活动量相对地减少。晚上,阳气潜藏于内,运行于五脏,是人体休养生息的时候。阳气用事,卫外抗邪,故种种气化活动完成人体与外界环境进行物质交换的主要过程。②"精则养神,柔则养筋":阳气的活动,上升于头面五官,扩散于躯干体表,使人精神焕发,意识清醒,感觉敏锐,温养形神,能随着外界环境的变化而做出相应的调整。

阳气是人体物质代谢和生理功能的根本动力,主要包括决定人体生殖、生长、发育、衰老、死亡的肾阳以及由此流布于脏腑经络,并实现其功能的"五脏元真"之气。所以阳气是人身立命之根本,也是人体病后善恶转化的关键。"阴为物质,阳为机能,阴生于阳,阳用不衰则阴气自然源源不断。阴之用亦在阳,一切营养物质只有在阳气的作用下,才能为身体所用。"

陆氏师承沪上名家徐仲才先生,徐氏亦强调阳气在人体中的重要性,认为"阳以阴为体,阴以阳为用。阳气在生理状态下是全身动力,在病理状态下又是抗病主力,而在儿科尤为重要"。陆氏不仅重视阳气在自然界和人体生命活动中的重要作用,而且又强调阴阳二者存在着互根互用的依存关系。陆氏师从徐仲才先生,为祝味菊先生再传弟子,祝氏传人都认为《黄帝内经》所谓"阴平阳秘"不是单指阴阳平衡协调,而是说"阴不可盛,以平为度;阳不患多,其要在秘"。理由是阴血津液等物质,目的在于供阳之用,当谋供求相等,以适用为平,过则无益,反成负担而有害;反之,阳不患多,而以潜蓄秘藏为贵,若倚势妄作,亦足以致病《伤寒质难》)。所以陆氏临证亦秉承师门"壮者滋阴为宜,怯者扶阳为本""物质不足者滋其阴,机能不足者扶其阳"。强调阴阳二者之间存在着互根互用、相互依存的关系,同时认为阴阳二者之间这种依存关系失调是疾病发生的重要机制。

陆氏在取法古人,总结师门前辈徐小圃、祝味菊医疗经验的基础上,继承了小儿以阳气为主的观点。古代医家有所谓小儿属于"稚阴稚阳"的说法,仅是与成人相比较而言,泛指小儿脏腑娇嫩,形气未充,处于不断生长发育过程之中。也有人认为小儿属于"纯阳之体",这与"阳热之体"在概念上有着本质的区别,实质上是点明了阳气对小儿机体和生理功能的影响——阳气是全身的动力。换言之,小儿具有"生机蓬勃,发育迅速"的生理特点,年龄愈小,生长发育的速度也愈快,犹如"旭日初升,草木方萌,蒸蒸日上,欣欣向荣"。"阳生则阴长",明代儿科名家陈复正等倡导"扶阳抑阴"之说,正以小儿阳气稚弱,外易为六淫所侵,内易为饮食所伤,临证之际,注意扶掖阳气,阳气是抗病的主力,慎防稚阳剥而不复,生机索然,贻人夭折。

(二) 阐明肾命关系,重视温培脾肾

20 世纪 80 年代初,陆氏在学习徐师仲才学术经验和温习文献的基础上,认为扶阳与藏象学说分割不开。他在引用徐师所云"扶阳首先是温补肾命之阳"后,指出:历代文献对肾和命门常相提并论,《难经》有所谓"左为肾,右为命门"之说,后世争论纷纭,莫衷一是,姑且勿论。但就命门涵义而言,无疑是人身先天元气蕴藏之所,生化之源泉。张景岳、赵献可都认为"命门为十二经之主",即人体任一脏腑无不依赖命门而发挥其作用,实际上,颇多内伤杂病辨证为命门火衰的病人,与所谓肾阳亏虚的见证多属一致,而治疗上采用附子、肉桂、鹿茸、硫黄、胡芦巴等所谓补命火的药物,又多具有温补肾阳的作用,由此可见,肾阳与命火名称虽异而治法则同。

陆氏接着从扶阳论中肾命之阳推论他脏之阳,他指出:人历来认为肾寓元阳元阴,如果仅从阳气推论,可知一身之阳无不根源于肾,而扶阳首先是肾命之阳,而人身是一个整体,当然也包括心阳、脾阳及其他脏腑之阳。徐师在总结其父小圃先生治疗经验时提到:小儿不论外感、内伤诸症,最易累及脾肾阳气,因此,特别强调温培脾肾在儿科治疗中的重要性。陆氏更从历代文献整理中深深体会到不少医家对培补脾肾的若干认识。昔人谓:"先天之本在肾,后天之本在脾。"而从扶阳法来讨论脾肾兼治者不乏其例。如宋代许叔微的《普济本事方》在"二神圆"方"补脾补肾证治"按语中,分析了一位"全不进食病人"后精辟地指出:"此病不可全作脾虚,盖因肾气怯弱,真元衰劣,自是不能消化饮食,譬如鼎釜之中,置诸米谷,下无火力,虽终日米不熟,其何能化?"又如人们只知李东垣擅长调理脾胃,其实李氏不是单一的脾胃论者,在某些病证中也主张脾肾并治,类如他治疗"肾之脾胃虚",采用所制沉香温胃丸(附子、巴戟天、干姜、茴香、官桂、沉香、炙甘草、当归、吴茱萸、人参、白术、白芍、白茯苓、良姜、木香、丁香)治疗中焦气弱,脾胃虚弱引起诸证,既健脾温胃,又以温补肾命而燠土,处方遣药脾肾兼治,体现了中医整体治疗的观念。为此,陆氏在儿科及内科临证时,对于慢支、哮喘、泄泻等病证属于阳虚为主者,常在扶阳益肾为主的前提下,辅以补气健脾,使脾肾相互资助而生化不息。

二、久病不康,必养必和

陆氏通过多年临床实践推崇"久病不康,必养必和"理论,认为是治疗慢性病、疑难病的要领,而"协调气血,爕理阴阳"则是治疗的中心环节。清代名医吴鞠通有言:"治外感如将,治内伤如相。"而对于慢性疑难病的治疗,犹如治疗内伤,必须"治内伤如相",陆氏主张治虚为本、兼治标证,主补辅攻、缓急相济,刻意提高机体抗病能力,促使患者及早康复。陆氏还认为,在进行中医药的临床科学研究中,应该追求卓越,不断创新,根据自身条件,充分利用新兴科学技术,参西衷中,病证结合。陆氏身体力行,在临证时将病理诊断与辨病相结合,生化检查与辨证相结合,辨病与辨证相结合,并将调畅患者情志贯穿始终。

陆氏进一步指出中医辨证论治的出发点是其整体观、动态平衡观、天人相应观、情志与脏腑内在联系观等,故而对于慢性病、疑难病的治疗,如能遵循中医学的理论或集中西医之长,扬长避短,往往能起到"摘疑解难"的效果。在某些场合,或在一定条件下,可以运用中医的四诊八纲方法,对病情进行分析、判断、辨明病证,然后干预,中医药不仅能够治疗疑难病,也可以成功地治疗现代医学所称的"难治病"。清代名医徐灵胎辨析了疑难病可治的道理,如说:"有从古书所无之病,历来无治法者,而其病又实可愈。"为此,作为医者,就应当效法"大医精诚",为患者的康复而竭尽全力钻研探索。

(一) 协调气血,燮理阴阳

辨证首先要分阴阳,以阴阳为纲统分万病,这正是体现了《黄帝内经》"善诊者,察色按脉,先别阴阳"的精神和张仲景以阴阳为总纲的思想,具有高屋建瓴、执简驭繁的辨证特点。万病不出阴阳,发病损伤各有不同,总以阴、阳两字为主。阴盛则阳必衰,阳盛则阴必弱,不变之理也。陆氏认为以阴阳为纲统分万病,可以使医者提纲挈领,不被复杂的症状迷惑,不至陷入"头痛医头,脚痛医脚"的状态。在辨证论治中,坚持突出阴阳这个总纲,不在诸病名目上寻枝叶,只在阴阳上求根本,体现的是以治人为本的医学思想。证候再多仍是局部疾病之表现,仅是诊断上的参考资料,解除病患痛苦,不可治病而忘人,人体之阴阳盛衰才是用药上的进退准绳。

关于阴阳气血之间相互依存、相互影响的关系,明代张景岳指出:"人有阴阳,即为血气。阳主气,故气全则神旺;阴主血,故血盛则形强。人生所赖,唯斯而已(《景岳全书·血证》)"。就一般概念而言,气与血都由人身之精微所化,而相对言之,则气属阳,血属阴,具有互根互用的关系。总之,血属阴,气属阳。气血阴阳之间协调平衡,生命活动得以正常进行。反之,"血气不和,百病乃变化而生"(《素问·调经论》)。久病不康,进而久病入络是病情演变发展的规律,疾病迁延不愈,不断发展,必然导致体内气血失和、阴阳失调进一步加重。陆氏指出以上情况,在慢性支气管炎、肺气肿、哮喘以及肺心病等一类肺系疾病中,不难窥见其端倪,尽管病情轻重迥别,但都有肺脾肾三脏功能逐渐减退的现象(其严重者,可出现心力衰竭或呼吸衰竭),都有阴阳气血失调,正气与邪气交争、互为消长的基本临床特征。陆氏在防治这类慢性病、疑难病时,历来重视"治未病",即预防为主的思想。在急则治标、缓则治本的前提下,强调"辨虚治本"的观念贯穿于整个疗程的始终。具体地说,即不论疾病急性发作期、迁延期或缓解期,根据辨证论治及时地适量地采用益气补肺、健脾强肾等扶正固本药物,以期达到"祛邪可以安正,扶正即以祛邪"的目的。临床实践说明:慢性肺系疾病通常以反复感冒、鼻咽部过敏等为主要诱发因素,陆氏对于本病各期,常用《丹溪心法》玉屏风散(阳虚常加附子,拟为"附子玉屏风散")合《金匮》黄芪桂枝五物汤化裁组方,旨在益气和营、通阳扶阴。多数患者服后增强了机体抗病能力,降低或有效控制复发率,从而提高了疗效。为此,陆氏体会到,"协调气血,燮理阴阳"对于治疗慢性病、疑难病来说，是一个重要治则，不是权宜之计，而要持之以恒，它是"久病不康，必养必和"的理论在临床上的具体运用，是治疗慢性病、疑难病的中心环节，应该是无可置疑的。

（二）治外感如将，治内伤如相

"治外感如将，治内伤如相。"是清代名医吴鞠通的名言。治病当明外感内伤。所谓"治外感如将"，是指外感病大多邪盛，应当用峻药开门逐贼，务必速去，以防留则生变。正如大将用兵，兵贵神速，克敌制胜。"治内伤如相"，是指内伤病多属七情所致，气血违和，阴阳失调，往往寒热虚实错杂，应当休养生息，安内为先，法宜圆通，诚如宰相谋国，主次得当，详略合宜，知常达变，从容不迫。陆氏主张慢性病、疑难病治虚为本、兼治标证，主补辅攻、缓急相济，刻意提高机体抗病能力等均是为相之道。陆氏还认为将相之道，更应是相互交叉的，陆氏强调治外感须于实处求虚，祛邪勿忘扶正，治内伤须于虚中求实，扶正勿忘祛邪。外感与内伤既要明辨又不能截然划分，正如通常所说的，做到将相和，则国运昌。陆氏在所撰《从治标与治本谈处理邪正的辩证关系》一文中，进一步阐述以下观点：《内经》有云："知标本者，万举万当"。为此，临证时要注意掌握标本转化的规律，恰当地运用轻重、缓急、主次、先后的治疗原则，从而始终如一地抓住疾病的主要矛盾，解决主要问题。现在再举陆氏治疗冠心病验案作为例证。本病属于中医"胸痹、胸痛"的范畴。陆氏辨证为痰瘀寒凝，以致心阳不振，心脉痹阻。处方遣药按"急则治标，缓图其本，或标本并行"的治则，初用《金匮》枳实瓜蒌桂枝汤合《医林改错》血府逐瘀汤，治标为先，一则温通心阳，祛痰宁心；一则活血化瘀而通心脉，双管齐下，首战告捷。继用鹿角片、附子等以温煦肾、督而解心脉之寒凝，法取标本并治而奏效，预后良好。

（三）参西衷中，病证结合

通过 60 多年行医的实践，陆氏深切地体会到，中医、西医各有所长，相互之间可以取长补短，就是既要考虑中医辨证论治的特色，又要结合现代医学的知识和各种检查，灵活运用，博采众长。陆氏一贯主张"参西衷中，病证结合"的研究思路。陆氏还认为，所谓"病证结合"是辨病与辨证相结合的简称，这已是目前临床上常用的治疗方法，其形式多种多样。尽管还存在不同看法，但就慢性疑难病而言，通过辨病和辨证相结合，可以集取中西两医之长，相互补充，有利于提高疗效。以下介绍陆氏临床几点体会和部分实例。

首先，辨病可以扩大辨证论治的思路。众所周知，感冒引起咳嗽是一种常见症状，体质好病情轻时不药自愈，如体质差迁延失治，疗程可自数月至数年不等，酿成难治之证。若能通过辨病明确诊断与不同疾病相关的不同性质的咳嗽，则有助于增加辨证治疗的效果。比如继发于慢性咽喉炎的喉源性咳嗽，中医辨证以清肺利咽、祛风凉血法治标，滋肺肾补气阳治本，可提高疗效，缩短疗程；又如食管反流引起的咳嗽，多伴有烧心嗳气，胸骨后隐痛，中医学本着"正本清源"的治则，和胃降逆为主，肃肺理气为辅而取效；再如辨病诊断为"咳嗽变异性哮喘"的患儿，除积极控制急性发作外，采用中医补肾健脾治则，有助于改善体质，控制复发或停发。其次，辨病用药可完善辨证用药之不足。有人认为治疗血证需病证结合。如放射性直肠炎的便血，按一般便血论治，收效甚微。但如考虑到放射性损伤的这一病因，而按"肛毒""内痈"治疗，加用消痈疽、破恶血之药，疏利热毒而祛瘀血，则可获效。第三，辨证论治与生化指标相结合。比如慢性肝炎的降酶治疗，不仅要根据患者全身情况进行中医辨证论治，同时还须结合现代医学有关生化指标辨因用药。若系肝细胞通透性或反应性增强,长期有少量酶渗入血液者,可选用改变其全身反应性药物,如丹皮、三七、徐长卿、白毛夏枯草、龙胆草、苦参等;若系肝细胞酸碱环境失调影响肝细胞对酶的释放,一般 pH 越高,酶的释放既多且快,可选用一些酸味药,如白芍等。其中热盛者用酸寒之牛膝、鱼腥草、马齿苋、酢浆草等;气滞血瘀者,用生山楂、五味子、木瓜等。第四,辨证用药须考虑病变的不同病理改变。有报道,对中心性视网膜脉络膜炎的治疗,根据辨证属于肝肾不足,精血不充,目失所养,采用自拟的补益肝肾、养血明目验方主治,还根据眼底不同的病理改变,分别加药进行治疗。如黄斑区有水肿者,加入车前子、泽泻、茯苓、赤小豆等利水渗湿之品;黄斑区有渗出物及陈旧性病灶者,增入丹参、红花、赤芍等活血化瘀之药;水肿、渗出均出现者,两组药物同时加入,效果良好。

（四）调畅情志贯穿疗程的始终

精神情志是人的思维意识活动。人的精神情志活动与内脏息息相关,不同的情志变化,对内脏有不同的影响。如过度精神紧张,或处于忧郁的心理状态,都会直接或间接地引起人体自主神经功能紊乱,脏腑功能失调,内分泌异常,免疫力低下等。中医学历来重视这种精神与形体的统一观。为此,陆氏结合疑难病谈了如何做好精神情志的调养的几个方面。首先,采用认识疗法:中医学对于喜、怒、忧、思、悲、恐、惊七情的致病,早有深刻的认识,现代医学也认为患者对疾病的态度对其疾病的恢复有巨大意义,因此医者在分析病情时,既要合情合理,又要掌握分寸,注意保护病人隐私。临证常可看到有些患者一旦了解到自己所患疾病的严重性时,便精神崩溃,一蹶不振,教训是深刻的,值得记取。其次,自我调整情绪:中医有"七情内伤"之说,现代研究也证实人体大脑高级神经系统受外界刺激,就会激发脑垂体,进而刺激甲状腺和肾上腺分泌激素,从而发生心跳加快、血压升高、心脏负担加重等一系列变化,使原有疾病加重。为此,心脑血管疾病患者更应保持情绪稳定,勿为琐碎小事而耿耿于怀,首先要通过各种途径进行自我情绪的调整。再次,要强调的是作为医护人员更要与患者建立良好的医患关系,及时掌握患者的心理状态、情绪变化,以良好语言表情、态度和行为对待患者,及时疏导,共同和病人树立抗病的信心。正如清代名医喻嘉言所言:"笃于情,则视人犹己,问其所苦,自无不到之处。"先哲箴言,可师可法。

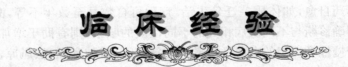

临 床 经 验

一、肺、脾、肾三脏并调——治疗慢阻肺的经验

（一）从肺、脾、肾三脏论治

陆氏在长期医疗实践的基础上,对于"慢阻肺"或"积年咳喘"一类病证的病因病机及其治法,一贯推崇明代张景岳的论述,张氏认为"诸家立论太繁""咳嗽之要,止惟二证:一曰外感,一曰内伤",张氏又云:"二者之中,当辨阴阳,当分虚实"。陆氏认为此与前文论及

的"治外感如将,治内伤如相"之说不谋而合,异曲同工。为此,陆氏认为本病的形成以外邪为其诱因外,重要的是与肺脾肾三脏功能的失调密切相关。在这里首先要强调《素问·咳论》有云:"五脏六腑皆令人咳,非独肺也"。揭示了肺与其他脏腑在病理上的相互影响,充分体现了中医的整体观念,而所谓"其标在肺,其本在脾肾"则是阐发了《内经》的理论,丰富了本病辨证论治的内容,此在大多数临床医家中间逐渐形成了共识。陆氏又认为本病属本虚标实,"本虚"是肺、脾、肾三脏皆可有虚,重点在脾肾两脏之虚,尤以肾阳虚衰或肾气失纳为主,"标实"如痰饮蕴肺、肺络瘀阻等。在治疗上重视温补肾阳而纳肾气。一般分型较繁,陆氏根据多年研究资料,认为本病应以治虚为本,兼治标证,扶正祛邪,并行不悖。辨证基本可以分为肺虚咳痰、脾虚痰饮、肾虚喘促三型。

1. 肺虚咳痰型 症见咳嗽阵作,多为单声咳或间歇咳。白天咳嗽为主,咳痰稀白量少,或伴胸闷气憋,咽痒不适,畏风自汗,舌质偏淡苔薄白,脉濡软。治拟益气固表、肃肺止咳法,方取玉屏风散合止嗽散化裁治之。

基本方:黄芪 15g,白术 9g,防风 6g,川百部 15g,紫菀 9g,白前 9g,制半夏 9g,陈皮 9g,生甘草 6g,炙甘草 6g。

加减法:发热微恶风,痰黄稠或白黏难咳者,加炙麻黄 6g,生石膏 30g,金银花 9g,连翘 9g,开金锁 30g,以清宣痰热;咽痒或干痛,痰黏滞喉者,加射干 9g,桔梗 6g,浙贝母 9g,以化痰利咽;伴有嚏涕者,加苍耳草 9g,辛夷 6g,以祛风宣窍;咳嗽频发颇剧者,加天浆壳 9g,天竺子 9g,以解痉镇咳;干咳痰少,口燥咽干,舌红少津者,去半夏,加南北沙参各 9g,麦冬 9g,以润燥生津。

此外,值得一提的是,1982 年 5 月间,上海市中医学会举办了全国性的中医防治心肺疾病培训班,陆氏主讲课题为"慢性阻塞性肺病的证治研究"。其中重点介绍了《苏沈良方》九宝汤(麻黄、陈皮、桂枝、紫苏、桑白皮、杏仁、大腹皮、薄荷、甘草,水煎,另加生姜、乌梅)。本方主治经年咳喘起于外感者。陆氏认为,本方组成具有特色:表里同治,温凉、升降相配,散敛并行,是治疗"积年咳喘"堪选良方之一。

2. 脾虚痰饮型 症见咳嗽连作,夜重日轻,或声闷如自瓮中出,痰黏量多,食欲减退,食后腹胀,大便溏薄,或形寒头眩,舌质淡胖有锯齿印,苔白腻或垢腻,脉弦滑或濡滑。治拟健脾宣肺、温化痰饮法,方取三拗汤、六君子汤合旋覆花汤加减以治。

基本方:党参 15g,生炒白术各 9g,旋覆花 9g,炙麻黄 6g,杏仁 9g,前胡 9g,制半夏 9g,陈皮 9g,白茯苓 15g,生甘草 3g,炙甘草 3g。

加减法:痰多,胸闷,苔垢腻,或头如物裹者,加苍术 9g,厚朴 6g,以燥湿运脾;咳逆腹胀者,加大腹皮 9g,木香 6g,以理气消胀;畏寒肢冷,痰液清稀,便溏明显者,加熟附子 9g,苍术 9g,炮姜 6g,以温化痰饮而止泻;痰多,胸闷,脉涩或舌有瘀斑者,加苏木 6g,薜菜 30g,以廓清阻留肺络之痰瘀;咽喉不利,喉痰泛出,舌转微红少津者,加麦冬 9g,川石斛 9g,鸭跖草 30g,以益阴生津而利咽喉。

3. 肾虚喘促型 症见咳嗽日久,伴胸闷喘促,动作更甚,咳嗽阵作,入夜尤甚,或咳甚气喘不能平卧。咳痰黏稠或咳稀白泡沫痰,畏寒背冷或兼有腰膝酸软,夜尿频多,尿后余沥不尽,或咳则小便不禁,或纳减便溏,舌质淡胖,苔白腻,或唇黯舌边有瘀斑,脉象沉细或弦滑,尺部脉多弱。治拟益肾纳气、蠲痰定喘法,方取安肾丸合定喘汤、旋覆代赭汤组合加减以治之。

基本方:代赭石 30g,黄芪 15g,党参 15g,白术 9g,旋覆花 9g,炙麻黄 6g,款冬花 9g,桑白皮 9g,制半夏 9g,肉苁蓉 9g,补骨脂 9g,山药 30g。

加减法:畏寒背冷明显者,加熟附子 9g,鹿角片 9g,以扶阳气,益肾督;心悸难眠者,加丹参 15g,苦参 15g,炒枣仁 15g,以定心安神;易汗、心中烦热者,加肉桂 3g,黄连 3g,生栀子 9g,以交通心肾,敛汗除烦;口唇紫黯、脉涩者,加桃仁 9g,赤芍 9g,川牛膝 15g,以活血化瘀;小便频多清长者,加益智仁 9g,金樱子 9g,以益肾固脬;面目浮肿,大便反秘结者,去补骨脂,加肉苁蓉 9g,郁李仁 9g,车前子 15g,以通腑利水;耳鸣耳聋者,加骨碎补 15g,石菖蒲 9g,以益肾利窍。

(二) 肺心病的论治

当慢阻肺发展到肺心病阶段,病情错综复杂,陆氏主张中西医结合治疗,互相取长补短,并认为在处理呼吸和心力衰竭或休克,以及纠正水、电解质紊乱和酸碱失衡等方面时,应该积极地采用西医西药有效的方法和措施,同时,陆氏通过临床资料分析对肺心病提出"宣""清""温""通"四个治则。

首先是"宣导治则":有宣肺解表法,常用金沸草散加减;有宣窍导痰法,常用涤痰汤加减。

第二是"清泻治则":有清肺化痰法,以清金化痰汤加减;有清养肺阴法,以紫菀散加减;有清肝泻火法,以龙胆泻肝汤加减;有清热息风法,以天麻钩藤饮加减。

第三是"温化治则":有温肺化饮法,以小青龙汤加减;有温化痰湿法,以不换金正气散加减;有温肾纳气法,以安肾丸加减;有回阳救逆法,以回阳救急汤加减。

第四是"通利治则":有通阳利水法,以真武汤加减;有通络行瘀法,以血府逐瘀汤加减。

临证使用时,陆氏主张诸法的变通运用,即宣窍导痰与清肺化痰法复合使用治疗肺性脑病(中医辨证为痰迷心窍);通阳利水与温化痰湿法变换应用,如对内聚之水治以通阳利水法,对内生之湿治以温化痰湿法;回阳救逆与通络行瘀法相辅应用治疗肺心病合并心力衰竭者(参见陆氏撰写的《慢性肺源性心脏病治法探究——附 100 例附子分析》,浙江中医学院学报,1978 年第 3 期)。

[病案举例]

例 1. 孙某,男,57 岁。慢性咳嗽史 10 余年,近 4 年来咳嗽频作加重,伴有气急,尤以清晨为甚。每年冬春两季易发。

初诊:近 2 个月来咳嗽时作,晨起为剧,涕泪俱出,晚间咳轻,常于剧咳后气急。痰黄稠而黏,量多,咳吐尚爽。头晕眼花心悸。舌尖稍红,苔薄黄,脉细缓。检查:面色潮红,听诊两肺呼吸音较低粗;心律齐,心率 86 次/分,叩诊轻度高清音。肺功能检查:重度混合型通气功能障碍,外院诊断为慢性阻塞性肺疾病。中医辨证:证属痰热蕴肺,气阳不足,阴亦耗伤,肺肾俱病,治以清宣化痰,扶阳育阴。处方:炙麻黄 6g,杏仁 9g,炙甘草 9g,瓜蒌皮 12g,炙苏子 12g,炙细辛 3g,熟附片 12g(先煎),磁石 30g,陈皮 6g,麦冬 12g。7 剂。

二诊:药后咳嗽减轻,但口干明显,频欲饮水,头晕;舌红稍淡,苔薄带灰,脉细。原方增损，益以清热滋阴润燥之品。原方去瓜蒌皮、陈皮，加黄芩12g，玉竹12g。7剂。

三诊：咳呛明显减少，口渴也较上次减轻。苔薄黄，舌质偏红，脉细缓，有时左胸隐痛。原方续进，随症仍加宽胸利气之品进服。处方：炙麻黄6g，杏仁9g，炙甘草9g，瓜蒌皮12g，黄芩9g，南沙参12g，麦冬12g，玉竹12g，熟附片12g（先煎），磁石30g。7剂。

按语：慢性咳喘病病因复杂，迁延日久，阳损及阴，出现气阴两虚，阴阳失调者亦不为少见。此等患者体弱正虚，最易为外感邪毒侵袭，气道受阻，咳喘频作，所谓"邪之所凑，其气必虚。"本例除用清宣肺气治其标，更着重于温阳育阴治其本，实为治疗要领。但由于本病病情复杂多变，在治标与治本的过程中，必须注意把握病证的轻、重、缓、急、主、次、先、后等情况，相机处方遣药，而后效显。

例2. 吴某，男，67岁，退休工人。

初诊：一周余前因冒受风寒引发病程30余年宿恙，痰黏咳吐不畅，色白带黄，胸闷入夜不能平卧，咳喘甚则额颈汗出淋漓，口干欲饮，身热不扬，面晦神萎，形寒肢冷，小便清长，大便稍秘结。舌淡红，苔薄黄，脉象虚弦乏力。听诊：两肺闻及干湿啰音及哮鸣音，经查白细胞：$6.8×10^9$/L，中性粒细胞：78%，淋巴细胞：22%。X线胸片示：两下肺感染，左肺较明显；肺气肿。治疗情况：发病后曾经采用抗生素、解痉平喘镇咳剂及激素等治疗多日，效果尚不显著。中医辨证：新感引发宿恙，痰热蕴肺，阻塞气道，久病体虚，气阳不足，治当标本兼顾，温清并投。处方：青礞石15g，熟附片12g（先煎），黄芪15g，炙麻黄9g，生石膏30g，杏仁9g，桃仁9g，白芥子9g，苦参15g，龙葵15g，甜葶苈子15g，制半夏12g，黄芩15g，生甘草5g，炙甘草5g。水煎服，7剂。

复诊：前方服3剂咳喘大减，7剂后已能平卧，仍觉胸闷气憋，咳痰不爽。前方去青礞石、苦参、龙葵，加用苏子6g，桔梗6g，枳壳9g，桑白皮15g，鱼腥草30g，意在清化痰热，理气宽膈。

三诊：诸症基本控制，骑半小时自行车就诊。

随访半年余间病情稳定。

按语：陆氏从多年临床实践中体会到，慢性支气管炎、慢性阻塞性肺疾病、肺心病，尽管病情轻重迥别，其共同点是以阴阳失调、邪正交争为临床基本特征。在辨证论治前提下，不论外寒内饮，抑或痰热蕴肺，凡有气阳不足的见证，都应当加用附子以温阳振奋身体机能，助正以祛邪。附子石膏同用，温凉并行，各奏其效，对众多咳喘伴有感染者往往获得显效。

二、分期论治，扶助阳气——治疗哮喘的经验

陆氏多年治疗哮喘，积累了极为丰富的临床经验，主要体现在重视哮喘分期，分型论治，权衡邪正进退，方药增减灵活运用，还提出哮喘防治要点等，其较为系统的临证经验，见于《陆鸿元谈疑难病·支气管哮喘》。

（一）以虚实寒热辨证为纲，分期论治

陆氏辨治哮喘以虚实寒热辨证为纲，邪正进退为目，以纲统目。哮喘发作期，以冷哮最为多见，常用温肺化痰、降气平喘法治疗。热喘则多系痰热蕴肺，常用麻杏石甘汤，再加

清化痰热药。哮喘缓解期，邪退正虚，通过扶正固本治疗，调补肺脾肾三脏的虚损，使元气渐充，达到根治或减少发作次数的目的。根据临证表现，分肺虚、脾虚、肾虚来辨治。陆氏尤为重视肾阳的盛衰，哮喘患者常常表现出肾命火衰（或肾阳虚）症状，肾气失于摄纳，因而病情日趋严重。肺脾肾三脏的虚损往往并见，并相互影响，故在临证时要全面考虑。如见有咳嗽痰多等症状时，还要随症加减。具体如下：实证（发作期，邪进正虚）可分为：寒盛痰饮、痰热壅肺两型；虚证（缓解期，正虚邪退）可分为：肺虚、脾虚、肾虚三型。

1. 实证

（1）寒盛痰饮（或名冷哮）：症见发病时喘促气急，喉有水鸡声，痰色白而清稀，胸膈胀闷，面色晦滞，有类贫血，口多不渴，舌苔薄白或白腻，舌面滑润，水分多，脉弦滑或浮紧。治拟温肺化饮，降气平喘，方取射干麻黄汤合小青龙汤化裁以治。

基本方：炙麻黄6g，射干9g，细辛3g，紫菀9g，款冬花9g，干姜6g，五味子9g，制半夏9g，生甘草6g，炙甘草6g。

加减法：肌表微热者，加桂枝6g，生白芍9g，以解肌和营而退热；痰液黏滞难吐者，加苏子9g，白芥子9g，以降气豁痰；咽喉不适，频觉痰滞咽喉者，加桔梗6g，象贝母9g，以祛痰利咽；胸闷胁痛，面色晦黯或舌有瘀斑者，加赤芍9g，桃仁9g，苏木6g，以行肺络之瘀，襄助平喘之力；畏寒肢冷，脉细乏力者，加熟附片9g，鹿角片9g，以温肾扶阳；哮喘兼见内热烦躁者，加生石膏30g，以清热除烦。

（2）痰热壅肺型：症见呼吸急促，喉中有哮鸣声，胸闷气憋，咳呛阵作，痰黄稠厚，难以咳出，口干苦喜饮，或欲饮冷水，身热多汗，舌质较红，苔黄腻，苔厚，亦可见舌光红无苔者，脉象滑数。治拟清化痰热，肃肺定喘，方拟麻杏石甘汤合定喘汤复方以治。

基本方：炙麻黄6g，杏仁9g，桑白皮15g，生石膏30g，款冬花9g，制半夏9g，黄芩9g，苏子9g，白果9g，生甘草6g，炙甘草6g。

加减法：倦怠眩晕易怒者，加黄芪15g，生龙骨30g，生牡蛎30g，以益气潜阳；喘息痰多便秘者，加葶苈子15g，望江南15g，以祛痰通腑；心悸不宁者，加丹参15g，苦参9g，以安神定志；畏寒肢冷，脉微细，尿少者，加熟附片9g，鸭跖草30g，以温阳强心利尿；哮喘持续伴鼻痒嚏涕者，加辛夷9g，干地龙15g，全蝎3g，以抗过敏解痉而平喘；继发肺部感染，闻及干湿啰音者，酌选重楼15g，龙葵15g，开金锁30g，以清热解毒；若痰热蕴肺失治，陡见痰壅气促，烦躁神昏，汗出如油，四肢厥冷等痰蒙心窍、心肾阳脱之恶候，则应亟投大剂人参、附子、干姜，加石菖蒲、郁金、人工麝香等以回阳固脱、导痰开窍，中西医结合救治。

2. 虚证

（1）肺气虚：症见平素怯寒自汗，咳而乏力，痰量不多，极易感冒，常因气候变化而诱发哮喘。舌淡苔白，脉濡弱。治拟补肺固卫，方拟玉屏风散合桂枝加黄芪汤化裁治之。

基本方：生龙骨30g，生牡蛎30g，黄芪15g，白术9g，防风6g，桂枝6g，白芍9g，紫菀9g，生甘草6g，炙甘草6g，金雀根30g。

加减法：咳嗽自汗出者，加炙麻黄6g，麻黄根15g，散敛并用而止咳敛汗；咳而咽痒者，加木蝴蝶3g，桔梗6g，以祛痰清咽；咳而嚏涕者，加辛夷6g，蝉衣3g，以祛风利窍。

（2）脾虚痰湿型：症见平时咳嗽痰多而腻，食欲减退或多食则脘腹胀闷，疲倦乏力，大便不实，或多食油腻容易腹泻，由饮食不当而诱发哮喘，舌淡，苔薄白或白腻，脉濡缓，治拟

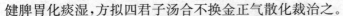
健脾胃化痰湿,方拟四君子汤合不换金正气散化裁治之。

基本方:党参9g,苍术9g,白术9g,制半夏9g,陈皮6g,白茯苓15g,厚朴6g,炙甘草6g。

加减法:痰多黏腻不畅,加旋覆花9g,前胡9g,以消痰下气;脘腹胀闷者,加大腹皮9g,枳壳9g,以理气消胀;食欲不振者,加刘寄奴9g,砂仁3g,以醒脾进食;大便稀薄者,加炮姜6g,益智仁9g,以温脾止泻。

(3)肾气虚型:症见平时动则易喘,呼吸急促,痰唾起沫,腰膝酸软,眩晕耳鸣,尿后余沥不尽,舌淡白,脉细弱。治拟补肾纳气、清金保肺,金水相生而精气渐旺,方取大补元煎合百合固金汤复方化裁。

基本方:熟地黄9g,百合30g,山茱萸9g,当归9g,麦冬9g,炒山药30g,枸杞子15g,党参15g,杜仲15g,炙甘草6g。

加减法:畏寒腰以下冷,加菟丝子9g,胡芦巴9g,以温养下元;头晕目昏,咽干舌燥少津者,加女贞子9g,石斛9g,以滋阴生津。

(二)哮喘的防治

关于哮喘的防治陆氏总结为以下四个要点:

第一,保肺窍。鼻、咽喉、皮肤、毛窍等均可视为肺窍。外邪可乘虚入侵于肺,因而要注意预防感冒,防治鼻炎、咽炎等。

第二,通气道。经常保持气道通畅,可以改善肺功能,起到保肺安正作用,因而在平时尤其是发作期,及时采用宣肺理气祛痰,合理使用解痉平喘或抗菌消炎药物,都是必要的。

第三,固本元。"本"指培补肺、脾、肾三脏之虚;"元"指人体真元、元气。

第四,勤锻炼。主要指耐寒、体育、呼吸三锻炼,也包括气功、自我按摩等多种保健方法。

[病案举例]

童某,女,12岁。患者婴幼儿时有哮喘伴过敏性鼻炎。

初诊:近月来哮喘夜发,午后低热,历时数星期未退。一个星期来,咳痰黄稠不畅,口渴欲饮,饮水不多,掌心热,大便干燥,脉细滑数,舌边尖绛红。曾服多种中西药物,尚乏显效。辨证属痰热蕴肺,肺失清肃,邪热灼津耗液。拟宣肺平喘、清金化痰,佐以生津益液。处方:炙麻黄6g,杏仁9g,甘草9g,生石膏30g,黄芩12g,鱼腥草30g,瓜蒌仁12g,生地黄12g,麦冬9g,苇茎9g。7剂。

二诊:药后一周,哮喘较平,咳痰较畅而仍黄稠,唯大便虽通而低热依然未退,且身微汗出,舌质转偏红,脉象同前。予柴前梅连散合定喘汤化裁治之,既以理气疏肝,解表里久积之邪,又可降气平喘,双管齐下,以冀弋获。处方:柴胡9g,前胡9g,乌梅6g,黄连3g,胆南星12g,桑白皮12g,款冬花12g,炙麻黄6g,杏仁9g,象贝母12g,生甘草6g,鱼腥草30g。水煎,再服7剂。

三诊:午后低热退净,哮喘平,咳痰基本控制,但眼鼻以及耳内时有瘙痒感,续予疏风清热,理血抗过敏法。处方:白蒺藜9g,桑叶12g,野菊花9g,当归9g,墨旱莲15g,徐长卿15g,萹草30g,炙麻黄6g,地龙12g,甘草9g。14剂。

后随访三年，病情比较稳定。

按语：柴前梅连散源于《瑞竹堂经验方》，由柴胡、前胡、乌梅、胡黄连、猪胆及猪脊髓、韭根白、童便组成，主治风劳骨蒸，久而不瘥。陆氏认为，柴前梅连散具有理肺疏肝的功效，且散中有升有降，敛中有清有和，为其组方特点。临证运用时不必拘守全方，本案仅取该散前四味合定喘汤化裁，治疗咳喘伴低热起伏而奏显效。若见慢性支气管炎、哮喘等引起的痰壅气急，还可以服用中成药贝羚散，该药具有清热化痰，祛风镇痉的作用。

三、毋拘"自汗阳虚，盗汗阴虚"陈说
——治疗多汗症的经验

多汗症属于出汗异常的范畴，与无汗症相对而言，通常认为多汗症是由于多种病理因素导致全身或局部反复出汗过多，但排除生理性出汗过多，如天气炎热、衣被过厚、渴饮热汤、情绪激动、劳动奔走等。中医学称为"汗病""汗证"。

（一）辨证方法

陆氏对多汗症的论治，强调辨证求因，审因论治，毋拘"自汗多属阳虚，盗汗多属阴虚"之说，"自汗亦有阴虚，盗汗亦有阳虚"，另属虚实夹杂者比比皆是。多汗症除先天性多汗外，一般都属于其他多种疾患的并发症状，换句话说，在许多疾病发生、发展过程中往往伴有汗出异常。这类疾病如病毒、细菌等所引起的感染以及风湿热、内分泌疾病、慢性消耗性疾病、功能性汗出异常或手术、大出血、产后等。

陆氏认为，多汗症多由于禀赋不足，思虑劳心过度，年老体弱，饮食不节，或外邪侵扰，失治误治等因素引起，导致脏腑、津液、气血失调，对机体汗腺分泌汗液的功能产生不良影响，因而汗出过多。

（二）分型论治

陆氏按照自汗、盗汗主要病因和病理概括为：卫弱表疏不固、气阴虚兼内热两个证型。

1. 卫弱表疏不固型　时觉汗出有恶风感，或处于避风处虽汗出而不恶风，常在出汗后感到疲乏或伴有短气懒言现象，舌淡苔薄，脉常濡软无力。治拟益气固表，调和营卫。方取黄芪汤合调卫汤复方以治。

基本方：煅龙骨30g，生黄芪15g，生白术9g，防风6g，当归9g，五味子9g，麻黄根15g，苏木6g，红花3g，生甘草6g，炙甘草6g。

加减法：汗出常有寒意，畏冷肢凉，面色㿠白者，加肉桂3g，菟丝子15g，以益气温阳固表；自汗与盗汗并见，兼有眩晕心悸少寐，口唇色淡者，去苏木、红花，加煅牡蛎30g，生地黄12g，生白芍9g，仙鹤草30g，寓养血滋阴于益气固表方中；自汗阵作，伴有咳嗽、呕吐痰涎者，加制半夏9g，陈皮6g，以祛痰理气；自汗绵绵而出，常有黏意，伴体重胸闷口腻者，去五味子、麻黄根，加苍术9g，陈皮9g，泽兰9g，以除湿通阳而止汗。

2. 气阴虚兼内热型　夜间盗汗可频作，汗味偏咸，严重时一夜连续出汗数次，衣被尽湿。出汗前每有皮肤灼热、头晕易怒、心中烦热、口咽干燥，或尿赤、大便干秘。有的患者于进食辛辣之物或房事之后，虚阳易亢，盗汗愈频，舌红，苔黄腻，脉弦细或细数。治拟养阴清热为主，兼以益气固表。方取当归六黄汤合二加龙牡汤化裁随症治之。

基本方：生黄芪 30g，生地黄 9g，熟地黄 9g，当归 9g，白薇 9g，生白芍 9g，黄连 3g，黄芩 9g，黄柏 9g，生甘草 6g，炙甘草 6g，生龙骨 30g，生牡蛎 30g。

加减法：口舌碎痛，舌红少津者，加麦冬 9g，川石斛 9g，以滋阴生津；小便短赤者，加栀子 9g，以清热利尿；大便秘结者，加枳实 9g，瓜蒌仁 15g，以理气通腑；皮肤灼热而背有寒意者，加鹿角片 9g，肉苁蓉 30g，兼以温肾阳益督。

（三）局部多汗强调内外同治

对于多汗症按其出现部位的不同而分为全身性和局限性多汗症两大类。其中全身性出汗症不再赘述；至于局限性多汗，根据出现部位又可以分为头面汗、鼻汗、胸乳汗、阴汗、行房多汗（兼见全身多汗）、手足汗、半边头汗、半边身汗等。陆氏多年临床发现，局部多汗在内服汤药的同时，结合局部外治法，疗效更为显著。常用的外治法有：粉扑法、敷脐法、耳穴等。现介绍陆氏喜用的几个局汗外用方（粉扑法）：

1. 阴部汗外用方 密陀僧 20g，蛇床子 30g，蛤粉 30g，煅牡蛎 30g。打粉敷于患处。

2. 手足汗外用方

（1）黄芪 30g，煅牡蛎 30g，葛根 30g，荆芥 10g，防风 10g，枯矾 10g。打粉敷于患处。

（2）麻黄 10g，干姜 10g，吴茱萸 10g，荜茇 10g，桂枝 10g，细辛 10g。打粉敷于患处。

（3）脚汗鞋内方（古方软脚散）：防风 30g，白芷 30g，川芎 30g，细辛 30g。打粉敷于患处。

[病案举例]

孙某，女，28 岁。初产后月余，近半月来阵发性出汗，发则汗出如洗，以餐巾纸拭之，随拭随出。如此者日 3～5 次深以为苦。素易感冒畏风寒，汗后尤甚。时值初春，虽身处密室，犹频觉体有寒意。

初诊：诊见面色苍白，全身乏力，精神疲软，头晕心悸，舌质淡胖，边有齿印，苔薄白，脉象濡细无力，听诊心肺无异常，以往亦无高血压病史。辨证属于产育之后，营血大伤，气随血耗，以致卫阳大亏，表虚失固，治拟助阳益气，固表敛汗。方取二加龙牡汤合抚芎汤化裁以治。处方：生龙骨 30g，生牡蛎 30g，黄芪 30g，白芍 9g，白薇 9g，白术 9g，熟附子 9g，川芎 6g，生甘草 9g，炙甘草 9g，生姜 6g，大枣 5 枚。水煎服，7 剂。

二诊：7 剂后汗出明显减少，续服上方，7 剂。

三诊：汗敛。唯时觉心悸难眠，于是前方去附子，加当归 9g，熟枣仁 15g，以养血安神。10 剂。

服 10 剂后停药，而后随访 3 个月，情况良好。

按语：本案属于产后气随血脱，卫阳大亏之证，故治疗着眼于助阳益气，固表敛汗。二加龙牡汤见于《小品方》，组成药物有：龙骨、牡蛎、白薇、白芍、附子、甘草、生姜、大枣。具有收敛浮越阳气的功效，增以大剂量黄芪以益气固表，有助于提高疗效。患者兼见头晕恶心，系由于气滞痰阻所导致，故辅用行气祛痰之抚芎散（川芎、白术、橘红、甘草，加生姜水煎）。宋元间医僧释继洪撰《澹寮方》初载该方，并有能"治自汗、痰逆恶心"等语。陆氏认为，对于功能性低热及阴虚内热盗汗患者，一般可选用中成药清身饮颗粒（枸骨叶、玄参、地骨皮、龙骨、太子参、地黄、糯稻根、甘草等）。

四、祛痰化瘀、平肝息风、培元益肾
——治疗癫痫的经验

癫痫是一种发作性神志异常的疾病,其表现多样,包括运动、意识、行为和自主神经等有不同程度的功能障碍,具有反复发作、难以根治的特征。

(一)病因病机

陆氏认为癫痫之因大多由于大惊大恐,伤及肝肾,肝气失于调和,阳升风动,或饮食不节,脾胃受伤,水湿不运,聚为痰涎,一旦风痰相搏,乘势上逆,壅闭经络,阻塞清窍,以致癫痫突然发作。如在儿童期发病者,禀赋不足是先天致病因素,多由母亲患有本病,传给孩子,或于胎产之前,母受惊恐,导致气血逆乱,精伤肾亏而发病。还有继发于跌仆挫伤,颅脑受伤之后,由于瘀血阻滞,经脉不畅而发病。继发于外感热病者,则因邪热熬津炼液而成痰,迫血外溢而成瘀,以致痰瘀交阻于经络脑窍而发癫痫。

(二)辨证论治

陆氏治疗本病,发作期多从祛痰化瘀、平肝开窍、息风定痫入手,休止期以培补脾肾为主,祛邪为辅。临床多见"肝风夹痰""血瘀痰阻""正虚痰恋"三个证型。

1. 肝风夹痰型 本病发作之前常有头晕、胸闷、乏力等症状。发作时昏倒,神志不清,两手抽搐,两目上视,吐涎沫,平时咳痰不爽。舌淡或偏红,苔白腻或黄腻,拟豁痰宣窍、息风定痫法治之。或用针刺治疗。方拟定痫丸为主方加减。

基本方:珍珠母30g,天麻9g,制半夏9g,胆南星9g,白僵蚕9g,石菖蒲9g,全蝎3g,川贝母9g,丹参15g,琥珀3g,竹沥30g。

加减法:胸胁胀、嗳气者,加柴胡9g,枳壳9g,以疏肝理气;舌绛少津者,加麦冬9g,川石斛9g,沙参9g,以滋液生津;抽搐明显者,加钩藤15g,地龙30g,以息风止痉;心烦善怒、目赤者,加龙胆草6g,栀子9g,黄芩9g,以泻肝清热;大便干秘不通者,加生大黄6~9g,以通腑泄浊。针刺疗法:常用风池、太冲、曲池、神门、足三里、丰隆等穴。

2. 血瘀痰阻型 头晕或头重如蒙,头痛时作,痛有定处,常伴有单侧肢体抽搐、胸闷、恶心而时吐痰涎、少食、嗜寐,多继发于颅脑外伤、产育受伤或颅内感染疾病后遗症等。舌质黯红或有瘀斑,舌苔腻或垢腻,脉濡或脉涩。治拟活血化瘀,息风通络,蠲除痰浊。方取血府逐瘀汤合半夏白术天麻汤化裁。

基本方:当归9g,赤芍9g,川芎9g,桃仁9g,红花6g,柴胡9g,枳壳9g,天麻9g,白术9g,制半夏9g,川牛膝9g,炙甘草6g。

加减法:兼体倦乏力,少气自汗者,加黄芪30g,以益气固表;兼畏寒肢冷者,加制附子9g,桂枝6g,以温肾通阳;兼五心烦热、舌红少津者,加川石斛9g,麦冬9g,去半夏,以清心生津;痰黏不畅者,加旋覆花9g,远志6g,以消痰散结。

3. 正虚痰恋型 癫痫发作日久,神疲乏力,面色少华,食少痰多,眩晕时作,腰膝酸软,舌质淡苔白,脉细滑。治拟培元益肾、健脾化痰。方取大补元煎加减化裁。

基本方:党参15g,熟地黄15g,砂仁3g,当归10g,山茱萸9g,山药50g,杜仲15g,枸杞子15g,陈皮6g,炙甘草6g。

加减法:痰多白稀者,加制半夏9g,白茯苓15g,以祛痰涤饮;大便溏薄者,加焦白术15g,炮姜6g,去熟地黄、枸杞子,以健脾止泻;食欲明显减退者,加焦薏苡仁9g,刘寄奴9g,去熟地黄,以开胃进食;腰膝酸软、尿频者,加金樱子9g,益智仁9g,以益肾缩尿。

[病案举例]

陈某,12岁,男。患儿于两年前不慎从椅子上坠落而发病,经某医院脑电图等检查,确诊为"癫痫"。曾服用苯妥英钠等药,症状有所改善,但易复发。

初诊:近一个月发作较频繁,有时日发1~2次,发病多见于傍晚,发作时神志不清,四肢抽搐,两目上视,小便失禁,口吐白沫,舌淡黯,苔白腻,脉弦滑。辨证为倾跌之后脑络闭塞,肝风夹痰,上扰清窍。治拟清肝化痰、活血化瘀、息风定痫。处方:珍珠母20g,丹参9g,赤芍9g,桃仁9g,钩藤15g,胆南星9g,郁金9g,石菖蒲6g,川贝母9g,竹沥半夏9g,朱茯神15g,全蝎3g,生甘草9g,炙甘草9g。14剂。

二诊:患者上方连服2个月后,症状明显改善,发作频率减为约两个星期小发作一次,程度也较轻,唯大便秘结。治疗用药随病情变化,在上方的基础上加地龙9g,天麻9g,枳实9g,生大黄6g。28剂。

三诊:服药四周后症情缓解,但患儿仍觉神倦乏力、食欲不旺,另加服扶正散(胎盘粉、丹参、熟地、别直参、杜仲、白术、当归、怀牛膝,诸药等分研末,炼蜜为丸如桐子大),每次服3g,日3次。

调理三个月后病情稳定不再发作,随访二年情况良好。

注:扶正散为陆氏家传验方。

按语:陆氏对于痫证的辨证治疗,强调要分清病情的标、本、虚、实。即在发作时,当着重涤痰息风、开窍定痫,以治标为先,亦可用针刺治疗;而在痫证休止期则宜培补脾肾,或佐以化痰理气,以治本为重。但根据临床实际情况,也常常标本兼治,并分清轻、重、缓、急,有所侧重。本证常用的息风定痫之类药品,全蝎、蜈蚣、僵蚕等煎汤疗效较差,应细研成粉,或装胶囊,或直接吞服为宜。

五、"胁痛本是肝家病"——治疗
慢性肝炎的经验

陆氏早年在龙华医院肝病病房工作时曾统计过100例慢性肝炎患者的症状,以胁痛、疲乏、头晕痛、腹胀、纳差等症状最多见,其中出现不同程度胁痛症状的有85%,在慢性病毒性肝炎活动期,胁痛可以加重。慢性肝炎多有胁痛,古有"胁痛本是肝家病"之说。胁痛的性质,大致有以下几种情况:①隐痛:痛势绵绵不休,或间断发作。一般疼痛程度较轻。②刺痛:痛如针刺或刀割,或如撕裂牵扯痛,或如雀啄痛等。一般疼痛程度较重。个别于娱乐时突觉胁肋如锐针所刺,但是时间仅仅持续数秒。③胀痛:多在前胸6~7肋以下至肋缘以上,并有膨胀感。对主诉右胁胀痛程度较重者,在腹腔镜检查时,见到肝脏的表面色泽深红,呈皱纹状,水肿明显,反光增强,肝脏的活组织镜检:肝细胞变性,以水样变性为主。④酸痛或钝痛:在以上所提到的几种性质的疼痛中,往往兼有酸痛或钝痛感,或伴有腰背酸痛。在病程之中,疼痛的性质可以前后有所不同和发生改变,比如先刺痛、胀痛,后转为隐痛或酸痛等。

(一)病因病机

从慢性肝炎临床症状来分析,一般是由急性肝炎迁延失治所致。久病湿热邪浊未净而正气愈虚,形成邪正对峙的局面,这是慢性肝炎胁痛的主要成因。仅从病位而言,胁痛总与肝胆有关,由于肝居于右胁,其经脉分布于两胁,胆附于肝,互为表里,其脉亦行于胁。另如心、肺、肾等脉,也都循行于胸胁、胁腹。故胁痛成因不离乎肝,不止于肝:如邪毒伤肝,脾虚湿困,肝气失于条达,肝络运行之气受遏,胁痛发作,逢怒易发;肝气郁久,气滞瘀阻,留着肝络而致胁痛,痛处不移;病久及肾,肝肾阴亏,肝络失于濡养,胁痛绵绵而起。

(二)辨证论治

慢性肝炎以胁痛及倦怠乏力、腹胀、头晕为多见的症状,在辨证论治时,对于所出现的综合征结合脉象、舌苔和神色等予以通盘考虑。基本以肝郁脾虚、肾虚肝旺、脾肾两虚这三种证型比较多见。

1. 肝郁脾虚型 症见胁肋胀痛,疼痛部位走窜不定,嗳嗳矢气,饮食乏味,或食后腹胀,大便稀糊或不畅,倦怠乏力或善怒多疑,舌淡红兼见瘀紫斑,苔薄,脉弦或弦细。拟疏肝理气、健脾和胃法治之。方选逍遥散加减。

基本方:柴胡6g,当归9g,赤芍9g,党参15g,白术9g,炒枳壳9g,白茯苓15g,八月札9g,川楝子9g,炙甘草6g。

加减法:若见嗳嗳频发者,加旋覆花9g,代赭石30g,以降逆祛痰;腹胀矢气多者,加大腹皮9g,木香6g,以理气宽胀;疼痛明显者,加延胡索9g,乌药9g,以理气止痛;兼见舌有瘀紫者,加丹参15g,桃仁9g,以消瘀血;小便黄赤者,加茵陈蒿30g,萹蓄30g,以清利湿热;血清ALT升高者,加石上柏30g,鸡骨草30g,以解毒降酶;头晕头痛者,加白蒺藜9g,川芎6g,以解郁止痛;入夜难寐者,加夜交藤30g,炒酸枣仁15g,以宁心安神。

2. 肾虚肝旺型 症见胁肋隐痛或刺痛、胀痛,面赤目红,头晕头痛,心烦易怒,腰膝酸软,小便黄赤,或低热盗汗,常有遗精或月经不调,舌边尖红起刺,苔少或苔剥蚀,脉弦或弦数。治拟养肝肾、清热通络法治之。常用滋水清肝饮加减。

基本方:生地黄15g,山茱萸9g,丹参9g,白芍9g,白薇9g,炒栀子9g,柴胡9g,白茯神15g,生甘草6g,炙甘草6g,路路通9g。

加减法:胁肋刺痛者,加广郁金9g,制香附9g,以理气行瘀;头晕头痛者,加生石决明30g,刺蒺藜15g,以平肝潜阳;口燥咽干者,加川石斛9g,麦冬9g,以生津利咽;低热者,加功劳叶30g,葎草9g,以理虚退热;腰膝酸软者,加女贞子9g,桑寄生15g,以益肾强腰;盗汗者,加桑白皮9g,地骨皮9g,以清热敛汗;有遗精者,加金樱子9g,白莲须6g,取涩以止泄;如女性月经过多者,加海螵蛸9g,茜草根15g,以调理冲任。

3. 脾肾两虚型 症见胁肋隐痛为主,时有发作,形体消瘦,神疲乏力,头晕耳鸣,饮食乏味,脘腹胀满,大便溏薄,腰酸背痛如坠,舌淡红有齿印,苔薄腻或剥蚀,脉濡细或濡软。治拟益气固下、健运脾胃,兼以理气通络。方取脾肾双补丸化裁治之。

基本方:炒党参15g,山萸肉9g,菟丝子9g,五味子9g,淮山药30g,车前子9g,肉豆蔻9g,橘络6g,砂仁3g,巴戟天9g,补骨脂9g。

加减法:若见胁肋疼痛明显者,加姜黄9g,肉桂心6g,以温经通脉而止痛;乏力倦怠者,加黄芪15g,制黄精15g,以补益气阴;头晕耳鸣者,加沙苑子9g,骨碎补15g,以益肾开窍;脘腹胀满者,加白术9g,枳壳9g,以健脾理气;纳谷呆滞者,加刘寄奴9g,炙鸡内金15g,以消导进食;夜尿频多者,加益智仁9g,覆盆子9g,以固下缩尿;腰酸痛者,加牛膝15g,桑寄生30g,以补肾健腰。

[病案举例]

宋某,女,26岁,已婚。胁痛伴肝肿大,肝功能异常半年余。经超声波检查:肝波呈密集微波。同位素检查:胶体金^{198}清除率为K0.347。肝穿刺活组织病理检查:肝细胞变性,重度;炎症细胞浸润,中度;临床诊断:慢性肝炎(活动期)。

初诊:一个多月来,右侧胁肋疼痛隐作,时胀痛,时刺痛,遇到阴天下雨加剧,疲乏,健忘,腰酸,时见面红颧赤,但足胫不温,便秘溲黄,月经延期,量少色紫。舌红苔薄黄腻,脉弦带数。辨证属于水亏于下,虚阳上浮。幸纳食佳,大便实,脾胃尚健。以阴阳辨,阴虚偏多;以脏腑辨,病涉及肝肾。结合舌脉,有兼夹湿热之象,显然系正虚邪实之征,治拟育阴潜阳、清利湿热,以知柏地黄汤加减为主方。处方:生地黄15g,赤芍9g,丹皮9g,山茱萸9g,知母15g,黄柏9g,山药15g,茯神15g,平地木15g,川楝子9g,石决明30g。

二诊:治疗3个月之后,胁痛等症状基本消失。后来面红赤转㿠白,大便不成形,辨证为肝肾阴虚,虽见恢复,而脾胃尚失健运,治当药随症转,改服归芪建中汤,诸症大见改善。

随访一年余,症情及肝功能的改善均较稳定。

按语:胁痛在慢性肝炎中虽较为常见,但它为整个疾病过程的局部症状之一。在临床上,当结合患者整体的症状、体征、实验室检查等,综合考虑治疗方案。就中医理论而言,久病必然导致正虚,而从临床实际看,慢性肝炎在发生发展过程中不一定纯属虚证,往往表现为正虚邪实的局面,如上案便是。陆氏临床观察到:慢性肝炎复发活动期,其湿热偏盛的表现较为突出,如苔黄腻、口干苦、小便黄赤、胁肋胀痛、烦热等,此时如在扶正治虚的治则基础上,加用茵陈蒿、黄柏、秦皮、蒲公英、土茯苓等清热利湿的药物,可以使病情迅速改善,而胁肋疼痛的程度相应地趋向缓和。

(陆城华　唐健嫩　梁慧凤　胡聆白整理)

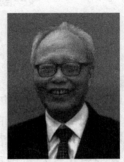

王羲明

王羲明

男，1930年3月生，祖籍上海，主任医师，教授，研究生导师。1945—1949年考入丁甘仁创办的上海中医专门学校，为第29届毕业生，师从丁济万、黄文东、章次公、徐衡之等。1952—1957年考入中央卫生部办的首届中医药研究班，进入北京医学院学习。1957—1962年留任该院讲师，并任北京医学院附属人民医院中医科医师，在治疗肝硬化、再生障碍性贫血等方面积累了一定经验。1962年至今在上海市中医医院任内科医师，1971年创建肿瘤科门诊、病房，1987年晋升主任医师，为学科带头人，擅长中医药治疗肺癌、胃肠癌、甲状腺肿瘤等。2010年以上海广德中医药门诊部为浦东新区基层培养传承中医。曾获上海市科技成果奖，享受国务院特殊津贴；为上海市非物质文化遗产项目丁氏内科代表性传承人，受聘为浦东新区孟河丁氏学派分会会长。主编《章次公博采众方医案补注》等学术著作十余部。

学 术 思 想

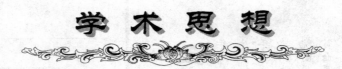

一、癌瘤正虚邪积，治当扶正消积

王羲明教授根据数十年临床工作经历和丰富的医疗实践经验，在长期防治癌瘤病过程中体会到癌症患者"正"常不足，"邪"常有余。机体正气旺盛邪气则不能入侵体内，疾病就不会形成。所谓"正气存内，邪不可干""邪之所凑，其气必虚"。当各种内外致病因素导致正气相对虚弱时，邪气就会入侵机体而产生疾病。癌瘤疾病形成后，如果正气能够得到恢复或者邪气并不强盛，则正气可驱除邪气外出，癌瘤疾病就有可能缓解。反之，如果正气进一步虚弱或邪气过于强盛，正气不能驱邪外出，癌瘤疾病就可能继续进展和加重。

人类生存在自然界当中，其生理、病理无时无刻不受到自然环境的影响。在大多数情况下，人们总是能够保持健康的状态，"阴平阳秘，精神乃治"。机体的正气在防治包括肿瘤在内的一切疾病发生过程中占有主导地位。肾藏精，主生长发育，为先天之本，脾主水谷运化，气血生化之源，为后天之本。无论什么原因引起人体正气不足，都不可能离开五脏，其中又与脾肾两脏关系最为密切。五脏生理病理，不外乎气血阴阳。在研究正气不足和癌瘤发病互为因果关系中，若以气血阴阳为纲，五脏虚弱为目，则能提纲挈领，可以指导临床工作。

正气不足还可导致多种癌瘤的产生和进展，有时癌瘤成为一种起病隐匿、进展迅猛、证情险恶的疾病，并能迅速并持续损害人体正气，临床常见正气不足与进展迅速的癌瘤疾病互成因果，恶性循环，以致病情迅速加重。由于"正邪交争"状态常出现在各种癌瘤疾病的过程中，所以，必须对"正邪交争，互成因果，交替促进"状态有充分的认识，只有提高了理性认识，治疗癌瘤疾病坚持不断扶助正气，才有可能提高疗效。

《灵枢经·刺节真邪》提出"瘤"是"邪气居其间……久留而内著"，《医宗必读·积聚》篇载："积之成也，正气不足，而后邪气踞之……正气与邪气，势不两立，若低昂然，一胜则一负，邪气日昌，正气日削，不攻去之，丧亡从及矣"。提出正虚邪实，搏结成为癥积之病因病机。《灵枢经·九针》曰："四时八风之客于经络之中，为瘤病者也"。《诸病源候论》："其经虚，为风寒气客之，则血涩结成痈肿"；又说："血气伤损，腑脏虚弱，为风冷所乘，搏于脏腑，与气血相结，故成积聚也"。说明外风寒邪乘虚入体可引致癌瘤。《外科正宗》称："忧郁伤肝，思虑伤脾，积想在心，所愿不得志者，致经络痞涩，聚结成核……名曰……岩"。《外科全生集》谓："岩……此因哀哭忧愁，患难惊恐所致"。说明精神遭受刺激可致癥瘕，过食肥甘厚味损伤脾胃运化功能，酿痰生热，滞于经络均为癌瘤之病因病机。

王羲明教授经过古代医籍文献探索及数十年的临床治癌经验，提出癌瘤是全身疾病的局部表现；癌瘤形成，主要有内外因素构成；外因多为饮食不节，过食肥甘厚味，导致难于运化，使湿浊瘀滞，壅热酿毒，损伤肺、胃等脏腑经络；内因多为素体亏弱，后天失于调养，正气不足，病久复能伤正，年老亦使气血阴阳衰竭，更能助邪内侮，积成脏腑癥积。总之，癌瘤的发病机制为正虚邪实：正虚是本；邪实是标。即在"正虚脾肾亏弱"基础上，随着"湿热""痰凝""瘀阻""蕴毒"的侵袭，经络损伤，进而引起脏腑亏损，积久导致恶变而促进癌瘤形成。总之，癌瘤的病因病机是"正虚邪实"，故须树立"扶正祛邪"方针，才是针对癌瘤疾病的正确治疗原则。

另外，王教授擅长用膏方发挥调节整体功能的作用。认为膏方适用于经手术、放化疗后癌瘤缓解期的患者。遵循中医"缓则治其本"的治疗原则，在癌瘤缓解期以培本固元为主要治法。当前临床医家由于选治不同脏腑和不同病期的癌瘤疾病，因而对于邪正虚实之间关系的处理，如益气、养血、滋阴、温阳、润肺、培脾、补肾、疏肝、宁心等治则治法的综合运用方面，均有各自侧重点和独特性的见解，可供相互间补充而显丰富多彩。

王羲明教授认为治疗癌瘤应重视整体观念，要以脏腑虚实辨治为总纲，充实气血、调整阴阳为重点，将调治脏腑、扶虚泻实、补气养血、滋阴温阳等治法运用于癌瘤临床，多能发挥中医药的独特长处，获得显著疗效。当前辨治癌瘤过程中，发现正气与邪气双方呈现对立状态，经历剧烈交争，一胜则一负。根据临床"正"常不足、"邪"常有余的实情，为了充分发挥中医膏方治癌的独特优势，将扶正补虚疗法用于治疗中晚期癌瘤的患者最为恰当；而且可与放化疗法配合应用于癌瘤缓解期的患者；更适用于癌瘤手术以后康复期的患者。膏方主含扶正固本、强壮补虚类药剂，故同样能够用于癌瘤患者各个时期的治疗和康复。与汤剂不同处，就是膏方剂型在冬季环境下容易保存而不易霉变破坏、容易被机体吸收且能进补较长时间，由此膏方能够应用于不同脏腑的癌瘤患者，并能广泛地应用于冬令季节而经久不衰。

二、以病统证病证结合

张仲景《金匮要略》述："辨……病脉证治"，开启辨证与辨病结合之创举。王羲明教授遵循仲景，主张防治癌瘤亟须贯彻辨证与辨病结合的原则。辨证是以中医"四诊八纲"方式，认识和辨别疾病的病因、病机及传变规律，并分辨为不同时段的证型，然后确定不同证型的治疗，本属中医诊断学、治疗学的精髓，例如癌瘤早期辨证分为气滞、痰凝、血瘀、热毒；晚期辨证分为气血亏虚、肝肾阴虚、脾肾阳虚。而辨病是应用现代医学的物理、生化、细胞病理等检测技术，可以作为四诊的延续和深化，作出相对准确的诊断、进程和预后，从病理学的角度确定治疗原则，促使机体修复。并以病统证，把辨病与辨证有机结合，这样既能扩大视野，更使得认识全面、诊查清楚，使诊断与治疗更能切合实际病情，采取正确措施，从而获得较好治疗效果。如病之早期治以清热化湿、消痰软坚、活血化瘀、解毒抗癌；病之晚期因病日久，治以益气养血、滋阴温阳、健脾和胃、补益脾肾。在辨证论治同时，还须辨病用药，即选择已经现代药理学证实具有抗癌、抑瘤活性的中药，如具有清热解毒、消痰散结、活血化瘀作用的苦参、紫草、漏芦、蟾皮、天龙、蜈蚣、山慈菇、半枝莲、土茯苓、藤梨根、石上柏、黄毛耳草等；配合口服抗癌中成药，有清热解毒、化瘀散结的柘木糖浆、平消胶囊；防止复发转移的肿节风；还有治疗转移至肝的复方斑蝥胶囊、肝复乐、金龙胶囊；抗癌中药注射液华蟾素、苦参注射液等。应用以上辨证辨病结合疗法，提高患者生存质量，防止复发和转移，减少手术、放化疗的不良反应，从而达到显著延长生存期的良好康复治疗作用。

三、健脾固本为第一要务

王羲明教授临证贯彻"扶正固本"原则，注重"健脾助运"。恶性肿瘤发病是一个复杂过程，尽管外界有各种致癌因素，但归根到底关键取决于人体内环境的失衡，即脏腑、经络等功能失调，亦称"内虚"。而在各种"内虚"中，脾胃虚弱是最重要、最关键的病理基础。《医宗必读·积聚》篇曰："积之成也，正气不足，而后邪气踞之"。盖脾为后天之本，主运化。脾虚则中焦不运，脾虚则运化失常，精微失布；正气不行，则邪滞得以踞之，水湿停蓄，凝聚不散，结为有形实邪，久则形成癥积。所以健脾固本为第一要务。

同时王教授注重发挥"祛邪泄实"的治疗作用。善于辨别癌瘤病在不同阶段的"邪实"征象，作出相应治疗。如在癌瘤初始期出现"湿滞食积"时，选用苍术、川朴、木香、陈皮等燥湿化滞类中药；出现"痰凝"时选用半夏、陈皮、夏枯草、海藻等化痰软坚类中药；出现"壅热结毒"时选用板蓝根、鱼腥草、黄芩、黄连、秦皮、白头翁等清热解毒类中药；出现"瘀阻"时选用桃仁、红花、三棱、莪术等活血化瘀类中药。在癌瘤进展期，出现出血时选用白及、三七、阿胶、地榆、仙鹤草等收敛止血类中药；出现腹痛时选用白芍、甘草、川楝子、延胡索等舒挛解痉类中药；出现恶心、呕吐时选用半夏、竹茹、旋覆花、代赭石等降逆止呕类中药；出现口干无津，吞咽困难时，选用茅根、芦根、麦冬、石斛、知母、生地黄、天花粉等育阴生津类中药；出现大便秘结时，选用枳实、芒硝、大黄、芦荟等通肠泄实类中药。

王羲明教授主张在癌瘤患者术后辨证论治基础上，为防止癌瘤复发转移，配伍增加入肝、肺经中草药，如柴胡、香附、郁金、八月札、杏仁、贝母、白果、桑白皮及肿节风、复方斑蝥胶囊等，有效防止癌瘤疾病的肝转移和肺转移。

在癌瘤病的手术、放化疗时，王羲明教授主张配合使用中医药，以缓解手术、放化疗时各类不良反应。如出现纳呆腹胀时，选用党参、云苓、木香、砂仁等健脾理气类中药；出现面色萎黄时，选用黄芪、当归、熟地、仙鹤草、阿胶等益气补血类中药；出现腰脊酸痛时，选用杜仲、狗脊、枸杞子、补骨脂等壮筋补骨类中药；出现骨髓抑制时，选用熟地黄、阿胶、鹿角胶、紫河车等温肾补髓类中药。同时亦应停用斑蝥、雄黄、鬼臼、红豆杉等抗肿瘤类中药，以免药猛峻烈、重创损伤，并应适当增加桂圆、红枣、核桃等滋养类食品。

临 床 经 验

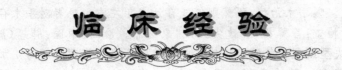

一、润肺解毒法治疗支气管肺鳞癌

肺癌又称原发性支气管肺癌,是由于正气内虚、邪毒外侵引起的,以痰浊内聚、气滞血瘀、蕴结于肺,以致肺失宣发与肃降,以咳嗽、咯血、胸痛、发热、气急为主要临床表现的一种恶性疾病。

(一) 病因病机

中医认为肺癌是由于正气虚损,阴阳失调,邪毒乘虚入肺,邪滞于肺,导致肺脏功能失调,肺气敛郁,宣降失司,气机不利,血行瘀滞,津液失于输布,津聚为痰,痰凝气滞,瘀阻络脉,于是瘀毒胶结,日久形成肺部积块。因此,肺癌是因虚而得病,因虚而致实,是一种全身属虚,局部属实的疾病。肺癌的虚以阴虚、气阴两虚为多见,实则不外乎气滞、血瘀、痰凝、毒聚之病理变化。其病位在肺,但因肝主疏泄,脾主运化水湿,肾主水之蒸化,故与肝、脾、肾关系密切。

(二) 治法治则

扶正祛邪、标本兼治是治疗肺癌的基本原则。肺癌早期,以邪实为主,治当行气活血、化瘀软坚和清热化痰、利湿解毒;肺癌晚期,以正虚为主,治宜扶正祛邪,分别采用养阴清热、解毒散结及益气养阴、清化痰热等法。临床还应根据虚实不同,患者具体情况,按标本缓急恰当处理。由于肺癌患者正气内虚,抗癌能力低下,虚损情况突出,因此在治疗中要始终顾护正气,保护胃气,把扶正抗癌的原则贯穿肺癌治疗的全过程。

(三) 特色验方

临床以肺部热毒伤津为多见,治以润肺解毒,方用扶正养阴汤加减,方拟:生地黄12g,熟地黄12g,天冬12g,麦冬12g,京玄参12g,生黄芪30g,党参15g,芦根30g,土茯苓30g,鱼腥草30g,升麻30g。

方中生熟地、天麦冬、京玄参能增液生津;鱼腥草清肺热、解热毒;漏芦根、土茯苓以解毒消肿取胜;升麻提升达肺,宣发清毒;口渴甚者加知母、石斛、天花粉、制首乌;脾虚甚者加云茯苓、薏苡仁、山药、黄精;咳嗽痰多者加蒸百部、马兜铃、射干、佛耳草;热盛痰血者加芙蓉叶、野荞麦根、七叶一枝花、花蕊石;气滞血瘀者加八月札、延胡索、两面针、露蜂房。

[病案举例]

潘某,女,58岁。初诊:1983年10月31日。

主诉:咳嗽、痰血1年余。

现病史:患者于1982年10月起,咳嗽频作,痰中带血,口干唇燥,胸膺作闷,夜寐欠安,既往有 38 年嗜烟(20 支/日左右)史,并有慢性胆囊炎史。一个月前在某肺科医院摄胸片,发现左肺上叶有肺不张阴影,纤维支气管镜示:左侧上叶支气管口有新生物阻塞,痰中找到鳞癌细胞。嘱手术治疗,不然则仅能存活半年左右。患者对手术存有顾虑,遂来我院就诊。来院时检查:苔薄黄,舌边尖红,脉象细濡。诊断:中医:肺癌(肺积痰血型);西医:左肺上叶中央型鳞型支气管肺癌伴左肺上叶肺不张。拟润肺解毒法加减治疗。

处方:生地黄 12g,熟地黄 12g,天冬 12g,麦冬 12g,京玄参 12g,鱼腥草 30g,漏芦根 30g,土茯苓 30g,绿升麻 30g,七叶一枝花 30g,蒸百部 30g,白及片 9g,花蕊石(先煎)30g,八月札 12g,金钱草 15g,14 剂。水煎服,日一剂,早晚餐后温服。

二诊(1983 年 11 月 21 日):咳嗽如前,发热起伏,左胸隐痛,痰血已止,精神好转。前方加生石膏 30g(打碎先煎),开金锁 30g,板蓝根 15g,白苏子 9g。共 60 剂。水煎服,日一剂,早晚分服,温服,宜餐后服。

三诊(1984 年 1 月 16 日):服上方后,咳嗽已轻,精神转佳,咳痰不爽,胃纳不香。1984 年 1 月 12 日胸片示:左肺上叶肺不张阴影较前明显吸收。

处方:生地黄 12g,熟地黄 12g,天冬 12g,麦冬 12g,京玄参 12g,鱼腥草 30g,绿升麻 30g,漏芦根 30g,土茯苓 30g,开金锁 30g,白苏子 12g,甜葶苈 12g,广木香 6g,白蔻仁 3g(后下)。共 70 剂。水煎服,日一剂,早晚分服,温服,宜餐后服。

四诊(1984 年 3 月 26 日):咳嗽减轻,咳痰欠爽,胃纳增进,体重增加,半年中进食甲鱼 20 只。1984 年 3 月 20 日复查胸片示:左肺上叶肺不张阴影已消失。

处方:生地黄 12g,熟地黄 12g,天冬 12g,麦冬 12g,肥知母 12g,鱼腥草 30g,绿升麻 30g,土茯苓 30g,开金锁 30g,板蓝根 30g,土牛膝 30g,甜葶苈 12g,杭白芍 12g,夜交藤 30g,台乌药 12g,14 剂。水煎服,日一剂,早晚餐后温服。

按语:本例肺积痰血案经各项现代检查证实为左肺上叶中央型鳞型支气管肺癌伴左肺上叶不张,这是临床常见恶性肿瘤性疾病,临床表现各不相同,然本例辨证,系左肺热毒伤津所致,故投润肺解毒方后而获显效,病人及家属深感满意。本例曾经随访至 1989 年 3 月 13 日,已存活达五年余,患者情况趋于稳定,体质良好。方中应用生熟地、天麦冬、京玄参、肥知母增液生津;加蒸百部以润肺镇咳;应用鱼腥草、开金锁、七叶一枝花、生石膏、板蓝根、土牛膝等清肺热、解热毒;更用漏芦根、土茯苓以解毒消肿取胜;绿升麻提升达肺,宣发清毒;白及片、花蕊石补肺止血;增八月札、广木香、白蔻仁、台乌药理气消滞;白苏子、甜葶苈化痰治饮;夜交藤、杭白芍养血安神;金钱草取清热利胆之效。

二、健脾化痰法治疗食管鳞癌

食管鳞癌属于中医"噎膈"范畴,是指吞咽困难,饮食难下,或食入即吐的一类疾病。

(一) 病因病机

噎膈病因主要为七情内伤、饮食所伤、年老肾虚、脾胃肝肾功能失调等。初起以邪实为主,随着病情发展,气结、痰阻、血瘀愈显,食管、贲门狭窄更甚,邪实有加;又因胃津亏耗,进而损及肾阴,以致精血虚衰,虚者愈虚,两种因素相合,而成噎膈重证。部分病人病情继续发展,由阴损以致阳衰,则肾之精气并耗,脾之化源告竭,终成不救。噎膈的病位在

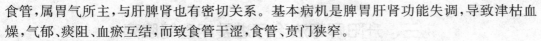

食管,属胃气所主,与肝脾肾也有密切关系。基本病机是脾胃肝肾功能失调,导致津枯血燥,气郁、痰阻、血瘀互结,而致食管干涩,食管、贲门狭窄。

(二) 治法治则

治疗原则为理气开郁,化痰消瘀,滋阴养血润燥,分清标本虚实而治。初起以标实为主,重在治标,以理气开郁,化痰消瘀为法,可少佐滋阴养血润燥之品;后期以正虚为主,或虚实并重,但治疗重在扶正,以滋阴养血润燥,或益气温阳为法,也可少佐理气开郁、化痰消瘀之品。但治标当顾护津液,不可过用辛散香燥之药;治本应保护胃气,不宜过用甘酸滋腻之品。存得一分津液,留得一分胃气,在噎膈的辨证论治过程中有着特殊重要的意义。

(三) 特色验方

临床辨证以痰气交阻为多见,治以健脾化痰,降逆止呕,基本方拟:姜半夏9g,广陈皮6g,小青皮6g,急性子30g,淡黄芩9g,漏芦根30g,土茯苓30g,生黄芪30g,太子参15g,云茯苓15g,炒白术15g,生薏苡仁15g,灵芝30g,黄精12g,白及12g,煅瓦楞(先煎)30g,旋覆花(包煎)9g。

方用二陈汤为基础,取半夏既善于燥湿化痰,又能和胃降逆;陈皮芳香醒脾,宣畅气机,使脾阳运化而湿痰得除。二药相伍相使,燥湿化痰之力得以增强,茯苓既能渗湿,又能健脾,脾湿无所聚则痰无所生;漏芦、黄芩清热解毒;土茯苓除湿通络;炒白术、生薏苡仁健脾利水,渗湿除痹;再用急性子、煅瓦楞、白及、青皮与旋覆花行瘀散结、降气止呕;并增生黄芪、太子参、黄精、灵芝,既固护正气,增强免疫力,又助半夏、陈皮和胃降逆、化湿消痰。

[病案举例]

董某,男,65岁。初诊:2008年11月10日。

主诉:食管中段鳞癌术后5个月余,呕吐4个月余。

现病史:患者2008年8月因进食作梗就诊于当地医院,2008年10月4日至10月20日住院治疗,10月10日行食管癌根除术,术后病理诊断为食管中段鳞状细胞癌,淋巴结5/15转移,未作化疗。2008年11月起,食后打嗝呕吐,吐出物为白色泡沫痰状物,大便一日一行,术后两臂不能抬起,脉细弦,苔腻。诊断:中医:噎膈(痰气交阻型);西医:食管鳞癌。治拟健脾化痰,降逆止呕。处以基本方,连服7剂。

另:柘木糖浆2瓶,25ml/次,每日3次,口服。

二诊(2008年11月17日):服上药后打嗝呕吐明显好转,夜寐欠安,汗出很多,手臂麻木疼痛,脉细弦,苔薄腻。上方加明天麻9g,煅牡蛎30g(先煎)。水煎服,7剂。柘木糖浆,2瓶,25ml/次,每日3次,口服。

三诊(2008年11月24日):患者服后打嗝呕吐基本消失,继服前方,巩固疗效。

按语:此案以痰气交阻为主,脾失健运,助湿生痰,故呕吐物中有白沫痰状物,而呕吐是因气机上逆所致。治拟健脾化痰,降逆止呕。方用基本方加减治疗,二诊打嗝呕吐明显好转。续加明天麻以改善肢体麻木疼痛,煅牡蛎以固涩敛汗、重镇安神。继服有效,再服以巩固疗效。

三、升阳解毒法治疗进展期直肠腺癌

直肠癌是由于正虚感邪、内伤饮食及情志失调引起的，以湿热、瘀毒蕴结于肠道，传导失司为基本病机，以排便习惯与粪便性状改变，腹痛，肛门坠痛，里急后重，甚至腹内结块，消瘦为主要临床表现的一种恶性疾病。

（一）病因病机

直肠癌属中医之"脏毒"，病位在肠，但与脾、胃、肝、肾的关系尤为密切。其病性早期以湿热、瘀毒邪实为主，晚期则多为正虚邪实，正虚又以脾肾（气）阳虚、气血两虚、肝肾阴虚多见。外感湿热或脾胃损伤导致水湿内生，郁久化热，是发病的重要原因，湿热久羁，留连肠道，阻滞气机，热渐成毒，热伤脉络，致使气滞、湿热、毒聚、血瘀，在肠道结积成块是发病的主要病机环节。

（二）治法治则

本病病机中心环节是湿热，并由湿热进一步演化而为热毒、瘀毒蕴结于肠中，日久形成结块，故以清热利湿、化瘀解毒为治疗原则。病至晚期，正虚邪实，当根据患者所表现的不同证候，以补虚健脾升阳为主，兼以解毒散结。

（三）特色验方

临床辨证以热毒湿热蕴结者为多，治以升阳解毒，方选升阳解毒汤加减，方拟：生黄芪30g，炒白术15g，潞党参15g，制黄精12g，白茯苓15g，生甘草3g，生薏苡仁12g，漏芦根30g，藤梨根30g，半枝莲30g。

方中重用生黄芪、潞党参、炒白术、白茯苓健脾升阳之品，加用滋阴养血药物制黄精，并在此基础上加用漏芦根、半枝莲、生薏苡仁、藤梨根等清热利湿解毒药，全方共奏健脾升阳、清热利湿解毒之效。

[病案举例]

朱某，男，61岁。初诊：2008年7月18日。

主诉：发现直肠癌术后复发转移一年半余。

现病史：患者于2007年初因腹泻、便血就诊于上海市某医院，作肠镜示：距肛门9cm处发现菜花状肿物，同年3月12日在该院行直肠癌根治术，术后应用化疗FOLFOX4方案6个疗程，2008年3月复查肠镜示：吻合口处出现肿块，大小2.0cm×1.3cm，病理：腺癌。同年4月行剖腹探查，所及肝脏无明显结节，术中发现腹腔转移，升结肠肠系膜根部7mm×6mm大小肿块，质地硬；盆腔及左下腹结肠粘连，无法进行根治，仅作姑息性手术，术后病理示：结肠溃疡型低分化腺癌，浸润至肠壁全肌层和外膜，分期：ⅣA期。术后应用化疗FOLFIRI方案1个疗程，不能耐受，拒绝继续化疗。遂于2008年7月18日来我院。初诊：症见气短喜卧，消瘦，面色萎黄，纳差乏力，口干口苦，时有恶心，腹胀，食后尤甚，大便溏，有收不住感，3～4次/日。脉细弦，舌苔白稍黄厚腻，质淡紫胖有齿痕，舌下静脉迂曲。诊断：中医：脏毒（脾肾亏虚兼气阴两亏兼热瘀湿毒型）；西医：直肠腺癌。治以健脾益肾、滋阴养血、散结化滞、利湿解毒。予以升阳解毒汤加味。

处方:生黄芪 30g,炒白术 15g,潞党参 15g,制黄精 12g,白茯苓 15g,生甘草 3g,生薏苡仁 12g,漏芦根 30g,藤梨根 30g,半枝莲 30g,禹余粮 15g,赤石脂 15g。

二诊(2008 年 8 月 8 日):患者精神好转,纳差乏力较前减轻,大便成条,次数仍较多,效不更方,继服原方 28 帖。

三诊(2008 年 9 月 5 日):患者神清,纳可,大小便正常,复查 CEA:60μg/L,CA199:40.6μg/L,有恶化趋势。中药处方:健脾升阳、解毒抗瘤汤(同前)加春柴胡 9g,八月札 12g,杭白芍 12g,鸡血藤 12g,制半夏 12g,鸡内金 12g,炒谷芽 30g,嘱口服卡培他滨片(希罗达)化疗药(每日 1000mg,日 2 次,口服,服用 2 周,停用 1 周)配合治疗。

四诊(2008 年 9 月 26 日):中药处方:去春柴胡,加枸杞子 15g,女贞子 12g;患者口服希罗达能耐受,不良反应较小,嘱改剂量为 1500mg,日 2 次,口服,服用 2 周,停用 1 周。

五诊(2009 年 1 月 16 日):复查肿瘤指标均正常。中药处方:健脾升阳、解毒抗瘤汤(同前)加天龙肉 3g,炙蜈蚣 1 条;加用中成药:肿节风片,每次 3 片,日 3 次,口服,配合中药防止复发转移;患者已经应用希罗达 6 个疗程,至此已结束使用。

此后患者坚持门诊中医药治疗,经过随访,已生存 3 年,生存质量良好,生活已如常人。

按语:患者平素爱好进食肥甘厚腻之品,热毒湿热蕴结于大肠,乃生癌肿。发病后两次手术加之化疗,致脾肾俱虚,气血双亏,正气不足,热瘀湿毒泛滥转移,方中重用健脾升阳、补益肝肾之品加用滋阴养血药,在此基础上加用漏芦根、半枝莲、生薏苡仁、藤梨根等清热利湿解毒药,再选春柴胡、桑白皮、姜半夏等引经药物,佐以八月札疏肝理气,可防春柴胡久用伤阴,并较长时间服用炙蜈蚣、天龙肉等解毒散结药。遵循扶正祛邪的治疗原则,在提高患者抗病能力的前提下,加用解毒利湿化瘀药,达到了防止复发转移、延长患者生存期的治疗目的。疗效满意。

四、扶正攻毒法治疗进展期乳房浸润性导管癌

乳腺癌是指发生于乳腺小叶和导管上皮的恶性肿瘤,是女性最常见的恶性肿瘤之一,现已成为威胁妇女健康的一种常见疾病。中医药学将乳腺癌归属于"乳岩""妒乳""乳石痈"等范畴。

(一)病因病机

乳腺癌的形成,一是内因:素体亏弱,后天失于调养,正气不足,病久复能伤正,年老亦使气血阴阳衰竭,更助邪内侮;二是外因:多为过食肥甘厚味,难于运化而湿浊沉积为患;加上六淫外邪的乘虚侵袭,致邪浊壅热,痰瘀酿毒,损伤乳络,日久而成乳房癥积。总之发病机制正虚是本,邪实是标。即在"正虚的肝脾肾亏弱"基础上,随着"湿热""痰凝""瘀阻""蕴毒"的结聚,损伤乳络,引起局部结核,日久变大质硬,终致乳络成瘤,恶变为癌。据此树立扶正祛邪治疗法则以治之。

(二)治法治则

在病之早期,治以解毒抗癌、清热化湿、活血化瘀;晚期因患病日久,气血渐衰,脾胃不和,脾肾皆虚,治以益气养血、健脾和胃、补益脾肾。在辨证论治的同时,结合辨病用药,选

择经现代药理证实具有抗癌或抑癌活性，并具有清热、解毒、消痰、散结、活血、化瘀作用的中药。应用多源性辨证和辨病结合疗法，提高患者生存质量，防止复发和转移，减少手术、放化疗的不良反应，显著延长生存期。

（三）用药特色

重视扶正固本、健脾补肾为要务。常用健脾药品黄芪、党参、白术、云苓、薏苡仁、黄精等；常用的补肾药品有熟地黄、山茱萸、枸杞、仙茅、淫羊藿、补骨脂、巴戟天、肉苁蓉、胡芦巴等。临床分期加减用药：发病期治拟清热解毒、消癥除积为主，佐以益气养阴、扶持正气；稳定期治以扶持正气、益气养阴为主，佐以化癥除积；恢复期治以扶正固本、补益脾肾为主，佐以清除余邪。

[病案举例]

刘某，女，40岁。初诊：2008年12月1日。

主诉：发现右乳房肿块伴多处结节2年余。

现病史：患者于2006年1月发现右乳房包块，当时能随月经而胀大缩小。2007年就诊于某医院内分泌科，服溴隐亭治疗，乳块由软变硬。2008年11月4日就诊于某医院检查CT：右乳房有9cm×9cm×3.5cm肿块，右腋下淋巴结肿大，胸骨及右肩胛骨有转移灶。2008年11月20日穿刺病理为（右乳）浸润性导管癌。因病变广泛，已属晚期，不能手术根除，只能姑息化疗（赫赛汀440mgd1、紫杉醇240mgd1、卡铂500mg d1，静脉注射），每3周1个疗程，先做4个疗程以观其效。

诊断：中医：乳岩（气阴两虚，热毒壅积型）；西医：右乳乳腺浸润性导管癌伴胸骨、右肩胛骨、右腋下淋巴结转移。治疗根据疾病的不同时期进行如下：

发病期：就诊时体质虚弱，正虚则乏力，易受外邪感冒，右乳热毒壅积成癌致坚硬肿痛，胃脘嘈杂纳呆，夜寐梦多。脉细弦，苔黄腻质红。证属邪盛正虚，又值化疗期间，耗气伤阴。治拟清热解毒、消癥除积为主，佐以益气养阴、扶持正气。治以基本方：生黄芪30g，漏芦根30g，炙鳖甲9g，七叶一枝花30g，太子参15g，土茯苓30g，鸡血藤30g，黄毛耳草30g，全当归15g，鱼腥草30g，制黄精12g，夏枯草15g，炒白术15g，板蓝根30g，生薏苡仁15g，淡海藻30g，甘枸杞12g，露蜂房15g，生鸡内金9g，煅瓦楞30g。

加减：证见乳硬痛甚，加干蟾皮12g，天龙6g，苦参15g，升麻15g，红豆杉3g，半边莲30g，白花蛇舌草30g，肿节风每次3～6片，日服3次；衰惫力乏加灵芝30g，脱力草30g；恶心呕吐加姜半夏9g，竹茹9g，陈皮6g；白细胞减少加虎杖30g，鸡血藤30g。

稳定期：患者坚持中医药治疗；同时（结合赫赛汀为主的化疗，每3周1个疗程）完成1年化疗疗程。2009年11月5日作双卵巢切除术。血常规白细胞从$2×10^9$/L升到$5×10^9$/L；自觉右乳块硬痛逐步软化、好转、缩小至消失，多次复查CT，癌块渐显缩小，至2009年12月17日查CT示：右乳癌灶仅0.8cm×0.7cm，右侧腋下淋巴结不明显。此时右乳癌基本得到控制，进入稳定期。患者胃纳增进，无恶心呕吐，夜寐一般，大小便如常。脉细弦，苔薄腻质红。证属邪衰正虚，治拟扶持正气、益气养阴为主，佐以化癥除积。治以基本方：生黄芪30g，墨旱莲12g，山萸肉9g，黄毛耳草30g，太子参15g，女贞子12g，补骨脂12g，石上柏30g，全当归15g，鱼腥草30g，制黄精12g，苦参片30g，甘枸杞12g，开金锁

30g,生薏苡仁15g,炙天龙6g。

加减：胃纳不香加生鸡内金9g,绿梅花9g,谷芽12g,麦芽12g;腰酸膝软加杜仲12g,牛膝12g,补骨脂12g;口干津少加茅根15g,生地黄9g,熟地黄9g,天冬9g,麦冬9g;夜寐欠安加酸枣仁12g,夜交藤30g,合欢皮12g。

恢复期：患者经中医药持续治疗后,病情得到逐步巩固,多次复查未见复发转移,于2010年3月23日查PET/CT示：①右乳内上象限致密影及外下象限钙化灶,均未见明显FDG代谢增高,肿瘤活性受抑;②胸骨及右肩胛下角成骨性改变,未见FDG代谢增高;③左上颈淋巴结炎症。骨扫描(一)。显示癌灶确实得到控制,实际进入恢复期。患者面无华色,乏力,腰酸,胃纳不香,夜寐欠安,偶有口干,盗汗。脉细濡,苔薄白质红。证属邪微正虚,治拟扶正固本、补益脾肾为主,佐以清除余邪。治以基本方：生黄芪30g,墨旱莲12g,大熟地9g,七叶一枝花30g,太子参15g,女贞子12g,大川芎9g,大青叶30g,全当归15g,杭白芍15g,桑椹子12g,夏枯草15g,炒白术15g,云茯苓15g,制黄精12g,淡海藻30g,甘枸杞12g,酸枣仁12g,生薏苡仁15g,青皮6g,陈皮6g。

加减：目糊目涩,加密蒙花9g,青葙子9g,白蒺藜9g,杭菊花9g;咽痛痰多,加薄荷6g,紫苏子9g,板蓝根30g;腹部作胀,加八月札15g,小青皮6g;脂肪肝,加茶树根30g,生决明子30g,荷叶30g;入睡困难,加灵磁石30g,柏子仁12g;腰酸乏力,加补骨脂12g,菟丝子12g,桑寄生30g;大便不爽,加牵牛子20g;清除余邪,加红豆杉3g,漏芦30g,土茯苓30g。

按语：王羲明教授长期从事癌瘤疾病的防治研究工作,主张治疗癌瘤须实行中医学辨证论治与现代医学辨病诊疗相结合的方针。本案是一个典型实例。患者刘某于2008年12月抱着试试看的态度来院服中药,当时情绪十分低落,缘因右乳经穿刺确诊为乳腺癌伴胸骨、右肩胛骨、右腋下淋巴结多处转移,病变广泛,已属晚期,不能手术根治的危重病证,治疗棘手,并告知家人预后极差,要有思想准备。在这种情况下,才肯接受中医药治疗,同时也姑息化疗,用赫赛丁为主方案(每3周1个疗程),经1年治疗后,右乳房癌块的坚硬肿痛逐步软化、好转、缩小至消失,经多次复查CT,癌块能逐步从9cm×9cm×3.5cm缩小为0.8cm×0.7cm时,才有了信心;后于2010年3月23日查PET/CT示：①右乳内上象限致密影及外下象限钙化灶,均未见明显FDG代谢增高,肿瘤活性受抑;②胸骨及右肩胛下角成骨性改变,未见FDG代谢增高;③左上颈淋巴结炎症。至此,才不得不承认是一大特效奇绩。如今其疗效已巩固达4年以上而仍未见有复发,真实体现了周恩来总理倡导的"中医好,西医也好,中西医结合更好"的理念。

五、温阳散结法治疗甲状腺腺瘤

甲状腺腺瘤在中医属瘿瘤范畴,是由于情志内伤,饮食及水土失宜等因素引起的,以气滞、痰凝、血瘀壅结颈前为基本病机,以颈前喉结两旁结块肿大为主要临床特征的一类疾病。瘿病一名,首见于《诸病源候论·瘿候》。在中医著作里,又有称为瘿、瘿气、瘿瘤、瘿囊、影袋等名称者。

（一）病因病机

瘿病的病因主要是情志内伤和饮食及水土失宜，但也与体质因素有密切关系。气滞痰凝壅结颈前是瘿病的基本病理，日久引起血脉瘀阻，以致气、痰、瘀三者合而为患。在纺织厂女工中进行普查时，可发现甲状腺腺瘤患者特别多，其病机大多与阳气不足则无以温化水饮，致痰结有关，故而病机特点为阳虚痰结。

（二）治法治则

总治则为扶正祛邪。临床辨证阳虚气滞痰凝者，扶正主要以补益阳气，祛邪以疏肝理气，化痰散结为主。又因痰结与气滞均可致血瘀，"病久必瘀"，故而治疗过程中贯以活血化瘀，或养血逐瘀，或补气活血，或温阳活血，辨证施治。

（三）特色验方

治以温阳散结为主，方选消瘿软坚汤加减，方拟：淡海藻 30g，夏枯草 15g，生艾叶 9g，粉丹皮 9g，赤茯苓 12g，猪苓 12g，福泽泻 15g，赤小豆 12g，嫩射干 15g，七叶一枝花 15g，王不留行 12g，苍术 12g，白术 12g，白芥子 6g，川椒目 3g，上肉桂（后下）3g。

方中淡海藻、夏枯草、白芥子有消痰结、散瘿瘤的功效；王不留行、粉丹皮有活血消肿之功；生艾叶、川椒目、上肉桂具有温煦气血、阳盛阴敛，加强温阳作用，使气血运行而消散瘿瘤；苍白术能健脾和中化湿；云猪苓、福泽泻、赤小豆均有消肿利水渗湿作用。诸药协同，疗效较好。

[病案举例]

王某，女，51 岁。初诊：1982 年 9 月 11 日。

主诉：发现前颈部肿块三天。

现病史：患者于三天前觉得前颈部不适，并自己摸到前颈部偏右有肿块。曾就诊于某医院，诊为"甲状腺腺瘤"，必须手术切除治疗。因患者有顾虑，遂来我院就诊。检查：病人前颈部偏右有 3.0cm×3.0cm 圆形肿物，有充实感，能随吞咽而上移，苔薄白，舌质稍红，脉象细濡。诊断：中医：瘿瘤（痰气互结型）；西医：甲状腺腺瘤。拟温阳化痰、软坚消滞法，用温阳消瘿、软坚散结汤加减治疗之。处方以基本方 7 剂。

二诊（1982 年 9 月 18 日）：药后前颈部已无不适，胃纳增进。于 9 月 16 日 B 超检查显示在右甲状腺下极处有一个实质性暗区 2.0cm×1.8cm，边缘光整，光点分布欠均匀，提示右甲状腺实质占位，符合腺瘤表现。前方加土茯苓 30g，7 剂。

三诊（1982 年 10 月 6 日）：服上方，前颈部肿物缩小为 2.0cm×2.0cm，且较前为软而平些。唯近日大便干燥，带有鲜血。前方去肉桂，继服 7 剂。

四诊（1982 年 10 月 13 日）：便血已止，夜寐不安，前颈部肿物已缩小为 1.5cm×1.5cm 大小。前方加夜交藤 30g，继服 14 剂。

五诊（1982 年 11 月 10 日）：服上方，夜寐已好转，前颈部已触不到肿物，脉濡，苔薄白，舌质淡红。嘱复查 B 超，继服前方 7 剂。

六诊（1982 年 11 月 24 日）：服上方诸症稳定，11 月 11 日 B 超复查，原右甲状腺处实质性占位已消失。继服前方 49 剂。后经停药随访并多次检查，前颈部瘿瘤未再出现而告治愈。

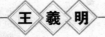

按语:本案应用温阳散结法的"温阳消瘿、软坚散结汤"治疗,而获得显著疗效,避免了手术切除的痛苦。此方诸药协同,疗效较好。王义明弟子王琍琳医师总结王义明教授用温阳消瘿、软坚散结汤治疗甲状腺腺瘤30例治疗经验,总有效率为86.7%。其中肿瘤全部消失获临床治愈组12例,占40.0%;病灶缩小一半以上的显效组3例,占10.0%,病灶缩小0.5cm以上的有效组11例,占36.7%;病灶缩小不到0.5cm或未见缩小而作手术治疗的无效组4例,占13.3%[详情请参阅:上海中医药杂志,1987,(2):16.]。

六、固本培元膏方治疗甲状腺腺癌

甲状腺腺癌属于中医文献的"石瘿"范畴。南宋·陈无择《三因极一病证方论》中有瘿瘤"坚硬不可移曰石瘿"的记载。

(一)病因病机

病因主要是内伤七情,忧恚怒气,肝郁气滞;饮食失调,或居住在高山地区,水土失宜,一则影响脾胃的功能,使脾失健运,不能运化水湿,聚而生痰;二则影响气血的正常运行,痰气瘀结颈前则发为瘿病;体质因素:妇女的经、孕、产、乳等生理特点与肝经气血有密切关系,遇有情志、饮食等致病因素,常引起气郁痰结、气滞血瘀及肝郁化火等病理变化,故女性易患瘿病。气滞痰凝壅结颈前是瘿病的基本病理,日久引起血脉瘀阻,以致气、痰、瘀三者合而为患。部分病例,由于痰气郁结化火,火热耗伤阴津而导致阴虚火旺的病理变化,其中尤以肝、心两脏阴虚火旺的病变更为突出。瘿病初起多实,病久则由实致虚,尤以阴虚、气虚为主,以致成为虚实夹杂之证。

(二)治法治则

扶正祛邪为治疗总则。理气化痰,消瘿散结为基本治则。瘿肿质地较硬及有结节者,应适当配合活血化瘀。肝火亢盛及火热伤阴者,则当以清肝泻火及滋阴降火为主。

(三)膏方特色

膏方诊治甲状腺炎,注重扶正祛邪,达到五脏、阴阳、气血之平衡。方中多补中益气、滋养肝肾、疏肝利胆、化瘀散结之品。多以消瘰疬丸、茵陈蒿汤、首乌延寿丹等方组合化裁,组成膏方连续服用,可见长效。

[病案举例]

吴某,女,44岁。初诊:2005年11月18日。

主诉:发现前颈部坚硬结块十个月。

现病史:病者于2005年初,由单位安排体检时发现左侧甲状腺有结节,遂于2005年6月12日在某医院作左侧甲状腺结节切除术,病理诊断为左侧甲状腺腺癌。术后疲惫不振,体弱乏力,纳呆胁痛,瘿部拘急。平素有胆结石疼痛发作史,为乙肝病毒携带(大三阳)者。脉细弦,苔薄腻。诊断:中医:石瘿(邪衰正虚、肝胆失于疏泄),西医:甲状腺腺癌。治拟扶正祛邪、疏肝利胆之剂。

处膏方:潞党参300g,生黄芪600g,云茯苓300g,白术300g,生薏苡仁600g,黄精300g,制首乌300g,熟地200g,白芍500g,当归300g,麦冬200g,山萸肉150g,枸杞300g,

桑椹子 300g，墨旱莲 300g，女贞子 300g，酸枣仁 250g，柏子仁 300g，香甘松 200g，茵陈 600g，山栀 200g，金钱草 600g，玉米须 600g，七叶一枝花 600g，地锦草 600g，夏枯草 600g，海藻 600g，干蟾皮 200g，绿萼梅 100g。

另：生晒参 250g，紫河车 150g，鳖甲胶 500g，龟甲胶 500g，阿胶 500g，炙蜈蚣粉 60g，砂仁粉 60g，蔻仁粉 60g，冰糖 500g，饴糖 1000g，收膏。

二诊（2006 年 12 月 8 日）：脉细弦，苔薄白。去年因左侧甲状腺腺癌手术切除而服膏方一料，体力大见恢复，唯肝胆区疼痛虽减未除，这与胆结石和乙肝病毒携带有关，再拟扶正祛邪、疏肝利胆立方调治，巩固疗效。

按语：本案患者原有乙肝病毒携带及胆石病发作史，此番左侧甲状腺腺癌手术切除后，疲惫不振，体弱乏力，纳呆胁痛，瘿部拘急，证属邪衰正虚、肝胆失疏之候，法当扶正祛邪、疏肝利胆。经服由内消瘰疬丸、茵陈蒿汤、首乌延寿丹等组成之膏方后，体力大见恢复，未见癌瘤复发转移。

（刘爱华　季杰　赵凡尘整理）

胡婉英

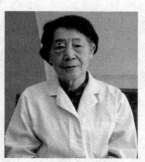

胡婉英

女，1931 年 6 月出生于浙江宁波，1954 年毕业于上海第二医科大学，现任上海中医药大学附属曙光医院中西医结合诊疗中心顾问、终身教授、主任医师、上海市名老中医药专家学术经验研究工作室导师，上海中医药大学专家委员会委员，享受国务院政府特殊津贴。曾任中国中西医结合研究会心血管专业委员会委员、中华医学会心血管分会委员上海分会委员等职。先后主持 11 项国家级、省市级课题的研究工作，包括国家『七五』攻关课题《冠心病血瘀证的临床和实验研究》、国家中医药管理局课题《鹿角方治疗慢性心力衰竭疗效及机制的研究》等，并于 1990 年荣获上海市卫生局中医药科技进步三等奖，1991 年获上海市科技进步三等奖，1999 年获上海市卫生局中医药科技进步一等奖，

2000 年获上海市科技进步二等奖，2001 年获中国中西医结合学会中西医结合贡献奖，2004 年获中国人民解放军医疗成果二等奖。编写著作 15 本，其中 4 本为英译中，在核心期刊上发表论文 70 余篇。先后培养博士、硕士研究生各 10 名，出站博士后 1 名，培养高层次中西医结合科研人才 2 名。

学 术 思 想

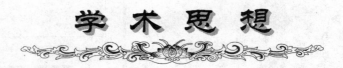

一、辨心病以"心火肾水，坎离相济"为纲

心肾相交是中医学解释心肾之间生理关系的一个重要概念，是五脏相关理论的重要组成部分，主要体现在心肾、水火在生理上的相互关系以及病理上的相互影响。

心肾相交理论发端于《周易》。《周易》以坎离之卦言及阴阳之用，以水火升降与否阐明万物之变化。认为：坎上离下，水火交错为"既济"；离上坎下，水火各别为"未济"。《黄帝内经》中虽未明确提出"心肾相交"这一术语，但已应用阴阳水火升降及五行生克制化理论来阐述心肾水火的对立互用关系。唐·孙思邈在《备急千金要方》中明确提出心肾水火相济，指出"夫心者火也，肾者水也，水火相济"。明·周慎斋则首次提出"心肾相交，全凭升降"的观点，并指出心火肾水之所以升降，是由于真阴真阳的作用。至此，心肾相交较为完整的理论体系开始形成，并经后代医家不断补充和发展，逐渐成为中医学的重要理论组成部分。

胡婉英教授十分推崇心肾相交理论，认为其完美地体现了中医的阴阳五行理论，是古代哲学和医学实践相结合的产物。在五脏中，心主神明为五脏六腑之君，肾主藏精为先天之本。心肾之间，水火相济，水升火降，两者功能协调即相交平衡对整个机体的生命活动起着主导作用。即在以五脏为中心的藏象体系中，心肾又处于轴心地位。

心在五行属火，位居于上而属阳；肾在五行属水，位居于下而属阴。张锡纯在《医学衷中参西录》中说："心，阳也，而中藏血液；肾，阴也，而中藏相火，阴中有阳，阳中有阴。"所以，心虽为阳属火，而火中有水，阳中有阴，如此则火不过炎而神志清明；肾虽为阴属水，却水中有火，阴中有阳，如此则水不泛滥而阴精温固。正如清·傅山在《傅青主女科》中所曰："肾无心火则水寒，心无肾水则火炎，心必得肾水以滋润，肾必得心火以温暖。"即具体指出了在五脏六腑中占主导地位的心肾二脏，以水火阴阳、精气津血的相互资生制约，即相互调节和反馈，维持着整个机体的生命活动。

火性温热炎上，为何能降？水性寒凉润下，为何能升？一上一下，水火相克，又当如何相交？正如明·周慎斋所言："肾属水，盖因水中有真阳，故水也随阳而升至于心，则生心中之火。心属火，盖因火中有真阴，故火也随阴而降至于肾，则生肾中之水。"可见，心火肾水之升降，全赖真阴真阳之作用。这里的真阴指心阴，而真阳指肾阳，是心火（心阳）、肾水（肾阴）升降的原动力。正常状态下，肾水上承以制约心火，心火下降以温煦肾水，如此，则心肾相交，阴平阳秘。

除了心火与肾水的相互制约、心阳与肾阴的相互资生之外，心血与肾精的同源互化、心神与肾精的互根互用，君火与命火的相得益彰，均构成了更为广泛涵义的心肾相交。所谓精血同源，是指心血和肾精同出于水谷精微，心血循行流注于肾中，与肾精化合为精；肾精入冲任上交于心，与心血化合为血。而心主藏神，为人体生命活动之主宰，肾主藏精，为人体生命活动之根本。精能化气生神，为神之源；神能控精驭气，为精之主，故养精可以益神，神清可以御精，如此则精神互根互用。此外，心主君火，肾主相火，君火在上为阳气之用，相火在下为阳气之根。君火为命火之统率，相火为君火之根基。人体五脏六腑的正常功能活动，一靠君火统率，二靠相火的温煦激发。

在五脏六腑中，心肾二脏实际上占据着轴心和主导地位。这不仅体现在：心主神明，为五脏六腑之大主，而肾主藏精，更为先天之本；还在于心肾相交不仅维持着心肾间的阴阳水火的动态平衡，还能调节其他脏腑，使其发挥正常的功能。脾阳根于肾阳又受心火之温，胃阴源于心阴又受肾水之滋，水火相济，则有助于脾胃腐熟水谷化生精微；肾水上承，肝木得肾水滋养，方能发挥其疏泄之性；心火下降，则肺金无心火克制，才得行其肃降收敛之功。可见肝肺脾胃的功能均受心肾二脏之调节。因此，胡婉英教授指出，在临证治疗心系疾病时，抓住关键之心肾二脏，兼顾他脏，可谓切中肯綮，庶几不殆。

胡教授还就心肾相交理论与现代医学的共通点作了探讨。她指出，如果仔细研究现代医学中的心肾关系，不难发现有许多地方与中医学的心肾相交理论相通。在现代医学中，作为控制机体有效循环和血流动力学稳定的两个重要器官，肾脏和心脏有着非常密切的关系。它们在生理功能上相互依存，在病理状态下相互影响，在治疗上又有许多的共同之处。

现代医学认为，心脏通过每次搏动产生动力推动血液在体内循环，为人体提供赖以生存的物质，并且带走代谢产物。而肾脏作为维持正常体液容量及成分的重要器官，则发挥着过滤的作用，产生尿液，维持体内水的平衡，排出人体的代谢产物和有害物质，维持体内酸碱平衡，并且分泌或合成某些物质，调节人体的生理功能。当人体为适应内外环境变化时，心脏受众多神经、体液因素的调节，再通过不断改变搏出容量和节律，来适应各种变化。而心脏这种功能的变化往往需要正常肾脏功能作为背景来完成。

一旦心脏或者肾脏的功能有所改变，都将会对彼此产生严重的影响。两者的相互影响主要体现在血流动力学、神经体液内分泌以及免疫代谢等方面。众所周知，肾脏参与循环系统的工作，因为肾脏可以合成和释放肾素、促红细胞生成素、前列腺素等活性物质，可以调节心血管系统的功能与代谢。在肾脏功能异常时，容易诱发脂质代谢异常，导致心血管出现加速性动脉粥样硬化、高血压、左心室肥大和重塑、心肌微血管病变和血管钙化；而在心功能不全时，由于肾脏血液灌注减少和肾素-血管紧张素-醛固酮系统激活等因素导致肾功能进行性下降。另外，很多心血管病的危险因素也是肾脏病的危险因素，如吸烟、高血压、高脂血症、糖尿病等因素都可以加速肾脏病的进展。事实上，心血管疾病（CVD）是慢性肾脏病（CKD）的最常见并发症，而许多 CKD 患者死亡的最主要原因就是 CVD。两者在发病以及预防治疗上都有着极高的相关性。

近年来，心肾综合征逐渐引起人们的重视。所谓心肾综合征，是指心脏或肾脏其中一个器官的急性或慢性功能障碍导致另外一个器官产生急性或慢性功能障碍，是心衰和肾功能不全患者的非常重要的临床表现。该综合征即是心肾二脏相互影响的典型表现，在一定程度上也印证了中医学的心肾相交理论。

胡教授对心肾相交理论的推崇和深刻理解，体现并贯彻在她平时的临证实践中。在临床治疗心血管疾病时，十分注重心肾相关，并逐渐形成了她"心病治肾"的鲜明临床特点。

二、治心病当"治肾为先，缓图求本"

心病范围，从病机而言，不离乎"血脉之心"与"神明之心"有关的病症，胡婉英教授常比之为"器质性心脏病"和"功能性心脏病"。就临床表现而论，两者又常常合而为病。中医学常常以证命名，如心悸、怔忡、胸痹、真心痛、不寐、眩晕、水肿，甚至汗症、脏躁，均属于心系疾病范畴。如果从心肾相交的角度来看，一部分精滑梦遗或阳痿的患者，一般认为是肾之为病，责之为肾关不固，开阖无权，其实也属"心病"，其实质乃心君火虚，相火夺权而致。可见，中医的心病范畴，远较现代医学的心血管疾病范围要广。

论治心病，何以要治肾？胡婉英教授认为，这是由于心肾间的特殊关系所决定。心肾之间，在生理状态下，是以阴阳、水火、精血的动态平衡为首要条件，即"心肾相交"。当动态平衡被打破，即两脏各自以及之间的相互作用和反馈关系遭到破坏，不能互相制约和资生，就产生了"心肾不交"的病理状态。胡教授对心肾相交理论进行了深刻研究，认为目前对"心肾不交"含义的理解也存在一定的误区。就连一些教科书上，也把"心肾相交，水火既济"单纯看做是心火（心阳）与肾水（肾阴）的相互影响，把"心肾不交"仅仅看做是心火（心阳）与肾水（肾阴）之间的不协调。但实际上心肾不交应具有多重含义，它不仅包括心火旺肾阴虚证，还包括心火旺肾阳虚证、心肾阳虚证、阳虚水泛证等。如交泰丸就是用来治疗因心火旺、肾阳虚导致心肾不交的"不寐证"，而右归丸、真武汤主要用来治疗心肾阳虚、阳虚水泛之心肾不交证。对此，胡教授总结了"心肾不交"在心血管疾病中的表现，主要有：①肾水不升，心火亢盛；②肾阳虚衰，心阳独亢；③肾水泛滥，水气凌心；④肾阳虚衰，心阳不振；⑤水火皆衰，心肾不交。

胡教授还指出，"心肾相交"与"心肾不交"阐明了心肾之间的生理和病理状态，而且，心肾二脏，就其重要性来说，为五脏六腑之轴心和主导。但"治病必求于本"，就心病而言，何为治心之本？明·张介宾云："肾为五脏六腑之本，为元气之根。"《素问·五脏生成》亦云："心之合脉也，其荣色也，其主肾也。"均说明肾在脏腑疾病，尤其是在心系疾病的病因病机中的主导地位。肾为先天之本，内藏元阴元阳，主持人体一身的阴精和阳气。五脏之阴气非此不能滋，五脏之阳气非此不能发。心之所以能维持正常的功能，必须依赖肾之滋润、温煦。心主血脉，心血之运行依赖心气的推动，但心气要靠肾之阳气的生发与温振，心血需赖肾精的滋化。故胡教授提出，尽管心肾之间存在着相互影响的关系，但就心病而论，虽病位在心，其本却在肾。

此外，从发病年龄来看，心血管疾病除部分先天性心脏病、心肌炎之外，绝大多数发病均在中老年。中医认为年逾四十，肾气渐衰。据统计，发病率最高的冠心病好发于40岁以上，正是肾气逐渐衰败之时；而且，心血管疾病多病程长而久治难愈，"久病必虚，久病必瘀，久病及肾"。比如发病率逐年升高的高血压、糖尿病，以及各种心脏病最终均将发生的心力衰竭，都是长期患病，反复发作，最后引起高血压肾病、糖尿病肾病和心肾综合征。因此，胡婉英教授认为，对病程缠绵、久病难愈、反复发作的慢性心血管疾病，采用治肾为先的策略，一为缓图，二为求本。缓图者，对久发频发的心病，不求毕一役之功，缓慢奏效，所谓"慢病缓图，欲速则不达"；求本者，探求疾病的根本原因，务使用药直达病根，方能有效且药力持久。事实上,"心病治肾,缓图求本"这一学术思想,既符合中医的整体治疗观(心病不唯治心,治肾以求本),又契合中医的"缓则治其本"的治疗原则。

那么,心病治肾,是否必须见有肾病证候时方可进行? 胡教授指出,证候乃病机变化现于外者,就病机和证候的关系而言,直接关联者,其证易显,间接关联者,其证不彰。故证候有时表现明显(显证),有时表现不明显(伏证),有时甚至尚未形成(未证)。显证易辨,按图索骥;伏证可辨,但需审慎详查;未证难辨,不仅需要深察,还需理推,所谓"有者求之,无者求之"。至于治法,则需通常变,明取舍,或舍脉从证,或舍证从脉;常法治显证不效,可变法取伏证治之,或显证伏证同治,甚或"发于机先",治其未成之证。譬如,心病及肾者治肾或心肾同治,而肾病及心者更应以治肾为主,这是常法;心病治心无效或疗效不显者,试之以治肾求本,是为变法。心病尚未及肾,知当传变,宜治肾防变,且治本以巩固疗效。临床上常见一类心病患者,治心有效,辍药辄发。如心肌炎、心律失常,常因季节气候变化诱发,或因情志不遂而复发,胡教授也多从治肾入手,或心肾同治,或专从肾治,以收全功。胡教授还经常以慢性心衰为例,来解释中西医学的共通性,以及"心病治肾,缓图求本"的重要性。现代医学治疗心衰的策略,从 20 世纪 60、70 年代使用"强心、利尿、扩血管"药物发展到 20 世纪 90 年代后期使用神经内分泌抑制剂(如肾素-血管紧张素-醛固酮系统抑制剂),从追求短暂的血流动力学效应,到转变为注重长期的心脏修复,经历了从"治标"(改善症状)到"治本"(抑制神经内分泌过度激活)的改变。而肾素-血管紧张素抑制剂就是一种既治心又治肾的药物,它通过阻断肾素-血管紧张素系统从而减少心血管疾病和肾脏疾病发生的风险。当然,肾素-血管紧张素抑制剂在治疗心衰时,并不如"强心、利尿、扩血管"药物起效迅速,但它可以通过抑制左室重构,达到长期修复心脏、提高生存率的目的。同样,中医治疗心衰,若以"益气温阳,活血化瘀,利水祛湿"等方法,虽可取一时之效,但停药辄发,需反复住院;如从治肾入手,虽起效稍慢,但能固本清源,疗效持久。这一点,已为许多临床报道所证实。

三、从肾治心,兼顾他脏,不废他法

胡婉英教授治疗心血管疾病,重视心肾相交理论,提倡"治肾为先,缓图求本"的观点,但并不忽视其他脏腑的作用和排斥其他治法。五脏六腑为一有机整体,一个脏器发生病变,皆可影响其他脏腑之生理功能,继而产生病理改变。所谓,五脏相关,脏腑相通,各脏腑之间不仅在生理功能上相互依存、相互制约、相互为用,病理改变上也相互影响。若仅以心肾论治,便失去了中医以整体观念为指导的辨证施治的意义。临证病情繁复多变,岂是一方一法能奏全功? 故胡婉英教授常说,在临证治疗心系疾病时,抓住关键之心肾二脏,兼顾他脏,可谓切中肯綮,标本兼治,庶几不殆。

近年来,现代医学在治疗心血管疾病时,提出"双心疾病"的概念,即心血管疾病患者常常合并抑郁、焦虑症等心理疾患,其发病率显著高于正常人群,生活质量明显降低。此类患者表现为焦虑、抑郁、恐惧、胸闷、心悸、失眠、呼吸困难、疲乏无力、心前区隐痛等症状,多在劳累或精神紧张后发生或加重。中医学认为,"心主血脉""心主神明"。心不仅是器质性的,也是功能性的、精神意识的,现代研究也证实,心脏移植的患者性格会发生改变。可见,中医的"心病",既包括心血管疾病,也包括心理的疾病。一旦"心主血脉"功能受损则导致心血管疾病的发生,"心主神明"功能失调则引起精神心理障碍,而两者并存正与现代医学的双心疾病相吻合。心理方面的活动,中医学将其统称为情志,情志太过或不及都会影响脏腑气血的功能而导致疾病的发生。而情志不畅又与肝失疏泄和调达、肝郁气滞有关,正如唐容川《血证论》云:"肝属木,木气冲和调达,不致郁遏,则心脉得畅。"因此,胡婉英教授在治疗心血管疾病尤其是冠心病植入支架术后的患者时,常常重视调节情志,在治疗心肾的方药中,酌加疏肝理气、安神定志之品,如柴胡、枳壳、郁金、代代花、玫瑰花、酸枣仁、夜交藤等。

肺源性心脏病,是临床上比较多见且难治的心血管疾病之一,究其病因,是由肺病引起的心脏病。此外,慢性心力衰竭患者常常由于肺淤血而伴发肺部感染,或由于支气管炎诱发心力衰竭。这样的患者无法仅仅治疗心肾而不顾及肺脏。中医认为,心肺共居上焦清阳之位,"肺主气属卫、心主血属营",一主气,一主血。肺司呼吸,朝百脉,助心行血,为心主持血液之循行提供保障。若肺气虚,则心气不足,鼓动无力,无力行血,血液内停,血行不畅,瘀阻心肺。或肺宣降功能失常,不能通调水道,导致水液代谢异常,聚成痰饮,上凌心肺。在水液代谢方面,肾为水脏,无疑占有主导地位,但也不能忽视肺之通调水道的功能。因此,在临床上遇到此类"肺心"患者,胡婉英教授认为,在强调治肾求本的同时,勿忘"调肺",或补益肺气,或宣降肺气。

肾为先天之本,脾胃为后天之本。在治疗心血管疾病的过程中,除了重视保护先天之肾外,顾护脾胃也是胡婉英教授经常强调的诊治要点。脾为阴土,胃为阳土,主水谷精微和水液之运化,心血肾精皆源于水谷精微,而水液代谢除了涉及肺肾之外,还与脾胃有关。若脾胃失其健运,气血生化无源,则心气不足,无力推动,心脉失养,心脉瘀阻;或水液代谢失调,日久形成痰湿,阻滞脉络。因此,胡婉英教授认为,治百病均应顾护脾胃,非独心病使然。正如《脾胃论》曰:"人以胃气为本。胃气一败,百药难施。"事实上,心血管疾病多老年患者,脾胃本已不足,又常常数病缠身,服药种类繁杂,难免脾胃不受损伤。故胡婉英教授指出,非必待脾胃受损征象出现,可"未病先防",常在方中加上四君、焦三仙、陈皮、薏苡仁等健脾助运之品。

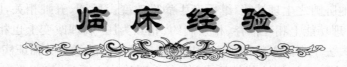

临床经验

一、补肾强心治疗慢性心力衰竭

慢性"心衰",是多种心脏病最终均将发生的一组临床综合征,是临床中的多发病、危重病,被称为21世纪心血管领域亟待攻克的两大难题之一。中医谓之"心衰病",归属于"心悸""水肿""喘证""痰饮"等证候范畴,发病多因感受外邪、劳倦过度、七情内伤而诱发,其病位在心，涉及肺脾肾肝诸脏。病机也较复杂，目前归之为本虚标实之证，本虚主要是心之气、血、阴、阳亏虚，标实主要是血瘀、痰饮和水湿（停）为患；标本俱病，虚实夹杂。与一般治疗心衰所采用的"益气活血、温阳利水"方法不同，胡教授针对慢性心衰患者大多年老肾虚，或久治不愈、久病伤肾的病理特点，根据"心肾相交、水火既济"等理论，在国内较早提出"从肾治心"的观点，率先选用平补肾阴肾阳的中药干预心衰；经过多项课题的反复研究，最终形成了具有确切疗效的补肾强心中药——"鹿角方"。鹿角方由鹿角、补骨脂、淫羊藿、山茱萸、女贞子、陈皮组成，方中鹿角温补肝肾、补益精血，使肾气有根，自然上输于心，为君药；补骨脂、淫羊藿补肾壮阳、温肾强心，协助鹿角温补肾阳，为臣药；山茱萸、女贞子共为佐药，以补益肝肾，滋阴助阳；陈皮健脾调中，燥湿化痰，一解方中补药之滋腻，二治心衰之脾胃虚弱，痰湿壅肺，为使药。本方在处理标本关系上立足补虚求本，兼顾化湿调中；在处理阴阳比重上调补阴阳，以补阳为主，阴中求阳；在处理心肾关系上强调心肾相交、心本乎肾，以温肾求强心。鹿角方适用范围：用于冠心病、高血压病、心肌病等心血管疾病所致轻、中度充血性心力衰竭证属肾虚者，症见心慌气短、动则加剧，下肢浮肿，倦怠乏力，小便短少或尿有余沥、夜尿频多，畏寒肢冷，腰脊酸痛，胫酸膝软或足跟痛，齿摇发脱，耳鸣，性功能减退等。如在心衰急性发作期，见尿少肢肿明显者，酌加车前子、泽泻、猪苓、茯苓、葫芦瓢等；气急、夜难平卧者，酌加葶苈子、车前子、茶树根等；见心悸期前收缩频作，酌加桑寄生、甘松、苦参、桂枝等；见口唇青紫，胁下痞块（肝肿大）者，酌加桃仁、红花、鳖甲、三棱、莪术等。

近年来，现代医学治疗心衰的决策逐步发生了革命性的改变，从短期的、影响血流动力学措施（强心、利尿、扩血管）转变为长期的、修复性策略；阻断神经内分泌、细胞因子的激活和心室重构之间的恶性循环已成为心衰治疗的关键。而中医的"肾"与神经内分泌的密切关系现已得到研究证实。胡婉英教授凭借其多年的临床经验，在国内首先开展补肾中药治疗慢性心衰的研究，与现代医学防治心衰的策略转变不谋而合，大大丰富和发展了中医学治疗心衰的手段和理论。事实上，经过长期临床实践和动物实验证实，鹿角方具有正性肌力、扩张血管、利尿以及抑制左室肥大等作用，能显著改善心衰症状，无明显副作用。另外，动物实验也证明该方可促进细胞外钙内流，降低血浆心钠素浓度，下调血浆血管紧张素Ⅱ、醛固酮、左室局部血管紧张素Ⅱ水平，一定程度上阻断及逆转了左心室重构进程。

[病案举例]

戴某，女，68岁。初诊时间：2010年5月25日。

主诉：反复唇绀，气急19年，伴双下肢水肿10年，加剧两周。

病史：患者于1981年心脏彩超发现"房间隔缺损"，但因无明显症状而未进行手术治疗。至1991年出现气急，2000年出现双下肢水肿，伴乏力，即前往北京当地医院诊治，症情有所缓解。至2010年4月患者气急明显，不能平卧，伴心悸，乏力，形寒肢冷，腰膝酸软，尿短，双下肢水肿，遂前来上海求医。但前往数家西医医院心胸外科诊治，均被认为已错过最佳手术机会，仅予以"强心、利尿、扩血管"等药物治疗，但症情时有反复，且患者血压偏低，不能耐受扩血管药物。后经介绍，前来胡婉英教授处求治于中西医结合疗法。患者另有糖尿病病史6年。

查体情况:神清,气促,精神萎靡,坐于轮椅上,言语低微,颈静脉充盈,唇绀,面颊潮红,两手杵状指,HR:82次/分,律齐,胸骨左缘第2~4肋骨间可闻及收缩期杂音3~4级,肺动脉瓣第二心音亢进,两下肺可闻及细湿啰音,肝肋下可及3指,质软,无压痛;肝颈回流征(十),双下肢水肿。BP:100/60mmHg。舌光红,苔少,脉细小弦。

心脏彩超检查:先天性心脏病,房间隔缺损(继发孔型呈双向分流),右心肥大,三尖瓣重度关闭不全,肺动脉重度高压,左室顺应性下降。

诊断:西医:先天性心脏病,房间隔缺损,肺动脉重度高压,右心衰竭。

中医:心衰病。

治疗经过:在小剂量利尿剂的基础上加用中药汤药治疗,以鹿角方为基础方加减运用:鹿角6~9g,淫羊藿12~15g,女贞子12~15g,补骨脂12~15g,山萸肉12~15g,枸杞子12~15g,陈皮6~9g,另随症加用桃仁、川芎、丹参以活血化瘀;或黄芪、党参、太子参以益气养阴;或桑寄生、甘松、麦冬以抑制期前收缩。经治疗三个月后,患者气急得平,浮肿渐消,精神振作,胃纳好转。利尿剂也减为每周2~3次。随访至今已四年余,患者坚持每月一次前来就诊,一直服用中药(即使过年也未停服)。期间仅有两次因上呼吸道感染而住院外,未曾入院治疗。

按语:本例为一典型的心衰患者,原发病为先天性心脏病,因未及时手术而致重度肺动脉高压,严重心衰。尽管服用利尿剂等西药,但症状未能改善。事实上,该病例为难治性心衰,现代医学无论手术还是药物治疗均已捉襟见肘。试治于中西医结合,亦是不得已之法。病家罹患心衰日久,已伤及肺肾,症见气促肢肿,心悸乏力,腰酸尿短,唯舌光红而形寒肢冷,是为肾阴阳俱虚之候,即果断施予鹿角方以补肾治心,"围魏救赵",以图根本。补肾治心之法,是为缓图,在于治本。患者贵在坚持,长期服用,竟收意想不到之疗效。也足证古人所云"治心之所以治肾,而治肾正所以治心",诚不我欺也。

二、平肝息风治疗冠心病心绞痛、急性冠脉综合征

冠心病心绞痛和心肌梗死是目前临床中的常见病,发病率和死亡率均居高不下。现代医学除了药物治疗外,已发展到植入支架或冠脉搭桥术,治疗手段有了质的飞跃。尽管如此,不少病人即使在安装了支架或冠脉搭桥后,仍有胸痛胸闷等症状的频繁发生,严重影响了生活质量,不得不求助于中医药。冠心病心绞痛和心肌梗死,属中医学的"胸痹、心痛、真心痛"等范畴,一般多采用活血化瘀、温通心阳、宽胸化痰以及益气养阴等方法,常选用桃红四物汤、瓜蒌薤白半夏汤、瓜蒌薤白白酒汤、血府逐瘀汤、生脉饮等治疗。而胡婉英教授早在20世纪80年代即开始运用"双龙丸"进行胸痹血瘀证的治疗与研究,开启了国内运用虫类通络药治疗冠心病的先河。在虫类药广泛运用于冠心病、脑梗死的今天,胡教授开始于20世纪80年代的"双龙丸"系列研究,充分显示了她的科研思维和独到见解。

双龙丸,系由经典名方"止痉散"衍化而来,由地龙、全蝎、蜈蚣组成,具平肝息风、搜风剔络、活血止痛等功效。临床上采用研粉装入胶囊吞服,保留了生药中的有效成分。其

中，地龙性寒味咸走肾，清热通络，平肝止喘，活血而不破血，化瘀而不生瘀。全蝎、蜈蚣味辛，为窜散之品，可破瘀散结，息风止痉，通络止痛。现代药理证实，全蝎所含蝎毒素具有降压、镇痛、抗凝、促纤溶等作用，且能阻止脂质渗透血管内膜；蜈蚣所含组胺样物质及溶血性蛋白质具有抗凝、扩血管、增强机体免疫力等作用；地龙所含蚓激酶有溶栓、促纤溶、抗凝及尿激酶的类似作用。

止痉散（全蝎、蜈蚣）原本用于治疗偏头痛、中风、半身不遂、口眼㖞斜、言语謇涩等症，而胡婉英教授别具一格地在止痉散的基础上加上一味地龙，组成双龙丸治疗冠心病。经临床应用证明对冠心病心绞痛有明确疗效，可显著减少患者心绞痛的发作次数、持续时间、疼痛程度，以及明显改善患者心电图缺血性 ST-T 段改变。双龙丸还可减少患者的颈动脉内-中膜厚度（IMT）和斑块面积，表明双龙丸能延缓甚至逆转动脉粥样硬化的病理进程。动物实验研究显示，双龙丸能保护血管内皮细胞功能，抑制平滑肌细胞异常增殖，促进缺血心肌的血管新生。实验研究还证实，双龙丸治疗心肌梗死能提高心脏左室最大收缩速率，大剂量应用还可改善心肌梗死早期左室舒张功能，限制心肌梗死范围的扩展。

双龙丸的主要适应范围：冠心病心绞痛、急性冠脉综合征，或冠脉搭桥及支架植入术后胸痛顽固、反复发作者。冠心病心绞痛的急性发作期往往表现为"瘀血阻络，不通则痛"，此时应用本方"搜风剔络、活血止痛"最为对证；若胸痹心痛病程日久，病情由实转虚，患者出现胸闷心悸、气短乏力等症状时，可在本方的基础上酌加益气养心之品，如人参、党参、黄芪、酸枣仁、柏子仁、茯神等；若患病久远，缠绵难愈，出现胸闷气急，动则加重，甚或不能平卧，腹胀尿少，下肢浮肿等"心衰病"表现时，可联合运用本方和鹿角方以"心肾同治"。当然，由于双龙丸具有抗凝、促纤溶等作用，若见咯血、痰血、尿血，皮肤紫癜或对虫类药物过敏者则不宜使用。此外，本方也可用于中风病、脉痹病的瘀血阻滞证，相当于现代医学的脑梗死、血栓性脉管炎、下肢深静脉血栓形成等疾病。

[病案举例]

张某，男，52 岁。初诊时间：2010 年 9 月 15 日。

主诉：反复心前区闷痛一个月，加剧十天。

病史：一年前因劳累后突发胸闷胸痛，大汗淋漓，含服硝酸甘油不能缓解，急送医院，诊断为"急性下壁心肌梗死"，行 PCI 术，右冠植入药物支架一枚，术后常规服用冠心病二级预防药物（硫酸氢氯吡格雷片、阿司匹林肠溶片、酒石酸美托洛尔缓释片、阿托伐他汀片、培哚普利片），以及心肌能量代谢药盐酸曲美他嗪片。近一个月来无明显诱因下发作心前区闷痛，含服麝香保心丸可缓解，但几乎每日均有发作。近十天来活动受限，登楼一层即感胸闷如堵、憋气感严重。家人送往附近医院，查心电图示：胸前导联 V1～V3 ST段压低 0.05～0.1mV，T 波低平。心肌酶无异常，将酒石酸美托洛尔缓释片由半粒/日加至 1 粒/日，并加用欣康（单硝酸异山梨醇酯）40mg/日，患者连服三日感头痛难忍，无法耐受，经人介绍至胡婉英教授名医门诊处就诊。患者另有高血压病史 5 年，糖尿病病史6 年。

查体：神清，气尚平，轻度痛苦貌，形体较胖。口唇紫黯，舌下静脉迂曲，两肺未及啰音，HR：65 次/分，律齐，第一心音略低钝，各瓣膜听诊区未闻及杂音。双下肢无明显水肿。BP：120/70mmHg。舌质偏紫，苔薄白腻，脉弦小涩。

心脏彩超检查：E峰：50cm/s，A峰：63cm/s，下壁心肌收缩活动节段性减弱，左心房增大，二尖瓣轻度反流，LVEF：62%。心肌酶＋肌钙蛋白复查：正常。心电图复查：窦性心律，V1～V5 ST段压低0.05～0.1mv，T波低平。

诊断：西医：冠心病，支架植入术后，不稳定性心绞痛；高血压；糖尿病。

中医：胸痹（血瘀证）；眩晕；消渴症。

治疗经过：患者已服用多种西药治疗，心率血压控制尚可，无法再加大剂量，而扩张冠脉的硝酸酯类药物患者不能耐受，转而求助中西医结合治疗。考患者之舌脉，唇舌紫黯，脉弦涩，为"胸痹（血瘀证）"无疑。瘀血阻络，不通则痛，急则治标，嘱患者在原有用药的基础上，加用双龙丸口服，每次3粒，每日3次。并嘱咐患者症情稳定后复查冠脉CT。

二诊：一周后患者前来复诊，诉药后三天即感胸闷若失，心中块垒顿消，目前精神较前振作，可缓步登上2楼而无胸闷胸痛发作。唯觉纳呆，略感嗳气腥味，余无不适，要求多处方几周，欲长期服用。既已中的，效不更方，当续用以巩固疗效。唯双龙丸系虫类制剂，久服恐伤胃碍胃，嘱患者隔天嚼服一粒"达喜"（铝碳酸镁片）以护胃。

三诊：一月后复诊，患者诉几无胸痛发作，可缓步登上4楼，家中一般生活可自理。唯在赶公交车时快步小跑后感到胸闷，但稍事休息，胸闷即消失。患者因患多种疾病，所服药物品种较多，询问能否减少服药种类。根据其植入支架已一年余，血压血脂均在控制范围之内，即嘱其停服氯吡格雷，阿托伐他汀减半，双龙丸改为每次2粒，每天3次维持。

随访：半年后患者再次来诊，诉平时在普通门诊配药，一般情况良好，未再发生明显的胸闷胸痛症状，唯天气潮湿或快步行走时易发生胸闷，含服麝香保心丸即可缓解。其后于2011年12月复查冠脉CT，提示：右冠支架基本通畅，前降支近中段多发钙化斑块、混合斑块，局部管腔狭窄50%～70%；回旋支近段局限性钙化、混合斑块，管腔狭窄约50%～60%。由于平素症情稳定，患者也不愿再行冠脉造影检查。目前仍定期在门诊配药，嘱其注意清淡饮食，调摄情志，坚持服药，定期随访。

按语：患者发病时诊断明确，为"不稳定性心绞痛"，尽管既往已安装了支架，并按冠心病的标准治疗方案服用"双抗"（氯吡格雷，阿司匹林）、β受体阻滞剂、肾素-血管紧张素-醛固酮系统（RAAS）抑制剂（雅施达）、阿托伐他汀（立普妥），和盐酸曲美他嗪（万爽力）改善心肌细胞能量代谢，但由于患者罹患糖尿病和高血压病多年，除了原先引起下壁心梗的罪犯血管被安装了支架外，其他冠脉血管恐多硬化斑块与管腔堵塞。清·叶天士指出，"初病在经，久病入络，以经主气，络主血"；"初为气结在经，久则血伤入络"；"病久、痛久则入血络"。以双龙丸"搜风剔络"，促进缺血心肌的血管新生，以改善缺血心肌的血供，乃正当其时。或曰：何不再行冠脉造影，乃至安装支架？胡婉英教授一直认为，现代医学的血运重建术（支架植入、冠脉搭桥）对治疗急性心肌梗死确实有效，可以迅速开通阻塞的血管，抢救濒死的心肌细胞，为后续的药物治疗赢得时间，但也绝非"包治百病"。一者毕竟是手术，乃"创伤性手段"，耗气伤血；二者价格较贵，患者经济负担不小；三者该患者尽管症状明显，但复查心电图并无动态变化，且心肌酶、肌钙蛋白均属正常，并非冠脉造影及植入支架的绝对指征。故试之以临床有明确疗效的双龙丸，以天龙（蜈蚣）、地龙、全蝎"破血逐瘀，活血通络"，竟收全功。事实上，患者后来复查冠脉CT，提示两支血管也已堵塞60%～70%，但患者并未发生明显的胸闷胸痛症状，考虑久服双龙丸，患者堵塞血管之侧支循环形成，心肌供血得以改善，所谓"通则不痛"矣。如此，多支血管病变的不稳定性心绞痛，通过中西医结合药物治疗，收到满意疗效。

三、补肾活血治疗老年冠心病

近年来，虽然冠心病的发病年龄逐渐提前，呈年轻化趋势，但老年冠心病患者仍占大多数。所谓老年冠心病，是指60岁以上的冠心病患者。相比成人冠心病，老年冠心病有其相应的临床特点：①疼痛部位不典型。可发生于牙齿至上腹部之间的任何部位，如牙部、咽喉部、下颌部、下颈椎、肩背部、上肢及上腹部，容易误诊为其他疾病。②疼痛程度较轻。由于老年人痛觉敏感性降低，痛阈增高，易被其他症状掩盖而导致漏诊。③非疼痛症状多。除了胸痛，也可以表现为疼痛以外的症状，如气促、呼吸困难、疲倦、胸闷、烧心、出汗等症状。老年患者这些非疼痛症状的发生率明显高于成年人，多与心衰以及糖尿病自主神经病变有关。④冠心病病史长、并发疾病多。老年人多数在发生冠心病前已存在多种疾病，如常常合并高血压、高脂血症、慢性阻塞性肺疾病、糖尿病以及脑血管疾病等。这些疾病相互作用、相互影响，互为因果，导致整个病情复杂，治疗棘手，死亡率较高。

《素问·上古天真论》曰："丈夫……五八，肾气衰，发堕齿槁……八八，天癸竭，精少，肾脏衰……"可见，老年冠心病患者因其年龄关系，普遍存在着肾虚的问题，如出现头晕目眩、耳鸣健忘、腰膝酸软、耳目失聪、发脱齿摇、性欲减退等肾气衰的症状。早在《黄帝内经》中就已指出"肾病者……虚则胸中痛"，强调肾亏体衰在"胸痹心痛"发病中的地位，但肾虚症状往往被视为自然衰老之征，医生与患者均会忽略，且病人常常较少陈述此类症状。事实上，年老肾虚是老年冠心病发生的始动要素，肾脏包含元阴元阳，若元气不足，诸气必虚，帅血乏力，血行不畅，而成血瘀之患。

胡教授在临床上治疗老年冠心病多采用补肾活血的方法。这与她重视心肾相交理论，提倡"心病治肾为先，缓图求本"的学术思想是一致的。胡婉英教授认为，对冠心病的治疗，由于血瘀证的研究开始较早，也比较深入，并且符合现代医学的抗血小板聚集的治疗原则，所以目前临床上活血化瘀的治则深入人心，大行其道。但如果拘泥于西医理论，过分强调活血化瘀，则往往只知病变局部，而无法"窥全豹"。对于老年冠心病患者来说，血瘀仅是其标，肾虚方为其本。因此在老年冠心病的治疗当中，应根据病情的标本缓急，抓住"肾虚"和"血瘀"两个关键的病机，既要注意活血通络治标，更要重视补肾培元治本。

根据补肾活血的治则，胡婉英教授在治疗老年冠心病时，喜用补肾之"鹿角方"作为基础方来培元治本，她强调："欲治心者，必先治肾；欲养心阴，必先滋肾；欲温心阳，必壮肾阳"。鹿角方可滋肾阴、温肾阳，在此基础上随证酌加肉苁蓉、菟丝子、杜仲、桑椹子、生地黄、熟地黄等平和补肾之品，使得"补而不峻，温而不燥，滋而不腻"，不致碍胃；同时，将活血止痛、研粉吞服的"双龙丸"改为汤剂煎服，既减少生药吞服对胃的刺激，适于长期服用，又保持其活血化瘀、搜风止痛的功效。鹿角方合用双龙丸,临床运用于老年冠心病的治疗,常常收到满意效果。

[病案举例]

刘某,男,82岁。初诊时间:2011年4月7日。

主诉:反复头晕30余年,加重一周,伴干咳、阵发左下颌疼痛一个月。

病史:患者有高血压病史30余年,一直服用培哚普利,每天一粒,血压控制尚可。近一月来,反复出现左下颌疼痛,呈阵发性,伴胸闷,咽痒干咳,无发热。曾去附近医院呼吸科就诊,查胸片示"两肺纹理增多",血常规检查无异常,予止咳化痰药物治疗后,咳嗽稍有好转,但左下颌疼痛仍不时发作;近一周,头晕头胀明显,夜寐不宁,自测血压达170/100mmHg,干咳仍作,遂来胡婉英教授名医门诊处求诊,要求控制血压。

查体:神清,气平,形体稍胖。口唇紫黯,咽喉略充血,扁桃体不大。HR:72次/分,律齐,各瓣膜听诊区未闻及杂音。两肺未及啰音。双下肢无明显水肿。BP:180/100mmHg。舌质偏紫,苔薄白,脉涩小弦。

心电图:窦性心律,V3～V5导联ST-T改变。

治疗经过:患者反复干咳,呼吸科检查未见明显异常,考虑为降压药培哚普利之副反应。患者近期血压控制不佳,遂改培哚普利为氨氯地平,每日1粒;另患者左下颌疼痛呈阵发性,查体咽扁并无明显异常,结合患者高龄,又有高血压病史,特殊类型的心绞痛不能排除,即嘱患者行冠脉CT检查。

二诊:一周后,复查血压为160/90mmHg,头晕、干咳稍减,冠脉CT提示:三支病变,左前降支、右冠状动脉轻度狭窄,左回旋支狭窄60%～70%。患者因年龄关系不愿行冠脉造影检查,要求服用汤药。详问病症,患者除左颌下疼痛外,尚有乏力,夜尿频多,心悸耳鸣,腰酸膝软之症,二便尚调,舌质紫黯,苔薄白腻,脉弦涩。证属年老体衰,肾元亏虚,心阳不振,瘀血内阻,心脉失畅。治拟培补肾元,活血祛瘀。处方:鹿角9g,淫羊藿15g,女贞子15g,补骨脂15g,山萸肉15g,陈皮12g,天麻12g,菟丝子30g,桑椹15g,夜交藤30g,酸枣仁15g,全蝎1条,蜈蚣1条,地龙15g,益智仁15g,桑寄生15g。每日1剂,水煎服,分两次口服。

三诊:两周后,复查血压为150/80mmHg,咳嗽减轻大半,头晕基本未发,左下颌疼痛减轻,但腰酸乏力等症仍较严重,舌质黯,苔薄腻,脉细弦。考虑患者本已高龄肾虚,加之久病伤肾,标实之象相对较易缓解,本虚之征却难以骤复。故坚持以补肾为主,活血为辅,原方加生地黄、熟地黄、怀牛膝、肉苁蓉各15g续进以巩固疗效。

随访:服汤药半年,患者左下颌疼痛若失,偶有胸闷,含服速效救心丸可缓解。降压药改服氨氯地平后血压控制可,干咳未再发作。相较半年前,精神振作,心悸、腰酸、尿频较前好转,唯耳鸣、头晕尚时有发作。嘱其长期服用六味地黄丸和双龙丸,并门诊随访。

按语:本例患者因服用降压之西药而致咽痒干咳,同时出现阵发性左下颌疼痛,误认为是呼吸道疾病而至呼吸科就诊。其实是一例不典型的老年心绞痛患者。老年冠心病的临床特点之一即是心绞痛的疼痛部位不典型,可发生于牙齿至上腹部之间的任何部位。中医认为,这与心肾经所主病候和循行部位密切相关。手少阴心经出心系,络小肠,支脉从心系上夹咽。足少阴肾经,支脉出肺,络心,入胸中,与手厥阴心包经相接。因此临床上可出现诸如咽痛、下颌痛、肩痛、腰背痛等一些疼痛部位不典型的"胸痹"症状。心肾之间以经络相连,也即"心肾相交"的要义之一。肾虚及心,或心病及肾,致心肾同病。胡婉英教授治疗老年冠心病时,认为"肾虚"是其肇病之始,发病之源,强调"补肾培元"以求其本;同时兼以活血化瘀以通心脉。通过化裁补肾之鹿角方、破瘀之双龙丸而组成的临床处方正是体现了上述学术思想,并取得良好疗效。

四、滋肾清心治疗心肌炎、心律失常

心肌炎(主要是病毒性心肌炎),是临床的又一个常见病、多发病,部分患者病情迁延,反复损伤心肌或遗留各种心律失常,其中 15%～25% 的患者发展成为扩张性心肌病,引起心力衰竭。现代医学多采用增加免疫力、营养心肌、抗心律失常等对症处理,缺乏有效的办法。尤其是抗心律失常药物的致心律失常副作用常常令医者束手,令患者望而生畏。而且,停药后心律失常易于复发。该病在中医属"心悸""怔忡"等范畴,多运用炙甘草汤等治疗。胡婉英教授在 20 世纪 80 年代应用清心莲子饮加减治疗病毒性心肌炎,取得满意效果。清心莲子饮出自宋代《太平惠民和剂局方》,由莲子、黄芪、人参、茯苓、黄芩、地骨皮、麦冬、车前子、炙甘草组成,原为治疗肾阴不足、心火上炎、口舌干燥、遗精白浊或带下赤白之证而设,目前临床上多用于治疗肾系疾病如慢性肾炎、泌尿系感染、蛋白尿、肾病综合征等,很少用于心悸的治疗。

病毒性心肌炎,从中医理论来看,病因为肺虚卫外失职,感受外邪,尤其是温邪所致。温邪浸淫心脉,易于耗气伤阴,久则气阴两伤,心火上炎,而致心悸、怔忡、不寐、心烦等症。治疗方面,理应益养气阴、清心泻火。而清心莲子饮正切中病机,方中党参、黄芪、麦冬、甘草益气养阴、补肺固表;黄芩、地骨皮清化心肺之热;莲子清心安神、交通心肾、涩精补虚;茯苓、车前子淡渗利湿,使心火从小便而解。全方共奏益气养阴、清心利湿之功。《本草纲目》曾云:"昔人治心肾不交,劳伤白浊,有清心莲子饮";而《太平惠民和剂局方》也指出"此方药性温平,不冷不热,常服清心养神,涩精补虚,滋润肠胃,调顺气血"。可见,清心莲子饮用于治疗气阴两虚,心火上炎之心肌炎是有其依据的。事实上,临床研究表明,该方能够显著改善病毒性心肌炎患者的临床症状,有提高非特异性免疫及某些特异性免疫的功能,并能明显提高心搏指数、心脏指数和射血分数,改善患者心脏收缩功能。

临床上,胡婉英教授在运用清心莲子饮治疗病毒性心肌炎时,常根据"心肾相交"理论,加用滋肾水、清心火之品,如生地黄、熟地黄、山茱萸、牡丹皮、黄连之属,以助肾水上承,清炎上之心火;其中,黄连性苦寒,功能清心火以治上实;生地黄滋肾阴以补下虚,两者相伍,一清一补,上清下润、交通心肾。伴有心律失常者,常选用桑寄生、甘松、苦参、茶树根以抗期前收缩;见有心烦不寐者,加用酸枣仁、柏子仁、五味子、珍珠母以安神定悸;见情志不畅,肝气郁结者,酌加柴胡、玫瑰花、代代花、郁金、木香以疏肝理气。临证治疗心肌炎、心律失常时,主要以清心莲子饮为基础方随症加减,常获满意疗效。

[病案举例]

张某,男,56岁。初诊时间:2012年5月9日。

主诉:心悸胸闷一周余。

病史:患者两周前因受凉后出现腹痛腹泻,水样便,日行5～6次,伴恶心,鼻塞流涕,无呕吐,无发热。自行服用复方黄连素和感冒药后,上述症状2～3天即基本好转。其后又因工作关系赴外地出差3天。一周前,无明显诱因下出现阵发性心悸胸闷,无明显胸痛,即至附近地段医院就诊,查空腹血糖正常,心电图示:频发室性期前收缩,ST-T改变。予心律平(普罗帕酮)、稳心颗粒口服,患者服药后感胃脘隐痛,且心悸胸闷未见明显好转,遂经人介绍至胡婉英教授名医门诊就诊。否认高血压、高脂血症及糖尿病病史。

查体:神清,气平,面色淡白,精神不振。HR:76次/分,律不齐,期前收缩4～6次/分,各瓣膜听诊区未闻及杂音。两肺未及啰音。双下肢无明显水肿。BP:130/80mmHg。舌质偏红,苔少,脉细小弦。

心电图复查结果:频发室性期前收缩、ST-T改变。与既往心电图相比,ST-T改变无动态变化。动态心电图检查结果:窦性心律,室性期前收缩:6203次/24h,部分呈连搏;房性期前收缩206次/24h;ST-T轻度改变。心肌酶:肌钙蛋白I:0.36μg/L,肌酸激酶同工酶:187U/L。

诊断:西医:病毒性心肌炎,心律失常:室性期前收缩,房性期前收缩。

中医:心悸(气阴两虚,心火上炎)。

治疗经过:患者在肠道感染两周后出现心悸胸闷症状,心电图提示"频发室性期前收缩",心肌酶异常,但心电图ST-T改变未呈现动态变化,故可排除冠心病,诊断为病毒性心肌炎。患者曾服用抗心律失常之西药以及中成药稳心颗粒,但胃脘不适,效果不显,故要求服用中药。结合刻下症状:心悸胸闷,乏力汗出,气短懒言,口干多饮,口舌溃疡,舌质偏红,苔少,脉细小弦。辨证为心火上炎,气阴两虚,治拟益气养阴,滋肾清心,乃处方如下:党参30g,黄芪30g,麦冬12g,莲子肉30g,茯苓15g,车前子15g,生地30g,黄连6g,生甘草9g,桑寄生15g,甘松12g,黄芩9g,地骨皮12g,肉桂3g。每日1剂,水煎服,分两次口服。同时嘱其注意休息。

二诊:服药两周后即感心悸胸闷明显好转,来诊时患者喜笑颜开,谓口舌溃疡亦见消退,唯感动则汗出仍频,口干乏力尚有。舌质红,舌尖尤甚,苔少,脉细无力。药已中的,效不更方。守方续进,再观后效。

三诊:一个月后来诊,患者诉精神振作,心悸基本未发,偶有胸闷。但不时仍有动则汗出、口干气短症状,舌苔薄白,脉细。原方去肉桂、黄芩,加五味子9g,太子参30g,续服28剂。

四诊:经治,患者上述诸症基本消失,复查动态心电图检查,结果提示:窦性心律,室性期前收缩126次/24h,房性期前收缩8次/24h,未见连搏。嘱其口服天王补心丹以巩固疗效,并注意劳逸结合,避风寒,门诊随访。

按语:清心莲子饮乃"清心降火,交通心肾"之名方,其中莲子清心安神、交通心肾、涩精补虚,为其主药。但目前临床上主要用于肾系疾病的治疗。胡婉英教授十分重视"心肾相交"理论,在临证治疗心系疾病时,强调"治肾为先"。运用交通心肾之清心莲子饮加减来"滋肾水,清心火",从而治疗"心悸"(心肌炎,心律失常),是其"心火肾水,坎离相济"学术思想的又一个体现。本例患者,期前收缩频作,服用心律平而胃脘隐痛,不愿再服,改用汤药治疗。在无西药辅助的情况下,仅以煎剂服用近3个月,频发之室性期前收缩几无发作,伴随之各种不适亦基本消失。

(赵卫整理)

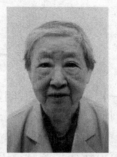

戴德英

戴德英

戴德英　女，1936年出生，祖籍江苏泰州，祖父是当地名医。从小受祖父影响，1957年考入上海中医学院。1963年毕业后分配到曙光医院内科工作，后入中医妇科工作，在中西医结合治疗妇科疾病方面具有丰富的经验。曾任曙光医院妇科主任、教研室主任，硕士、博士生导师，兼任上海中医妇科学会副主任委员、上海市妇科病中医治疗中心副主任委员等职务。历年来获得『浦东新区名中医』『上海市名中医』等荣誉称号。培养指导硕士、博士生10余名。戴德英教授行医50余年，在学术上重视辨病与辨证相结合，擅长用『活血化瘀』为基本治法贯穿于妇科的临床实践。她率先应用清热活血、化瘀消癥法治疗子宫内膜异位症，创制的红藤方取得较好的临床疗效，此项目于2000年获『上海市科技进步三等奖』。历年来获得发明专利2项，开发院内制剂5种，发表论文60余篇，出版著作20余部。

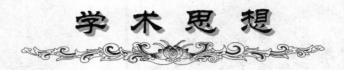

学 术 思 想

一、女子以血为本，久病多瘀

（一）审血瘀之因，明辨病机

戴师认为，经、孕、产、乳都是以血为用，故妇女以血为本。在生理上，血液流布全身，循环而行，周而复始，濡养全身。在病理上，五脏六腑气血的功能失调，都可以引起血行失常，致血瘀病变。若脉道因内外各种致病因素的侵袭，影响血流，或体内残留离经之血，或有污秽之血，也可在局部产生停滞现象，即可形成瘀血证。她认为"血瘀"并非单纯指"血"而言，而是与"气"密切相关，实质上包含了"气"与"血"两个方面的因素。气之与血，两相维护，气不维血则血溢而妄行，血不维气则凝滞而不流，人体在正常生理情况下，气血调和而无病，反之则气血失调，诸病丛生。因此妇科临床凡经、带、胎、产诸病，无论寒热虚实，皆有血瘀而致。根据瘀血阻滞部位和性质表现出不同的妇科病证，如寒凝胞宫则为经行腹痛、产后腹痛及不孕；瘀阻胞宫则为月经稀发或闭经；瘀滞胞宫胞脉，血不归经则为月经过多、崩漏、产后恶露不绝；产后瘀结胞中可致阻滞不下，瘀积成癥，则为子宫肌瘤、卵巢囊肿；瘀久化热则为经行发热、产后发热；瘀血上攻清窍，则为经行头痛、产后血晕等症状。

（二）重立法处方，因势利导

活血化瘀法，具有疏通经络、祛瘀生新、行血止痛、软坚散结、引血归经等作用。戴师强调临证首应辨识瘀血特征，然后综其所致不同病证灵活使用活血化瘀之法。

1. 活血化瘀治疼痛 瘀血阻滞经络，气血运行障碍，造成血脉不通，不通则痛，瘀血疼痛的特点为刺痛，或胀痛拒按，痛处固定，舌质黯紫，或有瘀点、瘀斑，脉象细涩、沉弦。所谓疼痛在血分者，其痛不移，疼痛拒按，反复发作，久痛不愈。正如王清任所言："反复疼痛，总不移动是瘀血。"如痛经、子宫内膜异位症、盆腔炎等引起的腹痛，伴口干便难，舌质黯淡红，脉弦或细弦，多为瘀血阻滞，治宜活血化瘀为主，佐以清热利湿止痛。临床治疗以少腹逐瘀汤（小茴香、干姜、延胡索、当归、川芎、肉桂、赤芍、蒲黄、五灵脂）为基本方。有子宫内膜异位症者加血竭 6g，炙乳香 6g，炙没药 6g，花蕊石 10g；少女经行腹痛有寒者加桂枝 6g，有热者加红藤 30g；经行腹痛剧烈者重用延胡索 20g，加白芍 15g，甘草 5g，败酱草 30g，金银花 12g。

2. 活血化瘀治病理性肿块 瘀血阻滞经脉，而结为癥积包块，按之坚硬，固定不移。正如唐容川所说："瘀血在经脉脏腑之间，结为癥瘕。"王清任又说："气无形不能结块，结块者，必有形之血也。"常见于盆腔炎性包块、子宫肌瘤、卵巢囊肿、宫外孕包块等。治以活血化瘀，佐以软坚散结，并配合温肾、益气养阴、清热或暖宫等治法，从而引申出多种方药，常选桂枝茯苓丸加减。如癥瘕结块甚者,加三棱、莪术、香附、王不留行、炙鳖甲、生牡蛎等。乳胀肝郁者合逍遥散加减;气虚者加党参、黄芪;虚寒者加当归、川芎;阴虚者加生地黄、山茱萸。瘀血留滞作痛,治当活血化瘀,软坚散结。若攻伐太过,则为本病治疗所忌。病情缓解后常选择成药桂枝茯苓丸取缓图之意。

3. 活血化瘀治出血　各种体内外出血均有形成瘀血的可能,其主要机制是出血之后,离经之血无论是排出体外,或存在于体内,或滞于肌肤,必然有血液滞留,积聚成瘀。《血证论》云:"即是离经之血,虽清血、鲜血,亦是瘀血。"常见于功能性子宫出血,突然下血量多或淋漓日久不止。戴师认为脾为后天之本,气血生化之源,脾主运化,又主统摄;胃主受纳,脾胃健旺,则气血充足。脾胃互为表里,互相滋生,共同完成益气生血统血的功能。故此疾病拟活血化瘀,常佐以健脾益气之法,常用党参、黄芪、白术、白芍、茯苓、当归、川芎、熟地、红藤、败酱草、桃仁、丹皮、生蒲黄、牡蛎。在投药的1～2日可能有出血量增多的现象,但以后即达到止血的目的。此即"通因通用"之理。对血证治法不当,过用寒凉固涩之品,可使血凝而加重血瘀。宜活血化瘀之同时,用少许温通之品如桂枝等,可防止瘀血阻滞之弊,同时亦诫用药当"中病即止"。

4. 辨瘀血,重舌脉　瘀血的舌质表现可从其新病久病而论,新病之舌可如常,瘀久才可见紫黯舌或瘀点。脉象以沉弦或沉涩为常见。寒证表现为苔白质黯,脉沉紧;热证多见舌质红,苔黄腻,脉滑数。

二、肾主生殖,调经必究于肾

(一)"肾主生殖",月经产生之根本

《赤水玄珠·调经门》中指出:"血者,水谷之精气,和调五脏,洒陈六腑,在男子则化为精,在女子则上为乳汁、下为月水。"这就说明了月经是以血作为主要物质基础,而血又是由水谷精气化生而来,水谷精气由脾胃所运化泌精而成。《灵枢·决气》指出:"中焦受气取汁,变化而赤是谓血""肾者主水,受五脏六腑精气而藏之",而脾的运化又必须依赖肾中命门之火的温养、蒸化而为精血。肾主骨,骨生髓;肾藏精,精血同源。现代医学认为人体的血液,包括经血,都是由骨髓造血系统所产生,证实了精血同源。月经的物质基础——血,与肾关系密切。

脾胃生化的血液,必须在肾的功能作用下才能成为月经之血,并出现周期性的行经。《素问·上古天真论》曰:"女子七岁,肾气盛……二七而天癸至,任脉通,太冲脉盛,月事以时下",揭示了女子从出生到肾气盛、天癸至,都是在水谷精微的充盛下,进一步蓄积并在肾中阴阳协调作用下,产生了女性特有的生理特点,即月经初潮的物质经血和具有生殖功能与促进人体生长发育的物质天癸。届时气血使冲任二脉下注女子胞,又因此时肾气已充盛,肾阴肾阳平衡,封藏守职,开阖有度,胞宫的藏泻功能亦已成熟,月经初潮便按时而下,胞宫行使周期性行经的职责。如果肾的功能失常或肝、脾等脏腑工作失调,影响或累及于肾,必然出现月经失调,由此肾之功能失常是导致月经失调的根本原因,调经必究于肾。

（二）审证求因，肾虚为变化之机

肾主生殖、主骨生髓藏精，如先天肾虚不足，肾之功能低下，则天癸稚弱，冲任失调，导致月经不调，具体表现为肾阳虚、肾阴虚、肾气虚、肾虚气郁、肾虚血瘀等证型。

脾土是后天之本，化水谷精微为血，脾之运化水谷的功能需依赖肾中真火之温煦才能完成。若肾阳不足，致使脾运乏力，气血亏虚，冲任失养，导致月经失调。

肝肾为子母之脏，二气相通。肾气不舒，则肝必生郁。张景岳曰："命门为元气之根……五脏之阳气非此不能发。"肝肾同源，肾水生肝木，木得水滋才能冲和条达，肝之疏泄才能正常。故肾阳不足或肾阴亏虚均可使肝失濡养，而生肝郁，导致冲任气血失调而出现月经不调。

（三）审因论治，调经必究于肾

《素问·阴阳应象大论》云："治病必求其本"，调经也不例外。历代医家寻究调经之本，张机以虚冷、积气为本；东垣从脾胃而治；薛己、景岳立脾肾为本；叶桂又创冲任治法；朱氏南山倡导以肝论治，诸说纷纭。戴德英教授认为产生月经的根本在于肾，究其月经失调的根本原因在于肾虚，亦即肾的功能失调。有时临床上月经失调患者会出现以肝脾功能失调为主的症状，只是在疾病的后期肾亏才显现出来，故在治疗上容易忽视月经失调的本质——肾亏的一面，而只是治标，疏忽了治本，导致病情迁延日久不愈。因此，调经应首先重视肾的调节。

月经失调其本在肾，关于调经治法，诸家虽都主张调理冲任，但实际无不从调肾入手。如叶天士主张调经以冲任为主，实际上还是以调冲调肾入手。观其用药多以龟甲、鹿角、肉苁蓉、枸杞子、桑螵蛸、紫河车、熟地黄、菟丝子为主，由此可见叶氏"调冲任即调肾"之用心。戴师在治疗月经病时，除了辨证之外，尤其强调调肾在治疗中的重要性，因为肾为天癸之源、冲任之本、气血之根，故临床治疗月经病无不从调肾入手，如温肾活血调经、滋水涵木调经等，每每取得很好疗效。

（四）"温养冲任，栽培生气"治疗难治性女性不孕症

戴德英教授1985年提出治疗难治女性不孕症，认为凡受孕当以藏精为贵，治疗上当从肾入手，分阶段治疗：第一阶段采用温肾助阳、暖宫摄精之法，以促进肾气旺盛，藏精暖宫，调整月经周期。第二阶段在温肾的基础上，增加理气活血，疏通胞脉的药物，促进精卵结合。随着辅助生殖技术的日新月异，2015年至今，戴师受聘于上海中医药学会生殖学会分会顾问，提出运用"温养冲任，栽培生气"之法，治疗"冲任不足，肝肾阴虚"致子宫内膜薄而不受孕的患者，结合辅助生殖技术的运用，创立"补肾增膜方"，对微刺激方案体外受精-胚胎移植（IVF-ET）治疗结局的影响，在预实验数据中优质胚胎率达到了87.96%。为中西医结合的辅助生殖技术的开展，开创了新方法、新思路。

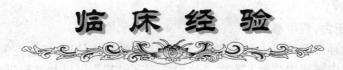

临床经验

一、"清热活血，理气止痛"——治疗子宫内膜异位症

（一）通中有清，瘀热同治

子宫内膜异位症（简称内异症）是妇科领域常见的疑难病，其主要的表现是痛经（包括腹痛、性交痛、肛门坠痛、腰痛等），常需服用止痛剂，体征以盆腔肿块为主（如卵巢囊肿和盆腔结节等），因此可引起月经失调和不孕。在不明原因的不孕妇女中内异症高达70%～80%。中医学中无此病名，根据其临床症状及体征表现，应属"痛经""癥瘕""月经不调""不孕症"等范畴。根据1988年10月在北京召开的"血瘀证研究国际会议"上制定的"血瘀证诊断标准"，内异症符合"血瘀证"的诊断。内异症治疗原则是活血化瘀止痛。在具体治疗方法上，各医家有按中医学传统观念进行辨证论治的，有辨病论治的，有用周期疗法的，各施其技。由于个体差异和兼症不同，在活血化瘀基础上又有变通，如理气活血化瘀法、益气助运活血化瘀法、补益祛瘀法、软坚活血化瘀法、温经活血化瘀等。

戴师36年前开始对子宫内膜异位症进行研究，根据辨证与辨病施治相结合的原则，认为内异症患者临床以"痛"为突出表现，痛经、腰腿痛放射至大腿、性交痛等，并伴腰酸、肛门坠胀、月经失调，"不通则痛"，提示该症的基本病机属血瘀；再则患者有经期发热（或基础体温偏高）、口干便结、舌质红等热的表象，故认为内异症的病机应为癥积下焦，瘀久化热、瘀热互结，胞脉阻滞而为病，由此提出治以清热活血，理气止痛，特制红藤方（红藤合剂）治疗本病。当时以清热活血化瘀治疗内异症的报道较少，且以红藤、败酱草为君药尚属首创。

（二）尊重经典，有所创新

戴师研习古代文献发现《金匮要略》的"薏苡附子败酱散"，有清热化瘀止痛散痛作用；"大黄牡丹皮汤"也有泄热逐瘀，促痈消散作用。《妇科经论》又有血瘕治疗大法"可导而下"，即可用活血散瘀消癥法治疗，采用《血证论》的"膈下逐瘀汤"。博采众方而首创"红藤方"，旨在清热活血散瘀，理气止痛。红藤方由红藤、败酱草、桃仁、薏苡仁、牡丹皮、丹参、香附、延胡索、莪术等组成，方中红藤、败酱草苦平无毒，散瘀清热通络，败酱草又有祛败血的功能，为本方君药。全方共奏清热活血，理气止痛之功，是一理想的治疗内异症的药物。由于内异症是一种慢性易复发的疾病，较多患者需要长期服药，因此寻找一种安全有效、价廉和服用方便的中药制剂极为重要。戴师将红藤方作剂型改良，制成红藤口服液、红藤合剂，观察三种剂型治疗效果的比较，均有较好的疗效，无显著差异。红藤口服液制作工艺繁复，价格较贵；汤剂煎服麻烦，唯独红藤合剂为理想剂型。该方临床总有效率达 92％,其中显效率 72％。几十年来治疗有卵巢、盆腔、剖宫产术后刀口、顺产后会阴部侧切口内异症等,(包括罕见的肺子宫内膜异位症 3 例),均获得满意疗效,受到患者好评。

(三) 不泥于古,衷中参西

红藤方是戴师历经我院内异症专科门诊数十年的临床使用、反复完善后的经验方,经临床实践证实对内异症治疗确实有效。故设立课题对其作用机制进行研究,并改成使用、保存方便的剂型。临床及动物实验研究证实了红藤方的有效性和科学性,并取得良好的社会和经济效益。

红藤方及制剂治疗内异症的临床效果是通过该方的活血清热、化瘀消癥作用达到改善或消除内异症病灶血瘀状态,从而调节免疫功能及纤溶系统功能的。研究采用 tPA:a、PAI:a 纤溶系统指标作为观察指标,结果证实红藤方可通过改善血浆 tPA:a、PAI:a 来改善机体的血瘀状态,调整纤溶功能,从而改善临床症状及体征。通过对 CA125 和子宫内膜抗体(EMAb)指标的观察,初步证实两者与内异症的相关性,CA125 及 EMAb 二项指标同时测定可作为诊断和鉴别内异症的指标,当 CA125＞37.2ku/L,同时 EMAb 阳性时,内异症诊断基本成立,如果结合临床症状和体征,则诊断准确率更高,是有效诊断内异症的非创伤性指标。动物实验证明红藤方对实验大鼠的血浆纤溶酶原功能有明显的调节作用。采用反映纤溶系统的 tPA:a、PAI:a 作为观察指标,是有意义的,说明红藤方对实验大鼠的血浆纤溶酶原功能有明显的调节作用。

戴师和她的学生于 1994—1997 年完成了《红藤方治疗内异症的临床与实验研究》,该项研究 2000 年获上海市科技进步三等奖。随后又开展了红藤方的药理、毒理、新药开发前的研究及剂型改良(红藤颗粒)的研究,并得到了国家教育部、上海市教委以及科委等重点课题项目支持。在核心期刊上发表红藤方临床与实验论文近 20 篇。红藤颗粒已于 2011 年 2 月获得国家知识产权局授予的发明专利权。

[病案举例]

例 1. 子宫内膜异位不孕症

刘某,27 岁,已婚,工人。2009 年 9 月 7 日初诊。

主诉:结婚 1 年,内异症术后 1 个月,未避孕未孕,求嗣。

现病史:平素月经规则,13 岁初潮,月经周期 30 天,经期 7 天,经量中等,经行腹痛剧烈,需服止痛片 1 片,伴肛门坠胀感。0-0-0-0。末次月经:9 月 3 日,量多如冲,腹痛明显,第一天服止痛片 1 片。2009 年 8 月 19 日行腹腔镜下"右卵巢囊肿剥离术＋子宫肌瘤摘除术",术后已口服孕三烯酮胶囊(内美通)两次。2009 年 8 月 17 日血 CA125:34.5U/ml,CA199:9.22U/ml,CEA:0.09U/ml。纳可,寐安,大便稀溏。舌质红,苔薄黄,脉细弦。辨证:湿瘀互结,阻滞气机,脾运不化,瘀久化热。治疗:清热化瘀止痛,健脾和胃,调畅气机。方药:红藤30g,败酱草30g,牡蛎30g,紫草30g,桃仁10g,薏苡仁10g,丹皮10g,丹参10g,生蒲黄(包)12g,六神曲10g,延胡索20g,制香附15g,炙甘草3g,炒白术12g,川黄连3g。7 剂。

二诊:2009 年 9 月 21 日。末次月经:9 月 3 日,量多,7 天净,经行腹痛缓解,未服止痛片。刻下仍时有便溏。舌质红,苔薄黄,脉细弦。红藤30g,败酱草30g,牡蛎30g,紫草30g,桃仁10g,丹皮10g,丹参10g,六神曲10g,延胡索20g,制香附15g,炙甘草3g,炒白术12g,川黄连3g,淮山药30g,炒薏苡仁30g,乌药9g,五灵脂12g。12剂。

三诊:2009年11月9日。内异症术后3个月,口服孕三烯酮胶囊(内美通)第3个月经周期,末次月经:10月28日,2天净,经行腹痛明显好转,伴轻微腰酸,大便成形。舌质黯,苔薄黄,脉细。红藤30g,败酱草30g,牡蛎30g,紫草30g,桃仁10g,薏苡仁10g,丹皮10g,丹参10g,生蒲黄(包)12g,六神曲10g,延胡索20g,制香附15g,炙甘草3g,党参12g,炒白术9g,山药15g,女贞子10g,墨旱莲10g,山萸肉12g,菟丝子15g。12剂。

后红藤方随症加减调理8个月。

复诊:2010年7月5日。末次月经:5月27日。现停经40天,尿HCG阳性。(7月5日)B超提示:宫内早孕29mm×19mm×27mm,内见卵黄囊。舌质红,苔薄,脉细弦。治以健脾益肾安胎。炒白术9g,云茯苓12g,炒川断9g,菟丝子12g,藕节10g,南瓜蒂6g,炒黄芩10g,苎麻根10g,炒杜仲12g,紫苏梗6g,淡竹茹6g。7剂。

2011年3月2日剖宫产一子,健康。

按语:子宫内膜异位症属中医"痛经""癥瘕""月经不调"及"不孕"范畴,以"瘀血阻滞胞宫、冲任"为基本病机,癥积下焦,瘀久化热,瘀热互阻,冲任失调,胞脉阻滞。结合患者病史及舌脉辨证为瘀热互结,脾失健运,以戴氏经验方"红藤方"加健脾清热药物治疗,以达到清热化瘀,通络健脾之效。重用红藤、败酱草活血化瘀、清热通络,桃仁、丹参、延胡索具有活血化瘀、理气功效,丹皮、生蒲黄、紫草有凉血止血、清热通络作用,神曲、薏苡仁、炒白术有健脾功效。服药1个月后,痛经明显好转,腰酸及肛门坠胀感减轻,大便转为正常,效不更方,继续清热化瘀治疗,根据患者卵巢囊肿术后有生育要求,方中炒白术、炒薏苡仁、淮山药、川黄连、菟丝子配伍健脾益肾,调理月经周期治疗8个月终而受孕。

例2. **肺子宫内膜异位症**

林某,女,32岁,浙江泰顺人,初诊日期:2010年8月25日。

主诉:经行咯血3年余。

现病史:2007年5月剖宫产一子,产后一个月恢复月经。产后9个月时经行伴咯血,色或红或黯红,血量不多,胸部隐隐不适,伴下腹胀痛感。月经周期尚准,出血量多时,自觉胸闷头晕,心慌乏力。2010年8月7日因经行咯血量多,X胸片及CT检查发现右肺部囊性肿瘤约8cm×6cm×4cm,CA125和CA199均高于正常值,抽出肺囊肿液均为血性,但未找到癌细胞。接着在咯出的血液中找到子宫内膜细胞,确诊为肺子宫内膜异位症,继而改用西药治疗,口服米非司酮、孕三烯酮胶囊(内美通)治疗一年余,经行咯血量时多时少,伴胸痛、心慌心悸。曾在当地医院中药治疗,咯血胸闷依然,遂来沪中医诊治。末次月经:2010年7月27日,下腹隐痛,经量中等,咯血中量,伴小血块,胸痛胸闷,乏力,纳可,大便欠畅,有时不成形,夜寐欠安,苔黄腻,舌紫,脉细弦。治拟宣肺化痰,润肺调经。方用三拗汤加红藤方。麻黄9g,杏仁9g,红藤30g,黄芩12g,郁金12g,延胡索12g,生薏苡仁9g,仙鹤草15g,白花蛇舌草30g,象贝12g,芦根12g,败酱草15g,沙参9g,生甘草5g,柴胡10g,丹参10g,桃仁9g,生蒲黄(包)12g。14帖。

二诊：2011 年 5 月 8 日。末次月经：4 月 23 日,7 天净,前次月经：3 月 23 日,6 天净。患者自述自 2010 年 8 月起口服避孕药后经行不畅,量少,服药 2 个月后停服避孕药,长期连服上方中药 9 个月余,服中药初期,咯血如崩,大血块从口中喷射,3 天后咯血明显减少,胸痛亦减,腹痛明显减轻,经行咯血渐止,现已 5 个月无咯血,无痛经,仅周身酸痛,背痛,心烦乏力,苔白腻,脉细弦。原方加桑枝 15g,象贝 12g,五味子 12g,川厚朴 12g。30 帖。

三诊：2011 年 12 月 21 日。末次月经：11 月 4 日～12 月 17 日,淋漓 20 余天止。月经第 1～3 天量中,3 天后血少,淋漓 20 多天血止。今血止 4 天。继续服前方。12 月 19 日车祸,背部撞击,X 片未见骨折。肺部摄片未见明显 X 线病征。苔薄,脉细。原方（2010 年 8 月 25 日方）加鸡血藤 15g,延胡索 30g,香附 12g。14 帖。

四诊：2013 年 3 月 6 日。肺子宫内膜囊肿经期吐血已止一年,复查 CA125 正常范围,劳累时经期咳出少量血丝,两肩及背部跳痛,乏力。末次月经：2013 年 1 月 30 日,经量多,无血丝,眠艰。2013 年 3 月 4 日于泰顺市中医院 X 片检查示：右下肺野纹理略增多,两肺未见明显活动性病变。纵隔居中,未见增宽,心影如常,两横膈及肋膈角光滑锐利。诊断意见：两肺、心膈未见明显 X 线病变。苔薄,脉细。原方（2010 年 8 月 25 日方）加鸡血藤 15g,延胡索 30g,香附 12g,桑枝 15g,黄芪 15g,杜仲 15g。30 帖。

按语：子宫内膜异位症基本治疗原则是活血化瘀。戴师依据文献血癥的治疗方药,研制红藤方,用于治疗子宫内膜异位症,取得较好临床效果和专利权,用红藤方加减治疗子宫内膜异位症是有效的中药方药。但是本例病位在肺,红藤方合三拗汤宣肺化瘀,引领瘀邪外出肺部,内异病灶消失。宣肺化瘀是治疗肺子宫内膜异位症的有效治法。

二、“活血祛瘀,益气止血”——治疗药流后阴道出血

（一）产后特点,多虚多瘀

人流、药流后出血,各医家有不同的见解。戴师根据中医理论及临床经验,认为人流、药流可归属中医的“堕胎”,而流产后出血属中医的“恶露不绝”“胞衣残留”等范畴。是因瘀血不去,新血不生,同时胞内血脉损伤,而致离经之血外溢,出血不止。又瘀血滞胞中,瘀久易化热。治疗时参照《三科辑要·女科篇》论及：“瘀败之血势无复返于经之理,不去则留蓄为患,不问人之虚实强弱,必去无疑。”由于流产时失血,冲任由盛实至空虚,气随血脱,故产后必兼气虚。提出流产后出血的机制当为“血瘀气虚夹热”。

（二）活血祛瘀,勿忘产后

药物流产后阴道出血不止是药流后的常见并发症,其影响了药流的推广和计划生育工作的进一步开展。自 1993 年初,戴师开始探索应用中药缩短药流后出血时间的可能性,根据中医理论及临床经验,为了缩短药流后阴道出血时间,减少出血量,她以《傅青主女科》“加参生化汤”之意,自创祛膜汤以祛瘀止血为主,佐以清热解毒,方选益母草、生蒲黄、败酱草、桃仁等中药组成,对药流后阴道出血进行治疗观察,总有效率为 87.76%。多年来经临床重复验证,不断改进,根据“血瘀气虚夹热”的机制,更增加了益气之品黄芪,制成祛膜合剂,活血祛瘀,益气止血,使有效率提高到 91%,避免了药流后还需行清宫术给

病者带来的创伤和不必要的痛苦。祛膜汤（合剂）以益母草、生蒲黄祛瘀生新止血为君药；又辅以桃仁增强活血祛瘀之功为臣药；同时还佐以黄芪，一则益气摄血，二则与活血药配用可推动血液运行，促进瘀血消散为佐使药，以达去其瘀而补其新，使新血归经矣；败酱草功能清热解毒，消痈排脓，活血行瘀为佐使药，文献报导多用于治疗肠痈、产后瘀滞腹痛。诸药合用，达到祛瘀生新，益气止血，拒邪入侵之功，是一理想的治疗药流后出血的中药制剂。近年大量研究证实，益母草粗制剂、水溶性及益母草碱等成分，对多种动物的子宫均有明显兴奋作用。蒲黄提取物用于未孕子宫、已孕子宫均可使子宫收缩力加强，蒲黄还有缩短凝血时间的作用。

1993 年 12 月在全国抗早孕新药息隐（米非司酮）临床应用专题研讨会上，戴教授报告了"祛膜合剂"是治疗药流后出血安全有效的中药制剂，并提出了为主动缩短出血时间，加强疗效，在药流孕囊排出后立即加服中药的用药方法，可以增加子宫收缩，使蜕膜完整剥离或减少残留。此学术观点得到国内中医学界的广泛认可和推广，取得了满意的疗效，使药流的完全流产率由 70% 提高到 97.1%。2000 年"祛膜汤治疗药流后阴道出血的临床与实验研究"被立项为国家中医药管理局课题，本方已转让上海中医药大学源创技术开发公司，准备新药开发。发表临床及实验论文 10 篇。祛膜颗粒已于 2011 年 2 月获得国家知识产权局授予的发明专利权。

[病案举例]

瘀阻胞宫——产后恶露不绝证

张某，女，34 岁，已婚。初诊日期：2011 年 4 月 27 日。

主诉：堕胎清宫术后恶露未止 2 周。

现病史：今年 4 月 13 日因胚停在外院行宫腔镜下清宫加取环术。术后恶露时多时少，伴少量膜状组织物，下腹及脐部时有抽痛。有宫颈糜烂及盆腔炎史。刻下：恶露未止，量少，色黯红，无血块，腹隐痛，无发热，腰膝酸痛，神疲乏力，夜寐多梦，纳可便调。舌红，苔薄，脉细弦。证属产后瘀阻胞宫，冲任不固。

治拟祛瘀止血，清热解毒。方药：祛膜汤合红藤方（戴氏经验方）加减。益母草 30g，生蒲黄 15g，桃仁 10g，红藤 30g，败酱草 30g，薏苡仁 10g，丹皮 10g，丹参 10g，香附 15g，延胡索 20g，炮姜 9g，川芎 12g，柴胡 9g，川楝子 15g，木香 15g，连翘 15g，党参 15g，杜仲 15g，焦六曲 10g，炙甘草 3g。7 剂。

二诊：2011 年 5 月 3 日。药后 3 天恶露即止，仍有腰酸，下腹隐痛，神疲乏力，夜寐欠安，胃纳尚可，两便尚调，舌红，苔薄，脉细弦。流产后瘀血已祛，肾气亏虚。党参 15g，黄芪 15g，红藤 30g，薏苡仁 10g，丹皮 10g，丹参 10g，香附 15g，延胡索 20g，炮姜 9g，川楝子 15g，连翘 15g，杜仲 15g，狗脊 12g，桑寄生 12g，焦六曲 10g，炙甘草 3g。7 剂。

按语：人流、药流后出血，各医家有不同的见解。戴师根据中医理论及临床经验，认为人流、药流可归属中医的"堕胎"，而人流、药流后出血属中医的"恶露不绝""胞衣残留"等范畴。是因瘀血不去，新血不生，同时胞内血脉损伤，而致离经之血外溢，出血不止。又瘀血滞胞中，瘀久易化热。治疗时参照《三科辑要·女科篇》论及："瘀败之血势无复返于经之理，不去则留蓄为患，不问人之虚实强弱，必去无疑"。

本案患者清宫取环术后阴道出血不止,系瘀血阻滞胞中,瘀久化热,气机失畅,冲任不固。故以祛膜汤方合红藤方治疗。方中益母草、生蒲黄祛瘀血,生新血;桃仁活血消瘀,川芎行血散瘀,三药合用增强活血祛瘀之功,既除病因,又止血。同时还配以党参补气养血,以达先去其瘀后补其新,使血归经矣。红藤、败酱草、连翘清热解毒,化解瘀热。柴胡、川楝子、木香、香附、延胡索行气活血。诸药合用,以祛瘀止血为主,清热解毒为辅。二诊时瘀血已祛,唯有肾气亏虚未复,故加黄芪、桑寄生、狗脊益气补肾以助康复。

三、"肝肾同源,滋水涵木"——治疗围绝经期综合征

(一) 从肝肾论治

中医学认为,本病多由妇女绝经前后,肾气虚衰,冲任二脉虚损,天癸渐竭,肾阴肾阳失于平衡,因而出现一系列脏腑功能紊乱证候。正如《黄帝内经》所云:"女子七七,肾气渐衰,任脉虚,太冲脉衰少,天癸竭。"戴师根据女性的生理和病理特点,认为本病主要责之肝肾两脏。夫肾为先天之本,受五脏六腑之精而藏之。肾藏精,精化血,肾气充盛,则天癸健,肾气虚衰,则天癸竭。《内经》云:"年四十而阴气自半"。绝经前后,肾阴不足,冲任失调,则诸症丛生。女子以血为本。肝属木,主藏血,又主疏泄,喜条达而恶抑郁。血藏于肝,肝气舒畅,气血通达,对月经的生成和满溢起到调节的作用。故《临证指南医案》谓女子以肝为先天。女子一生因经、孕、产、乳而数伤于血,"阴常不足,阳常有余"。正如《灵枢·五音五味》所说:"今妇人之生,有余于气,不足于血,以其数脱血也。"《灵枢·天年》亦云:"五十岁,肝气始衰,肝叶始薄。"现代社会生活节奏加快,工作压力日益增大,女性需要兼顾家庭和工作,经常处于紧张过劳状态,极易造成肝气郁结,气行不畅。肝失条达,日久气郁化火,肝肾不足之体,复加煎灼,阴虚更甚。肝藏血,肾藏精。肝与肾同居下焦,乙癸同源,母子之脏,精血互生。盛则同盛,衰则同衰,息息相关,互为影响。肾阴不足,水不涵木致虚阳上亢;肾精不足,阴血亏虚致肝失濡养。因此戴师认为女子七七前后,肾-天癸-冲任-胞宫生殖轴日渐衰老,肝肾阴虚,精血不足,无以濡养脏腑,脏腑功能失调,阴阳失衡是本病的主要病机。并常可累及心、脾二脏。

戴师认为绝经综合征证情复杂,症状较多,临证需谨察病机,通常达变,总以补肾养肝、平衡阴阳为大法。根据兼证的不同,佐以清心、健脾、祛瘀、化痰、散郁之法。经过多年临床经验积累,戴师创建了具有滋补肝肾,平衡阴阳的更年方治疗本病,均获良效。本方以百合地黄汤合知柏地黄丸、甘麦大枣汤加减而成,常用药物有知母、黄柏、百合、生地黄、枸杞、郁金、山茱萸、巴戟天、淮小麦、夜交藤、酸枣仁、炙甘草等。随证化裁:若头胀头痛加天麻、钩藤;若目糊羞明加菊花、枸杞子、决明子;若月经量多加旱莲草、地榆;若潮热汗出明显加生龙骨、生牡蛎、五味子;若入寐艰难加珍珠母、灵磁石;若情绪不稳、多虑猜疑加柴胡、合欢皮;若腰酸膝软、骨节疼痛加桑寄生、葛根。

本方以百合、生地黄为君药。其中生地黄性甘、寒。归心、肝、肾经,清热凉血,养阴生津,《本草衍义》云:"凉血补血,补益肾水真阴不足"。百合味甘,性微寒。归心、肺经,润肺止咳、清心安神,不仅用于肺胃阴虚燥热之病,而且对心肝血虚火旺之证具有养血安神之

功。配合生地,对心肝血虚所致失眠、心悸有显著效果。

本方臣药,知母、黄柏味苦性寒,其中知母归肺、胃、肾经,清肺胃之火,黄柏归肾、膀胱、大肠经,清下焦湿热,以大苦大寒之药补肾与膀胱,使阴气行而阳自化,小便自通。《本草纲目》:"肾苦燥,宜食辛以润之;肺苦逆,宜食苦以泻之。知母之辛苦寒凉,下则润肾燥而滋阴,上则清肺金泻火,乃二经气分药也;黄柏则是肾经血分药,故二药必相须而行,昔人譬之虾与水母,必相依附。"知母上能清肺润肺,中能泻胃生津,下能滋肾降火。既清热泻火以清实热,又滋阴润燥而退虚热。

方中佐药巴戟天、山茱萸,性味偏温,补益肝肾,收敛固涩的同时,在方中取阳中求阴之意。《本草汇》所云:"巴戟天,为肾经血分之药,盖补助元阳则胃气滋长,诸虚自退,其功可居草薢、石斛之上。但其性多热,同黄柏、知母则强阴,同苁蓉、锁阳则助阳,贵乎用之之人用热远热,用寒远寒耳。"阴液得到阳气的升发方可源源不绝,以治肾衰癸水不足之本。枸杞味甘,性平,归肝、肾、肺经,具有养肝、润肺、滋肾之效,郁金味辛、苦,性凉,归心、肝、胆经,具有疏肝解郁、清心开窍、清热凉血的功效,两者以佐助之用,以助君药养阴生津、滋肾养肝之功效。另淮小麦性甘、平,入心经,有养心安神之功效,夜交藤、酸枣仁柔肝养阴、宁心安神。

全方组合调补肝肾,滋润脏阴,平衡阴阳,在改善潮热汗出、失眠、五心烦热、口干咽燥方面可有显著疗效。

(二)重心理疏导

戴师认为,本病属于身心疾病,心理因素的影响不可忽视。患者多有情绪不稳,或抑郁低落,或焦虑烦躁,故心理疏导亦不可缺。《丹溪心法》云:"气血冲和,万病不在,一有怫郁,诸病生焉。故人身诸病,多生于郁"。临证时戴师常对患者进行言语开导,耐心解释病情,安抚紧张情绪,消除思想顾虑,帮助患者树立起战胜疾病的信心,积极配合治疗,处理得当,往往可达事半功倍之效。

(三)善膏方调治

膏方作为中药的传统剂型之一,具有调整机体脏腑气血经络功能,治疗慢性疾病和抗衰延年的作用。秦伯未尝云:"膏方非单纯补剂,乃包含救偏却病之义。"戴师善用膏方治疗围绝经综合征,膏方治疗有以下四个特点:①详审病机,辨证施膏,因人施膏,一人一膏。②脾为后天之本,气血生化之源。脾运健则气血充盈,以资先天。故治疗时补肾养肝,不忘健脾助运。③用药平和,药味精简。每料膏方用药大多在30~40味之间。价格较为低廉。④膏方服法的改良。膏方一般习惯于冬至前一周至立春前服用,而戴师认为膏方治疗围绝经综合征不拘于冬季,只要于病有利,一年四季均可服用。既达救偏却病之功,又体现了"上工治未病"的思想。正如《素问·四气调神大论》中记载:"是故圣人不治已病治未病,不治已乱治未乱,此之谓也。"临床多有效验。

[病案举例]

例1. 更年期打哈欠症

黄某,女,45岁,职业司机,初诊日期:2006年7月5日。

主诉:频繁打哈欠1月半。

现病史:患者 1 年前因潮热汗出,心烦易怒,头晕耳鸣,眠浅多梦,停经半年,曾在余处中医治疗,余拟更年方加味,症减停药。2006 年 7 月突然出现频繁打哈欠,他院中西药治疗 2 个月,哈欠不减而再次来本门诊中药调治。患者自述突然出现频繁哈欠,约 10～20 分钟 1 次,逐渐加剧,现约 2～5 分钟哈欠 1 次,影响司机职业工作,伴潮热汗出,情绪消沉,苔薄,脉细弦。仿脏躁哈欠症,拟甘麦大枣汤合知柏地黄丸加味。百合 15g,生地黄 15g,当归 9g,淮小麦 30g,巴戟天 10g,山茱萸 6g,炙甘草 6g,知母 12g,黄柏 9g,大枣 9g,夜交藤 15g,枸杞子 12g,桑椹子 9g。7 帖。

二诊:2006 年 7 月 12 日。服药后哈欠仍频频发作,头晕头胀或头痛,余症如前。追问病史,获知曾作脑 CT 未见异常,脑电图提示脑供血不足。苔薄舌紫黯,脉细弦。

此为脑络气血不畅,气虚挟血瘀,治拟益肾养肝,活血通络,冀望脑络畅通,哈欠当自停。治拟益肾养肝以合阴阳,活血通络以养脑醒神,哈欠自停。百合 15g,生地黄 15g,当归 9g,淮小麦 30g,巴戟天 10g,山茱萸 9g,炙甘草 6g,夜交藤 15g,枸杞子 12g,知母 9g,黄柏 9g,炒枣仁 12g,桑椹子 9g,白蒺藜 12g,合欢皮 12g,菖蒲 9g,川芎 12g,丹参 15g,桃仁 9g。7 帖。

后患者来电告知,服药第 2 天哈欠减少,服药第 5 天哈欠消失,精神爽朗,现已恢复司机工作 2 天。

按语:妇女哈欠症多见失眠、脏躁,由脏阴不足所致,本患者哈欠发生于更年期,此或因颈椎骨质增生压迫脑血管,脑血管血流不畅,气血运行受阻,导致缺血缺氧,哈欠频发。本例加入川芎、丹参、桃仁等活血化瘀类药物,促使脑脉血流通畅而致哈欠消失,此亦"不通则痛,通则不痛"之意念也。

例 2. 更年期抑郁症

患者张某,女,48 岁,安徽人,初诊日期:1999 年 11 月 6 日。

病史及主诉:患者张某,绝经 1 年,潮热汗出,心烦急躁易怒,多思善虑。患者自述,有一天,一位同事突然问病人:"老张,你这次降级使用,是不是犯错误了?"一听此话,顿时感觉天崩地裂,脑子像要炸开一样,怎么也想不开,自己一生清白做人,认真工作,怎么会犯错误,郁闷久了,神志恍惚,自言自语,胸闷胃胀,饮食不思,失眠健忘,乏力腿软,卧床不起,又猜疑丈夫有外遇,脑子里乱七八糟,总不开心。虽四方寻医,终不能行走,每天坐着轮椅,哭哭啼啼,实在无法,有熟人介绍来上海找戴医生诊治。

主要症状:根据患者主诉后,观患者端坐轮椅,精神萎靡,四肢及面部肿胀,两手指关节强硬胀痛,屈伸不利,握不紧拳头,两小腿及足踝肿胀,不能着地,全身怕冷,咽喉痰梗口干,吐不出,咽不下。苔薄白腻,舌尖红,脉细滑无力。

辨证:更年期听信绯闻,独自郁闷悲愤,气郁不畅,气滞痰结,脏腑气血运行紊乱,证属更年期郁证。治法:健脾益气燥湿,利水消肿活络。方药:黄芪 12g,党参 12g,苍术 12g,牛膝 12g,鸡血藤 12g,知母 9g,黄柏 9g,肉桂 3g,延胡索 12g,丹参 12g,薏苡仁 12g,防风 10g,淫羊藿 10g,麦冬 9g,川楝子 12g,桑寄生 10g,六神曲 9g,炙甘草 3g。21 帖。

二诊:2000 年 9 月 26 日。上药服用半年余,双手指伸直板滞胀痛,多活动好转,脚跟内侧筋痛,小腹偶感微痛,目前已能烧饭菜、进行室内清洁,但做大扫除等重活即会感到疲劳,关节胀痛,不能行走,舌根薄黄,舌质红,脉浮无力。上方显效,再予上方加减。

黄芪 15g，苍术 12g，牛膝 12g，蒲公英 15g，黄柏 9g，肉桂 6g，补骨脂 12g，巴戟天 10g，延胡索 12g，丹参 12g，鸡血藤 12g，生薏苡仁 9g，防风 10g，淫羊藿 12g，麦冬 12g，炙甘草 3g，桑枝 15g，独活 9g，川楝子 12g，木香 9g。30 帖。

三诊：2010 年 12 月 8 日。患者上方间断服用 1 年余，关节活动自如，但近数月潮热汗出，心烦多疑，失眠健忘，所幸手足尚健，苔薄跟黄腻，舌红，脉细滑。党参 12g，黄芪 15g，白术 12g，茯苓 15g，夜交藤 30g，酸枣仁 12g，远志 12g，升麻 15g，柴胡 12g，土茯苓 30g，合欢皮 12g，杜仲 15g，泽泻 12g，丹参 15g，菖蒲 12g，炙甘草 5g，淮小麦 30g，百合 20g。30 帖。

按语：本例证系肾虚肝郁之更年期抑郁症，按治疗常理是补肾疏肝解郁为先。可是患者四肢水肿，关节肿胀，活动不利，下肢不能行走，依靠轮椅生存活动，精神苦闷，戴师治疗上应采用急则治其标，减去痛症，故拟健脾益气，燥湿利水，消肿活络止痛等药。服药半年余，能弃掉轮椅，四肢活动自如，患者仍守方加减，手足虽然感觉痛苦，但活动自如，更年期症状明显。三诊出现典型的更年期抑郁症，次之当采用缓则治其本，以益气健脾，补肾疏肝为主，酌加苏梗、远志、菖蒲安神开窍。服后患者精神爽朗，并与丈夫同赴上海诊疗，配药调理，高高兴兴回家。

四、"平衡阴阳，调节周期"——治疗月经失调

戴师认为，本病的治疗应当根据月经周期的阴阳消长和气血盈亏的规律性变化，于行经期、经后期、经间期、经前期采取不同的治法，因势利导。故拟定周期疗法，对月经失调和不孕症进行治疗研究。中药周期疗法是建立在顺应女子血海盈亏有期、生殖功能立足于"肾-天癸-冲任-胞宫轴"平衡的理论基础上的特色治疗方法。

（一）行经期：以通为用、活血理气调经

行经期是月经周期的第 1~4 天，此时胞宫血海由满而溢，泻而不藏，排出经血，月经来潮。这一时期既是新的月经周期的开始，又是旧月经周期结束的标志，呈现"重阳转阴"的特征。戴师认为，经期是一个新旧交替的时期，此时应排出应泄之经血，祛除陈旧的瘀浊，以利于新周期的开始。所以在经期排出经血时，应求"完全干净，彻底全部"，因为留得一分瘀血，便影响一分新生。

自拟月经方（经验方）：当归 9g，川芎 9g，赤芍药 12g，熟地黄 10g，香附 12g，枳壳 10g，桃仁 9g，红花 9g，益母草 15g，鸡血藤 15g。方中桃红四物汤既能活血通经，又能养血生新；更加香附、枳壳增强理气行滞之功；益母草配伍鸡血藤，既祛瘀生新，又无腻滞之弊。纵观全方，补血行气，活血化瘀，以通为用，使经期旧血去，新血生，重阳得以转阴。

（二）经后期：滋养肾阴、培补气血、充盈血海

经后期为月经周期的第 5 至 13 天，即月经干净至经间期之前。此时血海由空虚逐渐恢复，胞宫藏而不泻，呈现阴长的动态变化。阴长，是指肾水、阴精、血气等渐复至盛，呈重阴状态。重阴，是指月经周期阴阳消长节律中的阴长高峰时期。戴师认为，经后期血、阴、精不足，阴长阳消的运动变化容易失衡，此为经后期的病理特点。阴者，静也。由于经后期的阴长是一个缓慢的过程，所以在临床上常无明显症状，极易被忽视。根据经后期的生

理病理特点,结合前人提出的"经后以补虚为当"的治疗大法,戴师认为在此时期内补充和调节脏腑、气血和经络功能十分重要,能促使冲任精血逐渐充盈,并注入胞宫以藏精,帮助子宫内膜修复。

自拟卵泡方(经验方):熟地黄 12g,白芍药 12g,何首乌 12g,女贞子 10g,山萸肉 9g,麦冬 12g,巴戟天 9g,党参 10g,香附 10g,菟丝子 12g。方中熟地黄甘温入肾,补血滋阴益精;白芍药酸苦微寒入肝,养血调经敛阴,二者配伍,正如《成方便读》所言:"补血者,当求之肝肾。地黄入肾,壮水补阴;白芍入肝,敛阴益血,二味为补血之正药。"制首乌补血养肝,益精固肾;山萸肉既能润养肝肾之阴,又能温补肾阳;女贞子有补肝肾之阴的功用,三药配伍,加强补益肝肾之作用。麦冬养阴生津,清心除烦;党参补中益气,生津养血。巴戟天补肾阳,益精血;菟丝子既补肾阳又补肾阴,二药伍用,意在阳中求阴。香附善疏肝理气,调经止痛,是为"气病之总司,女科之主帅"。全方于大量补血药中配伍滋阴药物,意在调补经后期精血亏虚之证;同时加入少量补阳药和理气药,意在阴中求阳,鼓舞阳气,又行气和血,使血海充盈、气血俱补。

(三) 经间期:活血调气、疏通冲任、协助转化

经间期指月经周期的第 14 至 15 天,也称氤氲之时,或称"的候""真机"期(即现代医学所称"排卵期")。此时正值两次月经之间,为重阴转阳、阴盛阳动之际,正是种子之时。《证治准绳·女科》引用袁了凡之语:"凡妇人一月经行一度,必有一日氤氲之候……顺而施之,则成胎也。"戴师认为,经间期主要病理特点为重阴不足,无法顺利转化为阳,最终影响卵巢的排卵功能;故本期治疗应当是在促进重阴的前提下,推动阳转,并帮助卵巢排出卵子。临床上常见排卵功能障碍多与重阴不足有关,故应注意补肾活血,气血运行顺畅,阴阳方可顺利转化。

自拟促排卵方(经验方):熟地黄 12g,白芍药 10g,女贞子 10g,淫羊藿 10g,当归 9g,巴戟天 10g,桂枝 9g,香附 12g,石菖蒲 9g。方中熟地黄、白芍药养血补肝肾,女贞子补肝肾之阴,淫羊藿、巴戟天温肾阳,益精血;当归为补血良药,兼具活血作用;桂枝既可补虚扶阳,通阳化气,又可温经通脉;香附善疏肝理气,调经止痛;菖蒲具有开窍宁神之功。全方以补血药物配伍补益肝肾之品,又温肾壮阳、通窍活血,故可有效帮助经间期的重阴转阳,从而促进卵巢排卵。

(四) 经前期:温养督脉、补益胃气、促进黄体功能

经前期即月经周期的第 15 至 28 天。此期阴盛阳生渐至重阳。重阳,是指月经周期阴阳消长节律中阳生的高峰时期,此时期阴阳俱盛,以备种子育胎。若已受孕,精血聚以养胎,月经停闭不潮;如未受孕,阳盛则开,去旧生新,血海由满而溢泻,月经来潮,又进入下一个周期。戴师根据经前期的生理特点提出,此期治疗应关键在于培补肾气,温养督脉,务使胞宫精血满而待泻;又当补益胃气,顾护气血生化之源;补肾益脾,使黄体发育良好,为种子提供着床孕育的基地,也为月经的顺利来潮创造条件。

自拟黄体方(经验方):黄芪 15g,白术 10g,山药 10g,锁阳 10g,巴戟天 10g,淫羊藿 10g,乌药 10g,女贞子 10g,丹参 12g,菟丝子 10g。方用黄芪补中益气、升阳固表,白术补脾益气燥湿,山药平补气阴,且有收敛固涩之效;锁阳、巴戟天、淫羊藿温补肾阳、散寒通痹;乌药辛行温通,上走脾肺,能疏理胸腹之气,下达肾与膀胱,能温肾散寒以除膀胱冷气;

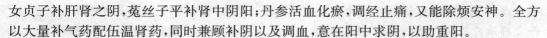

女贞子补肝肾之阴，菟丝子平补肾中阴阳；丹参活血化瘀，调经止痛，又能除烦安神。全方以大量补气药配伍温肾药，同时兼顾补阴以及调血，意在阳中求阴，以助重阳。

戴师在运用中药周期疗法治疗的同时，结合患者不同的证候进行辨证论治，辨证与调周相结合，从而达到更好的治疗效果。

[病案举例]

肾虚肝郁——月经量少证

高某，女，38岁，未婚，职员。初诊日期：2008年11月15日。

主诉：月经量少5个月余。

病史：患者既往月经正常，半年前工作调动后，情绪波动明显，出现经前易烦，胸闷胁胀，经行前3天经血点滴而下，之后量稍有增多但色黯，伴有血块，7天净。近2个月来经量越发减少，护垫即可，2～3日即净。刻诊经行第2天，护垫仅见有咖啡色，量极少，自觉神疲乏力，心烦易怒，夜寐梦多，胸闷胁胀，口干喜饮，大便欠爽。舌黯红，苔薄白，脉弦细。妇科B超检查未见异常。采用放免法测血性激素（月经第2天）：FSH：19IU/L，E_2：30pg/ml；基础体温单相。证属肾虚肝郁，冲任失调，治以活血化瘀，通调冲任。方用月经方（戴氏验方）加减：当归9g，川芎9g，赤芍药12g，白芍药12g，熟地黄10g，桃仁9g，红花9g，香附12g，益母草15g，鸡血藤15g，枳壳10g，柴胡10g，牡丹皮9g，栀子12g，夜交藤15g。7剂。

二诊：2008年11月22日。服上药后经量稍有增加，今已经净2天，伴随症状减轻；舌脉同前。经后应滋养肾阴、培补气血、充盈血海，予卵泡方（戴氏验方）加减：熟地黄10g，白芍药12g，女贞子10g，山茱萸9g，麦冬12g，党参10g，香附10g，菟丝子12g，何首乌10g，牡丹皮9g，黄芩12g，柴胡10g，夜交藤15g。7剂。

三诊：2008年11月29日。自诉稍有神疲倦怠，纳可寐安；舌较前红润，苔薄白，脉小弦。经间期应活血调气、疏通冲任、协助阴阳转化，予促排卵方（戴氏验方）加减：熟地黄10g，白芍药12g，巴戟天10g，淫羊藿10g，女贞子10g，党参10g，桂枝9g，石菖蒲9g，当归10g，香附10g，红花9g，柴胡10g。7剂。

四诊：2008年12月5日。药后面部痤疮新发，时感心烦，稍有乳胀；舌红苔薄白，脉弦滑。考虑其月经将潮，应温养督脉、补益胃气、促进黄体功能，加用活血药"顺水推舟"以通经。予黄体方（戴氏验方）加减：黄芪15g，白术10g，淮山药10g，巴戟天10g，淫羊藿10g，女贞子10g，菟丝子10g，乌药10g，丹参12g，益母草30g，路路通15g，柴胡10g，白芍药15g，白花蛇舌草30g。7剂。

五诊：2008年12月19日。诉12月12日月经来潮，5天净，经量较前稍有增多，伴血块，经行无乳胀，情绪好转，纳眠可，舌红润。如此周期治疗3个月，月经按时来潮，经量明显增多，复查激素水平恢复正常。

按语：本案例中患者因长期情绪波动而致月经量逐渐减少，查血雌二醇明显降低，促性腺激素升高，提示卵巢功能减退。戴师认为肾虚肝郁而致冲任功能过早衰减为其主要病机。由于肾、天癸、冲任、子宫之间的调节机制，故在冲任衰退的早期，会反馈性地出现天癸（类似于促性腺激素和促性腺释放激素）暂时增高的现象。通过补肾、疏肝、扶脾及调理气血的中药周期疗法,调节"肾—天癸—冲任—胞宫"间的平衡以改善性腺轴的功能,从而发挥治疗作用。戴师认为,本病的治疗是根据月经周期的阴阳消长和气血盈亏的规律性变化,于行经期、经后期、经间期、经前期采取不同的治法,因势利导,还结合患者不同的证候进行辨证论治,使辨证与调周相结合,从而达到很好的治疗效果。

五、扶正行气,通腑利水——治疗
重度卵巢过度刺激征

　　近年来随着辅助生育技术的开展,重度卵巢过度刺激征(OHSS)不断出现,而且来势汹汹,症状重,甚则危及患者的生命,西医除了补充白蛋白、利尿外,没有其他更好的方法,戴师在老中医疑难病例查房时,发现这些患者腹胀如鼓,胸闷气喘,不能平卧,腹部叩诊如鼓音,认为肠麻痹导致腹中有气,提出用"破气行水"的方法以治之,又因患者极度疲乏,语音低微,两目微闭,神情淡漠,因病数日伤及正气,治拟"扶正行气,通腑利水"。方用野山参2g加调胃承气汤,患者服药2剂后即见效,肛门排气畅通,腹胀明显好转,精神随即振作,正常进食,B超检查胸腹腔积液消失,第3天上午健康出院。

[病案举例]

卵泡过度刺激综合征

赵某,女,32岁,已婚。2013年4月10日会诊。

主诉:促性腺激素促排卵术后腹胀4日,未排气。

会诊时患者神志清醒,血压90/70mmHg,心律齐,心率64次/分钟,心音低,未闻及杂音,体温36.5℃。患者取平卧位,面部朝天,表情淡漠,面色苍白,面目微睁,语音低微,呼吸平稳较浅,两侧上肢垂于身体两侧,下肢并拢垂直。四肢无力自主移动,当医生移动患者手足时,有轻微抵抗感,肢体不暖。回答问题声音低微,尚切题,以点头或摇头示意。患者左手臂静注营养液,四日四夜未进食,滴水未进,食入即恶心呕吐,大便4日未解,无便感亦无腹胀不适。腹部B超示:腹部液平面逐渐上升。今在膈下1.5~2.0cm处叩诊,自下腹部至膈下均叩及清澈气鼓音,按压两侧足及手背无水肿凹陷,确诊为气鼓胀。此可能是性激素过度刺激导致肠平滑肌麻痹,浊气内聚腹胀,腹部膨隆而致气鼓胀。

仿仲景急下存阴,用野山参扶正,共助生大黄回复肠功能,促进浊气排出。

处方:野山人参1g,另浓煎,频频少量服。炙黄芪15g,炒党参12g,生大黄9g,厚朴9g,枳壳12g,木香12g,路路通12g,川桂枝9g,川楝子9g,红藤15g,炒白术12g,茯苓15g,麦冬12g,炙甘草5g。2剂。

患者服用中药后胃肠感觉舒适,药汁全部喝完,无呕吐,且中药服完2小时后,感觉腹部轻微蠕动,矢气2次,感觉肠蠕动逐渐恢复正常,体力增加,矢气后第二日遂出院。

按语:近年来随着辅助生育技术的开展,重度卵巢过度刺激征(OHSS)不断出现,在疑难病例查房时,发现这些患者腹胀如鼓、胸闷气喘、不能平卧、腹部叩诊如鼓音,认为肠麻痹导致腹中有气,提出用"扶正行气,通腑利水"的方法治之。方中黄芪、党参与野山人参合用,以补气升提增强机体免疫功能和恢复脏腑功能;脾主运化,脾胃为后天之本,气血生化之源,方中炒白术、茯苓、麦冬共奏健脾益胃之功,有利于患者肠胃功能恢复;生大黄、厚朴、枳壳、木香、川楝子取小承气汤之意,促进肠蠕动,排出腹内浊气;红藤、川楝子、桂枝活血通阳理气。全方补气升提,健脾醒胃,理气活血,通阳排气,攻补兼施,补而不滞,通而不伤气;桂枝与麦冬同用,又可温阳而不伤阴。故患者服药2小时后排气,第二日精神正常,B超检测胸腹腔积液消失,患者出院随访。

(束兰娣　张婷婷整理)

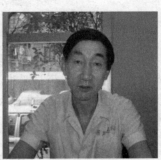

孙世道

孙世道 教授、主任医师，1938年2月出生，上海市人。上海市名中医，上海近代中医流派中医外科夏氏临床经验传承导师，师从夏氏外科夏涵教授。1962年毕业于上海中医学院。从事中医外科、皮肤科医疗工作50余年，擅长诊治中医外科疾病、皮肤病，临诊时中西并用，病证结合，内外兼治，处方灵活，不拘定规。学术思想上推崇河间学派『六气皆能化火』之说，秉承夏氏外科『就近出邪』之主张，在临证时善用清热凉血、逐邪外出之法。历任上海中医学院附属曙光医院中医外科主任、中医外科学教研室主任，上海中医学院学位评审委员会中医外、伤科分会副主任委员，上海中医药学会皮肤病分会顾问。曾于国内外发表中医药治疗甲状腺疾病、红斑狼疮和皮肤病专业论文10篇，并参编及出

版相关专著4部，『益气养阴法治疗甲亢机理研究』获得卫生部科技成果乙等奖。

学 术 思 想

　　孙世道教授早年师从夏涵教授，还先后得到著名老中医夏少农先生、著名皮肤科专家石光海教授的指导，获益匪浅。擅治中医外科疾病，尤其在诊治各种皮肤病、结缔组织病、甲状腺病、血管病方面，博采众长，融贯中西，有着独到的见解和经验，为推进"夏氏外科"学术的发展做出了贡献。

一、局部辨病与整体辨证应有机统一

　　外科疾病大多以外在的局部病变为主要临床表现，有时症状表现相似而转归、预后以及治疗大不相同。例如局部皮下肿块，可以是良性也可以是恶性的肿瘤，预后大不相同，必须诊断明确；又如局部红斑、水疱、刺痛，可以是带状疱疹也可以是接触性皮炎，前者消退后有可能遗留神经症状，后者消退后局部仅有暂时性色素沉着；再如脱发，斑秃成片脱落而多能复生，脂溢性脱发无明显边界伴有皮脂溢出而不易新长，头癣脱发则见有残根、鳞屑，非抗真菌药不能痊愈……强调辨病，目的在于明确疾病的诊断，掌握其发生、发展的演变规律以及转归、预后；而辨证的目的，则在于揭示患者疾病近阶段的主要矛盾和个体特殊性，进而对病变的病因病位、病变机制、功能状态进行综合分析、归纳、判断，从而确立治则治法、遣方用药。

　　在明确疾病诊断的基础上进行辨证论治，但是外科疾病该如何辨证？局部症状和全身症状主次如何？先生指出，所谓辨证的过程，其实就是在收集四诊信息的基础上，对疾病病机进行推理、归纳，对证候产生的机制进行分析与判断的过程。因此辨证的过程，非常重要的一点就是探求证候的病机。例如寻常痤疮，表现为面部粉刺、炎性丘疹，都表现出一派热象。再进一步仔细收集四诊信息，发现有的患者伴有局部皮疹灼热痒痛，便秘溲赤，舌红苔腻，对这些信息进行分析、归纳，推知其病机当为过食辛辣、肥腻，积生湿热，蕴于肺胃，下不能通降，上阻于肌肤；有的患者局部皮疹无明显痒痛，伴有口干欲饮，五心烦热，烦躁易怒，舌红而少苔，推知其病机当为肝气不畅，郁而化火，伤津耗液，血中蕴热，相火上炎。上述虽同见热象，但不同的病机变化即导致不同证候的诊断，进而决定了治则治法与遣方用药的不同。因此先生指出，要提高外科疾病临床辨证论治水平，实质上就是要提高分析、归纳病机的能力，审察病机是临床辨证论治过程中所要解决的首要问题，把握病机是提高中医临床疗效的关键。

二、阳证热毒之邪为主，维护气阴为要

外科疾病多阳证、实证，表现为局部红斑、肿胀、包块、结节、水疱、脓腐，自觉灼热、瘙痒、酸胀、麻木或疼痛，究其所起，或热毒，或湿浊，或气滞，或痰瘀，常胶着为患，日久则多从热化。因此先生每多推崇河间学派"六气皆能化火"之说，秉承夏氏外科墨农先生"就近出邪"之主张，在临证时善用清热凉血，逐邪外出之法。对于多种过敏性、炎症性皮肤病，如湿疹、银屑病、痤疮等，先生提出"血分热盛"为其主要病机，以凉血清热为大法贯穿到多种皮肤疾病的诊治过程中。如对于湿疹、银屑病，先生提出"血热为病之本，阳浮为病之标"是其关键病机，立法当清热、凉血、潜镇：苦寒凉血，血热清则痒自安；重镇潜阳，浮阳潜则痒自宁。又如痤疮，传统多认为"肺经风热"为其主要病机，先生则指出，痤疮皮损多为红色丘疹或伴红斑、小脓疱，患者每多伴有心烦、不寐、便秘等症，而无明显瘙痒，故风热实为血热，疏风应以凉血代之，遂以清肺凉血为法，临证每多取效。

张从正言："病之一物，非人身素有之，或自外而入，或自内而生，皆邪气也。邪气加诸，速攻之可也，速去之可也……"先生指出虽然张从正攻邪善用汗、吐、下三法，然而散邪之道远不止此三法。在外科病领域中，热毒壅滞之痈疽，清热和营即为散邪；湿热浸淫之湿疹，清热除湿即为散邪；瘀血阻络之带状疱疹后遗神经痛，化瘀通络即为散邪；气滞痰凝之甲状腺腺瘤，行气化痰即为散邪。总之，外科治法与内科本同一理，医家应尽早使邪实消散，或从肌表外达，或随二便而出，或使气血通畅而消，或因脏腑调和而化，这与陈实功"以消为贵"之主张可谓异曲而同工。

以刘完素为代表的河间学派，阐发《黄帝内经》之病机十九条，认为人体致病皆为火热，治病倡用寒凉。至其再传弟子朱震亨，则在刘完素"火热病机论"的启发之下，逐渐演变、发挥为"阳有余阴不足"之阴虚火旺病机说，于是提出养阴泻火之法，史称"滋阴派"，更成为后世温病学说之肇端。先生认为，上述观点并不矛盾，而是人们认识事物、探索疾病规律的渐进过程，其与外科疾病的演变、发展过程是一致的。经云："诸痛痒疮，皆属于心。"外科疾病多由火热之邪而起，初起以阳证、热证居多。而火热之邪日久易伤津耗液，而津血同源，血为气母，故至后期多出现气阴两伤，阴虚火旺之象。因此先生指出，在追求攻邪务尽的同时，注意顾护正气，特别是注意顾护阴液在外科病的治疗中尤为重要，见伤气则用党参、黄芪、太子参补气，见伤阴便用珠儿参、生地黄、沙参、麦冬、石斛、天花粉、知母等滋养阴液。至于原发于真阴不足，相火偏旺之病如白塞氏病、红斑狼疮、皮肌炎、口腔扁平苔癣、甲状腺功能亢进等，更是要注意益气养阴治法贯彻始终，此乃阴阳互根、气阴化生之故。

三、用药参酌药理及微观辨证

对于中西医结合的理解，先生提出了三个层面认识：

其一是中西药合用。在这一层面，可以细分为三种情况：一是中西药同时运用，如系统性红斑狼疮急性活动期、大疱性皮肤病、重型药疹等，糖皮质激素还是首选药物，但糖皮

质激素带来的种种不良反应以及疾病本身的不适症状，通过中医中药确能有明显改善或缓解，两者同时运用既能发挥治疗作用，病人也能耐受不良反应，即所谓减毒增效，两者之间的关系往往可以借鉴中医君臣佐使的方剂配伍原则来阐释，此时中药即起到反佐药和臣药的作用。二是分不同病程阶段运用，如带状疱疹，初起时簇集状红斑水疱伴有针刺样疼痛，使用抗病毒药物如伐昔洛韦疗效确切、起效迅速，这一阶段的治疗可以不用中医药参与，但如出现后遗神经痛时，西药多疗效不佳、副反应较大，而此时中药、针灸等传统疗法就显出其优势了，此为取长补短。三是根据"急则治其标，缓则治其本"的中医治则，对某些慢性疾病在急性发作期，以西药治标控制急性期病情，缓解后再以中医药辨证施治巩固疗效、防止复发，如系统性红斑狼疮、皮肌炎等，急性期采用糖皮质激素控制症状，至缓解期则采用补肾活血、益气健脾、调养气阴等中药以图本。

其二，利用现代中药药理学的研究成果，有选择性地遣方用药。但是在利用现代中药药理学的研究成果来指导用药时，先生还是有一定原则，即同时要符合中医理论体系。如在治疗白塞氏病时，先生既遵循《金匮要略》记载，以甘草泻心汤、苦参汤、赤小豆当归散化裁运用，也常会根据白塞氏病的发病机制和现代药理学研究成果，选择一些具有抗感染和免疫抑制剂样作用的清热解毒药和活血化瘀药，如土茯苓、苦参、白花蛇舌草、徐长卿、丹参等，在临床治疗中取得了比较好的作用。先生指出，一般而言，中药应该在中医理论体系的指导下，遵循药物的性味、归经，在辨证论治原则的指导下使用，但这并非是一成不变的定规，如果现代医学、药理学的研究确有疗效则大可不必拘泥。如有研究表明，生地黄、甘草具有糖皮质激素样作用，在湿疹皮炎治疗中应用广泛，但若见患者汗出淋漓、舌苔厚腻、大便黏滞不爽等湿浊之象较为明显和严重之时则断不可用。

其三，辨证的微观化。先生指出，由于受到历史条件的限制，中医在发展的过程中比较依赖于主观方面的望、闻、问、切，从医学发展到今天来看，望、闻、问、切虽然还是中医诊治病人不可偏废的手段，但在有些方面存在了一定的局限性，孙教授在这方面充分利用了现代医学提供的良好的检测方法，通过恰到好处的化验来及时了解病人的病情变化、疾病对病人各个脏器的影响程度，这有助于了解疾病的预后，调节药物的种类和用量。

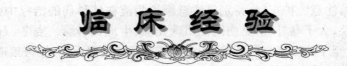

临 床 经 验

一、凉血除湿，健脾补肾，论治皮炎湿疹

湿疹、皮炎是一类由多种内外因素所引起的急、慢性变态反应性瘙痒性皮肤病，是皮肤科的常见病、多发病，然而往往也是缠绵难愈的一类疾病。关于此类疾病，在我国古代医学典籍中有着丰富的记载，其描述多散见于湿毒疮、浸淫疮、干（湿）癣、四弯风等病名下。如《素问·玉机真藏论》："夏脉……太过则令人身热而肤痛，为浸淫。"又如明·申斗

垣《外科启玄》:"湿毒疮,凡湿毒所生之疮,皆在于二足胫足踝足背足跟,初起而微痒,爬则水出,久而不愈。"

关于湿疹皮炎,一般医家多以湿热浸淫、脾虚湿盛、血虚风燥三个证型分别对应于湿疹的急性期、亚急性期和慢性期,分别以清热利湿、健脾除湿和养血祛风之法治之。而孙世道先生对此有着不同见解,认为上述分类过于机械化、简单化,看起来条分缕析、言之成理,但与临床实际多有脱节。先生指出,湿疹皮炎类疾病的发生,主要责之于"血热、湿热"这两个主要病机,在病程的不同时期、不同阶段,可能存在着"热"或"湿"的偏盛,但可以说"热"与"湿"始终贯穿于湿疹、皮炎病程的始终。

其中,"热"主要责之于"血热"。血热的概念源于温病学,本指血分有热而引起的诸多症情,如发热、神昏、出血、发斑等为主要表现的证候。其中有关皮肤的表现传统上多认为主要是皮下出血即紫癜,此即所谓"血热发斑"。而夏氏外科则在临证实践中将一切表现为红色的炎性斑疹、丘疹、风团、紫癜等皮损表现均纳入"血热发斑(疹)"的范畴,从而扩大了血热证在皮肤科疾病辨证论治中的应用范畴,如急性湿疹皮炎(主要表现红斑、丘疹且无明显水疱、渗出)、荨麻疹(红色)、痤疮(红色炎性丘疹)、药疹(表现为红色斑、丘疹)、病毒疹(麻疹、风疹、水痘等)、细菌疹(猩红热等)等既往认为属于"风热证"的疾病,临床采用清热凉血法施治均取得了良好的效果,惯用药物如生地黄、黄芩、丹皮、丹参、赤芍、徐长卿、紫草、大青叶、羊蹄根、一枝黄花、重楼等。

"湿"是湿疹皮炎类疾病的另一主要病机,通常与"热"相合共同为患。湿邪所致的皮肤病,通常有其共同的特点:其一,湿性重浊、下趋,故可见头重如裹,周身困重,多发于下肢、会阴等人体下部,瘙痒无度,其皮肤表现可为疱疹糜烂、浸淫流水等症;其二,湿性黏滞,临床表现或为病程较长、易反复发作,缠绵难愈,或其症状多黏滞而不爽,如排出物及分泌物多黏稠、滞涩而不畅。故此,凡湿疹皮炎类疾病见有水疱、渗液、糜烂、浆痂、结节、斑块等表现时,皆可责之于湿邪为患。治法方面,先生尊崇古人"理脾、清热、利小便"之法,若湿邪在上在外者,可表散微汗以解之;在内在下者,可芳香苦燥以化之,或甘淡渗利以除之;而体虚湿盛者,又当祛湿、扶正二者兼顾。常用药物如黄柏、黄连、苦参、苍术、龙胆草、泽泻、土茯苓、薏苡仁、地肤子、白鲜皮等。

综上,湿疹皮炎类皮肤病,无论急性、亚急性或慢性,其病机之中血热、湿热贯穿始终,故此"凉血除湿"的治疗原则也应当一以贯之。

当然"热"与"湿"两者之间也存在强弱之分,"血热"偏盛时,症见多形性皮损,在红斑基础上有针头到粟粒大小的丘疹、丘疱疹,皮损常融合成片,向周围扩延,境界不清楚,边缘区有少量多形性皮疹散在分布。通常两侧对称分布,严重时可扩展全身,自觉瘙痒无度,遇热尤甚。脉象濡滑,舌红赤,苔薄腻。先生惯用"芩珠凉血汤":黄芩 12g,生地黄 15g,丹皮 15g,丹参 15g,赤芍 15g,大青叶 15g,苦参 15g,黄柏 15g,地肤子 15g,白鲜皮 15g,当归 12g,珍珠母[先煎]30g,灵磁石[先煎]30g,生甘草 3g。

全方以生地黄、黄芩为君,性寒,善清中上焦之热和血分之热,血热清则痒自安。丹皮、丹参、赤芍、大青叶为臣,凉血活血,助生地黄、黄芩以增凉血之功,且凉血不留瘀。佐以苦参、黄柏、地肤子、白鲜皮清热燥湿,祛风止痒;灵磁石、珍珠母咸寒重镇,阳潜则痒自宁。

　　"湿热"偏盛时,症见皮损分布多呈对称,局限或泛发,在红斑基础上有针头到粟粒大小的丘疹、丘疱疹和水疱,水疱经搔抓破后形成点状糜烂面,有明显浆液性渗出,时轻时重,经久不愈。日久则可见患部皮肤逐渐肥厚、粗糙,发生苔藓样变,呈干燥、黯红色的浸润肥厚的斑块,或苔藓样斑片,或角化性皲裂性斑块。自觉奇痒难忍,常可影响睡眠和工作,病程长,可数年不愈。脉象濡滑,舌红赤,苔黄腻。先生惯用"三黄理湿汤":黄芩 12g,黄柏 12g,黄连 6g,蒲公英 30g,白花蛇舌草 30g,一枝黄花 20g,土茯苓 30g,苦参 15g,生薏苡仁 30g,白鲜皮 15g,地肤子 15g,车前子 30g。

　　方中以三黄合用苦寒直折、泻火燥湿为君;蒲公英、白花蛇舌草、一枝黄花助君清热,土茯苓、苦参、生薏苡仁助三黄祛湿,共为臣药;佐以白鲜皮、地肤子祛风止痒,车前子渗湿利水,使邪有出路。若为皮损在红斑丘疹基础上见水疱、渗液,则可在此基础上再加重凉血清热力,如大青叶、板蓝根、丹皮、赤芍之属。

　　需要指出的是,对于一些慢性顽固性的湿疹、神经性皮炎或结节性痒疹,虽然表现为皮损肥厚、干燥、粗糙、脱屑等一派血虚失养、生风化燥的现象,但切不可机械地按照书本教条以熟地黄、当归、玄参、玉竹、黄精、麦冬、首乌等润燥之品一拥而上,这势必造成病情的反复,而仍应以清热凉血除湿为主,酌情使用上述养血滋阴药物。此外,对于一些顽固性瘙痒的患者,先生还善用"重镇潜阳"法。此法一般在皮肤科中并不常用,是为夏氏外科特色经验用药。夏氏外科在临床中,运用镇逆平肝、清化软坚的重镇药物如灵磁石、牡蛎、紫贝齿、代赭石等,结合辨证治疗皮肤痒、痛性疾病,如带状疱疹、皮肤瘙痒症、湿疹等,常能取得意外疗效。方中灵磁石辛寒能镇惊宁神;代赭石苦寒,牡蛎咸寒可平肝镇逆;贝齿咸平镇肝息风,与牡蛎又能清化痰热,诸药合用共成镇惊平肝、清化软坚之功。现代医学认为痛痒属神经兴奋范畴,中医属风属火,故认为使用寒性重镇药物,对因风、火等所致的皮肤瘙痒、疼痛有着较好的止痒、镇痛效果。

　　湿疹是一种迁延日久,缠绵难愈的疾病,病情易反复,孙教授在重视湿热论治的同时,认为,湿疹特别是病程长、有过敏体质的湿疹患者,其无论经西医或中医或中西医结合的方法治疗缓解后,要注意扶正治本,主要是"固卫健脾,补肾御邪"。《素问·阴阳应象大论》曰:"肺主皮毛",肺输布精气,充养皮肤,宣发卫气,外达皮肤以抵御外邪。湿疹特别是自幼患有湿疹的患者,由于肺卫气虚,固表失司,往往受到外界某种因素如光线、温度、潮湿、气味等而诱发,此乃卫气不固,御邪不力的表现。脾具有主运化的功能,即运化水液,消化和输布水谷精华,为化生精、气、血、津液提供足够的养料,以濡养人体、肌肤,故脾健则体健而不储湿。湿疹无论是急性期或亚急性期除表现为热象外,还有就是表现为"湿",此湿除外感湿热之外邪外,还有因脾虚生湿,日久化热的湿热困脾所致,故其可反复发作,病程缠绵不愈,因此湿疹特别是婴幼儿湿疹、易反复发作的湿疹患者,肺卫不固,脾肾两虚是疾病的内因和根本。按中医理论"急则治标,缓则治本"的原则,在湿疹的缓解期,即患者的皮疹已基本消失,可能只存在局部的色素沉着时,为了防止湿疹的反复发作,特别是对于一些慢性、反复发作、自幼而起的湿疹患者,孙教授一般要求其巩固服药一段时间,在此期间,给予益气固卫,健脾补肾的药物治疗,使其卫气固实,则腠理能御邪外袭,脾健肾强则水湿运化正常,人体阴阳平衡,体质增强,湿热之邪不易外侵,从而达到"正气存内,邪不可干"之目的,使湿疹之病能长期得到缓解或治愈。处方:黄芪 15～30g,白术 15g,防风

9~12g,淮山药 15g,茯苓 15g,女贞子 15g,何首乌 15g 等。女贞子有补肾滋阴之功,现代药理研究表明,其煎剂能显著抑制小鼠或大鼠被动皮肤过敏反应,拮抗组胺所致大鼠皮肤毛细血管通透性增加,阻止炎症介质的释放。黄芪、白术、防风组成的玉屏风散,能益气固表,扶正祛邪,对人体的免疫功能有双向调节作用,现代药理提示,黄芪、茯苓能明显增强NK 细胞的活性、促进细胞免疫。我们在临床上发现,在湿疹的缓解期,益气固表,补益脾肾治疗婴幼儿和儿童湿疹,是一个能够缓解疾病的有效方法。

[病案举例]

文某,女,18 岁。初诊日期:2016 年 2 月 18 日。

主诉:面部、右乳皮疹伴瘙痒反复一年余。一年前无明显诱因下出现面部、右乳皮疹伴瘙痒,曾于多个医院就诊,诊断为"湿疹",予他克莫司软膏,中药水、激素药等外用,病情反复。劳累后加重,搔抓后,滋水淋漓,色红。体格检查:面部、右乳见散在红斑,部分滋水渗出,表面有浆液性结痂。舌红,苔薄白,脉滑数。中医诊断:湿疮;证候诊断:湿热蕴肤;西医诊断:湿疹;治法:治以清热凉血利湿。

处方:金银花 15g,连翘 15g,黄芩 12g,黄连 6g,蒲公英 30g,白花蛇舌草 30g,知母15g,丹皮 15g,白鲜皮 12g,地肤子 12g,野菊花 6g,苦参 12g,土茯苓 15g,14 帖。

复诊:治疗两周后皮疹好转,无渗出,有结痂脱屑。舌红,苔薄白,脉滑。原方减黄连、土茯苓、蒲公英、白花蛇舌草,加入当归 10g,丹参 15g。以该法治疗一月后皮疹明显好转。

按语:孙师认为,湿疹皮炎类皮肤病,其病程中血热、湿热贯穿始终,故"凉血除湿"的原则也应当一以贯之。对于湿疹偏热者,孙师惯用"三黄理湿汤"加减,方中黄芩、黄连寒苦直折,泻火燥湿,善清上中二焦之湿热,蒲公英、白花蛇舌草、苦参、土茯苓助君清热祛湿,知母、丹皮清热凉血,白鲜皮、地肤子清热祛风止痒,金银花、连翘、野菊花清扬向上,既清热解毒,又善治头面部病邪。经治后好转,皮疹渗出减少,出现干燥脱屑,减去黄连、土茯苓、蒲公英、白花蛇舌草苦寒燥湿药物,加入当归、丹参以养血活血。

二、治血为本,从阴引阳,论治银屑病

"白疕病"相当于现代医学的"银屑病",是一种常见并易复发的慢性炎症性皮肤病,皮损特点为红色丘疹或斑块,其上覆盖多层银白色鳞屑;有一定季节规律,冬重夏轻,非传染性。根据本病的临床特征,一般分为寻常型、脓疱型、关节病型和红皮病型;同时根据病程演变可分为进行、静止、退行三期。

1."血分有热"为本病的关键病机 孙世道先生认为,本病发生的主要原因是血热。血热则热灼血络,血络受损,血溢脉外,壅于皮肤,则发为红斑;热盛血燥,肌肤失养,则皮肤脱屑、瘙痒。而血热的形成,或因外感风湿热毒之邪,以致肺热炽盛,肺气郁闭,热伤营血;或因肝郁气滞郁而化火;或因思欲太过耗伤心脾;或因饮食不忌过食辛辣腥发之品,以致痰火内生。若病程日久,或燥热之邪久羁,耗伤阴血,血虚津枯难以濡养肌肤,皮肤干燥、瘙痒,皮损浸润明显。日久不去;或久病脾失运化,痰湿内生,皮损反复迁延,增生肥厚、脱屑、瘙痒明显。若血热炽盛或治疗不当,外受毒邪刺激,则火毒内盛充斥肌肤,气血两燔,以致经络阻隔,气血凝滞,通体潮红,发为红皮病型银屑病;若风湿热毒之邪侵袭关节,则关节红肿疼痛,甚则畸形,发为关节型银屑病;若患者素体脾虚湿盛或外感风湿之邪,湿热之邪发于皮肤,则成脓疱型银屑病。

此外,少数患者因调治不当,兼感毒邪,热毒流窜,入于营血,造成气血两燔,耗伤阴血之证。病久则经络阻隔,气血凝滞,故皮损厚硬。

2. 早期血分有热,凉血为先　孙世道先生认为"血分有热"实际是由热在气分,郁久化毒,波及营血而成,与温病的"热入营血"不同。若患者素体血热,或复感风热之邪,或过食腥发之物,或七情内伤化火,导致疏泄不通,透发不畅,两阳相合,燔灼血液,怫郁肌腠,发为白疕。

血热型多见于进行期或红皮病型银屑病。临证常见新皮疹不断出现,旧皮疹不断扩大,鳞屑厚积,炎症明显,周围有炎性红晕,痒感较著,可伴有发热等全身症状,舌红、苔黄、脉数。治宜清热凉血,常用药物:水牛角、土茯苓、板蓝根、大青叶、生地黄、白茅根、紫草、丹参、赤芍、鸡血藤、白花蛇舌草等,大便秘结者加生大黄,痒甚者加白鲜皮。

另外,先生认为"邪毒"也是银屑病的病邪之一,与"血热"常相互为患,壅滞玄府,玄府开阖失司,气机壅滞,而气机壅滞则热毒更盛。同时,血热邪毒易耗伤气血津液,加之玄府闭塞,气血津液不能输布于肌肤,肌肤失养。故临床先生多喜用麻黄、石膏,取其辛散,辛温、辛凉并用,开通玄府、发散热毒并用。

3. 中期血瘀为主,活血为要　先生指出,许多疾病发展到一定程度,常会导致气血运行不畅,从而出现血瘀的共同脉症。白疕病患者多由于外感、内伤、情志失调等多种因素导致体内气机郁滞,血液运行受阻;亦或是病情日久反复,血热炽盛,导致血行不畅,热结血瘀,血瘀难荣肌表,导致皮肤浸润性肥厚,颜色紫黯或者黯红,舌质紫黯或者瘀斑。

血瘀型患者皮损多融合成浸润斑块,呈黯红色,浸润较明显,鳞屑附着较紧,时有瘙痒,面色发黯、唇色青紫,舌质黯红,有瘀斑、瘀点,苔薄白,脉细涩。治宜活血化瘀,佐以行气补气,临床常用鸡血藤、鬼箭羽、桃仁、红花、赤芍、丹参、三棱、莪术、黄芪、茯苓、陈皮、枳壳等药物。

4. 后期血虚为患,养血为主　先生认为,白疕病病程迁延,数十年而不愈,血热日久,或风邪燥热久羁,阴血暗耗,夺津灼液则血枯难荣于外,反复发作耗伤阴血,津血同源导致肌肤不荣。正如吴鞠通所谓:"热之所过,其阴必伤"。

本型多见于老年患者或关节病型白疕病、静止期寻常型白疕病,或病久不愈者。患者多表现为面色无华或萎黄,唇色淡白,爪甲苍白,常有爪甲病变或凹陷点或增厚;皮肤干燥脱屑,基底白屑迭起,痒较甚,伴有头晕目糊、心悸失眠、手足麻木、腰酸乏力、关节酸痛;舌苔白,脉细弱。治宜养血润肤,常用药物有熟地黄、黄芪、丹参、制何首乌、鸡血藤、乌梢蛇、当归、炙甘草等。

5. 从阴引阳法治疗白疕病　白疕病是皮肤科顽疾之一,虽四季可发但以冬季较剧,至夏多能缓解和隐退。细究其因,冬寒时腠理致密,肤燥无汗,营血难于外润肌肤而易发,夏令则反之,故在凉血解毒或养阴活血之基础上试加辛温发散之麻、桂等药,均获较好疗效。

麻、桂相伍乃仲景辛温发汗之重剂,不但辛温宣肺,而且能温通血脉。《黄帝内经》谓肺主皮毛而司开阖,故能携养血滋阴诸药,从阴引阳,开腠理,透毛孔,润肌肤而得效。治疗白疕病时麻、桂剂量宜大,成人每味为15g,儿童每味为9g,并未见大汗出,但腠理必开,皮损常能很快消减。而麻桂用治外感风寒,用量过重确有汗多损伤阴阳之弊。

[病案举例]

陈某,男,42岁。初诊日期:2012年1月6日。

患者寻常型银屑病病史5年,遇冬季、劳累复发。近日劳累后反复发作,头面四肢散发红色斑疹,刮之白色鳞屑,点状出血伴瘙痒;舌紫、苔白腻微黄,脉弦滑;中医诊断:白疕;辨证:血热;治法:凉血活血,清热解毒;方取黄连解毒汤合消风散加减。

处方:大青叶30g,一枝黄花15g,蒲公英30g,黄芩15g,黄连6g,黄柏15g,栀子12g,玄参30g,知母15g,白花蛇舌草30g,夏枯草15g,龙葵15g,土茯苓30g,菝葜30g,牡丹皮15g,丹参15g。

二诊(1月13日):患者未见新发皮疹,瘙痒减轻,鳞屑明显;舌紫红、苔白腻,脉虚滑。原方加紫草30g以凉血活血。

三诊(1月28日):皮疹消退,面部仍红干脱屑;舌紫黯红、苔白腻,脉弦细。改服成药复方青黛胶囊及知柏地黄丸。30天后停药,随访半年未复发。

按语:本例为白疕血热期。孙师认为该病"血热为病之本,阳浮为病之标",故初诊以黄连解毒汤合消风散加减以凉血活血、清热解毒。方中大青叶、一枝黄花、蒲公英清热解毒,疏风解表;黄芩、黄连、黄柏、栀子泄三焦之热毒;玄参、知母、夏枯草清肺胃肝三脏之郁热;牡丹皮、丹参共奏凉血活血之功。

现代药理研究结果表明,菝葜、土茯苓、龙葵、白花蛇舌草具有清热解毒、抗癌和激素样作用,三药合用可消除真皮乳头水肿、改善真皮血管扩张、抑制表皮细胞DNA的合成。二诊时皮疹改善,鳞屑明显,加紫草助凉血活血之力。三诊时皮疹消退,拟复方青黛胶囊固守疗效,知柏地黄丸顾护气阴。青黛中的有效成分靛玉红,药理研究其可减缓细胞的丝状分裂,有抑制银屑病表皮细胞的过度增殖的作用。

三、清肺胃、泻肝火、化痰瘀,诊治痤疮

面部痤疮,中医称为粉刺,是一种因皮脂分泌过多引起的毛囊、皮脂腺的慢性炎症。一般认为与肺经风热,肠胃湿热上熏,搏结于肌肤有关。西医也认为本病的发生与消化系统功能紊乱、内分泌功能失调、代谢障碍、痤疮棒状杆菌感染有关。孙教授在临床上重视"清肺胃、泻肝火",对于囊肿结节型重视化痰散瘀,取得了良好的效果。

1. 泻肺清胃,养阴凉血 孙教授认为,肺在人体脏腑中位置最高,称为"华盖",在体合皮毛,而痤疮好发于面部皮肤,故痤疮需从肺而治。胃主受纳、腐熟水谷,主通降,以降为和,痤疮患者中,很大部分人的发病与进食膏粱厚味有关,致使胃之受纳、腐熟水谷功能受阻,郁滞日久生热,胃失通降,阳明腑热壅盛,则大便秘结,热浊之气上熏,客于面部肌肤

而发为痤疮。《外科正宗》曰："粉刺……又有好饮者,胃中糟粕之味,熏蒸肺脏而成。"临床上此类痤疮以寻常型痤疮最为常见,主要表现为黑白头粉刺、红色丘疹,可伴有脓丘疹、小脓疱、面部皮肤油腻等,均为血热之象。《外科启玄》曰："粉刺……总皆血热郁滞不散",故孙教授在治疗中多泻肺清胃、养阴凉血。在皮疹发作期,以清热解毒、泻肺清胃为主,重用金银花、野菊花、黄芩、栀子等品;在皮疹缓解期,则以养阴凉血、泻肺清胃为主,药用生地黄、玄参、麦冬、玉竹等。而无论在发作期还是缓解期,均可加用山楂、薏苡仁等和胃消食之品,使胃得清,热得消。

2. 清肝疏气,调补冲任　在一些女性痤疮患者表现为月经前皮疹增多,月经后症状减轻。此类患者还往往兼有月经周期紊乱、痛经、烦躁易怒或心情抑郁等表现。此与肝郁化火、冲任失调有关。冲、任、督三脉一源而三歧,与肝肾关系密切,主司女子的经、带、胎、产,《格致余论》曰："主闭藏者肾也,司疏泄者肝也。"人体只有肾藏精气充盈,肝主疏泄功能正常,则冲任才能调和。现代临床研究认为,痤疮与人体的性激素分泌有关,而性激素的分泌在某种程度上与人的过度情绪波动有很大的影响,痤疮发生的一个重要原因是与雄性激素水平增高有关,故在清热解毒的基础上,对伴有冲任失调症状的患者,加以调节冲任将更有利于症状的缓解及疗效的巩固。由于痤疮表现的是以热象为主,因此,对于痤疮患者的调补冲任当以疏通养阴法,以达到冲任的平衡,常用药有路路通、王不留行、茺蔚子、女贞子、天冬等。路路通味苦,具有理气活血调经之功;王不留行味苦,具有活血通经,兼有行气的作用;茺蔚子活血调经凉肝;女贞子平补肝肾阴虚;天冬滋肾阴清肺热。诸药共奏疏肝活血、补益肝肾之功,从而达到冲任调和的目的。

3. 凉血散瘀,化痰消结　孙教授认为,痤疮皮损旷日持久不愈或治疗不当,肺胃积热久蕴不解,聚湿生痰,痰血瘀结,使人体局部气血郁滞,经脉失畅,或痰湿瘀阻之体复感风热邪毒,热结成瘀,可使患者皮损除有红丘疹、小脓疱外,还会出现结节、囊肿。根据中医外科的辨证规律,皮色不变之肿块为痰凝所致,而色黯红、质硬、无痛或稍有疼痛之有形肿块为血瘀所致,此类患者除需泻肺清胃外,同时还需活血化瘀、化痰散结,药物需重用夏枯草、浙贝母、丹参、桃仁、莪术等。夏枯草、浙贝母在软坚散结的同时有清热泻火的功效;丹参味苦寒,除活血祛瘀外还可凉血安神;桃仁入大肠经,肺与大肠相表里,既能活血散结又能使热从大便而出;莪术活血力强,既可增强散结之功,又能消饮食积滞。

4. 重视现代研究成果　孙教授认为,结合现代医学对中药最新的研究成果,在辨证用药的同时加入相应的可以阻断或调节痤疮发生某一环节的药物,其治疗效果会更佳。比如丹参、黄柏、大黄等有抗痤疮丙酸杆菌的作用,鱼腥草有减少皮脂腺分泌的作用,丹参提取物中的有效成分丹参酮有抗雄性激素、抗菌、抗炎及调节免疫功能的作用,白花蛇舌草、穿心莲等有增强白细胞吞噬能力的作用。此外还有报道,大豆、墨旱莲、葛根等有雌激素样作用,丹参、山楂、虎杖等有明显降脂作用。结合这些成果,孙教授在治疗痤疮时会在辨证的基础上酌情选用这些药物。另外还有某些中药材药食同源,对于这些既能治病又能作为食物的中药,如苦瓜、黄瓜、芹菜、马兰头等,孙教授常嘱咐患者在平时生活中适当食用,如此也可减少痤疮的复发率。

[病案举例]

严某,女,24 岁。初诊日期:2016 年 1 月 9 日。

因面部皮损伴痒反复一年余。一年前出现面部红斑、油腻、脓疱,时有灼热瘙痒感,经中西医治疗无效。平时口干、口臭,大便干结。体格检查:面颊、鼻翼两侧见大片红斑,油腻,少许脱屑。舌红,苔薄黄,脉数。中医诊断:粉刺病;证属:肺胃湿热;西医诊断:痤疮;治法:清热凉血,除湿止痒。

处方:生决明 30g,天葵子 15g,大青叶 15g,生侧柏 15g,白花蛇舌草 30g,王不留行 12g,蒲公英 30g,知母 15g,丹皮 15g,丹参 15g,玄参 15g,苦参 12g,黄芩 15g,生山栀 15g,白花蛇舌草 30g,14 帖。

服药后皮疹逐渐消退、大便通畅,逐渐减去清热解毒药物如黄芩、山栀、苦参,加入养阴药物生地黄 15g,麦冬 15g,玉竹 15g,经三个月治疗后,无皮疹发作。

按语:孙师善用清热凉血药治疗红斑,灼热油腻,对于炎症性痤疮见脓疱结节,则用银乔、二黄、山栀之类。本方中决明子、天葵子、王不留行子为孙师常用药,可清热解毒通便,另外决明子可抑制皮脂腺分泌,天葵子、王不留行子清热通窍,既可通泄热邪,使之从二便而出,又可疏通皮脂腺,减少油腻。大青叶、生侧柏、白花蛇舌草、蒲公英等是孙师常用清热凉血药物,常用于面游风病,达到凉血除湿的功效。

四、祛邪固表,散中寓收,诊治慢性荨麻疹

荨麻疹是由于皮肤、黏膜小血管反应性扩张及渗透性增加而产生的一种局限性水肿反应,中医称之为瘾疹,俗称风团、风疙瘩、风疹块等,其具有发无定处、骤起骤消、瘙痒无度、退后不留痕迹等特点。部分患者反复发作,超过 6 周者,称为慢性荨麻疹,治疗可达数月甚至数年仍不能完全解除症状,严重影响患者的日常工作和生活。

孙世道教授临床 50 余年,在治疗慢性荨麻疹方面,见解独到,特色鲜明,疗效显著。笔者有幸侍诊于侧,现将孙世道教授治疗慢性荨麻疹的临证经验总结如下。

1. 辨证特点

(1) 风邪致病,本虚标实:本病发无定处,此起彼伏,瘙痒难忍,症状与风邪致病特点相似,孙师将其病因责之为风邪致病。《金匮要略心典·水气病脉证并治》曰:"风,天之气;气,人之气,是皆失其和者也。风气相搏,风强则气从风而浸淫机体,故为瘾疹。"《诸病源候论》指出:"夫人阳气外虚则多汗,汗出当风,风气搏于肌肉,与热气并,则生瘾疹。"

孙师认为,荨麻疹急性期,多为外感风邪,而慢性期则为风邪留恋、正气不固,"正虚"是慢性荨麻疹反复发生的根本原因。如《医宗金鉴·外科心法要诀》中载:"此证俗称鬼饭疙瘩,由汗出恶风,或卧露寒凉,风邪多中表虚之人。""表虚"具体体现在"肺脾气虚,卫表不固"。脾为"后天之本,气血生化之源",脾气虚弱,则气血生化无源,无以固表;又为"肺之母",肺主皮毛,肺脾气虚,卫外不固,则风邪留于肌肤腠理之间,游走于营卫脉络之中,而发生本病。总之,本病的发生为正虚邪恋,风邪搏于肌肤,致使病势缠绵,日久难愈。

(2) 风与湿热相搏:"风为百病之长,风性善行而数变",风邪易祛,然而本病患者临床

多见病势缠绵,难以治愈;另外,部分患者发作时以眼睑、口唇肿胀明显为特征,或搔抓后出现红色条状水肿性红斑,孙老师认为这些疾病特点多与风邪夹杂湿热有关。历来医家认为湿热与该病密切有关,戴思恭在《证治要诀》中强调"皆因血热肌虚风邪所搏而发";王肯堂在《证治准绳·瘾疹》中指出:"热搏于血分,其邪因并发于表则赤,若风湿搏于气分,则气液不行,因邪并发于表则白。"

沪上之人,多喜膏果厚味,易损伤脾胃,水湿不得运化,则湿邪内生,湿性黏滞,顽固不化,与风邪合,则日久难去;湿邪久滞,则化为热邪,风湿热夹杂,故在慢性荨麻疹患者中多见红斑水肿。

(3)邪在少阳:慢性荨麻疹发病特点是每日反复发作多次,发得快,退得也快,数分钟或数小时消退,发作时患者烦躁不安,部分可伴有发热、恶心、呕吐、腹痛等胃肠不和的症状,类似于少阳病证的寒热往来,孙师将之归为邪在半表半里之少阳证。外感风邪日久不化,入里阻碍了少阳经气,以致枢机不利。风邪与少阳阳气相搏于肌肤腠理,故起风团,随后少阳之阳气不能祛邪,邪气入里,则风团自消;邪在少阳,肝气疏于调达,则情志不疏;此外,少阳受邪,向外涉及太阳之表,表现为风团,向内又关乎阳明,故影响到脾胃的运化和升清,出现胃肠表现的证候。

(4)血不归经,血溢脉外:《素问·调经论》云:"血气不和,百病乃变化而生",凡疾病慢性者,日久不愈,乃病在血分。现代医学认为荨麻疹是皮肤黏膜的小血管反应性扩张及通透性增加而产生的一种局限性水肿反应。孙老师将西医理论进行微观辨证,与中医学相结合并进一步发展,认为荨麻疹乃邪气客于肌肤,卫外失守,致血不循常道,溢出脉外,结于肌表,而发瘾疹。"血不归经,血溢脉外"为其重要病机。

2. 辨治经验

(1)散风与扶正相结合:慢性荨麻疹风团时作,瘙痒剧烈,然而治疗仅祛风散风止痒,则未治其本,难以奏效;且一味用散风药,则正气耗散,卫表不能固,反而加重病情。柯琴曰:"故治风者,不患无以驱之,而患无以御之",故治疗上宜散风与固表相结合。孙老师多用玉屏风散配合西河柳、佛耳草、白蒺藜使用。玉屏风散由黄芪、白术、防风组成的,能益气固表,扶正祛邪;西河柳、佛耳草、白蒺藜散风止痒,性味平和,配合玉屏风散使用,补中寓疏,散中寓补,散风不伤正,补益不碍邪。

孙师在临证使用中,常将此用于发作稀少,瘙痒不剧烈者,病情稳定的慢性荨麻疹患者。对于该类患者,辨证风邪并不为重,故散风药仅选用一两味;若伴有乏力、少气懒言、自汗、畏风明显者,常重用黄芪、白术,或加入党参、珠儿参、炙甘草,以增强补气固表之力。

(2)散风与除湿热药并重:慢性荨麻疹发作频繁,发作时风团片大色红,水肿明显,瘙痒剧烈,或眼睑、口唇水肿,或划痕红肿明显,或伴有胃脘呕恶,舌红苔黄腻者,孙师多辨证为风湿热蕴于肌肤。如仅散风,则湿热难化,仅清湿热,则风邪难去,宜清热除湿祛风并重。

孙师常用凉血地黄汤配合五苓散加减使用。临床使用时,瘙痒明显则选用白鲜皮、苦参、地肤子等,以清热燥湿,祛风止痒;风团色深、邪热较重者,选用生地黄、黄芩、牡丹皮、知母、生栀子等清热凉血,苦寒燥湿;风团水肿明显或局部水肿者,选用石韦、猪苓、防己、车前子等清热祛湿利尿,使热邪从小便而出;大便干结者,加入土大黄,以清热通便;瘙痒

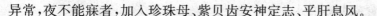

异常,夜不能寐者,加入珍珠母、紫贝齿安神定志、平肝息风。

(3)小柴胡汤调和少阳:少阳证在《伤寒论》中有详细描述:"伤寒五六日,往来寒热,胸胁苦满,嘿嘿不欲饮食,心烦喜呕,或胸中烦而不呕",又"伤寒中风,有柴胡证,但见一证便是,不必悉具。"因此,孙师指出,慢性荨麻疹发病时见到风团时作,伴胸胁胀满、心烦不舒、不欲饮食、口苦呕吐等,用药上见到一两个症状便可使用,不必等到诸多的症状齐备再运用小柴胡汤。

处方常用柴胡配黄芩,一升一降,柴胡味苦微寒,气质清散,疏肝开郁,和解退热,泻半表半里之外邪;黄芩苦寒,清热燥湿,泻火解毒,泻半表半里之邪。二药相合,升清降浊,调和表里,和解少阳,使气郁得达,火郁得发,气机因而得利,风团因而得消。有胃脘不舒者,加入半夏,其气味辛散,燥湿化痰,和胃止呕,消痞散结,一则助柴胡疏通少阳气机,二则和胃降逆;气虚不固者加入党参健脾益气固表,扶助正气。

(4)凉血收敛止血:根据荨麻疹"血不归经,血溢脉外"的重要理论,孙师处方用药时,常选用酸敛收涩药物,以凉血收敛止血,常用药物有乌梅、五味子、仙鹤草、茜草、山茱萸等。乌梅味酸性平,清凉生津,敛肺涩肠;五味子味酸性温,敛肺补肾,敛汗止汗,涩精止泻;山茱萸酸涩微温,补益肝肾,收敛固涩;仙鹤草、茜草收敛凉血止血,使血行归经。

孙师在使用本法治疗该病时,常配合益气固表药物一起处方,以固收同用,对于外邪较弱,发作较少的慢性荨麻疹患者效果显著。

(5)结合现代中药药理研究成果用药:孙师提倡借鉴现代中药药理研究成果选方用药,指导治疗。本病的发病机制主要是由不同原因导致肥大细胞与嗜碱性粒细胞脱颗粒,各种炎症介质释放引起风团、皮肤瘙痒等症。

孙师根据现代中药药理研究成果结合荨麻疹的辨证,选取具体药物如下:生地黄、黄芩、柴胡、乌梅、五味子、西河柳、白术、黄芪。根据现代中药药理研究,生地黄有糖皮质激素样抗炎作用;柴胡配合黄芩,为小柴胡汤的主药,具有免疫抗炎、抗过敏等多种药理作用;五味子有抗胆碱和增强肾上腺皮质功能作用,乌梅对蛋白质过敏及组织胺有拮抗作用,两者有脱敏的作用;白术、黄芪具有抗炎、调节免疫作用。对于慢性荨麻疹患者,可以在本方中辨证论治加减使用。

[病案举例]

李某,女,32岁。初诊日期:2015年9月2日。

患者反复发风团3个月,加重14天。患者3个月前因食用海鲜后出现全身皮疹,瘙痒明显,口唇水肿,西医就诊后诊断为急性荨麻疹,予地塞米松静脉滴注、口服氯雷他定治疗,经用药后皮疹好转,但仍需要每日口服氯雷他定治疗,停药后即发作。2天前,病情加重,口服氯雷他定后仍有发作,皮疹鲜红,瘙痒剧烈,夜间明显,伴有口唇水肿;发作时烦躁易怒,口苦干呕,大便干结,小便黄;舌红苔黄腻,脉细数。

中医诊断:瘾疹(湿热蕴肤);西医诊断:慢性荨麻疹;辨证:清热除湿,祛风止痒。

处方:生地黄15g,黄芩15g,柴胡6g,制半夏6g,苦参12g,白鲜皮12g,西河柳30g,佛耳草15g,汉防己12g,猪苓15g,车前子30g,羊蹄根10g。

二诊(9月29日):发作已减轻,无口唇水肿发作,无干呕,大便通畅,原方减去车前子、羊蹄根、制半夏,加入生黄芪 15g,白术 15g。

三诊(10 月 29 日):病情稳定,原方减汉防己、猪苓,加入乌梅、五味子、仙鹤草。继用 28 剂后,停用氯雷他定,病情平稳,无发作。

按语:该患者风团发作超过 3 个月,属于慢性荨麻疹范畴。发作时,皮疹明显,色红水肿,瘙痒剧烈,伴有烦躁口苦,干呕,大便干结,舌红苔黄腻,脉细数,辨证为风湿热邪俱盛,"急则治其标",治疗上先予以清热除湿,祛风止痒。

方中生地黄清热凉血;苦参、白鲜皮、汉防己、猪苓、车前子清热除湿止痒;西河柳、佛耳草散风透疹;柴胡、黄芩、制半夏调和少阳、降逆止呕;羊蹄根清热通便,有釜底抽薪之意。

二诊时病邪已减,皮疹发作减轻,无干呕,大便通畅,故原方减去车前子、羊蹄根、制半夏,并加入黄芪、白术益气固表,以治其本;三诊后病邪已祛,故减汉防己、猪苓,加入乌梅、五味子、仙鹤草酸涩收敛止血。继用该法一个月后停用西药无复发。整个治疗过程,标本兼治,攻伐有度,散中有收,奏效明显。

(丁佩军整理)

林钟香

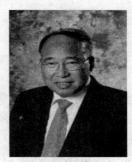

林钟香

男，福建福州人，出生于1938年。上海中医药大学教授、博士生导师，龙华医院终身教授。1962年上海中医学院医疗系本科毕业，同年任职于龙华医院内科，长期从事临床、教学和科研工作。曾担任上海中医药大学附属龙华医院心内科主任、中华中医学会老年病分会常务委员，中国无创心功能学会委员，上海中医学会老年病分会副主任委员。2016年被评为上海市名中医。

林教授从事中医药治疗心血管病50余年，已发表专业论文40余篇，主持、指导、参与了多项国家级、省部级、局级科研课题，其中1996年负责完成上海市自然基金课题『携带式阻抗法动态心输出量监护仪的研制』并申报国家专利一项。林钟香教授创制的院内制剂——舒心饮，

2004年获上海市科学技术成果1项，2008年获上海市中西医结合科学技术奖1项，2012年获上海中医药科技二等奖1项，2013年中华中医药学会科学技术三等奖1项。

学 术 思 想

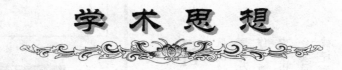

一、正虚外风，从风论治胸痹

（一）气阴两虚——发病之本

气和阴关系极为密切，阴者，阴血、阴津也，气能生血、行血和摄血；血能载气和化气。气能生津、化津；津亦载气。气不行血导致血行不畅，甚则瘀血内停，气不行津既能滋生痰浊、又能引起血脉瘀滞，所以气阴两虚是心系病证的重要病机。通过大量的临床研究发现，40 岁以后动脉硬化发生较多，且随着年龄增大而发病率持续增加，女性则常见于绝经期之后，可见动脉粥样硬化和冠心病多发生于人体肾脏精气开始亏虚的时候。根据中医气血理论，认为血液的正常流动有赖于心气的推动、肺气的敷布、肝气的疏泄，而元气是生命活动的原动力，人体各脏腑组织器官的功能活动均需要其激发和推动，元气乃以父母先天之精气为根基，肾中精气所化。可见推动人体血液正常运行的原动力，实为元气而具体体现于心、肺、肝的功能上。推动血液之气虚，实为元气亏虚，肾中精气不足所致。故补气须补元气，主要是肾中精气。在此基础上创制的院内自制制剂舒心饮、复律宁均以益气养阴为原则分别治疗胸痹心痛、心悸（心律失常），并在临床使用中取得了良好的效果。

（二）风邪——诱导发作的重要因素

风邪是冠心病心绞痛发作的重要致病因素，冠心病心绞痛多属中医"胸痹""心痛"等范畴，病因病机极为复杂。《灵枢·五邪》认为："邪在心，则病心痛。"指出心痛的病因乃邪在心。《素问·举痛论》："寒气客于脉外则脉寒，脉寒则缩蜷，缩蜷则脉绌急，则外引小络，故卒然而痛……"的描述与冠状动脉痉挛引发的心绞痛极为相似。又《诸病源候论》曰："心痛者，风冷邪气乘于心也。"《杂病源流犀烛·心痛》亦曰："心痛引背多属风冷。"明确指出风邪入侵是心痛发病的重要因素。风为百病之长，风为六淫之先导，其性能独兼五邪而犯心，成为心绞痛的主要发病因素。气候变化如气温、气压的降低，风向的转变，季节的更替等是导致本病的主要诱因，而这些变化属中医风邪之范畴。心痛发作时具"乍间乍盛，休作有时"（《诸病源候论》）的特点，亦提示心痛与风有内在联系。《诸病源候论·久心痛候》谓："其久心痛者，是心之别络，为风之冷热所乘痛也，故成疹。不死，发作有时，经久不瘥也。"描述了冠心病心绞痛成慢性发作的过程。此外，从发病时间而言，胸痹心痛多发于肝气所主之时。《素问·藏气法时论》曰："心病者日中慧，夜半甚。"此夜半之时由肝气所主，胸痹心痛多发于此时，说明其与肝、风相关甚密。这同风木得令，气易乖乱，刚气初生，风挟阴寒内攻息息相关。有诸内必行诸外，胸痹心痛多现风性，揭示风邪在胸痹心痛的发病机制中起着极其重要的作用。

二、从肝肾论治,调畅心脉

(一) 从肝论治,疏肝解郁

肝藏血,主疏泄人一身之气机,气又为血之帅,故肝失疏泄,就会影响气血运行,故明代章潢《图书编》明确指出"肝者,凝血之本"。血液的调节与肝主疏泄的功能密切相关,肝失疏泄有疏泄不及和太过之区别,若属肝脏疏泄不及、气机郁滞而致心情抑郁,嗳气叹息,胸胁胀满,气血运行不畅者,林教授多主张疏之,以刚克柔,采用疏肝理气、疏肝活血、疏肝清热等方法使其气机调畅,气血和调,心脉通畅。常用柴胡疏肝散、逍遥散、越鞠丸等加减化裁治疗。若由于肝脏疏泄太过,气机逆乱而致肝火上炎,肝阳上亢者,林教授多主张柔之,以柔克刚,采用清肝泻火、平肝潜阳、平肝息风等方法使其肝气冲和,肝体充实,气血畅通。常用天麻钩藤饮、镇肝熄风汤、丹栀逍遥散等加减治疗,刚柔并济,随证加减,灵活应用。

(二) 从肾论治,调和阴阳

肾为先天之本,水火之宅,内藏真阴,心血依赖肾之阴精的补充;肾又内寄元阳,为一身阳气之源,肾气隆盛,则心阳振奋,脾得温煦。久病之人,必伤肾气。

若肾气虚不能蒸腾气化而致心阳虚,鼓动无力,则血行滞涩,内结为瘀;若肾阳虚失于温煦,寒凝经脉,胸阳不振而水泛为痰或肾阴虚火旺,灼津成痰,痰瘀交阻,上犯心胸清旷之区,痹阻心脉,则发为惊悸怔忡之证,是心系疾病的常见症状。肾为阴阳之根,与心水火相容,阴阳相济,肾之阴精可助阳化血,肾之元阳可辅心通阳。故林教授在治疗心律失常时每每从培补肾之气血阴阳入手,使肾元得固,心肾相交。根据阴阳互根互用原理,治疗中可治以"阴中求阳,阳中求阴"之法。根据患者肾中阴阳偏盛偏衰的状况,分别予以温肾阳,补肾气,滋肾阴之法,在临证时常用二仙汤、真武汤、二至丸、金匮肾气丸等方剂,杜仲、制狗脊、桑寄生、知母、黄柏、仙茅、淫羊藿是林教授在临床上的常用之品。

(三) 注重调摄

多数疾病的发病多与素体亏虚、饮食失节、情志失调、劳欲过度等因素有关,故饮食、起居、情志的调摄对疾病的发展及预后也非常重要,在辅助治疗中起着不可或缺的作用,故林教授在临证过程中十分强调情志的调摄、饮食的宜忌,每每叮嘱患者重视整体调摄,改变不良生活习惯,忌食辛辣发物,达到"三分治,七分养"的目的。

三、顾护脾胃,调和心脉气血

(一) 重视顾护脾胃之气

"脾胃为后天之本,气血生化之源",且《黄帝内经》云:"有胃气者生,无胃气者死"。顾护脾胃之气在疾病治疗大法中的重要性不言而喻。同时脾为心之子,母病及子、子病及母,心系疾病本就大多与脾胃密不可分,再则心血管疾病患者均为久病服药之人,尤其大部分患者最初起便服用西药治疗,心血管相关药物常有胃肠道不良反应,虽无严重的症状,但脾胃之气已受伤虚损;而中药方面益气养阴、重镇安神定悸药或滋腻碍胃,或寒凉伤胃。故林教授在处方用药上时时刻刻不忘顾护人体的脾胃之气，自始至终将"健脾益气"的原则贯穿于理、法、方、药之中。正如近代名医岳美中所言："若医者治慢性病懂得培土一法，则思过半矣"。顾护脾胃之气能使后天资生有源，中气斡旋得复，顽疾始有转机。

（二）调和气、血与水饮的平衡

人体正常的生命活动有赖于人体内的精微物质——气、血、水饮的正常运行。其中又以气为"人之根本"，人禀赋天地之气而生，又赖后天精气的充养。气能生血、行血和摄血，血能载气和生气，气能生津、化津，津亦载气。三者在生理上相互依存，相互为用，密切相关。但若气、血、水饮有一方运行不畅便会互相影响，交互为病。气滞或气虚致心气运行不畅，则影响血液和津液的运行。津液停聚，积水成饮，凝饮成痰，痰阻脉络，血滞则瘀，痰夹瘀血，窠囊遂生；若血瘀脉中或溢出脉外，停而为瘀，阻滞气机，水湿亦停，聚而成痰，痰瘀互结，反过来再次影响气行。从疾病方面来看，气滞、血瘀、痰凝闭阻心脉者，发为胸痹；饮停心下者，心不自安，则发为心悸；水饮泛溢肌表四肢，发为溢饮、水肿；饮积胸肺者，可发为支饮、喘病等，所以林教授在临证时十分注重调和气、血与水饮之间的关系。脾统血，主运化水湿，林教授遣方用药时往往加入健脾益气之药，旨在通过顾护脾胃之气来起到活血、行津之效。使气、血、水饮得以正常运化，达到治疗疾病的目的。

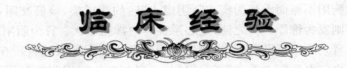

临 床 经 验

一、冠状动脉粥样硬化性心脏病的诊治经验

冠心病是目前最常见的心血管系统疾病之一，发病人群多有长期精神过度紧张、睡眠不足的病史，耗神、耗气、伤阴，阴津气血亏乏，则易致痰浊血瘀，心经心脉失于滋润濡养，故易发胸痹心痛之证。临床辨证复杂多变，必须结合全身症状表现进行。

（一）益气养阴大法贯穿始终

《黄帝内经》云："忧思则心系急，心系急则气道约，约则不利。"且五志过极皆可化火伤阴，阴虚体质之人日增，而冠心病多发于中老年人，如《黄帝内经》云："年四十而阴气自半"，朱丹溪云："阳常有余，阴常不足"，指的是中年以后，阳邪偏盛，阴精多衰。冠心病大多形成于年老体衰者，人之衰老，关键在于肾，肾主水受五脏六腑之精而藏之，故肾为精血之海，精气衰不能化阳温煦形体，精血亏则不能化阴滋润脏腑。因此说，年老体衰的冠心病患者，不但有精气衰不能化阳致气虚血瘀一面，亦可精血亏不能化阴滋润脏腑导致脉道不利，胸脉痹阻。

临床冠心病常与糖尿病、高血压相伴随而发病，糖尿病、高血压显然与"阴虚"之本关系密切。对冠心病气阴虚证的研究表明，心脏指数降低，后负荷加重，心肌耗氧增加，心脏做功效率下降，微循环障碍，血黏度增高，脂质代谢紊乱，血管紧张素、内皮素显著增高，自主神经功能紊乱,多与交感神经功能偏亢有关。林教授认为冠心病患者大多年老体衰,脏腑功能减退,具有气阴两虚的症状与体征,且以心、肾气阴虚衰尤为突出,故气阴两虚是冠心病发生发展的内在物质基础。故在临症时经常采用益气养阴法治疗冠心病心绞痛、冠状动脉介入(PCI)术后、冠状动脉旁路移植(CABG)术后,每每收到显著的疗效。

(二) 祛风药在心绞痛发作期的应用

林教授在中医药防治冠心病的临床实践中发现,在益气养阴治疗基础上加用祛风药,如羌活、防风、威灵仙、葛根、秦艽等,运用祛风药的辛香走窜特性治疗冠心病每每在临床上能收到意想不到的疗效,历代医家就有对风邪致心痛的认识,认为风冷邪气可诱发心痛,如《诸病源候论》曰:"心痛者,风冷邪气乘于心也",《杂病源流犀烛·心痛》:"心痛引背多属风冷"等论述。李东垣指出:"诸风药升发阳气,以滋肝胆之用,是令阳气生,上出于阴分"。阳气升发,气机通畅,则疼痛自解。李东垣的"风药通之"理论对治疗胸痹心痛用风药有启迪作用。林教授认为气候变化为心绞痛的主要诱因,而风邪首当其冲。风邪入侵是心痛发病的重要因素,正气不足是根本。羌活、防风、威灵仙、葛根、秦艽等祛风药,除具有祛风、通络、止痛作用外,尚有通脉、活血、开心窍等功效,在辨证论治基础上伍以祛风药治疗冠心病心绞痛可取得良好疗效。况且,在临床上羌活配防风,是祛风药中最常用的药对,二者有协同之妙。《医方集解》有七首经典祛风方中用羌活配防风,《杂病源流犀烛·心痛》记载用羌活等祛风药治疗心痛。羌活,味苦甘平,微温,无毒,《药性论》:"疗诸贼风,百节痛风无久新者";防风,味甘、辛,温,无毒,《药性赋》记载:"通疗诸风,升也,阳也",《日华子本草》:"治三十六般风……补中益神……通利五脏关脉,五劳七伤……心烦体重"。《汤液本草》:"羌活气雄,治足太阳风湿相搏,头痛、肢节痛、一身尽痛者,非此不能除"。现代药理研究发现:羌活具有解热、镇痛、抗心肌缺血及增加心肌营养性血流等药理作用;防风具有镇静及抗惊厥、解热镇痛、抗凝和抗病原微生物的作用。通过扩张冠状动脉,解除血管痉挛,促进血液循环,降低血压,扩张外周血管,改善微循环,调节神经、体液系统,促进脂类代谢,降低血脂,减轻血液黏滞,以及抗炎、抗凝、防止血栓形成等多方面的药理作用,为治疗冠心病心绞痛提供了理论依据。

[病案举例]

病案1:罗某,女,66岁,退休。初诊:2015年4月21日。

主诉:反复胸闷2年余,加重1个月。

现病史:患者2012年2月左右出现劳累后胸闷心慌不适,经休息可自行缓解,无胸痛、心悸等不适,平时尚可坚持一般日常活动,当时未治疗,2012年8月8日于外院查冠脉CT示:前降支近中段混合斑块伴管腔轻中度狭窄;心脏彩超示:EF:61%,左室舒张功能减退,左室收缩功能正常。之后三年中,患者胸闷心慌反复,胸闷发作时自服麝香保心丸。2015年初开始出现活动后胸闷心慌伴心悸、乏力。2015年3月20日患者自觉胸闷加重,偶有心前区刺痛,服用麝香保心丸后可缓解。至我院就诊,查心脏彩超示:EF:58%;轻度二尖瓣关闭不全;轻度三尖瓣关闭不全。查心电图示:①窦性心律;②室性期前收缩;③ST-T改变。给予稳心颗粒1包,日2次,胸闷无明显好转。

诊断:中医:胸痹心痛病。痰瘀互结,肝郁肾虚证。

西医：①冠状动脉粥样硬化性心脏病、稳定性心绞痛、心律失常、室性期前收缩、心功能不全、心功能Ⅱ～Ⅲ级；②高血压病2级；③甲状腺结节。

治则：祛瘀化痰、疏肝补肾。

方药：血府逐瘀汤合二仙汤加减。

桃仁9g，红花6g，柴胡9g，黄连3g，当归9g，川芎15g，葛根18g，益母草30g，制南星9g，蒲公英30g，姜半夏9g，茯苓15g，制香附15g，延胡索15g，枳实15g，杜仲15g，桑寄生15g，仙茅15g，淫羊藿15g，知母9g，黄柏9g，生甘草9g，防风3g，威灵仙6g。14剂。

二诊：2015年5月5日。患者胸闷不适稍有改善，活动后气短无明显好转，咳嗽咳痰，痰易咳出，腰酸稍缓，太息较前缓解，半月来胸部刺痛发作一次，持续约5秒，自行缓解，胃部不适无明显改善，胃纳尚可，夜寐可，舌黯红，苔薄黄，脉弦细弱。血压142/96mmHg。

辨证证型：痰瘀互结，肝郁肾虚证。

治则：祛瘀化痰，疏肝补肾。

方药：上方加煅瓦楞30g。14剂。

三诊：2015年5月19日。患者诉诸症均有所改善，纳可，夜寐可，二便调，舌红，苔薄白，脉弦细弱。血压132/80mmHg。

辨证证型：痰瘀互结，肝郁肾虚证。

治则：祛瘀化痰，疏肝补肾。

方药：继续服上方14剂。

按语：患者年逾六十，平素饮食不节，嗜食肥甘厚腻，因此其病因为饮食不节，年老体虚。《素问·阴阳应象大论》云："年四十而阴气自半也"，"年六十阴萎，气大衰，九窍不利，下虚上实"。其病机为本虚标实，本虚为肝肾亏虚，标实为瘀血、痰浊交互。患者年逾六十，肾阳不足，无力上济心阳，导致心阳亏虚，运血无力，则瘀血阻滞，气机受阻，脉络壅塞，发为胸闷气短，胸痛，痛如针刺。气机受阻，亦可致肝失条达，肝气郁滞，则时欲太息。气郁日久化火，肝火内炽，上扰心神，常挟痰瘀阻塞心络，可加重胸闷胸痛。肝火横逆犯胃，则胃部泛酸不适。久食膏粱厚味，恣而化痰，阻滞气机，郁而化热伤阴，阴伤易致脉络失养，久病易致瘀，亦可致脉络闭阻，心脉闭塞，发为胸闷胸痛。舌黯红，苔黄腻，脉弦细滑，为痰瘀互结，肝郁肾虚之证。因此治则为祛瘀化痰，疏肝补肾。方选血府逐瘀汤合二仙汤加减。方中桃仁破血行气而润燥，红花活血祛瘀以止痛，共为君药。制香附疏肝理气止痛，为气中之血药，川芎、延胡索活血行气止痛，为血中之气药，取血行则风自灭之义，枳实破气行滞而止痛，四药合用使气血调畅；制南星、姜半夏燥湿化痰；柴胡、黄连疏肝气、泻肝火，正如李杲谓："柴胡泻肝火，须用黄连佐之"；林老临证中常结合中老年患者肾精亏虚、阴阳失调的特点，选用知母、黄柏、仙茅、淫羊藿以滋养肾阴、泻肝火，又补肾壮阳；杜仲、桑寄生补肝肾、强筋骨；配伍当归、益母草养血和血以调理气血，以上共为臣药。葛根生津止渴，顾护阴液，以防黄连、制南星、姜半夏之燥湿伤津；肝火犯胃可致胃脘不适，故用蒲公英清热解毒、制酸，脾胃为后天之本、气血生化之源，《脾胃论》曰："元气充足，皆由脾胃之气无所伤，而后能滋养元气，若胃气之本虚弱，饮食自倍，则脾胃之气既伤，而元气亦不能充，而诸病之所由生也"，方中选用茯苓健脾益胃，以防热药影响脾胃功能，达到祛邪而不伤正，扶正而不留邪；风药辛香走窜，风药通之，阳气升发，气机通畅，则疼痛自解，方中加入防风辛温发散，作用温和，威灵仙通行十二经，尤适于风邪偏胜之痹痛，以上共为佐药。使以生甘草清热解毒，调和诸药。二诊时患者除胃部泛酸无明显改善外，余症状均有所改善，故宗原方加煅瓦楞以加强制酸功效。三诊时患者诸症均有所改善，故原方继续服用。

病案2：李某，男，79岁，退休。初诊：2015年11月24日。

主诉：反复胸闷痛10年余，加重1周。

现病史：患者10年前劳累后出现胸闷不适，休息10分钟可缓解，故未重视。5年前无明显诱因下出现胸闷痛，考虑急性心肌梗死于外院行PCI术，术中植入药物支架两枚，具体不详。患者1年前复查冠脉造影示支架在位通畅，平素口服拜阿司匹林、硫酸氢氯吡格雷片（波立维）、阿托伐他汀等药，症情较为平稳。1周前，因情绪激动后自觉胸闷明显，时有心慌，活动后喘促气急，平素自觉周身疼痛乏力，时有头晕困倦，大便2~3天一行，质软成形，小便可，胃纳可，夜寐欠佳，入睡困难。查血常规、心肌酶谱均正常，心电图示：窦性心律，偶发房性期前收缩，ST-T改变。

诊断：中医：胸痹心痛。气虚血瘀，痰浊闭阻证。

西医：冠状动脉粥样硬化性心脏病，陈旧性心肌梗死，高血压病2级。

治则：益气活血，化痰祛湿。

方药：四物汤合半夏厚朴汤加减。黄芪30g，当归15g，川芎15g，白芍9g，葛根30g，香附15g，延胡索15g，熟地黄15g，半夏9g，茯苓15g，杜仲15g，防风9g，桑寄生15g，狗脊15g，甘草9g，厚朴15g，苍术15g，酸枣仁30g，枳实9g，车前草15g。14剂。

二诊：2015年12月8日。患者胸闷不适稍有改善，活动后喘促气急稍有改善，周身疼痛乏力缓解明显，头晕仍有，困倦感较前减轻，胃纳可，夜寐尚可，舌黯红，苔薄白，脉细。

辨证证型：气虚血瘀，痰浊闭阻证。

治则：益气活血，化痰祛湿。

方药：上方加丹参15g。14剂。

三诊：2015年12月22日。患者诉诸症均有所改善，大便1~2天一行，小便可，胃纳可，夜寐尚可，舌黯红，苔薄白，脉细。

辨证证型：气虚血瘀，痰浊闭阻证。

治则：益气活血，化痰祛湿。

方药：继续服上方14剂。

按语：胸痹心痛病属现代医学急性冠脉综合征，以胸部疼痛、痛处固定不移为特征，伴见胸闷、心慌、气短及乏力为主要临床表现，中医学认为本病属本虚标实证，而且多为虚实夹杂，本虚以气血阴阳亏虚为主，标实表现为血瘀、痰浊，二者可单独出现，也可相互交杂。其中活血化瘀需辨证施治，不可一味活血，临床上主要选用养血活血之品，四物汤补血活血，方中熟地味厚滋腻，为滋阴补血之要药，用为君药；当归甘温质润，补血养肝，可助熟地补血之力；白芍酸甘收敛，养血敛阴，并可缓急止痛；川芎辛散温通，上行头目，行气活血通络，与当归配伍畅达血脉之力显著，方中加入香附活血行气，共奏补血行血之功。肝藏血，肾藏精，精血同源，相生互化，故补血取治肝肾，并以杜仲、桑寄生、狗脊加入补肝肾强筋骨。且患者自觉周身疼痛乏力，头晕困倦，痰湿状况明显，故以半夏厚朴汤行气散结，化痰除湿,方中半夏、厚朴均为苦辛温燥之品,前者擅于化痰散结,后者长于行气除痞,两者配伍,痰气并治,脾为生痰之源,且中焦为气机升降枢纽,予茯苓、苍术渗湿健脾,痰无所生;患者阴不敛阳,故夜间不寐,酸枣仁入心、肝经,能养心阴,益肝血而安神,且可改善心慌症状。林教授认为患者年老体衰,正气多有不足,故予黄芪补气升阳,效补阳还五汤补气活血通络之意,并与防风、葛根共奏益卫固表之效。患者二诊胸闷不适改善欠明显,故予丹参增活血之效,且能破宿血,补新血。

二、病证结合、心肝同治诊治心律失常

房性期前收缩、室性期前收缩及心房颤动是心律失常中最常见的类型,中医药在这方面有着独到的优势,它具有不良反应小的特点,气血并补、燮理阴阳、标本兼治、整体调节,发挥多靶点治疗疾病的作用。其在抗心律失常的同时,解决了心律失常患者常见症状,如乏力、气短、失眠等,提高患者的生活质量。既克服了西药、中药单体、单味药的治疗靶点单一的局限性,又避免了抗心律失常西药容易发生的不良反应等缺点,有着极高的临床实用价值。

(一) 重视阴液,标本兼治

各种原因的心律失常虽然病因各异,但中医病机大同小异,患者多属"本虚标实"之证,故林教授在治疗其"标实"之证的同时时刻不忘"培本",方中疏肝理气与补益肝肾药物的有机组合直接体现着"标本兼治"的特色。

在唐宋以前,许多医家认为"心悸"的发生与外因刺激密切相关,如《素问·举痛论》云:"惊则心无所倚,神无所归,虑无所定,故气乱矣"。隋代巢元方在《诸病源候论》也提出外之风邪、内之体虚或恐惧忧迫是导致心悸发病的主因。唐宋以后众多医家开始侧重于内因发病方面的研究,宋·严用和在《济生方·惊悸论治》中指出:"惊悸者,心虚胆怯之所致也,且心者君主之官……"认为惊悸是心虚胆怯所致,治宜"宁心气以壮胆气";明代张景岳认为心悸应从气血、阴阳亏虚等虚证来论治。《景岳全书·惊恐》云:"怔忡之病,心胸筑筑振动,惶惶惕惕,无时得宁者是也……此证惟阴虚劳损之人乃有之,盖阴虚于下,则宗气无根,而气不归元源……"认为怔忡乃阴虚劳损所致,治疗调护上宜"养气养精,滋培根本"为主。林教授针对心悸"本虚标实"这一基本病机,倡导在益气养阴的基础上,兼及清热、化痰、行瘀、安神、补肾等方面以治疗各类心律失常,取得较好的临床疗效。

(二) 病证结合,兼收并蓄

辨证论治是中医学的精髓,辨病则是现代医学的特色,将两者有机结合,取长补短,会使我们对疾病的认识更全面,治疗更有效。金寿山在《金匮诠释·自序》中讲到:"能辨证而不识病,可谓只见树木不见森林,在诊断上缺乏全局观点,在治疗原则上会毫无原则地随证变法;当然只识病而不辨证,也就是只见森林不见树木……诊断上虚实不分,治疗上实实虚虚,损不足而益有余",故林教授临证时常在辨证论治的基础上加用一些现代中药药理研究证实有抗心律失常的中药如青蒿、苦参、炙甘草等药物而达到增强抗心律失常之效。

(三)重视情志,心肝同治

肝藏血,主疏泄人一身之气机,气又为血之帅,故肝失疏泄,就会影响气血运行,故明代章潢明确指出"肝者,凝血之本"。林教授认为心律失常其发病与情志因素关系密切,如《血证论》云:"肝属木,木气冲和条达,不致遏郁则心脉得畅"。林教授根据现在都市人群生活节奏快、工作压力大的特点,在临床上治疗各类心律失常时多主张心病从肝论治,由于肝失疏泄有疏泄不及和太过之区别,故治疗原则亦不同。若属肝脏疏泄不及、气机郁滞而致心情抑郁,嗳气叹息,胸胁胀满,气血运行不畅者,林教授多主张疏之,以刚克柔,采用疏肝理气、疏肝活血、疏肝清热等方法使其气机调畅,气血和调,心脉通畅。常用柴胡疏肝散、逍遥散、越鞠丸等加减化裁治疗。若由于肝脏疏泄太过,气机逆乱而致肝火上炎,肝阳上亢者,林教授多主张柔之,以柔克刚,采用清肝泻火、平肝潜阳、平肝息风等方法使其肝气冲和,肝体充实,气血畅通。常用天麻钩藤饮、镇肝熄风汤、丹栀逍遥散等加减治疗,药物配伍也主张刚柔相济、寒热共用。如此通过临床辨证不同而分别采用从肝论治的方法,均取到很好的疗效。林教授临床上治疗心律失常时多主张心病从肝论治,用药中使用少许行气的药物,便可以调理气机于轻灵之中,气行则血行,血行则神安。

(四)顾护先天,从肾论治

林教授认为肾为先天之本,水火之宅,内藏真阴,心血依赖肾之阴精的补充;肾又内寄元阳,为一身阳气之源,肾气隆盛,则心阳振奋,脾得温煦。久病之人,必伤肾气,故林教授在治疗心律失常时每每从培补肾之气血阴阳入手,使肾元得固,心肾相交,而达到悸动止而心自安之效。

中医学认为肾为先天之本,水火之宅,内藏真阴,心血依赖肾之阴精的补充;肾又内寄元阳,为一身阳气之源,肾气隆盛,则心阳振奋,脾得温煦。正如《素问·上古天真论》曰:"丈夫……五八,肾气衰,发坠齿槁;六八阳气衰竭于上……八八,天癸竭,精少,肾脏衰,形体皆极,则齿发去。"若肾气虚不能蒸腾气化而致心阳虚,鼓动无力,则血行滞涩,内结为瘀;若肾阳虚失于温煦,寒凝经脉,胸阳不振而水泛为痰或肾阴虚火旺,灼津成痰,痰瘀交阻,上犯心胸清旷之区,痹阻心脉,则发为惊悸怔忡之证。肾为阴阳之根,与心水火相容,阴阳相济,肾之阴精可助阳化血,肾之元阳可辅心通阳。故林教授在治疗心律失常时每每从培补肾之气血阴阳入手,使肾元得固,心肾相交。根据阴阳互根互长原理,治疗中可治以"阴中求阳,阳中求阴"之法。根据患者肾中阴阳偏盛偏衰的状况,分别予以温肾阳、补肾气、滋肾阴之法,林教授认为心律失常的患者多数都是年老久病之人,久病及肾,肾中气血阴阳本身就比较亏虚,在治疗时强调补肾为先就显得格外重要,故其在临证时常用二仙汤、真武汤、二至丸、金匮肾气丸等方剂加减治疗各类心律失常,特别是房性、室性期前收缩和房颤等,每每收到意想不到的效果,杜仲、制狗脊、桑寄生、知母、黄柏、仙茅、淫羊藿是林教授在临床上的常用之品。

(五)注重调摄,养护结合

对于心律失常后期心功能不全明显的患者,林教授在临证时主张:其一、标本兼顾,攻补兼施。认为慢性心功能不全"水饮内停"的患者均为久病体虚之人,证属"本虚标实",故治疗时应该强调扶正固本,不可本末倒置,一味攻逐,中伤正气,故方中益气温阳与利水消肿的药物多同时运用。根据"急则治其标,缓则治其本"的原则,林教授在处方用药时根据患者疾病的不同阶段在一、二、三、四诊时对益气温阳药与利水消肿药的孰轻孰重作了灵活的处理。其二、重视顾护脾胃之气；《黄帝内经》云："有胃气者生，无胃气者死"，所以林教授在处方用药上时时刻刻不忘顾护脾胃之气，心血管病患者是久病服药之人，脾胃多虚弱，而"脾为后天之本，气血生化之源"，故林教授在治疗患者时自始至终将"健脾益气"的原则贯穿于理、法、方、药之中，正如近代名医岳美中所言"若医者治慢性病懂得培土一法，则思过半矣"。顾护胃气能使后天资生有源，中气斡旋得复，顽疾始有转机。其三、林教授在临证时十分注重气、血与水饮之间的关系，其遣方用药时，在利水消肿的同时不忘加入行气活血之药，以取其"气行则水行""气行则湿化""血不利则为水"之意。故林教授在遣方用药时常用厚朴、益母草、大腹皮等以行气活血利水。

[病案举例]

例1. 孙某，女，44岁。初诊：2006年1月8日。

主诉：间断性胸闷、心慌1个月余。

现病史：患者近1个月来活动后出现胸闷、心慌明显，去浦东东方医院做心电图示：频发房性期前收缩，部分呈二联律，偶发室性期前收缩伴有ST-T改变。行动态心电图示：频发房性期前收缩5728次/24h，偶发室性期前收缩649次/24h。予服酒石酸美托洛尔、普罗帕酮等药物后，仍间断出现上述症状。近几天来胸闷、心慌呈加重倾向，遂于2005年6月8日来我院就诊。患者来就诊时情绪低落，自诉胸闷、心慌时作，尤以夜间及活动后较著，部位以胸骨后及心前区明显，伴有头昏头晕，无视物旋转，无恶心呕吐，无恶寒发热等。患者既往有冠心病史5年，否认有高血压、糖尿病及传染病史，否认有家族遗传病史，否认有药物过敏史。PE：形体偏胖，肉按之松软，血压130/80mmHg，两肺呼吸音清，未闻及干湿性啰音，HR：72次/分，期前收缩7～8次/分，杂音（一），腹检（一），神经系统检查（一），舌质淡胖，边有齿痕，苔白滑，脉结代而细，纳呆，寐差，二便尚调。

诊断：中医：心悸。

西医：冠状动脉粥样硬化性心脏病，心律失常：房性期前收缩、室性期前收缩。

辨证分型：肝郁气滞，肾阳亏虚。

治法治则：疏肝理气，补肾助阳。

处方：柴胡疏肝散合二仙汤加减。柴胡10g，当归10g，川芎10g，炒白芍10g，制香附12g，枳实15g，竹茹15g，青蒿20g，苦参15g，生龙骨15g，淫羊藿15g，知母10g，黄柏10g，益母草20g，生甘草10g，仙茅15g。7剂。

并予以普罗帕酮150mg，8小时1次。

二诊：2006年1月15日。就诊时情绪低落比以前已有改善，胸闷、心慌症状较前好转，间断性发作次数也明显减少，但气短乏力感仍较明显，夜寐欠安。PE：血压130/75mmHg，HR：75次/分，期前收缩6～7次/分，杂音（一），舌质淡胖，边有齿痕，苔白滑，脉结代，纳呆较前好转，寐差，二便尚调。

继服普罗帕酮150mg，8小时1次。患者夜寐较差，故加夜交藤以养心安神。

柴胡10g，当归10g，川芎10g，炒白芍10g，制香附12g，枳实15g，竹茹15g，青蒿20g，苦参15g，生龙骨15g，仙茅15g，淫羊藿15g，知母10g，黄柏10g，益母草20g，生甘草10g，

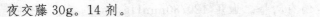

夜交藤 30g。14 剂。

四诊：2006 年 7 月 13 日。患者自诉胸闷心慌症状已基本消失，仅活动后偶有发作，气短乏力也有好转，纳谷可，寐安，二便尚调。舌质淡胖，苔薄白，脉结代。

复查动态心电图示：偶发房性期前收缩 1535 次/24h；偶发室性期前收缩 425 次/24h。并嘱其普罗帕酮减量予 50mg，8 小时 1 次。继续服用原方并随诊。

党参 20g，当归 10g，麦冬 15g，炒白芍 10g，五味子 10g，生龙骨 15g，枳实 15g，竹茹 15g，青蒿 20g，苦参 15g，夜交藤 30g，仙茅 15g，淫羊藿 15g，知母 10g，黄柏 10g，益母草 20g，生甘草 10g。14 剂。

按语：本患者来就诊时情志不舒，面色苍白，形体偏胖而按之松软，舌质淡胖，边有齿痕，苔白滑，脉结代而细，综观舌脉，四诊合参，证属肝郁肾虚，故治拟疏肝理气、补肾助阳，以柴胡疏肝散合二仙汤加减。柴胡疏肝散以疏肝理气而解郁，二仙汤以调心肾，交阴阳，两者结合达到心、肝、肾同治。生龙骨以镇惊安神，为治疗心神不宁、心悸失眠的要药；青蒿、苦参、益母草是林教授治疗冠心病心律失常的经验药，其中益母草尤适合于女性患者，且现代药理研究表明三者确实有改善冠脉血流及抗心律失常作用，体现辨证与辨病相结合的观点。诸药合用使肝郁得疏、肾虚得补、心悸得宁，体现了林教授一贯主张的"心系疾病从肝肾论治"的观点。

例 2. 王某，男，47 岁。初诊：2006 年 3 月 18 日。

主诉：间断性心悸、胸闷 2 年余。

现病史：2 年前感冒后出现胸闷、心悸，于浦东某医院做心电图示：频发室性期前收缩，部分呈二联律。曾服胺碘酮、盐酸美西律、普罗帕酮等治疗，仍间断出现上述症状。近一月来出现上述症状，动态心电图示：偶发室性期前收缩，1572 次/24h。遂于 2006 年 3 月 18 日就诊于我院。查体：血压：120/90mmHg，HR：72 次/分，律齐。舌红、苔白腻，脉弦，寐差。

诊断：中医：心悸。

西医：病毒性心肌炎后遗症，心律失常，频发室性期前收缩。

辨证分型：痰火扰心。

治法治则：滋阴益气，补心安神兼清热化痰。

处方：黄芪生脉饮合平胃散加减。黄芪 30g，太子参 15g，麦冬 15g，五味子 6g，苦参 15g，葛根 15g，杜仲 12g，青蒿 12g，川连 3g，丹参 30g，川芎 12g，夜交藤 30g，枳壳 15g，厚朴 12g，合欢皮 30g，炙甘草 12g。14 剂。

并予普罗帕酮 150mg，每 8 小时 1 次，口服。

二诊：2006 年 4 月 1 日。诸症较前好转，寐欠安，血压 110/80mmHg，舌红、苔白腻，脉弦，HR78 次/分，律齐。继服普罗帕酮 150mg，日 3 次。因患者舌苔仍白腻，故去太子参、麦冬、炙甘草；同时寐较前好转，故去夜交藤、合欢皮。舌仍红，说明心肾阴虚，增加女贞子 12g，墨旱莲 12g，桑寄生 12g 等补肾之品。加用苍白术各 12g，云茯苓 12g 以增强健脾燥湿之功。14 剂。

三诊：2006 年 4 月 15 日。无不适主诉。舌红、苔白腻，脉弦。继服普罗帕酮 150mg，每 8 小时 1 次，口服。加用木香 9g 以行气祛湿。14 剂。

四诊:2006年4月29日。主诉:偶有心悸。血压120/80mmHg,舌红,苔白,脉细。继服普罗帕酮150mg,每8小时1次,及以上中药。

按语:心悸是指气血阴阳亏虚,或痰饮瘀血阻滞,心失所养,心脉不畅,引起心中急剧跳动、惊慌不安,不能自主为主要表现的一种病症。《丹溪心法·惊悸怔忡》中提出:"责之虚与痰"。本患者素体虚弱,兼劳累过度,耗伤心血,心肾阴虚,不能上制心火,本患者气阴两虚但无明显的五心烦热、口干、盗汗、耳鸣、头晕等证候,故选用黄芪生脉饮为主方,益气养阴、补心安神。因患者舌苔白腻,故兼用平胃散加青蒿、黄连清热祛湿化痰而随证加减。

三、整体调养、五脏并治诊治心功能不全

心功能不全,是由任何结构性或功能性心脏疾病导致心室充盈和射血功能受损而引起的一组临床综合征,常见引起心功能不全的心脏疾病有冠心病、风湿性心脏病、心律失常、心肌病等。本病属于中医学"水肿""喘证""心悸"等范畴。《灵枢·营卫生会》有云:"夫血之于气,异名同类。"《血证论·崩带》云:"水为血之倡,气行则水行,水行则血行。"林教授认为心功能不全的发病以气、血、水三因一体,阳(气)虚为本,瘀血、水饮为标,本虚而标实。在此基础上,林教授提出心功能不全治宜益气温阳利水,并根据"急则治其标,缓则治其本"的原则,针对患者疾病的不同阶段对益气温阳药与利水消肿药的孰轻孰重作灵活处理。

(一)扶正固本,贵在健脾

林教授认为心功能不全"水饮内停"的患者均为久病体虚之人,且久服药物,脾胃虚弱,治疗时应该强调扶正固本,不可本末倒置,一味攻逐,中伤正气,故益气温阳与利水消肿的药物多同时运用,并将"健脾益气"贯穿始终,正合于《黄帝内经》"有胃气者生,无胃气者死"之理。其益气多用黄芪、党参、太子参等以补中益气,健脾升提;温阳多用熟附子、桂枝、细辛等以温振心阳,培本扶正;利水则选用茯苓、葶苈子、泽泻等调畅三焦,通利水道。

(二)着眼三因,祛邪有道

着眼构成心功能不全的气、血、水三因,林教授通过灵活处理三者关系达到祛邪不伤正、标本兼治的功效。对于"三因"之瘀血,林教授用药尤有心得,其慎用三棱、莪术、乳香、没药等破血逐瘀之药以免攻伐太过,选以川芎、丹参、赤芍、鸡血藤、红花诸药,活血兼养血,化瘀不伤正。此外,林教授在利水消肿的同时多用厚朴、益母草、大腹皮等行气活血之药,乃取"血不利则为水""气行则水行"之意。

(三)整体调养,五脏并治

诚如《丹溪心法·喘病》所云:"七情之所感伤,饱食动作,脏气不和,呼吸之息,不得宣畅而为喘急。亦有脾肾俱虚,体弱之人,皆能发喘。"心功能不全多被历代医家归于"喘证"范畴,林教授强调其病位以心为主,同时亦累及肺、肝、脾、肾、三焦、膀胱等多系统。因此其治疗不离于心,亦不止于心。林教授遣方用药以心为主,或配合宣肺、疏肝,或伍以健脾、温肾,或通调三焦,或渗利膀胱,其要旨务使五脏安和。益气温阳利水之法用治心功能不全以扶正为本,攻补兼施,调养五脏,"三因"并治,亦可避免诸多西药之弊,验之临床,屡获良效。

[病案举例]

例1. 李某,女,48岁,公司会计师。初诊日期:2005年3月31日。

患者有风湿性心脏病史三十年,近两年来,每于轻体力活动后即感喘促气急,常有双下肢浮肿。查体:二尖瓣面容,两肺呼吸音粗,时可闻及哮鸣音,两肺底可及湿啰音,心界向左下扩大,心率约90次/分,AF律,心尖区可闻及DMⅢ级隆隆样杂音。曾于外院间断服用中药治疗,但疗效不显。为求进一步治疗遂至我院门诊就诊。刻下:活动后气急喘促,常有双下肢浮肿,纳一般,小便少,大便调,寐欠安。舌淡胖,苔薄白腻,脉沉细。本病为中医学"喘证"范畴,证属水饮凌心,治以温阳利水,方拟真武汤合防己黄芪汤加减,如下:

熟附片10g,茯苓10g,炒白术10g,芍药10g,生姜10g,桂枝10g,黄芪20g,防己10g,葶苈子(包)30g,益母草20g,川芎10g,每日一剂,分早晚顿服,进服7剂。

二诊:2005年4月7日。气急喘促,双下肢浮肿好转,寐欠安,舌脉同前。辨证同前,宗原法调摄。前方加酸枣仁12g,继进14剂。

此后随症加减,进服中药一年余,气急喘促及双下肢浮肿诸症基本消除。

按语:患者素有风湿痹证,内舍于心,故而心气亏虚。《黄帝内经素问集注·六节藏象论》云:"心主血,中焦受气取汁,化赤而为血,以奉生身,莫贵于此,故为生身之本。"患者久病心阳渐衰,则心火无以温煦脾阳,中焦失于运化,阳虚饮停,水邪泛溢,故见下肢浮肿,尿少之症;《医贯·喘》有云:"真元耗伤,喘出于肾气之上奔……及气不归元也。"久病及肾,耗伤肾阳,致肾阳虚弱,肾不主水,水邪泛滥,干肺凌心,心阳不振,肺气上逆,故见喘促气急;舌淡胖,苔薄白腻,脉沉细皆为虚中夹实之佐证。故治拟温阳利水,遣方化裁真武汤合防己黄芪汤。《本经疏证》言黄芪:"利营卫之气,故凡营卫间阻滞,无不尽通。"本方重用黄芪正切中其要义,以补气升阳,利水消肿,合以大辛大热之附子温肾助阳,化气行水,兼暖脾土,以温运水湿,两者共为君药;《本草求真》云:"防己辛苦大寒,性险而健,善走下行,长于除湿通窍利道。"方以防己祛风湿,利水肿,兼以茯苓、白术健脾化湿,淡渗利水,共为臣药;佐以生姜辛散水气,葶苈子泻肺利水,桂枝合茯苓、炒白术辛甘化阳以温通心阳,益母草、川芎活血行气,取其"血不利则为水"之旨,芍药既可通利小便,亦可敛阴和阳,顾护阴液。诸药合之,共奏益气温阳利水之效。

本病患者有风湿性心脏病病史三十年,迁延不愈而累及全身病变,出现房颤、心衰等并发症,已失却手术、药物等西医治疗的最佳时期,此时治疗倍感棘手。中医治疗以辨证施治,着眼气、血、水三因,所谓"急则治其标,缓则治其本",治疗以扶正为本,益气温阳,顾护、扶助患者正气,并灵活使用利水、行气、活血之法以除实邪,务以调和心、肺、脾、肾诸脏。循序渐进,得获良效。

例2. 戴某,男,85岁,退休工人。初诊日期:2005年12月10日。

患者20年前被确诊为冠状动脉粥样硬化性心脏病,房颤,逐渐出现心衰症状,间服地高辛、硝酸异山梨醇酯(消心痛)、利尿剂。近1周来,出现胸闷、心悸,夜不能平卧,动则气急、尿少、双下肢浮肿等症。查体:BP:150/80mmHg,颈静脉充盈,颈动脉搏动明显,肝颈静脉反流征阴性,两肺呼吸音粗,双肺满布细湿啰音,心率:130次/分,房颤律,心尖区可闻及舒张期Ⅲ级杂音。心电图示:房颤伴心肌缺血。心脏彩超示:二尖瓣关闭不全,少量心包积液,EF为43.8%。虽经强心、利尿、扩冠治疗,效果不明显,为求进一步治疗遂至我院门诊就诊。刻下:神清,精神萎靡,胸闷、心悸,喘息、夜不能平卧,咳吐白色泡沫痰,量多,伴大汗出,乏力肢冷,纳呆,口干欲饮,小便少,大便尚调,夜寐欠安,舌紫黯、苔白腻,脉沉细促。本病为中医学"喘证"范畴,证属心肾阳虚,血瘀水阻。治以温阳利水,益气活血。处方如下:

黄芪20g,党参15g,当归15g,丹参15g,泽泻15g,桑寄生15g,杜仲15g,川芎12g,半夏12g,茯苓12g,桂枝12g,熟附子12g,益母草20g,葶苈子30g,炙甘草9g,服14剂,患者胸闷、心悸、咳喘减轻,纳馨,小便增加,双下肢肿消,夜能平卧。守方再进14剂后,复查心脏彩超示:心包积液消失,EF为52%。

按语:《类经》云:"阳来则生,阳去则死。"慢性心功能不全病程较长,反复发作,主要与心气、心阳不足有关。患者因饮食不节或劳倦内伤,痰瘀互结,痹阻胸阳,而致心悸、胸闷,病久脾肾阳虚,脾失健运,肾失气化,水饮内停,上犯心肺,外溢肌肤,从而形成心肾阳虚,血瘀水阻本虚标实之证。本方以黄芪、熟附子、葶苈子为主药,黄芪补气升阳兼以消肿,熟附子振奋心阳,葶苈子泻肺平喘。加以党参、当归、川芎、白芍益气健脾,养血活血;制半夏、茯苓健脾化湿,桂枝合茯苓温通心阳而利水;泽泻、益母草活血利水;杜仲、桑寄生温补心肾之阳;炙甘草调和诸药。全方标本兼顾,攻补兼施,共奏益气活血、温阳利水之功。

值得一提的是,对于心功能不全引起的顽固性水肿,林教授尤喜用葶苈子,用量一般为20~30g。《景岳全书》载葶苈子"善逐水气,不减大黄,但大黄能泄血闭,葶苈能泄气闭,气行而水自行也。若肺中水气膹满胀急者,非此不能除。"可见,葶苈子的运用其旨在助肺布敷宣散,通调水道,泻肺利水,故治疗顽固性水肿屡有奇效。

四、肝肾同调,燮理阴阳诊治高血压病

高血压病是以体循环动脉升高为主要临床表现的心血管综合征,本病中医学多归属于"眩晕病""头痛""风眩"等范畴,现代中医较多使用"眩晕"这个病证名称对高血压病进行辨证论治,其记载最早见于《黄帝内经》,如《素问·标本病传论》中云:"肝病头目眩,胁支满",《灵枢·五邪》曰:"邪在心,则病心痛喜悲,时眩仆"等。高血压病与五脏均密切相关,尤以肝肾为重,本病多本虚标实,风、火、痰、瘀为主要的病理环节。常见辨证分型以肝阳上亢、肝肾阴虚、痰浊中阻、气阴两虚居多,更年期高血压妇女多见冲任不调。

(一) 肝肾同调,燮理阴阳

林教授认为高血压病的病位在肝,根本在肾,因而临证尤重肝肾,倡导肝肾同调。高血压病多因肝阳上亢或肝风上扰所致,《黄帝内经》曰:"诸风掉眩,皆属于肝",然肝脏五行属木,体阴而用阳,易阳亢于上或阴虚生风,而肾之阴精亏虚,水不涵木,肝失所养,则更易致肝阴不足。故林教授常以平肝息风,补肝益肾之法治疗高血压病,临证喜用天麻钩藤饮加减,方中天麻、钩藤、石决明平肝息风而潜阳,栀子、黄芩清肝泻火,配合川牛膝、杜仲、桑寄生补益肝肾。若有阳动化风之势,可酌加龙骨、牡蛎、珍珠母等,若肾精不足,则再加枸杞子、生地黄、熟地黄、狗脊、续断等。

(二) 重视兼证,调畅情志

高血压病久者常兼有"痰瘀"之象,"久病必瘀""百病皆由痰作祟",因而林教授亦重视兼证的治疗,以达到更好的治疗效果。对于瘀者林教授常用血府逐瘀汤加减,或再加益母草、三棱、莪术等行气活血之品,痰者则常用黄连温胆汤加减,或再佐以白术、茯苓、石菖蒲等健脾化痰之药。

同时,林教授在临证过程中十分重视患者的情绪状态对疾病的发生、发展的作用,现在都市人群生活节奏快,工作压力大,情绪的抑郁、精神的紧张均会导致血压的居高不下,《丹溪心法·六郁》云:"气血冲和,百病不生,一有拂郁,诸病生焉。故人身诸病,多生于郁。"故林教授临证时经常采用疏肝理气解郁之法治疗顽固性高血压,常常会收到很好的效果。

[病案举例]

例1. 蔡某,女性,56岁。初诊日期:2004年10月18日。

主诉:阵发性头晕3年,加重2月。

现病史:患者有高血压病史3年,最高达170/100mmHg,平素服用盐酸贝那普利片(洛汀新)10mg/日,血压控制在140/90mmHg左右,时感头晕,脑后及颈项胀痛,心烦,烘热汗出,易发口腔溃疡;近2个月血压不稳定,波动于140~165/90~100mmHg。

刻下:头晕,脑后及颈项胀痛,心烦易怒,烘热汗出,口腔溃疡已半月,肢冷畏寒,纳少,梦多,大便干结,两日一行。

体检:BP:155/95mmHg,形体偏瘦,双肺(一),心率84次/分,律齐,各瓣膜听诊区未闻及病理性杂音,双下肢压迹(一),舌黯红,苔薄黄,脉弦细。

诊断:中医:眩晕。

西医:高血压病2级,高危。

辨证分型:心肝火旺,阴阳不调。

治法治则:清心平肝,燮理阴阳。

处方:天麻15g,钩藤15g,白蒺藜15g,潼蒺藜15g,麦冬15g,连翘15g,夏枯草10g,蒲公英15g,白花蛇舌草30g,丹参10g,当归10g,牛膝15g,益母草20g,生地15g,淫羊藿15g,仙茅15g,知母15g,生甘草10g。14剂。

二诊:头晕减轻,口腔溃疡已愈,仍心烦烘热,肢冷,纳可,梦多,二便正常,舌略红,苔薄白,脉弦细。心肝热减,阴阳失调,以平肝为主,调理阴阳。上方去连翘、白花蛇舌草、牛膝,加杭白菊10g,白芍15g,灵磁石30g。14剂。

三诊:头晕明显减少,心烦烘热减轻,肢冷,纳、眠、二便均正常。血压基本稳定于130~140/85~90mmHg。拟补肝肾、调阴阳,兼平肝宁心。

处方:天麻15g,钩藤15g,白蒺藜15g,潼蒺藜15g,生地黄15g,山萸肉6g,白芍15g,杭白菊10g,枸杞子10g,麦冬15g,淫羊藿15g,仙茅15g,知母15g,益母草20g,当归10g,生甘草10g。

以此方加减服用三个月,诸症消失,血压稳定于130/80mmHg。

按语:本例初诊头晕,脑后及颈项胀痛,心烦易怒,口腔溃疡,大便干结,舌黯红,苔薄

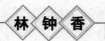

黄,脉弦细,为心肝火旺,肝火上炎之象;但同时伴有烘热汗出,肢冷畏寒,呈现寒热错杂,阴阳失调。治疗首先清心肝之火,调理阴阳,用天麻、钩藤、潼白蒺藜、麦冬、连翘、夏枯草、蒲公英、白花蛇舌草清心平肝,合入二仙汤燮理阴阳,丹参、牛膝、益母草活血,以助阴阳交通。二诊心肝之热减轻,但仍有肝火上亢之象,故去清热的连翘、白花蛇舌草、牛膝,加杭白菊、白芍、灵磁石以加强平肝潜阳之力。三诊症状明显减轻,应从本调治,肝体阴而用阳,肝阳肝火之盛实由肝之阴血不足所致;阴阳失调其本在肾,且肝肾同源,故当补肝肾、调阴阳,兼平肝宁心,酌加山萸肉、枸杞补肝肾之品,服用三个月而获良效。

例2:邹某,男性,46岁,公司职员。初诊日期:2005年8月2日。

主诉:间断头晕半年,加重一个月。

现病史:患者5年前发现血压偏高,当时无明显不适,亦未用药。半年前自觉头晕,赴医院测血压150/105mmHg,开始服珍菊降压片1片,日3次,口服,血压控制在140/90mmHg左右,仍阵发头晕,患者一个月前无明显诱因出现手脚麻木,曾做肌电图未见明显异常,口服甲钴胺片(弥可保)、新B1等营养神经药物后略有好转,为进一步诊治收入病房。

刻下:阵发头晕头昏,乏力,四肢麻木,饮食睡眠二便均正常。舌黯红,苔黄腻,脉弦细。

诊断:中医:眩晕。
          西医:高血压病2级。

辨证分型:痰浊上蒙。

治法治则:平肝息风,化痰通络。

处方:天麻钩藤饮加减。天麻10g,钩藤15g,当归10g,炒白芍10g,丹参15g,益母草20g,木香6g,炙远志10g,枳实15g,竹茹15g,半夏10g,茯苓15g,威灵仙15g,炙僵蚕10g,广地龙15g,桑寄生15g,独活10g,生甘草10g。14剂。

二诊:头晕发作次数减少,四肢麻木略好转,纳可,夜寐稍欠佳,二便正常,舌黯红,苔黄腻较前改善,脉弦细。拟平肝息风,调和阴阳,化痰通络。

处方:天麻10g,钩藤15g,当归10g,丹参15g,益母草30g,木香6g,炙远志10g,枳实15g,竹茹15g,半夏10g,茯苓15g,威灵仙15g,炙僵蚕10g,广地龙15g,桑寄生15g,独活10g,生甘草10g,黄连3g,肉桂6g,桑枝12g,白蒺藜15g,潼蒺藜15g。14剂。

三诊:头晕症状消失,肢体麻木偶有,纳、眠、二便均正常。血压基本稳定于130/85mmHg左右。拟补肝肾、调阴阳,兼活血通络。

处方:天麻15g,钩藤15g,桑寄生15g,杜仲15g,知母12g,黄柏12g,淫羊藿15g,益母草30g,半夏10g,茯苓15g,木香6g,独活10g,僵蚕10g,丹参15g,当归12g,桑枝12g,生地黄15g,熟地黄15g,甘草10g。14剂。

以此方加减服用三个月,诸症消失,血压稳定于130/80mmHg左右。

按语:该患高血压诊断明确,从以往血压水平来看,应加强血压控制,目标血压为130/80mmHg。患者新发症状手脚麻木,确切地说是指、趾尖自觉麻木,查体浅感觉正常。从西医来看,首先考虑周围神经病变,最常见的糖尿病性周围神经病,但患者无糖尿病病史,暂不考虑本病;其次酒精中毒性周围神经病及药物性周围神经病都与B族维生素的缺乏有关，患者无长期服用抗结核药、抗生素史，但长期饮酒，补充 B 族维生素自觉有效，故酒精中毒性周围神经病有一定可能。另严重低钾也会出现四肢麻木症状，如肾上腺皮质激素分泌增加、肾小管性酸中毒导致钾排泄过多。从中医角度，四肢麻木伴有头晕属于肝风内动之象，患者长期饮酒，喜食肥甘，工作劳累，导致痰浊内生，肝肾不足，肝阳偏亢，夹痰上蒙，则头晕阵作，阻于脉络，则血脉不畅，四肢麻木。故治疗予平肝息风，化痰通络法。患者三诊时症状明显好转，应从本调治，肝体阴而用阳，肝阳肝火之盛实由肝之阴血不足；阴阳失调其本在肾，且肝肾同源，故当补肝肾、调阴阳，以杜仲、桑寄生、淫羊藿、生熟地、知母、黄柏等滋补肝肾，共调阴阳。

（沈琳　汤诺　徐佳悦　魏娜　乔思雨　丁林委　肖颖整理）

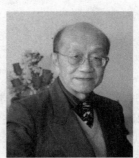

时毓民

时毓民

男，1938年出生于上海，祖籍安徽寿县。1962年毕业于上海第一医学院医疗系，1978年作为儿内科主治医师，进入上海中医学院西学中医班脱产系统学习中医理论，先后跟随上海市名老中医顾文华、贾福华、徐蔚霖、朱瑞群教授学习中医儿科。曾任上海医科大学儿科医院中医科主任、上海医科大学中西医结合研究所儿科研究室主任、上海医科大学中西医教研室副主任、中国中西医结合学会儿科专业委员会副主任委员、上海市中西医结合学会儿科专业委员会主任委员。现任上海复旦大学附属儿科医院主任医师、教授、博士生导师，上海市中医特色性早熟专科学术带头人，中国中西医结合学会儿科专业委员会顾问，上海市中西医结合学会儿科专业委员会名誉主任委员，

第二届国家二部一局名老中医药学术经验继承班导师，上海市高级中医临床人才培训班导师。

时毓民教授提出「滋肾阴泻相火」的方法治疗性早熟，获上海市科学技术进步奖三等奖。时教授在国内外核心期刊发表论文百余篇，主编专著14部，参编专著30部；1993年获国务院颁发的特殊津贴，1999年获上海市邝安堃中西医结合优秀工作者基金奖，2001年获中国中西医结合学会颁发的全国中西医结合贡献奖等多项荣誉称号。

学 术 思 想

一、西为中用，病证结合

时教授系西医出生，西学中出身。他学习中医的时候已经是一个具有相当扎实的西医基础和临床知识的儿科主治医师，学习中医是出于医院派遣和本人兴趣，认为临床上有许多儿科疾病是需要中医诊疗参与的，他是带着问题学习，主动地去学习、接受和应用中医药理论。

时教授认为，中西医各有所长，应互相取长补短，辨证与辨病相结合。西医与现代科学结合较紧，在局部、微观方面有突出的优势，可利用许多现代化的诊疗辅助设备，诊断精确、具体。但是也有局限，就是过于强调局部，强调共性，较少考虑个体差异，故治疗强调规范化、程序化，容易把人看成机器，忽视个性，但是由于西医学基于还原论的理论基础，对于人体的诊疗的全面认识还存在着致命的缺陷。中医理论虽然有一定的先天缺陷，但是，经过如此漫长的历史年代，生命力仍然旺盛，仍然服务于中国的广大民众，取得良好的效果，一定是有充分的存在理由，中医学是中华民族的瑰宝，需要得到更好的传承和发扬。从 2000 多年前的《黄帝内经》《伤寒论》《金匮要略》到以后各个朝代的中医医家，理论和实践也是在不断地发展中，中医诊断注重全身影响、中医治疗偏重个性，量体裁衣，辨证论治实际上是中医诊疗的独特优势，不能由于现代科学的发展暂时不能解释中医中药理论和诊疗方法就采取历史虚无主义的态度否定其科学性、实用性。实际上随着现代科学的发展，随着功能基因组学和蛋白组学的发展，西医学不断发展，也开始重视社会、环境、整体对疾病的影响，也一定会认识到中医理论的科学内涵。

时教授认为，无论是中医还是西医，诊疗病人首先是要辨病，对于一些目前暂时还无法明确诊断的疾病或功能状态，只是由于现代科学的发展没有到那一步，随着发展，人类一定会逐渐揭开许多人体上的未知。而现代科学的手段和方法，无论是中医还是西医，多可以使用。

首先，中医诊疗可以利用西医的诊断，西医诊断可以作为中医四诊手段的补充，使辨证更加准确。比如有些病，中医诊断常无特异性症状、体征，如"乙型肝炎表面抗原阳性携带者"，有的无明显的阳性症候体征，但是通过乙肝二对半及定量检测，就可以得到诊断，进而指导治疗。再如艾滋病从感染到发病出现症状，是一个较长的过程，潜伏期可不存在明显症状和体征，但是，现代科学可以通过病毒载量的测定，进而通过药物干预，控制艾滋病的发病，中医药学在这方面也是大有可为的，但是，在诊断上必须借助现代医学的诊断手段。再如儿童性早熟是一组内分泌的疾病，需要借助现代医学的手段，鉴别功能性性早熟和器质性病变引起的性早熟，才不至于误诊。

其次,吸收西医的疗效评估方法,补充评价中医治疗的疗效,更易被病人和医学界认可。比如,儿童性早熟的疗效除了中医的证候改善外,更重要的是第二性征的改变,骨龄的改变,子宫、卵巢、卵泡发育的改变以及性激素的变化,所以吸收西医的诊断手段及结果疗效标准,为中医所用,更容易得到医学界和病人的认可。

再次,中医治疗可以补充西医诊疗的不足。如有些临床上西医基本无特殊治疗手段的疾病和临床表现,如小儿非佝偻病性的小儿盗汗、夜惊、小儿厌食、感染后慢性咳嗽等,虽然经过西医多种检查手段,也没有发现明显的阳性结果,故没有确定的"疾病"的诊断,采用中医辨证为主的治疗,往往能取得良好的疗效。再有一些临床上的疾病虽然西医有诊疗手段,但是副作用较大或者是代价昂贵如特发性性早熟,轻、中度病情者,完全可以采用中医为主的治疗方法,可以避免西药昂贵及抑制过度的副作用。

总之,辨证与辨病的结合实际上也就是整体与局部、个性与共性的结合,既全面又有重点,可避免治疗的片面性,提高治愈率。

二、脏腑娇嫩,脾脏为本

时毓民教授继承先师的学说,注重实践,结合四十年的儿科临床认为小儿因疾病七情所伤极少,而以外感六淫之邪和内伤饮食者为多见。脾气虚弱,中气不足是发病的内在因素,饮食不节、外邪侵袭是发病的外在条件,若无脾气虚弱之本,纵有外邪侵袭,也不一定致病。由此可见,脾气虚是其病机的基础。时教授深知,脾健则五脏皆荣,脾虚则五脏俱损。因此,在诊治疾病中,注重整体观念,以健脾为主,佐以各种疗法治疗各种儿科疾患,疗效甚佳。此外,时教授在诊治中,时时抓住小儿的生理特点,使补中寓消,消中有补,补不带滞,消不伤正,以保护小儿的脾胃之气。

首先,时教授将内科疾病系统地分为外感和内伤两大类,这对临床上的诊断和治疗有很强的指导意义。对于内伤疾病,他认为以脾胃内伤最为常见,其原因有三:一为饮食不节;二为劳逸过度;三为精神刺激。另外,脾胃属土居中,与其他四脏关系密切,不论哪脏受邪或劳损内伤,都会伤及脾胃。同时,各脏器的疾病也都可以通过脾胃来调和濡养、协调解决。这点对儿科临床也极有指导意义,因小儿饮食不能自节,许多孩子多食高蛋白、高糖等肥甘厚腻之品,暴饮暴食,超过脾胃的运化功能,脾乏失运,水谷不化精微,久之使体内痰饮内伏,痰湿内生,在气候变化时,寒暖失慎,感受外邪而诱发咳喘等病,即所谓:"若胃气之本弱,饮食自倍,则脾胃之气既伤,而元气亦不能充,而诸病之所由生也。"临床上如反复呼吸道感染、过敏性鼻炎、慢性肾炎等疾病都可由脾胃损伤引发,脾胃虚弱,或肺气不足,或清阳不升,或气化不利而引发上述疾病。因此常常用健脾法治疗这些内伤疾病,书中说:"内伤脾胃,乃伤其气;外感风寒,乃伤其形。伤其外为有余,有余者泻之;伤其内为不足,不足者补之。内伤不足之病,苟误认作外感有余之病而反泻之,则虚其虚也。"即以甘温之剂,补其中而升其阳。

其次,时教授在运用补脾疗法时,绝对不主张使用温热峻补的药物,而是提倡按四时的规律,对实性的病邪采取汗、吐、下的不同治法。他还十分强调运用辨证论治的原则,强调虚者补之,实者泻之,不可犯虚虚实实的错误,创出补中益气汤类方、橘皮枳术丸、曲麦枳术丸、木香枳术丸、半夏枳术丸、升阳益胃汤等，使内伤脾胃病的理论方药，全面而实效。《脾胃论》强调"以胃气为本"，主张补脾胃、升阳气，形成独树一帜的"补土派"。

再次，时教授认为，脾胃为后天之本，非常强调脾升胃降、运化有常的重要性，若脾胃升降失常，则脾不运化，清气不升，浊阴不降，湿浊内生。临床上时教授对属于清阳不升，浊气不降的多种疾病都用补中益气的方法加以治疗，如复发性口炎可加川连、丹皮等，反复血尿加黄柏、侧柏叶等，反复鼻炎加辛夷、苍耳子、川芎等。同时，时教授也非常重视脾与肺的关系，认为小儿脏腑娇嫩，易受外邪侵袭，六淫之邪，每多犯肺，使肺失治节。而抵御外邪的卫气的生成有赖于脾的运化。小儿肺脾不足，若喂养不当，或他病牵连，损伤脾胃，饮食停滞，可致脾失健运，土不生金；脾为肺之母，土不生金，可致肺金虚损，卫外功能下降，而招致六淫之邪侵袭。可见儿科呼吸疾病的病位在肺，但与脾胃有着密切的关系。肺脾失调易引发小儿感冒、咳嗽、肺炎喘嗽及反复呼吸道感染等多种肺系疾病。这是脾胃为"后天之本"的道理。

总之，小儿本就脏腑娇嫩，肺脾肾不足，心肝有余。其中，脾之不足尤为明显，故而在辨证治疗及预后调摄中，健脾益气是为基础。

三、慢病久病，必有瘀血

时毓民教授认为，儿童用药需用心精当，不宜求全求多，娇嫩脏腑不宜猛药攻伐，不宜厚味滋腻。故而用药前辨明病证为要务，且因儿童脏腑清灵，故而少佐药物调制，便可使病除或机体功能恢复。此外，时毓民教授最喜应用活血药物，尤其是对于慢病久病的患儿。

首先，时毓民教授不喜太过攻伐和滋腻的药物，喜用平和调补之力来调理脏腑功能的失衡。时毓民教授认为，儿童肺脾肾三脏本就不足，补益肾气，助气充盈有利于患儿正气的恢复，也利于儿童生长发育的需要，但是过于补益滋腻，则对疾病的恢复不利，也会引起发育的提前，反而违背了儿童的生长发育规律。此外，对于热病寒病，时毓民教授主张轻轻宣发，徐徐温煦，太过散寒温补则有损脏器，反而损耗正气。

其次，时毓民教授认为慢病久病患儿平日多体弱，卫外不固，易染病邪，病程长久，气虚而不能温煦推动脉中血液，故而血瘀形成；同时，时教授在临床检查发现该类儿童甲皱微循环多数有异常，存在微观血瘀的特点。故而，时教授采用活血化瘀、通经活络的方法，改善患儿久病血瘀的体质。由于病久，体内产生瘀血，可瘀阻脉络，使血不循常道运行而导致出血病情的加重。所以，时教授在某些出血性疾病的急性期过后，逐渐减少止血药物的应用种类和用量；同时，增加凉血活血、化瘀通络的药物用量和种类，可以活血化瘀，通络生新；而佐以补血之药，可以补血生血，恢复正气。"疏导"与"补益"，"祛瘀"与"生血"，使患儿血脉畅而血源不绝，以恢复机体之血正常的濡养、灌溉等功能。

总之，时毓民教授时刻注重顾护患儿娇嫩脏腑，守卫儿童正气，促肾气之充盈，撼病邪于体外；此外，灵活应用活血药物，在久病慢病患儿中，取得佳效。

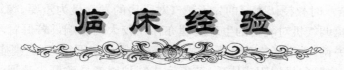

临床经验

一、滋肾阴泻相火治疗性早熟

性早熟是指女孩在 8 岁以前、男孩在 10 岁以前出现第二性征或女孩在 10 岁以前出现月经初潮的一种内分泌疾病，本病以女孩多见。中医学儿科古代文献中并没有性早熟的专门论述，仅散见关于性征发育过程或发育异常的记载。时毓民教授在治疗儿童性早熟方面积累了丰富的临证经验。兹对时教授临床施治性早熟儿童的经验逐条总结如下。

（一）辨证要领

1. 环境变化论　肾藏精，精生髓，脑为髓海。肾主骨生髓通脑，脑为元神之府，主宰人体一切生命活动。天癸的产生，月经的初潮，无不依赖脑的调节。年幼小儿脏腑娇嫩，阳既未充，阴亦不足，元神之府本未充，属稚阴稚阳之体，若由于现代环境改变，生活水平提高，过早接触各种媒体信息及其他诱因，尤其是涉性内容，则可能导致肾元精气较早充盛，天癸早现，月经来潮提前。

2. 痰湿阻滞论　随着社会经济的发展，当前儿童常常偏食，喜好饮料、洋快餐、油炸、膨化食品等，城市超重及肥胖儿童不断增多，肥胖相关的疾病发生率也逐渐提高。若患儿长期营养过盛，过食膏粱厚味，形体肥胖，则易致痰湿阻滞，痰热内生，耗阴动火，相火妄动，导致性征早现，冲任失调，女童甚至天癸早至。

3. 激素污染论　洗涤剂中的烷基化苯酚，塑料中的添加剂、增塑剂—邻苯二甲酸酯类及双酚 A 等污染物及其化学降解产物有类似雌激素样活性，如果被儿童摄入，再与靶器官上的雌激素受体结合，可导致阴阳失衡，出现乳核发育甚至阴道出血等"假月经"现象。

4. 禀赋缺陷论　极少部分患儿或因父母气血亏虚，先天禀赋不足或遗传缺陷，致阴阳平衡失调，如先天性甲状腺功能低下及先天性肾上腺皮质增生等，又长期失治，以致早熟；或后天外伤跌仆，或外感时邪热毒，或损伤脑髓，瘀血痰湿内生，甚至凝聚成瘤，伤阴动火，阴阳失衡可伴发早熟。

（二）治法方药

1. 滋肾阴泻相火　时教授认为儿童性早熟的主要病机以肾的阴阳不平衡，肾阴不足、相火亢盛为最多见。儿童本为"稚阴稚阳"之体，易虚易实，易发生阴阳不平衡，本身潜在容易出现阴虚火旺、阴虚阳亢的病理倾向，对相应的病邪即致病因素存在明显的易感性，如长期营养过剩、过食膏粱厚味，耗阴动火或长期受到环境、类激素污染物的作用等。故而予以"滋肾阴，泻相火"的方法纠正肾阴不足，平亢盛相火；通过调整阴阳，使患儿机体处于平衡状态,达到从本而治,抑制或延缓青春期的提早启动。此法在临床上已经取得了良好的疗效。

2. 化痰散结 时教授认为肾的先天精气对乳房的发育最为重要,脾胃的后天水谷之气、肝的藏血与疏调气机对乳房的生理病理亦存在较大的影响。若肝肾不足,肝失条达,气机郁滞,冲任失调,乳房经络疏利不畅,乳络瘀阻,则乳房硬结,不通则痛。小儿"肝常有余",且部分小儿禀赋父母属阳盛体质,若疾病或精神因素导致肝失疏泄,肾虚肝亢,肝肾阴虚,水不涵木,肝郁化火,肝火上炎,湿热熏蒸于上,出现烦躁易怒,面部痤疮;湿热下注,则带下增多。故在治疗中加入化痰散结的药物,如龙胆草、郁金等,可明显缩小患儿乳核的大小。

3. 因时制宜 时教授发现性早熟的患儿春夏两季就诊大大多于秋冬季节,而且患儿的病情往往明显较秋冬季节就诊者严重,这与中医"天人相应"的理论相符。春天阳气生发,万物复苏;夏天阳气旺盛,万物蓬勃生长;而秋冬天气寒冷,万物收敛肃杀,阳气潜藏。儿童生长发育、性发育的程度在不同的季节也体现出这样的规律。所以,时教授在对性早熟患儿用药时,一般在春夏药量较大,药味较多,用药偏重;而秋冬季节则药量较小,药味较少,用药偏轻。

4. 结合饮食控制及体育锻炼 在临床施治时,时教授发现性早熟患儿多形体肥胖,喜食肥甘,时教授认为肥甘厚味饮食易致肝胆湿热,从而进一步耗阴动火,故多建议家属对患儿饮食加以控制,减少肾元精气的充盛;同时督促患儿多进行体育锻炼,促进代谢,减少肥腻油脂在体内的堆积。

[病案举例]

杨某,女,7岁,因"双侧乳房触痛1周"就诊。患儿1个月前因哮喘调理体质在本地一中医处服药。前医方中多使用温阳之品,如胎盘、鹿角片等,患儿服药3剂后,家长发现患儿双侧乳房大,伴疼痛,遂来本院就医。现症见易怒急躁,口干面赤,手足心发热,盗汗,便干,口渴,舌质红绛,苔薄黄,脉细数。体征:双侧乳核2.0cm×2.0cm,Tanner分期呈Ⅱ期,阴毛、腋毛未见,外阴未见明显色素沉着。中医诊断:性早熟(阴虚火旺)。治则治法:滋肾阴,泻肝肾火。处方:知柏地黄丸合丹栀逍遥散加减,知母、白术各10g;黄柏、生地、山药、山茱萸、白芍、茯苓各15g;泽泻、柴胡各9g,丹皮6g,焦栀子3g。预后:服用7剂后胀大的乳房明显缩小,疼痛缓解。前方加龙胆草10g,郁金9g,枳壳6g,再服7剂,乳核平。

按语:患儿是因药物引起的性早熟。儿童脏腑娇嫩,用药当以平和为主,切忌大寒大热。小儿本为"纯阳之体",前医用了大量温阳药物,导致阳气亢盛化火,食气伤阴,故治疗以滋肾阴、泻相火为主。时教授将知柏地黄丸加减用以纠正肾阴的偏亢,以此调整阴阳的失衡。中医学认为肝经循行双乳,故而患儿出现乳房胀痛不已,考虑为肝气瘀滞而使痰结所致,当以疏理肝气,化痰散结为治则,故合用丹栀逍遥散加减。该病例充分体现了时教授治疗性早熟从肝肾论治的思想。

二、健脾益气活血治疗哮喘

哮喘是小儿时期的常见肺系疾病，是一种反复发作的痰鸣气喘疾患，时毓民教授应用健脾补肾、益气活血法分期治疗小儿哮喘取得了良好的临床疗效。根据时毓民教授治疗哮喘的辨证及用药特点，总结其应用健脾补肾、益气活血法的临证经验，浅析其遣方用药规律，现介绍如下。

（一）辨治要领

1. 分期论治是总纲 元代朱震亨在其著作《丹溪心法·喘论》中有"哮证并发，以攻邪为主，未发则以扶正为要"的论述。时教授临床辨证时亦是首先分辨哮喘的急性发作期和慢性持续期及缓解期，并且在"发时治肺，平时治肾"的基础上，加入了分期论治时异中有同，同中有异的观点。哮喘发作时，宣肺止咳，平喘解痉为主旨，同时活血药物亦介入其中为辅。万全在《幼科发挥·喘嗽》中说："或有喘疾，遭寒冷而发，发则连绵不已，发过如常，有时复发，此为宿疾，不可除也。"已认识到本病有反复发作、难以根治的临床特点，故而时教授相当重视哮喘慢性持续期和缓解期的治疗，这两个时期在用药上基本无殊，均以补肾为主，但又不拘泥于补肾，仍要将活血治疗贯穿其中，同时佐以健脾益气药物，三位一体，疗效颇佳。

2. 健脾益气须并用 由于小儿"脾常不足"，精微难化，各脏腑濡养不佳，机体御病能力下降，成为哮喘发作的内在因素之一，故而健脾药物在哮喘慢性持续期和缓解期不可或缺，而在急性发作期多不应用，其中常用药物有：白术、茯苓、山药、薏苡仁等，健脾胃、利痰湿，运化水谷，转化精微，为机体的抗病提供动力。同时佐以益气药剂，药用：黄芪、太子参、党参等，补益肺脾之气，扶正固表，御邪于体外，减少哮喘发病的诱因；若病情好转，患儿卫表得固，可减少益气药物的用量及种类。

时教授临证处方时，重视黄芪的应用，黄芪一味应用于哮喘慢性持续期和缓解期治疗始终。该药性甘、微温，归脾、肺经，主要用来补气固表、利尿托毒、排脓、敛疮生肌，其中治疗气虚兼阳虚证尤为适宜。《汤液本草》曰："黄芪……又补肾脏之气，为气药。"《神农本草经》亦云："黄芪……补虚，小儿百病"，时教授根据小儿年龄及病情的不同，该味药最大剂量可用到15g。

3. 活血药物贯始终 中医经典理论认为："久病入络为血瘀"，且《丹溪心法》亦曰："痰夹瘀血碍气而病"。哮喘患儿平日多体弱，卫外不固，易染病邪，诱发哮喘，反复多次，病程长久；同时，临床检查发现该类儿童甲皱微循环多数有异常，存在血瘀的特点。药用：丹参、当归、赤芍等，活血化瘀，通经活络，改善患儿久病血瘀的体质。现代药理实验亦证明，许多活血药物均具有松弛支气管平滑肌，改善肺功能，增强巨噬细胞吞噬功能，抑制呼吸道病原菌等多种作用。《伤寒明理论》记载：丹参一物，而有四物之功。时教授在应用活血药物时，多重用丹参15～30g，此外，还选用一味活血药物相配使用，如赤芍或当归，以求去滞生新，调经顺脉。

4. 补益肾阳当重视 中医病机认为，哮喘日久，久病及肾；并且结合临床发现，该类患儿多有生长发育落后、面色偏白、少动疲乏、动后汗出明显、纳差、手足冷、脉细软等肾阳不足的表现，故而时教授在补肾时较为重视温补肾阳。药用：菟丝子、补骨脂、淫羊藿、巴戟天等，以求温补肾阳、固摄纳气。临床观察发现，补肾阳中药可以有效防治婴幼儿哮喘；同时，体外实验亦证明某些补肾阳中药对哮喘缓解期患儿体内 Th1/Th2 平衡及其上游相关转录因子、细胞因子有一定的调节作用。时教授多将药物配对使用，如菟丝子配补骨脂、淫羊藿配巴戟天，两种药物相辅相成，共达病所，以奏其效。

5. 肺鼻合治有奇效　鼻炎是小儿最常见的慢性、反复过敏性或感染性呼吸道疾病之一，而小儿哮喘绝大部分伴发鼻炎。流行病学研究证实了鼻部疾病和哮喘的这种关系，93％的青少年哮喘有不同程度的鼻炎，明显高于正常人群，提示了鼻炎是哮喘的常见症状；而 58％～85％的哮喘患者先有鼻炎后有哮喘或两者同时发病，说明鼻炎患者是哮喘的危险因素。越来越多的证据表明鼻炎与哮喘常相伴发，上呼吸道感染，特别是副鼻窦感染与哮喘病发病的关系日渐引起人们的重视，并称此为"窦-肺综合征"。中医认为，肺开窍于鼻，鼻为肺之窍。《灵枢·脉度》说："肺气通于鼻，肺和则鼻能知臭香矣"。也就是说只有肺的宣发肃降功能正常，呼吸通利，鼻的嗅觉功能才能灵敏。《圣济总录·鼻病门》认为："鼻流清滋"是"以肺脏感寒，寒气上达，故其液不能收制如此"，并列细辛丸主之。《冯氏锦囊秘录·儿科·鼻病》在阐述肺的功能失常，呼吸不利对鼻部疾病产生的影响时说得更清楚明了："肺家有病，则鼻不利，如伤热之不散，或伤寒之久郁成热，皆能使塞而不利"。小儿哮喘反复（或持续）发作可以诱发鼻炎，并在此基础上，时毓民教授认为"肺鼻合治"的治疗思路很重要。在治疗哮喘的同时应针对鼻部的炎症联合治疗，时教授常加用辛夷、藿香、川芎等通鼻窍的药物。

（二）名方推陈

在哮喘患儿的辨证施治中，时毓民教授善于应用古代经典方剂加减化裁，取得了良好的疗效，其中射干麻黄汤的灵活应用在临床上取得了良好的疗效。

《金匮要略·肺痿肺痈咳嗽上气病脉证并治》曰："咳而上气，喉中水鸡声，射干麻黄汤主之。"射干麻黄汤用于外寒较轻，内在的痰饮较重，饮重于寒，或没有表证的咳喘。古时小儿体质不同于现在，当时风寒咳嗽较多见，应用射干麻黄汤后疗效颇佳，但是近年小儿感染性咳嗽增多，阳虚体质少见，痰热及风热咳嗽明显多于风寒咳嗽。故而，时毓民教授对射干麻黄汤进行加减，将生姜、细辛温热之品去除，加前胡、百部降气止咳化痰，杏仁镇咳润肺，黄芩清肺热，蒌菜止咳化痰、清热平喘，创立射干合剂。

经过几十年的临床应用及临床试验发现，射干合剂在止咳、化痰、平喘方面疗效确定，优于同类药剂。射干合剂是我院院内制剂，是应用于小儿咳嗽最多的中成药，此药在新华医院也得到广泛应用，也是院内制剂首次在院外得到推广应用。

[病案举例]

周某，男，5岁。因"夜间咳喘2日，痰少难咳"就诊。患儿从3岁开始发作哮喘，就诊前共喘过多次。既往有过敏性鼻炎病史。查体：面色苍白，动辄汗出，晨起鼻痒善嚏，眼周色黯，咽部轻度红肿，肺部听诊可闻及哮鸣音，纳差，睡眠一般，小便多，大便偏干，舌红薄白，脉弱无力。处方：炙麻黄6g，桑叶9g，桑白皮9g，杏仁9g，蝉衣4.5g，僵蚕9g，淡芩9g，射干4.5g，丹参12g，前胡9g，辛夷3g，白芷9g，炙甘草4.5g。

复诊：2周后。患儿无咳喘，晨起过敏性鼻炎症状改善。舌淡红，苔薄白，脉细滑。处方：炙黄芪9g，党参9g，防风9g，炒白术9g，丹参20g，赤芍9g，山药12g，淫羊藿9g，巴戟天9g，枸杞子12g，炙甘草4.5g。

该患儿哮喘缓解期坚持中药治疗3个月，继续门诊随访3个月，哮喘未发作，晨起鼻痒流涕减轻，面色红润，自汗盗汗症状明显改善。

按语：该患儿首诊时为哮喘急性期，故方中选用炙麻黄、杏仁、射干、前胡宣肺止咳平喘，降逆化痰；辛夷、白芷疏散外风，宣通鼻窍；丹参活血化瘀，去滞生新。复诊时，患儿已无哮喘症状，处于缓解期，故方中选用黄芪、党参、防风、炒白术、山药健脾益气，扶正固表，增强患儿机体抵抗力；丹参、赤芍活血化瘀，以去久病在络之血瘀；淫羊藿、巴戟天组成对药，温补肾阳，以求固摄纳气；枸杞子滋补肾阴，是阴中求阳之理，阴阳共补，以达到久病补肾的目的。

三、健脾益气利水治疗肾病综合征

肾病综合征是由于肾小球滤过膜对血浆蛋白通透性增高，大量血浆蛋白自尿中丢失，并引起一系列病理生理改变的一个临床综合征，是小儿泌尿系的常见病。中西医结合的方法在减轻水肿、蛋白尿及减轻相关药物副作用等方面，具有较好疗效。时教授在治疗儿童肾病综合征时，根据患儿的病情，提出了辨病与辨证相结合，分阶段论治的思想。

（一）辨证要领

1. 首辨本证与标证　时教授认为小儿肾病的辨证首先要区别本证与标证。本证以正虚为主，有肺脾气虚、脾肾阳虚、肝肾阴虚及气阴两虚。初期、水肿期及恢复期多以阳虚、气虚为主；难治病例，病久不愈或反复发作或长期用激素，可由阳虚转化为阴虚或气阴两虚。本虚，乃病理演变之本始。标证以邪实为患，有外感、水湿、湿热、血瘀及湿浊。临床以外感、湿热、瘀血多见，水湿主要见于水肿期，湿浊则多见于病情较重或病程晚期。在肾病综合征不同阶段，标本虚实主次不一，或重在正虚，或重在标实，或虚实并重。一般来讲，在水肿期，多本虚标实，在水肿消退后，则以本虚为主。在具体治疗时应掌握各个不同阶段，解决主要矛盾。如水肿严重或外邪湿热等邪实突出时，应先祛邪以急则治其标；在水肿、外邪等减缓或消失后，则扶正祛邪，标本兼治或继以补虚扶正为重。总之，应据虚实及标本缓急，确定扶正与祛邪孰多孰少。应用激素、细胞毒性药物时，配合中医辨证论治，能明显减轻激素和免疫抑制剂的副作用，降低复发率，巩固远期疗效。

2. 分清阶段，指导用药　儿童肾病绝大多数采用激素作为首选治疗药物，时教授认为小儿肾病可按激素用量结合水肿与蛋白尿情况辨证分期论治。临床可根据激素治疗与疾病发展（蛋白尿多寡）的不同阶段，审度正虚与邪实之偏胜，阴阳之消长，标本之缓急，采用以解决主要矛盾为目的的阶段性治疗措施，旨在使机体恢复"阴平阳秘，精神乃治"的正常状态，达到治愈目的。

时教授认为小儿肾病的中西医结合诊治具体运用时一般分三个阶段，临床多根据激素应用的不同阶段进行论治：①激素应用的初期，水肿明显，多表现为脾肾阳虚,治以温阳利水;②大剂量激素较长疗程服用时,多出现阴虚火旺症状,采用滋阴降火之法;③激素减至维持量时,表现为脾肾阳气不足,宜温肾健脾。激素足量治疗后期及维持缓解期。

(二)治法方药

1. 健脾益气利水法 《幼幼集成·肿满证治》云:"夫肿满之证,悉由脾胃之虚也。脾土喜燥而恶湿,因中气素弱,脾虚无火,故水湿得以乘之……治肿者,当以脾胃为本,而以浮肿为标。"脾主运化精微,主传化水气,为水之堤防,脾健土旺,而水湿自能运化;若脾虚则土不能制水,水不归经而横溢皮肤,渗于脉络,从而产生周身水肿。时毓民教授喜用健脾益气利水法治疗水肿,使其脾胃健则水湿化,达到培土以制水的目的,常用黄芪、太子参、白术、淮山药、扁豆、薏苡仁、茯苓、猪苓、泽泻等随症加减。如出现大量蛋白尿,先生则重用健脾的淮山药,加大至60g,以及益气健脾的黄芪,加大至15~30g。

经验方:黄芪9~15g,太子参15~30g,白术9~12g,淮山药15~30g,扁豆9~15g,薏苡仁9~12g,茯苓9~15g,猪苓9~15g,泽泻6~9g。

案例:患儿,男性,4岁,1999年4月20日初诊。

2. 滋阴泻火、益气健脾法 病程长久,或反复发作,或长期、反复应用激素后,多有脾气虚肾阴虚的表现。时教授多以六味地黄丸方加减。

经验方:生地9~15g,知母6~9g,生山药15~20g,泽泻6~9g,黄芪9~15g,太子参15~20g,山茱萸9~15g,赤芍9~15g,猪苓15g,茯苓15g,甘草5g。

[病案举例]

林某,男,4岁,因"反复浮肿1个月"就诊。1个月前患儿因全身浮肿,尿少,尿蛋白(+++),血胆固醇增高,血白蛋白降低,拟诊肾病综合征住院治疗。经皮质激素等治疗,浮肿好转,但眼睑及双下肢轻度浮肿可见。刻下患儿面色苍白,倦怠乏力,眼睑微肿,舌质偏红,苔薄腻,脉细软。尿蛋白(+)。

诊断:肾病综合征(脾肾两虚)。

治则:益气健脾补肾法。

处方:生黄芪15g,太子参12g,生地黄10g,山药12g,茯苓10g,菟丝子10g,泽泻10g,芡实10g。泼尼松2片改隔日服1次。

随访:1个月后,患儿精神好转,浮肿消退,尿蛋白少量。遂用生黄芪15g,党参10g,女贞子10g,补骨脂10g,菟丝子10g,炒白术10g。

3周后患儿面色转润,食欲改善,尿蛋白转阴,血白蛋白及胆固醇正常。泼尼松逐渐减停,继用原方加减,随访1年,未见反复。

按语:时教授认为:本例肾病患儿年龄虽幼,仍重用黄芪补益脾气,配以补肾健脾药,收到良效,减少了应用皮质激素的副作用。现代医学认为,蛋白质是构成人体和维持生命活动的基本物质,与中医学所谓"精气""精微"的概念相似。时教授认为肾病的治疗不可只着眼于消除蛋白尿而忽略治脾,所谓治本,不仅是治肾尤其还应该注意调理脾胃,所以,时教授重用健脾药。

四、"补益"与"疏导"并用治疗慢性特发性血小板减少性紫癜

慢性特发性血小板减少性紫癜（chronic idiopathic thrombocytopenic purpura, CITP），是因免疫异常所致的获得性血小板减少症，病程超过 6 个月者为慢性型，呈发作与间歇缓解交替出现。中医学认为，该病当属"发斑""血证"范畴，由于热毒炽盛，致使血妄行；或可能为肝实脾虚，肝木凌土，脾不统血而引发该病。病情长久不愈会导致脾肾阳虚或肝肾阴虚。时毓民教授在治疗 CITP 时，将现代医学的先进研究与中医的辨证论治相结合，既继承了中医中药在治疗 CITP 方面的治则，又根据患儿的病情，在以往益气补肾活血的基础上提出了"补益"与"疏导"并用的思想。该病辨治要领如下：

1. 凉血止血　万全在《幼科指南·失血门》中记载："凡失血之证，阳盛乘阴，则血为热迫，不能安于脉中，犯于气分，妄行不能归入经脉也。"时教授认为，小儿 CITP 初发及慢性型急性发作期多为血热实证，因为小儿气血未充，肺卫不固，若外感六淫邪气，六气皆从火化，则热邪与气血相搏，伤于血络，迫血妄行，溢于脉外，渗于皮下，发为紫癜。急则治标，此时，当以凉血止血药物为主，多选用凉血药物生地黄、玄参、水牛角、茅根等，以平伤络之血热；止血药物仙鹤草、墨旱莲等，以收敛溢于脉外、渗于皮下之血。

2. 健脾理气　王大纶的《婴童类萃·失血论》云："大人失血，心肝二经受病者多；小儿失血，脾胃受伤者多……气顺则血归于经……"时教授认为，CITP 患儿脾气滞而失行血之功效，导致血行不循常道而渗出脉外，溢于肌表，故而多选用陈皮、青皮、木香、香附等理气健脾，以求达到气引血行，血随气转的疗效。此外，时教授还佐以补脾益气的药物，如黄芪、山药、炒白术、扁豆、黄精等，以此健脾益气摄血。由于"疏导"与"补益"并用，使方药间的配伍补而不腻，用药更加合理。

3. 祛瘀生血　《血证论》中指出："凡治血者，必先以祛瘀为要。"由于病久，体内产生瘀血，可瘀阻脉络，使血不循常道运行而导致出血病情的加重。所以，时教授在 CITP 的急性期过后，逐渐减少止血药物的应用种类和用量；同时，增加凉血活血、化瘀通络的药物用量和种类，如赤芍、丹参、鸡血藤、茜草等，可以活血化瘀，通络生新；而佐以当归、红枣、花生衣等，可以补血生血，恢复正气。"疏导"与"补益"，"祛瘀"与"生血"，使患儿血脉畅，而血源不绝，以恢复机体之血正常的濡养、灌溉等功能。

4. 益气养阴　王肯堂在《幼科证治准绳·诸失血证》中云："久不愈，用麦门冬饮子。"时教授认为，小儿先天禀赋不足，或疾病迁延日久，均可耗气伤阴，导致气虚阴伤，病情由实转虚，或虚实夹杂。气虚则统摄无权，气不摄血，血液不循常道而溢于脉外；阴虚火炎，血随火动，溢于脉外，可致紫癜反复发作。故在后期临证时多选用炙黄芪、茯苓、炒白术、太子参等，补气以增固摄之力道；兼用熟地黄、麦冬、玄参、石斛等，可养阴清热，血随气行。

5. 补益肾虚　王肯堂在《幼科证治准绳·诸失血证》中指出："若病久元气已亏，食少发热，口干饮汤，呕吐泄泻，肢体畏寒，卧而露睛者，悉属形病俱虚，当补正气为要。"时教授认为，疾病到了后期，除了病邪累损正气，药物之偏性对机体也是一种损伤，此期，机体多

累及肾阴,故而选用枸杞子、女贞子、山药、熟地黄等滋补肾阴;同时,遵循阳中求阴的理论,稍加一至两味补肾阳的药物,如:淫羊藿、巴戟天、菟丝子、补骨脂等,以求得机体阴阳平衡。

6. 清胃祛火 曾世荣在《活幼心书·明本论·失血》中云:"气乃留而不行,血乃壅而不濡,内外抑郁,不能流注以荣于身,必有妄动之患。叔和以芤脉为失血之义,在七表属阳故也,阳明主乎多气多血,未有不因热而得,盖气血俱热,热郁内逼,失其常度,是以妄行。"时教授也观察到部分患儿兼有口渴、咽干、口气热臭、胃胀痛等胃有积热的症状,且古人亦认为斑疹出于体表亦责之于胃热,由于胃内生热,故而迫血妄行,形成肌衄。故而,时教授选用紫花地丁草、白花蛇舌草、芦根、黄芩、蒲公英等药物以清阳明胃热,使气血相和,血随气行,敛于脉内。

[病案举例]

柴某,男,6岁。患儿鼻出血伴有皮肤瘀点,查血小板低下,用皮质激素治疗有好转,然而激素减量后,血小板明显低下,同时伴有鼻出血及皮肤瘀点,呈激素依赖,病程已有7个月。初诊体检:面色偏红,柯兴氏征,身体无出血点,心肺无殊,胃痛,上腹部有轻度压痛,舌偏红苔薄,脉细滑。血小板(PLT):74×10^9/L。证属阴虚血热,瘀阻脉络。予凉血止血,活血通络。处方:水牛角 30g(先煎),生地黄 9g,熟地黄 9g,仙鹤草 9g,鸡血藤 15g,芦根 30g,茯苓 15g,蒲公英 12g,麦冬 9g,枸杞子 12g,炙甘草 4.5g。皮质激素渐减量。

复诊:4 周后。患儿无鼻出血,腹痛。体检:面色偏红,身体无出血点,胃纳减,口渴、上腹部有轻度压痛,舌偏红,苔薄,脉细。PLT:75×10^9/L。证属阴虚胃热,脾肾两亏,予滋阴清热,健脾补肾。处方:炙黄芪 9g,生地黄 9g,蒲公英 12g,陈皮 4.5g,菟丝子 9g,山药 12g,枸杞子 12g,麦冬 9g,仙鹤草 12g,茜草 9g,女贞子 12g,炙甘草 4.5g。皮质激素减量。

三诊:4 周后。患儿无鼻出血,腹胀。体检:身体无出血点,腹胀,上腹部无压痛,舌淡红,苔薄,脉细。PLT:110×10^9/L。证属脾虚气滞,予健脾理气。处方:炙黄芪 9g,花生衣 9g,大枣 12g,枳壳 9g,广木香 4.5g,陈皮 4.5g,黄芩 9g,香附 9g,扁豆 9g,炒白芍 12g,石斛 9g,炙甘草 4.5g。停用皮质激素。

四诊:4 周后。患儿无鼻出血,稍有腹胀。体检:身体无出血点,腹软,上腹部无压痛,舌淡红,苔薄,脉细。PLT:122×10^9/L。证属脾肾两虚,予健脾益肾。处方:炙黄芪 9g,太子参 12g,山药 12g,补骨脂 9g,麦冬 9g,菟丝子 9g,石斛 9g,炒白术 9g,当归 9g,党参 9g,茯苓 12g,炙甘草 4.5g。

连续服药 16 周后停药,此后又随访 5 个月,患儿无鼻出血,全身无出血点,无腹痛,PLT 正常。

按语:该患儿首诊时以鼻衄起病,并且有 CITP 病史,故方中选用水牛角、仙鹤草、鸡血藤等,清热凉血,活血祛瘀;因伴有胃痛,加入芦根、蒲公英,清阳明胃热。随后数周,由于激素减量,纳减,脉细,出现脾气虚征象,故而在保留凉血活血药物的基础上,加入黄芪、山药、白术、麦冬等,健脾益气,摄血养阴。待血小板恢复正常,病情稳定后,补益药物渐减,逐渐加入陈皮、木香等,健脾理气,气引血行;同时加入花生衣、当归等,养血生血,以补血源。在治疗的最后几周,加用黄芪、太子参、补骨脂、石斛等,补益肾阴肾阳,增强患儿体质,取得防止病情复发的效果。

五、益气补肾固涩治疗遗尿症

遗尿症是指5岁以上小儿睡眠中小便自遗的一种病症,中医称遗尿症为"遗尿""遗溺"。时毓民教授通过临床观察,并结合相关实验室检查结果,提出了"益气补肾固涩"的治疗思路,现介绍如下。

(一) 辨治要领

1. 下元虚寒,肾气不足 《幼幼集成》曰:"此皆肾与膀胱虚寒也"。小儿因先天禀赋不足或素体虚弱导致肾气不足,下元虚冷,不能温养膀胱,膀胱气化功能失调,闭藏失职,不能约制水道,而为遗尿。治法宜温补肾阳,固涩小便。方药可选用山药、益智仁、枸杞子、补骨脂、杜仲、五味子等。命门火衰,四肢冷加附子、肉桂;睡眠较深,不易唤醒加麻黄。

2. 肺脾气虚 《金匮翼》曰:"肺脾气虚,不能约束水道而病不禁者"。小儿本就肺脾不足,肺脾气虚时,上虚不能制下,下虚不能上承,致使无权约束水道,则小便自遗,或睡中小便自出。治法宜益肺健脾,缩泉止溺。方药可选用山药、黄芪、党参、益智仁、沙参、桑螵蛸、白术、升麻、乌药、陈皮等。纳呆便溏加茯苓、薏苡仁;不醒加石菖蒲、远志。

3. 肝经湿热 小儿肝常有余,湿热之邪郁结肝经,热郁化火,迫注膀胱,致膀胱开合失司则遗尿。治法宜泻肝清热,固涩止溺。方药可选用龙胆草、黄芩、覆盆子、白芍、车前子、当归、金樱子、栀子、柴胡等。夜热口干加知母、黄柏;梦语磨牙加远志、菖蒲等。

(二) 验方

遗尿合剂,又称为缩泉合剂,是时毓民教授的经验方,已作为院内制剂广泛应用于遗尿证患儿。时教授认为,肺、脾、肾三脏在小儿遗尿症中起着至关重要的作用。遗尿合剂由菟丝子、党参、补骨脂、乌梅、黄芪、桑螵蛸、石菖蒲、炙麻黄组成,充分体现了时教授益气补肾固涩,肺脾肾共调的辨治思路。菟丝子、补骨脂温补肾气,党参、黄芪补益肺脾,炙麻黄宣通肺气,桑螵蛸固涩塞源,石菖蒲开窍醒神。全方温肾气,通肺气,益脾气,敛膀胱,使三焦气化正常,小便固摄有权。既往研究发现,应用遗尿合剂治疗60例遗尿症患儿,总有效率为66.7%,其中对40例白天尿频者,有效率为92.5%。

[病案举例]

毕某,女,6岁。因"夜间尿床至今"就诊。患儿5岁后仍每隔2~3天夜间尿床1次。刻下:患儿一般情况,精神佳,胃纳可,舌淡,苔薄白腻,脉细。诊断:遗尿。辨证:肺脾气虚,肾气不足。治法:补益肺脾肾,固涩膀胱。处方:炙黄芪9g,党参9g,山药12g,乌药9g,补骨脂9g,菟丝子9g,芡实15g,石菖蒲9g,炙麻黄5g,覆盆子9g,金樱子9g,炙甘草5g。

二诊:患儿目前已有一次自己醒来小便,夜眠入睡较困难,胃纳可,大便可,舌淡红,苔薄白腻,脉细滑。继续补益肺脾肾,固涩膀胱。处方:守前方,加炒薏苡仁12g,生山楂9g,六神曲9g。治疗2个月后,患儿复诊时已无遗尿。

按语：该患儿遗尿症明确，辨证当属肺脾气虚，肾气不足。予山药、党参、黄芪益气，菟丝子、补骨脂补肾温阳，金樱子、覆盆子、芡实固精缩尿；遗尿患儿多数睡眠过深，不易唤醒，予麻黄、石菖蒲开窍醒神，乌药温煦膀胱，其中麻黄又有通调肺气之功。整首方子补益肺脾肾，固涩膀胱，使三焦通而膀胱温，共奏固涩止遗之功效。

六、不拘古法治疗功能性便秘

便秘是指大便秘结不通，排便间隔时间延长的一种病证。其中非器质性因素所致者称为功能性便秘，目前已成为影响儿童生理及心理健康的常见问题，不容忽视。时毓民教授论治小儿功能性便秘，灵活运用中医理论而不拘泥于古法，并注意兼收西医学之长处。辨治要领如下：

1. 仿增液汤之意临证加减　《温病条辨》指出："阳明温病，大便不通，若属津液枯竭，水不足以行舟而燥结不下者，可间服增液汤以增其津液。"增液汤方由玄参、生地黄、麦冬组成，妙在寓泻于补，以补药之体作泻药之用，既可攻实，又可防虚。时教授喜用增水行舟之法，临证加味以助其力。常用药物包括：生地黄、玄参、麦冬、火麻仁、制首乌、肉苁蓉等，滋阴益精、润燥通便。

2. 兼以补气行气助运脾胃　《小儿药证直诀·变蒸》说："小儿五脏六腑成而未全……全而未壮。"小儿脾常不足，故小儿脾胃虚弱且推动无力，易于便秘而兼见腹胀、腹痛等症。是故时教授临证处方，常兼用党参、炙黄芪、太子参等，补肺脾之气，以期推动有力。处方仍以滋阴为主，不可过用补气药，选取一二味即可。同时佐以枳实、陈皮、莱菔子等，以行肺、脾、胃、大肠之气，助推动之力，使气机调畅，秘便得下，且可佐制滋阴药滋腻之性，利于消化吸收。

3. 芦根一味清肺胃之热　《宣明方论·小儿门》曰："大概小儿病者纯阳，热多冷少也"。提示小儿易感外邪，且易从火化。火邪又易伤津耗气，更加重了气阴不足，遂致便秘。故于方中加用芦根清泻肺胃之热，清其大肠燥热，防止火邪更伤津液。《神农本草经疏》指出："芦根味甘寒而无毒。甘能益胃和中，寒能除热降火，热解胃和，则津液疏通而渴止矣。"芦根味甘，易被小儿接受。可见时教授选用芦根，考虑周全。

4. 合理饮食，训练排便习惯　时教授认为多数患儿便秘与不良生活习惯有关。不喜食蔬菜，饮食中缺少足够纤维素，加之饮水较少，乃是造成便秘的重要原因。时教授治疗小儿功能性便秘，非常重视饮食疗法与习惯疗法。饮食治疗：乳儿可加8％糖牛奶、加糖的果汁或菜汤等；4个月以上的小儿可添加蔬菜泥或水果泥；7～9个月以上小儿宜酌情添加粗纤维食品，如玉米粥、小米粥、山芋等。年长儿应纠正偏食习惯，减少肉类的摄入，多食豆类和五谷杂粮。习惯疗法即养成患儿定时排便的习惯。

[病案举例]

江某，男，7岁。排便困难6年余，大便2～3日1行，质硬，呈粒状，排便无规律，时需借助开塞露通便；未诉腹痛，纳可，平素白天及夜间多汗；舌淡红，苔薄白，脉细。平时患儿喜食肉类，不喜食蔬菜、水果。查体：咽无充血，腹软无压痛。西医小儿外科已排除直肠肛门器质性病变。治拟滋阴润肠、行气通便、益气敛汗为法。处方:生地黄 9g,玄参 9g,麦冬 9g,火麻仁 9g,制首乌 9g,肉苁蓉 9g,党参 9g,枳实 9g,陈皮 4.5g,芦根 30g,煅牡蛎 30g,煅龙骨 30g,麻黄根 9g,浮小麦 30g。嘱其注意饮食调理,多食蔬菜、水果等高纤维食品,养成每日定时排便的习惯。

复诊:4 周后,患儿便秘较前有所好转,大便每 2 日 1 行,有时粒状。出汗明显好转,舌淡红,苔薄白,脉细。处方:生地黄 12g,玄参 9g,麦冬 9g,火麻仁 12g,制首乌 9g,肉苁蓉 12g,党参 9g,枳实 9g,陈皮 4.5g,莱菔子 9g,芦根 30g。守法服 6 周后,患儿排便困难明显好转,大便 1～2 日 1 行,质软成形。嘱其坚持饮食调理、排便习惯训练。门诊随访 1 个月,排便规律,大便质软,排出无困难。

按语:该患儿经小儿外科已排除直肠肛门器质性病变,故为功能性便秘。首诊时患儿大便质硬呈粒状,平素白天及夜间多汗,脉细,均为气阴两虚之象,以阴虚为主;故方中选用生地黄、玄参、麦冬、火麻仁、制首乌、肉苁蓉滋阴益精、润肠通便,党参补肺脾之气,枳实、陈皮行气消滞,芦根清肺胃之火,煅牡蛎、煅龙骨、麻黄根、浮小麦敛汗。复诊时患儿便秘较前有所好转,但大便有时呈粒状,故方中生地黄、火麻仁、肉苁蓉加量,并加用莱菔子以助行气导滞之力。药后出汗明显好转,故去敛汗药。综观上方,治便秘以滋阴益精、润肠通便为主,兼以补气、行气消滞、清肺胃火,以达到增水行舟之目的。

(孙雯整理)

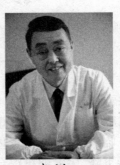

李祥云

李祥云

男，山东人，出生于1939年5月，上海市名中医、教授、主任医师、博士生导师，全国名老中医传承工作室李祥云工作室指导老师，第五批全国老中医药专家学术经验工作指导老师。1964年毕业于上海中医学院中医系。曾任上海中医妇科学会副主任委员、上海市中医妇科协作中心副主任、上海中医药大学学位评定委员会委员、龙华医院妇科教研室主任。1999年后任上海市中医妇科学会顾问，上海中医药大学专家委员会委员，龙华医院专家委员会委员。台湾长庚大学客座教授，香港大学《中医药课程》评审委员会委员。李教授从医五十余年，师承妇科名医陈大年、刘海仙等名家，潜心中医妇科医学理论和各类病症的临床、教学和科研工作。

在长期的临床中，博采众方，取精选粹，致力于妇科经、带、胎、产、嗣、育、杂病等的治疗。先后发表一百余篇学术论文，曾获4项国家级和上海市科研项目奖励，编写《实用妇科中西医诊断治疗学》《妇科膏方应用指南》《不孕与不育的中西医治疗》《李祥云治疗妇科病精华》《李祥云治疗不孕不育经验集》《李祥云学术经验撷英》《李祥云妇科疑难病治验录》等十余部专著。

学 术 思 想

一、补肾祛瘀、异病同治疗妇疾

　　李教授从事中医妇科医疗、教学、科研工作五十余年，通过大量临床病例的观察与分析，认为妇科疾患与肾虚瘀阻关系密切，提出补肾祛瘀法异病同治妇科疾病的学术见解。临床上不孕症、黄体功能不全、月经失调、功能失调性子宫出血、崩漏、闭经、卵巢功能下降、多囊卵巢综合征、输卵管梗阻等常见妇科疾病中，属于肾虚瘀阻的患者占有相当大的比例。《医宗必读》云："肾为脏腑之本，十二经脉之根，呼吸之门，三焦之源，而人资之以为始者也。"肾藏精，五脏六腑之精皆藏于肾，精血同源，精化血，肾精充沛，冲任胞宫始得濡养，血海能够按时满溢，使经水通调，按期而下，易两精相合受孕；肾为气血之根，如肾虚精不足，肾气亏乏，推动乏力，气血运行不畅，冲任胞宫失去濡养，冲任气血失去调畅，气血易停滞形成瘀阻，王清任云："元气既虚，必不能达于血管，血管无力，必停留而瘀"，瘀阻胞脉使胞脉更加失于濡养，瘀血阻滞冲任胞脉日久，可累及肝、脾、肾诸脏，损耗脏气，脏腑功能失调，日久及肾，更加重肾虚，周而复始，出现恶性循环，并影响两精相搏，导致不孕。肾虚和血瘀是互为影响、互相转化的辩证关系。故李教授提出肾虚瘀阻的观点，主张既补肾又祛瘀，避免了一味攻伐祛瘀损伤正气，耗损精血，又同时补肾，固护正气，益肾填精，使精血充沛，冲任胞宫得到濡养，肾阳充盛，温煦脾阳，脾肾功能振奋，脏腑功能得以正常，生血行血，使瘀阻得除，月事时下，易摄精受孕。由于肾虚瘀阻病机出现在很多妇科常见病中，故采用异病同治，不拘于一病一方，但治病求本，从疾病病机的根本出发解决症结，提高了临床的疗效。另肾虚瘀阻的理论亦可以从现代医学研究得到支持。中医的"血瘀"在实验室中血液流变学表现为血液出现高凝状态，以子宫内膜内异症为例说明，患者凝血酶原时间缩短，血纤维蛋白原的降解产物增多，血液呈现高凝状态，出现浓、黏、厚、聚的特点，血微循环不良，可影响卵巢血液供应，使下丘脑-垂体-卵巢轴的内分泌功能被扰乱，可出现月经失调，排卵异常，进而导致不孕；药理研究发现，补肾中药有一定的类雌激素作用，如淫羊藿、巴戟天、菟丝子、肉苁蓉等药物，可使雌性实验动物垂体前叶、卵巢、子宫明显增重，改善下丘脑-垂体-卵巢轴的内分泌功能，改善了卵巢的内分泌水平。故使用补肾祛瘀药物，既可以使血液高凝状态得以缓解，也可以改善靶器官的血流量，改善微循环，使气血调畅，靶器官的代谢更加活跃，从而使各项功能得以正常发挥。抓住了疾病的根本病机，得到了中西医理论的支持，在临床应用补肾祛瘀法时，不半途改弦更方，用药时间一般3个月以上，始得显效。李教授根据肾虚瘀阻的理论，创立了很多新方剂用于临床。主治子宫内膜异位症的"内异消"主药为三棱、莪术、地鳖虫、淫羊藿、肉苁蓉、夏枯草、巴戟天、苏木等；主治输卵管梗阻的"峻竣煎"主药为三棱、莪术、穿山甲、香附、丹皮、丹参、赤芍、路路通、淫羊藿、红藤、败酱草等；主治月经失调的"桃红痛经方"主药为桃仁、红花、当归、川楝子、附子、桂枝、川芎；主治卵巢功能下降的"补肾活血方"主药为熟地黄、黄精、枸杞子、山茱萸、当归、白芍、川芎、丹参、桃仁。临床上应用时还要结合患者具体情况进行辨证论治，在肾虚瘀阻病机制论指导下，遣方用药围绕肾虚瘀阻，久病化瘀，久病伤正，久病化热的理论展开。其中补肾常用药物为淫羊藿、菟丝子、肉苁蓉、胡芦巴、覆盆子、锁阳、杜仲、狗脊、桑寄生、枸杞子；活血化瘀之常用药为三棱、莪术、桃仁、红花、当归、赤芍、鸡血藤、丹参、泽兰、川芎、牛膝等；扶正可加用黄芪、党参、熟地黄、生地黄、黄精、怀山药；化热者可加用清热解毒之品如红藤、紫花地丁、蒲公英、败酱草、夏枯草、金银花。

二、重视肝肾、循性周期、调理冲任

冲脉与任脉皆起于胞中，冲脉出气街（气冲），上行与任脉会于咽喉，环绕口唇，二脉联系密切。冲脉为奇经八脉之一，其与三阴经、三阳经关系密切，调节和滋润温养十二经，是十二经脉气血聚集之所在，是全身气血运行的要冲。《灵枢·海论》称之为"十二经脉之海"和"冲为血海"。张景岳说："血海者，言受纳诸经之灌注，精血于此而蓄藏也，冲脉者，经脉之海也"。全身气血余者皆藏于冲脉血海，由冲脉调节其运行。月经来潮和孕育胎儿都需要血的调节，需要冲脉进行供养和调节。任脉为奇经八脉之一，《十四经发挥》云："任之为言妊也，行腹部中行，为妇人生养之本"。任脉是阴脉之海，全身精血津液均属任脉所司，经血是阴液的一部分，只有任脉通，太冲脉盛，月经才按时而至；任主胞胎，任脉通调，易摄精受孕，并固摄维系胎儿。冲任均起于胞中，对女性特有生理功能方面，《素问·上古天真论》云："任脉通，太冲脉盛，月事以时下，故有子。"王冰说："冲为血海，任主胞胎"。冲任两脉对女子的月经、孕育起到重要作用。冲脉虚衰，血海亏虚，进而会影响任脉对三阴经脉的调节，导致月经失调，不能受孕，或者不能维系胎儿；任脉如果虚衰，或者任脉不通，可影响太冲脉导致血海不能按时满溢，影响月经时下。冲任二者相互依存，相互作用，任何一方偏盛或偏衰均可导致冲任失调。导致冲任失调的原因甚多，包括寒、热、湿等邪气侵袭人体，客于冲任。肝、肾等脏气功能失调，导致气血亏虚逆乱，均可影响冲任二脉。李教授认为，冲任二脉与肝肾经脉之间的关系尤为密切。肝肾均为阴脉，同居下焦，冲为血海，任为阴脉之海，与肝肾二经交会于曲骨和关元穴，使左右两侧阴经通过任脉相联系，共同贯通维系女性生理功能。肝肾二经亏虚，可导致冲任的虚损，二者相互影响。肝属木，肾属水，水能生木。肝藏血，肾藏精，肝血与肾精可相互转化，肝肾同源，同盛同衰。肝主疏泄，体阴而用阳，肝之疏泄调达，有赖肾水的滋养，肾精也有赖肝的疏泄调节功能。疏肝益肾，滋养肝肾亦可达到调理冲任，使月经如期而至，经间期摄精受孕，并维系胎儿。临床用药重在循性周期用药，经期多温经活血，理气止痛；经后期，用药偏于补肾养血，调理冲任，促卵泡成熟；经前期，血海满盈，应按时泻下，用药偏于补肾活血健脾，调理月经。

三、分清先后，重内外因，调经治本

妇科疾病病因很多，有内因、外因。风、寒、暑、湿、燥、火为外因。还有导致脏腑功能失调的诸多内因。如饮食失节，过食肥甘厚腻，过食生冷可伤及脾胃；情志不舒，郁怒伤肝，肝失调达，影响肝的疏泄藏血功能；房劳多产，先天禀赋不足，久病及肾，影响肾主生殖、肾藏精等功能；人体各个脏腑的功能只有协调平衡，才能使气血阴阳平衡，血脉通畅，正常生理功能得以发挥。李教授认为，对于妇科疾患，只有分清病因，标本缓急，才能治病求本，达到阴阳平和。在月经失调病机中，脏腑功能失调，气血不和，冲任受损，肾-天癸-冲任-胞宫失调为根本。病因不同，出现的病证亦不相同。月经病的治疗原则，重在调经治本，遵循《黄帝内经》"谨察阴阳所在而调之，以平为期"，采用补肾、健脾、疏肝、调理气血冲任或数脏一并调理法来调治。经期不调，总因虚实寒热，凡月经先期者，多因气虚、血热、肝旺等；月经后期者，多因肾虚、血寒、血瘀、气滞。月经病常与虚、热、瘀血、肝脾气血虚弱相关。经期时，血海由满而溢，胞宫泻溢，冲任气血变化迅速；绝经前后，天癸竭，肾气衰，肾阴阳失调，冲任虚衰，内外病因易乘时而发作。故治疗时注意平时调本、经期治标以使病愈。女子以血为本，月经失调以调气血为先，其次调理肝、脾、肾三脏。调养气血以健脾、养肝、益肾为主，以四物为基本，芍地配伍归芎动静结合，补而不腻；健脾益气以举元煎、补中益气汤为基础方加减；调肝汤养肝藏血，开郁种玉汤疏肝养血；归肾丸、龟鹿二仙胶补肾填精；逍遥散、四逆散加玉竹、白芍疏肝养肝；左、右归丸补肾阴阳。青春期女性重补肾，育龄期女性重在调肝，绝经期女性重在健脾。组方用药切忌堆积补益药物，注重君臣佐使配伍，可配伍理气消导药物防止过于滋腻。遣方用药时注重固护脾胃，可加入柴胡、升麻升提清阳；慎用大寒、大苦、大热之药物以防伤胃，可加入煅瓦楞、姜半夏等缓解脾胃受损。治疗妇科疾患时注重分清先后，在不孕症治疗时，调经为先，重在周期。《女科要旨》云："妇人无子，皆由经水不调……种子之法，即在于调经之中"。李教授认为，不孕症的治疗首先要使月事调，经调然后子嗣也。不孕症的治疗中，主要责之肾、肝、脾三脏，而治肾为根本，所谓治病求本也。

四、搜剔通络、活血化瘀、破血消癥

李教授在妇科疾病治疗中，率先提出肾虚瘀阻理论，并用于多个疾病中，体现了异病同治的思想。在治疗时根据瘀阻的程度适当选用活血药。如果瘀血日久，仅用桃仁、红花、三棱、莪术等恐难以速效。清吴鞠通说："以食血之虫，飞者走络中气分，走者走络中血分，可谓无微不入，无坚不破"。其中虫类药物搜剔疏拔，有"追拔沉混气血之邪"的疗效。结合现代医学研究，虫类药物含有草本药物不含的抗凝及纤溶活性成分，活血化瘀力强，可单方使用，亦可复方使用，对血脉通畅可达事半功倍之效。现将常用药物总结如下。

穿山甲，性咸寒，归肝、胃经。功能活血、通经、消肿、排脓、下乳。主治经闭、乳汁不通、癥瘕积聚、痈疽疮肿、风寒湿痹症。性善走窜、行散，通经络直达病所，既能活血祛瘀，又能消癥通经，配伍路路通可加强通络之效。穿山甲作用强，动物实验证明疗效非凡，可惜属于国家保护动物,现在正在研究可替代药物。配伍桃仁、当归、红花治疗经闭;配伍鳖甲、大黄、赤芍治疗癥瘕。是临床治疗输卵管梗阻的要药,常用剂量9~12g。由于药味紧张,目前临床常将穿山甲研粉吞服,一日5g。

水蛭,性咸寒,小毒,归肝、膀胱经。功能破血化瘀,虽药力峻猛但不伤阴,可内服或者外敷。主治闭经,蓄血、癥瘕积聚、瘀血作痛等。《神农本草经》曰:"主逐恶血、瘀血、月闭,破血痕,积聚,无子,利水道。"原为噬血之物,故但破瘀血而不伤新血。常用剂量9~12g。李教授常与地鳖虫、三棱、莪术配伍治疗子宫内膜异位症;配伍地丁草、红藤、皂角刺治疗输卵管梗阻;配伍当归、川芎、赤芍、凌霄花等治疗盆腔血栓性静脉炎、黄素化卵泡不破裂综合征、人流后子宫腔粘连等;配伍夏枯草、象贝母治疗卵巢囊肿、子宫肌瘤。

地鳖虫,性咸寒,小毒,归肝经。功能下瘀血,散瘀止痛、消癥瘕。主治闭经、瘀阻腹痛、癥瘕等。常用剂量9~12g。与水蛭相似,入血分,常与水蛭配伍使用。

露蜂房,性甘平,入肝、肺两经。功能攻毒、杀虫、祛风。主治风痹、惊痫、乳痈等。李教授常配伍王不留行、通草治疗乳痈;配伍明矾、蛇床子、白鲜皮外洗治疗外阴白斑;配伍黄芪、阳起石治疗男性性功能障碍。常用剂量9~12g。

临 床 经 验

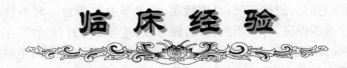

一、补肾祛瘀治疗子宫内膜异位症

子宫内膜异位症临床简称"内异症",指的是有功能的子宫内膜生长在子宫腔以外的部位,在女性性激素的刺激下,引发相关的症状和体征的疾病。是常见病和多发病,可导致女性不孕、痛经、性交疼、盆腔肿块、月经失调等。

中医虽无内异症病名,根据症状体征,归属中医"痛经""癥瘕""月经失调"等范畴。对该疾病的认识,中医认为与肝郁、寒湿、瘀血、冲任损伤有关。李教授认为,子宫内膜异位症患者实证者多见,或者虚实错杂,实证以瘀为主,虚证以肾虚为本,常兼有气郁、寒、热、痰等。

肝郁气滞者可有痛经、下腹胀痛,痛引腰骶,严重者腹痛拒按,甚至时有昏厥;部分患者有性交疼痛、乳胀、胁肋胀痛、月经淋漓不尽、不孕、舌苔薄、舌质紫黯、舌边有瘀点,脉弦。治以理气活血,散结止痛为主,处方血府逐瘀汤(《医林改错》)加减。寒湿凝滞者可有下腹冷痛,腰酸膝冷,白带量多,便溏,不孕,苔薄白,舌边紫黯,脉细紧。治以温经通络,活血化瘀。处方温经汤(《金匮要略》)加减。肾虚瘀阻者痛经、腰酸、肛门坠胀,平素可有少腹隐痛,经行色黯红,易流产,舌苔薄色黯,脉细。治以活血化瘀,补肾调经,处方用内异消(经验方)加减:三棱、莪术、苏木、淫羊藿、肉苁蓉、巴戟天、水蛭、地鳖虫、夏枯草等。瘀热内阻者可有下腹痛伴有灼热感,经行发热或平素低热,大便干,口干不欲饮,经血色红伴血块,白带黄稠,舌质红,苔薄黄,脉细数。治以活血化瘀,清热散结,处方清热调血汤(《古今医鉴》)加减。痰瘀互结者可见经期延长,量多或少,腰尻酸痛,性交疼痛,肛门坠胀,不孕,带下量多,舌苔白腻或厚腻,脉细濡。治以软坚化痰,活血止痛,处方血竭散(《增效产乳备要》)加消瘰丸(《医学心悟》)加减。

在治疗子宫内膜异位症中,李教授有如下几点体会。

(一) 活血化瘀、贯穿始终

子宫内膜异位症患者异位的子宫内膜也会受到卵巢激素的刺激产生类似于月经周期的变化,可有局部出血,中医认为,这属于离经之血,属"瘀血"范畴,有瘀血即化之散之,常根据病情采用活血、祛瘀、破瘀药物甚至虫类搜剔通络,是治疗内异症贯穿始终的原则。

(二) 灌肠辅助、增强疗效

内异症辅助治疗方法包括针灸、外敷、热敷、离子导入、灌肠等,配合内服中药可提高疗效。李教授首选灌肠疗法,直达病所,利于病灶炎症消散、粘连松解,减轻疼痛、下腹不适等症状。可选用药物第三煎150ml灌肠,或采用灌肠方(三棱9g,莪术9g,赤芍9g,苏木9g,皂角刺12g,蜂房12g,蒲公英30g)。

(三) 扶助正气、巩固疗效

内异症患者实证居多,但常常虚实夹杂,病情缠绵,久用活血化瘀药物亦容易伤正气,故患者治疗过程注意时时固护正气,可用黄芪、党参等补气养血。对不孕的患者,注意补肾,补肾是巩固疗效的保证,可加用何首乌、淫羊藿、菟丝子等补肾治疗。

对子宫内膜异位症患者,要注意经期卫生,经行前后保暖,节制房事,尽量减少妇科手术,经期避免重体力劳动。痛经剧烈者经行前3天起口服中药或痛经散治疗。亦可考虑长期服用避孕药抑制排卵,促进子宫内膜萎缩使经量减少,缓解症状。

[病案举例]

严某,女,35岁,初诊2000年6月30日。已婚2年未避孕而未孕。既往:1999年B超发现子宫53mm×51mm×44mm,内膜5mm,左侧卵巢巧克力囊肿,大小25mm×30mm,提示子宫内膜异位症,左卵巢囊肿。12岁初潮,周期25~28天,经期5天,量多2天,夹血块,痛经史。0-0-0-0。末次月经6月25日,昨日晚经净。刻下:腰骶部酸胀,左侧小腹时有不适,舌黯红,苔薄白,脉细,大便稍干。妇科检查提示左侧穹隆触及数枚结节样物,有压痛,左侧附件区增厚伴有压痛,可及活动性肿物直径3cm大小。治疗以益气破瘀,软坚散结。

处方:黄芪15g,山药15g,三棱9g,莪术9g,丹皮12g,丹参12g,赤芍9g,延胡索12g,威灵仙9g,肉苁蓉12g,地鳖虫12g,夏枯草12g。每日一剂,水煎服。另穿山甲粉5g,每日水冲服。

二诊,2000年8月19日。经水将净,痛经较前明显减轻,第一天稍腹痛,经前乳胀,无不适,基础体温(BBT)双相,上升良好。大便仍干,小腹胀,经间期小腹有牵拉感,苔薄,脉细弦,治疗以清解补肾,破瘀散结,处方加红藤30g,败酱草30g,生大黄(后下)6g,淫羊藿12g,补骨脂9g,胡芦巴9g,赤芍9g,香附12g,夏枯草12g,水蛭9g,黄芪30g。另穿山甲粉5g,每日水冲服。

三诊，2000年9月2日。患者BBT双相，爬升。经间期小腹胀明显减轻，腰酸缓解，苔薄腻，脉细。治疗清解破瘀，软坚散结。上方加丹参12g，煅龙骨30g，煅牡蛎30g，制乳香4.5g，炙没药4.5g，皂角刺12g。另灌肠方150ml，每日一次，保留灌肠，经期停用。

根据上方加减，患者继续服用中药4个月，2001年1月确诊怀孕，保胎治疗后顺产一子，体健。

按语： 该患者有痛经史，B超提示左卵巢巧克力囊肿，妇科检查可及触痛结节。腰酸，小腹不适，舌黯，治以祛瘀通络，软坚散结，方中三棱、莪术、丹参、穿山甲、地鳖虫等药物加强破瘀通络之效；夏枯草、皂角刺、威灵仙软坚散结；红藤、败酱草清热解毒；延胡索、乳香、没药行气活血止痛。全方遵循祛瘀通络，软坚散结治疗大法，配合灌肠疗法，既改善患者症状又协助患者受孕，而受孕对子宫内膜异位症有缓解作用，达到双赢目的。

二、补肾活血治疗卵巢储备功能下降

卵巢储备功能，指的是反映卵巢内皮质区存留卵泡的总数量和质量，衡量了女性生育潜能和内分泌功能。卵巢产生卵子能力减弱，卵泡细胞质量下降，导致女性生育能力下降及性激素缺乏的诸多症候，称为卵巢储备功能下降。卵巢储备功能下降导致女性性激素缺乏及生育能力减弱，表现为月经量少、月经后期、闭经、不孕等，可提前出现类似围绝经期综合征症状，进一步可发展为卵巢早衰。近年来发病率有升高趋势，从卵巢储备功能下降到卵巢早衰是个渐变的过程，大约需要1～6年，及时治疗卵巢储备功能下降，可以提高女性的性激素水平和生育潜能，改善患者生活质量，为女性卵巢储备功能下降导致不孕的治疗提供一种可能。

李祥云教授认为，卵巢储备功能下降与"肾虚血瘀"密切相关。中医古代文献中并没有"卵巢早衰"这一表达方式，从卵巢储备功能下降的临床特点中发现，其应当归属"年未老而经水断""月经过少""血隔""经水早断""不孕""月经后期""血枯"等病种中。《黄帝内经》中指出"年四十，而阴气自半也"。不但提到了"早衰"的概念，而且指出早衰时间界限为四十岁。中医历来强调未病先防，有病防传的观念，卵巢储备功能下降可理解为卵巢早衰的"未病"阶段，卵巢储备功能下降是"未病"阶段，要积极治疗卵巢储备功能下降，延缓甚至阻止卵巢储备功能下降向卵巢早衰转变。《素问·上古天真论》中的女子七七理论充分反映了肾主生殖理论，肾气的旺盛对天癸的成熟、发挥功能有至关重要的作用，指出了月经、孕育和肾气的关系，中医对本病的认识首先在肾虚。女子以血为用，"精血同源"，不论肾阴虚还是阳虚，日久可导致胞脉闭阻，伤阴耗血，易导致血瘀，是为血隔经闭。肾是生殖的物质基础，五脏六腑之精皆藏于肾；精血同源，如肾精充足，冲任胞脉得到濡养，血海按时满盈而月经按时而至。如经亏血少，则冲任不足，血行缓慢，气血易滞而生瘀阻，瘀血阻滞，血不归经则月经失调、不孕。肾亏和血瘀关系密切，互为因果。因此，李教授主张补肾祛瘀，补肾可以益精气，调冲任，祛瘀能活血散结。故临床上采用补肾活血法治疗卵巢储备功能下降，标本兼治，改善了卵巢血供。肝气郁结亦是卵巢储备功能下降的重要病机。女性工作生活中精神压力过大，容易情志郁结，故遣方用药时亦注重疏肝理气。李教授认为，肾虚血瘀是卵巢早衰的主要中医病机，可兼有肝郁、血燥、气血虚弱。肾虚血瘀是目前临床上治疗的核心，再配以健脾、疏肝、养血等疗法治疗卵巢储备功能下降，改善患者症状。

[病案举例]

李某，女，31岁，已婚。初诊2017年1月5日。月经量少1年余。0-0-0-0。2016年10月15日（月经第三天）龙华医院测FSH：17.94↑IU/L，LH：4.52IU/L，PRL：354.8mIU/L，E$_2$：72.45pg/ml，T：0.38nmol/L，P：2.14nmol/L。2016年12月17日龙华医院FSH：16.12↑IU/L，LH：3.78IU/L，PRL：413.6mIU/L，E$_2$：60.45pg/ml，T：0.22nmol/L，P：1.57nmol/L。患者连续两次检查FSH上升，提示卵巢功能减退，刻下：夜寐差易醒，大便干，舌黯红，苔薄白，脉细。治以补肾活血祛瘀。

处方：三棱9g，莪术9g，巴戟天12g，苏木9g，合欢皮30g，丹参12g，丹皮12g，石楠叶12g，熟地黄12g，黄精9g，肉苁蓉12g，菟丝子12g，夏枯草12g，土鳖虫12g，石菖蒲12g，青礞石12g，五味子6g，紫地丁30g，紫河车粉9g。每日一剂，水煎服。

二诊：2017年2月6日就诊。月经量仍少，色黯，血块少，无腹痛，略有腰酸，乳房小痛，眠差多梦，大便正常，胃纳可，带下少，下阴干，无异味，舌黯红，苔薄白边有齿痕，脉细。处方：菟丝子12g，肉苁蓉12g，肉桂3g，鸡血藤15g，红花9g，香附12g，枸杞子12g，熟地黄12g，当归9g，石菖蒲12g，丹皮9g，丹参9g，石楠叶12g，黄精9g，五味子6g。

三诊：2017年3月4日就诊。月经量较前增多，四肢凉，夜寐较前明显好转，复查血FSH（月经第三天）：8.9IU/L，舌黯红，苔薄白，脉细弦。处方：熟地12g，川芎6g，生地黄12g，白术9g，山药12g，香附12g，菟丝子12g，川楝子12g，鸡血藤15g，紫石英15g，附子9g，肉桂6g，石楠叶12g，黄精9g，淫羊藿30g，党参12g，石菖蒲12g，青礞石12g，杜仲15g。上述诸方，随症加减治疗3个月，第四个月再次复查血FSH：7.8IU/L（月经第三天），月经量较前明显增多。

按语：该患者月经量少，色黯，略腰酸，舌黯红，苔薄白，脉细，病机为肾气不足，冲任失养，精气亏虚，生化乏源，治疗以补肾健脾，活血祛瘀。方中肉苁蓉、菟丝子、石楠叶、巴戟天峻补肾精，壮督温阳，使肾气充沛以生天癸。黄精、熟地黄滋阴益肾，三棱、莪术、丹皮、丹参、当归、鸡血藤、红花活血祛瘀，丹参能清泻瘀热、凉血调经。加用附子、肉桂助温经助阳。必要时可配合服药紫河车粉增强益肾之功，诊疗过程补肾健脾，活血祛瘀为根本大法。经治疗患者畏寒肢冷、腰酸等症状均有明显改善，更可喜的是，FSH的下降显示患者卵巢储备功能得以改善。

三、破瘀通络治疗输卵管梗阻不孕

输卵管梗阻俗称"输卵管不通"，是女性不孕的常见原因之一。输卵管梗阻后，女性可出现不孕、下腹胀痛、腰骶部酸痛、月经失调等症状。中医虽无该病名，但散见于"痛经""不孕""月经不调"中。该病诊断需要根据西医X线片、子宫、输卵管碘油造影、宫腔镜或宫腹腔镜下通液确诊。正常时，输卵管通过伞部的拾卵，并将精子和卵子输送至输卵管壶腹部这个受精的场所，二者结合受孕，并将受精卵输送至子宫腔着床发育。任何环节出现异常均可导致精卵不能结合,或者发生异位妊娠可能。输卵管的正常功能在孕育中起到了重要作用。引起输卵管梗阻的原因,常见的为病原体感染、盆腔炎症、子宫内膜异位症等。中医认为,本病的成因为脏腑功能失调、肝郁气滞血瘀;郁久化瘀化热;经行产后不慎感染外邪致瘀血阻滞;素体气血不足、气不行血致瘀血阻滞胞宫;先天禀赋不足、房事不节耗损肾气,肾虚少精,血流不畅致瘀血阻络;盆腔手术创伤,冲任受损,血不归经,瘀血阻络伤及冲任。主要病机为瘀久伤肾、肾亏瘀阻热盛。治疗以清热补肾祛瘀为主要方法。李教授独创补肾祛瘀峻竣煎专治输卵管梗阻,临床用药尚需根据患者具体情况加减辨证论治。峻竣煎理气通络,破血化瘀,攻坚散结,补肾益精,以攻为主,兼有补益。主药为三棱、莪术、路路通、地鳖虫、丹皮、败酱草、穿山甲、红藤、淫羊藿、肉苁蓉、香附、赤芍,方中三棱、莪术、地鳖虫破血化瘀;穿山甲配伍路路通理气通络;赤芍活血散结;红藤、败酱草清热解毒。

气滞血瘀者,治以理气祛瘀,处方理气祛瘀峻竣煎,用药三棱、莪术、赤芍、地鳖虫、丹参、当归、香附、穿山甲、路路通、柴胡、郁金、延胡索、淫羊藿、肉苁蓉、红藤、败酱草。寒湿凝滞者,治以温经祛瘀,处方温经祛瘀峻竣煎,用药附子、肉桂、桂枝、小茴香、紫石英、三棱、莪术、赤芍、地鳖虫、香附、路路通、丹参、淫羊藿、肉苁蓉、穿山甲、锁阳、红藤、败酱草。气虚血瘀者,治以益气祛瘀,处方益气祛瘀峻竣煎,用药党参、黄芪、山药、黄精、三棱、莪术、地鳖虫、丹参、当归、香附、路路通、赤芍、穿山甲、淫羊藿、肉苁蓉、菟丝子、红藤、败酱草。热盛瘀阻者,治以清热祛瘀,处方清热祛瘀峻竣煎,用药红藤、败酱草、蒲公英、紫地丁、夏枯草、三棱、莪术、地鳖虫、路路通、丹皮、丹参、赤芍、黄芩、穿山甲、黄柏。

李教授在治疗输卵管梗阻时,还结合性周期的变化灵活用药。月经是脏腑、气血、经络作用于胞宫的周期性产物,反映脏腑功能变化,特别是月经不调的患者,更应结合患者月经周期遣方用药。黄体功能不足的患者在治疗输卵管梗阻的同时,在月经周期适当加用补肾阳药物,如巴戟天、菟丝子、锁阳、胡芦巴等,利于提高黄体功能。在经期,停服峻竣煎,防止破血化瘀药物伤及气血,耗损正气。该病是难治之症,临床不会不治自愈。治疗以3个月为一个疗程,一般治疗3~4个疗程始见效果,治疗过程中,最初3个月注意避孕,防止异位妊娠发生。疗程长的患者需要加用扶正之品,可配合灌肠、外敷、理疗等同时治疗提高疗效。

[病案举例]

宋某,女,35岁。初诊2016年5月4日。结婚5年,不孕5年。患者输卵管造影提示双侧输卵管通而不畅。曾有盆腔炎病史6年余。既往月经规律,量中等,色红,夹血块。12岁初潮,周期30天,经期5天,0-0-0-0,末次月经:2016年4月18日。刻下:两侧下腹时有疼痛,不规律,左侧明显,腰骶部酸胀不适,乏力,白带量多,色白,质地清稀,痛经轻。舌黯红,苔薄白,脉细数。治以益肾祛瘀,清解通络,处方:丹皮12g,丹参12g,鸡血藤30g,败酱草30g,香附12g,三棱9g,莪术9g,路路通9g,皂角刺12g,黄芪12g,紫花地丁30g,水蛭12g,象贝母9g,地鳖虫12g,蒲公英30g,延胡索12g。每日一剂,水煎服。另穿山甲粉每日一次,每次5g水冲服。

二诊:2016年6月3日就诊。末次月经:2016年5月19日。患者时有左下腹不适,白带量中等,月经规律,伴有小血块,经前乳胀,腰酸不适,大便溏薄,一日2次,舌黯红,苔薄白,脉细。处方:丹皮12g,路路通9g,败酱草30g,香附12g,赤芍9g,三棱9g,莪术9g,蒲公英30g,皂角刺12g,阳起石12g,石菖蒲12g,青礞石12g,炒扁豆12g。每日一剂,水煎服,第三煎150ml保留灌肠。另穿山甲粉每日5g,水冲服。

三诊:2016年7月4日就诊。末次月经:2016年6月20日。左下腹隐痛较前减轻,带下少,无明显腰酸,时有神疲乏力,经前乳胀,舌黯红,苔薄稍腻,脉细弦。续服上方加八月札12g,橘叶9g,橘核9g,刘寄奴12g,水煎,每日一剂。患者续服益肾祛瘀方药4个月,于2016年10月16日发现怀孕。

按语:该患者腰骶部酸胀疼痛,伴乏力,输卵管通而欠畅,舌黯红,苔薄白,脉细数,肾虚瘀血是主要病机。治以益肾化瘀,通络助孕,李教授善用活血通络的虫类药物加强疗效。李教授独创的峻竣煎为输卵管梗阻性不孕重要治疗处方。方中三棱、莪术、地鳖虫、水蛭破血化瘀,路路通配伍穿山甲加强理气祛瘀通络之效,菟丝子、淫羊藿、胡芦巴补肾填精;香附、丹参、川芎、当归理气活血,橘叶、橘核理气疏肝;加用黄芪益气扶正,防止祛瘀过猛,而且可增强化瘀的治疗效果。诊治以补肾活血,化瘀通络为要。

四、清化湿热瘀阻法治疗免疫性不孕

在不孕症患者中,约10%的不孕症患者原因不明,对于这部分不明原因的不孕症的患者,目前倾向认为其发生机制与免疫因素相关。人类配子的形成、受精、着床均可涉及自身免疫。免疫性不孕是生殖系统抗原的自身免疫或同种免疫引起,是抗原、抗体干扰受孕过程造成不孕。有研究显示,只有血清学的自身免疫异常而无临床症状的亚临床型自身免疫异常者受孕能力较普通人群显著下降,也有报道显示,自身免疫的异常不是导致不孕的直接原因,而是损害受孕能力的病理改变导致的后果。

目前与不孕相关的自身抗体分为两大类:非器官特异性自身抗体和器官特异性自身抗体。非器官特异性自身抗体是指针对存在不同组织的共同抗原的抗体。如抗核抗体(ANA)、抗DNA抗体、抗磷脂抗体(APA)等。器官特异性自身抗体只针对某个特异性器官组织自身抗原的抗体,如抗卵巢抗体(AoAb)、抗精子抗体(AsAb)、抗子宫内膜抗体(EmAb)和抗甲状腺抗体、抗平滑肌抗体等。与不孕密切相关的自身免疫抗体为抗精子抗体(AsAb)、抗子宫内膜抗体(EmAb)、抗卵巢抗体(AoAb)、抗磷脂抗体(APA)、抗核抗体(ANA)等,抗体异常导致不孕的机制复杂,与血栓形成相关,与配子的形成排出、精子活力、穿透力、滋养细胞的增殖、分化、受精卵着床相关,使受孕机会下降。免疫性不孕的复杂性给临床治疗带来重重困难,李教授认为不孕不育的状态是暂时还是持续取决于免疫力和生殖力间的相互作用,免疫可以是不孕的唯一原因,亦可与其他病因共同导致患者不孕。临床上也可见到多次体外受精-胚胎移植(IVF-ET)的患者,其妊娠失败可能与免疫状态相关,在辅助生殖过程中的操作可因人工操作和体外环境形成新的抗原性。反复IVF失败患者自身抗体水平也会异常升高,这时,中医中药治疗免疫性不孕可发挥优势。

李教授认为免疫性不孕病机以肾虚为本,痰湿为标,治疗中遵循以下原则。

(一) 扶正为主,补肾为主

肾为先天之本,肾藏精,主生殖,若肾气不充,加之肝郁、血瘀、湿热等原因,不能摄精受孕,本病病机特点为本虚标实。本虚多为肾阴亏虚或肾气虚阳微,标实为湿热瘀阻或湿浊瘀阻,治疗以扶正祛邪为根本大法。脾为后天之本,气血生化之源。脾也运化水湿,对人体津液代谢起到推动调节作用,脾气不运,湿浊内停,与外来邪毒相合,湿热浊邪阻滞胞宫脉络,可导致不孕。治疗以补肾固本,健脾扶正。肾虚者、阳虚者补肾益气,调冲助孕;阴虚者滋阴益肾,调冲益精。处方右归丸(《景岳全书》)加减。滋肾阴药选用熟地黄、女贞子、龟甲、紫石英、枸杞子;补阳药物选用淫羊藿、菟丝子、紫河车、续断、益智仁。气虚者益气健脾,处方举元煎(《景岳全书》)加味。用药为黄芪、党参、白术、茯苓、山药、太子参、升麻、当归、熟地黄、鸡血藤。药理学研究表明,淫羊藿、菟丝子温阳补肾,配伍滋阴药可消除抗体,调节免疫;生地可抑制免疫功能亢进;黄芪、白术调节免疫,其中黄芪有双相调节作用,使免疫功能紊乱得到梳理有序。

(二) 清热解毒,健脾化湿

李教授认为,免疫性不孕患者肾虚为本,湿毒为标。"清热必先化湿,湿化热去;化湿必先健脾,脾健湿除",对于表现为湿热内蕴的免疫性不孕患者,常治疗以清热利湿,解毒助孕,处方化湿消抗体方(经验方),组成为萆薢、赤芍、丹皮、红藤、土茯苓、车前子、忍冬藤、生甘草、薏苡仁、金银花、连翘、黄柏、泽泻。便秘者加生大黄;口黏腻加厚朴、黄连;白带量多加椿根皮、白槿花。现代药理学研究表明黄芩清热燥湿,具有免疫抑制和双相调节作用,提高淋巴细胞转换率及增强白细胞吞噬功能;忍冬藤有不同程度促进生产干扰素作用,调节自然杀伤细胞活性,可减轻免疫反应引起的病理损伤;黄柏、泽泻可促进吞噬细胞功能;薏苡仁兼有健脾利湿清热之效,用量宜大,多为30g。

(三) 活血化瘀

李教授认为免疫性不孕根本病因是气血失调,正气不固,瘀血阻滞胞宫脉络,挟湿热或寒湿客于胞中,精血搏结导致冲任失调,婚久不孕。活血化瘀排毒生新血,使冲任、血海通调畅通,气机有序,冲任通而邪毒出,损伤可复,抗体可望减少或消失。活血化瘀药物临床常用为丹参、赤芍、丹皮、桃仁、红花、当归、三七、川芎、徐长卿等。文献报道,丹参有补冲任二脉气血之功,可调节机体体液免疫和细胞免疫功能,清除血中过剩抗原,防止免疫复合物产生,可抑菌抗炎,改善生殖系统微循环,防止盆腔粘连并调节女性内分泌;桃仁、赤芍可降低血液黏稠度,改善毛细血管通透性,减少炎症渗出并促进炎症吸收,增强细胞免疫功能,为调节免疫功能要药;三七有显著的抑制体液免疫作用,诸药合用,共同起到活血抗炎、调冲任、调节免疫功能。

李教授在治疗免疫性不孕中以辨证辨病为基础,灵活运用滋阴、补肾、化瘀、清热、益气法治疗患者,患者最终目的是顺利产子,故此类患者一经受孕,要加强补益冲任、养血安胎,防止流产。

[病案举例]

王某,女,35岁,已婚。初诊2016年11月15日。婚后5年未避孕未孕。既往月经规律,末次月经:11月9日,5天净,时有痛经,0-0-2-0,生化妊娠2次,为婚后1年和3年时发生。11月12日于我院查抗子宫内膜抗体IgG阳性,支原体抗体阳性。刻下:乏力、腰酸、胃纳可、二便调、夜寐尚安,夜间四肢冰冷,舌黯红,苔薄微黄,脉细。治以补肾化瘀,解毒化湿。

处方:熟地黄12g,川芎6g,生地黄12g,白术12g,山药12g,香附12g,菟丝子12g,川楝子12g,鸡血藤15g,紫石英15g,党参12g,黄芪12g,石楠叶12g,黄精12g,金银花12g,生甘草6g,土茯苓30g,淡竹叶12g,蒲公英30g,蜂房12g。

二诊:2016年12月13日就诊。末次月经:12月5日。患者腰骶部酸痛不适,四肢冷感较前明显减轻,夜寐安,舌黯红,苔薄白,脉细。处方:三棱9g,莪术9g,巴戟天12g,苏木9g,肉苁蓉12g,菟丝子12g,夏枯草12g,地鳖虫12g,土茯苓30g,沉香12g,生甘草6g,山栀9g,柴胡9g,连翘12g,蒲公英30g,蜂房12g,丹皮12g,丹参12g,赤芍9g,淫羊藿30g。

三诊:2017年1月14日就诊。末次月经:1月6日。患者12月10日抗体复查已经转阴,建议可以考虑怀孕。苔淡红,苔薄白,脉细。痛经较前减轻,腰酸明显减轻。效不更方,原方再进。

四诊:2017年2月4日就诊,月经将至,BBT双相,舌红苔薄白,脉细。方药:熟地黄12g,川芎6g,生地黄12g,白术9g,山药12g,香附12g,菟丝子12g,川楝子12g,鸡血藤15g,紫石英15g,桃仁9g,红花9g,益母草30g,川牛膝12g,苏木9g,柴胡9g,白芷9g。

五诊:2017年2月22日就诊,末次月经:2月6日。患者经净10日,痛经减轻,腰酸乏力时有,舌红苔薄白,脉细,备孕中。治以益肾健脾,化瘀通络,处方:三棱9g,莪术9g,巴戟天12g,苏木9g,肉苁蓉12g,菟丝子12g,夏枯草12g,地鳖虫12g,黄芪12g,党参12g,石楠叶12g,黄精12g,紫花地丁30g,椿根皮12g,土茯苓30g,草薢12g,杜仲15g。

六诊:2017年3月8日,患者停经42天,阴道少量出血3天,尿妊娠试验阳性。血HCG:34 576IU/ML,孕酮:30ng/ml,B超示:宫内早孕,胚芽4mm,可及胎血管搏动。无腹痛,舌淡红,苔厚腻,脉细滑数。处方:藿香9g,佩兰9g,紫苏叶9g,砂仁(后下)6g,陈皮9g,茯苓9g,姜半夏9g,姜竹茹9g,仙鹤草30g,艾叶9g,阿胶9g(烊化),小蓟12g,苎麻根15g,黄芩9g,党参12g。后续安胎治疗至孕3个月。之后随访患者,胎儿一切正常。

按语:对于该患者,抗子宫内膜抗体阳性,伴有支原体阳性。以温肾化瘀,解毒化湿为主要治疗大法。其中石楠叶、黄精、熟地黄、胡芦巴温肾益精;蒲公英、金银花、蜂房、生甘草、土茯苓解毒助孕;黄芪、党参、山药益气健脾;丹参、鸡血藤活血化瘀,调理冲任。益肾、化瘀、清热化湿解毒使抗体转阴,成功受孕,注意后期调护安胎。

五、健脾化湿养血法治疗先兆流产

先兆流产归属于中医"胎漏""胎动不安""滑胎"中。胎漏是指妊娠后,阴道少量出血,时出时止,或者淋漓不断,无腰酸腹痛下坠感,若伴有腰酸、腹痛下坠感者,称为"胎动不安"。若堕胎小产连续发生2次以上者,称为"滑胎",西医称为复发性流产。

本病病机为胎元不固,病因有实有虚,甚至虚实夹杂。虚者多因肾虚、血虚、气虚导致固胎养胎的气血精液匮乏,使胎元不固,发为胎漏、胎动不安;实者常因血瘀、血热,痰湿阻络,使养胎之气血失调,胎元不固。临床辨证根据阴道出血,腰酸腹痛及全身症状和舌脉综合辨清虚实脏腑,治疗以安胎为主。如病情逆转,胎元得固;如病情严重,胎元受损,需要下胎益母。

虚证患者阴道出血量少,色淡红,可伴有乏力、腰酸、头晕耳鸣。肾气虚者,补益安胎,益气止血,处方所以载丸(《女科要旨》)加减;脾肾双亏,当健脾益肾安胎,处方安奠二天汤(《傅青主女科》)加减;气血两虚者,治以益气升提,补血安胎,处方补中益气汤(《脾胃论》)加减。实证患者阴道出血鲜红或者紫黯,可伴有烦躁、腹痛。血热伤胎者,治以养阴清热,凉血止血,处方保阴煎(《景岳全书》)加减;瘀血阻滞者,治以理气活血祛瘀安胎,处方桂枝茯苓丸(《金匮要略》)合四物汤(《太平惠民合剂局方》)加减;冲任损伤者,治以补肾养血安胎,处方密斋胎漏方(《万氏妇人科》)合圣愈汤(《兰室秘藏》)加减。

补肾固冲任,稳固胎元,是治疗先兆流产的根本大法。配伍黄芩、白术加强安胎。妊娠者胎火旺,火旺合湿,易产生湿热,黄芩清泻胎火;白术甘温,健脾燥湿安胎,一寒一温化湿健脾,共用起协同补肾作用,使胎元得固。朱丹溪曰:"产前安胎,黄芩、白术为妙药也。"气血足,胎元固,对于气血虚弱,大病久后即刻受孕患者,妊娠后应服用补血健脾固胎药物。健脾养血药物可加入益气升提药物升麻、柴胡等,升举阳气。滑胎患者,妊娠后可以南瓜蒂3个,太子参12g,杜仲12g,艾叶6g煎汤代茶,有保胎、预防滑胎作用。对于先兆流产患者,安胎药物的干预时机很重要,若月经过期,基础体温高相超过18天者,很可能已经受孕,及时给予安胎中药保胎,并注意休息,清淡饮食,防止先兆流产发生。

[病案举例]

顾某,女,33岁,已婚,初诊2015年12月10日。孕49天,阴道少量出血3日,淡红色,腰酸,时有小腹隐痛,乏力,嗜睡,尿妊娠试验阳性。既往2013年和2014年曾两次妊娠,孕2～3个月时见红,并且肌注绒促性素保胎失败而流产。患者末次月经:2015年10月22日。既往月经周期基本正常,28～35天一行,量中等,有时痛经,经前常伴有乳胀。0-0-2-0。刻下:小腹时有隐痛,胸闷泛恶,神疲嗜睡,小便色黄,大便黏腻不爽,夜寐欠安,舌淡红,苔薄腻,微黄,脉细滑。治予健脾化湿,固肾安胎。处方:党参9g,黄芪9g,藿香9g,佩兰9g,白术9g,陈皮9g,杜仲12g,桑寄生12g,菟丝子12g,黄芩9g,紫苏叶9g,南瓜蒂9g,苎麻根12g,仙鹤草9g。上药7付,水煎服。

二诊:2015年12月17日就诊。患者胸闷减轻,大便通畅,仍有嗜睡,乏力稍好转,阴道出血止,苔红,脉细滑,腰酸仍有,小腹时有胀感。上方去仙鹤草、陈皮,加姜竹茹9g,白芍12g,狗脊12g,川断12g。后每周就诊,遵健脾益肾之道,随症加减,患者于孕77天时查B超:宫内孕囊35mm×37mm,胚芽16mm,见胎血管搏动。孕期曾感冒,加用炒荆芥、炒防风各9g,牛蒡子9g,桑白皮9g,感冒愈,无阴道出血,无腹痛,后服药至孕3个月半,之后随访,顺产一子。

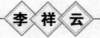

李祥云

按语:患者先天禀赋不足,肾气虚弱,既往二次流产,冲任失固,胎失所养,而致胎动不安。治疗以安胎为主,六君子汤合寿胎丸加减。党参、黄芪补中益气,健脾和胃;桑寄生、杜仲、狗脊补肾益气,固肾安胎;藿香、佩兰芳香化湿;姜竹茹滋阴清热;陈皮理气和胃;川断、菟丝子补肾强腰,养血安胎。孕早期易感冒,可随症加减,调摄起居。

(赵巍整理)

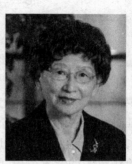

徐蓉娟

徐蓉娟 女，1940年11月出生于上海中医世家（祖父徐小圃、父亲徐仲才均为全国知名中医），徐小圃学术流派第四代传人。上海市名中医、上海中医药大学博士生导师、教学名师，龙华医院终身教授、内科主任医师。2003年成立龙华医院名中医工作室；2017年成立上海市名中医工作室；曾任龙华医院内分泌代谢科主任、西内教研室主任。兼任世界中医药学会联合会糖尿病专业委员会常务理事、上海市中西医结合内分泌代谢病专业委员会首届主任委员等职。

继承徐氏注重温阳扶正的学术经验，创新用于内分泌代谢病领域；熟谙病证结合，分期论治，既病防变。著有《徐蓉娟学术经验撷英》；共同主编《徐小圃徐仲才临证用药心得十讲》等专著；主编全国高等中医药院校规划教材《内科学》及其配套教材，共8部。发表《徐小圃、徐仲才"温阳九法"探析》《临床应用含碘中药治疗甲状腺疾病的思考》《"病证结合"辨治桥本甲状腺炎》等论文106篇。

"益气活血补肾法治疗早期糖尿病肾病的临床应用及作用机制"等获上海市科学技术奖三等奖等5项奖项，专利2项，共同研制院内制剂3项。获上海市育才奖、中西医结合贡献奖、上海市非遗代表性传承人、上海市中西医结合学会高级荣誉会员等称号。

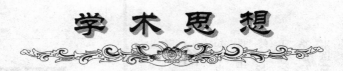

学 术 思 想

一、阳气是抗病的主力,温阳扶正以辨证配伍为要

(一) 阳气是抗病的主力,治病常以温阳扶正为要

徐蓉娟教授师从父亲徐仲才,继承与发扬徐小圃学术流派的扶阳理论,创新用于内科,尤其是内分泌代谢病领域。

徐氏流派的学术思想"阴为体,阳为用,阳气在生理状态下是全身动力,在病理状态下又是抗病主力,在儿科尤为重要"。以阳气为主的论点可上溯到两千余年前,如《素问·生气通天论》曰:"阳气者若天与日,失其所则折寿而不彰,故天运当以日光明。"因此主张治病必须时时顾及阳气。故在临床上,不论外感内伤,凡久病失治或辗转求治者,每多阳气受损,应不失时宜地采用扶阳治法。

徐蓉娟教授认为内科患者以老人居多,老年各脏腑功能减退,而内分泌代谢病病程缠绵,病情复杂,临证多见正气亏虚、虚实夹杂之证候,因此十分重视扶助正气的治疗。尊"治病必求于本""正气存内,邪不可干"的古训,擅用"损者益之""劳者温之"的治疗法则。认为温肾扶阳既要见微知著,不失时宜,又要明确其应用宜忌,以防误治。临诊尤以先天之本肾和后天之本脾的功能下降为突出,如2型糖尿病证见脾肾亏虚者,常采用健脾补肾法。脾肾亏虚型往往阳虚证与气虚证互见,徐氏流派认为:气虚有寒者即是阳虚,阳虚无寒者便为气虚。对于寒象明显者则不失时宜地运用附子,待阳气恢复后再改用益气药以巩固疗效。

徐教授灵活选用各种温补肾阳药物:如附子、肉桂、淫羊藿、补骨脂、菟丝子等,均有独到的经验,其中附子常为首选。益气药常选用黄芪、人参、太子参、党参等,尤擅用黄芪,以其性味甘温,有益气升阳之功,具升发脾阳之性,实乃益气扶正第一要药。又因其益气而升阳,故能治中气下陷之症;且因其益气而固表,故用治表虚自汗、易于感冒等症;更因其益气而利水,故治气虚水肿必不可少。消渴病患者多见气虚血瘀,以黄芪为主药益气活血,气旺则血行。至于消渴病之变症,如疮疡内陷、脓熟不溃或溃久不敛等,黄芪更是在所必用。

(二) 温阳扶正重配伍

徐氏流派重视扶阳,但非唯阳气论者,强调"阴阳互根"是中医的理论核心,阴无阳不生,阳无阴不长。崇尚张景岳"善补阳者,必于阴中求阳,则阳得阴助而生化无穷""阳非有余,阴常不足"的观点。认为,附子药力虽强悍,但若与他药配伍得当,确能起到振奋阳气,扶正祛邪,调节全身功能的作用。临床上尤其善用温肾潜阳、扶正达邪、温培脾肾、潜阳育阴等法则。这些配伍方法拓展了附子应用的范围。

徐蓉娟教授总结小圃及仲才先生应用附子的配伍经验,提出了附子配伍的"温阳九法":即附子与潜降、解表、健脾、清热、化湿、利水、泻下、收敛、滋阴、固涩等药同用,分别称为温潜法、温解法、温培法、温清法、温泄法、温化法、温和法、温滋法、温固法。且常集多个温阳法于一方,处方精练,疗效显著。

徐教授认为内分泌代谢性疾病多伴有血瘀证,究其原因是:人体气血之运行,以气为主导。然气虚日久,则阳气衰惫,而致血行不畅,停滞脉中,百病丛生。故凡见阳虚血滞之证,每以温阳药与活血药配伍,气运血行则百脉调畅也。故临诊附子常与活血化瘀药同用,创立了附子配伍的"温运法",与"温阳九法"统称为附子配伍的"温阳十法"。

例如:20世纪30年代初,上海乃至东南亚盛行小儿暑热症。该病表现为发热持续、起伏,少汗,头额干灼而两足不温,烦躁,口渴多饮,尿频多清长,中西医家对其均颇感棘手。小圃先生认为其主要病机是元阳虚于下,邪热淫于上,确定"清上温下"的治则,创制连附龙磁汤,清心泻火,温肾扶阳,从而治愈很多患者,确为当时内儿科医家常用的名方。徐教授创新用连附龙磁汤加减,治疗烦渴多饮、尿频多清长的消渴证(尿崩症和1型糖尿病),该方以附子温下、黄连清上为君臣,佐以龙齿、磁石潜阳,菟丝子、覆盆子等温肾,集温清、温潜、温固等法于一炉,每获良效。对甲状腺功能减退症,采用温培、温化、温泄等法;消渴晚期肾病采用温培、温潜、温化等法,也均获佳效。

徐教授认为,使用附子温阳扶正时,均可采用"温阳十法"多法配伍,附子与其配伍药可各行其道,各司其职,相互协同;又可相互监制、防偏纠弊,使阴得阳助、阳得阴济,从而也拓展了附子的应用范围。

二、消渴传变多兼瘀,化瘀活血贯全程

(一)活血化瘀贯全程

中医认为,凡离经之血停留于体内,或血行不畅,壅遏于经脉,或瘀积于脏腑组织器官,均称为瘀血。由瘀血内阻而引起的病变,即为血瘀证。血瘀证候:因气血运行受阻,不通则痛,痛有定处;血液瘀积不散,则见肿块;或唇甲青紫、皮肤干涩、肌肤甲错、面色黧黑、脉络瘀阻;舌黯紫可见瘀斑,脉涩不畅等。徐教授认为糖尿病作为一种慢性内分泌代谢疾病,病程长,并发症多。糖尿病及其常见的并发症(尤其是慢性并发症):视网膜病变、肾病、周围血管病变;脑血管意外、下肢动脉硬化闭塞症及肢端坏疽等;伴发病(冠心病、高血压等)均与血瘀息息相关。

《临证指南医案》《医林改错》等都认为"久病多瘀""久病入络即瘀血"。徐教授认为:血瘀成因于气滞、气虚、血寒、血热、外伤等,诸多因素伴消渴而存,故血瘀也可发生于消渴病早期甚至前期,为此治瘀须贯穿消渴病全程,当然在晚期各种变证丛生之时,活血化瘀更是重要的治疗大法。

消渴病早期多以阴虚内热证为主,此时由于阴虚内热,血热妄行而成瘀;或虚火久蒸,干血内结,瘀滞不通。治疗以滋阴化瘀为主。部分消渴病人以湿热困脾为主,症见腹胀纳呆、便溏不爽、肢体困重、形体偏胖等,导致痰瘀互结,气血壅滞。则治以清热祛瘀为主。

消渴病中期以气虚及气阴两虚型为主,内热已不明显,气虚更为突出,气机不畅,或气虚推动无力,而致血瘀。治疗以益气活血为主。

消渴病后期常表现为阴阳两虚,而以阳虚更为多见。阳虚则寒,寒则血凝致血瘀。

徐蓉娟

《素问·举痛论》说："经脉流行不止，环周不休，寒气入经而稽迟，泣而不行"。治以通阳行血为主。

（二）治瘀抓主证，用药有讲究

消渴病起病隐匿，病程长，久之必致脏腑功能失常，气血津液紊乱，阴阳失衡，这为瘀血的产生奠定了基础。血瘀既是消渴病的致病因素之一，也是消渴病的病理产物。徐教授临证运用活血化瘀法时每在详细辨证基础上，针对消渴病的不同阶段，采用不同的活血化瘀法以对证施治。然而治瘀需抓住主证。

消渴病早期以阴虚内热为主证者，常采用滋阴、清热化瘀法，以消渴方、玉泉丸、二冬汤等为主方，常用天花粉、葛根、麦冬、天冬、生地黄等生津清热，养阴增液，黄连、黄芩、知母等清热降火，酌配当归、桃仁、丹参、鸡血藤等既能活血又能生血之品，必要时选用丹皮、大黄等清热活血药。对以湿热困脾为主证者，徐师多用清利化瘀法，以藿香正气散、平胃散、四妙丸等为主方，喜用苍术、白术、厚朴、茯苓、薏苡仁等健脾化湿之品及黄芩、黄连、茵陈、虎杖等清热利湿之品，酌配丹皮、山楂、赤芍等兼具清热或消食功效的活血药。

消渴病中期以气阴两虚为主证，多采用益气活血法，常以七味白术散为主方，以黄芪、党参、白术、茯苓、怀山药等益气健脾之品为主药，配伍丹参、赤芍、三棱、莪术等活血化瘀药。徐教授认为气为血帅，气充气畅则血润血行；血为气母，血充血濡则气生气运。益气与活血，二法合一。故常用益气健脾、活血祛瘀之法，以达补气生津，气旺血行津布之功。

消渴病晚期以阴阳两虚为主证，多用通阳行血法，以黄芪桂枝五物汤、金匮肾气丸等为主方，选黄芪、桂枝、细辛、附子等为主药温经通阳，配伍川芎、当归、赤芍、鸡血藤、水蛭、僵蚕等活血通络药。其中桂枝、鸡血藤、水蛭这三味药尤为常用。若伴有畏寒、肢冷、小便清长等阳虚见症，则多加附子温阳，以增强行血之功效。

活血药中，丹参因其能活血又能生血，攻中兼补，"一味丹参功同四物"，故为徐教授所喜用。当归与赤芍，益母草与路路通，三棱与莪术也是常用之药对，有时择其中之一，而当归与赤芍多用于血虚夹瘀之证，益母草与路路通则用于月经失调，三棱与莪术常用于癥瘕积聚。此外，川芎、桃仁、红花等也屡被选用。

在临床遇见某些疑难杂证、怪病奇疾，审察舌象脉象、形体症状，即便并无瘀象，但根据"奇病多瘀""怪病多瘀"，也可选活血化瘀之品而屡获效。

（三）常用的"治瘀八法"

徐教授针对血瘀不同病机，常用"活血祛瘀八法"：

1. 益气活血法 消渴正气耗伤，气虚无力鼓动血液而为瘀。《医林改错》云："元气既虚，必不能达于血管，血管无气，必停留而瘀"。气乃元神之根，血为生命之本。气血之间互相资生、相互维系。但徐教授认为两者之中应以气为主导，气旺则血充，气虚则血少，气滞则血瘀。故提出气畅血和的前提是气充血盈，常以益气为先。而益气又首重黄芪，盛赞"其补气之功最优，故推为补药之长"，大凡益气活血之方必用之。

2. 通阳行血法 消渴日久，阴损及阳，阳虚则寒，寒则血凝而致血瘀。例如患者出现双下肢麻木疼痛，是为消渴痹证。常用黄芪桂枝五物汤主之。配伍延胡索、川芎、木瓜、当归、赤芍等药，桂枝、鸡血藤、水蛭这三味药尤为喜用。

3. 理气活血法 气机逆乱是形成血瘀的主要原因之一。如沈金鳌在《杂病源流犀烛》中说:"气运乎血,血本随气以周流,气凝则血亦凝矣"。故活血药常与香附、川楝子、青皮、陈皮、乌药等理气药合用,使气行则血行。

4. 养阴活血法 消渴乏津,血行艰涩,停而为瘀。常用天花粉、葛根、麦冬、天冬、生地等养阴生津,酌配当归、桃仁、丹参等。

5. 化痰祛瘀法 消渴者多脾虚痰湿壅盛;或肥人消渴多痰湿,血行不畅而成血瘀。徐教授善用健脾化痰祛瘀法,活血药加苍术、陈皮、半夏、厚朴等健脾化痰之品;痰瘀互结证常与化痰软坚散结药白芥子、浙贝母、生牡蛎等同用;癥瘕积聚者则加三棱与莪术。

6. 清热活血法 热为阳邪,热盛则煎熬津液,易使血液黏滞经络瘀塞。《医林改错》:"血受寒,则凝结成块;血受热,则煎熬成块"。活血与清热解毒药常用蒲公英、红藤、连翘等相配伍,以活血清热。

7. 祛瘀通络法 中医古有"久病多瘀""久病入络"之说,消渴晚期为多种并发症期,祛瘀通络多与虫类药合用,常选用地龙、水蛭、僵蚕等。

8. 祛瘀止血法 消渴瘀血内积,气血流行不畅,致血不循经而出血,如消渴眼底出血、脑出血、月经过多等,则与凉血、止血药相配伍祛瘀止血,常用茜草、槐花、地榆等。

"治瘀八法"不仅限于消渴,徐教授也用于治疗其他疾病的血瘀证,且常集多个祛瘀之法于一方之中。

三、内分泌代谢病常由痰作祟

(一)"百病多由痰作祟"

中医的"痰"含义很广,凡是由于人体水液代谢障碍而形成的病理产物中较稠浊的部分都可称之为"痰",而其中清稀的部分称之为"饮",合称"痰饮",另外还包括瘰疬、痰核和停滞在脏腑经络等组织中而未被排出的痰液,称为"无形之痰"。因此徐教授认为"瘿瘤""突眼""肥胖""痤疮"等均属痰的范畴。

痰是水液代谢的病理产物,《素问·经脉别论》云:"饮入于胃,游溢精气,上输于脾,脾气散精,上归于肺,通调水道,下输膀胱,水精四布,五经并行"。因此人体的水液代谢正常与否,取决于脏腑功能是否调和。人体的水液代谢与肺、脾、肾、肝、三焦等脏腑有关,其中与肺、脾、肾三脏更为密切,因有"盖痰即水也,其本在肾,其标在脾"和"脾为生痰之源""肺为贮痰之器"等说法。外感六淫、饮食劳倦、七情内伤,只要影响肺、脾、肾等脏腑的功能,就很容易引起人体水液代谢的障碍,而导致痰从内生,因此,临床上许多疾病都伴有痰的症状。朱震亨说:"百病中多有兼痰者",李时珍在《濒湖脉学》中亦指出:"痰生百病食生灾"。故后世有"痰生百病""百病皆由痰作祟"之说。

徐教授认为许多内分泌代谢疾病都与痰有关,治疗时必须考虑"痰"这一病理因素,重视"百病多由痰作祟"的观点。尤其在诊治怪病、疑难病症、顽固性疾病时,常灵活使用化痰散结法,每多效验。刘渊在《医学纂要》中强调:"盖痰之为物,虽为湿动,然脾健则无,脾弱则有,脾强则甚。"张景岳亦说:"夫人之多痰,皆由中虚使然"。故临证治痰亦多从健运中焦入手,脾健则痰湿无所生。张景岳又说:"故治痰者,必当温脾强肾以治痰之本,使根本渐充,则痰将不治而自去矣",故温脾强肾是治痰的根本大法。徐教授临证亦将温阳益气法灵活运用于化痰散结中,在桥本甲状腺炎、Graves 眼病等多种内分泌代谢疾病中皆获良效。

(二) 治痰须"病证结合"

《杂病源流犀烛》说:"痰之为物,流动不测,故其为害,上至巅顶,下至涌泉,随气升降,周身内外皆到,五脏六腑俱有。"清代程文囿在《医述》中认为:"甚至无端弄鬼,似祟非祟,悉属痰候"。可见"痰之为物,随气升降,无处不到",所以痰病的表现亦复杂多样,徐教授临证每从不同的病证出发,结合内分泌代谢疾病各自的特点,运用化痰散结法,病证结合,诊治疾病。

1. 甲状腺肿大或结节 甲状腺疾病属中医"瘿病""瘿瘤"等范畴。《说文解字》记载:"瘿,颈瘤也,从病婴音"。古代文献中有五瘿之分,如《外科正宗》引薛立斋云:"筋骨呈露曰筋瘿,赤脉交结曰血瘿,皮色不变曰肉瘿,随喜忧消长者曰气瘿,坚硬不可移者曰石瘿,此瘿之五名也"。据临床症状分析,气瘿相当于现代医学中的单纯性甲状腺肿,肉瘿相当于甲状腺瘤,石瘿则与甲状腺癌相当。

徐教授认为无论甲状腺肿大或甲状腺结节均与痰有关,治则有相似之处。甲状腺疾病多见于女子,"女子以肝为先天",本病多由忧思郁怒,导致肝郁气滞,脾失健运,水湿内停,凝聚成痰,痰气交阻于颈部,致使气、痰、瘀聚于颈前,发为瘿瘤。虽然病因由肝而起,但均与痰有关,治瘿须治痰。久病致虚,扶正与祛邪同用。

甲状腺结节发病率极高,虽有良恶性之分,但大多为良性。肿块质地柔软者,以气滞为主;质韧或稍硬,多不疼痛,活动度良好者,以痰凝为主;扪之质地坚硬,压之疼痛,多以血瘀为主。治疗在化痰软坚的基础上,每配合疏肝理气、活血化瘀等法。化痰散结常选白芥子、浙贝母、夏枯草、炙鳖甲、生牡蛎、半夏等。若症见身重困倦、口中黏腻、舌苔厚腻者,多属痰湿中阻,祛湿化痰常选用藿香、佩兰、苍术、陈皮、半夏、厚朴、砂仁等。对恶性结节可酌情增加清热解毒之品。

2. Graves 眼病 约 25%～50% 的 Graves 病患者伴有不同程度突眼,其中浸润性突眼即 Graves 眼病,又称甲状腺相关眼病,且近年来随 Graves 病发病率上升而逐年增加,是成人致盲的主要原因之一。该病按病情发展可分为活动期和非活动期。西医以大剂量激素或免疫抑制剂治疗活动期 Graves 眼病,而对非活动期尚缺乏有效的治疗措施。

Graves 眼病在中医学中记载甚少。《世医得效方》中"鹘(hu 狐)眼凝睛""鱼睛不夜"与 Graves 眼病活动期相似。其病机为风热毒邪壅阻,涩滞眼络致目珠日渐胀起,赤痛坚硬,属肝郁火旺症,医家多用疏肝清热养阴等法治疗突眼。而非活动期 Graves 眼病未见记载。

徐教授认为 Graves 眼病非活动期多无明显充血、水肿等热象,常有突眼、斜视、复视、视力减退等症状。分析其病机:发病日久,痰饮积聚;瘀血阻络,致痰瘀互结。而目突经久不愈者,多为阳气亏虚,寒痰凝聚所致,故缠绵难愈。自 2003 年起用益气温阳、化痰祛瘀法治疗,常见良效。课题组治疗本病轻度突眼有效率达 80.6%,改善中重度突眼有效率达 62.5%,软组织炎症、突眼、眼肌运动、角膜受累及视力均有改善,肿大的甲状腺有不同程度的缩小。

3. 肥胖 中医认为痰湿内蕴是肥胖症的基本成因,正如《丹溪治法心要》中明确提出"肥白人多湿""肥白人必多痰"。徐教授认为肥胖的成因主要由于嗜食膏粱厚味、久卧久坐、外感湿邪等内外因的影响,致肺、脾、肾、肝等脏腑功能失调,痰湿内蕴,变为膏脂,蓄于肌肤,日积月累,则成肥胖。临床表现多为本虚标实,气虚为本,痰浊膏脂为标,往往兼有气滞、血瘀。徐教授在辨治本病中伍用化痰散结之药,常可获效。

4. 痤疮 痤疮好发于青春期,常见于颜面部。可出现局部疼痛、瘙痒,甚至丘疱疹发展成为脓疱、结节、囊肿。本病常为顽疾,治疗较为困难。徐教授认为痰、湿、火、瘀是形成本病的重要因素,其中痰是主因。痰的形成,由于饮食不当,偏食油腻甘味之物,嗜酒或忧思过度,情志不畅,或生活于水土重浊之域者,易发此病。痰是有形之物,易阻遏阳气的生化,阴血的运行,津液的布化。气血津液运化失常,流行不畅,使痰阻更甚,瘀滞相继,互为因果。徐教授在审证求因时抓住痰为主因的中心环节,再围绕痰的病机分析兼证及阴阳转化,治疗久治不愈之顽疾。

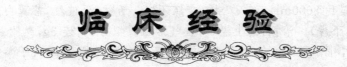

临 床 经 验

一、附子配伍的"温阳十法"治疗内分泌代谢性疾病

徐蓉娟教授传承徐氏流派经验,认为阳气是抗病的主力,治病常以温阳扶正为要。灵活选用各种温补肾阳药物,常首选附子。并认为温肾扶阳既要见微知著,不失时宜,又要明确其应用宜忌,以防误治。徐氏流派应用附子的临床指征为:神疲乏力,脉软,面色㿠白,畏寒,四肢清冷,不欲饮,脉沉细。这些虚性、寒性症状,不一定要条条具备。

徐教授注重扶阳,重视配伍。认为附子与其他药物配伍,既可各司其职,又可相互监制、防偏纠弊,使阴得阳助、阳得阴济,从而大大拓展了附子的临床应用范围。徐教授在整理小圃先生及仲才先生医案时发现,其应用附子的配伍经验归纳为"温阳九法",又结合自己临诊经验增加"温运法",最终归纳为"温阳十法"具体如下:

温潜法:附子配伍磁石、龙齿、龙骨、牡蛎等潜降药同用,可温肾潜阳,阴平阳秘。

温解法:附子配麻黄、桂枝等解表药助阳解表,扶正达邪。

温培法:附子与党参、白术、茯苓等健脾药同用,温肾健脾,脾肾双补。

温清法:附子配石膏、黄连等清热药,温阳清热,并行不悖。

温泄法:附子配伍利水药温阳利水法治疗阳虚水肿。附子配伍大黄等攻下药温阳通腑法治疗阳虚腹痛,或阳虚腑秘。上述治法扶正泻浊,通利二便,故统称为温泄法。

温化法:附子与藿香、佩兰、苍术、厚朴、米仁、半夏、陈皮等化湿药同用,能温阳祛湿,通权达变。

温和法:附子与柴胡等疏肝理气药同用,可扶正理脏,调畅情志。

温滋法:附子与补血滋阴药同用,能潜阳育阴、阴阳双补。

温固法:附子配伍益智仁、补骨脂等涩肠止泻药温阳固涩止泻,或附子配伍缩尿药温阳缩泉,固涩二便;兼汗多肢冷,乃于温培脾肾之中加牡蛎、龙骨等敛汗固脱,统称为温固法。

温运法:附子常与活血化瘀药同用,可温阳活血、化瘀通络。

(一)"清上温下"法治消渴(尿崩症、1型糖尿病等)

尿崩症是指垂体抗利尿激素分泌不足而引起的一组症候群,尿崩症患者因烦渴多饮,小便频多清长,属中医"消渴"范畴。徐教授认为其病位在肺、胃、肾,而以肾为主。其病机主要是久病下元亏虚,肾阳不足,津液不能上承,故用连附龙磁汤加减治之,温肾扶阳,清心泻火,每获佳效。

[病案举例]

张某,女,68岁。自9岁起多尿、烦渴多饮,诊断为尿崩症。曾多方求治,效果不显。近4个月胸闷心悸,曾做冠脉CT:冠状动脉轻度狭窄。口干引饮加重,故来求治。

初诊。口干引饮,每日饮水达8000ml,半夜必饮500ml,夜尿多次。双下肢发冷,小便清长,每日尿量约8000ml。胸闷心悸,夜寐不安。舌体胖,偏红,苔薄白,脉沉细。中医诊断:消渴(上盛下虚)。治拟:清上温下,益气活血。拟方:黄连3g,熟附片9g(先煎),活磁石30g(先煎),补骨脂15g,金樱子15g,桑椹子15g,天花粉15g,太子参15g,麦冬12g,丹参12g,郁金12g。14剂。

二诊:口渴大减,夜间未饮,尿液减少,每日尿量减至6000ml,睡眠改善,胸闷心悸略好转。舌体胖,偏红,苔薄白,脉沉细。上方加减。14剂。

此后每2周复诊,经治半年,诸症改善,尿量减至每日4000ml左右。

按语:本案有烦渴多饮的上焦实热证候,久病阴损及阳,肾阳亏虚,故见双下肢发冷、小便清长之下焦虚寒证候。徐教授遵其祖父、父亲的治小儿暑热症经验,采用清上温下法,创新用于尿崩症:清上用黄连、天花粉,温下用熟附片、补骨脂。同时用磁石,有温潜之意;取桑椹子、金樱子等,加强温肾固涩之效。伍用太子参、麦冬有温滋之意;温运伍用丹参、郁金诸活血化瘀之品。全方集温清、温潜、温培、温固、温滋、温运六法于一炉,立法严谨,用药精当,诚良案也。

(二)附子温阳多法治甲减

甲状腺功能减退症(简称甲减)是由各种原因导致的甲状腺激素合成、分泌或生物效应不足所致的一种临床综合征。临床表现为乏力、畏寒、记忆力减退、反应迟钝等。严重者出现黏液性水肿,甚至昏迷。主要病因是桥本甲状腺炎、甲状腺手术、放射性碘治疗、抗甲状腺药物过量等。

甲减属中医"瘿病""虚劳""虚损""水肿""心悸"等范畴。甲减者肾阳虚衰,命火不足,或兼脾阳、心阳不足。肾阳衰虚症见神疲乏力、畏寒怯冷、记忆力减退、毛发脱落、性欲低下等,治拟温肾助阳,益气祛寒。水肿剧者当投温阳利水之剂,方用真武汤为主,以附子配伍利水药如车前子、葶苈子、泽泻等。

肾阳不足,命门火衰,火不生土,脾阳受伤,脾为后天之本,气血生化之源,脾主肌肉且统血,甲减患者多见肌无力、疼痛、贫血、月经紊乱,甚至持续大量失血等,均系脾阳不足之征象。临床上多以附子或肉桂等温肾,配合干姜、白术、党参、茯苓等健脾药以温肾健脾。

因"肾命不能蒸运,心阳鼓动无能"常见心动过缓、脉沉迟缓的心肾阳虚之象。徐教授常以附子与磁石、龙骨、牡蛎等潜降药同用,并伍人参,可温肾潜阳,回阳救逆。

对甲减之治疗,基于其临床一派虚寒型阳虚之表现,以温肾助阳益气为主是为常法,但宗《黄帝内经》"善补阳者,必于阴中求阳"及《难经》"救其肾者,益其精"之旨,当从肾阴着手,滋养肾阴以复其肾阳乃是根本大法。徐师喜以六味地黄汤为主,加入菟丝子、苁蓉、黄精之类,阳虚甚者再加附子、肉桂,潜阳育阴、阴阳两顾。

故常用温培、温潜、温固、温滋等多法治甲减。

(三)附子温阳多法治糖尿病晚期肾病

糖尿病晚期肾病包括临床糖尿病肾病期(显性白蛋白尿)和肾衰竭期(血肌酐升高)。临床上可见高度水肿、高血压,终末期可伴恶心、呕吐等症状。

中医古文献并无糖尿病晚期肾病的确切病名记载,但古籍中有消渴继发"水肿""腰痛""胀满""尿浊""关格"的记载皆属此病范畴。如隋代巢元方《诸病源候论·消渴门》中有"消渴之久,变成痈疽或成水疾",后者类似于本病。

晚期糖尿病肾病是一种虚实夹杂、病机复杂的疾病。"虚"主要是脾肾亏虚,先天之本在肾,后天之本在脾,脾与肾是相互依赖的,一方面脾之运化有赖于肾阳之温煦,另一方面肾阳之盛衰又有赖于脾气散精之滋养。在治疗上应采用健脾补肾的"温培法"。宗《黄帝内经》"形不足者,温之以气;精不足者,补之以味"之旨,常用附子或肉桂等温肾药,配伍党参、白术、茯苓、淮山药等健脾药。

湿聚肢肿乃糖尿病肾病后期的常见症状,治疗上以化湿泄浊、利水消肿为主。肾病后期之水肿多属阴水,以脾肾阳虚者为多,当投温阳利水之剂,方用真武汤为主,属附子配伍利水药之"温泄法"。对舌苔厚腻者,用藿香、佩兰、苍术、厚朴、陈皮等芳香化浊、燥湿理气之品,伍附子、肉桂或桂枝扶正达邪、助阳温化。

对恶心呕吐者加紫苏、半夏、川连;尿糖高加蚕茧壳、五倍子;尿蛋白者多加黄芪、苍术、牛蒡子;夜尿多者加金樱子、覆盆子;血压高者加杜仲、桑寄生等。

[病案举例]

刘某,男,66岁。2型糖尿病15年,高血压病5年。面浮肢肿、尿少3个月。5天前外院检查:血肌酐:144μmol/L,尿蛋白:100mg/dl。诊断为糖尿病肾病,肾功能不全。故求治中医。

初诊:神疲乏力,面足水肿,腰膝酸软,纳少腹胀,畏寒肢冷,夜尿4~5次,便溏。体重66kg,血压160/80mmHg,面色萎黄,双下肢高度浮肿。舌质淡胖,边有齿痕,苔薄白腻,脉沉细无力。中医辨证:消渴,水肿(脾肾阳虚,湿浊内蕴)。治以温肾健脾,化湿泄浊。处方:生黄芪30g,炒白术15g,猪苓15g,茯苓15g,苍术15g,芡实12g,制附片9g,仙茅12g,淫羊藿12g,金樱子12g,当归9g,陈皮9g,砂仁(后下)3g。7剂。

二诊:药后尿量增多,颜面、上肢肿已消,下肢肿势减轻。然纳谷不馨,时有恶心。查体:体重:64kg,血压:120/60mmHg,苔黄腻。上方去砂仁,加藿香、佩兰各9g,姜半夏9g,姜竹茹9g。14剂。

三诊:下肢微肿,无恶心,纳食渐开,腰酸乏力依旧,夜尿2~3次,大便调。查体:体重64kg,血压120/70mmHg,双下肢轻度浮肿,腻苔已化,脉沉细。上方去藿香、佩兰、姜竹茹,加砂仁(后下)3g,山萸肉12g,山药15g,熟地黄12g。14剂。

四诊:肢肿已退,腰酸乏力好转,胃纳平,大便调,夜尿1~2次。血肌酐:99μmol/L,尿素氮:6.9mmol/L,血糖:6.0mmol/L。尿蛋白:30mg/dl。体重:62.5kg,血压:130/75mmHg,舌脉同前。上方去猪苓。14剂。

按语:本案为糖尿病晚期肾病,因消渴日久而致脾肾阳虚,水湿内聚为患,证属脾肾阳虚,主用温培法:用制附片、仙茅、淫羊藿温补脾肾;配黄芪、白术益气健脾。伍猪苓、茯苓温泄利水。加苍术、陈皮、砂仁理气化湿和胃以温化;用金樱子益精缩泉以温固;伍当归以温滋养血。本方虽无利水强剂,但药证相符而见功。二诊见浊邪上逆而恶心、纳差、苔腻,予藿佩、姜半夏、姜竹茹化湿和胃;肿退后,肾虚之象见著,故仿六味地黄丸法以山萸肉、山药、熟地黄益肾填精而收效。本案虽集温培、温化、温泄、温固、温滋于一方,但三诊中则各有侧重。

二、以血瘀为兼证的辨证分型治疗糖尿病及其并发症

(一) 糖尿病的辨证分型及选药

糖尿病是由于多种病因引起以慢性高血糖为特征的代谢病。中医称为"消渴病"。中医防治糖尿病尤其是其并发症方面具有独特优势,历代医家提出了消渴病名、病因、病机、证候及治疗。消渴肇始于春秋战国,启蒙于汉晋,发展于唐宋金元,成熟于明清,辉煌于当代。

《黄帝内经》中称"消渴""脾瘅""消瘅""鬲消"等。其病因与体质因素、饮食不节、过食肥甘、过度安逸、情志失调、房事不节、热病之后等有关。如《素问·奇病论》说:"此人必数食甘美而多肥也,肥者令人内热,甘者令人中满,故其气上溢,转为消渴"。根据症状表现而分上、中、下三消。汉代张仲景在《金匮要略·消渴小便不利淋病脉证并治》曰:"男子消渴,小便反多,以饮一斗,小便一斗,肾气丸主之"首先提出了消渴的治疗。

1. 提出以血瘀证为兼证的辨证分型方法 徐教授认为本病属本虚标实之证,以气血阴阳为本,燥热痰瘀为标。初期多以阴虚为本,燥热为标,治当以滋阴清热为主;中期则气虚或气阴两虚为本,痰阻血瘀为标,治宜标本兼顾,扶正祛邪,当以益气和(或)养阴,祛瘀化痰治之;发展到后期脏腑虚损,引起诸多兼症,多责之痰湿血瘀,治当健脾补肾,化痰除湿祛瘀。气虚则无力推动血行;阳虚则寒,寒凝则血滞,阴虚内热,血液浓缩,凝聚成瘀,以致血瘀贯穿始终。病位在肺、胃、脾、肾,主要在脾肾。

目前糖尿病的辨证分型尚未统一,徐教授通过长期证型统计后,提倡以血瘀证为兼证的辨证分型方法:

(1) 糖尿病可分为阴虚热盛证、湿热困脾证、气虚或气阴两虚证、阴阳两虚证四型,最多见的是气虚或气阴两虚证;这四型与病程相关,阴虚热盛型多见于早期,阴阳两虚多见于后期。

(2) 所有糖尿病患者中兼有血瘀证者占70%,尤其是在糖尿病后期,及其并发症阶段,血瘀常贯穿始终。

(3) 血瘀证很少单独出现。最合适的分型方法是:上述四型,每型按有无血瘀证再分两组。

在糖尿病及其并发症阶段血瘀贯穿始终,方用血府逐瘀汤或补阳还五汤加减,药用丹参、桃仁、红花、当归、生地黄、川芎、赤芍、三七、水蛭、益母草、生黄芪、牛膝、桔梗、柴胡、枳

壳等。

2. 标本兼治,灵活化裁 糖尿病常见胸痛、眩晕、中风、水肿、关格、淋证、脱疽等并发症或伴发病,临床表现千变万化,可根据脏腑气血阴阳的虚损和邪实之证辨证论治,方药也可灵活化裁,不必拘泥。

通过益气养阴、活血祛瘀、清泻燥热、健脾化湿、滋阴补肾、温肾助阳、疏肝健脾、通络止痛等法,达到改善代谢功能,防止或延缓并发症的发生和发展,提高患者的生活质量和延长寿命的目的。

3. 在辨证论治的基础上根据降糖作用强弱、作用机制及药物性味选择中药

(1) 根据降糖作用强弱择优选用:经临床和药理实验证实,具有降糖作用的单味中药达70余种:如黄芪、人参、地黄、丹参、桑叶、葛根、天花粉、黄连、黄芩、知母、玄参、赤芍、地骨皮、大黄、威灵仙、防己、苍术、茯苓、薏苡仁、附子、荔枝核、虎杖、桔梗、灵芝、白术、麦冬、石斛、玉竹、黄精、枸杞子、女贞子、山茱萸、玉米须、丹皮、泽泻、五味子、三七、何首乌、菟丝子、山药、栀子、白芍等。这些中药具有补气、补血、补阴、活血化瘀、清热等10余种不同的功效。上述中药都是徐师治糖尿病的常用药。

在辨证基础上优先选用上述对证且降糖作用强的中药,合理组方,以期具有更好的降糖疗效。如益气健脾多选用黄芪、人参、白术等。

(2) 根据中药或其降糖活性成分的作用机制选用:中药因其活性成分不同,降糖作用机制也各不相同,故据患者的具体情况,在辨证基础上合理选择中药。例如:黄芪具有双向调节血糖作用,能降低尿蛋白,提高机体免疫功能,为首选的补气药。人参皂苷能促进胰岛β细胞分泌,黄连、薏苡仁、葛根、丹皮、玉竹、荔枝核、石斛等均有改善胰岛素抵抗作用,故对胰岛素抵抗为主的患者常选用之。葛根、地黄、人参的醇提物对非酶糖基化有明显的抑制作用;五味子、桑枝能延缓葡萄糖在肠道的吸收。黄连的有效成分小檗碱能改善胰岛素抵抗,促进胰岛素分泌,具有显著的降糖、降脂作用,对肥胖的2型糖尿病患者疗效尤著。五味子、山茱萸、山楂等对由晚期糖基化终产物(AGEs)引起糖尿病微血管病变有改善作用。牛蒡子能降低尿微量白蛋白;黄芩提取物黄酮类具有抗氧化、抑制醛糖还原酶等作用,均具有防治糖尿病肾病的作用。临床上以胰岛素抵抗为主的2型糖尿病口服黄连素,疗效良好。

(3) 根据药物性味优先择用:推崇"酸苦制甜"之说。黄连、黄芩、大黄、知母、栀子等苦味之品,有清热泻火的功能,能清三焦之热,并有"釜底抽薪"之功。乌梅、白芍、酸枣仁、山萸肉等酸味药降血糖、尿糖,敛汗。酸味和苦味之药均有较强的降糖作用,故常选用之。虽慎用炙甘草,但当糖尿病合并心律失常或绝经期综合征时,常分别选用炙甘草汤和甘麦大枣汤。

[病案举例]

孙某,男,52岁,经商。半年前因口干多饮伴消瘦,查糖化血红蛋白12.8%,诊断为2型糖尿病,用格列吡嗪联合二甲双胍治疗,血糖虽有下降,但仍有口干引饮、乏力神疲等,故慕名求诊。

初诊:口干引饮,多食易饥,心悸失眠,乏力神疲,大便干秘,目糊发脱,腰酸手麻。舌脉:舌偏红,边有齿印,苔薄微黄,脉细。中医辨证:消渴(气阴两亏,肝肾阴虚)。治则:益气养阴,调补肝肾,养血安神。中药调理3个月后,西药仅晚餐前服瑞格列奈1mg,查空腹血糖约6mmol/L,餐后2小时血糖约8mmol/L。正值冬至前夕,拟服膏方。

复诊:2个月后膏滋服完,乏力、口干、脱发明显改善,血糖稳定,继续中药调理。次年冬至前膏方复诊。

膏方:生黄芪300g,太子参300g,麦冬200g,五味子150g,生地黄150g,淮山药300g,茯苓300g,山萸肉100g,泽泻100g,枸杞子150g,白菊花90g,当归150g,天花粉100g,女贞子150g,墨旱莲100g,葛根300g,桑叶150g,桑枝100g,百合150g,灵芝100g,首乌藤300g,荔枝核100g,威灵仙150g,杜仲150g,桑椹子150g,白蒺藜150g,玉竹100g,佛手片120g,薏苡仁150g,陈皮90g。诸药浓煎3次,滤汁,去渣,再加入西洋参100g,生晒参100g,陈阿胶150g,龟甲膏100g,木糖醇100g。文火收膏。每日晨起或睡前沸水冲饮1匙。

连续4年,病情稳定。

按语:本消渴案,乏力神疲,口干引饮,多食易饥,心悸失眠,大便干秘。舌偏红,边有齿印,苔薄,脉细等为气阴两虚证。究其机制,因阴虚日久,气阴两伤,脾肾俱亏,水不涵木,以致肝肾阴虚,故目糊脱发。发为血之余,气为血之母,气虚则血亏,故见脱发;心血亏虚,故夜眠不安。

故重用生黄芪补气,选方生脉散、杞菊地黄丸合二至丸滋阴补肝肾;生地黄、当归、陈阿胶养血;葛根、桑叶、天花粉清热生津止渴;百合、灵芝、首乌藤安神宁心。在诸多养阴药中加入威灵仙、杜仲,为阳中求阴。所选药物如:黄芪、人参、地黄、桑叶、葛根、天花粉、荔枝核等经临床和药理实验证实,均具有降糖作用。佛手片、薏苡仁、陈皮健脾理气、和胃畅中。西洋参合生晒参,陈阿胶与龟甲膏为阴阳相配,动静结合,补气养血。

膏方中未选含糖较高的药物和食材,仅以少量木糖醇调味,避免升高血糖。

(二)益气活血补肾法治疗早期糖尿病肾病

近年来,随着糖尿病患病率的不断增加,糖尿病肾病(DN)已成为终末期肾衰的首要病因。西医以微量白蛋白尿(UAlb)30～300mg/24h持续出现为诊断早期糖尿病肾病(DN)的标准,此时尿常规中蛋白<0.5g/24h,患者多无明显水肿。

徐教授认为DN防治的关键是"早"。当进入晚期肾病期病情常难以逆转。在临证中采用"重视脾肾、早期防治""活血化瘀贯穿全程""泄浊通腑"等观点治疗早期DN。

1987年起徐教授就从事于早期DN的临床与科研。认为目前西医以微量白蛋白尿的持续出现为诊断早期DN标准的观点与中医理论相符。尿中蛋白也是人体的精微物质,其化生固摄由脾,封藏由肾,本应营养人体四肢百骸而不该流失。

徐教授认为早期DN消渴病程多已较长,虽无水肿、胀满等症,可有尿浊,但从尿中出现微量蛋白直到终末期肾衰,均属于肾病范畴,中医病名应定为"消渴病肾病"。

临床发现大部分早期DN患者,既有神疲乏力、舌体胖大、脉细无力等气虚表现,又有四肢麻木、头胸疼痛、舌黯紫或瘀斑、瘀点等血瘀证候,还有腰腿酸痛、耳鸣耳聋等肾虚症状。此时,糖尿病初常见的"三多"燥热之象反而不明显。故认为本病主要病机:与消渴病治不得法,肾元禀赋亏损有关。脾失健运,水谷精微不能化生气血,清浊不分,统摄无权,精微随尿液排出，则出现尿浊、尿甜。消渴日久，脾虚及肾，肾气亏虚，失于收藏固涩，致精微物质从小便排出。气为血帅，气行则血行，气虚不能鼓动血行，血液停滞而成瘀；或阴虚内热，耗津灼液，津血同源，互为滋生，津亏则不能载血畅行而成瘀；或病损及阳，阳虚寒凝亦可导致血瘀；久病入络，血脉瘀滞而成瘀。发病的基本因素是"虚"和"瘀"。证属气虚血瘀，肾精不足，治拟益气活血、补肾泄浊。故自拟经验方"芪丹糖肾颗粒"，作为院内制剂已使用20余年。疗效卓著，获奖多项。该方以黄芪为君，益元气、壮脾胃、补诸虚不足；丹参等为臣活血祛瘀，且与黄芪配伍，益气与活血相得益彰；山萸肉等为佐，补肝肾、收敛固涩。

[病案举例]

张某，女，55岁，社区干部。口干多饮多尿7年，伴泡沫尿2年。半年前多次检查24小时尿微量白蛋白（UAlb）：185.4mg左右，尿蛋白与肌酐比值（UACR）：176.5（正常值＜30），空腹血糖（FPG）：7mmol/L，餐后2小时血糖（2hPG）：14.3mmol/L。外院诊断2型糖尿病，早期糖尿病肾病。经中西药治疗，效果不显而来求治。

初诊：乏力神疲，口干多饮，尿泡沫多，腰痛耳鸣，视物模糊，大便日行3～4次，不成形，夜寐不安。中医辨证：消渴病肾病（脾肾两亏，瘀血阻络）。治以益气健脾，活血补肾。处方：生黄芪30g，党参15g，茯苓15g，丹参15g，地龙9g，熟地黄9g，淮山药15g，山萸肉9g，葛根15g，杜仲12g，薏苡仁15g，牛蒡子15g，五味子9g，茯神15g。14剂。嘱饮食控制，适当运动，继续每日格列美脲片（亚莫利）2mg。

二诊：每日成形便2次，寐较安，仍有泡沫尿。苔白腻，脉同前。自测FPG：7.3～8.3mmol/L，2hPG：＜10mmol/L。原方加苍术12g，陈皮9g。14剂。

三诊、四诊：乏力改善，大便实，泡沫尿减少，夜寐尚酣。腻苔已化，脉细。拟前法出入。均14剂。

此后每2周复诊，继续半年，诸症改善，中药随诊加减。亚莫利减半。复查FPG：6.5～8.6mmol/L，2hPG：6.5～8.6mmol/L；UAlb：64.8mg/24h，UACR：61.8。

按语：早期糖尿病肾病，初诊时乏力便泄为脾气虚弱之征象，尿泡沫多、腰痛耳鸣、视物模糊，乃肾气亏虚所致，腰痛舌黯，则为血脉瘀阻的表现，故先拟益气健脾，活血补肾。二诊虽便泄改善，但苔白腻，故加苍术、陈皮化湿健脾。此后脾虚改善，肾亏之征象显见，处方继续益气活血外，加强补肾，并用黄芪、苍术、牛蒡子降低尿蛋白。复查指标，显见获效。

（三）补气温阳、活血通络法治疗糖尿病周围神经病变

糖尿病神经病变（DPN）是糖尿病最常见的慢性并发症之一，患病率约为糖尿病患者的60%。本病可以累及感觉神经、运动神经及自主神经等。临床最为常见的类型是周围神经病变，表现为肢体尤其是双下肢远端的麻木、发凉、针刺样或烧灼样疼痛，并有乏力神疲、畏寒等症状。

徐教授认为本病可归属于中医的"麻木""血痹""痹证""痛证""痿证"等范畴。病机是由于消渴日久，气耗阴伤，气血阴阳俱虚，脏腑功能失调，气血运行不畅，导致湿浊内停，痰浊瘀血痹阻脉络，气血不能通达四肢末端，肌肉筋脉失于濡养所致。多表现为四肢末端感觉障碍、肌肉痿软、痛如针刺或麻木等，严重者可出现局部坏疽、发凉等阳虚寒凝之症。本病病位在脉络，内及肝、脾、肾。气血阴阳亏虚为本，痰瘀阻络为标。有"气不至则麻""血

不荣则木""气血失充则萎"之说,提示本虚的重要性。故徐教授临证多采用补气温阳、活血通络法治疗本病,并据病症变化灵活化裁,且喜配伍虫类药以加强搜剔通络之功,常采用内外合治。

1. 宗补气温阳,活血通络法 本病病机关键在于:气虚是迁延不愈的原因,阳虚是最终的必然趋势,而血瘀贯穿始终。

虽然本病辨证有气虚血瘀证、阴虚血瘀证、痰瘀阻络证、肾阳亏虚证、脉络瘀阻证、肝肾亏虚证等证型,但求治者最多见肾阳亏虚、络脉瘀阻证,因为此时痛苦难忍,必定求治,而较轻者未必主动长期求治。故首推益气温肾、活血通络法。症见:肢体麻木疼痛、发凉、怕冷、肌肉萎缩,常伴形寒肢冷,大便溏泄,夜尿频多,恶心不欲食,神倦嗜卧,或有浮肿,舌质淡白或胖嫩,苔白厚或浊,脉沉细或沉迟。临诊时:轻者以黄芪桂枝五物汤为基础方,该方有益气通阳、行血除痹之功,正如《金匮要略》:"血痹阴阳俱微,寸口关上微,尺中小紧,外证身体不仁,如风痹状,黄芪桂枝五物汤主之。"方中以生黄芪为君,入脾肺两经,外走肌肤,内行血脉,益气活血。桂枝辛温,可温经散寒,通阳除痹,芍药酸甘,既可养血和营止痛,又能缓和桂枝温燥之性,两药合用共为臣药。同时配伍延胡索、川芎、木瓜、当归、赤芍、僵蚕等药,共奏良效。重者则方用桂附八味丸合补阳还五汤加减。药用黄芪补气,桂枝、熟附子温阳,熟地黄、山萸肉滋补肝肾,山药、茯苓健脾益气,细辛辅佐桂附温经通络,仙茅、淫羊藿温补肾阳,白芍、丹参、当归、川芎、鸡血藤活血化瘀,延胡索止痛等。

2. 依病情之变化,而随症加减 病情顽固而寒盛者可加用川乌、草乌等祛风散寒、温经止痛之品,或酌加上述温阳药(如熟附子、桂枝、细辛、鸡血藤等)的剂量,以增强药效。气虚甚者重用黄芪等益气药;血瘀重者加三棱、莪术及水蛭、蜈蚣、全蝎、地龙等虫类药;肢麻如蚁行加独活、防风、僵蚕;肢痛固定加白附子、白芥子;痰浊阻络者加茯苓、半夏、远志、白芥子等祛痰药;气滞者加陈皮、青皮、香附、佛手、枳壳等理气药。常加徐长卿、威灵仙、乌梢蛇等胜湿通络化瘀;鸡内金、炒谷芽、炒麦芽和胃助运。

3. 擅用虫类药,搜风通经络 认为"以通为补""以通为助",而虫类药搜剔穿透使经行络通。常用蜈蚣、全蝎、水蛭、地龙、僵蚕等以搜风通络,瘀浊凝开,邪去正复。蜈蚣走窜之力最强,外至经络,内达脏腑,凡气血凝滞之处均能开之,全蝎配蜈蚣为常用的药对。龙华医院自制蝎蜈胶囊,代替饮片,既服用方便,又能节约药材。

4. 内外治并举,多途径用药 徐教授认为"内治之理,即外治之理;内治之药,即外治之药"。常采用内外同治法,弥补内治之不及。通过辨证后采取中药熏洗、穴位敷贴、针灸、按摩等各种疗法,从不同的途径、不同靶点改善患者的临床症状。中药局部熏洗疗法可利用药物的物理及药理作用共同发挥功效。熏洗和穴位敷贴,每日2次,14日为1个疗程。

5. 提倡治未病,预防并发症 提倡"未病先防,既病防变"。糖尿病应早期积极治疗,以防止并发症发生和发展。住院患者可配合使用中药静脉制剂,如血塞通、银杏达莫等活血化瘀通络。

[病案举例]

耿某,男,79岁。口干、多饮、多尿15年,确诊为2型糖尿病,同时出现四肢麻木疼痛,伴周身乏力、皮肤瘙痒等症,曾用二甲双胍、阿卡波糖等治疗,血糖控制欠佳。近3周肢麻痛加重,自服甲钴胺、华佗再造丸等药无效而求诊。

初诊:四肢麻木疼痛,伴乏力倦怠,畏寒肢冷,双下肢感觉减退,夜尿频多。舌淡胖,苔薄白腻,舌下络脉增粗,脉弦结代。入院后查肌电图,双下肢感觉及运动神经传导速度均减慢。诊断为糖尿病周围神经病变。中医辨证:消渴,血痹(阳气亏虚,脉络瘀阻)。治以益气温阳,活血通痹。方以黄芪桂枝五物汤合桃红四物汤加减。处方:黄芪 30g,川桂枝 9g,赤芍 12g,白芍 12g,当归 12g,川芎 15g,桃仁 12g,红花 9g,水蛭 6g,鸡血藤 30g,延胡索 15g,威灵仙 15g,独活 12g,桑寄生 15g,怀牛膝 12g。

同时服用蝎蜈胶囊每次 5 粒,每日 2 次。中药熏洗及穴位敷贴,每日 2 次。

二诊:2 周后四肢麻木疼痛症状明显改善,原方出入。继续门诊随访。

按语:因证属阳气亏虚,脉络瘀阻,故方以黄芪桂枝五物汤合桃红四物汤加减,以益气温阳,活血通痹;伍蝎蜈胶囊,以搜剔通络止痛;配合中药熏洗及穴位敷贴,内外同治而获效。

三、病证结合、分期论治甲状腺疾病

目前全国甲状腺疾病的患病人数约 2 亿,并且呈上升的趋势,且多见于女性。常见的甲状腺疾病:Graves 病、桥本甲状腺炎、结节性甲状腺肿、甲状腺肿腺瘤、甲状腺癌等。甲状腺疾病属中医"瘿病""虚劳""心悸"等范畴,根据临床症状来分析,气瘿相当于现代医学中的单纯性甲状腺肿,肉瘿相当于甲状腺瘤,石瘿则相当于甲状腺癌。

徐教授强调甲状腺疾病治疗必须"病证结合",同时采用"分期论治"的方法。首先从西医及中医角度明确"疾病"诊断;根据患者不同体质,各种疾病不同阶段所出现的不同临床症状,进行中医"辨证",确定"病证结合"的证型,然后进行立法、遣方、组药的"论治"。具有"分期论治""同病异治""异病同治"的含义。

(一) 分期分型辨治 Graves 病

甲状腺功能亢进症(甲亢)最常见于 Graves 病,临床上以高代谢症候群、甲状腺肿大和突眼为主要表现。本病多见于中青年女性,中医病名以"瘿气"最为合适。临床实践表明中医中药治疗甲亢具有整体调理、作用持久、复发率低等特点。在改善症状、减轻西药不良反应、巩固疗效等方面均具有一定优势。

1. 甲亢的分期论治 徐教授认为本病的基本病机为本虚标实,坚定采用病证结合和分期论治的诊疗方法。首先辨虚实:甲亢之本虚,可分为阴虚、气阴两虚,部分可表现为脾气亏虚。甲亢之标实则主要是在本虚基础上产生的肝火、胃火、心火,也可表现为肝气郁结、肝风内动、痰火内郁、痰湿中阻、痰瘀互结等。其次辨病程:甲亢可分初、中、后三期。且具有初期多实、中期虚实并见、后期虚中挟实的特点。

(1)初期从肝郁火旺论治:徐教授认为本病由于长期忧思、郁怒、悲伤等情志异常,导致肝气郁结。肝失疏泄,则双乳胀痛,喜太息,月经不调;气郁火旺,则急躁易怒,口苦口干;劫耗心阴,则多汗,心悸怔忡,失眠等;移热于胃,则消谷善饥;肝风内动,则经脉拘急而双手震颤。气郁不畅而成痰,血行不畅而成瘀,气滞痰凝、血瘀壅结颈前则甲状腺肿大,聚集于目窠而使眼突。故本病初期病位在肝,病性偏实。治宜疏肝解郁、清泄肝火、消瘿散结。方从丹栀逍遥散或栀子清肝汤加减。药用柴胡、当归、白芍、白术、茯苓、栀子、丹皮、连翘、白芥子、浙贝母、甘草等。

(2) 中期从阴虚火旺论治:先天禀赋不足,肝肾亏虚,阴虚水不涵木,则肝阳易亢;或肝火旺盛,燥热灼伤阴血,肝肾同源,阴精亏虚,则腰膝酸软,筋弱肢痿,妇女月经量少或闭经。阴虚则生内热,灼伤胃阴,则消谷善饥,消瘦明显。肾水不能上济于心,则心火偏亢,心悸加重,烦躁易怒,失眠多梦。虚火上炎,则咽干口燥,畏热多汗。阴精不能上奉清窍,则眩晕、耳鸣、视力减退。水不涵木,肝风内动,则手舌颤抖,甚至周身肌肉颤动。舌红少苔或剥苔,脉细数皆属阴虚火旺之征象。治宜滋补肝肾、养阴清热。处方一贯煎、知柏地黄汤加减。药用北沙参、麦冬、当归、生地黄、淮山药、山茱萸、枸杞、知母、黄柏、怀牛膝、龟甲等。

临诊时应根据兼夹证的不同辨证施以化痰祛瘀等。另外,甲亢以肝肾亏虚为本,因情志刺激、产孕劳伤、饮食等因素诱发,出现阴亏于下,阳旺于上,故治宜滋阴降火。养阴药宜选轻灵柔和之品,如女贞子、墨旱莲、白芍、制首乌等,"壮水之主以制阳光",滋阴清热,既可防止火邪伤阴,又助于痰瘀等有形实邪的消除。

(3) 后期从气阴两虚论治:甲亢至后期多见气阴两伤。病情迁延,阴虚火旺日久,虚热耗阴,气阴两虚,气虚则神疲乏力,气短,卫表不固,头面、手心潆然汗出,动则喘息汗出;气阴不荣肢体,则形体消瘦,面色少华;心阴失养,水不制火而心火旺盛,则心悸易惊,心烦少寐;阴虚生内热,则口干怕热;肝阴虚,目失所养,则眼干目糊,舌嫩红或淡红,苔少,脉细无力。治本应以益气养阴为主。方用《温病条辨》三甲复脉汤、生脉散等加减。药用黄芪、太子参、天冬、麦冬、五味子、酸枣仁、柏子仁、玄参、牡蛎、贝母等。

然临床实见病例表现多样,错综复杂,往往阴虚、气郁、内热并见,且常有夹痰夹瘀之象,故需标本同治,益气养阴的同时,加用理气、活血、化痰之品则消瘿散结更具疗效。

2. 随症加减 咽喉不适加桔梗、木蝴蝶、射干利咽消肿;胃热内盛而见多食易饥者,加生石膏、知母清泄胃热;脾胃运化失调便溏者加党参、白术、淮山药等健运脾胃;虚风内动,手指及舌体颤抖者可加钩藤、白蒺藜、白芍平肝息风;心悸失眠者,用丹参、柏子仁、远志养心安神;目赤胀痛者可用枸杞、青葙子、谷精草清肝明目。

[医案举例]

潘某,女,24岁。平素急躁。近月烦热、心悸、汗出,体重下降5公斤。外院 FT$_3$:13.18pmol/L(3.1~6.8pmol/L),FT$_4$:33.57pmol/L(12~22pmol/L),TSH:0.01MIU/L(0.27~4.2MIU/L)。西医诊断为 Graves 病,甲亢。故来求诊。

初诊:倦怠乏力,易饥纳佳,便溏,手抖,夜寐惊梦。舌质偏红,苔薄,脉弦滑数。体检:无突眼;甲状腺Ⅱ度肿大,质软;心率:96次/分,律齐;双手细震颤;双下肢无浮肿。中医辨证:瘿病(肝郁火旺,心神不宁)。治拟疏肝解郁,清泄肝火,宁心安神。处方:柴胡9g,郁金12g,丹皮9g,赤芍12g,白芍12g,连翘15g,五味子9g,白芥子12g,丹参15g,柏子仁9g,炙远志9g,浮小麦15g,嫩钩藤15g。7剂。嘱忌碘。

二诊:患者心悸稍好转,仍感乏力,手抖,纳可,大便日行1次,夜寐多梦。苔脉同前。加鳖甲6g,白蒺藜9g。14剂。嘱复查甲状腺功能、血常规、肝功能。

三诊:患者心悸缓解,手抖好转。复查 FT_3:8.3pmol/L, FT_4:23.42pmol/L,TSH:0.01MIU/L。血常规、肝功能均正常。舌质淡红,苔薄白,脉弦细。去丹皮、柏子仁。14剂。

按语: 本病案患者情志不舒,肝气内郁,炼液成痰,痰气交阻于颈,遂成瘿肿。气郁日久化火,肝火烁心,动耗心阴则多汗心悸,多梦易惊。方用柴胡、郁金、白芍疏肝理气,丹皮、赤芍、连翘清泄肝火,白芥子化痰散结,丹参、五味子、柏子仁、炙远志养心安神,浮小麦敛汗,嫩钩藤平肝息风。二诊见阴伤动风之象,故加鳖甲、白蒺藜养阴、平肝、息风而病趋平缓。

(二)"病证结合"辨治桥本甲状腺炎

桥本甲状腺炎(HT)又称慢性淋巴细胞性甲状腺炎,患病率约2‰,多见于女性。本病起病隐匿,进展缓慢,随着病程延长,约半数伴甲状腺功能减退。西医对甲状腺功能正常者尚缺乏有效的治疗方法,故中医治疗倍受关注。徐教授善"病证结合""分期论治"桥本甲状腺炎。

1. 桥本甲状腺炎的"辨病论治" HT属自身免疫性甲状腺疾病,因遗传与环境因素共同影响所致。常见甲状腺弥漫性肿大,峡部尤为明显,质韧、多无触痛;血清甲状腺过氧化物酶抗体(TPOAb)和甲状腺球蛋白抗体(TgAb)显著增高是诊断本病的金标准。

根据甲状腺破坏的程度可分3期:甲状腺功能正常,亚临床甲减(游离 T_4 正常,TSH升高),临床甲减(游离 T_4 减低,TSH升高)。少数甲状腺功能始终正常。另有部分患者表现为甲亢与甲减交替。

西医治疗桥本甲状腺炎主要是纠正甲状腺功能:①甲状腺功能减退或亚临床甲减时酌情给予甲状腺激素替代治疗。②甲亢时可予抗甲状腺药治疗,但剂量宜小,以免甲减。常配合限制碘摄入和适量补硒,补硒可降低 TPOAb 阳性率,但长期过量服用,可导致肝损害、指甲变形和毛发脱落等不良反应。

2. 桥本甲状腺炎的"辨证论治" 桥本甲状腺炎通常归属于中医学"瘿病""瘿瘤""瘿劳"等范畴。徐教授认为,本病的病位在颈前肝经循行之部位,且发病多与情绪等因素有关,多因禀赋不足,情志失调,劳倦内伤,导致肝、脾、肾脏腑功能失调,正气亏虚,气滞痰凝,血行瘀滞,痰凝血瘀,壅聚于颈前而成。其病机以气滞、痰凝、血瘀为主。

3. 常见证型

(1)肝郁脾虚证

证候:颈部肿大,质地中等或韧,伴胸闷胁胀,情志抑郁,疲倦乏力,善太息,月经不调,乳房胀痛。舌质淡红,苔薄白或白腻;脉弦。

治拟:疏肝健脾。方用:逍遥散合六君子汤加减。药用柴胡、白芍、白术、茯苓、半夏、陈皮、当归、川芎、浙贝母、生牡蛎、甘草等。

(2)脾肾阳虚证

证候:颈部弥漫性肿大,可有结节,质地坚韧,神疲乏力,嗜睡倦怠,畏冷肢凉,腹胀纳呆,腰膝酸软,健忘脱发。舌质胖大,苔白滑;脉沉迟。

治拟:益气温阳,补肾健脾。

方药:阳和汤或右归饮合六君子汤加减。黄芪、党参、白术、茯苓、半夏、香附、象贝母、白芥子、淫羊藿、熟地黄、肉桂、鹿角胶等。

（3）痰瘀凝结证

证候：甲状腺肿大，质地较硬，颈部梗阻感，或有疼痛。舌质黯，或有瘀斑、瘀点，苔白腻，脉细涩。

治拟：行气化痰，活血消瘿。

方药：二陈汤合桃红四物汤加减。白术、茯苓、半夏、陈皮、当归、川芎、赤芍、桃仁、红花、水蛭、生牡蛎、浙贝母等。

通过数据统计整理与挖掘课题，发现徐教授对162例桥本患者，处方1704张，共使用中药239味。并证实临床上最常见的证型是肝郁脾虚、痰瘀互结证，治以疏肝健脾，化痰祛瘀法。临证以柴胡、郁金、枳壳、白芍、香附、青皮等疏肝理气；以黄芪、党参、白术、茯苓、半夏、陈皮等益气健脾；以瓜蒌皮、浙贝母、白芥子等化痰散结；以丹参、桃仁等行滞活血。若甲状腺肿大明显、质地较软者，则加用荔枝核、瓦楞子等破气化痰之品。若局部较韧或较硬，经久不消者，多用穿山甲片、牡蛎、三棱、莪术等破血行瘀，也可酌加蜈蚣、全蝎等药物。对于形体肥胖、水肿、腻苔等痰湿见证者，每以二陈汤为基本方加减。

甲状腺自身抗体血清TPOAb和TgAb阳性滴度明显升高患者，常重用黄芪及灵芝，以改善机体的自身免疫功能，降低TPOAb和TgAb的滴度。

此外，徐教授总结：①甲减时多属脾肾阳虚证，临床上常因温补脾肾联合甲状腺激素替代治疗，甲减及时纠正，故此期较短暂。②甲亢时可见肝郁火旺；或表现为气阴不足者，治以益气养阴。以生脉散合二至丸加减为主，酌情伍以活血消瘿药。③久病及肾，肾阳亏虚，命门火衰，阳损及阴，可致阴阳两虚，治以滋阴温肾。

[医案举例]

时某，女，12岁。颈粗2年，查T_3、T_4正常，TgAb、TPOAb升高，诊断为桥本甲状腺炎，外院治疗。2周前门诊查FT_3：2.7pmol/L↓，FT_4：5.1pmol/L↓，TSH：57.9MIU/L↑，TgAb：2639ng/ml↑，TPOAb：7543IU/ml↑。诊断：桥本甲状腺炎，甲减。慕名求诊。

初诊：神疲健忘，畏寒，纳呆，大便隔日行，小便调畅，夜寐尚安。查体：消瘦，形寒肢冷，面色少华，双甲状腺Ⅱ度肿大，峡部肿大明显，质地坚韧，心率：66次/分，律齐。舌质淡红，舌体胖大，苔薄白，脉沉细。中医辨证：瘿劳（脾肾阳虚，痰瘀内结证）。治拟：温补脾肾，化痰散结。

药用：生黄芪15g，淮山药15g，山萸肉9g，云茯苓15g，淫羊藿15g，肉苁蓉9g，川桂枝6g，紫丹参15g，全当归6g，赤芍药9g，生地黄9g，熟地黄9g，炙鸡内金6g，浙贝母9g，生牡蛎15g，生甘草6g。7剂。另嘱其每日服左甲状腺素钠片（优甲乐）50μg。

二诊：药后胃纳改善，精神稍振，大便1日1行，甲状腺肿大如前，原方加夏枯草9g，化痰散结。14剂。

三诊：甲状腺肿改善，仍有畏寒肢冷，舌淡红，苔薄白，脉细。原方加熟附片6g，温补肾阳。14剂。

四诊：精神改善，颈粗明显好转。复查FT_3：3.64pmol/L，FT_4：16.72pmol/L，TSH：11.62MIU/L。继拟前法出入。14剂。

此后每2周复诊,诸症安好,学习成绩良好;甲状腺明显缩小;甲状腺功能指标已基本正常,甲状腺抗体显著下降:TPOAb:352.6IU/ml,TGAb:157.0ng/ml。

按语:本例为儿童发病,症见消瘦、纳呆、面色少华、形寒肢冷、神疲健忘等一派脾肾阳虚之征象,故用黄芪益气为君药,臣以淮山药、山萸肉、茯苓助黄芪益气之功,桂枝、淫羊藿、肉苁蓉温补肾阳。丹参、当归、赤芍活血祛瘀散结;鸡内金健脾助运,浙贝母、牡蛎软坚散结,合为佐药;甘草健脾益气,调和诸药为使。生地黄、熟地黄滋肾阴,并取其阴中求阳之意。徐师认为桥本病兼有瘿肿质地较硬者或有结节者,应适当配以活血化瘀药,从而达到虚实兼顾,标本兼施。治疗后甲减逐步纠正,甲状腺自身抗体明显下降。

(三) 含碘中药治疗甲状腺疾病

碘是人体必需的微量元素之一,也是合成甲状腺激素(TH)不可缺少的原料之一。缺碘表现为甲状腺肿大、甲状腺功能减退、脑功能障碍等。我国自1996年起实行食盐加碘后,碘缺乏病已明显减少。然而,近年来甲状腺疾病(如Graves病、桥本甲状腺炎、甲状腺癌等)发病率呈现增加的趋势。其与碘摄入过量之间的关系广受关注。因历代中医治"瘿"多用海藻、昆布等含碘丰富的中药,故含碘中药治疗甲状腺疾病受到质疑。徐教授早在2009年就已经发表相关论文,明确提出了自己的观点,摘要如下。

1. 中医学对甲状腺疾病的传统认识 中医治"瘿"的历史源远流长,早在战国时期就已有记载,晋代葛洪《肘后备急方》率先用海藻酒治疗"瘿病"。此后,历代医家论治"瘿病"亦多采用海藻、昆布等含碘丰富的软坚散结类中药,如《备急千金要方》中有治瘿十三条,其内服药的九方中有八方采用海藻、昆布;唐代王焘著《外台秘要》共收集治"瘿"方剂36种,其中海藻玉壶汤、四海舒郁丸、消瘿汤等经世名方均为含碘丰富的中药方剂。直至20世纪80年代初,中医治"瘿"依然几乎必用海藻、昆布等中药。

徐教授认为:中医古典医籍中所称之"瘿瘤",主要是指缺碘性地方性甲状腺肿,所以采用富碘中药治疗具有较好的效果。然而当时对非碘缺乏甲状腺疾病,过度用富碘中药可能会引发不良反应了解甚少。因此,目前治瘿不能盲目地均用富碘古方。

2. 常见含碘中药的碘含量、成分及功能 含碘中药根据其含碘量多少可分为两类:一类是含碘量较多的海产植物药:如昆布、海藻等,碘含量分别为 $794.69\mu g/kg$、$682.46\mu g/kg$,两者均为藻类植物,且皆味咸,性寒,具有化痰软坚之功效。另一类是含碘量较低的药物(有植物或介类):如香附、夏枯草、川贝、玄参、牛蒡子、黄药子、龙骨、牡蛎等。牡蛎含碘量为 $8.28\mu g/kg$,味咸,性微寒,具有潜阳补阴,软坚散结,收敛固涩之功效。夏枯草含碘量为 $38.43\mu g/kg$,具有清火明目,散结消肿之功效。玄参含碘量为 $19\mu g/kg$,具有凉血滋阴、泻火解毒之功效。香附的含碘量超过夏枯草的2倍,其性味辛苦,具有行气解郁之功效。

3. 辨病与辨证相结合,合理使用含碘中药治疗甲状腺疾病

(1) 甲状腺功能亢进症:碘能加速甲状腺激素合成,所以甲亢急性发作时需忌碘盐及所有海产品,包括含碘中药。在甲亢以甲状腺肿大或突眼为主要症状,而已无明显阳亢之征象时,可酌情使用含碘量较低的中药以化痰软坚,如夏枯草、玄参、香附、浙贝母等,既可消瘿散结,又有清热养阴、理气化痰之效,可达"消瘿"与平抑"甲亢"同时并举之功。

(2) 甲状腺功能减退症:可参考尿碘高低指导治疗。碘缺乏者可予补碘。但自身免疫性甲状腺病(如桥本甲状腺炎)所致的甲减,长期大量碘摄入量增加,可由隐性转为显性。因此,这些患者,也应忌长期大量食用富碘食品(如海带、紫菜、海鱼、海虾等),以及富碘药物,以免诱发甲亢。临床上,甲减患者用甲状腺素替代治疗后,肾阳虚衰症候改善,此时多兼肝郁气滞、痰阻血瘀症候,治疗应在温肾助阳的基础上佐以疏肝解郁、软坚化痰、活血消瘿。根据辨证可使用含碘量较低的中药以消瘿散结。

(3) 桥本甲状腺炎:本病属自身免疫性甲状腺病,如有明显甲亢或甲减时,可参照上述原则治疗。故也应忌富碘的食物及药物;可辨证使用含碘量较低的中药,以消瘿散结。

(4) 甲状腺结节:甲状腺结节有良恶性之分。临床上可参考尿碘水平(正常 100~199μg/L),碘缺乏的良性甲状腺结节(甲状腺腺瘤、结节性甲状腺肿)患者可酌情使用富碘中药。最常见的甲状腺恶性结节是甲状腺乳头状癌,发病率每年以 6.2% 速度逐年递增。其发病有关因素:①儿童时期受到辐射;②遗传因素,常伴桥本甲状腺炎。鉴于目前大多甲状腺癌患者都处于富碘的地区,因此建议甲状腺癌患者术后适当低碘饮食,故可酌情用含碘较低的中药,如夏枯草、牡蛎等,以软坚消瘿,育阴潜阳。

徐教授认为,治疗各种甲状腺疾病时,应病证结合,根据患者的具体病情灵活、科学、合理地选用含碘中药极为重要,以便更好地发挥中医药的特色与优势,以弥补西医药的不足。

四、身心并治内分泌疾病

(一) 重视身心并治内分泌疾病

徐教授认为:随着社会的发展和疾病谱的变化,21 世纪医学模式已转向"生物-心理-社会医学模式",内分泌代谢性疾病也不例外。正如《东医宝鉴》云:"欲治其疾,先治其心,必正其心,乃资于道……此真人以道治心,疗病之大法也"。提示善医者,必先医其心,而后医其身,心身应并治。

徐教授强调很多内分泌代谢性疾病:如糖尿病合并抑郁症、围绝经期综合征、诸多甲状腺疾病等,患者可有情绪急躁易怒、恐惧、焦虑、忧郁、失眠等症状,而诱因往往是情志失调。及时帮助患者恢复健康的心理状态,提高生活质量,加速身体疾病的治疗,也是中医药治疗内分泌代谢性疾病的重要目标。故徐教授在治疗上述疾病时非常重视调畅情志,身心并治。

(二) 从脏论治情志病

徐教授认为从中医理论推理,激素因其量小而效宏的特性,与"精"相似。诚如张景岳曰:"命门之水,谓之元精。"命门为肾所系,既藏元精,又藏生殖之精和五脏六腑之精。肾为先天之本,某些内分泌疾病(如甲减)与肾密切相关。

脾胃为后天之本,主运化,主人体消化吸收与营养物质的代谢,这些功能也都受内分泌的调节,消化道激素在消化功能的调节上有重要意义。

肝主疏泄,因肝气郁结,气机的流畅受阻,则郁而化火,更灼阴津,加重病情。临诊重视肝郁对病情的影响,每每伍用调畅气机、疏肝解郁之品,并嘱患者调畅情志。

心的功能也受内分泌的调节,而心本身也有产生内分泌激素的功能(如心钠素)。肺主气,肺朝百脉,主皮毛,也与内分泌功能有密切关系。

总之,五脏的功能都与内分泌代谢功能有密切联系。正如《伤寒论》所言:"五脏元真通畅,人即安和。"元真可以指阴精、真气等,五脏元真失畅可致内分泌失调,如肝气郁结、心肾不交、心脾两虚等。因此,徐教授善从脏论治情志病。如疏肝解郁、交通心肾、健脾养心等;且因五脏功能密切相关,失调之时常累及多脏,故常联合多脏施治。

1. 糖尿病合并抑郁症　中医历来重视心理因素在消渴发生发展中的重要影响。刘河间在《三消论》中云:"消渴者,耗乱精神,过违其度,而燥热郁盛之所成也"。清代黄坤载曰:"消渴病,足厥阴之病也;消渴之病,则独责肝木,而不责肺金"。肝气郁结,易从火化,木火刑金,肺阴被耗,故渴引不止;若肝气郁结,则胃失和降,脾失健运,化火津亏,证见多食善饥;肝肾同源,肝气郁结化火,子病犯母,肾阴被耗,下焦虚衰,摄纳不固,约束无权,故小便量多而味甘;故肝的功能失调通过影响肺、胃、肾的功能来引发"三消"之症。

糖尿病合并抑郁症发病率是普通人群的3倍。徐教授认为消渴抑郁症亦属中医情志致病的范畴,其中包括郁证、痞证、梅核气、百合病等。消渴抑郁多属本虚标实之证。消渴迁延不愈,思虑日久,忧郁气滞,肝气郁结,阴血暗耗,心脾两虚,心神失养而发抑郁;或阴不制阳,虚火上扰神明而发焦虑。及病久聚湿生痰,痰瘀交阻而致紧张恐惧、焦虑多疑、忧郁烦躁等。即肝郁脾虚,心神不宁是引起消渴抑郁的主要病机。故消渴抑郁发生与肝、心、脾密切相关。自拟疏肝健脾、养心安神的经验方。可改善情绪及睡眠等抑郁症状,也可降低血糖、提高患者的生活质量。

[病案举例]

张某,女,59岁。确诊为2型糖尿病6年,血糖控制尚可。近年来寡欢,乏力失眠,故来求诊。

初诊:抑郁寡言,悲伤欲哭,倦怠乏力,胸闷喜叹息,纳呆便秘,脘腹胀闷,早醒少寐。查体:神清,面色少华,少语。舌淡胖,苔薄白腻,脉弦滑。西医诊断:2型糖尿病伴抑郁症。中医辨证:消渴郁证(肝郁脾虚,心神不宁证)。治拟:疏肝健脾,养心安神。处方:柴胡12g,郁金9g,淮小麦30g,炙甘草9g,石菖蒲15g,丹参15g,茯苓15g,黄芪15g,远志9g,柏子仁15g,酸枣仁15g,夜交藤30g,火麻仁15g。7剂。

二诊:精神抑郁略改善,胸闷喜太息稍减,仍倦怠乏力,少寐,早醒,脘腹胀闷,纳差,大便两日一行。前方黄芪改为30g,加灵芝15g,合欢花12g,生山楂15g。14剂。

三诊:精神抑郁改善,与人交流增多,早醒好转,已无脘腹胀闷,二便调,纳尚可。守方14剂。

四诊:自述情绪尚好转,睡眠正常,余无明显不适,二便调,胃纳可,舌淡胖,苔薄白,脉弦滑。原方加减巩固如下:柴胡12g,郁金9g,淮小麦30g,炙甘草9g,石菖蒲15g,丹参15g,茯苓15g,黄芪15g,远志9g,柏子仁15g,灵芝15g,合欢花12g。14剂。

按语:本案以柴胡、郁金疏肝解郁,柴胡的主要有效成分之一柴胡皂苷有抗抑郁作用;淮小麦味甘性凉,归心经,养心除烦、益肾、除热、止渴,治脏躁、烦热、消渴。《金匮要略》用治妇人脏躁,"喜悲伤欲哭,数欠伸",徐教授将该药配伍应用于抑郁症,常获良效。石菖蒲开窍、豁痰、理气、活血,《本草纲目》:"菖蒲气温,心气不足者用之,虚则补其母也。"丹参活血祛瘀,除烦安神;茯苓渗湿利水、健脾和胃,再配合远志、柏子仁、灵芝、合欢花等宁心安神而收效。全方以疏肝健脾,养心安神为治则,采用肝、脾、心多脏并治之法而取效。

2. 围绝经期综合征 本病是指由于卵巢功能衰退,血中雌激素浓度降低,中枢、自主神经及心血管系统和代谢均见失调的一系列症候群。其主要症状:月经紊乱或绝经,烘热汗出,烦躁易怒,心悸失眠,郁郁寡欢,腰背酸楚等。本病属于中医"郁证""脏躁""百合病"等范畴。徐教授对本病多从肝、肾、心三脏论治,临证时往往将三者结合,然而常各有侧重。

正如《素问·上古天真论》曰:"女子……七七任脉虚,太冲脉衰少,天癸竭",更年期妇女大多步入七七之期,易显肾虚阴阳失衡之象。叶天士《临证指南医案》指出:"女子以肝为先天"。肝主疏泄,肝气调达则而任脉通,太冲脉盛。肾藏精,肝藏血,精血同源。藏血和疏泄之间有着密切的关系:更年期妇女肾精虚衰,肝血不足,肝气郁结,表现烦躁易怒,郁郁寡欢,善太息,胸胁乳房胀痛,或自觉咽部异物感等。故以疏肝解郁为其治疗大法。方从丹栀逍遥散、逍遥丸、甘麦大枣汤等加减。

形神兼病是本病主要特征,既有肾虚的躯体症状,又有肝气郁结,神志颓废的心理症状。故治疗以畅达气机为重点。脏腑气化正常,气血调和则神得其养而能安宁静谧,神宁则静,神静则安。

[病案举例]

陈某,女,48岁。1年前因子宫肌瘤行全子宫切除术。术后情绪抑郁、烘热,治疗效果欠佳。现伴乏力,腰酸,少寐,故来求诊。

初诊:情绪抑郁,少言寡语,心神不宁,烘热汗出,倦怠乏力,头晕耳鸣,腰膝酸软,夜难以寐,二便调畅。舌淡红,苔薄白,脉弦细数。西医:诊断:绝经期综合征。中医辨证:脏躁(心脾血虚,冲任失调)。治则:养心安神,调理冲任。处方:炙甘草9g,淮小麦30g,大红枣9g,仙茅9g,淫羊藿9g,巴戟天12g,知母9g,黄柏9g,当归15g,柏子仁9g,炙远志6g,天麻9g,嫩钩藤9g。7剂。

二诊:药后情绪尚稳,汗出加剧,夜能入寐,苔脉同前。原方去柏子仁,加糯稻根30g。14剂。

三诊:情绪舒畅,愿与人交谈。烘热汗出明显好转,无头晕耳鸣,时有心悸,夜寐尚宁。原方去天麻、钩藤,加青龙齿(先煎)30g,丹参15g。14剂。

按语:本案为典型脏躁。妇人以阴血为本,以肝肾为先天,心主血,肝藏血,脾统血,肾藏精,精血同源,故脏躁与心、肝、脾、肾的关系尤为密切。《金匮要略》早有记载:"妇人脏躁,喜悲伤欲哭,象如神灵所作,数欠伸,甘麦大枣汤主之"。故投甘麦大枣汤合二仙汤治之,淮小麦味甘微寒,养心气而安心神;炙甘草和中缓急;大枣补中益气润燥,共收甘润,滋养,平燥缓急之功。二仙汤为治疗本病行之有效之验方,功能温肾阳,补肾精,泻肾火,调理冲任。本方配伍特点是温肾药与滋阴药同用,以针对阴阳俱虚于下而又存有虚火上炎证候。方中仙茅、淫羊藿、巴戟天温肾阳,补肾精;黄柏、知母、泻相火而滋肾阳;当归温润养血,调理冲任。另用柏子仁、远志安神,天麻、钩藤平肝。全方从心、脾、肝、肾多脏并治,二方合用而获效。

(李红　姜宏军　彭欣　葛芳芳整理)

吴云定

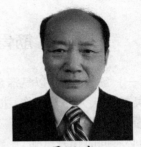

吴云定

吴云定　男，汉族，1944年3月出生，江苏苏州人，主任医师，上海市非物质文化遗产保护名录『施氏伤科疗法』代表性传承人，国务院政府特殊津贴获得者。先后师从整骨推拿名家陆文先生、全国名老中医施维智先生，为施维智先生学术继承人。历任上海市黄浦区香山中医医院骨伤科主任、副院长、代院长等职。先后被聘为上海中医药大学兼职教授、硕士研究生导师，上海市『高层次针推伤临床人才培养计划』指导老师，第二轮上海市中医药事业发展三年行动计划——杏林新星计划项目指导老师。先后担任中华中医学术流派联盟骨伤流派分盟副理事长，世界手法医学会副主席，上海市中医药学会理事，上海市中医药学会骨伤科分会副主任委员、顾问等职务。先后担任上海市医学会医学领先专

业医疗特色专科（施氏伤科）负责人，上海市中医临床重点学科（中医骨伤科学）学术带头人，海派中医流派及特色技术扶持项目施氏伤科流派负责人。发表学术论文37篇。主编著作《实用整骨推拿手册》跟名医做临床·骨伤科难病》，参编著作《创伤骨科与断肢再植》《医学百科全书·推拿卷》《百家方剂精华》等。曾获卢湾区科技进步二等奖、卢湾区科技进步三等奖各1项。

学 术 思 想

一、筋骨之疾,本于肝肾,尤重风寒、瘀血

(一) 筋骨损伤,以气滞瘀血为先

吴教授认为筋骨损伤,主要指急性的跌仆外伤,涉及皮肉,伤筋、骨折,多以瘀血为先。吴教授秉承施氏伤科"骨折三期辨证施治"理念,认为骨折筋伤以后,绝不是单纯伤在筋骨,而必然同时伤及气血,影响脏腑。但在初期,尤以瘀血为甚。明代薛己著《正体类要》,陆师道作其序言,"肢体损于外,则气血伤于内,营卫有所不贯,脏腑由之不和"。乃伤科至理名言,后世均推崇备至。筋骨损伤,离经之血瘀阻络道,出现"行伤肿,气伤痛",肿痛则是恶血内留,气滞血瘀的缘故。宋《圣济总录》言:"脉者血之府,血行脉中,贯于肉理,环周一身,因其机体外固,经隧内通,乃能流注,不失其常。若因伤折,内动经络,血行之道不得宣通,瘀积不散,则为肿为痛。"《灵枢·本脏》曰:"经脉者,所以行气血而营阴阳,濡筋骨,利关节者也。"指出了经络是运行气血的通路,它内联脏腑,外络肢体,沟通表里,贯穿上下调节人体各部功能。因此,经络畅通,则气血调和,濡养周身,肢体健强,维持脏腑正常生理活动功能,若经络阻塞,则气血失调,濡养滞阻,肢体受损,而致脏腑不和,引起病变。《难经·第二十二难》指出:"气留而不行者,为气先病也,血壅而不濡者,为血后病也"。气无形,血有形。气为血帅,血随气行。气先伤及于血,或血先伤及于气。先痛而后肿为气伤形,先肿而后痛为形伤气。气血两伤,多肿痛并见。《杂病源流犀烛》曰:"跌仆闪挫,卒然身受。由外及内,气血俱伤病也。""忽然闪挫,必气为之震。震则激,激则壅,壅则气之周流一身者,忽因所壅而聚在一处……气凝在何处,则血亦凝在何处矣。"肢体损伤诸症,多伤及气血。伤气则气滞,伤血则血凝。气滞能使血凝,血凝能阻气行,以致病变而为血瘀。由此可以看出筋骨的急性损伤,会由于经络气血的壅塞而影响脏腑的功能。这就提示我们在筋骨损伤不同的阶段,需要辨证治疗。《素问·刺要论》在论述针刺深浅有度时指出:"皮伤则内动肺……肉伤则内动脾……脉伤则内动心……筋伤则内动肝……骨伤则内动肾"。说明体表部位受伤,可导致内脏损害。筋脉贯穿全身,无处不到。四肢损伤,虽然远离脏腑,但严重损伤时,同样会表里相合,内动脏腑,导致脏腑功能失调,这也符合中医整体辨证论治的思路,但在急性损伤的阶段,需要注意调整气血为主。

(二) 筋骨劳损,以风寒为先

吴教授认为筋骨劳损,主要是指因积劳脏腑,筋骨衰退所引起的损伤性疾病。主要包括慢性组织损伤,如颈椎病、腰椎间盘突出、腰椎管狭窄、骨关节炎等。劳伤之人,肝肾之气虚损,导致筋骨失养,是内因,而同时风寒湿邪乘虚而入,阻滞络道是发病的外因。在施氏伤科治疗体系里,吴教授认为由于筋骨劳损,本气已虚,风寒之邪更容易侵袭而入,从而

成为导致发病的主要原因。隋·巢元方《诸病源候论·腰脚疼痛候》有云："肾气不足,受风邪之所为也。劳伤则肾虚,虚者受于风冷,风冷与真气交争,故腰脚疼痛"。当然,在筋骨劳损的辨证中,不是所有的劳损都是由于风寒所致,也有"痰、湿、食、火、郁"等诸邪致病。但是在临床中,发病以风寒受邪为主,因风寒之邪客于经络,可使经脉气血运行迟缓,甚至凝涩不通而发生急性疼痛,寒邪羁留既久且深,凝结不解可使疼痛经久不愈,故筋骨劳损的病人多见阴雨天、天气转凉,疾病加重。这说明在外感邪气中,风寒湿邪是主要的致病因素。

（三）筋骨痿软,以肝肾为先

吴教授认为筋骨痿软,临床常见的脊髓型颈椎病、肌无力、骨不连、骨折筋伤后期等,多由于肝肾失养所致。肝主筋,肾主骨,肝肾精气旺盛,则气血充盈,运行敷布正常,筋骨受精微滋养则强劲有力。反之,肝肾亏虚,筋骨得不到肝肾精气滋养,出现筋骨痿软。《灵枢·经脉》曰："骨为干(如木之干),筋为刚(劲强关节)"。《素问·痿论篇》曰："肾主身之骨髓……肾气热,则腰脊不举,骨枯而髓减,发为骨痿。"肢体的运动,虽赖于筋骨,但筋骨离不开气血的温煦,气血化生,濡养充足,筋骨功能才可健运。筋骨又是肝肾的外合,肝血充盈则筋得所养,肾髓充则骨骼劲强。肝肾精气的盛衰关系到筋骨的成长与衰退,筋骨损伤和疾病可累及气血,骨损多伴有伤筋,伤筋亦可损骨,伤筋损骨后期便累及肝肾的精气。肝肾精气衰的人,筋骨衰弱,筋骨损伤后修复迟缓。筋骨损伤之后,如果肝肾得到调养,就能促进损伤筋骨的修复。根据"损者益之,虚者补之"的原则,临床多以益肝肾,补气血的方法治疗。

总之,筋骨疾患,是以"外损肢体,气血不和"为特点。正常状态下,人体的气血从经脉中往复循环,营运全身,维持人体阴阳平衡,濡润筋骨,滑利关节,温养肌肉,充润皮肤阳气的功能。生化精微可以养神,柔和之气可以养筋。阴精的产生,是来源于饮食五味。筋脉和顺,气血流行各循常道则骨骼坚固。

另外,损伤、劳损、痿软,其内在变化和气血脏腑息息相关。《杂病源流犀烛》有云："明乎伤在外,而病必及内,其治之法,亦必于经络脏腑间求之"。因此,在临床中,吴教授教导我们诊病首要辨证审因,掌握疾病原因,据因论治,内外兼治。

二、内伤之辨,尤重气血和脏腑部位

因外来的暴力,而致人体躯干深处,或脏腑受到损伤,谓之"内伤"。一般分为伤气、伤血、气血两伤、脏腑损伤四类。《内经》有"气伤痛,形伤肿"之论述。脏腑损伤除了痛和肿外,随着所伤脏腑不同而各异。在膈上则有咯血、咳嗽、气喘等;在膈下则有腹痛、呕吐、便秘、尿血等;严重内伤者,神志不清,面苍,脉渐小。论治方法一般有内服和外敷二类。

"内治法":需辨明气血、部位。气闭者开之,逆者降之,滞者行之,虚者补之;血外溢为诸窍出血者,止血第一,化瘀次之,最后和之、补之;内溢为瘀,留者活之,瘀者化之,结者散之;吐衄者清肝、结瘀者疏肝。《医宗金鉴》："凡跌打损伤坠堕之证,恶血留内,则不分何经,皆以肝为主,盖肝主血也。"失血虚脱者,宜大补气血,以急救之。关于脏腑之辨,王好古云"登高坠下,撞打等伤,心腹胸中停积瘀血不散者,则以上中下三焦分别部位,以施药饵"。瘀在上而胸满肋胀者,宜行气活血,宣肺化痰;瘀在中而腹痛者,宜活血化瘀,运中利气,便秘者,润之下之;瘀在下而小腹疼痛,溺涩,宜化瘀行气,通利州都。

"外治法":伤处肿胀疼痛,或痛不忍按者,外敷施氏祛伤续骨膏;肿甚,外敷施氏吊伤膏;伤处疼痛无肿胀,或按痛不甚严重者,外敷施氏新伤膏;诸窍大出血者,痛处外敷截血膏。

三、筋骨错缝,手法为先

（一）对筋骨错缝的认识

骨缝是指骨关节之间的正常间隙,骨缝可散见全身关节。在关节受到瞬间牵伸型损伤后,关节骨缝位置发生异常称之为"骨错缝"。"骨错缝"分两种情况,一是骨节间由于不同的损伤,使正常的解剖结构发生了微小错缝,这种改变比半脱位还要轻,所以目前在 X 线摄片上还不能得到反映,但解剖结构病理改变以后,影响到生理功能,故出现肿胀疼痛;二是比较严重,骨缝发生参差不齐或半脱位,在 X 线摄片上可以显示,肿胀疼痛也比较显著。"骨错缝"的提出,始见于清代吴谦所著《医宗金鉴·正骨心法要旨》:"若脊筋陇起,骨缝必错,则成伛偻之。或因跌仆闪失,以至骨缝开错……"

"筋出槽"是指损伤时,肌腱等软组织发生滑脱或解剖位置有所变化,影响活动功能。《仙授理伤续断秘方》对"筋出槽"的描述有筋"差爻""缝纵""乖纵""乖张""偏纵"等。对"筋出槽"最明确、最详尽的阐释当首推《伤科大成》,其对"筋出槽"阐释是筋"弛纵、卷挛、翻转、离合各门……""骨有截断、碎断、斜断之分,骱有全脱、半脱之别,筋有弛纵、卷挛、翻转、离合各门……""或因筋急难于转摇,或筋纵难运动……"其意是损伤之中除了骨折、脱骱外,尚有筋的弛纵、卷挛、翻转、离合等有别于正常位置的改变。

"诸筋者皆属于节",正常情况下,筋、骨紧密相连,各归其位,通过筋的"束骨"作用,维系着骨关节及其与周围组织的正常结构关系,并完成生理范围内的各种功能活动。当然病理状态下,筋与骨也是互相作用,互相影响,"筋出槽""骨错缝"往往并存。最直观的是因跌仆损伤导致骨关节错缝,气滞血瘀,为肿为痛者。但随着现代社会生活方式的改变,筋骨错缝的发病形式亦在潜移默化中发生着改变。病种由骨折、颈椎,骶髂关节半脱位、小儿桡骨头半脱位等多发逐渐转向关节突紊乱、滑膜嵌顿、脊柱关节病等。

（二）诊断不离手法

吴教授非常强调手法在筋骨错缝诊治中的作用,以轻重不同的检查手法了解,对比患者体表肌肤、肌筋和骨骼,以达到"触其外而知其内",而不是单纯依靠 X 线片、CT 等辅助检查来定论。比如骨错缝其重者可在 X 线摄片上清楚显示,轻者在 X 线摄片上有 1～2mm 的移位,常不易看出;或者因软组织损伤造成关节的微小移位和或滑膜嵌顿,并进一步维持着它的移位和（或）嵌顿。只有用手去细细地体会指下的感觉,观察关节的活动度,或者对某一个关节比较其动态触诊及静态触诊时患者的反应,才能做出正确的诊断,然后给予合适的治疗。《医宗金鉴·正骨心法要旨》论及"用手细细摸其所伤之处,或骨断、骨碎、骨歪、骨整、骨软、骨硬、筋强、筋柔、筋歪、筋正、筋断、筋走、筋粗、筋翻、筋寒、筋热……""(筋骨损伤)虽在肉里,以手扪之,自悉其情。"

（三）治疗强调手法

手法具有舒筋通络、归槽合缝、解痉止痛、调和气血之效。施以手法，整复关节，伤痛即除。《仙授理伤续断秘方》记载"凡左右损处，只相度骨缝，仔细捻捺，忖度便见大概。"《医宗金鉴·正骨心法要旨》认为"盖骨离其位，必以手法端之，则不待旷日迟久，而骨缝即合"，上述情况是最直观的适合手法治疗的筋骨错缝。但临床最常见的筋骨错缝是脊柱小关节突紊乱、滑膜嵌顿。患者常因突然扭闪或用力不当等使脊柱小关节突受到外力冲击，出现瞬间的关节突轻微滑移和关节间隙的增宽，此时，很容易使包围在关节突周围的滑膜吸嵌在关节突间，由于后关节囊和硬脊膜受到刺激，局部产生了疼痛。气血充盈，脾肾壮实者，或错缝离槽轻微者，则赖强健筋肉的力量自行调整，否则总难得愈。对于此类病症，运用手法，整其骨，理其筋，能明显改善患者的临床症状。

以腰腿痛为例，吴教授认为虽与风寒湿外邪侵袭，全身气血失调有关，但主要还是属于腰椎局部的筋骨问题，排除手法禁忌证，常选用手法治疗为先，一般采用施氏伤科腰椎整骨三步五法，且对不同的患者、不同的病症辨证选用。首先，是坐位拇指推揉法，目的是松解肌肉的僵硬痉挛，这就为下面一步的绞腰整复手法做了铺垫。在此操作时吴教授亦强调要细心体会多大的压力不会加重患者痛苦，然后可知怎样的推揉是患者所能承受的，可知道绞腰到什么幅度是安全的。绞腰法的时候强调要同助手做一定的牵引，在将关节突间距拉开增宽的情况下，突然用力加大扭转角度 $10°\sim20°$，将患者腰部做轻轻旋转动作，以听到"格达"响声为佳，但如若患者因疼痛而不能配合，腰部无法旋转到适当角度，则不必强求关节整复，可尝试多次治疗，使筋柔后再达到整复关节目的。俯卧位提腿压腰法，通过对脊柱的左右摆动和旋转运动，可使关节突间韧带和周围肌肉松弛，也有助于松解神经根与突出髓核的粘连。此手法在牵引下按压痛点，使关节囊内产生真空，或可解除小关节滑膜的嵌顿。再如仰卧位的足背屈法，在操作的过程中，医生可判断患侧神经根粘连的有无及程度，必要时通过加强操作足背屈法达到松解神经根粘连。最后，予屈髋屈膝牵拉法，通过髋关节过度屈曲，使髂骨向前旋转，然后向下牵伸使髂骨下移，整复骶髂关节的错位，以使骨节骨正筋柔。腰椎整骨三步五法根据病情以及查体可以单独选用，或者组合选用。当然在操作过程中根据患者症状还可以进行加减手法，如：腰椎后凸明显、后伸受限者，加予坐位仰扳过伸法；对于直腿抬高角度＜30°者，加予坐位膝顶法；脊柱侧弯明显者，结合牵引踩踏法；腰腿部疼痛急性发作者，原则上不做牵拉、整骨手法，以放松手法为主，宜轻柔；遇到中央型突出，急性神经根症状明显者，不做俯卧位提腿压腰法。又如在治疗中，经常会出现因为症情原因，手法操作不能顺利完成，或根本无法操作的情形，此时不可为完成治疗而不顾具体情况，为治疗而治疗，甚至可能加重患者病情。应当顺应患者的体位，循序渐进地推进治疗方案的实施，甚至可以短期容忍患者的病态体位。这些皆需细心体会，详加揣摩，事后思之再三，必能入市前行。若如此，则对"机触于外，巧生于内，手随心转，法从手出"思过半矣。

松解有助于骨关节的整复，骨关节的整复也能减少对软组织的刺激，加快软组织的松解，如何安全高效地达到骨正筋柔的目的，是提高医疗质量的重要途径。需要指出的是，整骨合缝手法具有一定危险性，必需谨慎操作，尽量做到"法之所施，使其不知其苦"，不可鲁莽行事，切忌反复多次治疗，正如明代医家张介宾早在《类经》中告诫的那样："今见按摩之流,不知利害,专用刚强手法,极力困人,开人关节,走人元气,莫此为甚。病者亦以为法所当然,即有不堪,勉强忍受,多见强者致弱,弱者不起,非惟不能去病,而适以增害。用若此辈者,不可不知为慎。"

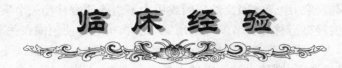

临 床 经 验

一、散寒祛瘀为先,后固以补益肝肾法,治疗腰腿痛

(一) 病因病机

中医认为腰为肾之外候,腰部受伤,必内损于肾,病延日久,肾气亦虚,复受风寒或外力,势必宿疾复发。《素问·脉要精微论篇》:"腰者肾之府,转摇不能,肾将惫矣!"《证治准绳》云:"有风、有湿、有寒、有热、有挫闪、有瘀血、有滞气、有痰积,皆标也;肾虚,其本也。"《诸病源候论·腰背痛诸候》载:"肾气不足,受风邪之所为也,劳伤则肾虚,虚则受于风冷,风冷与真气交争,故腰脚痛。"这些均提示肾虚为本是腰腿痛的内因,扭伤、劳损及风寒湿邪侵袭为标是导致腰腿痛的外因,吴教授认为腰腿痛的发生多因于肾虚劳损,急性发作时多责于风寒湿邪与闪挫损伤等,病机主要为"本虚邪实"。

(二) 治法治则

"急则治其标,缓则治其本",对腰腿痛患者多采取急性期和缓解期进行辨治。急性期多分为风湿型、寒湿型和瘀血型,缓解期分为肾阳虚和肾阴虚型。对急症多散寒祛瘀,缓症多偏补肝肾。诸痛皆因"不通则痛"、"不荣则痛",祛瘀散寒则不通者可通,补益肝肾则不荣者可荣。吴教授注重鉴别诊断,首先辨病然后分缓急虚实,再进行辨证施治。在辨证审因的基础上,采用中药治疗为主,并选择性地采用手法、针灸、牵引、中药熏洗、膏药、热敷等进行综合治疗。

(三) 特色验方

临床辨证风寒湿偏重者,治以祛风散寒,化湿止痛,方选施氏验方地龙舒腰汤加减,方拟:炒地龙 9g,制川乌 5g,净麻黄 3g,关防风 9g,广独活 6g,全当归 9g,大川芎 6g,京赤芍 9g,威灵仙 9g,左秦艽 9g,川牛膝 9g。

方中炒地龙性寒味咸,入肝、脾、肺三经,舒筋通络,祛风化湿,地龙属虫类灵动之品,走经络,通血脉,擅长舒筋活络;制川乌性温味辛,温通辛散,性猛祛风,能逐风寒湿邪,温经止痛。二药配伍,风寒湿邪得去,筋脉气血得通,共为腰腿痛之君药。麻黄辛温散寒,除痹去风,兼有利水之效,使邪有出路;防风、独活祛风化湿,有助散寒化结,通利腰脚,共为臣药。全当归、京赤芍、大川芎活血化瘀,通络止痛,使血行气活,经脉通畅;威灵仙、左秦艽祛风湿,通经络,共为佐药。川牛膝通络引经,为使药诸药合用,共奏疏风化湿、散寒通络、活血止痛之功。

临床辨证瘀血偏盛者,治以活血化瘀,通络止痛,方选施氏验方活血止痛汤加减,方拟:当归12g,赤芍9g,红花9g,桃仁9g,川芎5g,地龙9g,土鳖虫9g,刘寄奴9g,落得打9g,乳香、没药各5g,三七末(吞)4g,牛膝9g,炒玄胡9g,白芍20g,伸筋草15g,枳壳9g,陈皮5g。

方中桃仁、红花活血祛瘀,为君药;当归长于活血,且化瘀不伤血,为臣药;川芎、赤芍、刘寄奴、落得打、乳香、没药、三七、玄胡、白芍助君药活血祛瘀;地龙、土鳖虫、伸筋草通经活络,枳壳、陈皮助行气活血,均为佐药;牛膝引瘀血下行,为使药。诸药合用,共奏活血止痛之功。

吴教授运用地龙舒腰汤、活血止痛汤等方药,配合外治,具有祛风活血,消肿止痛的功效。吴教授常告诫我们,用药时需选用疏风散寒的辛温药物,不是用于发汗解表,而是取其温通经脉使其气血通达和畅,所以,在偏瘀血的病例诊治中佐以辛温发散之品确能增强消肿止痛的功效。腰腿痛患者亦有见湿热者,以四妙汤加减为主并兼顾疏风散寒进行施治。有寒湿不甚者,在地龙舒腰汤中易君药麻黄为桂枝,温通散寒的同时亦可达到调和营卫之功。腰痛胀满连及胸胁,加香附、郁金、小茴香、延胡索;兼有痰阻,痛有定处,加半夏、白芥子、制南星;脾胃困乏、饮食欠佳者,加陈皮、谷芽、麦芽、藿香、佩兰;夹有肾阳虚象者,加鹿角胶、仙茅、仙灵脾(淫羊藿)、肉苁蓉;肾阴虚象者,加何首乌、鳖甲、龟甲;痛如针刺、脉涩者,加全蝎、蜈蚣、刘寄奴、山甲片;湿阻明显者,加薏苡仁、木瓜、苍白术。吴教授也常喜对药相须为用增强效力,如羌活、独活、白芍、白术、赤芍、防风、防己、炙乳香、炙没药、制川乌、制草乌等。吴教授教诲,用药如用兵,并非多多益善,更重要的是要恰得其位。

[病案举例]

蔡某,男,60岁。初诊2014年4月21日。

主诉:右腰腿部疼痛,活动伸屈欠利1个月。

现病史:患者诉曾于1个月前因腰部扭伤后而发作腰腿部疼痛,以右侧为甚,腰腿部活动伸屈欠利,行走不舒。至今卧床休息,未做其他治疗。患者体瘦,纳可,寐可,二便可,无其他不适症状。舌苔薄白,脉弦。查体:L4~5右侧压痛明显伴放射至臀部疼痛,并右侧臀区压痛,右侧直腿抬高试验约45°,左侧直腿抬高试验约75°,右侧拉氏征(十)。

诊断:中医:腰腿痛(瘀血型);西医:腰椎间盘突出症。患者扭伤,筋脉受损,血溢脉外,瘀滞脉络,不通则痛,且劳损月余兼有痹痛,急则治其标,故治拟活血通络止痛。

处方:

1. 当归12g,赤芍9g,川芎5g,红花9g,桃仁9g,生地12g,炙乳没各5g,灵磁石30g,伸筋草15g,川牛膝9g,白芍20g,白术9g,制香附9g,蜈蚣2g,姜黄9g,黄芪15g,党参12g,陈皮5g,共14帖,水煎服,日1剂,早晚分服,温服,宜餐后服。

2. 新伤膏3帖(新伤膏即万应膏加新伤散。用法:将万应膏烘热,加新伤散2g于膏药中心,贴于痛处。3天更换一次。)

复诊:2014年5月5日。经上述用药2周后,患者诉右腰腿部疼痛减轻,活动已较前好转。筋脉受损,风寒湿气易乘虚而入,劳损兼有痹痛,宜疏风通络,散寒化湿。处方:桂枝5g,防风9g,威灵仙12g,淮牛膝9g,寻骨风9g,透骨草12g,川地龙9g,伸筋草12g,独活 5g，寄生 9g，秦艽 9g，炙乳没各 5g，白芍 20g，白术 12g，制香附 9g，土鳖虫 9g，黄芪 20g，党参 15g，蜈蚣 2g，川木瓜 9g，当归 12g，丹参 12g，生地 12g，陈皮 5g，共 14 帖，水煎服，日1 剂，早晚分服，温服，餐后服。

再诊：2014 年 5 月 26 日。经上述用药 2 周后，患者诉前症已较前明显减轻，唯不能久坐久立，腰骶部酸重晨轻夜重，休息后可改善。患者年已六旬，伤后缓解期腰腿痛，重在益肾固本，养血和络。旨在巩固疗效，使不再复作或减少发作，遂参其舌淡苔薄白，脉细，证属偏肾阳虚，治以温补肝肾。处方：党参 9g，当归 10g，黄芪 30g，白芍 10g，川芎 10g，苁蓉 6g，杜仲 10g，怀牛膝 10g，秦艽 9g，千年健 15g，独活 9g，共 14 帖，水煎服，日 1 剂，早晚分服，温服，餐后服。指导正确的功能锻炼。

3 个月后随访，腰腿痛基本无作，投入正常生活状态。

按语：患者老年，患腰腿痛，易反复缠绵难愈，而经吴教授调理月余即收桴鼓之效，功在辨证施法得当。患病初期瘀结疼痛，急则治其标，治疗内服外敷，内以《医宗金鉴》桃红四物汤加减，活血止痛，外以贴敷新伤膏活血续筋；伤后日久风寒湿气乘隙袭入，治以疏风通络、散寒化湿以止痛。伤科用药多用到活血药，为防克伐脾胃，用量多不超过 9g，旨在顾护胃气。如若胃酸不适，去活血行气药——乳香、没药，加制酸止痛煅瓦楞，与甘草同用效更佳，且宜在餐中或餐后服用。后期患者腰腿部疼痛不甚，但不能久行久立，晨起夜重，主要是正虚突出，所谓正虚，主要是指筋骨原来受气血、肝肾充养的正常关系，损伤之后，气血失和，肝肾不足，"邪之所凑，其气必虚"是也。经初期活血化瘀理气，此时施补已无滞邪之虞，宜补肝肾，强筋骨，配合适度功能锻炼，进一步以巩固、稳定疗效。

二、内外兼治颅脑损伤后遗症

（一）病因病机

吴教授根据施氏伤科的基本理论和多年的临床经验，认为颅脑损伤后遗症属头部内伤范畴，乃败血所致，当从肝而论，治以疏肝柔肝为本。头部内伤，经脉受损，气血离经，离经之血即为败血，依李东垣先生所言，败血必归于肝。足厥阴之脉，挟胃属肝络胆，败血归肝，由肝入胃，表现为肝阳上扰，胃失和降，而见头晕目眩、呕吐恶心等症，故尤在泾曰："大抵眩晕多从肝出"。足少阴之脉，从肾上贯肝膈，肝藏血，肾主精，精血同源，情同母子。败血归肝，既可木贼侮土，也可子病及母。肝火亢盛，消灼肾水，水不涵木，风阳上煽。所以，无论是肝气犯胃，还是肝肾同病，其源仍在于木失条达，气机不畅。

从病因病机分析，颅脑损伤后遗症的辨证重点可归纳为血、瘀、风、痰四字。人有气血而生，病有气滞血瘀，瘀血乃病理之产物，但其作为病邪又可继续损害机体的健康，瘀血流注则为肿为痛，脉络闭阻则气血凝滞，脑失所养。败血归肝则阴血不足，风阳妄动。木气横逆则中土不健，痰湿内生。风痰相搏则扰乱神明，清空失宁。脑为元神之府，清净之地，岂可任血瘀风痰作祟。故《黄帝内经》提出："人有所堕，恶血留内，当先饮利药。"《普济方》更明确指出："从高堕下，当导瘀血……若损伤恶血不散，宜除去恶瘀，使气血流通。"

（二）治则治法

治疗颅脑损伤后遗症当首拟行气活血，祛瘀生新，然后平肝潜阳，豁痰开窍治之。诚

 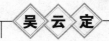

如古人所说:治风先治血,血行风自灭;治痰先调气,气顺痰自化。根据这一思想,在临诊中以清浊为界,升降为枢,辛开苦降,寒热并用,补虚泻实。如黄连配吴茱萸辛开苦降,疏肝和胃;藿香配胆南星寒热并用,豁痰开窍;陈皮配熟地补虚泻实,健脾益肾。辛以散阳,苦以坚阴,清阳宜升,浊阴当降,阴阳调和,脑有所养,神明可安。

(三) 诊治特点

古人曰:头为诸阳之会,巅顶之疾,惟风可到。对此,吴教授认为颅脑损伤后遗症无论是肝强脾弱,胃气上逆,还是肝阳上亢,肾阴虚亏,皆属病邪上犯巅顶,上盛下虚之证。当以辛散之,以苦降之,分别清浊,调节升降。血瘀风痰为浊,气血津液为清。通过分别清浊,调节升降,将瘀血风痰等病理产物清泄于外,气血津液人身之精微留存于内,上逆之肝阳胃气归摄还原,潜伏之肾精脾气上输于脑。所谓阴平阳秘,升降有常,即是人体生命活动之最佳状态。吴教授认为,脑虽为诸阳之会,但赖阴血所养,调阴阳、和气血才是选方用药取胜之道。切不可偏盛偏衰,影响阴阳、气血、脏腑的平衡和协调。

外在的皮肉筋骨与内在的脏腑气血互为表里,彼此影响。在伤损之症中,肢体损于外,则气血伤于内;营卫有所不贯,脏腑由之不和。在外瘀血流注停滞于肌肤腠理之间,为肿为痛。在内瘀血不除,气血难以上达,神明失于安宁,五脏六腑皆受其累。吴教授强调治伤需内外兼顾,不仅要善于治内,而且要重视治外。经曰:"通则不痛,不通则痛。"吴教授遵循施氏伤科应用膏药外敷治疗颅脑损伤后遗症的经验,颅脑损伤不论其新伤宿疾,凡损伤局部有压痛点者,皆以活血化瘀、消肿止痛的吊伤膏外敷,用药于患处,除瘀为尽。清·吴师机指出:"外治之理即内治之理,外治之药即内治之药。"外治之药能直接作用于皮肤黏膜,疗效更为速捷有效,经外敷膏药后头部压痛减轻或消失时,患者病症多趋于缓解或痊愈。内外治法各有千秋,理应取长补短,内外同治可谓相得益彰。

吴教授运用施氏伤科传统处方,多以柴胡为引药之君,佐以当归、川芎诸药调和气血而各有所归。以通窍活血汤、天麻钩藤饮、温胆汤加减随症应用,屡收奇效。

[病案举例]

周某,女,48岁,工人。

主诉:头晕头痛近半年。

现病史:患者6个月前头部被人砍伤20余刀,当即昏迷4天,醒后留有头晕头痛,心悸失眠,纳食呆滞,恶心呕吐等症,经治不愈。遂来诊。检查:头部偏右处有明显压痛,脉弦滑,苔白腻。辨证分析:败血归肝,肝风上扰,木贼侮土,胃失和降,痰湿内生,扰乱神明。

中医诊断:头部内伤(肝阳上亢,痰瘀内阻);西医诊断:脑外伤后遗症。

治则治法:治宜活血化瘀,平肝潜阳,息风化痰。

处方:北柴胡4.5g,北细辛3g,全当归9g,大川芎9g,香白芷4.5g,嫩钩藤9g,白菊花9g,明天麻(研吞)1.5g,法半夏4.5g,广藿香9g,蔓荆子9g,远志肉4.5g,白蒺藜4.5g,紫贝齿12g,石决明15g,7帖。

二诊:前方加减连服月余,头晕头痛减轻,局部压痛有减。但心悸不宁,夜寝欠安,嗳气频繁。瘀血渐化,肝阳未平,木乘土位。再拟平肝息风,活血安神,佐以降逆。原方去石决明、香白芷、广藿香、明天麻,加佛手片9g,灵磁石30g,柏子仁4.5g,朱茯神9g,代赭石

9g,旋覆花(包)9g,7帖。

三诊:服上方加减20余剂后,头痛泛恶已平,心悸夜寐亦安,头部压痛消失,余有体倦健忘之症。瘀血已化,心营不足,肾水虚亏,木失涵养。再拟滋水涵木,养血安神佐以息风。处方:大生地9g,枸杞子9g,白菊花9g,明天麻(研吞)1.5g,全当归9g,大川芎4.5g,朱茯神9g,首乌藤9g,远志4.5g,法半夏4.5g,佛手片9g,桑椹子9g,广陈皮4.5g,7帖。

随访:患者经诊治4个月后,恢复半天工作,唯有气候变化时常感头晕,续拟前方加减调理二年恢复工作,痊愈停药。

按语:患者被砍伤头部后昏迷,出血较多,头部有明显压痛,从病史和主症当辨为败血归肝,由肝入胃,肝阳上扰,胃失和降,而见头晕目眩,呕吐恶心等症。头部压痛当为瘀血流注,脉络闭阻则气血凝滞,脑失所养。头为诸阳之会,巅顶之疾,惟风可到。颅脑损伤后遗症无论是肝强脾弱,胃气上逆,还是肝阳上亢,肾阴虚亏,皆属病邪上犯巅顶,上盛下虚之证。当以辛散之,以苦降之,分别清浊,调节升降。血瘀风痰为浊,气血津液为清。通过分别清浊,调节升降将瘀血风痰等病理产物清泄于外,气血津液人身之精微留存于内,上逆之肝阳胃气归摄还原,潜伏之肾精脾气上输于脑。所谓阴平阳秘,升降有常,即是人体生命活动之最佳状态。脑虽为诸阳之会,但赖阴血所养,调阴阳、和气血才是选方用药取胜之道,切不可偏盛偏衰,影响阴阳、气血、脏腑的平衡和协调。在临诊中以清浊为界,升降为枢,辛开苦降,寒热并用,补虚泻实。颅脑损伤不论其新伤宿疾,凡损伤局部有压痛点者,皆以活血化瘀、消肿止痛的吊伤膏外敷,用药于患处,除瘀为尽。"外治之理即内治之理,外治之药即内治之药。"然外治之药能直接作用于皮肤黏膜,疗效更为速捷有效。经外敷膏药后头部压痛减轻或消失时,患者病症多趋于缓解或痊愈。内外治法各有千秋,理应取长补短,内外同治可谓相得益彰。此外,吴教授认为,此类患者还可嘱其用薄荷3g,煎汤代茶,送服十宝丹3g(吞)或者黎峒丸,也有类似作用。

三、温通补益法治疗脊髓型颈椎病

(一) 病因病机

吴教授在多年临床诊疗中,诊治多例脊髓型颈椎病患者,病情均得到有效控制,未出现明显瘫痪症状。根据患者就诊时的情况分析,多认为该病主要病机为"肝肾亏虚,筋骨失养"。肝主筋,肾主骨,肾水能充髓益精,滋养筋骨,使筋骨坚强,筋脉和顺。若肾水不足,骨髓失充,则筋骨衰弱,生长无力。气主煦之,血主濡之。《灵枢》曰:"血和则筋脉流行,营复阴阳,筋骨劲强,关节清利矣。"气血有滋养、运行和敷布精微之功能,气血充盈则运行有力,气血不足则运行无力,敷布失司。吴教授认为以痿软为主的脊髓型颈椎病中医应属"痿证"范畴,由于督脉循行于脊里,与脊髓相合,同时督脉又属脑络肾,为阳脉之海,故督脉空虚,则脊髓失养,从而导致下肢痿软无力,甚至瘫痪。故本病病机当为肝肾不足,督脉空虚,病本属虚或虚而偏寒。

(二) 治法治则

辨证用药方面,吴师强调审因论治。根据本病的主要原理,其治法以温通补益法为主,重在温补肝肾,益气养血。少数患者兼有风寒湿邪,出现恶风、项强,酌情加用桂枝、防

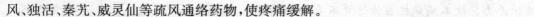

风、独活、秦艽、威灵仙等疏风通络药物,使疼痛缓解。

(三) 特色方药

吴教授主方遵循施维智教授创设的温经养荣汤,其主方如下:桂枝3g,炒白芍9g,红花5g,炒生地9g,砂仁2g,拌熟地9g,真鹿筋(先煎)5g,全当归9g,川芎5g,肉苁蓉5g,枸杞子9g,川断肉9g,党参9g,鸡血藤9g,三七末(冲)3g,陈皮5g。

温经养荣汤以温通调营见长:鹿筋之用,以筋治筋;另有"生地切片红花炒""熟地切片砂仁炒"及枸杞子、川断、桂枝、当归之用,均和缓醇正,颇合慢性痿弱证之机宜。吴教授认为:真鹿筋、肉苁蓉,乃温肾壮阳通督脉之要药,又具柔润之性,川断肉、枸杞子温养肝肾,强壮筋骨;桂枝炒白芍,桂枝温通疏风,白芍养肝血,相炒意使疏风直接作用于肝经;红花炒生地,红花活血,生地养阴,相炒后意在去生地之滋腻;砂仁拌熟地,以砂仁理气和胃,熟地养血补肝肾,相拌意在使熟地补肝肾而不呆胃;党参补气扶正;当归、川芎活血消肿;鸡血藤补血行血,舒筋活络,三七活血祛瘀止痛,陈皮理气和中。此外,如有腰部束带状感觉加川楝子、小茴香;肢体麻木不仁加炮山甲、刘寄奴、土鳖虫、防风;颈项酸痛加羌活、威灵仙。

[病案举例]

米某,女,50岁,初诊2013年9月2日。

主诉:患者颈项明显不适,双下肢沉重、麻木一年余。

现病史:患者脚踩棉花感明显,胸腹部束带感时有,自2012年10月16日某医院颈椎磁共振示:颈椎生理曲度变直,C3~6椎间盘突出,伴相应节段脊髓部分变性。PE:C5~7棘突双侧椎旁压痛(士),双上肢肌力无明显减弱,皮肤针刺感觉基本对等正常,双侧Hoffmann's征(+),双侧踝阵挛(+)。舌淡、苔薄、脉细。

中医诊断:痿证(肝肾亏虚);西医诊断:脊髓型颈椎病。

治法:温通补益,补肝益肾,益气养血。

处方:温经养荣汤加减:桂枝5g,炒白芍20g,红花9g,炒生地12g,砂仁3g,拌熟地12g,党参15g,黄芪20g,肉苁蓉5g,补骨脂5g,巴戟天9g,蜈蚣2g,当归9g,制香附9g,小茴香9g,赤芍9g,川芎5g,陈皮5g,7帖。

二诊:患者颈项不适减轻,行走活动距离及速度均较前延长,但时有脚踩棉花感,胸腹部束带感减轻,胸胁部时有胀痛,胃部略有呆滞,时有口苦,咽干,舌淡、苔薄、脉细,予一诊方加柴胡9g,方用14帖。

三诊:患者服药后,脚踩棉花感程度减轻,时有气力不足,颈项不适减轻,胸胁胀痛减轻,口苦咽干减轻,舌淡、苔薄、脉细,予二诊方加淮牛膝9g,方用14帖。

四诊:患者服药后,颈项不适减轻,行走活动无明显不稳,胸腹部束带感减轻,行走速度较前增快,偶有下腹胀痛,舌淡、苔薄、脉细,予三诊方加千年健12g,荔枝核9g。

随访:半年后随访,患者诸症均有缓解,病情稳定,日常生活均能自理,行走活动距离及速度均较前改善。

按语:该患者症状主要表现为脚踩棉花感,行走活动不稳,结合影像学表现,诊断为脊髓型颈椎病。舌淡、苔薄、脉细,证属"痿证"范畴,主由肝肾失养,督脉空虚,从而导致下肢痿软无力。故本病病机当为肝肾不足,病本属虚。吴教授治以温通补益法,方用施氏伤科温经养荣汤加减。方中应有鹿筋,嘱患者自行购买,用黄酒浸泡一日,隔水蒸之12小时,待成凝胶状,用玻璃器皿冷藏保存。待服用时,取之一勺,与中药同时服用。鹿筋,主入肝、肾经。《本经逢原》谓之:大壮筋骨,食之令人不畏寒冷。《饮片新参》谓之:淡平微腥,温,治劳烦,续绝伤,补筋骨,益气力。鹿筋为温经养荣汤主药,吴教授取之"以筋养筋"之效,主治下肢痿软。二诊时患者胸胁部略有气滞,肝胆之气条达不畅,予柴胡用之,取其寒凉轻清条达之功,清胆经郁火。三诊时患者行走不稳改善,胸胁胀痛减轻,口苦咽干减轻。淮牛膝,《雷公炮制药性解》云:味苦、酸,性平,入肾经,补精气,填骨髓。吴教授加之,取其引诸药下行,入足少阴以理诸疾。四诊时,患者行走不稳改善,自觉有力,偶有泛酸,加用千年健、荔枝核。取千年健之祛风湿,健筋骨之功。荔枝核用之则取其理气散寒之功,疏解少妇气滞。半年后随访,患者病情较稳定,说明通过中医治疗能够在一定程度上缓解脊髓型颈椎病的临床症状。

四、"三期辨证"治疗四肢闭合性骨折

四肢闭合性骨折是中医骨伤科临床常见疾病,西医骨科多采用手术固定来进行治疗。中医学多年传承,积累了丰富的治疗经验。吴教授传承施氏伤科骨折"三期辨证施治"经验,在保守治疗四肢闭合性骨折上,有较好的疗效。

(一)病因病机

四肢闭合性骨折,其起因大多是外来暴力所致。吴教授认为其主要病机为气血俱伤。骨折在不同的病理阶段有不同的病机特点,吴教授秉承施氏伤科治伤理念,临床辨证采用三期分治法,即损伤初期"攻"、中期"和"、后期"补"。

(二)治则治法

损伤初期,由于外伤导致骨折、脱位、伤筋后,气血离经,瘀结不散,肿胀疼痛,治宜理气活血、化瘀止痛。处方以施氏伤科活血止痛汤,方用当归尾、京赤芍、大川芎、桃仁泥、老苏木、土鳖虫、制乳香、制没药、络石藤、广陈皮、炒枳壳,如下肢损伤加川牛膝引经。

损伤中期,肿胀消退,疼痛缓解,断端始长,甚至初步连接。吴教授认为此时瘀血化而未尽、断骨长而未坚,正气伤而未复,如续用初期之攻法,尽用活血化瘀之药,瘀虽能去,但却带来了伤正的后果。反之,立即采用后期之补法,用养气血、补肝肾之品促使骨折断端的生长愈合、软组织的修复,但瘀血化而未净就骤进补剂,势将产生滞瘀之弊。谨遵"兼虚者补而和之,兼滞者行而和之"(《景岳全书·新方八阵》)的原则,治以和营续骨、舒筋通络,这样就可以使化而未净的残瘀得以继续消散,伤而未复的正气得以恢复,从而达到加速骨折愈合,损伤尽快修复的目的。处方以施氏伤科和营续骨汤,方用全当归、赤芍、川芎、红花、骨碎补、自然铜、鸡血藤、陈皮、枳壳、川断、土鳖虫。上肢损伤加桑枝、松节;下肢损伤加川牛膝、五加皮。

损伤后期,骨折断端已接,脱位关节已复,但因伤日久,气血不充,肝肾两亏,筋脉失养,肌肉萎缩,肢体乏力,治宜益气养血、温补肝肾,处方以施氏伤科养血补骨汤,方用党参、黄芪、当归身、熟地、白术、白芍、川断、补骨脂、肉苁蓉、狗脊、陈皮、砂仁、千年健,上肢

损伤加桑枝,下肢损伤加淮牛膝。

骨折"三期辨证施治"是吴教授秉承施氏伤科治伤理念一脉相承的治疗体系,三期辨证不仅在用药上,在骨折的夹缚固定和功能锻炼上也是辩证统一的。例如,夹缚固定根据骨折初期、中期、后期的不同也采用"松""紧""松"的治疗原则,在骨折初期采用较松的绷带夹板固定,因为初期肿胀较为明显,固定过紧更容易使瘀血无可散之处;中期肿胀消退,此时以骨折固定为要,采用"紧"的夹缚,使骨折断端牢固连接,促进愈合;在骨折后期,此时断端续续,采用"松"的夹缚,利于气血运行,促进骨骼生长。

功能锻炼亦根据骨折初期、中期、后期的不同,对患者进行相应的功能恢复指导。例如,桡骨远端骨折初期指导患者进行手指指间关节功能锻炼,中期加强肘关节伸功能锻炼,后期加强腕关节屈伸功能锻炼。很多医生在临床上不注重功能锻炼,认为这一块与医生的治疗关系不大,吴教授在多年的临证中,不断总结,认识到功能锻炼对于患者骨折后期的功能恢复起着至关重要的作用。

(三) 灵活变通

当然骨折的"三期辨证施治"并不是一成不变,是根据骨折的不同损伤程度、不同的损伤部位来灵活变化的。例如损伤后内出血较多的有肱骨外科颈骨折、股骨干 1/3 骨折、胫腓骨骨折等,吴教授认为伤后出血较多,瘀阻之征象更甚,宜加大活血化瘀药的剂量,瘀血化净、新血生长,日后才无关节僵硬之忧。而对于损伤后出血较少的腕舟状骨骨折、月骨脱位、股骨颈囊内骨折、距骨骨折等,由于血供较差,伤后难以恢复,容易引起缺血性坏死,预后较差。故治疗时可以减少运用活血化瘀药,缩短初期攻法时间,应该较早地进入中、后期,早期运用补气养血、滋补肝肾的药物,促使损伤处早日修复。

骨折三期辨证施治分为初期、中期、后期,但三者没有严格的时间界限,依据证候、体征的不同,较灵活的变通。

[病案举例]

案 1. 患者龚某,女,68 岁,2011 年 11 月 30 日就诊。

主诉:不慎摔伤致左腕关节疼痛一日。

现病史:患者一日前不慎摔伤致左腕关节疼痛,今日来我科就诊。2011 年 11 月 30 日本院左腕关节正侧位片示:左 Colles 骨折伴移位。体格检查:左腕关节肿胀明显,呈餐叉样畸形,左腕背肿胀,瘀血。左桡骨远端压痛(十)。舌暗红,苔薄,脉弦细。

中医诊断:骨损(气滞血瘀型);西医诊断:左 Colles 骨折。

治疗:

(1) 中药:活血化瘀,通络止痛。方用施氏伤科活血止痛汤加减:当归尾 9g,赤芍 5g,川芎 4.5g,桃仁泥 9g,苏木 9g,自然铜 9g,土鳖虫 9g,络石藤 4.5g,制乳没各 4.5g,桑枝 4.5g,炒枳壳 4.5g,生山楂 9g,7 帖。

(2) 手法整复,小夹板固定。

二诊:2011 年 12 月 7 日复查,患者左腕背疼痛缓解,自觉左腕背仍有肿胀,手指活动正常,末端血运良好,查见舌红,苔薄,脉弦细,考虑瘀血得去,但未能尽去,予 2011 年 11 月 30 日方去川芎、制乳香、制没药,加鸡血藤 9g,方用 14 帖。

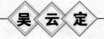

三诊：2011年12月21日复查，患者左腕背疼痛基本缓解，自觉肿胀减轻，予小夹板拆除，按压骨折部位，疼痛（一），嘱患者适当腕背伸屈功能锻炼，查见患者舌淡红、苔薄白，脉细，予中药益气养血，补益肝肾，方用施氏伤科养血补骨汤加减：党参9g，黄芪9g，当归9g，熟地9g，白术6g，白芍6g，川断4.5g，补骨脂9g，甜苁蓉9g，陈皮6g，砂仁3g，千年健4.5g，14帖。

随访：一个月后电话随访，患者左腕关节疼痛缓解，左腕关节屈伸恢复正常，旋转活动较右侧略欠。

按语：此例患者为典型的Colles骨折，初次骨折后瘀血阻滞，血行之道不能宣通，离经之血瘀滞于经脉，故见局部疼痛，拒按，舌暗红、苔薄，脉弦细均为气血瘀滞之象，予手法复位矫正骨折移位后小夹板固定，同时予中药活血化瘀，其中桑枝，味苦，性平，归肝经，祛风湿、通经络、行水气。《本草撮要》云："桑枝，功专去风湿拘挛，得桂枝治肩臂痹痛；得槐枝、柳枝、桃枝洗遍身痒。"此处除取其止痹痛之功，同时作为上肢引经药予以应用。此例患者后期旋转功能略微受限提示后期指导患者腕关节屈伸、侧弯、旋转功能锻炼尤为重要。

案2. 患者吴某，女，68岁，2016年2月15日就诊。

主诉：不慎摔伤致左掌骨疼痛一日。

现病史：患者一日前不慎摔伤致左手背尺侧疼痛，略有肿胀，手指屈伸活动轻度受限，无手指麻木，2016年2月14日某医院左手正斜位片示：左第5掌骨骨折。X线片可见第5掌骨近端背侧移位明显，建议患者手术治疗，患者未予考虑，来我科就诊。体格检查：左第5掌骨处肿胀轻度，手指屈伸轻度受限，握拳可，左第5掌骨压痛（十），掌骨背部尺侧皮色略有青紫，舌暗红，苔薄，脉弦。

中医诊断：骨损（气滞血瘀型）；西医诊断：左第5掌骨骨折。

治疗：

（1）中药：活血化瘀，通络止痛。方用活血止痛汤：生地9g，赤芍5g，川芎6g，桃仁泥9g，丹参9g，红花9g，土鳖虫9g，香附9g，三七粉4g，当归12g，炒枳壳9g，陈皮9g，桑枝15g，7帖。

（2）手法整复，予手指纵向牵引后向近端向掌侧挤压，第5掌骨背侧敷少量吊伤膏，在第5掌骨近端背侧置以压力垫，然后予背侧指夹板固定，手指呈握拳状屈曲，整个手掌用绷带缠绕。手法整复后，复查X线片示：第5掌骨骨折对位对线可。

二诊：2016年2月22日复查，患者诉左侧掌骨疼痛仍然明显，予复查X线示：左第5掌骨骨折对位对线可。予重新调整背侧指夹板位置，重新缠绕固定，掌侧手心继续握以纱布卷。舌淡红、苔薄，脉弦，予2016年2月14日方去枳壳，加煅自然铜9g，补骨脂5g，14帖。

三诊：2016年3月7日复查，患者左侧掌骨疼痛较前减轻，无明显肿胀，解开固定，第5掌骨中远端压痛弱阳性，复查X线，见左第5掌骨骨折对位对线尚可。予继续握拳，背侧指夹板固定，查见患者舌淡红、苔薄白，脉沉细，证属肝肾亏虚，予外敷接骨膏，予中药补肝益肾，强筋续骨，方用养血补骨汤加减：党参9g，黄芪9g，当归9g，熟地9g，白术6g，杜仲12g，川断15g，补骨脂9g，自然铜12g，陈皮4.5g，肉苁蓉15g，陈皮6g，14帖。

四诊：2016年3月31日复查，患者因疼痛减轻，自觉无虞，自行拆除固定，1日后出现掌骨疼痛，今来复诊，予复查X线，第5掌骨近端再次出现背侧移位。考虑患者骨折出现再次移位，固定时间必须延长，告诫患者一定要配合固定。重新手指纵向牵引，直接在第5掌骨背侧外敷施氏伤科接骨膏，并用指夹板背侧固定，第5掌骨近端覆以压力垫，手指握拳固定。舌淡红、苔薄白，脉沉细，证属肝肾亏虚，继续予中药补肝益肾，强筋续骨，方用养血补骨汤加减：予2016年3月7日方加制附子9g，黄芪改用30g，方用14帖。

五诊：2016年4月14日患者复诊，予复查X线，示第5掌骨骨折处有少量骨痂生长，患者疼痛基本缓解，继续维持固定，外敷施氏伤科接骨膏。舌淡红、苔薄白，脉沉细，证属肝肾亏虚，继续予中药补肝益肾，强筋续骨，予2016年3月31日原方，续用14帖。

六诊：2016年4月28日复查，患者第5掌骨疼痛基本缓解，予复查X线，骨折对位、对线可，内外生骨痂均开始生长。为避免出现再次移位，继续背侧指夹板固定，外敷施氏伤科接骨膏。舌淡红、苔薄白，脉沉细，证属肝肾亏虚，继续予中药补肝益肾，强筋续骨，予2016年3月31日原方，续用14帖。

七诊：2016年5月12日患者就诊，掌骨疼痛不明显，打开夹板，查见第5掌骨背侧畸形不明显，压痛（一），复查X线，骨折生长良好，骨折线已经较模糊，予解除固定。

随访：2016年6月13日随访，患者骨折基本愈合。左掌骨疼痛缓解。逐渐恢复正常生活。

按语：此例患者为第5掌骨骨折，按照"骨折三期辨证"治疗，循序渐进，本应骨折逐渐愈合。但是期间由于患者自行解除固定，出现了骨折再次移位，吴教授按照施氏伤科后期大补肝肾的方法，及时予以纠正和调整，避免患者出现骨不连。同时也提示我们在诊治骨折时，一定要告知患者严格遵守骨折固定时间，避免发生二次损伤。在此次骨折纠正过程中，吴教授认为施氏伤科的接骨膏起到了非常重要的作用，因为患者骨折断端出现二次移位，若不及时治疗，容易出现骨折端髓腔封闭，运用接骨膏，起到了强筋壮骨的作用。同时重用中药黄芪，加用附子补气温阳，对气血的运行起到了推动作用，加强了骨折愈合。

五、手法复位治疗寰枢关节半脱位

寰枢关节半脱位，多因外力损伤，颈部屈曲后脑着地，或高速行车，突然急刹车，颈部因惯性作用冲向前方，极度屈曲前倾，将上颈椎的下关节突，推向下颈椎的上关节突尖部，发生寰枢关节半脱位。

（一）病因病机

颈椎关节突的关节面接近水平，寰枢关节吻合面又较浅，因颈部活动度大，其次寰椎关节所附着的韧带，又比较单薄松弛，脊柱的多头肌仅附着至枢椎，齿状突，主要依靠寰椎横韧带及小韧带的束缚，来维持稳定。所以，外伤后寰枢关节可能会发生半脱位。一般可分为单侧脱位和双侧脱位。单侧寰枢关节半脱位出现关节突移位，面部与下颌一般旋向健侧，头部向患侧倾斜，颈部各项活动受限。单侧寰枢关节半脱位出现两侧关节突移位，头部倾向前方,若脱位严重,可出现脊髓神经压迫症状。

寰枢关节半脱位,患者颈部疼痛,往往双手扶住头部,似欲将头固定于颈上,不使其晃动。体格检查可见两侧颈项肌痉挛疼痛,头颈部弹性的固定在某一畸形体位,在寰枢关节处能摸到明显的压痛点。X线检查,摄颈椎侧位与开口位片,常可显示移位的方向和类型。侧位片,可见到两侧关节突排列不齐,寰椎突向前方。张口位片上可见到两侧关节突位置不对称,两侧关节突与齿状突距离不等。

(二)手法治疗

寰枢关节半脱位,无神经症状患者,可进行手法复位。若移位严重且脊髓神经损伤,需立即手术治疗。

1. 单侧寰枢半脱位的手法复位

(1)坐位放松手法:①术者用拇指推揉法,自颈椎棘突和棘间,由上而下进行推揉2分钟后,指压风府穴。②用拇、食、中指提捏患者两侧颈项肌,然后用拇指、食指指压风池穴后,沿两侧颈肌,采用拇食推揉法反复推揉约2分钟。③反复提捏斜方肌上部,相当于肩井穴及肩胛骨内缘,然后用虎口推揉法、拇指推揉法、掌根推揉法,交替反复推揉患者的背部肌肉(斜方肌、菱形肌、提肩胛肌),并指按天柱穴、大椎穴、肩中俞、肩外俞、天宗穴、秉风穴等。

在做以上手法时,必须轻柔,切忌粗暴,并注意,不能让患者颈部前屈,以免加重移位,造成严重后果。

(2)坐位复位法:患者取低坐位,助手用双手手掌,固定患者两髂前上嵴。术者站在患者右侧,用右手肘窝托住患者下颌,左手按住患者后枕部,同助手对抗牵引(寰椎双侧半脱位,做躯干纵轴牵引。寰椎单侧半脱位,先顺畸形方向牵引,而后旋正颈部),约1分钟后,术者用左手拇指,按压在第二颈椎棘突后弓上,在牵引下背伸颈椎同时,右手拇指向前按压棘突后弓,这时往往可以听到复位声。

(3)俯卧位复位手法:患者俯卧于硬板床或手术台上,第一助手右手掌置于枕骨下方,左手掌放在颌下,使患者头部伸出床沿外。第二助手固定两肩,顺颈部畸形方向做对抗牵引。约2分钟后,操作者站于患者患侧,用两手拇指正确的按压在第二颈椎棘突与后弓上,第一助手在持续牵引下,将倾向患者的颈部向对侧逐渐旋正,并向背侧过伸,在过伸同时,术者两拇指用力向前按压在第二颈椎棘突的后弓,这时往往可听到有复位声,然后第一助手轻柔的回旋颈部,使下颌回居中线。

2. 双侧寰椎半脱位手法复位

(1)采用单侧寰椎半脱位中患者坐位放松的全部手法。

(2)患者取俯卧位,寰椎双侧半脱位在复位过程中,两助手固定均与单侧半脱位相同,但因双侧半脱位患者的头部是前倾畸形,所以首先是沿躯干纵轴方向牵引,术者站于患者左侧,用双手拇指按压患者的第二颈椎的棘突及后弓,第一助手在持续牵引2分钟后,可将患者的头部轻微的向左右活动数下,然后在持续牵引下,将患者的颈部逐渐向背部过伸,此时术者的双手稳健的用力向前按压,即可听到有复位声。

单侧或双侧寰枢椎半脱位,经X线片证实已复位,即可采用枕颌布托牵引,使颈椎处于轻度过伸位2~3周,以维持复位后的位置和有利于软组织的修复。在牵引期内,患者

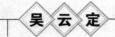

可做四肢关节的活动操练,在没有疼痛的情况下,行颈椎的背伸,左右旋转的活动,但颈椎前屈活动必须避免。并隔天继续做轻手法推拿,在做手法时,可暂时解除牵引,坐起或取侧卧位,但颈椎仍需保持过伸位,手法后应持续牵引。

3. 手法复位注意事项

(1) 术者和助手应对寰枢关节半脱位的病理改变和手法复位的原理,有一个明确的认识,以使复位有的放矢。

(2) 手法复位,不宜在麻醉下进行,便于术者及时观察患者的反应和神经症状。

(3) 复位前必须做颈椎的放松推拿手法,使颈肌痉挛减轻。

(4) 患者手法复位前,应在助手的扶托下进行,防止颈椎的屈曲。

(5) 在牵引及整复中,术者和助手应配合得当,手法要熟练稳健,切忌暴力,必须在有实践经验的医师指导下进行,以免引起意外。

(三) 药物治疗

损伤初期,外敷吊伤膏以消肿止痛,后期可用舒筋活血散外敷。

[病案举例]

患者叶某,男,27岁,1970年10月就诊。

主诉:跳水过程中,姿势不当,出现颈项疼痛一日。

现病史:患者一日前跳水训练过程中,不慎头颈部先行坠入水中,后出现颈项疼痛,当时于上海某医院拍摄颈椎X线片示:寰枢关节半脱位(单侧脱位)。

体格检查:颈项部板滞,屈伸活动不能,前倾体位,上肢及下肢肌力正常,皮肤针刺感觉对等正常,C1~2棘突压痛(+)。颈椎张口位X线可见枢椎齿状与寰椎两侧间隙不等宽,左侧窄右侧宽。患者颈部偏向左侧,下颌旋向右侧。舌暗红,苔薄,脉弦细。

中医诊断:骨损(气滞血瘀型);西医诊断:寰枢关节半脱位。

治疗:

(1) **放松手法**:患者坐位,对患者颈椎双侧椎旁肌肉进行放松,揉捏双侧颈项肌、斜方肌、斜角肌等。

(2) **手法整复**:采用俯卧位复位手法。患者俯卧于硬板床,第一助手右手掌置于枕骨下方,左手掌放在颌下,使患者头部伸出床沿外。第二助手固定两肩,顺颈部右侧方向做对抗牵引2分钟,操作者站于患者左侧,用两手拇指按压在第二颈椎棘突与后弓上,第一助手在持续牵引下,将患者颈部逐渐向右侧旋正,并向背侧过伸,在过伸同时,术者两拇指用力向前按压在第二颈椎棘突的后弓,复位时听到弹响声。然后让第一助手轻柔的回旋颈部,使下颌回居中线。手法整复后,患者颈项居中,颈部疼痛较前有减轻。

(3) 复位后拍摄X线片,张口位片示枢椎齿状突与寰椎两侧块间隙基本对等正常,寰枢椎对位关系正常。予枕颌托牵引固定于颈椎轻度后伸位。牵引固定时间2周。期间给予患者隔天一次颈部放松手法。

(4) **外用膏药**:活血化瘀,通络止痛。选用吊伤膏外敷颈部,隔天换一次。

随访:1个月后电话随访,患者寰枢关节疼痛缓解,颈部屈伸活动正常,无神经损伤症状。

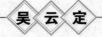

　　按语:此例患者为外伤后出现寰枢关节半脱位,张口位 X 线示枢椎齿状突与寰椎侧块两侧间隙不等。采用俯卧位手法整复,患者单侧脱位得到纠正,颈项疼痛也相应缓解。在此例患者治疗过程中,吴教授并未因为手法复位成功而放松治疗,而是继续采用枕颌布托袋维持颈椎轻度后伸位固定 2 周,期间采用放松手法。从中可以看出,吴教授筋骨错缝治疗,不仅整骨,同时也重视理筋。在整复寰枢关节半脱位的过程中,需要注意术者与助手充分配合,动作轻柔,切忌暴力,避免颈椎的二次损伤。

(孙波　刘光明　杨佳裕整理)

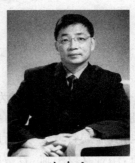

陆念祖

陆念祖 主任医师，上海市名中医。1945 年 6 月生于上海，原上海市静安区中心医院中医科主任，出身岐黄世家，上海市非物质文化遗产项目陆氏伤科代表性传承人。上海中医药大学、上海市中医药研究院专家委员会名誉委员、兼职教授，享受国务院政府特殊津贴，获全国劳动模范、上海市优秀专业技术人才等称号。1968 年毕业于上海中医学院医疗系，后分配至四川、安徽、上海行医，至今逾 50 载。尤其善用银质针灸治疗常见慢性关节和脊柱相关疾病。目前任国家中医药管理局「十二五」重点专科学术带头人、上海市临床重点学科学术带头人、上海市名老中医学术经验研究工作室、上海市基层名老中医专家研究工作室导师。任上海市中医药学会骨伤科分会副主任委员、上海市针灸协会常务理事、上海针灸杂志编委等职。带领团队承担国家级及上海市级课题 10 余项，发表论文 40 余篇，出版学术专著 4 部。

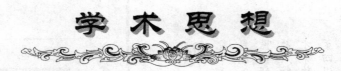

学术思想

一、损伤之证不外气血

（一）损伤之证以气血为总纲

陆师认为外伤因其跌打损伤，或慢性劳损，既有气动于内，又有病生于外，有在气在血之分也，气血筋骨皆受累，所以损伤之证以气血为总纲，如肢体、脏腑损伤，必及气血失调。病在血，用补气以生血，若蓄血之症，用逐瘀以行血，若血失之，分虚实而为补泻，病在气，用理气以行血，气行则血行，气滞则血凝。

血循环不息，与气有莫大关系。气血是人体生命活动的基本物质。血脉调和，循环流利，才能使全身皮肤滋荣润泽。分其有瘀血停积，或亡血过多：仆打坠堕皮不破而内损者必有瘀血，若金刃伤皮破出血或至亡血过多，二者不可同法而治。有瘀血者宜攻利之，若亡血者兼补而行之。又察其所伤，有上下轻重深浅之异，经络气血之殊，唯宜选逐瘀血，通经络，和血止痛外，后为养气血，补益胃气无不效也。以骨折与血脉关系，《圣济总录·伤折恶血不散》曰"脉者血之府，血行脉中，贯于肉里，环周一身，因其肌体外固，经脉内通，乃能流注，不失其常，若因伤折，内动经络，血行之道不得宣通，瘀积不散，则为肿为痛，治宜除去恶瘀，气血流通，可以复完也"；其二，肌肉筋骨关节等强有力，启动自如，都受到血液灌溉之缘故，《内经》云："肝受血而能视，足受血而能步，掌受血而能握，指受血而能摄。"

损伤亦有轻重，轻者闪扭挫伤，气血凝滞作痛，先疏通气血；如有伤筋动骨，此当续筋接骨，非调治数月，不得平复。重者伤及经络，致使气血内停，离经之血外溢；更有甚者，损及脏腑，阻塞其气不得者必死，需急泻其血、通其气，或有可生焉。所以视其所损伤之轻重，若血不止者，外宜敷贴止血药，内宜止血和血之剂，血蓄内者宜下之，然后调理，必以顺气活血止痛。使无留滞之气血之患，须切记之。若伤有定位，其病不移，症不变者，治之则易，若有兼症，或有变症，错综复杂，先辨其病，再议其方，必中旨而后已也。盖辨证之法，察其阴阳寒热，考其表里虚实，理治方药，随证化裁，而伤科虽用四诊（望闻问切）还必须着重摸、叩诊，否则极易发生误断。

损伤一般以其所伤的部位或症状来划分，即破坏了皮肉筋脉骨为外伤，若影响到体内气血，甚至损及脏腑，称为内伤。外伤和内伤，两者发病过程中，其生理病理的变化，有密切联系，尤其外伤常会影响到内，引起内伤。损伤之含义上相当广泛，根据历代文献之记载，对于损伤性疾病早有认识，并有了合理之分类方法，将损伤分为外伤与内伤两大类，亦有除掉损伤所发生两类之病症外，尚有其他病症，同时发生或先后发生，在伤科角度来说，都叫它为兼症。因此在临床上往往会碰到错综复杂之病症，应做出正确诊断，定出适当治疗，即《内经》所谓："治病必求于本"。

(二) 损伤后随着气机血运的失常,需特别注重营卫之气的变化

营卫之气围绕脉内外运行,营为阴行于脉内,卫为阳行于脉外。机体损伤,经脉受损,营卫运行涩滞不畅,皮肌筋骨得不到血液营养,血脉空虚,皮肤肌肉麻木,可逐渐出现筋骨关节屈伸不利症状。营卫之气运行不顺则护体不利,由表及里,邪气入侵。营卫气血互相关系,相互生化,相互协调,营主营养,卫主卫外作用。血由气而生,随气而行,然气必有血附,才能发生生化运动作用,二者互相依赖,互相促进,即阳生阴长。若营卫不和,气血失调,阴阳失去平衡,就会产生各种症状,如失血、神昏、肢冷发热等症,治疗上必须理气行血,若因气虚血虚,必须补气补血,此乃调和营卫也。营和血畅,周流循环,营养全身。血盛则形体也盛,血衰则形体亦衰。只有血脉调和,循环流利,才能使全身皮肤滋荣润泽,肌肉筋骨关节等坚强有力,运动自如,因其都受到血流灌溉之缘故,而循环不息,与气有莫大的关系。若营卫运行涩滞不畅,血脉空虚,皮肤肌肉筋骨得不到血流之营养,则会出现皮肤肌肉麻木、筋骨关节屈伸不利症状,由此可见,邪气侵犯血脉,营气运行不畅,血凝滞而不流,在局部就发生病变。

(三) 肢体关节活动功能障碍与气血关系密切

肌肉筋骨关节等强有力,启动自如,都因受到血液灌溉,如有损伤至关节枢纽,或瘀血凝结,气机运行不畅,则可进一步影响关节功能。筋骨损伤日久,气血凝滞,风寒湿邪滞留,关节活动不利者,往往会引起关节功能丧失而致残疾。又有因风寒湿痹所引起关节病变,或过去有过外伤史,或有劳损,抗力未复,复感外邪,气血痹阻不通,筋脉关节失于濡养,发为肌筋逐渐拘急,挛缩不伸或强直不屈,引起关节功能障碍。久则关节粘连,气血运行不畅,局部营养不足,气血渐亏,则肌肉萎缩且四肢麻木不仁。其病开始轻重不一,当病起,感局部发生疼痛,或疼痛引及关节,但活动功能均正常,若治疗不及时或不得当,则病转化为慢性,时痛时止,时轻时剧。若逢风雨寒雪,作痛增加,日久而形成痹证矣。其症虽属慢性,若重感外邪,常会突然急性发作,关节疼痛增加,局部发生热痛或恶寒冷痛。由于疼痛难忍,其关节怕动,一动即疼痛增加,肌筋逐渐拘急,挛缩不伸或强直不屈,则引起关节功能障碍,久则关节粘连。

二、分经辨证,温通立法

(一) 太阳为诸阳主气,刺灸祛痹宜取阳经

腰部痹痛等伤科疾病,大多从肝肾论治,结合经络辨证。以腰痛为例,大多症见腿脚寒凉、腰膝酸痛、腰背冷痛、筋骨痿软,关节疼痛等,此为肝肾不足、营血亏虚、风寒湿邪侵袭所致。陆师认为"太阳为诸阳主气",《素问・生气通天论》说:"阳气者,精则养神,柔则养筋。"

寒湿邪气易侵犯阳经,常引起颈项背部疼痛。"足太阳脉,令人腰痛,引项脊尻背如重状",因足太阳之脉,从巅入络脑,还出别下项,循肩转内夹背抵腰中,别下贯臀,所以腰痛引起项脊尻背重状。因其经脉气循行项背腰骶,则引起项脊尻背重状,若腰骶急性扭伤,当弯腰骶棘肌前屈放松时,功能失常,出现弯腰屈背,身不能挺直,或者身直骶棘肌完全收缩时身直不能弯腰。"邪客于太阳之络,令人头项肩痛",以其经之正者,从脑后下颈项,其络自足上循背达头项,故头项肩痛,其邪客于足太阳之经络循行头项肩背,该处有斜方肌。斜方肌罩于项背之处,左右共成斜方形,起于枕骨外粗隆,下项缘第七颈椎及全部胸椎棘突止于锁骨及肩胛骨。疼痛轻则抬头、提肩牵痛,重则抬头提肩发生功能障碍,稍动即感疼痛。

治疗取腰背部及督脉和手足三阳经所处,施以银针合用艾灸以温经散寒、行气通络、激发经气,使阳气自复,寒气自散。此谓"壮阳而去阴翳"也。温针宜于风湿寒之邪所侵袭而致的疾病,如冷麻不仁,走注酸痛,肢节不利,经络壅滞等骨伤痿、痹之证。

(二)治疗骨伤疾病分经辨证

陆师诊疗骨伤疾病除了辨清气血外,还需要分经辨证。全身外至皮肉筋骨,内至五脏六腑,都以经络为交通,如果经络受损,则产生相应症状,可由此来分析病症。陆氏祖传银质针亦根据经络学说为指导,主要以循经取穴、以痛为腧、寻找运动中的痛点为取穴原则,结合灸法治疗骨伤顽疾。《素问·皮部论》曰:"皮有分部,脉有经纪,筋有结络,骨有度量,其所生病各异",以此来分析不同病症。《素问·调经论》曰:"五脏者,故得六腑与为表里,经络支节,各生虚实,其病所居,随而调之。病在脉,调之血;病在血,调之络;病在气,调之卫;病在肉,调之分肉;病在筋,调之筋;病在骨,调之骨。燔针劫刺其下及与急者。病在骨,焠针药熨。病不知所痛,两跷为上。身形有痛,九候莫病,则缪刺之;痛在于左而右脉病者,巨刺之。必谨察其九候,针道备矣",也表明了气血经络辨病治疗的依据。

针灸刺激以调其经气促使经络发挥其推动经气及气血运行的功能,使损伤的肢体恢复其功能活动,此谓"其治以针艾,各调其经气"。但对于经络之主症,不可机械对应,否则犹如缘木求鱼相差甚远。腰痛以督脉、足太阳、足少阴经为主,但一经病变会影响他经病变,若他经病变,其出现不同的症状。即使同条经络上的病变,不同部位也会有不同的症状。经络不同而病变部位也可能相同。症状与局部肌肉筋骨功能有密切的关系。同条经络发生病变,病变部位不同,其出现症状各异,足太阳之经络发生病变,它可以影响上下,出现项背尻背发病症状。《素问·刺腰痛篇》曰:"足太阳脉,令人腰痛,引项脊尻背如重状",若邪客项背部位发生病变可引起头项肩痛。《素问·缪刺论》曰:"邪客与足太阳之络,令人头项肩痛。"若邪在腰背部发生病变,可引起腰背拘挛引胁痛。《素问·缪刺论》曰:"邪客于足太阳之络,令人拘挛背急,引胁而痛。"这说明同条经络上发生病变可出现各种不同的症状。足少阴同经病变,出现症状也不同。足少阴腰痛于脊内廉,但它发生病变可引起心痛、胸胁胀满,或影响下肢尻股足跟挛缩,出现足太阴之症状,因肾与膀胱为表里,所以足太阳经病变也会累及足少阴经,两经关系密切。足少阴、足太阳在治疗上也是相互关连。如《素问·金匮真言论》说:"病在肾,腧在腰股"。注:腰为肾府,股接次之,以气相连故兼言之。

(三)匡扶人体阳气,需借地火之源

"针药同理,内外同治"是陆氏伤科治伤理论依据之一,陆氏银质针温针灸之法是基于此理论的重要治疗方法。陆氏认为针、灸、药,要相须为用,《经》曰:"汤药攻其内,针灸攻其外"。《备急千金要方》说:"若针而不灸,灸而不针,皆非良医也;针灸不药,药不针灸,亦非良医也……知针知药,固是良医。"

温针灸有温经通络、升阳举陷、行气活血、祛寒逐湿、消肿散结、回阳救逆等作用,对风、寒、湿邪侵袭为患的疾病尤为适宜。温针灸之法早在汉时已很盛行,张仲景著《伤寒论》记载"太阳病三日,已发汗若吐、若下、若温针仍不解者,此为坏病"。《灵枢·官针》曰:"焠刺者,刺燔针则取痹也。"明代吴崑《素问注》解释说:"燔针者,内针之后,以火燔之暖耳,不必赤也。"古之燔针与目前温针非常相似。陆师温针灸即在银针刺穴之后留针,再将艾绒搓团裹于银针柄上,或做成艾绒卷,取半寸左右长的节段,包于针柄点燃,通过针体将灸火的温和热作用于人体腧穴以防治疾病的方法,此可治寒痹之在骨。本针法对骨伤科痹痛之证具有温通经脉、行气活血的作用。适用于寒盛湿重,经络壅滞之证,如骨关节痹痛、肌肤不仁等。

陆师创新中医银质针温针灸的理论与治法,银质针主"通",温针灸主"温",以"温通"立法,提出银质针深透刺结合温针灸,以"温经通络,调和气血,祛除风湿,缓解痹痛"治疗肩颈腰膝痹证的学术观点。在温通活血总法则下,具体治法又各有侧重、随症权变。温针灸治疗肩周炎(肩胛周痹)注重温经通络,活血止痛;腰颈痹痛重在行气通络、温养筋脉;温银针灸治疗膝痹,意在通脉络,祛痹阻,形成了银质针温针灸的理论和治法学术思想体系。

在灸疗和温针灸的具体实践中,陆师还强调灸法不能从其温热的表象,认为其只可用于寒证,其实灸疗亦可热证用灸。如关节红肿疼痛热痹之证,也可用温针灸治疗,取其温灸引阳泄热祛邪之意。《黄帝明堂灸经》明确提出热证可灸,温灸具有化湿泄热、宣通三焦气机功效,以针刺温灸,可引阳散泄以起泄热镇惊定志的作用,对于湿热型的痹痛也可施治。有现代研究认为,灸能退热、抗休克、改善微循环,所以临床大可不必拘泥热证不灸,只要病情需要,亦可灵活应用。

三、阴病寒者,多为久邪里证,邪之所凑,针之所至

陆氏伤科取银质针之长针深刺,理由其一,伏针所治疗疾病多为慢性筋骨四肢痹证,久邪痹阻伏而不去,是阴证、里证居多,而非当令新感之邪。其二,《黄帝内经·阴阳清浊》曰:"清者其气滑,浊者其气涩,此气之常也。故刺阴者,深而留之;刺阳者,浅而疾之;清浊相干者,以数调之也"。《景岳全书》云:"针不深则隐伏之病不能及,留不久则固结之邪不得散也",所以伏针治疗中应以"治病求因逐本",邪之所凑,针之所至,以病之沉浮来决定针刺深浅,才能达到扶正祛邪的目的,这体现了中医的辨证论治思想。

"经脉流行不止,环周不休,寒气入经而稽迟,泣而不行,客于脉外则血少,客于脉中则气不通,故卒然而痛""寒气客于脉外,则脉寒,脉寒则缩蜷,缩蜷则脉绌急,绌急则外引小络,故卒然而痛,得炅则痛立止",王冰注释道"脉左右环,故得寒则缩蜷而绌急,缩蜷绌急则卫气不得通流,故外引于小络脉也,卫气不入,寒内薄之,脉急不纵,故痛生也。"因重中于寒,则痛久矣。此乃谓"重寒难释,故痛久不消"。《素问·举痛论》"寒气客于经脉之中,与炅气相薄,则脉满,满则痛不可按也""寒气稽留,炅气从上,则脉充大而血气乱,故痛甚不可按也",《灵枢经》曰:"寒则筋急",而张景岳曰:"阴寒之气,客于肌肉筋骨之间,则凝结不散,阳气不行,故痛不可当。"又曰:"寒则血凝涩,凝则脉不通,不通则痛矣"。所以,在临床所见着寒,或兼白凝不散,以肌筋拘急,挛缩不伸,疼痛拒按为主要辨证要点,此时治疗当以银针刺之以引阳气、温针灸之以温经助阳行痹。对热性疾病的治疗,手法宜轻而快,可以不留针。对寒性病证的治疗,宜深刺而久留针,以达温经散寒的目的。

临 床 经 验

一、温通筋络法治疗肩周炎

(一) 病因病机:外邪为标,亏虚为本

肩周炎辨证以风寒湿型为主,其次为肝肾虚型、瘀滞型、气血虚型等;不同年龄的患者证型上也存在差异,体现在相对年轻的肩周炎患者实证较多,65 岁以上年老患者虚证常见。肩周炎的病机既有实邪,又有正虚;寒证多见,热证少见;感受风寒湿等外邪为标,年老体衰致气血、肝肾的亏虚为本。从中医病因角度阐述疾病的发病因素:其一,正气不足、脏腑虚弱之人,五脏正气不能内守,外邪由经络向内传,为内因;如人过七八之数,气血渐亏,肝肾不足;气虚则不能温煦全身,抵御外邪,血虚则脏腑、机体、经络关节营养与润泽不足,当风寒湿外邪侵入肩部及周围空窍,可产生肩部的痉挛痹痛;其二,周身关节、血脉、经络相连,如果拥堵欠畅,容易为外邪所中;其三,房室过度,跌仆、外物所伤,说明疾病的产生尚有人为不慎,或者意外,如房室过度损伤肾精,导致虚损,又金刃所伤,气血受损,或者日常生活中,肩挑臂抬,扭仆闪挫等会损伤肩部经筋、节窍、络脉,造成损伤而致病,此亦可归为外因。

陆师阐述肩周炎的病机认为,感受外邪为标,所谓"邪之所凑,其气必虚",由于年老体弱,肝肾不足,脾胃虚弱,气血化源不足,不能生化而见血少,以致气血两虚,筋失所养,外邪可乘虚而入,故气血、肝肾的亏虚为本,肩周炎实属本虚标实之证。

肩周炎和许多疾病有相关性,如糖尿病、缺血性心脏病、胆囊炎等。在陆师带领下,陆氏伤科团队通过临床研究探讨评估肩周炎发病的相关因素,结果显示甲状腺疾病、肩关节轻微外伤史、糖尿病史、颈椎病均与肩周炎发病有关,进一步分析得出,肩关节轻微外伤史和糖尿病史是肩周炎发病的相关因素。由此提出糖尿病型肩周炎这一新论述,并且把轻微外伤史独立作为一项潜在的危险因素进行分析,以上研究在肩周炎的病因研究中首次报道。基于此,陆师提出了肩周炎的病因分型,即外伤型、退变型、风寒型、中风型和消渴型。

(二) 辨证论治:以痹辨之,从筋论治

陆师提出肩周炎的病因"常由慢性的多次小外伤(劳损)或一次急剧的创伤后发病;或因风寒湿的侵袭积久筋凝气聚;或因中风后肢瘫,肩部经脉不通,经筋拘急而发病。"基于此,陆师认为肩周炎要以"痹"辨之,从"筋"论治。

肩周炎古称肩胛周痹,属"痹证"范畴,为肝肾亏虚、气血不足、复感风寒湿外邪所致。《素问·痹论》曰:"风寒湿三气杂至,合而为痹也。"《诸病源候论》载:"此由体虚腠理开,风邪在于筋故也。春遇痹,为筋痹,则筋屈,邪客关机,则使筋挛。"由于肩部外伤后,气血不

和,或受伤后瘀积不散,或年老气血衰,血不荣经脉,或病后体虚,气血不足,外卫不固,皆因肌肤抗力不强,被风寒湿气侵入而致病,《灵枢·刺节真邪》曰:"虚邪之中人也,洒淅动形,起毫毛而发腠理,其入深,内搏于骨,则为骨痹。搏于筋,则为筋挛。搏于脉中,则为血闭不通,则为痛。搏于肉,与卫气相搏,阳胜者则为热,阴胜者则为寒,寒则真气去,去则虚,虚则寒。搏于皮肤之间,其气外发,腠理开,毫毛摇,气往来行,则为痒,留而不去则为痹,卫气不行,则为不仁。"可见,体虚复感风寒湿邪可引起气血不和,痹阻筋络,致局部粘连,从而出现局部疼痛、活动受限、肢体麻木不仁等症状。

《灵枢·经筋》经筋在人体的分布以循行于体表为主,每遇关节及髂肉丰厚处则散布、聚集,诸经筋网络交叉、互相联通十二经筋,受经脉气血之濡养,但二者作用各异,经筋包括了肌肉、肌腱、韧带、筋膜等组织,能维系四肢百骸,主司周身关节的运动,明·张介宾《类经》云:"盖经脉营行表里,故出入府藏,以次相传,经筋联缀百骸,故维络周身,各有定位。"肩周炎以肩部筋节的疼痛、引掣、拘挛为其特征,当属筋经受累,经云"治在燔针劫刺,以知为数,以痛为输"。陆师以"温通祛痹解痉"之治则,循经取穴、以痛为腧之取穴原则,银质针温针灸长针深刺病变之筋处治疗肩周炎疗效显著。

(三)银针施治,动静结合

1. 银质针温针灸治疗 陆师治疗肩周炎,将银质针与毫针同时应用,配合艾灸加热,针法独特。患者取健侧卧位,患侧肩关节在上方,取 14.5cm 规格的陆氏银质针,从肩前穴进针,缓慢直刺,透向肩贞穴,进针 1~2 寸,患者感觉酸重胀。在整个进针过程中,不作捻转泻法。用毫针刺肩髃、肩髎、臂臑,如有肘痛加曲池、手三里,引痛至手加合谷。再在针尾装 1cm 长艾条,待完全冷却起针。银质针取肩前穴透肩贞,肩前为经外奇穴,在肩部当腋前皱襞顶端与肩髃穴连线的中点,正坐垂臂取之在三角肌前缘,深面有肱二头肌和喙肱肌及韧带,主治上肢瘫痪,肩关节周围炎,臂不能举,肩臂内侧痛。长银针取此穴透刺,不但穿过肩关节及部分滑囊,而且在其周围绕着多个滑囊。由于银质针导热性很好,通过艾条的持续加热,使其将热量很快传递给肩关节囊及其周围的滑囊、韧带等组织,使这些组织充分受热。在充分受热后,这些组织的挛缩明显松解,粘连也明显松动,并且加速了血液、淋巴液的循环,使肩周的炎症渗出迅速吸收,消除疼痛作用明显。

2. 正骨松解手法 陆师认为要改善肩关节活动障碍,就要彻底松解肩关节粘连,纠正肩关节以及周围软组织紊乱,使筋疏络通,故在应用银质针的同时,还要结合手法松解,才能立竿见影,疗效稳定。陆氏理筋整复手法亦为陆氏伤科家传绝技。陆师在系统继承陆氏家传手法的基础上,有所创新与突破。依据肩部解剖原理和关节正常运动方向,对粘连的肩关节施以柔和、均匀的手法,一步到位,分别在多个角度上彻底松解粘连组织,再配合按摩舒筋活络手法,使肩部周围组织达到松、顺、通。松则不僵,通则不痛,顺则灵活。

具体手法包括三步。第一步,松解上举位的粘连:患者仰卧位,医者站于患侧,医者用手托住患者肘部,保持屈曲肘关节约 90°,紧贴患者耳侧,手心向上徐徐上举,平稳用力,将患臂压下至与床平,此时可听到撕布式喀嚓声。第二步,松解外展位的粘连:上举粘连松解后,将患肩分别在外展 45°位和 90°位,按上举位粘连松解操作步骤进行。第三步,松解旋后位的粘连:患者取侧卧位,手心向内,医者一手扶住患者,一手使患肘屈曲向后上腰背部。此时手心向外,在屈肘使其手指到达对侧肩胛部时,如有粘连也可闻及响声。松解手法要领总结为"上举要靠耳，外展不内旋，后挽贴躯体"。陆氏三步松解手法，在松解过程中解决了肩关节前屈、外展、后伸、旋前、旋后等各个方向上的粘连，具有很好的解剖学基础，取得了立竿见影的疗效。以上手法如患者粘连严重，施行时疼痛较甚，也可麻醉后再施术。

3. 功能锻炼 肩关节周围炎经过银质针及手法松解治疗后，功能多可在即时得到显著恢复。但需要及时进行松解后功能锻炼，以促进局部血液循环，防止发生粘连和肌肉萎缩痉挛。肩周炎手法松解后的锻炼与常规导引原则相同，需循序渐进，以主动运动为主。功能锻炼由以下两步组成。

手托墙壁爬高锻炼：患者面朝墙站立，双足并立，足尖挨墙。把五指伸直，手指与手掌托于墙壁上，伸直肘关节，然后用手指搭墙不动，屈指节，同时掌臂也随之向上前进，指掌关节呈桥形，当手掌托墙壁有力，手指放松伸直，然后再屈指掌关节，手指放松伸直，手屈伸蠕动向上爬行，举至极限时，他人可以用双手推患者双侧肩胛骨，促使患者双上肢上举。此时会出现疼痛，疼痛以患者能忍受为度。疼痛难以忍受时，原位停留1～2分钟，待疼痛稍微缓解后继续上爬。到最高点时，在中指尖部墙面画一横线作为标记，通过手指的倒换慢慢滑下，托墙之手慢慢从墙上下来，避免过快下墙防止肩关节疼痛。再次重复前述动作。至肩关节略有疼痛，停止爬行。其功能锻炼一天三次，每次锻炼十次。

健手拉患手法：患者双足并立，挺胸收腹。患手挽到身后，手背贴于躯体，用健手拉住患手腕部，沿脊柱向上部拉伸。拉到极限，放松重复以上动作。要求每天上、下午各一次，每次以上2个锻炼动作各作十次。以上锻炼方法很好地维持了上举、后伸、旋后等各个方向上的功能，巩固了银质针及手法松解的疗效。

[病案举例]

张某，男性，58岁。

主诉：右肩疼痛3个月。

现病史：起初肩部呈间歇疼痛，程度较轻，以后疼痛逐渐加剧，或顿痛，或刀割样痛，且呈持续性，疼痛向上臂延伸，肩痛昼轻夜重，半夜常痛醒，不能成寐，前屈、外展、内外旋更为明显，甚至梳头、穿衣等动作均难以完成。舌暗紫，苔白腻，脉弦。查体：肩关节各方向活动受限明显，上举130°，外展60°，后挽摸棘L3。X线检查右肩关节诸骨未见异常。

中医诊断：漏肩风（气血瘀滞证）。

治则：活血化瘀，行气止痛。

处方：银质针温针灸结合松解手法治疗。

取穴：肩前、肩贞、臂臑、肩髃、肩髎、臑会、曲池、手三里。

针法：陆氏银质针从肩前穴进针，直刺进肩关节透肩贞穴。随后用毫针刺肩髃、臑会、曲池、手三里诸穴，再在每1针尾装1cm长艾条点燃，艾燃时患者感觉局部温热舒服，待完全冷却起针。

三步手法松解：松解肩关节上举位、外展位、旋后位的粘连，在松解过程中解决肩关节前屈、外展、后伸、旋前、旋后等各方向的粘连。

功能锻炼：经过银质针及手法松解治疗后，行双手爬墙法及健手拉患手法。要求以上锻炼方法每天上、下午各1次，每次以上2个锻炼动作各10次，既不能过量，也不能减量。坚持15～30天。

二诊：患者右肩疼痛较前几日略觉减轻，肩关节各方向活动受限有明显改善。舌暗紫，苔白腻，脉弦。治以活血化瘀，温经通络。

针灸治疗：取穴：肩贞、臂臑、肩髃、肩髎、肩前、曲池、手三里、后溪、小海、尺泽、三角肌处阿是穴。

3步手法松解：推拿松解治疗，松解肩关节上举位、外展位、旋后位的粘连。

功能锻炼：行双手爬墙法及健手拉患手法。

按语： 肩关节周围为阳明经筋之所过，故取肩髃、臂臑、曲池等手阳明大肠经穴，通经活络，调和气血，祛风散寒湿。患者二诊时仍诉夜间肩痛，呈顿痛，或刀割样痛，故予肩髎为手少阳三焦经穴，主上肢疼痛，舒筋活血通络。肩贞、后溪、小海属手太阳小肠经，取之以疏风、活血、散结。尺泽为手太阴肺经穴。肺与大肠相表里，取之以助清热化湿，通经活络。本方以患部取穴为主，辅以远部取穴，远近配合以活血化瘀，行气止痛。肩周炎常伴有三角肌滑囊炎，故取其疼痛甚处阿是穴。

二、外重筋骨，内合肝肾，针药并施治疗腰痛病

（一）病因病机

肾亏体虚是腰痛的重要病机。如《灵枢·五癃津液别》说："虚，故腰背痛而胫酸。"《景岳全书·腰痛》："腰痛之虚证十居八九。"外邪侵袭多由居处潮湿，或劳作汗出当风，衣裹冷湿，或冒雨着凉，或长夏之季，劳作于湿热交蒸之处，寒湿、湿热、暑热等六淫邪毒乘劳作之虚，侵袭腰府，造成腰部经脉受阻，气血不畅而发生腰痛。若寒邪为病，寒伤阳，主收引，腰府阳气既虚，络脉又壅遏拘急故生腰痛。若湿邪为病，湿性重着、黏滞、下趋，滞碍气机，可使腰府经气郁而不行，血络瘀而不畅，以致肌肉筋脉拘急而发腰痛。感受湿热之邪，热伤阴，湿伤阳，且湿热黏滞，壅遏经脉，气血郁而不行而腰痛。腰部持续用力不当，劳作太过，或长期体位不正，或腰部用力不当，摒气闪挫，跌仆外伤，劳损腰府筋脉气血，或久病入络，气血运行不畅，均可使腰部气机壅滞，血络瘀阻而生腰痛。

（二）辨证内治

1. 内伤腰痛 多由肾虚，"足少阴令人腰痛，痛引脊内廉"其痛悠悠然，腰部酸痛，痛势较缓，屡发不已，腿膝痿软无力，劳累更甚，卧床休息则减。

（1）肾阳虚：可见腰背酸痛，胫酸跟痛，耳鸣耳聋，畏寒肢冷，浮肿或夜尿频数，（或尿少）气短声低，自汗，眼目无神，阳痿滑精，面色暗淡，舌淡，脉浮虚或沉迟。治以温补肾阳，方用肾气丸或右归丸。如肾阳虚见小便失禁、遗尿夜尿特多、遗精等症比较突出则可称为"肾气不固"。治疗宜补肾固涩，如多尿用缩泉丸加减，遗精用固精丸加减。如肾虚水泛而以尿少，水肿为主证，宜温补肾阳兼利水，用肾气丸加牛膝、车前子（即济生肾气丸）；如肾阳虚以喘息短气为主证的为"肾不纳气"，用肾气丸加胡桃肉、五味子之类。

（2）肾阴虚：腰背酸痛，胫酸跟痛，耳鸣耳聋，头目眩晕，五心烦热，便秘尿赤，傍晚口

干，盗汗失眠，梦遗阳痿，舌红或裂，脉细弦数。治以滋养肾阴，方以六味地黄丸或左归丸。若证见肾阴虚而兼见颧红唇赤，性欲亢进，多梦少睡，夜半口干甚小便短赤，舌红而干，脉沉数或细数，宜滋阴降火用知柏八味丸。

2. 风寒湿痹腰痛 人体由于感受风寒湿三种邪气，留着于经络之间，气血不能流通而引起，称为"痹证"。风寒湿痹腰痛，由于体虚肾气不足，卫外不固，致风寒湿三邪乘虚而入，如劳伤肾气，经络既虚，或因卧湿当风，风湿乘虚而入与气血相持而为腰痛。体质强弱，生活环境和病邪性质不同，腰痛临床表现不一样。"风寒湿三气杂至合而为痹"，但是三气偏胜不同，"风气胜者为行痹""寒气胜者为痛痹""湿气胜者为着痹"。"风痹之因，或元气不充，或病后体虚，或饥饿劳役，风邪乘之则风痹之症作矣（行痹）；寒痹之因，营气不足，卫外不固，皮毛空疏，腠理不充，或冲寒冒雨，露卧当风，则寒邪袭之，而寒痹之症作矣（寒痹又叫痛痹）；湿痹之因，或身居卑湿，湿气袭人，或冲风冒雨，湿留肌肉，内传经脉，或雨湿之年，起居不慎，而湿痹之症作矣（湿痹又叫着痹）。"

主要症状：

（1）轻腰痛型：腰部经常酸痛，腰重、腰牵痛，得热痛减轻，遇寒痛增加，气候变化阴雨则痛势尤甚，局部之肿，压痛不显，患者自感痛，腰部功能正常。

（2）重腰痛型：当发作时，腰左右转侧不便，不能坐立或不能久坐久立，腰部患者自觉疼痛，或酸痛，或酸楚，或麻木而用指压腰痛的部位以腰椎关节，或腰椎两侧（腰椎横突）痛，或指压痛不明显，患者自感痛，嘱患者弯腰，自觉腰部酸痛，如有筋拘急，过弯腰就感疼痛，或仰腰即感疼痛引臀腿，有的可引背痛，可有腰椎曲度消失而成强背，有时患者严重发作的时候，腰屈背身不能挺直，挺直则感疼痛，或向左（或向右）倾斜，或腰痛身直不能弯腰，弯腰即感痛，或仰腰感痛，其痛一般在腰椎。

（3）腰腿痛型：开始腰痛在腰椎或左或右或左右均痛，肌肉拘急疼痛，以后疼痛引臀腿，久则引小腿外侧及足背麻木不仁，行步引跛，发作时腰屈背斜，坐立不安，只能斜坐。患者自觉腰腿疼痛如刀割难受，卧床检查二腿长短不等，患肢较健肢长或短，抬腿实验阳性，腰部二侧或腰骶痛，其主要疼痛在臀下（环跳穴），或骶之外侧（秩边穴）压痛或股线中间压痛，自感筋拘疼，由股转向小腿外侧及足背，日久小腿外侧麻木，肌肉萎缩，而臀部肌肉萎缩，皮肤松弛，局部无肿压痛，时轻时剧，其痛有一年到两年，甚至五年到十年。

（4）若见患者语声无力，呻吟作痛，痛在骨节，考虑厉节风痛（类风湿关节炎），更要注意骨疽病（结核）。

辨证治疗：本病病因方面由风、寒、湿三气并至而起，故治法以祛风散寒除湿为主，但又要审察其所感外邪的偏胜，而采取不同的措施。

（1）行痹（风痹）：腰骶（四肢）关节疼痛，游走不定，涉及多个肢体关节屈伸不便，或见恶风发热表证，舌苔白，脉缓。治以祛风通络为主，佐以散寒利湿。方用防风汤或当归四逆汤加味，若见有痰则用小青龙汤。

（2）痛痹（寒痹）：肢体关节疼痛较剧，痛有定处，关节屈伸不便，皮肤不红不热，得热则痛减，遇寒则痛加剧，舌苔白，脉弦紧。治以温通散寒为主，佐以疏风燥湿，酌加温通之剂。方用羌活祛痹汤，寒重加桂枝、附子，肾阳虚用阳和汤，若兼痰饮入络用小青龙汤。

（3）着痹（湿痹）：肢体疼痛沉重，疼痛固定不移，或肌肉麻木，活动不便，舌苔白，脉濡缓。治以祛湿活络为主,佐以祛风散寒。方以羌活祛痹汤加味,或用肾着汤、独活寄生汤,若寒湿化热,痹痛发热,用羌活祛痹汤加山甲片、皂角刺、白芥子,或风湿化热,则用风湿祛痹汤。

3. 损伤腰痛 关于腰痛发病,"强力举重,久坐湿地,伤肾少精腰背痛",又"卒然损伤于腰而致痛,此由损血搏于背脊所为"。腰闪扭伤在临床上是常见的疾病,由于扛、抬、推、拉重物或猛力举重或突然弯腰,拾物转身过速(扭伤)发生腰痛,其致病原因,如体虚肾亏或经常劳伤肌肉筋骨或感受风寒湿痹,其腰部抗力不足,在急性操作时,姿势不正,超出正常范围活动,使局部经络肌肉受伤,则气滞血凝而引起腰痛(属内伤),若因坠堕撞击致腰痛,则没有内因因素(属外伤)。

辨证治疗:腰闪扭伤主要伤气、伤血、气血二伤,症状不一,有轻重之分,"气伤痛,形伤肿,故先痛而后肿者气伤形也,先肿而后痛者形伤气也"。症见腰部痛处固定,或游走,或胀痛不适,或痛如锥刺,日轻夜重,或持续不解,活动不利,甚则不能转侧,弯腰屈背,身不能挺直,或身直不能弯腰,或酸痛,或弯腰挺直正常,而坐立不利,坐必用一手叉腰,一手扶腿,立时需用两手用力托大腿才能立,或久坐久立痛,咳嗽转侧痛,局部压痛轻或压痛不明显,患者自觉疼痛或酸痛。面晦唇暗,舌质隐青或有瘀斑,脉多弦涩或细数。治以活血化瘀,理气止痛。方用舒经活血汤、四物腰痛汤加减。如有红肿加桃仁、红花,或用血府逐瘀汤。若有大便秘结血瘀内积用复原活血汤,或大成汤。若年老或体衰伤腰便秘,则用四物腰痛汤加四仁汤,也可用脾约麻仁丸。若兼有肾虚,则用四物腰痛汤加杜仲、补骨脂或狗脊。若气虚下陷则用补中益气。

(三)针灸治疗

腰痛病位在腰,与肾及足太阳、足少阴、督脉密切相关,初发多属实证,可因感受寒湿、湿热等外邪以及跌仆外伤等引起,病久多以肾虚最为常见。无论外感内伤,总以肾虚为本,跌仆闪挫或寒湿、湿热之邪为其诱因。《素问·刺腰痛》认为腰痛主要属于足六经之病,并分别阐述了足三阳、足三阴及奇经八脉经络病变时发生腰痛的特征和相应的针灸治疗。陆氏善用银质针温针灸治疗腰痛病,主要取其温通气血,疏通经络,散寒祛湿的作用。经曰"病在肌肤,肌肤尽痛,名曰肌痹,伤于寒湿,刺大分小分,多发针而深之,以热为故,无伤筋骨",故以银质针之深刺取深邪顽痹。

1. 腰病的部位 在临床对于腰痛点部位(督脉经),或腰椎脊旁开五分,即华佗夹脊穴,腰椎旁开一寸半(第一侧线)或腰椎旁开三寸(第二侧线)皆是足太阳膀胱经经络所循行,腰为肾之府,肾经有病,则影响足太阳膀胱经经脉,此为肾与膀胱为表里之故。

2. 银针刺的作用 "当看损伤之轻重,轻者气血凝滞作痛,此当导气行血而已。"对腰急性扭伤患者施针后,其痛立即消失,或轻度隐痛,此灵验效果,全在银针具有导气行血舒筋松肌作用,因经脉之气血,本壅塞不通,经针刺而畅通,气血运行之道,得复以常态,则其痛顿失,本因"不通则痛"今"通则不痛"诚如欲以微针通其经脉,调其气血。而银针具通经脉调气血之功甚,而使急性腰痛得到缓解。

3. 刺法 经曰"有所击堕,恶血在内伤痛未已,可侧刺,不可远取也。"此说明伤痛不已,可于所伤附近之侧治之,所以银针有从痛为俞的取穴法。

4. 取穴 取膀胱经肾俞、气海、大肠俞、关元、次髎,施以强刺激或中等刺激,使针感向远端放射,患者往往有下肢放射感,再辨证审因以毫针配穴。臀部压痛或酸痛,可取环跳、秩边、胞肓。若筋拘急行小腿肚痛、酸、胀,可取臀纹正中承扶、足三里、阳陵泉、委中、承山、昆仑。若小腿外侧麻木或行足背,甚至肌肉萎缩,取阳陵泉、悬钟、丰隆。

[病案举例]

患者陈某,男,50岁,初诊2014年12月15日。

主诉:腰痛伴左下肢疼痛1个月余。

现病史:患者于1个月前劳作时,发生腰痛伴左下肢痛,查体:左下肢疼痛位置为后侧疼痛,可放射至外踝及足外侧,腰部活动受限,腰5~骶1棘间及棘旁压痛,可放射至左下肢,直腿抬高试验阳性约40°,腰椎CT示:腰5~骶1椎间盘突出,舌质红,苔薄白,脉弦涩。

治疗予以针刺委中穴,取肾俞、命门、腰5~骶1棘间及棘旁阿是穴,配腰阳关、次髎、殷门、承山、昆仑、至阴、太溪等穴位进行针灸治疗。施术完毕后,患者自觉疼痛缓解一半,予以配合口服活血化瘀,行气止痛的中药。

二诊:12月18日,患者腰部疼痛及左下肢疼痛明显好转,继续予以上述原则进行针灸治疗,配合口服中药,每周3次,10次为1个疗程,2个疗程后,患者腰部疼痛消失,唯左下肢略有不适。

三、三期辨证治疗髌骨骨折

陆氏伤科认为治疗骨折有一定程序,首先须正骨矫正骨位,其次敷贴、夹缚固定,内服药物,功能锻炼(各有其不同的特点和要求),至于内服方药,如患者仅具有因伤而起的症状,可以按照步骤,先后采用不同方剂,若同时具有非因伤而起的症状,必须根据中医辨证法则,灵活处理。治疗骨折的原则是固定与活动结合,骨折软组织并重,局部与全身兼治,积极发挥病人的主观能动作用。

(一) 复位原则

1. 早期正确整复 早期正确整复,可使骨折顺利愈合。若由于患处肿胀严重,在断端处出现有畸形未完全整复,在初期每次换药固定之前,必须继续整复断端以达到正确对位的要求。

2. 尽量对位良好 对位愈好,固定也愈稳定,患者也能及早功能锻炼,使骨折早期愈合,肢体长短相等,关节旋转压伸正常,肢体功能可以恢复到满意程度。首先,以手法复位,患者卧位,下肢放松,此时髌韧带和股四头肌均处于放松状态,对髌骨断端的牵拉力量最弱,此时站于患侧,一手固定股骨下及髌骨上缘,另一手用食指和拇指徐徐推骨向上,以子求母之法复位,使断裂髌骨合拢复原,如有陷下、凸起、倾斜,则推平其骨。

(二) 固定包扎

1. 井字包扎法 医者用右手握住已复位之髌骨,不可放松。髌骨上之皮不可起缩,左手把消肿膏敷贴膝关节,再取髌垫复合与髌骨之上,之后把纱布罩与膝关节裹膝之周围，取布制棉垫数层配合个人不同的腘窝深度，衬于膝腘后，再外附长约二尺①的夹板以防膝关节屈曲，先敷消肿膏，然后用五分阔纱带四条，两条长一尺五寸对折，平放在髌骨之左右两侧，离髌骨约二横指，另二条长三尺，一条放于髌骨之上缘外边，绕过大腿之后，再回绕大腿之上打结，另一条放于髌骨尖之下与胫骨粗隆之间，绕过小腿之后再回绕小腿之上打结，最后把左右两侧之带，各取一带头，抽过折孔，把左右各二带头抽紧，至上下两带紧紧扣于髌骨之上下。用此法固定，断骨不易移位，适用于髌骨横型骨折，或两骨分离，或粉碎性骨折。

2. 人字包扎法 夹板衬于膝腘后，消肿膏覆盖髌骨之上，用绑带二条，先把绑带在胫骨粗隆上环绕二圈，而后逐步向上，在髌骨上环绕三圈，直包髌骨上缘之外，以后从膝拉下绕过膝腘，绑带从下回绕，则绑带转入小腿，环绕胫骨粗隆之后，再从膝腘移向大腿，以后所有绑带均扣髌骨之上下缘环绕，而在膝关节之两侧，均可见人字形。

对人字包扎，可加入井字包扎之外，可以防止髌骨横型骨折，断端桥型突起。或用于髌骨骨折严重血肿，若用井字包扎抽紧瘀血凝结集中髌骨之周围，影响消肿，先用人字包扎，等血肿消退，则改用井字包扎固定。髌骨损裂，或髌尖骨折无移位，可单独人字包扎固定。人字包扎当可用于髌骨骨折已 30～40 天，骨折已愈合，取掉井字包扎与夹板，改用人字包扎，以便功能活动，二周后，膝关节可以屈伸功能锻炼，以上两法，均有显效。若见下午出现足肿，谓脚气肿，晚上可以把足抬高位，其肿逐渐消退。

（三）三期辨证施治

1. 出血肿胀期（早期） 损伤 1～3 天血肿增加止，而 7～14 天以后，瘀血肿逐渐消退，骨折常伴有络脉伤（络脉即血脉，阳络为动脉，阴络为静脉，孙络即微血管）。血流脉外，血瘀凝结，气血不调，为肿为痛。用桃仁四物汤加味。治以活血破瘀行气，消肿止痛。

方药：归尾、川芎、赤芍、大生地、桃仁、乳香、没药、川牛膝，在上肢用丹参，下肢用牛膝，若瘀血肿严重，则加苏木、泽兰，服 2～5 剂。若服药后瘀血肿渐消，血肿减轻，去桃仁、红花，加秦艽、五加皮，若见瘀血肿减轻，而瘀积严重肌肉紧张，去苏木、泽兰而桃仁、红花仍用之。若有瘀血化热肿，皮色不变，可加清热凉化之药，荆芥、薄荷、银花、连翘之品，至热肿消则去之。若见瘀血化热，皮肤出现红肿热痛，将成脓，其症即如痈初起之肿毒。因病初起，偏于轻浅，肿毒初起，皆由营血阻滞郁而为热，营卫之气血失其常度。病既形于外，必有表证，则用仙方活命饮。药用金银花、当归、天花粉、皂角刺、山甲片、赤芍、陈皮、乳香、没药、防风。

2. 瘀积期（中期） 局部肿势消失，但余瘀内积未净，气血运行尚未完全恢复，故骨未续，痛未止。治以和血通络，祛瘀生新。

方药：全当归、川断、赤芍（或白芍）、桑寄生、生地黄（或熟地黄）秦艽、五加皮、川牛膝或加茜草、威灵仙，随症加减服 5～10 剂。

3. 恢复期（后期） 瘀积已净，骨已接续而不固。当功能活动时感无力，正气未复。治以补调气血，养肝肾，增强骨质。方药：酒炒当归、川断（上肢用川芎）、酒炒白芍（瘀积未净用赤芍）、白茯苓、甘草、熟地黄、党参、白术（或湿阻用苍术），或加黄芪，或杜仲、补骨脂

---

① 文中尺、寸、分，为中医骨伤习用，非法定计量单位。

之类。

十全大补汤,治诸虚不足,神疲少气,无力,恶寒,自汗,面色不华等。

若见大便秘结,燥屎停滞不下,固人之一身,元气外流,稍有滞凝,则壅塞经络,隔遏阴阳,而为病,或寒或热,或气或血,或痰或食,为证不一。轻则消而导之,重必攻而下之,使垢瘀化去,而后正气可复。故伤后瘀阻,经络通利不畅,治宜活血破瘀理气攻下汤。药用当归、芍药、桃仁、延胡索、木通、柏子仁、川牛膝、厚朴、川大黄、玄明粉、枳实。1~2帖。上方是重攻下剂,内用大承气汤,非大实大满不可轻投,应慎用之。该药最好晚上睡时服用,翌日大便,有利于家属护理人员安定休息。若白天服药,晚上大便,尤其骨折患者,自己不起床取便盆,晚上必会影响护理睡卧。若患者服药后,大便下即停服,若服药之后,便下1~2次为正常,若便下三次者,即服用冷粥一碗,其泻即止(服药之前,先烧好粥备用)。

(四) 功能锻炼

膝关节屈伸功能障碍:髌骨骨折5~6周骨折愈合,或股骨下1/3骨折,或胫骨上1/3骨折,二月左右其腿能自动高举,说明骨折已愈合,可以功能锻炼。

1. 膝腘窝垫高屈膝功能锻炼法 患者身仰卧不动,患肢股腘垫物,逐渐增加,当膝关节屈曲时髋关节腹股也随之屈曲,以患者不觉痛为度。

2. 搁腿屈膝功能锻炼法 嘱患者身坐椅上,膝腘都在所坐之椅边缘,其患肢伸直,并嘱患者把健腿叩压患肢小腿上,则小腿逐渐下坠,膝关节逐渐屈曲。

3. 用竹筒挫滚法 患者身坐椅上,屈膝100°~90°,患侧之手拉住竹筒上之绳,患者足踏在竹筒上,自动向前后挫滚膝关节活动,同时可用双手抱膝屈曲,以至大小腿吻合为止。

[病案举例]

患者陈某,男,58岁。

主诉:右膝肿胀,疼痛伴活动受限进行性加重1小时。

现病史:患者1小时前不慎摔倒,即感右膝肿胀,疼痛伴活动受限进行性加重,无恶心、呕吐,无晕厥,无右下肢发麻发冷。即刻来我科就诊。

查体:神清,一般可。右膝肿胀明显,右膝压痛,传导痛(十),可及骨擦感,膝关节活动受限,末梢血运感觉好。脉弦,舌质红,苔腻。初步判断为右髌骨骨折,并且予摄片示:右髌骨骨折。

治疗:取厚纸板或竹板用布包,衬于膝腘,以防膝关节屈曲,致髌骨断端分离移位,先敷四黄膏(逐瘀通络,清热燥湿,消肿止痛。药物:生大黄、黄柏、山栀、黄芩),后用五分阔纱带四条,两条长一尺五寸对折,平放在髌骨之左右两侧,离髌骨约二横指,另二条长三尺,一条放于髌骨之上缘外边,绕过大腿之后,再回绕大腿之上打结,另一条放于髌骨尖之下与胫骨粗隆之间,绕过小腿之后再回绕小腿之上打结,最后把左右两侧之带,各取一带头,抽过折孔,把左右各二带头抽紧,至上下两带紧紧扣于髌骨之上下。

二诊(1周后):检查包扎松紧是否适宜,力求平衡均匀,以不妨碍气血运行为原则。肿渐退,包扎渐紧,肿退包扎宜紧,外敷四黄膏。查体:右膝肿胀消退,但仍有压痛,但较一周前减轻,右下肢血运可。每周复诊,不断调整扎带,收缩井口,外敷四黄膏。

三诊(4周后):去掉井字包扎与膝腘纸板或竹板,改用人字包扎,以便功能活动,用纸板包布,衬于膝腘,四黄膏覆盖髌骨之上,用绑带二条,先把绑带在胫骨粗隆上环绕二圈,而后逐步向上,在髌骨上环绕三圈,直包髌骨上缘之外,以后从膝拉下绕过膝腘,绑布从下回绕,则绑带转入小腿,环绕胫骨粗隆之后,再从膝腘移向大腿,以后所有绑带均扣髌骨之上下缘环绕,而在膝关节之两侧,均可见人字形。膝关节可以屈伸功能锻炼,若见下午出现足肿,谓脚气肿,晚上可以把足抬高位,其肿逐渐消退,以后肿可以完全消清。

按语:治疗骨折首先要求及时正确地复位,发挥中医小夹板固定的长处,恰当地把骨折部位的固定和伤肢的早期活动结合在一起。包扎须松紧适宜,力求平衡均匀,以不妨碍气血运行为原则。一般初期患处肿胀宜较松,肿退包扎宜紧。断端愈合后包扎又当松。注重关节活动的原则,近端关节屈曲包扎,或直形包扎,都不宜过紧。在断端处包扎要牢固,可能有某面高凸现象,应在高凸处用棉垫垫住凸起,夹板包扎,可以矫正其骨折的不正部。注意血运障碍,包扎后观察肢体下端,皮肤是否正常,如皮色变,则须重新包扎。

四、银质针治疗膝关节炎

陆师以陆氏伤科祖传银质针结合外用膏药治疗膝骨关节炎。

(一) 陆氏银质针治疗

取仰卧位,患膝功能位,术者站于患膝侧,75%酒精常规皮肤消毒后,取三号陆氏银质针(针身长 12cm,针柄长 6cm,直径 1mm)2 枚分别经内、外膝眼,沿髌骨下斜透刺关节腔,2 根银针在髌下成十字交叉,针尖应分别可在髌骨左右上缘皮下触及。不做提插捻转,余穴施常规针刺,平补平泻。在针柄上插一段长约 2cm 艾条,点燃温灸,约 20 分钟燃尽,除去灰烬,拔针。每周治疗 2 次,10 次为 1 个疗程,期间银质针治疗 2~3 次。

(二) 外用药

1. 敷贴法 陆氏四黄膏摊于伤科衬垫上,绷带包扎,2 天更换 1 次。陆氏伤科外用四黄膏由大黄、黄芩、黄柏、栀子组成,用时以蜂蜜调敷。变通了明·王肯堂《证治准绳》所载的四黄散,用栀子替代黄连,与大黄配伍加强了凉血活血化瘀的功效。四黄散以栀子为君,有活血止痛消肿之功效;大黄为臣,大黄属脾经,脾主肌肉,有止血、活血、祛瘀生新之功效;佐以黄柏,有清热解毒、消肿止痛之功效;黄芩为使,黄芩属肺经,有清热解毒止血之效。而赋形剂用蜂蜜,又具有益气补中、止痛解毒、润燥防腐、和百药等功效,能有效增强四黄散的作用。诸药合用,共奏舒筋活血、消肿止痛、祛瘀生新之功效。若用后出现皮疹瘙痒者,随时去除。

2. 涂搽法 用药水或油膏,或乳剂,直接搽于患处,或搽后再配合理筋手法,适用于各种痹证、痿证、筋挛、退行性骨关节疾病及轻度软组织损伤等。

3. 熏蒸 将药物放入锅内加水煮沸后,用蒸气蒸患处,适用于痹证、痿证、筋挛及退行性骨关节疾病。常用方剂有上肢损伤洗方、下肢损伤洗方、风伤洗剂及八仙逍遥汤等。

4. 热敷 将药物加水煎沸后,用纱布、毛巾等浸透煎热的药物,热敷患处,适用于四肢处。常用方剂有五加皮汤、海桐皮汤等。

[病案举例]

李某,女性,68岁。初诊2014年1月10日。

主诉:左膝关节肿胀疼痛、关节僵硬、屈伸受限半月。

现病史:患者有长年左膝骨关节炎病史。半月前,患者因外出旅游爬山劳累后出现左膝关节肿胀疼痛、关节僵硬、屈伸受限、上下楼梯及蹲立困难。查体:左膝关节僵硬,屈伸受限,关节活动时有弹响,双膝眼处压痛(+),左髌下脂肪垫压痛(+),膝过伸试验(+),浮髌试验(±)。舌红,苔薄,脉弦。左膝关节正侧位X线提示骨赘形成,关节间隙狭窄。

诊断:痹证(痰血阻滞证)。

治则:行气活血、舒经通络。

治疗:

1. 针灸治疗

取穴:内外膝眼、血海、阴陵泉、阳陵泉、委中、委阳、承山等穴。

针法:取仰卧位,患膝功能位,术者站于患膝侧,75%酒精常规皮肤消毒后,取三号陆氏银质针(针身长12cm,针柄长6cm,直径1mm)2枚分别经内、外膝眼,沿髌骨下斜透刺关节腔,2根银针在髌下成十字交叉,针尖应分别可在髌骨左右上缘皮下触及。不做提插捻转,余穴施常规针刺,平补平泻。在针柄上插一段长约2cm艾条,点燃温灸,约20分钟燃尽,除去灰烬,拔针。每周治疗2次,10次为1个疗程,期间银质针治疗2~3次。

2. 敷贴治疗　陆氏伤科外用四黄散,使用时直接以适量蜂蜜调制,摊于伤科衬垫上,敷贴于患膝,以绷带包扎,2天更换1次。嘱若用后出现皮疹瘙痒者,随时去除。

二诊:2014年1月13日。患者关节肿胀疼痛略觉改善,但膝关节晨僵明显、屈伸不利、上下楼梯及蹲立困难。查体:左膝关节僵硬,屈伸受限,关节活动时有弹响,双膝眼处压痛(+),左髌下脂肪垫压痛(+),膝过伸试验(+),浮髌试验(±)。舌红,苔薄,脉弦。

治疗:①针灸治疗:取穴及针法同上。②敷贴治疗:方法同上。

按语:在膝关节骨关节炎的治疗过程中,不应单纯以治骨为主,而是从治筋着手,以达到软组织平衡为目的,恢复正常的膝关节负重力线,来减轻或者消除疼痛,减轻关节塌陷变形而致的功能活动障碍,缓解或阻止膝关节骨关节炎的发展,达到"筋柔才骨正,骨正才筋柔",即"筋为骨用"。一诊、二诊辨为痹证,痰血阻滞证,故针灸取内外膝眼、血海、阴陵泉、阳陵泉、委中、委阳、承山等穴行气活血、舒经通络;患膝外敷陆氏伤科外用四黄散,消肿止痛。

(李伟整理)

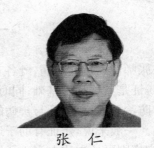

张 仁

张　仁　男，1945 年出生，祖籍浙江诸暨。主任医师，享受国务院特殊津贴专家。上海市名中医。上海市非物质文化遗产方氏针灸疗法流派传承人。1983 年毕业于陕西中医学院针灸系，获医学硕士学位。现任中国针灸学会名誉副会长、上海市针灸学会名誉理事长，上海市非物质文化遗产评审委员会委员，《中国针灸》编委会副主任委员。历任中国针灸学会副会长，上海市针灸学会理事长、上海市中医药情报研究所所长、上海市卫生局中医处主持工作副处长、中国针灸学会针刺麻醉分会和针灸文献分会副理事长，《中医文献杂志》主编等职。从事针灸临床、科研和文献研究 46 年，经历家传、自学、跟师、研究生教育四种学习方式，曾师从国医大师郭诚杰教授。在长期针灸实践中，博采众家之长，传承古今针灸学术。独立撰写和主编针灸中医专著 68 部（含中文简繁、英文和日文版本），发表论文 150 余篇。近 40 年来潜心于急难病症的针灸治疗，特别是在现代难治性眼病的针灸治疗方面积累了丰富的实践经验。

学 术 思 想

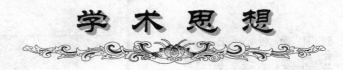

一、辨病辨证,有机融合

张师认为辨证辨病,既各有特点,又紧密配合,不可或缺。针灸学是中医学的重要分支,辨证是其诊疗的基础;同时,针灸学又是受现代医学渗透很强的一门学科,辨病亦是其有效防治的前提,辨证与辨病的相辅相成密切配合,对认清病情、提高疗效有重要的临床意义。一般来说,辨证有助于迅速地从整体上认清疾病主要特征,在阶段上掌握其变化规律;辨病则可从本质上深入了解病症,把握其内在矛盾运动。辨证与辨病,如能灵活运用有机结合,就能从外到内,自始至终获得对病症的正确诊断和有效治疗,从针灸治疗的实践看,两者不可分割。

以针灸治疗急症而言,张师指出发病之初病势凶猛,常牵涉全身,为争取时机进行及时有效的治疗,必须迅速把握疾病的整体特征及抓住关键性证候,此时最宜四诊合参,综合分析,细审病机,辨明证型,权衡缓急,分型治疗。病情稍缓,主症略减,在条件和患者情况许可下,特别是辨证不太满意者,应即行现代医学各项检查,尽快确定病种,迅速确诊,调整治法,使之针对性更强。治疗过程中,因急症瞬息多变,又须依据其在不同阶段的不同证候表现,灵活地进行辨证,治疗方能有效。

针灸治疗现代难病,张老师认为辨证与辨病结合更为重要。从诊断上说,现代难病多病因复杂难明,可依据中医逆向思维的特点,从疾病所呈现的证候,去探求发病原因及病变机理。这种从机体的反应状态来认识疾病的方法,正是中医辨证的方法之一,即审证求因,对难病诊治有着不可忽视的作用。

一般情况下如能最大限度结合西医学的辨病之法,尽力弄清确切的病原(体)、病位及病理改变,更有助于针灸治疗。其次,现代难病,证候复杂,多涉及整个机体,且病程长而变化多端,具有明显的个体医学的特征,用辨证与辨病相结合进行施治时,更可以具体问题具体分析解决。既能做整体的宏观把握,又能做局部的细致分析;既能在不同的病程阶段做动态处理,又能抓住病变本质,进行有效治疗。

张师主攻的眼病针灸治疗有其自身特点。尽管古代针灸学家在眼病诊治上已积累了相当丰富的临床经验,但由于科学技术水平的限制,在总体认识上以直观为主,对病症的描述较为笼统抽象。与内科病症相比,眼科疾病多以局部症状为主,全身证候多不显著,这给辨证也带来一定困难。所以,张师在临床治疗时一律采用辨病之法,且以现代医学所定的病症名为主,少数参用中医病症名。这不仅体现与时俱进,使治疗针对性更强;也能与其他治疗方法特别是西医的方法进行参照,更好地发挥针灸的特点与优势。

但张师强调眼病针灸也不能离开辨证。首先,相当多的眼病特别是现代难治性眼病,大多迄今为止病因不明,或病因虽明但目前医学尚无特效疗法。张师根据"审证求因"之法,即从机体所表现的证候来认识疾病,探寻其发病原因及病变机理。其次,依据它所在的病位和症情,通过经络辨证,进行选穴组方,这也是张师在眼病取穴上多用胆经、膀胱经等的原因。再有,通过对病程、体质及脉、舌等的综合考察,以决定包括针刺的补泻手法在内的各种治疗方法的应用。就眼病而言,一方面辨证辨病,各有特点,要互相配合,不可分割。另一方面,则要突出辨病,结合现代医学各项检查结果,抓主要矛盾,确定治疗方案。

二、眼病针灸,和而不同

在张师近半个世纪的针灸探索实践中,经历了三次变化,在 20 世纪 60、70 年代,以针灸治疗急性病常见病为主,后来总结出版《急症针灸》一书;80 年代至 90 年代初在国外工作期间,逐步转为将现代难治病作为主攻方向,并总结出版《难病针灸》一书;从 90 年代中期至今,张师在博采众家之长基础上,根据自身的特点和面临的群体,最后将研究重点聚焦于难治性眼病上,并在上海市科技专著出版基金的资助下出版了 40 余万字的《眼病针灸》一书。张师指出,随着科学技术和信息交流的不断发展,视频终端的普及应用,90% 左右的外界信息经由视觉通道获得,现代社会期望寿命延长和生存质量的明显提高,人们对良好视觉质量的要求也必然日益增高。世界卫生组织资料提出,眼科疾病已成为继肿瘤、心血管疾病之后的第三位危害及影响人们生存质量的疾病。而针灸学将在当代医学药物、手术、激光治疗的"三把刀"的基础上,提供第四把刀。

对于眼病之针灸,张师提出"和而不同"的观点,强调的是共性和个性的辩证关系,"和"是指疾病的共性,"不同"指疾病的个性,也就是突出共性,重视个性。

病治异同是中医学辨证论治的一大特色,包括"同病异治"和"异病同治"两个方面。中医治病法则,不是着眼于病的异同,而是着眼于病机的区别。中医学对疾病诊疗的着眼点主要放在"证"上,其对疾病的治疗原则可以认为是"病机中心说",既不同于辨病治疗,又不同于对症治疗,临证之时,求因、定位、审性、度势,都是求得"病机所属"。辨证论治是中医的精髓,是指导临床诊治疾病的基本法则,"异病同治"就是在此原则指导下产生的。"异病同治"是后人根据"同病异治"的精神和临床治病的实际情况,提出的相对语句,其含义是指不论病种是否相同,症状是否一致,只要其病因、病机、病位等相同,就可采用同一治法进行治疗,所以"异病同治"实际上与"同病异治"一样是辨证论治的必然结果,是中医学辨证论治的一大特色。张师的"和而不同",既强调中医辨证施治前提下的不同治法,又顺应疾病之证主张异病同治,从而更有效地总结积累经验。

张师"和而不同"的学术思想在眼病针灸中主要体现为"异病同治、同中有异"。应用于针灸临床有以下几个方面。

(一) 异病同穴

关于"异病同穴",是指不同的病症,常可用同一主穴。张师临床体会,异病同穴除了用于一般针灸书籍所载的属同一主治范围而不同的病症外,还可用于以下两种情况。

一为属于相同或相近部位上的不同病症。新明穴,是 20 世纪 70 年代针灸工作者在自身实践中发现的新穴，其中新明1穴，位于耳垂后皮肤皱纹之中点，翳风穴前上5分，可用于治疗相同部位不同的眼底疾病，其针感强烈，具有益气化瘀明目作用。实践中张师发现，该穴还对其他的面部病症如难治性面瘫、面肌痉挛、三叉神经痛亦有满意疗效。

二为处于同一经脉或相邻经脉的不同病症。如天柱穴，由于其属足太阳经，内邻督脉之风府，外近足少阳之风池，挟持三阳之经气，而阳经均会集于头部，"其精阳气上走于目而为睛"，所以天柱与眼球关系密切，具有通窍明目，清瘀散结之功能，是治疗眼底病要穴。同时，天柱穴位在颈项而属阳经，可起调理颈肩背经络气血运行的作用，而能治疗颈椎病。又天柱穴虽位于项后，但与甲状腺前后相对，有近治作用，是治疗甲亢的验穴。对甲亢引起的突眼症，也多取该穴。所以，张师在临症时，常选天柱穴治疗眼底病、颈椎病及甲亢等多种病症。

（二）异病同方

"异病同方"，指不同的病症应用同一基本方。多用于病位及病机均较一致者。如视网膜血管阻塞、视网膜色素变性、年龄相关性黄斑变性、青少年黄斑变性等是不同的眼底病，虽然这些眼底病表现为异样的眼底表现，体现不同的临床症状，但其病位相同，均在眼底，病机多为眼络脉道气血不和，瘀滞失畅，精微不能上输入目，目窍失于濡养。故治疗都可选用调整目系气血，疏通眼底脉络的方法，达到血脉通利，濡养神珠目的。对这些难治性的眼底病，张师总结了一个基本方即：新明1穴、风池、上睛明、球后、丝竹空、攒竹。此基本方以中取和近取相互配合运用，通畅气血，濡养神珠，使目明而充沛，视物清澈明亮。甚至一些外眼病，也可采用这一基本方。

（三）异病同法

异病同法系指不同的病症采用同一种独特的针法或刺法进行治疗。张老师临床较常用的方法如下。

1. 透穴法 本法常用于同一病位的不同病症。如难治性眼肌痉挛、眼外展肌麻痹、眼型重症肌无力症和视疲劳是表现不同症状的外眼病症。张师常以攒竹透上睛明、阳白透鱼腰、丝竹空透鱼腰的三透为主，提高针刺疗效。因透穴刺法可协调阴阳、疏通经络，直接沟通表里阴阳经气，加强经络与经络、腧穴与腧穴、经穴与脏腑之间的联系，能促使阴阳经气通接。且透刺法具有"接气通经"之功，使经气流通、上下相接，从而提高针刺疗效。临床实践也证明，透刺法取穴少而精，既免伤卫气，又增强针感，可加强其治疗作用，达到"集中优势兵力"克敌制胜的目的。

2. 气至病所法 早在《内经》中就提出"气至而有效"，表明了气与效的关系。这一条文也可理解为得气的意思。但气至病所应看作得气进一步向病变处延伸。"气至病所"一词首见于《针经指南》。历代医家十分重视运用"气至病所"的手法，如明代针灸家杨继洲指出："有病道远者，必先使其气至病所。"在长期实践中，张师深切体会到应用气至病所手法，对相当多难治病的治疗，有着重要价值。

治疗眼病，尤其是难治性眼病，张师十分强调采用气至病所手法。即运用手法，促使针感往眼区或附近放散。此法主要用于耳后的新明、翳明，颈部的天柱、上天柱、风池等穴。其中体会最深的是新明穴，这一穴位应用得法，对于一些病程较短的眼病患者，具有意想不到的作用。张师长期经验表明，气至病所手法的运用，对促进眼病特别是眼底病疗效的提高,有着相当重要的临床价值。

(四) 同中有异

异病同治法实际上是建立在辨证论治的基础上,其中证是决定治疗的关键因素,也就是证同治亦同。异病虽可以同证,但由于所处病种不同,其证候的临床表现并非完全相同,即构成同一证型的诸要素如主症、次症、兼症及舌脉等,在不同的病种其主次地位是不一致的。异病同证之同,是在异病的基础上,是不同疾病发展过程中至某一阶段所具有的共同的临床表现或具有的共同病理过程,但其本质仍是有所差异的。虽然其证同治亦同,但结合具体疾病,其理法方穴仍应同中有异。即使同为一法,因证不同,其基本配穴处方可有变化;同样同为一方,其配穴则以辨证变化而有所区别;更有同为一穴,还有针法上的异同。因此,所谓异病同治,在具体应用于临床时,须掌握以下三种情况。

一是异病同穴,是指所选主穴而言,即使是同用一穴还有操作方法上的不同。例如新明1穴,虽然同时治疗眼底病、面肌痉挛、三叉神经痛等,但其针刺方向和手法操作上有所不同。对于眼底病,针尖向外眼角,运用平补平泻手法;对于面肌痉挛,则针向鼻旁,采用补法;对于三叉神经痛,针尖宜向疼痛支方向,选用泻法。同时,这三种不同疾病的配穴更不相同,眼底病配穴上明、翳明、天柱、承泣、球后、攒竹等;面肌痉挛配牵正、四白、夹承浆、地仓;三叉神经痛配穴有下关、听会、扳机点等。

二是异病同方,是指基本方相同而言。眼底病虽强调用上述固定处方,但毕竟是不同的眼病,不仅症状不同,而且其本质仍有所差异,所以张师在此固定组方的基础上增加不同配穴。如视神经萎缩加上睛明、上明;视网膜色素变性加翳明;黄斑变性加上天柱、承泣(与球后交替使用);视网膜血管阻塞加太阳、新明2,等等。

三是异病同法,也是指大的方法而言,具体操作时则须因不同的情况而有所差异。同样是透刺法,有透刺距离和针数的区别;同样是气至病所手法,不同穴位(如新明、风池、上天柱等)的手法各不相同;甚至施加电针仪的穴位可有所不同,选择的波型也有连续波和疏密波之异。

总之,针灸法和中医的所有疗法一样,只有充分把握疾病的发生发展规律及其病机所在,准确选择穴位、处方、治法,才能切中要害,取得疗效。

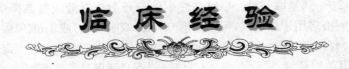

临 床 经 验

一、综合针术法治疗年龄相关性黄斑变性

年龄相关性黄斑变性,又称老年性黄斑变性,亦称之为增龄性黄斑变性。根据临床表现和病理改变的不同分为两型:萎缩型黄斑变性(又称干性型黄斑变性)、渗出型黄斑变性(或称为湿性型黄斑变性)。本病的防治已成为当今眼科学研究的重点课题之一。

（一）治疗思路

中医学中本病亦称为"视瞻昏渺"，重者则归属"青盲"或"暴盲"。视瞻昏渺病名始见于《证治准绳》："若人年五十以外而昏者，虽治不复光明，盖时犹月之过望，天真日衰，自然目渐光谢。"认为多因机体老化，肝肾虚亏，精血不足，不能上荣于目；或虚火上炎，灼伤眼络，致渗液出血；或脾失健运，聚湿生痰，或脾气虚弱，气虚血瘀或脾不统血，血溢络外。治疗以调补肝肾，滋阴补血，健脾利湿、化瘀止血为原则，以调补肝肾为大法。

（二）验方推陈

1. 基本方

（1）取穴：主穴：新明1（位于耳垂后皮肤皱折之中点，相当于翳风穴前上5分）、上健明（在睛明穴上约5分）、上天柱（天柱穴上5分）。配穴：新明2（眉梢上1寸旁开5分）、风池、承泣、丝竹空、瞳子髎。

（2）操作：主穴每次必取，配穴轮用。取（0.25～0.3）mm×（25～40mm）之毫针。风池穴针尖向鼻尖方向快速进针，运用导气法，以针感达眼部为佳。左侧新明1要求术者以右手进针，右侧新明1要求术者以左手进针，针体与皮肤成65°角，向前上方快速进针，针尖达耳屏切迹后，将耳垂略向前外方牵引，针体与身体纵轴成45°角向前上方徐徐刺入。当针体达下颌骨髁状突浅面深度25～40mm时，反复提插探寻，耐心寻找满意针感，针感以热胀酸为主。如针感不明显时，可再向前上方刺入5～12mm，或改变方向反复探寻，针感可传至颞部及眼区。用捻转加小提插，提插幅度1mm左右，一般运针时间为1分钟，捻转速度与刺激量灵活掌握。新明2：找准穴区后针尖与额部成水平刺入，缓慢进针12～20mm，找到酸麻沉胀感后用快速捻转结合提插手法，使针感进入颞部或眼区，针感性质同新明1。运针手法及时间亦同新明1。上健明穴直刺25～30mm，得气为度，略作小幅度捻转后留针。球后，针尖略向上进针25mm左右，要求针感至眼球有胀感。上天柱穴向正视瞳孔方向刺入，用徐入徐出导气法，使针感向前额或眼区放散。G6805电针仪一般接在新明1、新明2上，用连续波，频率2Hz，强度以患者能忍受为度，也可用疏密波，通电30分钟。每周2～3次治疗，维持治疗时每周治疗1次。

2. 穴位注射方

（1）取穴：球后、太阳、肾俞、肝俞、光明。

（2）操作：药物选甲钴胺注射液0.5mg（0.5mg/ml）、丹参注射液或复方樟柳碱注射液2ml。每次取2穴，药物取一种。甲钴胺注射液与丹参注射液或复方樟柳碱注射液交替使用。甲钴胺注射液多用于球后穴，每穴注射0.5ml（双眼发病）或1ml（单眼发病）。丹参注射液可用于光明、肾俞和肝俞；复方樟柳碱注射液多用于太阳、球后穴。每侧穴注入1ml。1ml一次性注射器抽取药液，进针后刺至有针感（但不必强求）后，将药物缓慢注入。

3. 耳穴贴压方

（1）取穴：支点、肝、肾、眼、神门。

（2）操作：耳穴均取。用磁珠或王不留行子贴压，令患者每日按压3次，每穴按压1分钟，力度以有疼痛感而不弄破皮肤为佳。每次一耳，两耳交替，每周换贴2～3次。

4. 皮肤针方

（1）取穴：正光1（眶上缘外3/4与内1/4交界处）、正光2（眶上缘外1/4与内3/4交界处）。

（2）操作：用皮肤针在穴区3～5mm范围内做均匀轻度叩打，每穴点叩刺50～100下，以局部红润微出血为度。每周治疗2～3次。

每次治疗，基本方必用，余方据症情可全部或选1～3方综合运用。

[病案举例]

张某，女，42岁。2009年11月6日初诊。

主诉：右眼视物扭曲变形伴视力下降2个月余。

现病史：患者2006年曾患中心性浆液性视网膜脉络膜炎。2009年9月17日，因精神紧张突然出现右眼视物变形，视力下降。在上海市某三甲医院查见：右眼前节（－），眼底：乳头边清，黄斑区渗出。裸视：右0.8，左0.3。诊断为右眼黄斑变性。用施图伦，西药及中药治疗，症状未见好转，视力进一步下降。2009年10月30日复查，右眼视力0.4，左眼视力0.5。黄斑部水肿，伴出血。视野：右眼旁中心视敏度下降，上方视敏度下降。左眼周边视敏度下降。OCT示：右眼黄斑区见多个玻璃膜疣，中心凹下方RPE层隆起，其下呈中等强度反光区。黄斑厚度545μm。患者前来就诊时诉视物模糊，扭曲变形，眼部胀痛难忍。乏力身重背冷，时有胃脘部不适及胸闷，夜眠多梦，便秘与泄泻交作，小便频数，夜尿多。

检查：患者面色晦暗，情绪低落。视力：左0.4，右0.5。非接触式眼压计（NCT）：左10.5，右10。双眼结膜充血（＋），角膜明，前房清，晶体玻璃体（－），右眼黄斑边缘细小出血。舌质暗有瘀斑，苔薄白，脉细弱。

诊断：年龄相关性黄斑变性（渗出型）。中医辨证：脾肾阳虚。

治疗：按照患者具体情况，对上述验方略加化裁，具体处方如下：

主穴：新明1、翳明、上健明、攒竹。配穴：①新明2、脾俞、关元俞、心俞；②球后、肾俞、气海俞、胃俞。操作：主穴均取，配穴每次取1组，二组轮用。主穴用针刺，新明1、翳明取0.30mm×40mm之毫针，用前述之手法，使针感向眼区或其附近放散，攒竹、上健明分别用0.25mm×（25～40mm）毫针，攒竹穴斜透至上健明，上健明直刺至眼球有酸胀感，留针30分钟。新明1与攒竹为一对，接通电针仪，连续波，3Hz，强度以患者感适宜为度，要求眼睑出现明显的节律性的跳动。配穴用穴位注射法，新明2、心俞、胃俞用丹参注射液，球后穴用甲钴胺注射液或维生素B_{12}注射液，脾俞、肾俞、关元俞、气海俞穴用黄芪注射液，每穴0.5～1ml。每周2～3次。

经针灸治疗后，患者眼部胀痛明显减轻。治疗半年后，视物变形症状消失。2011年4月20日复查OCT：右眼黄斑中心凹下方可见高反射隆起，厚度290μm；视网膜纤维层（RNFL）厚度分析：双眼RNFL正常范围；P-VEP检查示：ODP波偏低，OSP正常；ERG：b波正常。双眼视力均达到1.0，全身症状亦明显改善。患者目前继续针灸巩固治疗中。

按语：如本例患者结合全身症状，与肾元衰疲、太阴脾土虚损有关，故取背俞穴脾俞、肾俞、关元俞、气海俞以益肾健脾。本方标本兼顾，重在眼区。操作上也是强调体针与穴位注射相结合，针药并用。

该患者右眼黄斑变性，左眼为弱视，在右眼视力减退时左眼视力曾一度有所提高，但随着右眼视力的恢复，左眼视力又开始下降，张老师在治疗时双眼同时治疗，左眼视力也提高至1.0,患者述："现在的视力比发病前还要好，双眼视物平衡"。这值得进一步观察研究。

（三）经验体会

1. 本验方主要治疗年龄相关性黄斑变性,包括渗出型和萎缩型。但经张师验证,变为可治疗多种黄斑病变,如近视性黄斑变性、黄斑囊样水肿、黄斑前膜等。这也是张师在难治性眼病治疗的治则上强调异病同治中的异病同方。对于病位病机均较一致的眼底病总结出的一个基本方,但是异病同方是建立在辨证论治基础上的,处方治疗也是同中有变,具体操作时要根据不同病症而有所加减以提高疗效。这种变,一要因人而异,即强调个体性,如考虑年龄、病程、体质和中医的辨证等;其次则要据不同的病症的特点,如渗出型年龄相关性黄斑变性,多从瘀祛湿着手,萎缩型则强调益气滋阴;近视性黄斑变性则二者皆重,囊性水肿,应祛痰利水,而黄斑前膜则需活血化瘀。在治法上更要有机配合。

2. 黄斑病变属于难治性眼底病,在针灸治疗时,张师强调要重视综合方术,讲究综合协调。所谓综合,就是采用多种针法如电针、穴位注射、耳穴贴压、皮肤针之法等;同时综合多种独特手法如捻转提插法、导气法、气至病所法等,目的是集中优势兵力进行攻坚。所谓协调,就是有机配合,如电针与水针是针药结合、电针与皮肤针是点面治疗结合、加用耳针是巩固和加强疗效。

3. 组方提倡中取为主,结合近取,配合远取。所谓中取,是指离病位较近的部位取穴,如本方中的新明1、上天柱、风池穴;近取,是指局部取穴,如上健明、承泣、球后、丝竹空、瞳子髎等;远取,即远道取穴,如肾俞、肝俞、光明等。这一组方法是相当于以中取效穴为君穴,近取效穴为臣穴,远取效穴为佐、使穴。张师在临床中发现,此配穴法若能运用得好,有利于疾病的治疗,特别是在一些急难病的治疗中,中取往往最为有效。耳后的经验穴新明1、足少阳胆经之风池穴对眼底病的治疗,不仅较单独用眼区穴治疗效果显著,而且也更安全。后来又进一步结合眼区的球后、上睛明穴等,配合远部的光明等穴,通过相互配合运用,达到通畅气血,濡养神珠,更能使目明而充沛,视物清澈。后来张师将此组方特色又推广到其他多种病症的治疗。

4. 治疗黄斑病变,必须让患者明白,针灸治疗的目的,第一步是控制病情的发展,第二步才是改善症状,一定要打持久战。因针灸治疗这类病症有一个相当长的过程,在治疗之初应当向患者说明,要求其能坚持有规律的针灸治疗,一般以三个月为一疗程,多需半年至一年以上治疗。为了有助于患者长期坚持,张师根据多年临床经验,提出了一个维持量的概念,即随着病情的好转,可逐步延长针刺治疗的间隔时间,从最初的每周三次,逐步减至每周一次。

5. 上述验方,不仅对渗出型黄斑变性有效,对萎缩性患者同样有效。一位方姓女患者,因被诊断为年龄相关性黄斑变性(萎缩型),于1997年起在张师处接受针刺治疗,开始效果显著,病情稳定。数年后因感觉视物日渐模糊,对针刺的效果产生怀疑。后经检查原来是并发白内障,手术摘除后,视力明显提高,在检查眼底时,眼科医生发现其黄斑部病变严重,与视力之好不相对应,方才想到可能与针灸有关,所以手术痊愈后,即又继续针刺,每周1次,坚持至今,视力一直保持良好。

6. 本病的针灸治疗主要是提高视力,阻止病症发展,对黄斑区病变的改善尚不明显。在治疗过程中,往往会出现客观体征与患者主观感受不一致的情况。如,有的视物情况明显改善,但眼底检查变化不明显。也有少数眼底变化明显而视物进步不大的。在针灸治疗其他眼病时也有这种情况,可能与针灸重在调节脏器功能有关,值得进一步研究。

7. 近年来,黄斑变性的门诊人数日益增多,但针灸治疗的相关资料并不多。我们临床观察发现,对于年龄较轻、病程较短、心态较好的患者,无论是干性的还是湿性的,针灸治疗往往有意想不到的效果。

二、濡润神珠法治疗干眼症

干眼症是目前最为常见的眼表疾病之一,又称角结膜干燥症,指任何原因引起的泪液质和量异常或动力学异常,致泪膜稳定性下降,并伴有眼部不适,引起眼表病变等特征的多种病症的总称。

(一) 治疗思路

西医对该病最常用方法是人工泪液局部湿润眼球,缓解局部症状,口服促进泪液分泌药物,抗炎与免疫抑制药物治疗,重症患者可考虑封闭泪小点,减少泪液排出,或采用手术治疗等。然而天然泪液是人工泪液所无法模拟的,而且人工泪液含防腐剂、稳定剂和其他添加剂,即使是含量很低,长期使用仍可以导致眼表疾病医源性加重,其他的有关保存泪液、促进泪液分泌、抑制炎性反应、局部自体血清、性激素及手术治疗等方法,对干眼症有一定疗效,但这些方法均不能改善患者自身泪液的质和量,因而不能从根本上治疗本病。人们想寻找一种既无创伤又能促进泪腺主动分泌泪液的干眼症治疗方法。

干眼症归属中医"白涩症"的范畴。病名首见于《审视瑶函》,描述"不肿不赤,爽快不得,沙涩昏朦,名曰白涩"。又名"干涩昏花"(《证治准绳》)等。提出目涩与泪液不足相关。干眼症的发病与五脏六腑有着密切的关系,多因气血津液亏虚、阴精耗伤,引起目失濡润而出现的一系列干眼症状。隋代巢元方《诸病源候论》专设"目涩候"分析了其致病原因,"目,肝之外候也……上液之道……其液竭者,则目涩。"采用益气补血、滋阴增液为主进行治疗,有一定效果。针灸治疗本病,早在《灵枢·口问》就记录了"泣不止则液竭,液竭则津不灌,津不灌则目无所见矣……"可采用"补天柱经侠颈"的针刺治疗方法。

张师认为本病多因伏案工作日久,或熬夜,或失眠等损伤肝肾之阴,虚火上炎,津亏泪少,目失润泽所致;也可因久经阳光刺激、风沙尘埃侵袭,或近火烟熏,致肺卫气郁不宣,化燥伤津,肺阴不足不能上荣于目;或饮食不节,脾胃蕴结湿热,清气不升;或邪热留恋,隐伏脾肺之络,阻碍津液之敷布而致。所以,其总的治疗原则,当以补益肝阴、濡润神珠为大法。张师总结出一套以新穴为主,采用能获强烈气至病所针感的针刺手法结合脉冲电刺激,激发经气至眼,促进眼底和眼球周围的气血运行,疏通眼底脉络,濡养神珠,以治疗本病的方法——"濡润神珠"法。

（二）验方推陈

1. 取穴

主穴：新明1、上睛明（在睛明穴上约2分）、下睛明（在睛明穴下约2分）、瞳子髎、攒竹、风池。

配穴：正光1、正光2。

2. 操作 每次主配穴均取。选用0.25mm×（25mm～40mm）的针具。新明1穴，操作时一手拇、食二指夹住耳垂下端向前上方提拉45°角，另一手持针，针体与皮肤呈65°角向前上方45°角快速进针破皮后，缓缓斜向外眼角方向进针约30mm，先行导气法，徐入徐出，并用轻巧的手法反复仔细探寻，以求得针感向眼眶内或太阳穴部位放射，以该区域出现热胀舒适感，然后提插加小幅度捻转手法运针1分钟，捻转频率120次/分钟，提插幅度1～2mm。上睛明和下睛明均浅刺5mm左右，垂直缓慢进针至局部得气为度，不捻转，握住针柄守气1分钟。瞳子髎穴，先直刺20mm，略做捻转提插，至有明显酸胀感后，运针半分钟，再向耳尖方向平刺入18～20mm，找到针感后留针。攒竹穴向上睛明穴透刺，针深20mm左右。风池穴，针尖向同侧目内眦方向进针，经反复提插捻转至有针感向前额或眼区放射。

上述主穴均取，针法要求针感明显，刺激宜中等度，力求达到气至病所。两侧瞳子髎、攒竹，分别接通G-6805型治疗仪，用疏密波，频率60～200次/分钟，强度以患者可耐受为度，所有穴位留针30分钟，去针时再行针一次。

配穴用皮肤针在穴区直径为0.5cm范围内做均匀轻度叩打，每穴点叩刺50～100下，以局部红润微出血为度。

上法每周2～3次。3个月为一疗程。

[病案举例]

徐某，女，28岁。2012年4月20日初诊。

主诉：双眼干涩已半年余，出现烧灼感近1个月。

现病史：患者左眼有弱视史（视力0.5）。半年来，因写作硕士论文，用电脑时间较长，自觉双眼干涩不适。点眼药水后，可缓解。3个月前，经导师介绍，在一知名财务公司实习。因须同时观看三台电脑，双眼干涩症状加重，且有烧灼感，症状日渐加重。去学校医院诊治，未见效果。因难以继续学习和工作，经父母同意回国求治，并来张师处求助于针灸治疗。

检查：双眼球结膜潮红。经泪液分泌试验：左眼为2mm/5min，右眼3mm/min，泪膜破裂时间各为4s。

诊断：双侧干眼症。

治疗：用上述验方治疗，因考虑左眼有弱视史，加用承泣穴，深刺30mm，使眼球有明显酸胀感觉。首次针入后，患者即感双眼有泪液分泌，舒适异常。每周3次。治疗6次后，泪液分泌试验：左眼为5mm/5min 右眼6mm/5min。通过2个月治疗后，症状完全消失，经检测泪液分泌试验及泪膜破裂时间均告正常。患者害怕复发，又坚持巩固治疗1个月。2013年10月，患者回沪探亲，告知，一年多来该病再未复发。

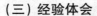

(三) 经验体会

1. 本病治疗方法的特点

(1) 以经外穴为主,穴位处方中有新明1、上睛明、下睛明、正光1和正光2,这些经外穴对于疏通眼部脉络,濡养神珠有非常好的效果。

奇穴、新穴,统称经外穴。奇穴一般指1911年之前古医籍中记载的不属于十四经脉上的穴位,而新穴则是近当代医家在实践中总结出来的一些穴位。就治疗眼病而言,由于受到科技水平的限制,古代对眼病,特别是眼底病的认识还不像今天这样深入,加之眼区部位重要,针具制作也较粗糙,易被伤及等,古籍中所载眼部穴仅只睛明、承泣二穴,还分别被列为禁针禁灸之穴。事实上眼底病不仅繁多,且往往复杂难治,这些穴位很难满足客观需要。随着针灸实践的不断积累和针具的日趋更新完善,近半个世纪来,医学同行在临床实践中,摸索出不少行之有效的经外奇穴、新穴,包括一些眼区穴如球后、上明、上睛明等和非眼区穴,如20世纪50年代发现的翳明穴和70年代李聘卿医师所发现的新明穴。张师应用后,发现这些穴位不仅疗效独特,如球后、上健明、翳明和上明穴治疗视神经萎缩和眼底黄斑病变;鱼尾、印堂为主治疗眼肌痉挛和眼型重症肌无力;正光1、正光2治疗近视、弱视等,而且这些眼区穴位,相对于睛明穴等,也不易出现眼部血肿等针刺意外。

张师在实践中发现,如能选择性地用好经外穴,确实有助于疗效的提高。但多用奇穴、新穴并不等于排斥经穴,它是建立在应用经穴的基础上,从整体上来说,经穴还是主力军。以眼病而言,承泣、风池、攒竹、天柱等都是最主要的常用效穴。本病中风池、攒竹、瞳子髎亦为行之有效的主穴。

(2) 采用能获得强烈针感的针刺手法,使气至病所。这在前面验方中已详细介绍了新明1、风池、瞳子髎等穴的具体操作手法、应达到的要求。

(3) 结合脉冲电刺激,皮肤针等综合治疗手段。由于该病也是临床的难治病,故张师提倡结合电针治疗,以激发经气至眼,促进眼底和眼球周围的气血运行,疏通眼部脉络,濡养神珠。

2. 治疗干眼症心得

(1) 干眼症病因复杂,针灸对一般功能异常所致的干眼症疗效明显,而对因性激素降低或自身免疫性疾病所致者,疗效较差,但也有一定效果。张师曾治疗过一名进入绝经期的患者,曾采用植入泪小点栓子等多种方法治疗,均未见明显疗效,经用针刺治疗(配合三阴交、地机等穴),虽未获愈,但症状显著改善。

(2) 要求坚持治疗,一般须3个月左右。开始可每周3次,但取效后改为每周2次。在治疗期间要求患者少用电脑,即使临床获愈后,也要注意用眼卫生。总体来说,针灸对本病有较好的远期效果,如果复发再治仍可取效。

(3) 上述为基本方,在临床上宜根据症情进行加减,如上述患者,就配合调经的穴位进行治疗。另一例女性青年患者,表现为以上眼睑异物感明显的干眼症并伴情绪忧郁等,用基本方治疗效果不明显,后加用上明、印堂、百会后,症状迅速改善。

最近有学者通过对针灸治疗干眼的系统评价证实,相对于人工泪液,针灸或针灸结合人工泪液治疗干眼症在改善临床症状、增加泪液分泌量及泪膜稳定性方面有一定优势。总之,干眼症将成为一个有潜力的新的针灸病谱。

张　仁

三、活血通络法治疗视神经挫伤

视神经挫伤亦称外伤性视神经病变，损伤可发生在视神经的球后段到颅内段的任何部位，分为直接损伤和间接损伤两种，交通事故、坠落和拳击伤为最常见原因。直接损伤源自视神经本身的撕裂或由骨折碎片或其他异物引起的撕裂伤，或出血压迫；间接损伤是最常见的形式，可发生于头颅外伤，前额部外伤最常见，尤其是眉弓外侧挫伤，造成视神经或视神经管内滋养血管附着点的损害。

（一）治疗思路

视神经挫伤临床典型表现为视力即刻丧失，或仅有低视力，24%～86%的患者就诊时无光感。外伤侧瞳孔可散大，相对传入性瞳孔障碍，直接对光反应迟钝或消失。眼底则因损伤部位或程度不同而有区别。包括视盘水肿、视网膜出血等，通常在发病时视盘正常，4～8周内会出现视神经萎缩。晚期视盘多呈苍白萎缩。

本病相当中医的"物损真睛""外物伤目"。"物损真睛"之病名首见于《证治准绳》，"外物伤目"见于《圣济总录》。因撞伤部位的不同尚有"振胞瘀痛""惊震外障""触伤其气"等病名。认为外物损眼，伤气伤血。伤气则升降失常，功能障碍；伤血则溢血瘀滞，目窍闭阻。该病是外伤重症。

张师多以外伤后出现的症状和病理改变和特点作为辨证的依据。视神经挫伤患者来针灸科就诊时，一般多已过了最早的急性期，此时总的病机特点多为组织受损，气血受伤，导致气血瘀滞而目力障碍，治疗以行气活血化瘀为主；当眼底出现异常时，根据"外伤多有瘀滞"，瞳神为水轮，内应于肾，肝肾同源辨证，治疗则以滋养肝肾，益气活血化瘀。故针灸治疗视神经挫伤当以"活血通络"为总则。

（二）验方推陈

1. 取穴

（1）主穴：新明1、丝竹空、上健明、承泣、上天柱。

（2）配穴：太阳、球后、肾俞、肝俞。

2. 操作

主穴每次均取，用毫针刺法。新明1进针时针体与皮肤成65°角，向前上方快速进针，针尖达耳屏切迹后，将耳垂略向前外方牵引，针体与身体纵轴成45°角向前上方徐徐刺入。当针体达下颌骨髁状突浅面深度25～40mm时，耐心寻找满意针感，针感以热胀酸为主。如针感不明显时，可再向前上方刺入5～12mm，或改变方向反复探寻，针感可传至颞部及眼区。用捻转加小提插，提插幅度1mm左右，一般运针时间为1分钟，捻转速度与刺激量灵活掌握。针刺丝竹空时，针尖向鱼腰方向与额部成水平刺入，缓慢沿皮进针12～20mm。然后接通G-6805电针仪，连续波（也可用疏密波），频率3Hz，强度以患者能忍受为度，通电30分钟。上健明穴直刺25～30mm，得气为度，略做小幅度捻转后留针。承泣，针尖略向上进针25～35mm，要求针感至眼球有胀感。上天柱穴向正视瞳孔方向刺入，用徐入徐出导气法，使针感向前额或眼区放散。

配穴用穴位注射法，药物用甲钴胺注射液0.5mg、复方樟柳碱注射液2ml、丹参注射液2ml、苏肽生30μg（以2ml氯化钠注射液混合）。其中除丹参注射液不可做球后穴注射外,其余药物均可交替轮用于各穴。每次取 1~2 对穴位,用 1~2 种药物,按上述剂量,平均分成二份,注射一个穴位。一般而言,甲钴胺注射液多用于球后穴,每穴注射 0.5ml(双眼发病)或 1ml(单眼发病)。复方樟柳碱注射液和苏肽生可用于太阳或球后穴,每穴1ml。丹参注射液多用于肾俞、肝俞,每穴 1ml。

另可配合耳穴贴压,耳穴取支点、肝、肾、眼、神门。用磁珠或王不留行籽贴压,令患者每日按压 3 次,每穴按压 1 分钟。也可配合皮肤针叩刺,取正光1、正光2。用皮肤针在穴区 3~5mm 范围内做均匀轻度叩打,每穴叩 50~100 下,以局部红润微出血为度。

上述方法,每周治疗 2~4 次。

[病案举例]

周某,男,48 岁。2009 年 7 月 11 日初诊。

主诉:左眼视物模糊异物感,左眼眶周酸胀感,睁眼困难半年。

现病史:患者左鼻眼及面部于 2009 年 3 月 30 日被人击伤,疼痛剧烈,视物模糊异物感,急至医院就诊,查右眼视力 0.8,左眼 0.15;左颞及面部皮肤水肿,下睑皮肤水肿及色青,左眼结膜下片状出血,高充血,眼球各项运动可,角膜颞侧见片状上皮脱落,前房 Tyn(+++),少量血细胞沉积在角膜下方内皮处,瞳孔 4mm,光反射迟钝,眼底视盘界清,后极部网膜色淡,眼底乳头界清,网膜平,黄斑色灰,下方网膜青灰。非接触式眼压计(NCT)示右 16mmHg,左 29mmHg。CT 示鼻骨骨折,左眼球及面部软组织挫伤,5 月 5 日曾出现外伤性青光眼,左眼眼压高达 44mmHg,行左眼小梁切除术。患者一直感左侧鼻塞,并伴左侧鼻眼部胀痛不适,曾行鼻骨复位术,症状未见缓解。9 月 17 日上海某三级综合医院眼科检查:视觉诱发电位(F-VEP)示左眼 VEP 延迟。P-VEP 示左眼 P100 波形潜伏期较右眼略微延迟(延迟幅度小于 10%),左眼振幅较右眼下降约 50%。自觉左眼视物模糊异物感,左鼻、眼眶周酸胀不适,睁眼困难,畏光,感左眼视力下降,已不能从事开车工作,病休在家。慕名就诊。检查外观左侧眼及鼻部暗红略肿胀,左眼张开度明显小于右眼。视力右 1.0,左 0.15。诊断为视神经挫伤合并瘀血。

治疗:左侧以上方为主,加攒竹。右侧取新明1、丝竹空。丹参注射液和甲钴胺注射液在太阳穴、丝竹空及球后穴交替注射。因考虑患者以左眼眉头部、鼻背部酸胀明显,且该局部皮肤色暗红,纹理增粗,故加用梅花针局部叩刺,中等量刺激,血即涌出,顺面颊流下,再吸拔小号抽吸罐 3 分钟,去罐后顿觉酸胀缓解。以后每次就诊都要求增加刺络拔罐治疗。2 个月治疗后,睁眼困难症状消失,左眼视物模糊、异物感及左眼眶周酸胀感均明显减轻,3 个月后复查 VEP 基本正常,左眼视力 0.8。后患者主要觉左眼内眦部异物感,眼眶下部稍感酸胀不适,加针下睛明及睛明穴,并叩刺四白穴处,中等量刺激,经治症减。不久患者重返工作岗位,开上了世博会专用出租车。

(三)经验体会

1. 视神经挫伤系因外伤致病,致目伤络损,气滞血瘀,眼窍闭阻,神光不升。在取穴上多用确有效验的经外穴,方中主穴,新明1 为现代新发现的治眼底病之验穴,重在疏通气血;承泣为多气多血之足阳明之起始穴,与经外穴上健明同位于眼区而均有益气活血、涵养神珠之功;上天柱为上海已故针灸名家金舒白教授所创,原用于治疗内分泌突眼,现取其活血化瘀之效。五穴相配,补泻结合,而偏重于泻,在益气基础上活血通络。配方取经外穴太阳、球后重在活血,肝俞、肾俞重在益气。所用药物或有营养神经或促进神经生长作用,或有活血或扩张血管作用,针药结合,相得益彰,选择耳穴用于加强整体调节。皮肤针穴,原用于近视眼治疗,经过实践发现用轻叩之法,其活血化瘀作用也相当明显。特别对于眼区局部瘀血明显者,则可在阿是穴(病灶区)采用中度叩刺,令其出血,往往能收到明显效果。数穴数法综合施用,共奏补气祛瘀、通络明目之效。

2. 治法上,重视综合治疗,以毫针手法、脉冲电刺激、耳穴、梅花针加穴位注射相结合,充分运用现代医学的成果,中西医相结合,用综合之力,一举获效。但在具体应用时,应依据视神经挫伤的不同并发症及不同患者要适当有所变化。针灸虽然是一种非药物的整体调节,针灸治疗中个体差异较之药物更为明显,但个体化只是表面现象,可以发现其内在规律,总结出规范化方案,个体化和规范化是标与本的关系。因此,张师在治疗此病的过程中,针对不同的兼症,从处方加减、手法的变化和针刺时间的长短进行微调,以提高疗效。

3. 在治疗本病时,一是要早期介入,长期坚持(一般 3 个月为 1 个疗程),二是要处理好速效与缓效的关系。从临床观察看来,病程越短,疗效越好。早期针灸干预,再加上患者的积极配合,多可在较短时间内视力迅速提高,眼部症状也明显改善。但经过一段时间治疗后,患者会有康复进程减慢甚至停止不前的感觉。张师认为对于这种病的治疗要处理好速效与缓效的关系。短期可能会出现较明显的效果,随着治疗次数的增加,这种较好的效果会逐步消失,继续治疗效果又会改善,长期治疗后效果才会变得明显。

4. 值得指出的是,上方治疗对提高视力和缩小瞳孔及改善视野均有效,以视力恢复更为明显,但从已治疗的患者看,尚未发现恢复至完全与发病前相同者。这可能与针灸调节作用有一定限度或范围有关,须进一步在临床中加以观察。由于本病因损伤的原因、程度和部位的不同,其临床表现和预后也不相同,针灸对本病的适应范围的厘定、针灸的确切疗效的评价及其临床作用机制的探讨,均有待进一步工作。

四、涵木祛风法治疗眼肌痉挛

眼肌痉挛,又称睑痉挛,是一种原因不明的面神经支配区肌肉出现不能自主的痉挛性病症。两眼多同时发生,也有单眼发病的。通常呈隐匿性,在精神紧张、情绪不佳时病情加重。患者早期表现为眨眼次数增多,眼睑发沉,常会在注视人、物时出现阵发性双眼睁开困难。虽有眼睛刺激感、发干、畏光等眼部症状,但经眼科检查并没有眼科异常的表现。晚期出现持续性的眼睑闭合,使患者不能直视对话者,不能阅读或看电视,不能单独上街或过马路,甚至出现功能性视觉盲。随着我国社会的逐渐老龄化,该病的发病率有逐年上升的趋势。由于发病机制不清,其治疗一直是一个棘手的问题。目前西医采用 A 型肉毒杆菌毒素局部注射治疗,虽有效果,但有一定副作用;且易于复发,一般只能维持 2~4 个月,需要重复使用。

(一) 治疗思路

中医学中,本病称胞睑振跳,又名目睛瞤动、脾轮振跳(均见《证治准绳》)和胞轮振跳

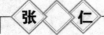

(《眼科菁华录》)。张师认为本病的病因病机为:肝脾气血亏虚,血虚生风,风性动摇,牵拽胞睑而振跳;以及久视或熬夜伤阴,或素体阴血不足,水不涵木,虚风上扰胞睑而致胞睑牵拽跳动。由于其主要病机为血虚生风或阴虚动风,故针灸治疗应以补益气血、息风通络为主。

(二)验方推陈

1. 取穴

主穴:阳白、印堂、丝竹空、攒竹。

配穴:风池、(头)临泣、肝俞、脾俞。

2. 操作　主穴均取,早期治疗,加配穴风池、临泣,待症情有好转后,仅取主穴;如效不显,加用配穴(头)临泣。均取直径为0.25mm的一次性针灸针。阳白穴用25mm,针尖向鱼腰穴方向斜刺,行捻转手法,使局部产生热胀;丝竹空以40mm长毫针透攒竹;攒竹用十字刺法,以25mm长毫针透上睛明,分别由穴区上、内侧各12mm处,即由上向上睛明、由内向鱼腰各平刺透刺20~25mm,捻转得气后留针。风池穴向目外眦进针,用徐入徐出之导气法,促使针感向额部或眼区放射,然后留针。(头)临泣以25mm针,平透向目窗穴。三间,直刺30mm,较大幅度提插至明显得气。丝竹空与阳白(或攒竹)为一对,接通电针仪,疏密波,强度以眼肌明显收缩且患者可耐受为度。留针30~40分钟。每周2次。

对病程长者,再加取肝俞、脾俞,以黄芪注射液行穴位注射,每穴注入2ml。每周2次。

[病案举例]

吴某,男,61岁,退休职工。初诊2010年4月19日。

主诉:双眼难睁2年6个月。

现病史:患者于2007年10月初,出现左眼自发性跳动,未加重视,半月后,未见好转,且转为双眼间歇性抽动,即去某地段医院就诊,医生开了一些眼药水(药名不详),点后无效。1个月后,症状加重,时而因抽搐加重不能睁眼,至本市某三级专科医院诊治,诊断为睑痉挛症,先行药物治疗无效,后行肉毒杆菌注射,注射后,症情好转。但3个月后复发,症状更为加重,患者曾用多种中西方法和药物治疗,均未见效。近几个月,改用针灸治疗亦无明显效果。目前已无法单独出门,连吃饭时,须一手拨开眼睑,一手方能夹到菜。日前来本门诊中医科就诊时,因眼看不清下台阶时摔了一跤,经护士引荐来张师处尝试治疗。检查:体形瘦高,双目紧闭,眼睑抽动不止,上下眼睑须手指用力辫开方可睁眼,双眼结膜及角膜均无异常,双侧视力分别为1.5和1.2,眼底正常,舌质淡尖红,苔白略腻,脉略数弦。诊断:眼睑痉挛。用上述验方治疗,首次治疗后,自觉睁眼时间有所延长,患者信心大增,但又以同法治疗6次,症情未见进一步改善。患者想打退堂鼓,张师鼓励其再坚持治疗一段时间,由于患者思虑过重,改风池穴为安眠穴(穴在风池与翳风穴之中点),针法同风池,加百会。从第8次起,症情明显好转,针至12次时,可不用其夫人陪同,单独来门诊就治,至第15次,眼睑痉挛基本消失,偶有发作,时间亦短。之后,嘱每周治疗1~2次,又巩固8次。前后共治疗3个月,2年痼疾,即告痊愈,3年后因腰痛前来求治,诉眼疾至今未见复发。

按语: 本例患者是张师所治眼睑痉挛患者中症状最重,获效最为显著的一例。其中重要的经验是,一要求患者能坚持治疗,不能浅尝辄止,实践表明,本病治疗一般须3个月左右,使患者有一定思想准备。二是在取效不明显时,要针对患者情况,适时调整穴位。本患者因长期患病且治之无效,家庭经济情况较差,精神压力较重,而本病作为一种功能性疾病,与精神因素相关性亦大,所以张师加百会配印堂(原验方穴),改风池为相邻之安眠,以加强镇静之效,结果收到意想不到的疗效。

(三) 经验体会

1. 眼睑痉挛症,因多与肝血不足,致胞睑筋脉失养,血虚日久生风,风性动摇,牵拽胞睑而发生振跳抽搐不已。在取穴时,一是着重局部取穴,近取攒竹、丝竹空,益气补血,以促进睑胞滋养;二是中取阳白、风池、(头)临泣,均为胆经穴,肝胆互为表里,以抑制内动之肝风;三是远取,加用肝俞、脾俞行黄芪注射液穴位注射,以健脾益气涵木,更属治本之举。诸穴合用从而调节各脏腑经络气血,达到补益气血、疏通经络的目的。

2. 张师通过多年的实践总结,提出对本病的治疗应强调手法的运用,其要素有二:一是气至病所,使针感到达眼及眼眶四周;二是得气感,针刺到一定部位,立即施较强的提插捻转手法,使患者前额或眼区局部保持有较强烈的酸胀热针感。如风池、上天柱进针约35mm时,施以慢入慢出导气手法反复施行,幅度相对较大,促使得气感向前额或眼眶放散。所选之主穴多采用透穴刺法,也是重视针刺手法的延续,意在"接气通经",起到一经带多经、一穴带多穴的整合作用,达到增强针感,提高治疗作用的目的;还能够加强表里经及邻近经脉的沟通,协调阴阳、疏通经络,使经气流通、上下相接,促进经络气血的运行。

3. 最后,透刺与电针同用。电针法采用疏密波更有助于提高本病症的针刺疗效。不少患者反映,电针之后眼睑自觉舒适异常。对一些病程长者,也可结合皮肤针叩刺。方法是:沿眉毛下方,轻度手法往复叩刺20～50遍,以局部潮红为度。

4. 本病一般针刺治疗后,症状大多基本消失,但往往只能维持数天不等,痉挛又复发作。鉴于本病的易复发性,所以建议患者要坚持一段时间的治疗,一般要求半年以上。就疗效而言,眼肌痉挛多可痊愈,且远期疗效亦稳定。

五、疏肝利水法治疗开角性青光眼

青光眼根据临床表现可分为原发性青光眼、继发性青光眼、混合性青光眼及先天性青光眼等,而结合前房角镜所见,又可分为开角型和闭角型2种类型。张师以治疗开角性青光眼为主。

(一) 治疗思路

青光眼是以眼内压增高为主征的眼病,相当于中医学的"五风内障",并根据不同阶段的病情表现,又有"青风""绿风""黄风""乌风""黑风""雷头风内障"等病名。"青风内障"类似于西医学之原发性开角性青光眼,"绿风内障"颇类似于西医学之急性闭角型青光眼。

本病诱因多与七情有关。七情所犯,最易伤肝,导致肝气郁结,气郁不得疏泄,郁而化火,火动,阳失潜藏,阳亢则风自内生,风火相煽,上冲巅顶,因而发生本病的种种症状。肝阳上亢也可因其他脏腑之间的生化关系失调而引起,如(肾)水不涵木,(心)血不濡肝,肺虚不能制约,以及土壅侮木等;其中也有因肝阳不足,浊阴上逆而致。眼为肝窍,肝脉与目系相连而通于瞳神,所以肝经阴阳失调是为主要机理。同时,七情所犯,最易伤气,由于气机不利,可影响脏腑、器官、组织以及气血、水液等方面的功能活动,表现在眼部可导致眼内气血瘀滞,脉道阻塞;并由于肝病犯脾,脾失健运,使眼内水液排泄困难,因而导致眼压升高。

依据青光眼的病因病机,以及所呈现的症状,张师提出,本病主要由于眼部气血壅滞所致,因此针刺治疗应以疏通气血、宣泄壅滞、清利目窍为目的,鉴于青光眼多由肝气郁滞所致,故以疏肝利水为总则。

(二)验方推陈

1. 取穴

主穴:①新明1、新明2、上健明、目窗、天柱;②翳明、太阳、球后、四白、临泣、风池。

配穴:行间、还睛。

2. 操作 主穴每次取一组,交替轮用。配穴在效不显时加用。新明1、新明2针法:取(0.25~0.30mm)×(25~40mm)之毫针,新明1穴和新明2穴针法参见前述。二穴均用中等刺激每分钟捻转80次左右。余穴均0.25mm×(25~40)mm之毫针,上健明、球后进针25~30mm,得气即可,刺激宜轻,不宜做提插捻转,防止出血;太阳穴直刺进针;目窗、临泣穴,沿皮向后平刺至帽状腱膜中,以触及骨膜感觉疼痛为好;风池穴、翳明穴及天柱穴向正视瞳孔方向刺入,用徐入徐出的导气手法,使针感向前额或眼区放散。还睛穴,直刺至出现酸胀感为度;行间穴进针后,针芒朝向踝部,然后采用提插加小幅度捻转法,使针感明显,刺激宜重,运针半分钟。针后双侧新明1、目窗(或临泣)穴各为一对,分别连接电针仪,连续波,频率4Hz,强度以患者可耐受为宜,通电30分钟,每周2次。

[病案举例]

沙某,男,62岁,于2007年3月31日初诊。

主诉:双眼视物模糊,视野缩窄伴头部胀痛6年。

现病史:6年前,因头痛、目胀、视物昏花经某专科医院确诊为慢性开角型青光眼。用美开朗等多种药物治疗,难以控制症状,眼压始终保持在23~28mmHg,视野进行性损害明显。因其夫人在张师处治疗,经介绍前来试治。检查:双眼眼压分别为25mmHg(左)和27mmHg(右),视野:双鼻侧视野缩小,且向心性缩窄。C/D比为0.8。诊断:慢性开角型青光眼。

治疗用上方主穴,二组交替轮用。每周针灸治疗2次,治疗不久该患者头痛、目胀均有所缓解,鼓励他坚持继续治疗2个疗程,视物模糊也有好转。根据张师要求,除了经常测眼压外,每3个月做视野检查1次。一年后,临床症状消失,眼压一直维持在16~19mmHg,视野不断改善。患者信心十足,考虑停用西药,张师建议将所用药物由2种逐步减为1种,眼压依旧稳定,针治3年半后完全停用药物。针刺治疗从第三年起也改为每周治疗1次,为维持疗效,加用耳穴:眼、目1、目2、肝、肾、神门、耳中。用王不留行子贴压,每次取一侧耳,两侧交替。嘱其自行按压,每天3次,每次每穴按压1分钟。至今已

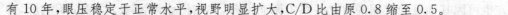

有10年,眼压稳定于正常水平,视野明显扩大,C/D比由原0.8缩至0.5。

按语:本例为诸多开角型青光眼患者中,坚持治疗最长的一例。至少表明以下几点:一是针灸不仅对眼压的改善有效,而且对其他相关指标的改善也有效;二是在各种症状体征改善之后,停用药物而单以针灸治疗也是有可能的,当然,必须慎重,宜不断检测各项指标,而且仅适用于长期坚持的患者;三是,对本病患者,针灸治疗要求能长期坚持,为了使之能坚持,延长针刺的间隔时间,并采用耳穴贴压等法来维持疗效应该是一种行之有效的方法。

(三) 经验体会

1. 张师在长期临床实践中发现,针刺法主要适用于原发性开角型青光眼,以对正常眼压(低眼压性)青光眼疗效最佳,而这类青光眼现代医学治疗手段较少,预后也较差,针刺可作为首选之法。其次,针刺对青睫综合征疗效也佳。青睫综合征即青光眼睫状体炎综合征,其确切病因不明,可反复发作,实践中发现针刺对降低眼压、控制睫状体炎症有着较明显的效果。据张师体会,对于慢性闭角型青光眼和其他类型的继发青光眼,针刺可以作为一种辅助治疗方法,用以改善证候。曾经治疗一位日本大学教师,系网脱术后引起的继发性青光眼,以眼压增高、眼球疼痛、阅读和使用电脑稍久即引发视物模糊不能坚持等症状为主,经日本多家眼科医院治疗未能得到有效控制,经介绍专程从日本京都来沪就治。经用针刺治疗2周(每周3次),眼压控制在正常范围(配合用原来的降眼压药物),疼痛症状消失,阅读及应用电脑时间延长。之后,每逢假期,均坚持来沪治疗2周～1个月,至今已近10年。症情稳定,能胜任教学工作,在日本例行的眼科检查提示:视野损害逐渐有所好转,这一点让日本眼科医生们称奇。

2. 处方中,除选用治疗眼疾的效穴新明1、新明2外,风池、目窗、临泣为足少阳胆经之穴,具有清火明目功效;针足厥阴肝经之荥火行间穴,可使上逆之肝气下行,以利降低眼压;天柱,属足太阳经,足太阳之脉"入项连目系",疏通眼部经气;局部取上健明、四白穴,疏调目系,行气活血降压;经外穴还睛穴,和经穴行间均是明目降低眼压的验穴。特别是行间穴,有关降眼压的文献资料颇多。在实际应用时,为操作方便,在降眼压穴上,张师以选用头眼部穴为主,以风池、目窗、太阳、临泣为重点。但张师验证发现,行间对闭角型青光眼有较为明显效果。

3. 传统的针刺方法治疗青光眼,其相关机制值得进一步研究探讨。但是要获得较满意疗效,应该注意以下几点:

(1) 早期治疗:争取本病的早期针灸治疗十分重要,往往能取得事半功倍的效果。一般来说,病程越短,疗效越好。早期针灸干预,再加上患者的积极配合,多可在较短时间内控制眼压,眼部症状也会明显改善。

(2) 针药结合:青光眼属于症情较复杂的难治性眼病。一般情况下,针灸治疗应当配合药物治疗,以提高疗效。在治疗过程中,不可骤然停用药物也不可在取效后停用针灸治疗。当然,恢复针药结合后,仍可提高疗效。

(3) 坚持治疗:青光眼的针灸治疗要取得长期稳定的效果,十分关键的一点是坚持治疗。症状控制后,仍需要长期持续治疗,这对病情的稳定至关重要。相当一部分患者,通过坚持长期不间断的治疗,不仅疗效稳定,而且所用药物可逐步减量,有少数患者最后还能做到停用所有的药物,仅用针灸维持疗效。同时针灸次数也可从原每周 2～3 次,减为每周 1 次。

(4)心理调摄:原发性青光眼是眼科重要的身心疾病,患者多数有焦虑、抑郁等不良情绪。目为肝窍,肝主疏泄,具有调畅人体情志和气机的功能,《灵枢·脉度》说:"肝气通于目,肝和则目能辨五色矣"。从经络上看"足厥阴肝经之脉……连目系,上出额;其支者,从目系,下颊里……"肝脉与目系相连而通于瞳神。故对于青光眼患者而言,树立信心,保持乐观精神,积极配合治疗也是极为重要的。1990 年张师曾治疗过一名患者,经针刺后,眼压已回复至正常,恰好日本发生阪神大地震,其留学的女儿 3 天无音信,她一急,眼压立即增至 30mmHg,后来得知女儿安然无恙,经针刺后,眼压又恢复至正常。

附:穴位说明

新明 1:位于耳垂后皮肤皱折之中点,相当于翳风穴前上 5 分。

新明 2:眉稍上 1 寸旁开 5 分。

上健明:在睛明穴上约 5 分。

上睛明:眼内眦角上约 0.2 寸,眶上缘内方。当睛明穴上方约 2 分。

下睛明:在睛明穴下约 2 分。

上天柱:天柱穴上 5 分。

正光 1:眶上缘外 3/4 与内 1/4 交界处。

正光 2:眶上缘外 1/4 与内 3/4 交界处。

还睛穴:位于上臂三角肌端前沿,臂臑穴前 5 分处。

球后:在面部,当眶下缘外 1/4 与内 3/4 交界处。

上明:在额部,眉弓中点,眶上缘下。

鱼腰:在额部,瞳孔直上,眉毛中。

(刘坚　徐红整理)

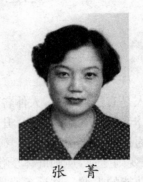

张 菁

张 菁

女，上海市人，1945 年 10 月 24 日出生。上海市徐汇区大华医院中医肝科主任，兼中医科主任，主任医师。上海中医药大学兼职教授，上海市中医感染病分会副主委。1968 年毕业于上海中医学院，1985 年起跟师国医大师颜德馨教授及名老中医顾丕荣主任。1993 年享受国务院特殊津贴，2017 年评为上海市名中医，为上海市第十一届、十二届人大代表，全国三八红旗手，上海市十大优秀职业女性，上海市劳动模范。上海市中医特色专科及优势专科学科带头人。上海市名中医药专家学术经验研究工作室导师，上海市基层名老中医药专家研究工作室导师，带领团队完成上海市中医药发展办公室重大课题一项，上海市中医科技进步二等奖一项，全国优秀发明『金质奖』一项。从事中医肝科临床医、教、研工作已逾 40 年，临床上善于中药治疗慢性肝炎及肝硬化、顽固性黄疸、肝癌手术后抗复发，防转移和肝科其他疑难病。发表论文 40 余篇，专著 2 部（合作出版），获专利一项。市科委课题七项，上海市中医药发展办公室重大课题一项，上海市中医科技进步二等奖一项，全国优秀发明『金质奖』一项。曾获上海市科技进步三等奖两项，上海市中医科技进步二等奖一项，全国优秀发明『金质奖』一项。

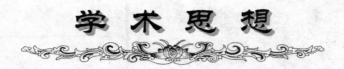

学术思想

一、治肝不忘整体调节

人是有机的整体，人体各种功能的发挥需要各个脏腑器官的协调。张菁教授认为，肝乃人体诸脏器气化之枢纽，升降功能之轴心。肝主疏泄，其疏泄之道，便是肝的气化之道。主要通过气街-经络将肝之气血疏注于各脏，以保证各脏的功能正常。毒邪伏肝，肝气必变，内变则生逆，逆则肝体受伤，疏泄无权，涉及上焦如雾，中焦如沤，下焦如渎及多脏腑多层次功能的失调。临诊务必辨别病机，辨清病性，判断病位及传变趋向，融合三焦辨证、卫气营血辨证、脏腑气血辨证形成完善的肝病诊治体系。根据四时、五脏、阴阳、气血的变化灵活化裁。其制方之理，一要药到病所；二要托邪外出；三要固护正气。采用全方位的调控方式，重视机体内环境的整体调节。

五脏惟肝最刚，藏血液，性条达，以疏泄为顺，五行为木，具有发生长养之机。肝为曲直之脏，一有怫郁则木不曲直，其性怒张，不可复制，且火旺克金，木横中土……波及他脏。《素问·玉机真藏论》曰："五脏相通，移皆有次，五脏有病，则传其所胜"，中医的整体观"既病防变"是防治肝病的优势途径，紧扣虚实、气血、阴阳、五脏生克制化的综合治疗思路。

脾属土，受制于肝木，水谷精微充足，气血运化有源，肝得濡养而利于疏泄；土得木运则不至于土衰木萎。

肝体阴而用阳，"肝为刚脏"，乃指肝之"用"，治不得法，体用交亏，延久难复。肝属乙木，肾属癸水，其径为足厥阴、少阴，二者"乙癸同源"，子母相关。《脉经》云："肝病传脾，脾当传肾"，补肾当分清阴阳，肾精肝血，一荣俱荣，一损俱损，休戚相关。精生血，血生精。其均化源于脾胃运化水谷精微；脾为四运之轴，阴阳之机，从中调治则五脏俱安。肝为刚脏，之所以能宁谧不妄，必以柔济之乃安；全赖肾水以涵之，血液以濡之，肺金清肃之令以平之，中宫敦阜之土气以育之。肝郁气滞，久病入络，当缓攻通络，推陈致新，共奏"滋其化源"之谐音。张菁教授告诫：治疗肝病要审察证候、舌苔、脉象、个体特质。"明乎其伏匿之地，洞悉其传变之经，预知其气化之变，则可以知常达变"。

张菁教授重视"人与天地相参"，四季的阴阳之气在消长中承接，循环往复；人体的阴阳变化随着自然界的运动变化而发生相应的变化。自然界有春生、夏长、秋收、冬藏的生化规律，人体的脏腑气血阴阳均发生相应的生理变化。"五脏应四时，各有收受。"

这种人与自然的和谐是维持人体健康的根本保证。邪毒内伏，每于逢春，肝功能异常。因春气通于肝，木性以升发为本，邪随春阳蠢动。伏气温病的病机，乃人不能顺应自然，而致阴阳失调，时邪触发，内外相应，肝属风木，同气相求，气升太过，引动心火，木火相煽，心肝火旺，下吸肾水，加重病情。伏邪蛰于精亏之体，"阳邪之至，害必归阴"，临床常选

《温病条辨》青蒿鳖甲汤，与黛蛤散二方相合，佐以介类潜藏。重用清透之品，诱导深伏之邪热从里而出。吴瑭自释为："此方有先入后出之妙，青蒿不能直入阴分，有鳖甲领之入也；鳖甲不能独出阳分，有青蒿领之出也。"全方甘寒达热，辛凉透邪，佐金平木，滋阴潜阳，助其透达，极尽功效。至于大苦大寒之品，恐遏其生机，闭其出路，故因慎之。然肝者风木之脏，凌晨1～3时乃肝经主时，清晨又为肝木生发之时。"人卧血归于肝"，若起居无常，肝失濡养，疏泄无权，气机逆乱，百病丛生。结合四时、五脏、阴阳，起居有常，供天时之助，阴阳自和，颇有裨益。故顺应自然，依时摄养，为预防、诊断和治疗开拓思路。

二、温振阳气，谨防冰伏伤正

肝为刚脏，内寄相火；肝阴肝血为本，肝气肝阳为用。肝阴肝血虽多不足之证，肝气肝阳亦有用怯之时。《商注金匮要略》："肝以阳气为贵，木得春而枝叶融和，性情舒畅之理也。"张菁教授察觉在肝炎、肝硬化、肝癌的病程中，肝气虚，肝阳损并非少见，症状可见肝区隐痛或胀痛绵绵，劳累则加剧，面色黧黑，口不渴饮，恺恺不乐，甚或畏寒肢冷、便软、苔白润、脉细弱无力，并常与脾气弱，脾阳虚同见。临床往往侧重于清肝解毒，凉血活血之治，常法不遂其机。《黄元御医学全书·四圣心源·厥阴风木》云："盖厥阴肝木，生于肾水而长于脾土，水土温和，则肝木发荣，木静而风恬；水寒土湿，不能生长木气，则木郁而风生。"

张介宾谓："人身难得者是阳，易失者亦是阳""阳动而散，故化气，阴静则凝"。湿为阴邪，其性重浊黏腻，损伤阳气，阻碍气机。惟取其阴而不鼓动阴中之阳则厥阴肝血内结，秽浊凝聚，邪机冰伏不出。肝藏血，调血功能及水津代谢失常，胶结不化，引发肝之络脉，内外血行不畅，久而不除为瘀为毒。《医宗己任编》："肝藏血，血少则肝叶硬。"张菁教授认为，一味清介，阳气渐衰而不运，无力振奋以祛邪。湿性黏腻，缠绵难祛，最易遏气损阳。欲化其湿，必先温阳。在生理情况下，阳气是生命的动力；在病理情况下，又为抗邪之活力。创制"和阳解凝"治则，着眼于温补和宣通阳气，枢机运转，得遂其生发之性，有利于全身气机和血行的流畅。她善用外科治疗阴疽的"阳和汤"方义，温阳补血，散寒通滞，以求"离照当空，阴霾消散"之效。以此医理，延伸到慢性肝病伴不同程度肝硬化及肝癌术后引起的顽固性黄疸的治疗，是其临诊的一大特色。据证凭脉，权衡阴阳、气血之不足，分清主次，阴阳双顾，寓温阳于益阴之中，这是治疗的关键所在。

三、"浊毒伏络"引发肝病

伏邪是一种潜在的致病因素。人体感受邪气，未能及时清除，则邪气留恋，潜伏于人体正虚之处，慢慢耗损正气，伺时而发，待机而行，即谓之"伏邪"。《素问·生气通天论》述："冬伤于寒，春必病温。"正气在伏邪发病过程中举足轻重。邪踞膜原，如鸟栖巢，如兽藏穴，有恃无恐……及其发也，邪毒渐张。张菁教授发现慢性乙型肝炎的发病与"伏邪"理论，有类同之处。慢性肝病起因于瘟疫秽浊，盘踞膜原，正邪交争，"疫毒内伏"，结成巢穴，病位在肝体，邪伏部位为脏腑络脉。乙肝病毒的潜伏，发病与伏邪学说十分相似，现代医学认为乙肝病毒侵入人体以后，必须潜伏在合适的部位，并达到一定的数量及毒力，足以破坏人体使之出现肝功能异常及肝脏实质性损伤才会发病。

乙肝病毒兼有湿热双重性，性似湿邪的一面伤阳耗气，似热邪的一面伤阴耗血，故可导致气虚、脾阳虚、肾阳虚等病症；又可导致血虚、肝阴虚、肾阴虚等病证。寒热错杂，虚实互见，病机繁杂。湿邪积久为浊；热邪郁久为毒，浊毒既是病理产物，又是致病因素。"浊毒伏络"乃发病之关键。以慢性乙型肝炎的发病过程与"伏邪"理念有异曲同工之处为突破口，寻求辨证论治之道。

（一）客邪贵乎早逐

膜原为藏邪之所，为病邪之巢穴。病邪在膜原安营扎寨，滋生蔓延，成为伏邪疾病缠绵难愈之基，又称为"宿根"。肝为藏血之脏，败瘀凝痰深伏，日久营卫失调，气血津液生化不足，浊毒久留，伏藏肝脏，经络之气无力托邪外出。此与先天之禀赋、遗于父母之伏毒及后天脏腑失调相关。"伏而不发，发而邪清"，应给邪以出路，邪盛而正不衰，正邪相争激烈，此时邪出其巢穴，应顺势开门，逐盗祛邪外出，尽除其根。宗吴又可倡导的"逐邪为第一方义"，欲病救萌，截断扭转伏邪于未发欲发之时，降低其伏匿之潜能至关重要，是控制病情演进，尽除病根，改善预后的关键。

选"新加达原饮"方义：槟榔能消能磨，除伏邪之疏利之要药；厚朴破戾气之所结；草果辛烈气雄，除伏邪之盘踞。三味协力直达其巢穴，即"膜原"。冀邪气溃败，速离膜原，是以为达原也。加入青黛、生石膏清热解毒；赤芍凉血养血；乳香、白芷外达潜伏之邪；柴胡、黄芩和解少阳表里。协同升降散芳香透泄，宣上导下，全方具有清热凉血、解毒透邪之功效。

（二）审时度势，先后有序，标本兼顾

伏邪致病有特殊的病因、特殊的发病形式及演变规律，《医门棒喝》描写伏邪有自我积聚的特征，正气虚弱，邪毒内伏，匿藏待发，"如烟之渐熏，水之渐积""清之易伏，泻而复聚"，犹如抽丝剥茧，难取速效。治则以透达为上，清则次之，骤清之反易伏，透达之反渐开，欲清之则先应透之。治不得法，邪正混处病情迁移难愈。伏邪的本质是正虚邪恋，正虚是以脾为中心的肝、脾、肾三脏功能亏虚及失调；邪恋乃指外感温热病毒与内生之瘀浊，同气相求，合而为病。经年累月若失治、误治，浊毒留着，气血俱伤，其化为败瘀凝痰，伏于肝络。"浊毒伏络"贯穿乙肝整个病程，伏静而不动，深匿其穴。邪气时伏时动留恋不去，病情反复，若纯以扶正恐助其邪，单予祛邪怕伤其正，故应攻补兼施。既要化浊透邪，又要扶助正气。以五脏生克制约，脏腑相通一体；结合季节气候的变化综合调治。逐邪务尽而勿伤其正，养正达邪而勿养痈遗患，以放邪出路为要务，切勿"闭门打狗"，着眼于正虚邪实之变。"正气要保护，攻击宜详审"乃丹溪之垂训。

张菁教授述："浊毒伏络"，临床每见证候交叉复合，表里寒热虚实错杂。若想从一法一方着手，以常法处方，往往顾此失彼，难以逆转病势；而复法组方则可以集数法于一方，熔攻补于一炉，兼顾主次，各个击破。方宜大而不杂，故复法大方是治疗慢性乙型肝炎的用方思路。

（三）固本清源，邪去正复，尽除病根

中医视人体为一小天地，追求天人相应，《道德经》："致中和，天地位焉，万物育焉"，气血阴阳为之适应伏邪，固有的均衡状态偏仄，正虚邪陷，伏邪害正，邪伏脏损。发病过程中若根治不彻底，则邪不透尽；如未透尽，继续留于体内，暗耗正气并形成恶性循环直到正气耗尽。不仅使病情迁移难愈,而且易于复发,难以根除。若久治不愈则浊瘀久聚成癥,演变为肝硬化、肝癌。

张菁教授探讨以"固本清源"理论为指导,主张扶正与祛邪相结合,辨病与辨证相结合,灵活变通,攻补有度的治疗理论和用药方法。"固本"之说源自"深根固本",意即让根基牢固而不动摇;"清源"之说自"正本清源",意即从源头上解决问题,要想树林长得茂盛,必须稳固根本,因为根深方能叶茂;要想水流潺潺,经久不息,必须疏通源头,源远才能流长。

"天地之气,万物之源也;伏邪之气,疾病之源也"。遗邪内伏后又复发,"浊毒伏络"之宿根尚未被完全清除。起因于湿浊瘀毒凝聚于肝,肝胆疏泄不利,无力祛邪外出。肝病的发病过程与伏邪致病极为相似,即病情平稳→活动→缓解→再活动→再缓解。伏邪潜匿,为乙肝病毒繁衍营造了生长环境,故缠绵难治,迁移不休。"清源"即"祛邪清源",伏邪乃肝病复发之夙根。根据个体差异及不同治疗阶段,虚不单补,实不妄攻,权衡邪正虚实,阴阳气血并行。立足于养肝之体,清肝之毒,通肝之络,把握传变趋向,引内潜之伏邪向外搏发。叶天士指出"邪伏支络,往往疾病荏苒"。络病日深,血液胶凝之沉疴痼疾,络脉久痹则非一般辛温之品所能奏效。张菁教授秉承吴又可创制"三甲散"之方义,培补肝肾、滋养精血,佐以虫类灵动之品。搜邪通络,破其巢穴,顺势逐寇,以彻病根。

"固本"即"扶正固本",肝病起因于禀赋不足、正气虚弱及先天伏毒,发病时已正气耗伤日久,"伏邪乃因虚而伏",阴阳失衡,脏腑不和,经脉气血受阻。整个过程呈虚实互见,寒热错杂,脏腑阴阳气血均遭受不同程度的损伤,只是因个体差异而各有偏重而已。"谨察阴阳所在而调之,以平为期",达到脏腑气血等人体内环境的和谐。"和谐"是维持生命的手段,人体正常的免疫调节建立在阴阳平衡的基础上。源于"致中和"的学术观点:天人相应,纠偏致和,恪守中道。察邪正之消长而调其盈虚,权衡阴阳气血之不足,分清主次,攻补相济,开合相因,升降并用为法,鼓舞正气最终恢复"阴平阳秘"的健康状态。

张菁教授体会:"固本"与"清源"既可独立应用又是相互依存、相互促进、互根互用的辩证关系。辩因析源,辨病识本,审时度势,把握尺度,乃诊治肝病的要诀。

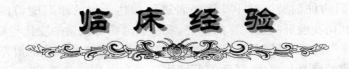

临床经验

一、柔肝健脾滋肾搜邪法治疗早期肝硬化

(一)病机——肝脾肾三脏功能失调

慢性乙型肝炎属中医"胁痛""黄疸""虚劳""积聚"等范畴,根据临床证候和病程转归,认为疾病的发生是由正气先虚而后邪气踞之,聚痰酿毒相互搏结而成。病邪羁留日久,邪

瘀互凝肝络,正气亏乏殊甚,而呈虚实相兼。《丹溪心法》:"有诸内,必形诸外",《灵枢·本藏》:"视其外应,必知其内脏则知所病矣"。故见面色黧黑、腹胀便溏、腰酸耳鸣、胁痛衄血等一派肝郁脾虚,肾精亏损,脉络瘀阻之征象。张菁教授根据中医理论及自己的临床体会,认为肝病延久不愈,当责之于肝、脾、肾三脏功能失调。"肝病传脾,脾当传肾"。其均化源于脾胃运化水谷精微;脾为四运之轴,阴阳之机,从中调治则五脏俱安。

(二) 验方——"肝复宁"

慢性乙型肝炎由于乙肝病毒的生物特性和机体免疫应答失常,从而引起机体不能有效地清除病毒并造成自身免疫病理反应,使慢性肝损害呈持续性和进行性地进展。用药物恢复机体的免疫功能,抑制病毒复制是治疗的关键。由于西药抗病毒存在一定的局限性及不良反应,从而不能有效清除病毒。中医学注重机体内环境的整体调整,正常的免疫调节建立在阴阳协调的基础上才能完成。针对疾病过程中的邪正矛盾和阴阳失调,张菁教授根据"五脏相关,亢害承制"之旨,纠偏求本,肝为刚脏,邪耗肝阴,瘀凝肝络,穷必及肾,防其传中,故肝脾肾三脏同治。基于一贯煎、柴芍六君子汤、三甲散研制"经验方",选柴胡、茯苓、苍术、白术等调理中州,顾后天之本;生地、枸杞子、北沙参等滋补肝肾,培精血之源;投穿山甲、鳖甲、白僵蚕、土鳖虫等搜邪通络药,出阴入阳,松透病根。肝病日久,正气虚弱,阴血干枯,感受疫邪,不能托邪外达,正虚邪实,主客相搏,擅用"三甲散"损益调治,诸法难效之证,取得理想效验。

运用现代医学的实验室方法评估中药的疗效,开展动物模型进行血清病毒和肝脏病理的对照研究,结果证实该复方是有效的乙肝病毒抑制剂(与临床疗效相一致)。病理学也显示其对乙肝病毒阳性动物的肝脏病变有治疗效果,能改善肝功能,使肝细胞得到不同程度的修复。张教授研制的"经验方"通过柔肝、健脾、滋肾调整脏腑功能,恢复阴阳平衡。"阴平阳秘,精神乃治",正常的免疫反应建立在阴阳平衡的基础上,为祛邪安正,树立坚实的屏障,使机体发挥正常的御邪和蠲邪的功能,并依靠自身的作用来战胜病邪,从而达到抑制病毒的作用,恰恰发挥了中医独特的优势,符合"正气存内,邪不可干"的基本论述,反复实践证明这是一条有助于延缓肝脏慢性化病变的有效途径。

张教授对经验方不断充实与筛选,选用龟甲配伍鹿角,龟甲以补心、补肾、补血以养阴;鹿角以补命、补精、补气以养阳,两药同用,善通任督,阴阳精气互补。参以地龙干、全蝎、蜈蚣平息内风,疏通肝络,搜尽厥阴伏邪。自订中药复方"肝复宁",已列为院内制剂,加工成糖浆、冲剂两种剂型。对 100 例患者进行长达十年的跟踪随访,定期监测,结合B超、CT检查,利用我院肝病血清库的优势,观察血清病毒载量的变化与临床转归的相关性。证实"肝复宁"能控制及降低乙肝病毒的复制水平,使缺血缺氧的肝细胞代谢障碍减轻,有利于肝细胞的修复与再生,从而使肝细胞坏死和炎症活动得到一定程度的控制,抑制纤维组织增生,从而延缓及阻断肝脏慢性化病变的倾向,所以无论在证候表现、肝脾体征均有改善,这是一条值得继续探索的治疗途径。"肝复宁"曾获得上海市科技进步"三等奖"及全国创造发明"金质奖"。

[病案举例]

孙某,女,32 岁。初诊 2009 年 7 月 5 日。

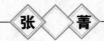

主诉：患乙肝 8 年。

现病史：有乙肝史 8 年，近二年形瘦纳少，悒悒不乐，肝区刺痛，偶有齿衄，经久不愈。肝功能反复不正常，月经数月一行，少腹胀坠，经色暗黑，质稠难下；双侧乳房小叶增生，右侧甲状腺结节(1mm×1.5mm)，症见面色黧黑，消瘦，舌质暗红，边有瘀紫斑点，苔白腻，总胆红素(TB)36.8μmol/L，谷丙转氨酶(ALT)182U/L，谷草转氨酶(AST)108U/L，谷氨酰转肽酶(GGT)144U/L，白蛋白／球蛋白28.5/36(0.77/1)，在当地医院接受中西医结合治疗，予以中药清热解毒，降酶保肝；配合西药(贺谱丁)抗病毒治疗，屡治不效。西医诊断：慢性乙型肝炎伴早期肝硬化。中医辨证：属肝郁脾虚，正虚邪恋之证，以补肝汤合柴芍六君子汤等方义，运脾升清，养血濡肝。

处方：柴胡9g，当归9g，川芎9g，赤芍9g，茵陈12g，炒山栀9g，豆豉9g，木瓜9g，炒枣仁9g，茯苓9g，苍术9g，佛手9g，丹参10g，枳壳6g，郁金9g，20帖。

二诊：药后脾醒胃和，纳馨苔化，肝区隐痛得减。唯感口燥咽干，面部潮热，心烦易怒，大便干结，舌质暗红少津，中有裂纹，脉细弦。属肝肾亏损，瘀血阻络之证。拟滋肾以养肝，佐以消瘀以和络，予血肉有情之品以养之，滋水以涵之。投以三甲复脉汤，三甲散加减，养肝滋肾，软坚散积，搜邪通络治之。

处方：炙生地10g，山药10g，山萸肉10g，当归10g，苍术6g，柴胡9g，炒白芍9g，茯苓9g，炙鳖甲15g，煅牡蛎30g，阿胶烊化6g，炙龟甲12g，土鳖虫9g，穿山甲9g，火麻仁10g，佛手片9g，鳖甲煎丸包煎9g，服药2个月。

三诊：药后，颇觉舒适，口干咽燥向愈，腑行正常，舌边瘀点稍淡，衄血已止，黄疸退净。脾胃运化已得好转，白蛋白／球蛋白32.5/28。嘱咐患者将上方制丸与煎剂交替服用，续服2个月，徐徐调养，以求巩固疗效。

四诊：前方肝肾同治，精血互补，肝肾协调。经候如期，色鲜量中，面色红润，B超复查：肝表面欠光滑，未见异常增生结节，脾稍大。治疗前乳房小叶增生，呈小岛样改变已渐渐消散，甲状腺结节变小变软。患者在外地工作，来沪不便，方药合度，仍宗原意出入，冀得巩固。加资生丸10g(每日口服)，定期来沪复诊，随访至今，病情日趋好转。

按语：张菁教授诊治肝病，注重整体调节，肝、脾、肾三脏同治。肝为刚脏，拟柔拟补；脾为柔脏，拟温拟燥。邪毒内伏，肝阴耗损，久用苦寒之品，气血乏生化之源。当肝脾同治，刚柔并进，补泻兼施。补脾不如健脾；健脾不如运脾。张教授斟酌使用苍术，运脾醒脾，制约纠偏，助振中州，谷安精生，化源不竭。治疗肝病，不在朝夕，宜缓图取效，顽疾久病，不易速愈，一旦辨证明确，就要守法守方，多服才能见效，杂药乱投，必难收功。"五脏之真，惟肾为根"，大剂补肾以养肝；佐以化瘀以和络，复方图治。天人相应，经络所循，疾病所及。肝、乳房、甲状腺、子宫正是足厥阴肝经在体内循行所过之处，肝经郁滞，即有痰浊聚踞之虞。宗经之旨："五脏元真通畅，人即安和"，搜尽厥阴伏邪，疏浚清瘀，肝气血旺盛，经气条畅，阴阳自和，正胜邪却。"肝为血海，又当冲脉"，任脉通，太冲脉盛，月事以时下；瘀去癥消，乳房小叶增生及甲状腺结节明显缩小，调治年余，随访至今，体力恢复，肝功能持续正常，遂使病情日趋稳定。

二、和阳解凝法论治顽固性黄疸

（一）病机

顽固性黄疸起因于肝炎伴有不同程度肝硬化的病程中，肝细胞坏死和进行性炎症活动，胆汁生成障碍，分泌障碍或流动障碍所导致的胆汁无法正常流入十二指肠而反流入血液循环中的一种病理状态。随着病情的进展，可出现高胆红素血证，肝衰竭甚至死亡。病程缠绵，临床出现肝内胆汁郁积，泥沙样结石，硬化性胆管炎，胆道结石等症。施行手术未能根除，石消一时，旋即复发，屡见不鲜，是当今医学攻关的难点，严重影响患者的生存质量。临床往往侧重于清肝利胆，凉血活血之治，屡用苦寒之品戕伤脾肾之阳，必致阳虚阴凝，痹结于肝。

"肝木赖脾土之升，胆木赖胃土和降"，肝以血为体，以气为用。肝病日久，肝失濡养，疏泄无权，肝为风木之脏，性宣发冲和，主动主升；胆属中精之腑，性宣通泄，主降而善升。《东医宝鉴》："肝之余气，泄于胆，聚而成精。"肝脏精气充盛，则胆汁化生有源；肝气疏泄有度，胆腑通降正常。

张菁教授侍诊国医大师颜德馨时，颜老治疑难病时尝云："阳气不到之处，即湿浊阴凝之所"，阳气痹阻或阳气衰惫，肝失疏泄之机，血涩成瘀，络脉不通，着眼于温补和宣通阳气，秉承"阳气斡旋以消阴霾"之旨，温阳调血，"从肝治胆"乃治本之策。

（二）治则：和阳解凝

叶天士谓："气滞痰聚日拥（壅）清阳莫展"，张教授借鉴外科"托法"治疗阴疽的名方"阳和汤"，"阳和"即温振阳气，斡旋气机，和阳解凝之意。

阳和汤载于《外科全生集》一书，由鹿角胶、熟地、炮姜、肉桂、麻黄、白芥子、甘草等药组成。该方取鹿角胶助阳散寒，配以熟地滋阴养血，二者相配，则补阳而不伤阴，补阴而不黏腻；炮姜、肉桂温阳气、通血脉；麻黄、白芥子消痰结、通气滞，合用能使气血宣通；甘草调和诸药。全方气血双通，阴阳互补，为一张攻补兼施之名方。张教授根据其温阳散寒，化瘀祛湿之功，配伍逍遥散、薏苡附子败酱散制定中药复方"肝复康"。治疗顽固性黄疸的关键，是修复肝细胞使其代谢障碍减轻，恢复正常的生理功能。肝气升发疏泄有助于胆腑疏利通降，不致郁滞；胆气和降，有助于肝气升发条达，不致郁遏。肝胆互为表里，彼此协调才能防止病理性胆汁形成及胆汁淤积。基于肝复康方，根据个体辨证，酌情配伍，权衡而用，灵活化裁。

（三）配伍用药

1. 黄芪-当归　重用黄芪以裕生血之源；更用当归益血和营，《内外伤辨惑论》"当归补血汤取黄芪五倍于当归，使阳生阴长，气旺血生"。《别录》："行营气逐恶血。"近期龙华医院中医实验研究报道当归补血汤可以促进血管内皮细胞的修复和再生，张教授认为可能有助于肝细胞的新生与胆管壁炎症的消散。

2. 皂角刺-王不留行子　皂角刺辛散温通，入肝、胃经。王不留行子，苦平，入肝、胃经，《药性本草》："治风毒，通血脉"。二药配伍协同黄芪扶正祛邪，化瘀消癥，延缓胆管壁的纤维化进展。

3. 鸡内金-橘核：鸡内金性味甘,平。入脾、胃、小肠、膀胱经,能消食积。《医学衷中参西录》载："鸡内金,鸡之脾胃也……中有瓷、石、铜、铁皆能消化,其善化瘀积可知……用鸡内金为脏器疗法……不但能消脾胃之积,无论脏腑何处有积,鸡内金皆能消之"。橘核入肝经,理气散结,两药相辅相用,凸显化瘀消癥之功,且能消食健胃,助气血之化生。常用散剂：鸡内金100g,橘核100g(研粉和匀,装入胶囊,每次5粒,一日两次)。

4. 桂枝茯苓丸　由桂枝、茯苓、丹皮、桃仁、赤芍组成。桂枝、芍药,一阴一阳;茯苓、丹皮,一气一血,调其寒湿,扶其正气。"丸者缓也",奏活血化瘀,缓消癥块之效。

（四）体会

张菁教授领衔肝科团队完成"和阳解凝法治疗顽固性黄疸"临床科研,结果表明运用本治则治疗不同病因引起的顽固性黄疸,65%患者总胆红素下降,胆汁排泌受阻的胆汁淤积指标谷氨酰转肽酶(GGT)以及由于肝细胞损伤,由肝脏合成的总胆汁酸(TBA)同步下降;修补肝细胞实质损伤的前白蛋白(PA)及评估肝实质细胞损害的重要指标胆碱酯酶(CHE)的血浓度及活性缓缓上升。说明肝细胞已得到了不同程度的修复。与对照组相比,差异显著($P<0.01$)。对80例患者跟踪治疗三年,定期监测肝脏血清学指标、超声、弹性成像、CT、磁共振,证实本治则能修复肝细胞及胆道排泌的功能,延缓疾病的进展,提高患者的生存质量。本课题研究成果获上海市科技进步"三等奖"及上海市中医科技进步"二等奖"。

[病案举例]

赵某,男,79岁。初诊：2009年8月20日。

现病史：患者于2009年3月11日因"身目发黄2周"在当地医院接受中西医结合治疗,予以中药清热化湿、活血化瘀及消炎利胆片治疗4个月,药效罔然,总胆红素(TB)从190μmol/L升至290μmol/L。2009年7月12日因"黄疸伴反复发热(38～39℃)7天"入住我院外科,查总胆红素(TB)298.6μmol/L,直接胆红素(DB)172.6μmol/L,丙氨酸氨基转移酶(ALT)34U/L,天冬氨酸氨基转移酶(AST)72U/L,谷氨酰转肽酶(GGT)243U/L,白蛋白/球蛋白(A/G)18.9/34.8。血常规：白细胞(WBC)9.9×10^9/L,中性粒细胞(N)79.1%。予以西药消炎保肝等保守治疗。内镜逆行胰胆管造影示(8月4日)：胆总管扩张达3cm,内充满多枚2～3cm大小不等结石。症见：面色萎黄、肢体羸瘦,卧床不起;腹胀如鼓,大便旬日未行;舌紫暗、无苔、边有瘀斑,脉沉细无力。体温38.5℃。既往有胆结石、慢性肝病史(2005年已行胆囊切除术)。

西医诊断：阻塞性黄疸,胆总管多发性结石,右肝管结石伴炎症;中医诊断：黄疸;辨证：肝肾两亏,湿热瘀滞。

治法：滋阴疏肝,和阳解凝,利胆消石。

方用一贯煎合阳和汤、茵陈蒿汤加减。

处方：炙生地黄12g,北沙参20g,枸杞子10g,麦冬10g,当归10g,川楝子10g,鳖甲20g,石见穿30g,虎杖根15g,芒硝^{冲兑}10g,茵陈15g,山栀子10g,制大黄10g,鹿角霜30g,肉桂^{后下}6g,熟附片6g,鳖甲煎丸^{包煎}10g,7剂。

二诊(9月6日)：药后3天,腹部鸣响,频转矢气,初下燥屎数枚,继而溏便盈盆;面部黑色渐淡,目黄;体温下降(37.5～38.0℃)。实验室检查:白细胞(WBC)8.7×10⁹/L,中性粒细胞(N)64.2%,总胆红素(TB)155.1μmol/L,直接胆红素(DB)128.7μmol/L,谷丙转氨酶(ALT)25U/L,谷草转氨酶(AST)57U/L,γ-谷氨酰转肽酶(GGT)139U/L,白蛋白/球蛋白(A/G)26.2/31,凝血时间(PT)19.7s。药症相符,病势终获缓解,守法再进,上方加鸡内金10g、穿山甲9g、海藻10g、碧玉散⁽包煎⁾12g。

三诊(9月29日):发现胆总管结石已成泥沙状。患者大便畅,便中夹有细沙状颗粒,粪色由陶土色转淡黄;体温:37.5℃。实验室检查:总胆红素56.8μmol/L,直接胆红素43.8μmol/L,谷丙转氨酶16U/L,谷草转氨酶31U/L,γ-谷氨酰转肽酶81U/L,白蛋白/球蛋白22.3/27,凝血时间17.2s。病趋平稳,原法增损,前方去熟附片、肉桂,加入生黄芪30g、地龙15g、桂枝6g、归脾丸⁽包煎⁾10g。

四诊(10月8日):上方进30剂,身目色黄已退,面色转华;舌淡润、少苔,脉细弦。老年久病,正气大虚,原法损益,嘱咐患者晨服肾气丸10g,暮服左归丸10g。

五诊(10月25日):嗣后正气渐振,能下床扶杖行走;舌红润、苔薄腻,脉弦。复查总胆红素28.2μmol/L,直接胆红素11.6μmol/L,白蛋白/球蛋白28.9/26,谷丙转氨酶12U/L,谷草转氨酶18U/L,凝血时间15s。病情好转而出院。B超检查示:胆总管无明显扩张,内未见明显结石样回声。

按语:肝内胆管结石、胆总管结石、胆结石为阻塞性黄疸的常见病因,张菁教授临床用药有三个特色。

1. 从肝治胆,固本清源 本案患者有慢性肝病史,肝肾阴阳俱损,疏泄不及,胆中相火乃炽,日久酿成结石,故辨证属肝肾不足兼湿热瘀滞。本病虚实互见,寒热错杂,一味清胆消石,必伤其正,非其正治也。针对脏腑气血不和,治拟滋阴疏肝、和阳解凝为治疗大法,佐以清胆利湿、宣通瘀滞;以一贯煎滋养肝肾,阳和汤宣通阳气、振奋肝阳,茵陈蒿汤清胆利湿。脾肾之阳渐振,肝体得养,枢机运转,郁热透泄,转危为安。标本兼顾,方能奏效。

2. 五脏相关,亢害承制 邪瘀互凝肝络,肝脏阴血难以骤复,依据"五脏相关"之旨,将滋水涵木、清金平木、培土荣木等治则,贯穿于治疗始终。临证不可偏执一方一法,当根据临床兼证,斟酌损益。

3. 审因论治,巧用温补 在慢性肝病、肝硬化、胆汁淤积型肝炎、胆道疾患等病例中,肝气虚、肝阳虚并非少见,并常与脾气弱、脾阳虚同见,治疗当以益气、温阳、补肝、健脾为原则。若对此类患者过用疏肝泄肝,投入大量理气活血、清热解毒之品,必戕伐太过,使虚者更虚。另外,张教授善用经方诊治肝胆之疾,临证屡用桂枝汤、苓桂术甘汤、四逆汤、阳和汤、桂附地黄丸等温振肝脾阳气而获良效。足徵治疗肝胆之疾,不必畏惧附子、桂枝等温药,但求脉证相符,便可对症用方。

近年来又延伸到治疗胆道感染引起的肝脓肿数例,用之临床多见效。

附:阳和汤化裁治疗肝脓肿验案

杨某,男,80岁。2008年7月10日初诊。

主诉:高热5天。

现病史:患者近5天来,出现高热,伴有右上腹疼痛,在外院静滴抗生素及中药治疗

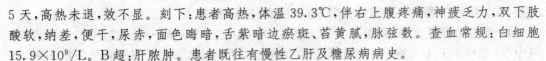

5天,高热未退,效不显。刻下:患者高热,体温39.3℃,伴右上腹疼痛,神疲乏力,双下肢酸软,纳差,便干,尿赤,面色晦暗,舌紫暗边瘀斑、苔黄腻,脉弦数。查血常规:白细胞15.9×10⁹/L。B超:肝脓肿。患者既往有慢性乙肝及糖尿病病史。

西医诊断:肝脓肿。中医诊断:肝痈;辨证:阳虚寒凝,痰浊瘀滞。

治法:和阳解凝,滋阴透热。

方用阳和汤合青蒿鳖甲汤、薏苡附子败酱散加减。

处方:熟地15g,鹿角霜30g,熟附片6g,肉桂3g,白芥子9g,青蒿15g,鳖甲20g,地骨皮10g,知母10g,丹皮12g,白薇10g,红藤30g,败酱草15g。3剂。

二诊(2008年7月13日):患者服药3剂后,热势渐退,体温波动在37～38℃,右上腹疼痛明显好转,大便润畅,舌淡暗、瘀斑渐散、苔薄黄,脉弦。守法再进,上方加穿山甲9g。7剂。

三诊(2008年7月20日):10天后,患者右上腹疼痛明显缓解,二便调,唯感神疲。复查血常规,白细胞5.2×10⁹/L。复查B超:肝损图像伴肝囊肿,肝脓肿恢复期。原法增损,前方去熟附片、肉桂、败酱草,加生黄芪30g,当归10g。嘱咐患者日服左归丸10g。依此法调理2个月,告愈。随访1年未复发,患者脸色红润,神清气爽。

按语: 肝脓肿属中医学"内痈"之范畴,称谓肝痈。中医认为本病多为感受疫毒,或嗜酒肥甘而生热,或肝郁而化火,致火热成毒,瘀滞于肝,使血肉腐败而成内痈。西医着重于消炎、穿刺抽脓,或切开引流。中医治疗侧重于清热解毒,排脓消肿。屡用苦寒之品,脏气闭塞不通,而呈瘀浊内阻,阴阳乖违,寒热错杂的局面,故见面色晦暗少华,舌紫暗有瘀斑、苔黄腻,一派阳虚阴亏、痰浊瘀阻之证候。张教授用阳和汤化裁治之,参以熟地、鳖甲护养营阴;青蒿、地骨皮、白薇,以透泄阴分之伏热。全方共奏推陈致新,固本清源之功。患者服用本方后,脾肾之阳渐振,肝体得养,枢机运转,郁热透泄。张菁教授谓,在慢性肝病、肝硬化等病例中,阳虚寒凝者并非少见,故临诊借鉴"托法"阳和汤治疗阴疽的医理,制订和阳解凝治则,"气血虚者托里补之,阴阳不和托里调之",宣畅气血,激发脏腑恢复正常的生理功能,阳气振奋,促使病邪消散。由是观之,为医者如能洞察症结之所在,对错综复杂之症情,善于分清标本、立法施治、投方遣药,方能切中肯綮,效如桴鼓。

三、固本清源论治肝癌术后抗复发防转移

(一) 对本病的认识

肝癌属于中医学"肝积""癥瘕""积聚"之范畴,"积之成也,正气不足而后邪气踞之"。肝受邪伤,初病在气,久而入络,气滞、血瘀、痰浊、热毒等邪实聚集,复杂多变,导致气血阴阳失调,痰浊湿瘀,相互胶结。"邪之所凑,其气必虚",机体的免疫调节改变自我保护功能,抗击潜在癌细胞的能力下降,日久复发,转移。

乙肝病毒的持续感染导致肝炎后进一步发展为肝硬化是肝细胞恶性转化的土壤,如何用中药干预术后复发,防转移是值得探讨的问题。从中国传统哲学思想和医疗理念中得到启示,"防患于未然""斩尽杀绝"的治疗方针并不能彻底解决问题,"调整机体"和"调变残癌"是必不可少的关键途径。

(二)辨治三要素——宣阳开郁、软坚消癥、祛风搜络

1. 自订中药复方"肝复安" "积之所生,得寒乃生"(《灵枢·百病始生》);"积者,阴气也"(《难经·五十五难》)。气机郁滞为疾病之先导,从无形之气郁发展至气机不畅,气损及阳,推动运化无力,毒邪缠绵不去,无力行血而成瘀,津液停滞不化而生痰生湿,痰浊均与内生癌毒胶结,致使肿瘤形成。故有形的实积是一个渐渐积累,从量变到质变的过程,局部或整体处于"阳化气"不足的状态,其性潜伏隐匿,黏滞不化,早期不易察觉且深藏于内,具有阴的属性。

阳主动,为一身动力之源,气血调流,津液之输布均离不开阳气的温煦,肝失濡养,疏泄失职,气机郁结。张菁教授注重宣阳开郁。她认为气为一切阴质之帅,自订中药复方"肝复安",由升降散、阳和汤、鳖甲煎丸之方义加减组成。升降散取蝉蜕、白僵蚕、片姜黄、酒大黄升清降浊、调和紊乱气血。邪气潜伏的关键是气机不动,升降气机就是让气血流通,准确、恰当地应用"动药"是治疗伏气的要诀。阳和汤温阳补血,散寒通滞;鳖甲煎丸攻补兼施,寒温并用,攻邪不伤正,气畅血行,具癥积内消之功。根据个人特质,辨证分型,于"肝复安"的基础上,酌情加减。

2. 祛风药的应用 张教授根据不同阶段的病情,基于"肝复安",巧用风药。她认为肿瘤常为气血痰湿郁滞所致,而这些病理产物,是导致肝细胞恶性转化的物质基础,具有"复杂多变,易成难祛"的特点。风药能通过助肾之气化、脾之运化,肺之宣肃等功能,达到布津行血的目的,取"治痰先治气,气顺则一身之痰消矣"之意;且风药的升宣、透达作用能防补阳、补气不当而生火邪之弊,取"火郁发之"之意。风药还能防止滋阴补血、血肉有情之品过于滋腻阻碍脾胃运化。再次,风药的升散、行窜等特性,既能宣畅气机,又能活血通络,"内风暗旋"又与肿瘤的复发、转移密切相关。可见,风药不仅能有效祛除气郁、痰浊、湿邪、瘀血等病理产物,又能调节气机,鼓舞正气,祛除内生邪风,平衡气血阴阳。在预防肝癌术后复发、转移方面,根据"见肝之病,知肝传脾,当先实脾"的医理,利用风药"引经报使"、"善行数变"之特性,以与肿瘤细胞易扩散、易转移的生物学行为相契合为原则,发挥用药"行经入络"的功能,起到有效预防,定向清除的作用。

西医侧重于疾病局部的治疗,中医注重整体调节,权衡邪正虚实,五脏生克制化,阴阳气血并行,恢复机体免疫调节功能,扶助正气。伏邪溃退,微邪遗留,或伏邪小有复发,即用缓方,平治复症,平其亢厉,"固本清源,剿抚兼施",使伏气病邪渐消渐化,从而铲除残余肿瘤细胞赖以生存的根基,达到"清源"的目的。适度把握攻补法度,"攻不伤正,补不助癌"诱导即将恶化的肝细胞"改邪归正",是患者长期生存的关键。本研究成果获上海市中西医结合科技进步"三等奖"。

(三)辨证论治

肝郁脾虚型:加柴胡、佛手、苍术、乌梅疏肝运脾。

肝肾亏损型:加女贞子、淫羊藿、菟丝子、小茴香益肾温督,滋养精血。

脉络瘀阻型:加穿山甲、露蜂房、牡蛎等,入络搜邪。

虚风内动型:加全蝎、蜈蚣、地龙干。

(四)用药心得

重在辨证,药对配伍,恰当施治。

麻黄:性辛温,入肺、膀胱经,发表宣肺,《本经》:"破癥坚积聚"。

桂枝:性辛、甘、温。入心、肺、膀胱经。温通经脉,通阳化气。

荆芥:性辛温,入肺、肝经,辛散透发,"偏入血分,旺盛血行"。

防风:性辛、甘、微温,入膀胱、肝、脾经,"祛风胜湿,以升脾阳"。

细辛:性辛温,入心、肺、肝、肾经。发散风寒,祛风止痛,温肺化饮。

白芷:性辛温,入肺、胃经,祛风化浊,温燥寒湿,消肿溃脓。

威灵仙:味辛咸温,《本草图解》:"搜逐诸风,宣通五脏,消痰水,破坚积"。《本草正义》:"威灵仙,以走窜消克为能事,积湿停痰,血凝气滞,诸实宜之"。《本草备要》:"宣通五脏,通行十二经络"。

葛根:性甘、辛、平,入脾、胃经,《用药法象》:"其气轻浮,鼓舞胃气上行",《珍珠囊》:"升阳生津"。

升麻-柴胡:李东垣云:"引脾胃中阳气行于阳道及诸经,生发阴阳之气,以滋春天之和也"。升麻《本草纲目》:"消斑疹,行瘀血"。

羌活-独活:鼓舞肾气,蒸腾肾精。

僵蚕-蝉蜕:祛外风。僵蚕,性咸、辛、平,入肝、肺经,祛风定惊,化痰散结。蝉蜕,性甘寒。入肺、肝经,祛外风,又能息内风,宣散风热。

全蝎-蜈蚣、地龙:平息内风。蜈蚣辛温,"走窜之力最速,内而脏腑,外而经络",凡气血凝聚之处,皆能开之。全蝎"走脏腑,行经络",为蜈蚣之伍药,平息内风,搜剔肝络中胶结之痰,以于"搜剔络中混处之邪"之功。地龙性咸、寒,入胃、脾、肝、肾经,咸寒降泄,又善走窜,清热息风,通络。三药配伍主治"内风暗旋"。

[病案举例]

陈某,女,64岁,初诊2009年7月5日。

主诉:肝炎后肝硬化15年。

现病史:患者肝炎后肝硬化15年,家中有肝癌家属聚集史,父亲、二兄皆因肝癌过世。2009年5月,体检发现甲胎蛋白升高1400U/L,B超:肝左叶顶异常密度阴影3cm,2009年5月12日在某医院施行肝左叶切除术,Ⅱ段3.5cm×3.0cm×3.0cm。诊断"原发性肝癌",手术病理:肝细胞癌。症见:面色灰滞,双目肌肤黯黄,肝区刺痛,中脘作胀,舌暗苔垢腻,两脉弦细,糖尿病史6年。属肝脾失和,气机紊乱,湿浊中阻之证,以达原饮合升降散出入,调畅气机,疏泄膜原。

处方:柴胡9g,黄芩9g,姜半夏9g,草果9g,槟榔9g,厚朴6g,木香9g,砂仁3g,青蒿15g,蝉蜕9g,白僵蚕9g,枳壳6g,桔梗6g,姜黄9g,酒大黄9g,14剂。

二诊:苔腻见化,食欲稍振,大便溏薄,肝区仍有隐痛板滞,下肢酸软。属肝受邪伤,血不养肝,疏泄无权之证。以柴芍六君子汤合当归补血汤,旋覆新绛汤加减。

处方:柴胡9g,当归8g,赤芍、白芍各6g,茯苓9g,生黄芪20g,炒白术9g,佛手片9g,鳖甲15g,旋覆花10g,茜草根10g,炒麦芽10g,鸡内金9g,炙升麻9g,20剂。

三诊:肝功能恢复正常,甲胎蛋白48U/L,唯感畏寒肢冷,盗汗,耳鸣时作,入夜下肢抽筋,夜寐不宁,舌质红润,边有齿印,脉细弱。以自订中药复方"肝复安"加减(升降散、阳和汤、鳖甲煎丸组成),属邪毒伤肝,瘀凝肝络,精血不足,内风易动之证,以调畅气机,宣阳开郁,软坚消癥,祛风搜络为治。

处方:柴胡9g,生升麻9g,炙麻黄9g,鹿角9g,白芥子9g,鳖甲30g,露蜂房9g,穿山甲9g,生黄芪12g,蜈蚣3条,全蝎粉1.2g^{分吞},当归9g,肉桂3g,熟附片6g,鳖甲煎丸^{包煎}9g,20剂。

四诊:再守原法,调理善后。久病痼疾,张教授每入虫药搜剔风邪,能助药力而获良效。叠进上方加减,精血渐复,内风得平,病势已有向愈之象。续予效法参入运脾调中之品以善后,以资巩固,久服取效。随访至今(8年),未见复发。甲胎蛋白一直维持在正常水平,肝功能正常,B超跟踪随访监测:肝脏表面欠光滑,肝区回声增粗不均匀,肝内未见明显异常结节,脾稍大。

按语:患者陈某有肝癌家族聚集史(现代医学认为,家属可能携带肝癌易感性基因,肝细胞极易发生癌变)。张菁教授认为陈某缘于先天禀赋不足,遗于父母之伏毒及后天脏腑失调。病邪因虚而伏,痰浊、湿瘀胶结不化,气血阴阳失调。肝炎后肝硬化营造了适合肿瘤生存的环境,即肝细胞恶性转化的土壤。西医侧重于疾病局部的治疗,"斩尽杀绝"不能全盘改造肿瘤生存的内环境。遵循"必伏其所主,而先其所因",注重整体调控,权衡邪正虚实,五脏生克制化,阴阳气血并行。运用中药复方"肝复安"临诊加减,根据不同阶段的病情变化,灵活化裁,寒热并用,攻补兼施。张菁教授谓:陈某术后(未做化疗等西医辅助治疗)能健康生存至今,彰显中医学辨证施治之功也。中医注重机体内环境的整体调节,"起废振颓,固本清源",阴阳自和恢复机体正常的免疫调节及自我保护功能,增强了抗击潜在癌细胞的能力。从而修复肝损伤,延缓及阻断了肝细胞恶性转化的进程,此为治本之策。

四、"肝复新"治疗慢性肝炎铁代谢异常

在肝炎感染过程中,由于肝细胞炎症反应使铁蛋白合成增加,部分肝细胞变性坏死使铁蛋白释放入血或由于肝脏受损处理铁蛋白能力下降造成血清铁蛋白上升,铁蛋白增加程度与肝细胞受损程度呈平行关系。转铁蛋白由肝脏产生,它能运转肝细胞内的铁,减少铁对肝细胞的毒性,促进肝细胞的再生。

(一)对本病的认识

经检索,有关铁负荷与慢性肝病之间的中医临床研究国内开展很少,中医对铁代谢异常相关性肝病的治疗,尚未见报道。临床需重视铁代谢异常危险因素的有效防控,大量研究表明铁作为肝炎病毒的协同因素会加重肝细胞的炎症反应,不仅能加剧肝细胞损害,也加快了肝硬化的进程。"肝为血脏,赖血以养"、"病位在肝,不止于肝",遵循"五脏相关,亢害承制"之旨,以益气、温阳、补肝、健脾为治则,自订中药复方"肝复新"。注重内环境的整体调节,改良乙肝病毒在细胞内扎根的土壤,干扰和抑制乙肝病毒的复制,恢复免疫调节对病毒的清除,促进肝细胞的修复和再生,从而提高运转肝细胞内铁的能力,清除铁过载,减少铁对肝脏的毒性。

(二) 有关科研成果

为了探讨中医辨证论治对改善铁代谢异常的价值。张菁教授与瑞金医院放射科严福华主任合作,承担上海市中医药发展办公室三年行动计划重大课题《慢性乙型肝炎患者铁代谢异常的综合诊断及中医辨证论治》,建立完整的中医治疗模式,利用磁敏感成像技术动态跟踪监测,结合治疗前后血清铁代谢指标的变化,客观公正地反映肝内铁沉积的变化及循环血中铁的变化(血清铁蛋白、血清铁、转铁蛋白、触珠蛋白)。综合分析铁代谢异常患者与肝脏损害程度及治疗效果的相关性。经过三年的临床验证,结果显示66.7%患者取得了影像学上肝脏铁沉积的全部消失,75.8%血清铁蛋白恢复正常,减少了由铁催化导致的氧化损伤;72.9%患者肝细胞损伤缓解,肝功能复常,转铁蛋白徐徐上升,回归正常的生命轨道,运转肝细胞内铁的能力提高,从而消除铁过载,持久抑制乙肝病毒的复制。

以改善患者铁代谢水平为切入点,注重时机,尽早治疗,有助于提高综合治疗的效果,为阻断及延缓肝脏慢性化病变提供一条全新途径,惠及百万患者。

[病案举例]

冉某,男,49岁。初诊2016年2月25日。

主诉:患者肝功能异常,肝病迁延十余年。

现病史:乙肝病毒标志:HBsAg 4200IU/ml,HBeAg(+),HBV-DNA 5.4E+6(参考值<1.00E+3IU/ml),经西药抗病毒(恩替卡韦),干扰素治疗,中医清热解毒,保肝降酶未能获效。B超提示:肝损,脂肪浸润,脾大,胆囊壁增厚,胆汁瘀积。2016年2月3日在某医院做肝穿刺,病理诊断:汇管区中度炎症,肝小叶内点状坏死。铁染色(部分区肝细胞见铁沉积,示网状纤维增生)磁共振检查:肝小叶内铁沉积呈点状及粉末状不均匀分布。肝功能SB 36.2μmol/L,ALT 220U/L,AST 128U/L,γGT 305U/L。铁代谢指标:铁蛋白2080μg/L(20~290μg/L),血清铁43.53μmol/L(11~27μmol/L),转铁蛋白0.22g/L(0.3~2g/L),触珠蛋白<0.0744g/L,Ⅲ型胶原239.88ng/ml(0~105ng/ml)。症见:面目虚浮,肝区刺痛,时有衄血,脘胀痞闷,泛恶频频,便软不畅,舌淡胖,边有齿印,苔白厚腻,脉濡细。属肝病及脾,湿浊凝聚之证。

以实脾饮合蚕矢汤加味,升清降浊,温阳健脾,斡旋中州。

处方:苍术9g,厚朴6g,木瓜9g,草果9g,熟附片9g,柴胡9g,当归9g,干姜6g,吴茱萸3g,蚕沙12g,炒薏苡仁15g,豆豉9g,制半夏9g,姜黄连3g,15帖。群药相伍,共奏温脾泄浊,调畅气机之功。

二诊:苔腻渐化,张菁教授认为,纳食稍增,胃腑已有醒豁之机,肝区仍感时时刺痛。铁为重浊之质,久踞肝脏,阴霾难散;阴阳俱损,气血凝滞,血涩则痛。数年旧恙,难图速效。取中和汤合滋水清肝饮,柴芍六君子汤,温阳解凝,补气透托;寒凝一解,气血乃行。

处方:柴胡9g,当归9g,赤芍9g,茯苓9g,生黄芪30g,苍术9g,川芎9g,熟附片9g,肉桂(后入)6g,皂角刺9g,山药9g,鳖甲15g,山萸肉9g,炙乳没各6g,白芷9g,炒熟地9g,生升麻9g,30帖。

三诊:服药后精神渐振,大便一日一行,腹部胀闷渐松,复查肝功能已有好转之势,铁蛋白622μg/L,血清铁22.3μmol/L,络瘀已有化机,仍守前法递进。加露蜂房9g、穿山甲

9g、土鳖虫 9g，原法赓进 30 帖。

疏肝散结，以补助通，化瘀搜络，祛邪务尽之意。

四诊：肝脏则温补而渐复，痰浊得泄化而渐清，攻补同治，标本兼顾，多年痼疾方能得愈。守上方加鹿角 9g、龟甲 9g、小茴香 6g，鹿角通督脉而补阳；龟甲通任脉而补阴。龟鹿两味并进，峻补阴阳以生气血精髓，小茴香入肝、肾、脾、胃经，调中醒脾。诸药同用为阴阳气血交补之剂，阴生阳长，气旺血生之意。治疗年余，而告缓解。

五诊：2017 年 5 月 26 日，铁蛋白 158μg/L，血清铁 18.9μmol/L，Ⅲ型胶原 42.12ng/ml，乙肝标志：HBsAg 539IU/ml，HBeAg(一)，HBV-DNA 2.1E＋3，肝功能正常。磁敏感成像：肝脏内铁沉积全部消失。临床治疗一年四个月而达小可之境，绝非侥中。告诫患者：按时服药，定期监测，疗效稳定，未见复发。

按语：冉某肝炎伴早期肝硬化，西药抗病毒数载，以中药清热解毒，降酶保肝治疗，未能应手。不究其本，药未对症，病久正虚，药效囿然。根据现代医学综合诊断，以中医学辨证施治为准则，详查细审，标本兼顾，虚实得体，而获卓效。在肝炎肝硬化病程中，肝气虚，肝阳损并非少见；并常与脾气弱，脾阳虚同见。"冰窖之渊，鱼虾不生"，湿浊阴凝日久难以骤化。欲振其衰，当温其阳。张菁教授选用外科主治痈疡属半阴半阳之间，元气不足之"中和汤"方义，大剂量黄芪配伍当归，益气生血；协同皂角刺、白芷、乳香、没药补气透托，和血消散。临诊不论虚实，络瘀渐化未彻，张教授每入虫类药搜剔风邪能助药力而获速效。如：穿山甲助黄芪畅气通络，以补助通；土鳖虫佐生苡仁健脾攻瘀；露蜂房伍生熟麦芽疏肝散结均随证，酌情而投。

张教授贵在辨证投药，权衡邪正虚实，把握传变趋向，引内潜之邪向外搏发，确立调畅气机，精血互补，助阳托邪，窜络剔邪为治疗大法。基于中和汤、滋水清肝饮、龟鹿二仙膏之方义组成中药复方"肝复新"，并驾齐驱，鼓荡阳气，引药力直达巢穴，谨防冰伏伤正之覆辙。治疗章法分明，犹如兵家，步步为营，围歼顽敌，直捣匪巢。

伏邪透泄，邪去正复，脏腑调和。"正气存内，邪不可干"，提高御邪与蠲邪的能力。"肝为血脏，赖血以养"，肝为气化之枢纽，升降之轴心，是合成转铁蛋白的主要器官。肝脏修复，运转肝细胞内铁的能力提高，从而消除铁过载，截断铁与乙肝病毒的协同作用。从冉某的治疗过程分析来看，消除铁过载可明显提高抗病毒的疗效，表面抗原 HBsAg 已下降至低滴度，持久抑制乙肝病毒的复制，HBV-DNA 也降低到低水平，肝功能稳定，延缓了肝病的进程。以铁代谢为切入点，独辟蹊径，闯出新路。明确中医治疗慢性乙型肝炎伴铁过负荷患者的价值，有助于改善慢性乙型肝炎以及肝硬化患者的预后，提高生活质量，降低病死率。

(张天嵩　崔剑巍　倪正仙　刘霖　韩镭整理)

尚 云

尚云　男，1952年1月出生于上海浦东，祖籍浙江余杭。中医内科主任医师，毕业于上海中医学院。1982年师承「孟河学派」传人唐思义先生，1991年入选第一届「全国老中医药专家学术经验继承班」，师承上海市名中医金明渊先生。从事中医内科临证工作四十年，擅长治疗心脑血管疾病，积累了丰富的经验。历任中华中医药学会理事、上海市中医药学会副会长，上海市中医药学会内科分会、心病分会、老年病分会副主任委员，中国中西医结合学会理事、中国中西医结合学会基层工作委员会主任委员、上海市中西医结合学会基层工作委员会区县基层工作委员会主任委员，上海中医药大学兼职教授、硕士研究生导师，上海市人大代表、上海市政协委员等。主编《临床疾病最新诊断与治疗》，参编《实用中西医结合临床指南》（任副主编）《历代中医学术论语通解》《中华名医特技集成》。发表论文18篇。

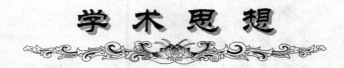

学 术 思 想

一、因以时变，病以因变

尚师认为，就中医而言，因有死亡"伤寒十居其七"的时代疾病特点，才有汉代张仲景《伤寒杂病论》的问世，从而开辟辨证施治体系之先河；因有"大抵人在围城中，饮食不节及劳役所伤"、"百病皆由脾胃衰而生"，遂形成较为完整、系统的脾胃内伤病辨证论治理论体系；因有"无问老少强弱，触之者即病"的时代"疠气"流行，才有温病学术体系的形成和发展。故疾病谱是因病因的改变而变化，而病因则具有时代属性。

《素问·阴阳应象大论》云"治病必求于本"。尚师指出，疾病的发生、发展，是通过若干证候群或体征表现出来，但这仅是疾病的表观，而不是根源，应通过多诊合参，透过现象寻找本质，找出病因，才能确定有效的辨证施治方案。故临床过程中应本着"因以时变，病以因变"的思路，抓住疾病的本质。

当今时代物质水平提高，工作、生活的环境与方式发生了很大改变，饮食过度、多逸少劳、思虑过度已经成为主要的致病因素。就中医内科而言，当今疾病谱以内伤杂病为主，而正虚标实者甚众，这是时代的疾病特征，是临床的重点、难点所在，也是中医需发展的肯綮所在，更是中医药治疗的优势所在。

治病求本，首先要抓住病因的时代特征。吾辈肩负着中医药学继承与发展的重任，临床辨证论治时要"谨守病机，各司其属，有者求之，无者求之，盛者责之，虚者责之，必先五脏，疏其血气，令其条达，而致和平"，要求吾等有志于中医药事业者在理论、实践过程中应不断思考，探索积累，将此时代特征的辨证思维逐渐形成一个新的理论体系。

二、内伤脾胃，痰瘀为患

尚师勤求古训，旁涉西医所长，师承唐思义、金明渊等先生之学术思想，结合自身多年临床实践所得，师古而不泥，重视脾胃学说。脾胃学说成于东垣，饮食失节、劳役过度、七情内伤是造成脾胃内伤的三大因素，从而导致正气不足和人体升降出入的气化功能发生障碍，甚至破坏，于是"百病由生"。但古今又有所异，李东垣生活在南宋金元对峙的中原战乱时期，饥饿、劳役以及惊恐、忧愁等精神创伤损伤脾胃之气，总体产生"虚"的病理结果，故治法上重视升发脾阳，善用甘温补益之法。当今时代，饮食过度、多逸少劳、思虑过度，在体能消耗明显减少的情况下，因过食膏粱厚味导致营养过剩；或因工作压力过大，多思多虑，故而当今社会的病因时代特征与李东垣所处的金元时期迥异，目前的内伤杂病病因时代特征乃饮食不节而劳脾，多逸少劳而困脾，思虑过度而伐脾，三者损伤脾胃，造成机体虚、痰、瘀的"正虚邪实"病理结果,故治疗上多从扶正祛邪。

饮食不节表现为饮食过少、饮食过度及饮食不规律。饮食过少,脾胃生化乏源;饮食过度,脾胃运化受困;饮食不规律,脾胃节律失调。当今社会,物质水平不断提高及生活方式的改变,在临证过程中尤要重视饮食过度的现象。饮食过度不仅仅表现在量的过度,还表现在质地和五味等维度的过度。饮食量维度的过度指量多,量多脾胃受劳,故饮食量要有节。如《素问·上古天真论》"上古之人,其知道者……食饮有节,起居有常,不妄作劳,故能形与神俱,而尽终其天年,度百岁乃去"。提出饮食有节的重要性。饮食质维度的过度指厚味黏腻滞脾,脾胃运化失常,故饮食要清淡。如《素问·生气通天论》"膏粱之变,足生大丁",指出膏粱厚味的危害性。饮食五味维度的过度指五味偏重,五脏对应五味,肝在味为酸,脾在味为甘,过酸伤脾。如《素问·生气通天论》"味过于酸,肝气以津,脾气乃绝",治疗以"因其性而调之"。

多逸少劳,包括体力少劳、脑力过逸。体力少劳,则营养易过剩,加重脾胃运化负担,久之,影响脾胃运化功能,形成虚、痰、瘀病理结果。同时,人之活动得以气血畅达,气血畅达赖以气的推动,而体力过逸可致气机不畅,久之,影响脾胃等脏腑功能,表现为肢困体乏、怠惰嗜卧等。脑力过逸,可致神气衰弱,表现为精神萎靡,久之,可七情致病。故平素应多动,治以健脾消食,兼补益肝肾。

思虑过度,可广义至七情过度。七情分属五脏,以怒、喜、思、悲、恐为代表,称"五志",与脏腑功能密切相关。七情是人体生命活动正常表象,但在特殊情况下,如突然、强烈的情志刺激,七情变化超过了机体自身适应能力,使脏腑功能失调,而致疾病发生,此时七情便成为致病因素。如《灵枢·百病始生》"喜怒不节则伤脏"、《三因极一病证方论·七气叙论》"思伤脾,其气结"、《脾胃论·安养心神调治脾胃论》"凡怒、忿、悲、恐、惧,皆损元气",皆说明七情致病。而今社会发展快、工作压力大、生活节奏强,易七情盈亏,其中忧思为甚,怒则次之。思过则伤脾,怒过则伤肝,此为七情内伤之一,七情直接伤及对应脏。肝在志为怒,主疏泄,肝气不畅,横行犯脾,此为七情内伤之二,七情五行相克,伤及传变脏。故七情应适宜,治以调养心神,若及他脏,随证施治。

尚师认为内伤脾胃乃正虚之源,瘀血痰浊乃内邪之重。脾胃既伤,影响其"升清降浊""转味而入出"等生理功能,导致生化乏源,元气虚衰,血行不畅,而成气虚血瘀;脾胃运化失司,则痰浊内生,虚、痰、瘀三病理因素在疾病过程中互为因果,使疾病向更纵深发展。内伤杂病的病因是饮食不节、多逸少劳、思虑过度;病位在脾胃、可涉他脏;病性是虚、痰、瘀;病势是以时为枢,逐步形成"内伤脾胃、痰瘀为患;益气健脾,祛瘀蠲浊;累及他脏,随证施治"的学术思想。施治时着重扶正祛邪,动静结合,贵在疏通。扶正侧重于调治后天,祛邪侧重于祛瘀蠲浊,尤为注重益气之品的投入,认为气虚宜掣引之,善用黄芪,其在临床中几乎每方必用,仅用量轻重不同。近20余年尚师致力于中医药对心脑血管疾病的研究,倡导心脑血管疾病用"内伤脾胃,痰瘀为患"的观点指导辨证论治,集多年临床经验创制了验方黄芪保心汤治疗冠心病,以递进式加减化裁出黄芪舒心汤、黄芪脉通汤等系列验方,逐步形成了自己的辨证特色与治疗特色。

三、以时为枢,审势辨证

尚师认为,在辨病与辨证相结合的背景下,临床辨证论治时应注意证型的时效性,同一疾病可有多个证型,应以时为枢,审势辨证,诊治疾病不应心中只有疾病,因病以人为依托,人生活在自然界中,自然界-人-病应是一个有机整体;自然界在季节更替,人在生长壮老,疾病在发生发展,故它们以时间要素紧密联系起来。在自然界-人-病整体中,以时间为枢,体现在顺四时,天人相应;适年龄,体自盈虚;遇疾病,审势辨证三个层面上。

(一) 顺四时,天人合一

尚师认为,人生活在自然界中,与自然界具有自然-生理属性,具客观存在特点,故人若要平和,应天人相应,顺四时。《素问·生气通天论》"天地之间,六合之内,其气九州九窍,五脏十二节,皆通乎天气"。阐释了人天关系。《灵枢·邪客》"人与天地相应",提出天人相应观点。而今,时间生物学的兴起,进一步探讨了天人之间的关系,进一步明确了天人合一,要顺应四时。

尚师指出,顺四时,天人合一,能指导诊治疾病。如《内经》"旦慧""昼安""夕加""夜甚",揭示昼夜阴阳消长影响疾病的转归。明代医家吴崑:"岁气有偏,人病因之,用药必明乎岁气。"表明气候、生病、用药三者密切关系。同时指出,顺四时,天人相应,能指导日常养生。如《素问·四气调神大论》"故阴阳四时者,万物之终始也。死生之本也,逆之则灾害生,从之则苛疾不起,是谓得道。"《灵枢·本神》"故智者之养生也,必顺四时而适寒暑。"揭示养生与四时关系。故尚师在临床提倡人应顺应春生、夏长、秋收、冬藏四时观点,注重"春夏养阳,秋冬养阴"。

(二) 适年龄,体自盈虚

年龄是一种生物学标记,随时间增加而增长,具有不可抗逆性。尚师认为,人在不同年龄阶段有不同的生理、病理特点,生、老、病、死是自然规律而客观存在。如《素问·上古天真论》提出了二七、二八之变,七七、八八之衰。揭示人的生理一般规律,即自然属性。故临床疾病诊治过程中,要考虑人的年龄因素。如小孩五脏娇嫩、形气未充,治以培补为主;成年五脏俱实,治以祛邪为主;老年五脏虚损,治以补益为主。

随着社会的发展,医学也在进步,发现某些疾病与心理、社会因素有关,在生物医学模式下诊治效果不佳,促进了医学模式向"生物-心理-社会"模式转变。尚师认为,年龄贯穿生物、心理、社会三临床思维环节,不同的年龄有不同的心理状态和不同的社会关系,而相同的年龄也可有不同的心理状态和社会关系,故在疾病诊治过程中,应注意生物、心理、社会三因素的辨证。

(三) 遇疾病,审势辨证

病势指疾病过程中某一时间(或时间阶段)所呈现的态势。尚师认为,面对病势要执"上工治未病"精髓,以时间为契机,对其辨证要有预判性,从病情缓急、病情转归二维度分析,病情缓急是定量维,病情转归乃定性维,临床实践时,要把握好预判性的整体观念和定量、定性分析的辨证论治。

尚师认为,病情缓急,直接反映病情的严重程度,属定量概念。如"虚实",要定量"虚"

的度、"实"的度,或"虚实夹杂"的度。《伤寒杂病论》中"微汗、汗出、大汗淋漓""微寒、恶寒、身大寒""便溏、便稀、下利清谷、滑泻不禁"等,亦是病情轻重缓急度的考量。缓者易稳,急者易变,对病情缓急的定量分析,有助于病情转归的定性分析,从而指导疾病的治疗原则,急则治其标,缓则治其本。尚师认为,病情转归,反映病情的发展趋势,属定性概念。如六经辨证的六经传变、卫气营血辨证的卫气营血传变、三焦辨证的三焦传变。在疾病由量变到质变的转归过程中,出现不传、循传、越传,进而出现疾病辨证的一证或多证并存现象,从而指导疾病的治疗原则,辨证论治,因势利导。

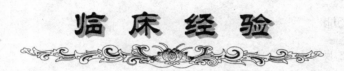

临 床 经 验

一、益气健脾、祛瘀蠲浊法治疗冠心病无症状性心肌缺血

(一) 基本病机

冠心病无症状性心肌缺血,亦称隐匿型冠心病,无临床症状,但客观检查(如静息、动态、负荷试验心电图;放射性核素心肌显像等)有心肌缺血表现。属早期冠心病,可转为心绞痛、心肌梗死、心律失常、心力衰竭等,重者猝死。尚师认为,本病虽无患者主观感觉症状,古籍亦无相关疾病描述,但现代医学辅助检查有异常,且随着病情的发展,可出现严重的心脏疾患,甚者猝死,故应引起足够的重视,可归为胸痹范畴。患者多有饮食不节、多逸少劳、情志偏颇等生活方式以及心理状态不适宜的情况。细观当今时代,物质水平不断提高,工作环境、生活方式发生极大改变,形成饮食不节、多逸少劳、思虑过度的时代特征。脾胃既伤,脾失健运,正气不足,则痰浊瘀阻。尚师认为,在疾病过程中,虚、痰、瘀三病理因素互为因果,正气不足是发病之本,痰瘀是发病之标,治疗上要抓住"虚""痰""瘀"病机特点,标本并治。

(二) 治疗大法

1. 益气健脾 选用黄芪,黄芪性甘温,入脾肺二经,起到补气健脾、升阳举陷、益卫固表、利尿消肿、托毒生肌之功效,且"气为血帅,气行则血行",配合苍术、白术、茯苓等可加强健脾益气作用。

2. 祛瘀蠲浊 选用丹参、蒲黄、三七、水蛭化瘀破瘀;配合白芥子、胆南星化痰豁痰,鹿角温通。

3. 基本方 黄芪保心汤。组成:生黄芪、三七粉、水蛭粉、丹参、白芥子、制南星、鹿角、山楂、生蒲黄、苍术、白术、白茯苓。此方谨守冠心病无症状性心肌缺血的病机,抓住"虚""痰""瘀"的病机特点,以黄芪为君,益气培补。《医学衷中参西录》指出"黄芪,善治胸中大气",大气者,宗气也,贯心脉,大气盛则心脉畅通;臣以三七逐瘀、水蛭破瘀、丹参化瘀、山楂行瘀、蒲黄消瘀，诸药合用，消血中瘀滞；白芥子利气豁痰，具"开导虽速，而不甚耗气"，南星燥湿化痰、利胸膈，二药共用，祛脉中痰浊；苍术燥湿健脾，白术健脾益气、燥湿利水，茯苓利水渗湿、健脾，三药齐奏健脾除湿之功。佐以鹿角，温通软坚，扶正祛邪。全方标本兼顾，攻补兼施。现代药理研究表明，黄芪、三七、丹参、山楂、蒲黄均有不同程度加强心脏收缩、扩张冠状动脉、减少心肌耗氧量的作用。临床观察，动态心电图 ST 段改善总有效率 87.5%。动物实验证明，黄芪保心汤可调节血浆内皮素（ET）和降钙素基研相关肽（CGRP）之间的动态平衡，显著降低丙二醛（MDA）水平，升高超氧化物歧化酶（SOD）水平，可明显缩小因左冠状动脉结扎所致心肌缺血损伤的范围，起到保护血管内皮细胞及心肌细胞的作用。

[病案举例]

李某，男，62 岁。初诊 2010 年 2 月 7 日。

主诉：体检时心电图发现 ST 段改变 3 个月。

现病史：患者 3 个月前进行常规体检发现多导联心电图提示 ST 段改变，无胸闷、胸痛、心悸等相关心血管症状，西医予以服用阿司匹林等处理，多次复查心电图仍 ST 改变，3 天前行 24 小时动态心电图检查，仍提示 ST 段改变，故就诊中医。刻下：患者形体稍胖，肢体困重，倦怠，无胸闷、心悸、咳嗽、咳痰等不适，纳可，平素喜油腻食物，大便正常，寐安。既往有高甘油三酯血症，未予特殊处理，无过敏史。舌淡胖略暗，边有齿痕，苔白，脉偏弦滑。

辨证为脾胃亏虚，痰浊瘀阻之胸痹，以益气健脾、祛瘀蠲浊为治疗大法。黄芪保心汤加减。

处方：生黄芪 30g，三七粉^{冲服}3g，水蛭粉^{冲服}3g，丹参 30g，白芥子 6g，制南星 6g，鹿角^{先煎}10g，生山楂 15g，生蒲黄^{包煎}15g，苍术 10g，白术 20g，白茯苓 30g，服 7 剂。

二诊：2010 年 2 月 14 日。患者未诉不适症状，舌淡略暗，边有齿痕，较前有改善，苔白，脉偏弦滑。有高甘油三酯血症，故调整生山楂剂量为 30g，继服前方 2 个月。嘱 2 个月后复查心电图。

三诊：2010 年 4 月 17 日。患者复查心电图 ST 段恢复正常，未诉胸闷、心悸、胸痛等不适症状，倦怠消失。舌淡红，苔薄白，脉偏弦滑。医嘱：改善饮食结构，适当运动。

按语：患者多次心电图提示 ST 段改变，而无胸闷、心悸、胸痛、咳嗽、咳痰等不适，符合冠心病无症状性心肌缺血的西医诊断，是冠心病早期病变，属中医胸痹范畴；尚师十分重视《内经》中治未病的观点，采用截断疗法，达到已病防变的目的。

无症状性心肌缺血尚未表现出心脏的临床症状，但中医辨证时已有虚、痰、瘀表现。患者平素喜油腻，长期未予重视，致脾胃受损，运化失常，痰浊内生，瘀阻心络；舌淡胖略暗，边有齿痕，苔白，脉偏弦滑，符合内伤脾胃、痰瘀为患病机。尚处疾病早期，属于尚师治疗心脑血管的第一个层面，治疗上着重健脾益气，处方以黄芪为君，剂量为常规 30g，取其益气培补之效，与丹参 1：1 比例配伍共奏益气活血之功；苍术燥湿健脾，白术健脾益气、燥湿利水，二药虽然都有化湿健脾之功，然白术优于补，苍术长于燥，二药相配，动静互补，使痰浊之邪不因补而滞，脾胃之气不因燥而耗。患者脾虚症状显著，故苍术和白术的比例为1:2。茯苓利水渗湿、健脾，三药齐凑，健脾除湿。三七逐瘀，三七既能活血又止血，乃动静结合之良药，体现疏通之义；水蛭苦降开泄，味咸入血，破血分瘀滞而消肿，为作用强烈的破血逐瘀药，主治血瘀重症，因瘀尚处早期，故轻投3g；山楂行瘀、蒲黄消瘀，诸药合用，消血中瘀滞；白芥子利气豁痰，正如丹溪有云"痰在胁下，及皮里膜外，非此不能达行"；南星燥湿化痰、利胸膈，二药共用，祛脉中痰浊；佐以血肉有情之鹿角，温通软坚，扶正祛邪。《本草经疏》"鹿角，味咸气温，咸能入血软坚，温能通行散邪"。全方紧凑病机，标本兼治，体现了益气化瘀豁痰的冠心病治疗大法。

二、益气健脾、化瘀祛痰、行气止痛法治疗冠心病稳定型心绞痛

（一）基本病机

冠心病稳定型心绞痛，是因心肌负荷增加而引起心肌急剧的、暂时的缺血缺氧的临床综合征。常表现阵发性前胸压榨性疼痛，或憋闷感觉，可涉及胸骨后部、心前区、左上肢尺侧等部位，常于劳力负荷增加时发生，持续数分钟，经休息或服用硝酸酯制剂后症状消失。归属中医"胸痹"范畴。

尚师尊王清任的"气虚血瘀"学术观点，认为稳定型心绞痛常于劳力负荷后发作，属本为虚。当今之世饮食不节、多逸少劳、思虑过度的时代特征，脾胃常受累。脾为气血生化之源，脾胃受累，生化乏源；脾主运化，运化失常，痰浊内生，形成痰浊病机。进而形成脾胃气虚、痰瘀内生、心脉痹阻，不通则痛的病机。该病气虚更明显，痰瘀互结形成心脉不通。

（二）治疗大法

1. **益气健脾** 选用黄芪、苍术、白术、茯苓培元益气健脾。

2. **化瘀祛痰** 选用丹参、水蛭、白芥子、三棱、莪术、生蒲黄、胆南星等活血通络破瘀。

3. **行气止痛** 选用砂仁、檀香、延胡索芳香温通之品，并配合柴胡、枳壳疏肝行气，加强止痛效果。

4. **基本方** 黄芪舒心汤。组成：黄芪、丹参、砂仁、檀香、水蛭、白芥子、三棱、莪术、鹿角、生蒲黄、胆南星、山楂、苍术、白术、茯苓、延胡索、柴胡、枳壳。方中以黄芪益气培补，配伍水蛭破瘀，蒲黄消瘀，山楂行瘀，消血脉之瘀滞；丹参饮活血化瘀，行气止痛；三棱、莪术破瘀止痛；苍术、白术、茯苓，健脾化湿；白芥子利气豁痰；南星燥湿化痰、兼利胸膈。配合鹿角，温通软坚，扶正祛邪，柴胡、枳壳，疏肝理气；延胡索行气止痛。该方特色在于益气健脾、化瘀祛痰的基础上，加用芳香温通的砂仁、檀香、延胡索，重用破瘀的三棱、莪术。全方扶正祛邪，标本同治。

[病案举例]

苏某，女，69岁。初诊2015年10月8日。

主诉：胸痛伴心悸气短加重1个月。

现病史：患者冠心病4年。平素间断胸闷痛发作，服用扩张冠脉药可以缓解，本次胸部时有闷痛感月余，症与前同，服用单硝酸异山梨酯可改善，但劳累后发作频繁，故于中医

就诊。刻下：患者气短乏力，胸部闷痛，活动后胸痛加重，伴中上腹疼痛无咳嗽咳痰，口不渴，纳呆，大便尚可，寐欠安。既往有高血压病史，高脂血症4年，慢性胃炎史十余年，平素每天服用酒石酸美托洛尔47.5mg，血压控制可，无过敏史。舌淡略暗，边有齿痕，苔白略腻，脉沉弦滑。

辨证为脾胃气虚、痰瘀内生、心脉痹阻之胸痹，治拟益气健脾、化瘀祛痰、行气止痛。黄芪舒心汤加减。

处方：黄芪60g，丹参60g，三七^{冲服}3g，水蛭6g，檀香6g，鸡血藤15g，泽兰10g，砂仁^{后下}6g，白芥子10g，三棱10g，莪术10g，鹿角^{先煎}10g，苍术10g，白术20g，茯苓30g，生蒲黄15g，延胡索15g，柴胡9g，枳壳9g，服7剂。

二诊：2015年10月15日。患者胸闷痛症减，发作次数减少，但仍有发作，嗳气频频，舌淡暗，苔薄白，脉沉弦滑。患者症减，效不更方，目前有嗳气，故上方加木香9g、陈皮9g、厚朴9g。续服1个月，胸痛缓解。

三诊：2015年11月12日。患者胸痛症状明显改善，嗳气好转，气短乏力消失，舌淡暗，苔薄白，脉沉弦滑。原方随症加减，续服3个月，诸症明显缓解。

按语：该患者既往冠心病史，本次发作胸痛明显，活动后加重，气短，舌淡略暗，边有齿痕，苔白略腻，脉沉弦滑，符合脾胃气虚、痰瘀内生、心脉痹阻之胸痹。但在气虚和痰瘀内阻上明显重于无症状性心肌缺血，属于尚师治疗心脑血管病的第二个层面，即痰瘀滞塞脉络，已有不通则痛。治疗上加大黄芪和丹参剂量，均调整为60g加强益气活血化瘀之力；黄芪配伍三棱、莪术并用，正如《医学衷中参西录》中指出"其补破之力皆可相敌，不但气血不受伤损，瘀血之化亦较速"；同时水蛭剂量调整为6g，加大破瘀通络之功效；丹参饮活血化瘀，行气止痛；苍术、白术、茯苓健脾化湿；白芥子利气豁痰；泽兰配鸡血藤活血通络；佐以鹿角温通软坚，扶正祛邪；柴胡、枳壳，疏肝理气；方中增加延胡索行气止痛。二诊，效不更方，加大三棱、莪术、鸡血藤、泽兰剂量以活血行气止痛。全方补破同施，驾驭药力以胜病。

三、补益元气、祛瘀蠲浊、解毒透邪法
治疗冠心病支架术后

（一）基本病机

冠心病支架术是现代医学技术，尚师认为冠心病支架术后基本病机为元气亏虚，瘀血痰浊内阻，毒损及络脉，心脉痹阻。病性为本虚标实，以气虚为主，标实是痰浊和瘀血，且贯穿整个真心痛的发生发展始末，故而治疗上要补气澄源，最终气顺痰消瘀除。尚师指出，冠心病支架术的特点是急性期解决冠脉的狭窄，但未改变心脏动脉粥样硬化的整体状况，没改变全身症状，内环境没有发生改变，且植入的支架成为新的致病因子，故术后仍可出现相应症状如胸痛，也有再狭窄的可能存在。所以冠心病支架术后应树立"术前预防为先，术后尽早介入中医药治疗"的法则，围绕"扶正祛邪，分期治疗"原则，以益气化瘀、扶正祛邪通络，防止再狭窄的发生、发展和进行。采取补虚活血、行气开郁、逐痰祛湿化浊、解毒透邪之法，常能打通全身血脉，改善冠心病诸多症状的同时，真正让心肌局部供血得到

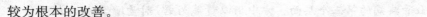

较为根本的改善。

(二) 治疗大法

1. 补益元气　选用黄芪、苍术、白术、茯苓培元益气健脾。

2. 祛瘀蠲浊　重用水蛭破血逐瘀,配合红景天益气活血,地龙、泽兰、红花、丹参、赤芍、丹皮、郁金活血。

3. 解毒透邪　选用苦参、白花蛇舌草、丹皮、郁金清热解毒、凉血活血。

4. 基本方　黄芪脉通汤。组成:黄芪、水蛭、地龙、红景天、泽兰、红花、丹参、赤芍、丹皮、郁金、苦参、白花蛇舌草、白芥子、苍术、白术、茯苓。支架术后早期加用金银花、连翘和山慈菇;中后期加用灵芝、党参、三棱、莪术。方中选用黄芪益气培补;水蛭、地龙破瘀通络,配以红景天益气活血;泽兰活血利水;红花活血通经、散瘀止痛;赤芍清热凉血、活血化瘀;丹参凉血清心、养血安神;丹皮清热、活血化瘀;郁金活血行气、清心凉血;苍术、白术、茯苓健脾利湿;白芥子利气豁痰。加用苦参清热燥湿,利尿;白花蛇舌草清热解毒利湿。

[病案举例]

陆某,男,63岁。初诊2014年11月12日。

主诉:冠心病支架术后胸闷不适3周。

现病史:患者冠心病9年,平素反复有胸闷、心慌等不适,服用阿司匹林、辛伐他汀等药物,病情反复。3周前无明显诱因出现胸闷、胸痛,自服麝香保心丸无缓解,急诊心电图提示V_2-V_4 ST段弓背抬高,冠脉造影左前降支狭窄75%,行冠状动脉支架植入术,术后胸痛症状明显改善,但仍有胸闷不适,故就诊中医。刻下患者胸闷,无明显胸痛,无咳嗽咳痰,纳呆,大便尚可,寐欠安。既往有高血压病史,血压控制可,无过敏史。舌偏红暗,边有齿痕,苔略黄腻,脉沉弦滑。

辨证为元气亏虚、痰瘀内蕴、邪热内生之胸痹,治拟补益元气、祛瘀蠲浊、解毒透邪。方药黄芪脉通汤。

处方:黄芪90g,水蛭10g,地龙10g,红景天30g,泽兰15g,红花10g,丹参60g,赤芍10g,丹皮10g,郁金10g,苦参15g,白花蛇舌草30g,白芥子10g,苍术10g,白术20g,茯苓30g,牛膝10g,服7剂。

二诊:2014年11月19日。患者胸闷症减,未诉胸痛,仍纳呆,舌偏红暗,边有齿痕,苔略黄腻,较前改善,脉沉弦滑。患者胸闷症减,效不更方。目前食纳仍较差,故上方加陈皮9g、木香9g、厚朴9g。

三诊:2014年11月26日。患者胸闷进一步减轻,食纳好转,舌稍红暗,边有齿痕,苔略黄腻,较前改善,脉沉弦滑。患者胸闷、食纳改善,效不更方。

按语:在治病求本的临床思维框架下,辨证论治时应考虑病因治疗,该病是在心绞痛的基础上进一步演变加重,其气更虚,痰瘀更重,且有毒邪。该患者有胸闷、胸痛等症,既往冠心病史,当属"阳微阴弦,痰阻血瘀"。本次行冠脉造影行冠状动脉支架植入术,术后胸痛症状改善明显,但仍有胸闷,故诊断胸痹;患者年老久病,致元气亏虚,进而痰浊内生,血瘀形成;舌偏红暗,边有齿痕,苔略黄腻,脉沉弦滑,符合元气亏虚、痰瘀内蕴、邪热内生辨证,较心绞痛又有加重,支架术虽能局部破瘀通脉,但同时进一步加重耗伤人体正气。

此为尚师治疗心脑血管疾病的第三个层面。方中仍以黄芪为君，剂量增至90g，加强益气培补之效。臣以红景天益气活血；泽兰活血利水；红花活血通经、散瘀止痛；赤芍清热凉血、活血化瘀；丹参凉血清心，养血安神；丹皮清热、活血化瘀；郁金活血行气、清心凉血；水蛭、地龙破瘀通络；苍术、白术、茯苓健脾利湿；白芥子利气豁痰。佐以苦参清热燥湿，利尿；白花蛇舌草清热解毒利湿；生山楂、鸡内金、六神曲消食导滞。全方紧扣病机，治方严谨，疗效确切。支架术后中药及早介入并贯穿治疗全程对疾病的转归有重要作用。

四、益气化瘀、健脾蠲浊、补益肝肾法治疗缺血性脑卒中恢复期

（一）基本病机

缺血性脑卒中，为各种原因引起的单一或（和）多处脑血管损害，造成急性局灶性脑血液循环障碍，导致暂时或永久性的脑功能障碍。具高发病率、高致残率、高复发率及低死亡率特点。分急性期、恢复期及后遗症期病程，归属中医"中风"范畴。

历代医家对中风的认识主要分"外风致病""内风致病""内伤外感相兼致病"以及"肝风内动致病"四个阶段。

尚师认为病机为本虚标实，以脾胃或脾肾不足为虚，以痰瘀互结为标，元气不足，痰湿阻滞、脾胃受困；气血不畅，脑络受阻，气血不畅，痰瘀痹阻、肝肾不足。病位在脾胃—脑—肢体，病性为内伤脾胃、痰瘀痹阻、肝肾不足，病势为本虚标实。同时指出中风病程长短不一，不同病程有不同证型，应以时为枢，审势辨证，分期论治。急性期以热毒论治为主，恢复期以内伤脾胃、痰瘀为患论治为主，后遗症期以内伤脾胃、痰瘀互结、肝肾不足论治为主，故而提出缺血性脑卒中益气化瘀、健脾蠲浊、补益肝肾的治则框架。

（二）治疗大法

1. **益气健脾** 选用黄芪，益气培补，《医学衷中参西录》"善治胸中大气"，大气者，宗气也，主贯心脉，宗气盛则心脉流畅；白术、茯苓健脾益气。

2. **化瘀蠲浊** 同时选用3种虫类通络药水蛭、地龙、土鳖虫破瘀通络；丹参化瘀；三棱、莪术破瘀；鸡血藤补血活血、止痛；桃红四物汤养血活血；白芥子利气豁痰；石菖蒲豁痰开窍、醒神。

3. **补益肝肾** 选用杜仲补益肝肾、强筋壮骨；益智仁温脾补肾、固精；菟丝子补益肝肾、固精缩尿。

4. **基本方** 黄芪脑通汤。组成：黄芪、水蛭、地龙、土鳖虫、丹参、当归、赤芍、川芎、桃仁、红花、泽兰、鸡血藤、三棱、莪术、白芥子、石菖蒲、白术、茯苓、杜仲、益智仁、菟丝子。

5. **分期论治** 急性期以热毒论治，基本方基础上选用白花蛇舌草、野菊花、生地；恢复期及后遗症期以内伤脾胃、痰瘀为患、肝肾不足论治为主，基本方加淫羊藿、仙茅。

[病案举例]

张某，男，66岁。初诊2013年9月30日。
主诉：右侧肢体偏瘫、言语不利5个月。

现病史：5个月前，患者在家中突发右侧肢体偏瘫、言语不利、口角㖞斜，急诊头颅CT提示脑梗死，西医诊断"脑梗死"，予以住院治疗抗凝、调脂、控制血压、活血等处理，仍有右侧肢体偏瘫，言语不利，故请中医治疗。刻下，患者右侧肢体活动不利，言语不利，大便溏，麻一般，舌淡暗边有齿印苔白腻，脉沉弦滑。有高血压、糖尿病史。

辨证为内伤脾胃、痰瘀痹阻、肝肾不足的中风，属于中经络。治拟益气化瘀、健脾蠲浊、兼补益肝肾。方药黄芪脑通汤。

处方：黄芪120g，丹参60g，当归10g，川芎10g，赤芍15g，水蛭10g，地龙12g，土鳖虫12g，桃仁10g，红花10g，白芥子10g，白术30g，茯苓30g，杜仲15g，益智仁15g，菟丝子30g，石菖蒲10g，泽兰15g，鸡血藤30g，服7剂。

二诊：2013年10月7日。患者大便成形，1日1次，仍有右侧肢体活动不利，无加重，舌淡暗苔白腻不厚，脉沉弦滑。上方水蛭改为15g，加川牛膝10g、柴胡9g、枳壳9g。

十四诊：2014年1月6日。连续服药近3个月后，右侧肢体活动不利较前改善，余同前，舌淡暗苔薄，脉沉弦滑。患者症减，效不更方。

按语：该患者辨证为气虚血瘀，痰蒙清窍，脑络不通，肝肾不足，是尚师治疗心脑血管疾病的第四个层面。故而重用黄芪120g，与丹参2∶1比例，取其益气培补；水蛭、地龙、土鳖虫三虫并用破瘀通络，且水蛭剂量调整为15g，加用土鳖虫"主心腹血积、癥瘕、血闭诸证，和血而营已通畅"；桃红四物汤养血活血。白术、茯苓健脾利湿；白芥子利气豁痰。佐以杜仲补益肝肾、强筋壮骨；益智仁温脾补肾、固精；菟丝子补益肝肾、固精缩尿；石菖蒲豁痰开窍、醒神益智。本病为本虚标实之证，治疗当谨守病机，当以益气健脾，补益肝肾在先，同时化瘀蠲浊，再以补养善其后，此即徐大椿所言"病方进，则不治其太甚，固守元气，所以老其师；病方衰，则必穷其所之，更益精锐，所以捣其穴"。全方标本兼治，主次分明，疗效确切。

五、补托法治疗消化性溃疡经验

（一）基本病机

消化性溃疡在中医很多病证中可找到论述，东垣所论脾胃病致病因素，言饮食不节、劳役过度、喜怒忧恐，皆关于本病。虞抟"致病之由，多由纵恣口腹，喜好辛酸，恣饮热酒煎爆，复餐寒凉生冷，朝伤暮损，日积月深……故胃脘疼痛"，认为胃脘痛与饮食有关。叶天士"初病在经，久痛入络，以经主气，络主血，则知治气治血之当然。……胃痛久而屡发，必有凝痰聚瘀。"提出胃痛病久的痰瘀病理基础。

尚师尊叶天士"胃痛久而屡发，必有凝痰聚瘀"的病久致痰瘀的病理观，根据宏观辨证施治和微观辨证施治相参的治病原则，经长时间临床观察，发现消化性溃疡胃镜下的溃疡面多露白苔样凹陷，无脓液流出，溃疡日久难以收敛，整体病情多呈虚寒特征，与外科所谓阴性疮疡相类，其病变特点多是脾虚、寒热、气滞、血瘀相兼为病，多因饮食、情志、劳倦等因素引起正气虚弱，寒热错杂、气滞血瘀、胃膜失养而成溃疡，该病常与饮食不节、情志郁怒等有关，脾胃功能失常，胃络受损，脾失健运，致寒痰凝结，气血瘀滞，化为阴毒，内损脏腑，此乃正气虚惫，无力驱逐寒热之邪外出，正虚日久，又可导致血瘀气滞之病理变化进一步加剧,从而造成阴性疮疡之症缠绵不愈。所以借鉴中医外科"补托法"用药思路,提出扶正托疮、理气活血生肌的整体治则。

(二)治疗大法

1. 扶正托疮 选用大剂量黄芪内托生肌,补中气不足。现代药理表明,黄芪等健脾益气药可以通过调理脾胃,使胃黏膜屏障功能恢复正常,减少酸性离子的回渗,从而促进溃疡愈合。

2. 理气活血 柴胡疏肝解郁而升清,枳壳理气除满而降浊,两者同用以和肝脾、理气机,行气消滞而促血液运行;鹿角粉"主恶疮痈肿,逐邪恶气,留血在阴中",黄连苦寒清热,干姜辛温散寒,寒热并用而复升降之枢;海螵蛸、煅瓦楞活血止痛而制酸;芍药、甘草酸甘化阴,缓急止痛。

3. 止血生肌 选用白及敛疮止血生肌;三七、丹参活血化瘀、去腐生肌,止血消痈,促进疮口愈合。

4. 基本方 内托消溃汤。组成:生黄芪、柴胡、白芍、枳壳、干姜、黄连、白及、三七粉、鹿角粉、海螵蛸、煅瓦楞子、丹参、甘草。黄芪为君药,取其内托生肌,补中气不足。方以黄芪为君药,取其内托生肌,补中气不足,正如我国第一部中医外科专著《刘涓子鬼遗方》中:"治痈疽内虚,黄芪汤方"。臣以柴胡疏肝,白芍柔肝,枳壳宽胸;鹿角温中软坚,干姜温中散寒;海螵蛸收敛止血、制酸止痛,瓦楞子消痰化瘀、制酸止痛,白及收敛止血、消肿生肌。佐以丹参活血化瘀,三七散瘀止血,黄连清热燥湿。甘草调和诸药,为使药。

[病案举例]

季某,男,59 岁。初诊 2014 年 12 月 22 日。

主诉:反复中上腹胀痛伴反酸 5 年,发作 1 周。

现病史:近 5 年来,患者反复中上腹胀痛伴反酸,常在进食后发作,2 年前胃镜提示胃溃疡,平素发作时服用奥美拉唑、铝碳酸镁等处理,效果不佳,病情反复。1 周前,患者饮酒后致中上腹胀痛再次发作,嗳气反酸,自服铝碳酸镁,无明显缓解,以奥美拉唑处理,胃脘部痛感稍改善,伴腹胀,故问诊中医。刻下:患者痛苦面容,精神欠振,胃脘部胀痛,餐后明显加重,偶反酸,纳差,大便溏薄,形寒肢冷,神疲乏力,舌淡暗略胖有齿印,苔薄白,脉弦细弱。

辨为正气不足,寒热错杂、气滞血瘀、胃膜失养之胃脘痛。以补托法治疗,治拟培补元气活血止痛生肌。处方为内托消溃汤加减。

方药:生黄芪 60g,柴胡 9g,白芍 15g,枳壳 9g,干姜 10g,黄连 6g,白及 6g,三七粉* 3g,鹿角粉* 4g,海螵蛸 30g,煅瓦楞子 30g,丹参 30g,延胡索 10g,甘草 6g,服 7 剂。

二诊:2014 年 12 月 29 日。患者药后胃脘部胀痛改善,嗳气反酸减少,大便成形,舌淡暗,苔薄白,脉弦细弱。患者病情改善,投药合适,效不更方,再守原意,加用佛手片 10g,续服 14 剂。

三诊:2015 年 1 月 13 日。患者一度胃痛又作反复,且夜寐欠安易醒,时有惊恐状。无反酸,纳可,大便 1~2 次/日,质成形。舌淡红,苔薄白,脉偏细弱。原方加用淮小麦 30g,香附 6g,大红枣 5 枚,续服 2 个月。病家胃痛、睡眠明显改善,无嗳气反酸。复查胃镜提示慢性浅表性胃炎（未见溃疡）。

按语：尚师临床中发现胃镜下消化性溃疡的溃疡面多露白苔样凹陷，无脓液流出，溃疡日久难以收敛，整体病情多呈虚寒特征，与外科阴疮相类，故借鉴中医外科"补托法"用药思路，立补托法治疗消化性溃疡。方以黄芪为君药，内托生肌，补中气不足，取其温养脾胃而生肌，补益元气而托疮。臣以柴胡疏肝，白芍柔肝，枳壳宽胸，柴胡、枳壳等疏肝理气药具有调整下丘脑-自主神经功能作用，从而抑制迷走神经兴奋，减少胃液分泌，对改善病痛、降低胃酸浓度有一定作用；黄连干姜一寒一温，寒热并用而复升降之枢；鹿角温中软坚；海螵蛸收敛止血、制酸止痛，瓦楞子消痰化瘀、制酸止痛，白及质黏而涩，为敛疮止血生肌之良药，取收敛止血、消肿生肌之功效。佐以丹参活血化瘀，三七散瘀止血，甘草调和诸药，为使药。全方紧扣病机，立方有法，共奏扶正托疮，止血生肌，理气活血之功。

六、固本蠲饮法治疗慢性支气管炎经验

（一）基本病机

尚师认为慢性支气管炎以正气不足为本，是本虚标实之证。本虚当主责肺、脾、肾三脏，标实则以痰饮为主，兼涉寒、热、燥之邪。病初往往是因外感咳嗽施治误治，迁延日久渐渐引起三脏阴阳亏损而转变为内伤咳嗽。肺为贮痰之器，脾为生痰之源，肾为生痰之根，病理过程是肺→脾→肾，或由脾→肺→肾。凡罹患慢性支气管炎，必先有肺脾气虚。脾虚不能运化水谷精微，反湿为痰；肺虚卫表不固，频频感受外邪，引动宿饮，导致肺宣肃功能失常；日久累及肾气之奔腾气化，影响下纳呼吸之气功能。

尚师认为，由于现代医学抗生素能有效控制慢性支气管炎急性感染期症状，因此临证中大多数患者是在慢性迁延期来求诊，治疗时要抓住脾虚、肺虚和痰饮三个基本点，标本兼顾，攻补兼施，祛邪同时加以扶正固本，补泻同施。循古，尊朱丹溪治痰在于治气、叶天士治痰在于治本之法，《丹溪心法》"善治痰者，不治痰而治气，气顺则一身之津液亦随气而顺矣。"《临证指南医案》"古人不究标本，每著消痰之方，立消痰之论甚多。后人遵其法而用之，治之不验，遂有称痰为怪病者矣，不知痰乃病之标，非病之本也，善治者治其所以生痰之源，则不消痰而痰自无矣。"

（二）治疗大法

1. 扶正固本益气托邪 选用黄芪大剂量益气固表托邪，《本草求真》曰："黄芪，入肺补气，入表实卫，为补气诸药之最"；茯苓健脾渗湿使痰无所生。

2. 温阳化痰蠲饮 选用麻黄配杏仁宣利肺气以平喘；干姜、细辛温化痰饮，半夏燥湿化痰，蠲饮降浊；白芥子温肺利气消痰，与麻黄相配具宣通上焦气血之功；紫苏子降气行痰，止咳平喘；白芍酸甘化阴，缓麻黄、干姜辛散太过；僵蚕化痰，祛肺络之风；益智仁温补脾肾；鹿角鼓舞肾气，温化水湿。

3. 基本方 固本蠲饮汤。组成：生黄芪、益智仁、鹿角、生麻黄、白芥子、紫苏子、姜半夏、光杏仁、白茯苓、僵蚕、干姜、细辛、白芍、甘草。该方灵活化裁麻黄汤、三子养亲汤、半夏厚朴汤、二陈汤，用药特色在于祛邪化痰的基础上，加以黄芪、益智仁、鹿角三味扶正，全方宗"病痰饮者当以温药和之"，攻补并举，标本兼顾。临床根据其兼症不同，适当加减。

咽痒者加蝉蜕、僵蚕祛风宣肺;凌心射肺之时加参附龙牡汤回阳固本;痰多气喘时加莱菔子化痰降气。

[病案举例]

沈某,女,75岁。2015年5月9日初诊。

主诉:反复咳嗽咳痰30余年,再发2周。

现病史:30年余年来,患者有慢性咳嗽史,常因气候突变和受凉后反复发作咳嗽、咳痰,痰多质稀,渐至活动后气促,西医明确诊断"慢性支气管炎",不规则服用抗菌药物。2周前,患者再次受凉后出现咳嗽咳痰,伴胸闷,无发热,曾住院给予西医治疗,诊断为"慢性支气管炎",采用消炎化痰解痉平喘等药物治疗后,仍有咳嗽咳痰,尤以晨起为甚,痰多易于咳出,色白状如泡沫,影响正常生活起居,故请中医会诊。会诊时见:患者精神欠振,面色㿠白,呼吸稍促咳嗽、咳痰,痰多质白稀,清晨明显,24小时咳痰约150ml以上,唇色偏黯,语低音微,伴胸闷,畏寒,乏力,无胸痛,无发热,纳差,大便溏薄,舌淡胖边有齿印,苔白稍腻,脉沉细。

辨证为脾肾亏虚,痰湿内蕴之咳嗽。治拟健脾补肾,固本蠲饮宣肺化痰。方拟固本蠲饮汤加减。

处方:生黄芪30g,生麻黄6g,益智仁10g,鹿角^{先煎}10g,白芥子10g,紫苏子10g,姜半夏12g,陈皮12g,光杏仁^{后下}10g,茯苓15g,莱菔子10g,五味子6g,僵蚕10g,干姜10g,细辛3g,白芍6g,桃仁15g,当归15g,生甘草5g,服14剂。

二诊:2015年5月23日。药后患者咳嗽咳痰较前减少,昼夜咳痰少于100ml,无畏寒,但仍乏力、自汗、气短,咳之不畅,舌淡胖,苔白薄,脉细弱。患者病情改善,效不更方,辨治宗前,考虑患者无畏寒,防辛散太过,改生麻黄为炙麻黄,其余用药不变,续服14剂。

三诊:2015年6月8日。经上方治疗近3周,患者咳嗽、咳痰再减,精神见振,语声已经不再低微,苔薄白,舌质淡略红,脉细。患者阳气渐振,痰饮消减,治宗原法,以尽余邪。继续守方加用防风9g,白术12g。治疗1个月,症情明显改善。

按语:本案中患者年逾古稀,脾胃运化功能失常,不能输布精微水谷,酿成痰湿内盛之体,日久耗伤脾阳,累及肾阳;脏器虚衰,正气不足,卫表不固,遂致每逢自然气候阴长阳消之际,与阳虚阴盛之体相合,使频频新感引动宿饮,新旧齐发、错杂,病情反复、迁延。本虚处于主导地位,若单纯蠲饮之法,短期或能减轻症状,但终究不能祛除痰饮,此外慢性支气管炎病程往往较长,下汲肾阳为必然趋势,若已病肾阳虚者理当兼补肾阳之不足,而病初即使尚未累及肾阳之时亦需要注意先安未病之地,以截断扭转病变趋势。故治疗上扶正祛邪并用,攻补兼施。扶正重用黄芪益气;鹿角为血肉有情之品,着力温补肾阳鼓舞肾气,温化水湿;益智仁温补脾肾,"以助阳和而斡旋大气",鹿角与益智仁配伍,共杜绝痰饮之源。诸药并用,补而不滞,攻不伤正,温而不燥,共奏效力,解表祛邪、化痰除湿、宣肺平喘。脾气健旺则卫气充胜,此为"正胜邪自去"之理。全方意在重建机体动态平衡,正复邪除,病自愈。

(瞿梅 张春潮整理)

虞坚尔

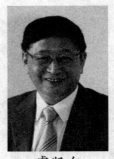

虞坚尔

男，1952年生于上海。1982年毕业于上海中医学院，获得学士学位；1987年获得硕士研究生学位，毕业后于上海中医药大学附属曙光医院儿科工作；2002年调入上海市中医医院任院长。历任中华中医药学会儿科专业委员会副会长、世界中医药学会联合会儿科专业委员会副会长、全国中医药学会儿科教学研究会理事长、上海市中医药学会副会长、上海市中西医结合学会副会长、上海市中医药学会儿科分会主任委员、教授、主任医师、博士研究生导师、博士后合作导师。现任上海中医药大学、上海市中医药研究院中医儿科研究所所长。为第五批全国老中医学术经验继承工作导师，首批全国中医药传承博士后导师；全国名老中医药专家虞坚尔

传承工作室、虞坚尔上海市名老中医学术经验研究工作室导师。

主持卫生部国家临床重点专科建设项目1项，国家中管局『十二五』中医药重点学科建设项目1项，国家中医药管理局『十一五』『十二五』重点专科建设项目各1项，海派中医流派（徐氏儿科）学术经验传承基地建设项目1项，以及上海市中医临床优势专科（病）建设项目多项。承担国家自然科学基金课题、国家中医药管理局课题、上海市科学技术委员会课题多项，部分项目获国家级及市级科技奖。在核心期刊发表专业论文100余篇。主编专著及全国医药院校本科生、研究生统编教材多部。

学术思想

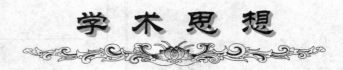

一、论治外感，善用和解

虞坚尔教授推崇仲景和解法，以擅用和解为其学术专长和特色，倡导小儿体禀少阳，病多外感，和解之法尤适合小儿。认为和解法和解少阳，表里兼顾，有疏表清里之效，具通达表里之功。以"和解少阳，通达表里"游刃于小儿众多疾病之中，如户枢主宰开合，如信使引领药物依意而行，如点睛之笔贯通于诸法之中。虞师和解少阳，通达表里的广泛运用主要在以下几个方面。

(一) 外感少阳证——和解少阳，扶正祛邪

首先是其正治之法，病在少阳。虞师对小儿少阳证从发病机理到临床辨证，认识卓而独到，虞师认为小儿最为多见的外感呼吸道疾病，病证多在少阳。

从发病机理上，虞师认为小儿体质本虚，六淫外邪入侵人体，发病与否除与六淫外邪的多寡有关外，其决定因素则是小儿正气的强弱。正气的强弱决定疾病的证型、演变和转归。小儿正气相对稚弱和抗病能力不足决定了感邪的性质和部位。清代柯琴《伤寒论翼·少阳病解》言："正气虚，不足以固腠理，邪因腠理之开，得入少阳之部"。虞师认为，腠理为少阳所主，正虚腠理疏松，外邪入侵后，循少阳而入，先与少阳正气交锋，继之多入少阳。刘渡舟曾述"体虚之人，卫外不固，外邪侵袭，可直达腠理。腠理者，少阳之分也。故尔虚人感冒，纵有太阳表证，亦为病之标；纵无少阳正证或变证，却总是腠理空疏，邪与正搏"，小儿外感的病机即正虚腠疏、邪入少阳，枢机不利、正邪相争。

在认症方面，虞师指出要抓住病程中的几个要点：①小儿外感的发热，体温波动较大，多在午后、夜间发热，清晨、日间自退，热度起伏，有寒热往来的特点。②咳嗽、鼻塞、咽干、咽不适，经治疗，临床症状虽好转，但咽喉部或下呼吸道病灶难消易迁延。③瘝瘛汗出，多有汗出肢冷，肉松腠疏，时有恶风。④进食时或之后容易恶心，喜呕，食欲不佳或纳谷欠馨。⑤莫名的心烦、易怒。⑥常常旧感未愈，新感复来，有往来不已的特点。这些症状可仅见一症，随来随去，时缓时重。与"但见一症便是，不必悉具"的少阳病小柴胡汤证"往来寒热，胸胁苦满，默默不欲饮食，心烦喜呕，口苦咽干"可对号入座。其中往来寒热、咽干、心烦、喜呕、默默不欲饮食在小儿极为多见，均属于少阳证范畴。

虞师强调少阳证多见与小儿生理病理特点息息相关，小儿时期特有的生理病理决定了小儿疾病的发生、发展和转归，只有紧抓其本，临床方能有据可依，心如有定海神针进退有法。

江南地区，小儿外感表实证较少，典型的伤寒表实证持续时间很短，很快转为少阳证；中风表虚证亦易转入少阳。故而小儿外感病位多在少阳，可兼见太阳表虚证和太阴、阳

明证。

少阳证因邪气郁阻于半表半里，导致少阳枢机滞障不利，其治疗必当解除其滞障，疏利其枢机，才能使表解里和，从而达到气机调和的目的，所以治疗要和解少阳，临证虞师以小柴胡汤为基础方化裁为经验方和解方，随症加减。其中小柴胡汤和解少阳，斡旋枢机，使相争于半表半里之邪得以枢转而出，以达和解少阳，扶正祛邪之功。

（二）外感兼阳明证——和解少阳，太阳阳明同治

少阳经居身之侧，在半表半里之位，处太阳之里，阳明之外，小儿外感易化热入里，很快出现发热，汗出、口渴或便秘的阳明证，而此时表证尚未尽解。更多见的则是素有便秘的小儿外感时便秘多会加重，患儿热势多较重，或伴腹胀痛、恶心、呕吐，口干。表证常很快入里，虞师对此辨证为表里同病，外感兼有阳明腑证，或是太阳阳明同病，或是少阳阳明同病，治疗则以和解少阳，通腑为大法。以和解方为主方加减。便秘不重者，加枳实、厚朴；便秘严重者，大便质干结如栗，3～4日不行，热势高者，加大黄；苔少或花剥，津液不足者，加天花粉、麦冬；风寒表证者，表现为恶寒、少汗、清涕、鼻塞，咽红不显或微红者，多用小柴胡汤加荆芥、防风、枳实、厚朴；风热表证者，表现为恶寒轻或无恶寒、鼻塞、清浊涕，汗出，咽红肿痛、咳嗽等，多用小柴胡汤加连翘、板蓝根、前胡、桔梗；鼻塞，涕出、喷嚏，多加辛夷、白芷、蔓荆子；舌苔略腻，头昏不适加羌活、独活。

对于兼有口渴、烦躁、汗出多者，则辨证为兼有阳明经证。多用和解少阳，清阳明热。如表证微恶寒，身痛未尽解，又兼有汗出多，口渴或时有烦躁患儿，多用和解方加生石膏、知母。素有过敏性鼻炎的小儿，鼻塞、清涕频作，或轻微外感只有鼻塞、清涕、喷嚏症状，而素有汗多，口渴，烦躁者，多用和解方加生石膏、辛夷、白芷、蔓荆子。对咳频，声重浊，而又烦躁者，以和解方加麻杏石甘汤加减。

（三）外感兼太阴证——和解少阳，太阳太阴同治

对平素脾虚大便不成形或便次多夹有不消化样便，或饮食不节即易便稀，面黄无泽的小儿，适逢外感；或小儿外感伴有大便稀，便次增多，或吐泻并作，或恶心喜呕，时有腹部不适，便常规未见异常者；或外感后应用抗生素，随即出现便稀次频者。此情况或是素有脾虚，或外感累及脾胃，表现为表里同病，虚实夹杂。虞师多辨证为太阳太阴、少阳太阴合、并病。治从少阳入手，和解祛邪、健脾升清，多用和解方加白术、葛根，方中小柴胡和解祛外邪，党参、白术、茯苓、柴胡健脾升清阳，藿香、厚朴温中化湿和肠胃，葛根解肌退热生津、升阳止泻，李杲谓"干葛，其气轻浮，鼓舞胃气上行，生津液，又解肌热，治脾胃虚弱泄泻圣药也。"全方健脾升清既含扶正祛邪之意，又正治太阴脾虚，以和解祛邪毫无伤正之虞。

（四）外感兼少阴证——和解少阳，太阳少阴同治

对于素体阳虚又兼外感，外感后即见发热，恶寒、无汗，脉沉者，属少阴阳虚兼太阳表寒证，即太少两感证。此为两经兼病，亦即表里同病，虞师治以表里同治，和解发汗法，方用和解方加麻黄、细辛，随症加减。

外感后诱发心肌损害或累及于肾而表证未解者，虞师多辨证为太阳少阴同病，发热、咽喉部症状为主，而恶寒、鼻塞、清涕不显者，多辨证为少阳少阴同病，治疗皆以和解少阳为主，兼以温通心阳、枢利三焦，表里共治。

(五) 和解少阳,截断病势向里发展

少阳是表里之枢,外感之邪侵入人体的途径不外体表与口鼻,从皮毛而入者卫表首当其冲;从口鼻而入者,易侵入肺。少阳是伤寒六经横向传变与温病三焦纵向传变的交汇处,少阳之气内通阳明之里,外连太阳之表,对阳经经气的升降出入起着重要的调节作用,为阳经之枢及人体气机、气化之枢,为外邪深入及外达的必经之路,三阳经证以少阳为转折点。无论是风寒、风热或其他病邪与卫表、肺、少阳密切相关,所以,少阳在外感病发展变化中具有枢机作用。邪正交争,正气不能一鼓作气祛邪外出,则蓄势再战,邪气稽留少阳,表现为往来寒热,发有歇止。若少阳之气弱或所感外邪过于强大,则邪易迅速深入阳明胃肠或下焦,重者甚或逆传入心包。和解少阳,可以截断病势向里发展,使外邪从表而出。清·黄元御以"少阳篇,半言脏病,半言腑病。少阳居半表半里之中,乃表里之枢机,阴阳之门户,阳盛则入腑,阴盛则入脏"为论,提出少阳半表半里在二阳三阴之间,认为小柴胡汤之作用在于"邪解于本经,而无入阴入阳之患,是之谓和解表里也"。

再者,外感小儿咽喉部阳性症状及体征比较多见,或有持续的咽痒、咽痛、咽干、咽不利症状,或虽无不适症状,但咽喉部有充血、暗红、滤泡、扁桃体红肿等体征。持续时间长是咽喉部症状和体征的又一特点。从部位看,呼吸出入鼻与肺的枢机在咽喉,水谷从口入胃的窍道在咽喉,咽喉位于人体的半表半里。少阳的提纲证"少阳之为病,口苦咽干目眩也"也明确了少阳在咽,《伤寒论》太阳病篇有"咽喉干燥者不可汗",指出了咽喉不属于太阳表证。外感并发急性肾小球肾炎、病毒性心肌炎、风湿病者多起因于急性扁桃体炎便是强有力的佐证。咽喉部红肿热痛,积极治疗,大部分病情就此截断,不能截断者向里传变,或到肺胃阳明,或到少阴心肾。

(六) 和解少阳,里病出表

对于从表入里的诸多疾病,虞师在治疗时注重使邪从来路而去,张景岳云"少阳为枢,谓阳气在表里之间,可出可入,如枢机也"。如虞师治疗急慢性肾小球肾炎、病毒性心肌炎、风湿病等,无论病程暂久,关注咽喉部是否有余邪留恋,只要有咽喉部红肿、不适,即用和解之法,旨在枢机通利,里邪透达出表。刘渡舟有云"少阳枢机具有疏通、调节表里内外的作用。枢机利表里之邪得以透达",和解少阳枢机既能畅三焦、达腠理以透其外,又能舒胆木、利腑道以安其内,达表里分消之功。

少阳三焦总司全身的气机和气化,主决渎而通调水道,主持诸气,三焦是气水火运行的共同道路,联络五脏六腑。对于涉及郁、痰、饮、水、火的里证,虽临床表现各异,但虞师抓住三焦枢机不利的病机关键,注重调理少阳三焦枢机而达异病同治的佳效。虞师认为少阳手足两条经脉等同并重,足少阳胆之经脉循身侧,经脉在外,部位表浅,司内外转枢之职;手少阳三焦之经脉位居躯壳之内,脏器之外,一腔之大腑,外应腠理,内邻诸脏,故离表未远,入里未深,处表里出入之地带,具内外转枢之机巧,协调诸脏之气及一身水火的升降出入。因此,在病理上,自然与内外诸经脏腑会有复杂多样的兼涉与证变。手足少阳协同,三焦通治,气、水、火通利畅行,而达内外分解之效。以小柴胡汤治疗,能协调阴阳水火枢机,畅达脏腑气机,扶助正气,导邪外出,通利三焦。

总之,虞师和解法常用柴胡、广藿香解表,黄芩清里,半夏、厚朴降逆气,合用则转枢启阳,胆气生发,三焦气化,推动营卫,运行气机,使邪气得解而不内传,里热得清,少阳得和,

湿气得化，胃气得和，腠理三焦调和。兼以扶助正气，激发正气抗邪而祛病，具有安内攘外之功。能拨动表里出入、上下升降、阴阳虚实之枢机，表里、气血、三焦通治，表里双解，达到"上焦得通，津液得下，胃气因和，身濈然汗出而解"的作用。

二、柔肝健脾，倡导"抑木扶土"

从小儿体质而言，"肝常有余"，有易升发、疏泄太过的生理病理特点；"脾常不足"，常可导致肝郁脾虚、气机不畅、脾虚生痰、痰火上扰清窍等病理，从而发生小儿慢性胃炎、功能性腹痛、多动症、抽动症等多种疾病。

（一）小儿肝常有余

小儿"肝常有余"之说源于北宋医家钱乙，《小儿药证直诀》提出小儿"五脏六腑，成而未全，全而未壮"，并将"风、惊、困、喘、虚"归纳为肝、心、脾、肺、肾的病变特点。小儿真阴不足，若受外邪，易引动肝风，化热伤阴，而发作抽搐、惊风等症。《丹溪心法》云："小儿肝只是有余。"万全在总结前人经验和大量临床实践的基础上，提出了"肝常有余"，如《幼科发挥·五脏虚实补泻之法》谓："云肝常有余，盖肝乃少阳之气，儿之初生，如木方萌，乃少阳生长之气，以渐而壮，故有余也"。同时在《育婴秘诀》中云："人皆曰肝常有余，脾常不足，子亦曰心常有余而肺常不足。有余为实，不足为虚。《内经》曰：邪气盛则实，真气夺则虚。此所谓有余不足者，非经云虚实之谓也。"万全认为，肝属木，旺于春，春乃少阳之气，万物之所资以发生者，儿之初生，如木之芽，其气方盛，故肝常有余。

（二）小儿脾常不足

明代万全在《育婴秘诀》中指出小儿"脾常不足"。"脾常不足"是小儿的生理特点，脾为后天之本，气血生化之源，小儿正常生长发育有赖于脾胃运化腐熟水谷，源源不断地化生精微以滋养。"脾常不足"包括绝对不足和相对不足两层含义：一方面，小儿脏腑"成而未全，全而未壮"，是为绝对不足；另一方面，小儿生机蓬勃，生长旺盛，较之成人，对饮食精微需求更高，这与相对薄弱的脾胃相矛盾，是为相对不足。但在一般情况下，只要饮食适宜，调护得当，"常不足"的脾胃仍能基本保证水谷消化和精微吸收，这种"不足"的状态并不会阻碍小儿的生长发育，所以说"脾常不足"是小儿在这一特定年龄阶段的共同生理特点。

"脾常不足"也是小儿的重要病理特点。小儿"稚阴稚阳""脏腑柔弱"，形气未充，脾胃功能未臻完善，因此形成了营养物质需求量大和脾胃负担重的矛盾，稍有饮食不洁或不节，冷暖饥饱失宜，便为饮食所伤，加之小儿易为六淫之邪所中，故极易导致脾胃纳运失司，产生泄泻、呕吐、腹胀、腹痛、积滞、疳症、水肿等内伤诸恙；又因脾位中州，若脾不健运，生化乏源，则无力充养正气，正气不充则不耐六淫所侵，故又可导致外感诸疾蜂起，百病丛生。

（三）肝脾克而互用

五脏中，肝与脾之间的关系尤为密切。肝脾同居中焦，肝属木，脾属土，在木克土的生理状态下，肝与脾维持着一种克而互用、相辅相成的协调平衡关系。首先，反映在饮食消化、吸收、敷布过程中肝的疏泄功能和脾的运化功能之间的相互影响。脾的运化健旺有赖于肝的疏泄正常，《医经精义·上卷》云："肝属木，能疏泄水谷，脾土得肝木之疏泄则饮食化。"这种"土得木而达之"的关系是与脾的生理特性分不开的,《读医随笔·卷一》提到:因为"脾主中央湿土,其体淖泽……其性镇静……静则易郁,必借木气以疏之,土为万物所归,四气俱备,而求助于水与木尤亟……故脾之用主于动,是木气也。"即脾为阴土,其性壅滞,滞则易郁,必须借助肝木的疏泄条达之性才不致阴凝壅滞,才能维持纳运升降、化气生血的功能。在脾土得助于肝气疏泄的同时,肝也需脾土提供的水谷精微之气的供养,才能保持升发条达之性。《名医方论·卷一》对此做了精辟的论述:"肝为木气,全赖土以滋培,水以灌溉。若中气虚,则九地不升,而木因之郁;阴血少,则木无水润,而肝遂以枯。曰:人知木克土,不知土升木,知言哉!"

(四)肝气乘胃

叶天士言"肝为起病之源,胃为传病之所。"他认为:"肝藏厥气,乘胃入膈,厥阴顺乘阳明,胃土久伤,肝木愈横,厥阴之气上干,阳明之气失降。"《血证论》云:"木之性主于疏泄,食气入胃,全赖肝木之气以疏之,而水谷乃化。设肝之清阳不上升,则不能疏泄水谷,渗泄中满之证在所难免。"而胃气通降也有利于肝气的正常疏泄,如胃失通降可致气机上逆,可见嗳腐吞酸、恶心呕吐、呃逆、脘腹胀满或痛,以及便秘等症。

现代小儿多因家长溺爱而恣意任性,稍不合意即悒悒不乐,虞师分析其为忧思恼怒,伤肝损脾,木失疏泄,横逆犯土,脾失健运,胃气阻滞,并建立柔肝健脾大法治疗由肝郁脾虚而致的慢性胃炎、功能性腹痛、多动症、抽动症等病。

(五)肝脾同调:柔肝健脾,扶土抑木

情志不遂,抑郁恼怒,肝失疏泄,肝气郁滞,横犯脾胃,脾胃升降失常,可发为痞满或胃痛,虞师归结其病机为肝逆犯胃,脾失健运,治当以柔肝健脾,和胃止痛,创制柔肝健脾方对治,方药组成:白芍、党参、炒白术、川黄连、吴茱萸、茯苓、陈皮、炙甘草。方中白芍养血柔肝,缓急止痛为君药,党参、白术健脾益胃,益气助运,川黄连清泻肝胃之火共为臣药;吴茱萸疏肝解郁,和胃降逆;茯苓健脾渗湿、陈皮理气助运共为佐药,炙甘草益气和中,调和诸药,为佐使药。诸药相合,共奏柔肝健脾,扶土抑木之效。

(六)辨治要点

1. 所欲不遂,情志致病为病因 "七情伤人,惟怒为甚",成人如此,小儿亦然。现今小儿,娇生惯养,所欲不遂,动辄哭闹要挟,久之则性情乖张,养成易暴易怒的恶习。朱丹溪言:"小儿易怒,肝病最多。"万密斋亦言:"盖儿初生,性多执拗……易使怒伤肝气生病也。"均说明"怒伤肝"在小儿为常见之病,究其原因,正如张从正所说:"富家之子,得纵其欲,稍不如意则怒多,怒多则肝病多。"虞师认为,随着物质条件改善和生活水平较高,当今儿童娇养者甚多,又小儿"肝常有余",若所欲不遂,则恼怒气郁,肝失调达,肝气郁滞则脾土受伐,出现脾虚失运,是为肝脾同病;如肝郁不达,郁久化火,可能进而出现肝火病变,肝火上炎,则胃气不降,出现肝胃同病。故在治疗上无论健脾益气、和胃理气,均需在柔肝、养肝、疏肝之基础上进行。

2. 中土不振,脾胃虚弱为病本 脾为脏,胃为腑;脾属阴,胃属阳;脾主升,胃主降;脾主运化,为生化之源,胃主受纳,为水谷之海;脾喜燥恶湿,胃喜润恶燥。两者属阴阳表里关系,是机体气机升降出入之枢纽,为"后天之本"。中焦脾胃协调配合,方能共同完成食物的消化和吸收功能。若脾胃受伤,受纳运化失职,升降失调,乳食停滞,乃生此病,故虞

师指出,脾胃虚弱,运化不及是小儿慢性胃炎的病本所在。现代家长往往缺乏科学喂养知识,片面强调补充高营养、高热量的滋补类食物,使饮食结构不合理,超越了脾胃的正常运化能力,或因家长过于溺爱孩子,调理不当,过食肥、甘、生、冷或难消化的食物,零食、水果、饮料等杂食乱投,导致脾胃受损。

又小儿脏腑娇嫩,成而未全,全而未壮,脾常不足,且为稚阴稚阳之体,易寒易热,故要特别强调重视顾护脾胃,切忌损伤,正如明代万全所提出的"使脾胃无伤,则根本常固矣"。小儿患肺炎喘嗽、泄泻、痢疾、风疹及水痘等传染病或其他病症后,正气亏之,伤及脾胃,更甚者如过用苦寒之剂或误用攻伐之品而伤及脾阳;或过用温燥之品而耗伤胃阴;或暑湿而致湿困脾胃;或病后未能给予正确及时的顾护调理脾胃;均可致中气虚弱,脾运胃纳失健,因此,健脾和胃可作为该病治疗的重要法则。

3. 肝脾(胃)同病,辨证细致入微　中医所言的"肝脾不和""肝胃不和"属于"脏腑兼病"范畴,虞师认为这两种合病在临床中屡见不鲜,辨证必须细致入微,并采取相应的治则,方可取得良好疗效。

(1)肝脾不和:脾为土湿之脏,亦称太阴湿土,其主要功用是运化水谷津液,脾气虚弱运化不及就会产生"脾阳不振""湿困中焦""中气不足"及"中气下陷"等病理改变,肝主疏泄条达,克制脾土,可以疏通脾土的壅滞,相反相成,所以《内经》言脾"其主肝也",若情志不遂,郁怒伤肝,肝失条达,横乘脾土;或饮食不节,或劳倦太过,损伤脾气,脾失健运,湿壅木郁,肝失疏泄则出现肝脾不和或称肝郁脾虚的证情,临床以胁胀作痛、情志抑郁、腹胀、便溏为主要表现可见胸胁胀满窜痛,善太息,情志抑郁,或急躁易怒,食少,腹胀,肠鸣矢气,便溏不爽,或腹痛欲便,泻后痛减,或大便溏结不调,舌苔白,脉弦或缓等症,因脾为阴土,故多寒证虚证。治宜柔肝健脾为主,佐以理气解郁。

(2)肝胃不和:肝为风木之脏,木气冲和条达,清阳疏泄,助脾胃生化,正如唐荣川在《血证论》中所言:"木之性主于疏泄,食气入胃,全赖肝木之气以疏泄之,而水谷乃化……胆中相火如不亢烈,则为清阳之木气,上升于胃,胃土得以疏达,故水谷化。"若肝失疏泄,木气遏郁,则从阳化热,故多热证、实证,其病理机制是情志不舒,肝气郁结,横逆犯胃,胃失和降,以脘胁胀痛、嗳气、吞酸、情绪抑郁等为主要表现,可见胃脘、胁肋胀满疼痛,走窜不定,嗳气,吞酸嘈杂,呃逆,不思饮食,情绪抑郁,善太息,或烦躁易怒,舌淡红,苔薄黄,脉弦,治宜疏肝解郁,理气和胃为主。

虞师强调,肝脾不和,肝胃不和,二者之间既有区别,又互相联系、互为影响,涉及肝脾胃三脏,故在辨证上需当细致明确"脾""胃"主次关系,以此决定在柔肝疏肝的基础上,"健脾""和胃"治疗孰主孰辅,根据病机不同,采取不同的治法方药,才能辨证准确,从而提高疗效。

三、培补脾肾,尤重后天之本

(一)历史溯源

《内经》对脾肾之间的关系,进行了多方面的论述,指出生理上脾肾相互依存、相互制约,《素问·五藏生成》言:"肾之合骨也,其荣发也,其主脾也";《素问·水热穴论》亦有:

"肾者,胃之关也"。在病理上,亦有关于肾病及脾、脾病及肾、脾肾同病的描述。后世医家在《内经》的基础上对脾肾两脏的关系进行了深入的阐发。王肯堂言:"……土全赖水为用也,故曰补脾必先补肾,肾精不足又须补之以味,古人云补脾不若补肾,又云补肾不若补脾,二言各有妙理,不可偏废也。"儿科专家万全在治疗中主张重视先后天之本的调补,认为"肾为元气之根,脾胃为谷气之主,二者当相交养也",在方剂选择上他认为"古人制参苓白术散谓补助脾胃,此药最妙,今作丸剂,与前滋阴大补相间,服之尤佳"。可见他重视脾肾双补。张景岳认为脾肾二脏是相互滋生的关系,"盖人之始生,本乎精血之原;人之既生,由乎水谷之养,非精血无以成形体之基,非水谷无以成形体之壮。精血之司在命门,水谷之司在脾胃。故命门得先天之气,脾胃得后天之气也。是以水谷之海,本赖先天为之主,而精血之海,又必赖后天为之资"。张氏对脾肾两虚的病因、病机及处方用药描述比较全面,提出当脾肾双补并以温肾为主,他所制的温补脾肾方剂现在仍广泛用于临床。

(二) 徐氏儿科温补脾肾的传承

儿科专著《颅囟经》中提出"凡孩子三岁以下,呼为纯阳。"小儿脏腑娇嫩,形气未充,在生长发育过程中具有"生机蓬勃,发育迅速"的生理特点,古代医家就把小儿这种生理现象称为"纯阳"。徐小圃先生为上海儿科名家,并为虞坚尔教授的师祖,他赞同"圣人则扶阳抑阴""阳气为人身之大宝"之论,认为人体以阳气为本,诊治儿科疾病时注重温阳扶正。他从小儿机体"肉脆、血少、气弱"的生理特点出发,认为"阴属稚阴,阳为稚阳",而绝非"阳常有余,阴常不足"的"纯阳之体",其脏腑柔嫩,易于感染,发病之后,寒热、虚实、阴阳盛衰又易于转化,病变多端,往往容易出现阳气受损之证,所以他特别强调阳气在人体中的重要性,认为"阴为体,阳为用,阳气在生理状态是全身动力,在病理状态下又是抗病主力""治小儿疾病必须时时顾及阳气",指出应慎用寒凉之味,善用温补之剂。

(三) 培补脾肾,互为滋生

在防治诸多儿科疾病过程中,虞师尤重培补脾肾。肾为先天之本,藏精、主骨,肾气、肾精的充足直接关系到小儿各脏腑功能、形态的成熟,且小儿"气血未充,肾气未固",故临床多见小儿肾气不固、肾精失充的诸种疾病;又小儿"稚阴稚阳",他脏疾病迁延也易损及肾阴肾阳,故虞师在临床诊疗时时处处注重固护肾气,培补阴阳。脾为后天之本,气血生化之源,为儿童迅速生长发育提供物质基础,小儿"脾常不足",其脾胃之体成而未全,脾胃之气全而未壮,故而其功能状态与小儿生长发育的需求常常不相适应,临床上因脾运失健导致的脾系疾病较为常见;《内经》云"百病皆由脾胃衰而生",指出脾胃虚衰可影响他脏发病;而脾胃为中土,他脏疾病也易延及脾胃,故虞师尊前贤"调脾胃即是安五脏,安五脏即是调脾胃"之法,将培健中焦,调脾益胃贯穿于治疗始终。脾肾两脏相互资生,脾主运化,有赖于肾气肾精的资助促进,始能健旺;肾精肾气亦有赖于脾气运化的水谷精微充养培育,方能充盛。在生理上,脾肾两脏相互资生、相互促进,病理上两者常可相互影响,互为因果。故而,在治疗上虞师以"培补脾肾"为大法,根据临床具体情况,各有侧重。

(四) 谨守病机,各司其属

虞师认为,脾肾之为病,可脾肾同治,先后天互补,或可有所偏重,病程较短而阳气不足者,脾弱为主,应予补脾;病程较长而阳气衰微者,肾虚为主,急宜补肾;病浅在脾,当予补脾,病深入肾,当予补肾,脾肾两虚者宜双补之,总之,临床用药应"谨守病机,各司其属"方能取得良效。

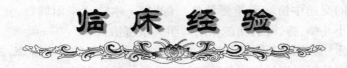

临 床 经 验

一、和解少阳法治小儿外感

虞坚尔教授擅长应用和法治疗小儿外感疾病,认为小儿少阳之体,正气偏弱,腠理常疏,少阳最易受累,病位多在少阳,故而立法多宗和法,灵活化裁,圆机活法,取效迅捷。现就虞师运用和法治疗小儿外感疾病的理论进行探源,以期更好地指导临床运用:

(一) 体禀少阳是小儿的生理特点

"少阳学说"来源于《内经》的"阴阳学说"。《素问·阴阳类论》云:"一阳也,少阳也。"《太素·阴阳合·卷五》中描述"阳气正月未大,故曰少阳"。"少阳"少者,小也,少阳也就是小阳,是阳气初升,少阳为一阳始生。

明代万密斋首次提出小儿"体禀少阳"之说,他在《育婴家秘》中指出:"儿之初生曰芽儿者,谓如草木之芽,受气初生,其气方盛,亦少阳之气方长而未已。"将"纯阳"和"稚阳稚阴"两种论点有机结合起来。张锡纯《医学衷中参西录》曰:"盖小儿虽为少阳之体,而少阳实为稚阳也"。指出小儿"体禀少阳"是指小儿在生理上阳气处于稚弱状态。

虞坚尔教授推崇和倡导小儿"体禀少阳"学说,认为其涵盖了小儿稚阴稚阳和生机蓬勃、发育迅速的双重特点,是二者的协调统一。小儿稚阴稚阳,无论在物质基础和功能活动方面均是稚弱的,正因为稚弱不成熟,才不断生长发育以逐渐完善,而在整个过程中,正气相对稚弱和抗病能力不足是两大突出特点,这是小儿的体质和常态,是不同于成人的本质区别所在。

(二) 正虚腠疏、少阳枢机不利是小儿外感疾病主要的病理特点

小儿外感疾病是感受六淫外邪所致,发病与否与六淫外邪的多寡有关,而正气的强弱决定疾病的证型、演变和转归,小儿正气相对稚弱和抗病能力不足是疾病发生和转归的前提和条件。虞坚尔教授认为小儿外感疾病的主要病理特点如下。

1. 肺脾肾虚取决于胆 少阳胆管理人体阳气在各脏腑经脉的输注,主持人体阳气,故有"凡十一脏,取决于胆"之说。胆在人体阳气发挥其功能方面起着决定性的主导作用。

小儿五脏中,脾常不足、肺常不足、肾常虚,肝常有余、心常有余。其中肺、脾、肾偏不足之脏功能尤以阳气为重要,与少阳胆关系密切。一者,少阳胆具有生发、枢转、主持阳气的作用,逐时输注阳气到肺、脾、肾,并推动其阳气功能的发挥。二者,少阳升发和气机的条达,助脾气升清,转输水谷精微;少阳枢机不利,影响脾的正常功能。少阳三焦总司全身的气机和气化,肾主司气化功能,主下焦元气,为人体气化动力之本源,彼此关系密切;少阳为气机之枢,肺主一身之气,宣肃肺气,为水之上源。少阳枢机不利,影响肺、脾、肾的正常功能。三者,少阳三焦总司全身的气机和气化,主决渎而通调水道,三焦是气水火运行的共同道路,联络五脏六腑,这个上下相贯、表里通达的通道把在上之肺与在中之脾和在下之肾联系起来,肺、脾、肾功能的实施有赖于少阳三焦气、水、火通道的畅通。所以说,少阳在肺、脾与肾的交通中扮演着重要角色。《灵枢·本输》"少阳属肾,肾上连肺,故将两脏。"综上所述,小儿肺、脾、肾的功能作用与胆关系密切。

2. 腠理不固　腠理不仅是阻止六淫外邪侵入人体致病的卫表屏障,亦是六淫之邪进入人体的路径,以及侵犯到的组织及脏腑气血营养物质代谢的通道。

虞师认为,小儿生理上正气虚弱,元真不足,皮薄肉嫩,腠理易开,腠理的抗邪屏障天然较成人薄弱;加之小儿活泼好动,汗出常太过,致使腠理疏松,皮肤懈缓,各种外来病因易入侵腠理而发病。《素问·风论》谓:"风者善行而数变,腠理开则洒然寒,闭则热而闷"。腠理为少阳所主,感受外邪必然影响其正常的功能,从这个意义来讲,外感疾病不同程度都存在着少阳枢机不利的病机。

3. 邪易犯少阳　小儿体质本虚,可谓虚人之体,这个前提就决定了感邪的性质和部位。清·柯琴《伤寒论翼·少阳病解》:"少阳为游部,其气游行三焦,循两胁,输腠理,是先天真元之气,所以谓之正气。正气虚,不足以固腠理,邪因腠理之开,得入少阳之部"。虞师认为,腠理为少阳所主,正虚腠理疏松,外邪入侵后,循少阳而入,先与少阳正气交锋,继之多入少阳。江南地区,小儿外感表实证较少,典型的伤寒表实证持续时间很短,很快转为少阳证;中风表虚证亦易转入少阳。故而小儿外感病位多在少阳,可兼见太阳表虚证和太阴、阳明证。

刘渡舟曾精辟地论述:"体虚之人,卫外不固,外邪侵袭,可直达腠理。腠理者,少阳之分也。故尔虚人感冒,纵有太阳表证,亦为病之标;纵无少阳正证或变证,却总是腠理空疏,邪与正搏。"确是抓住了虚人外感的病机的关键,即正虚感邪、少阳枢机不利、虚实夹杂,而小儿外感的病机与此极相契合。

4. 三焦不畅利,气水火失调　小儿外感疾病症状多样,除了肺卫失调表现为主外,同时常有腹部和下焦症状,如恶心、呕吐、食少、腹痛、便秘、泄泻、小便不利、口渴等,有小儿感冒三夹证,外感后脾虚综合征之说。小儿外感后还易侵犯心肌、肾脏、脑等不同脏腑,而致心肌炎、肾炎、脑炎等。而其中主要的病机虞师认为是少阳枢机不利贯于始终。

少阳是气机之枢,能枢转气机,使气机出入正常,升降自如,开阖有度,共同维持人体气机升降出入达到平衡。少阳枢机不利,不能有效调节肺宣降气机的功能,则咳、喘、气滞、胸闷难愈。肝气郁结,横犯脾土,或因脾虚肝乘,可致脘腹胀痛,恶心、呕吐、神疲食少、腹痛、泄泻等。

少阳三焦为气化之枢机,三焦是气水火运行的共同道路,气机不利,势必影响津液的运行,津液或滞或停,形成痰饮水湿等病理产物;影响胆火的疏泄,则胆火郁结。火郁又可炼液成痰。病理产物、火郁反过来又加重气机不利,形成恶性循环。

5. 重视地域因素的湿热病机　江南地区,地势低下,居处卑湿,温热季节长,气候温暖或炎热潮湿,阳气浮于上,腠理疏松,湿因火热而蒸腾散发,湿气弥漫,临海而居,喜食海鲜发物,乳品甜食,久则酿湿生热,故江南地区人群,体质以湿热质为主。湿易困阻中焦,脾胃纳运失职，精微物质不能布散于外以固卫表，则易感外邪，感则内外之邪相引而生，进而湿邪困遏三焦，三焦水道不利，水邪内留，加重痰湿。反过来，痰湿又进一步影响少阳枢机，外不能达于腠理，内不能畅利三焦，病情迁延不愈。

（三）和解法治疗小儿外感疾病的机理

虞师认为，和法除了狭义的和解少阳枢机外，更有广义的调和营卫、表里双解、扶正祛邪作用，组方具有寒热并用、补泻兼施、作用和缓的特点，如戴北山所云："寒热并用谓之和，补泻合剂谓之和，表里双解谓之和，平其亢厉谓之和。"总之，通过调整人体阴阳、脏腑、气血等，使之归于平复。

通过和解少阳，使胆源源有序输注阳气于五脏六腑，管理并推动其阳气功能的发挥，使正气充盛，生机益然。这对扶助小儿肺脾肾生理方面的偏不足具有重要作用，少阳枢机恢复，各项调节机制自如，可防微杜渐，拨乱反正。

扶正祛邪作用通过扶助正气，以助祛邪，另有防邪内陷之功。通过和解，能升能散，能开能阖，使入犯少阳之邪，得以枢转而出，祛邪而又扶正。

和解法中有柴胡解表，黄芩清里，半夏和胃降逆气，使邪气得解而不内传，里热得清，少阳得和，湿气得化，胃气得和，腠理三焦调和，汗出热解。能拨动表里出入、上下升降、阴阳虚实之枢机，表里、气血、三焦通治，表里双解，达到"上焦得通，津液得下，胃气因和，身濈然汗出而解"的作用。

和解法用药具有药性平和，作用和缓，不刚不柔的特点，既无大补峻攻、大寒大热之品，又剂量适中，法中蕴法，起执简驭繁之功。

总之，和解两方立法组方蕴含着和法的多重机理。

（四）和解法论治

对外感急性期，症见或发热、或咳、或咽痛、或鼻塞流涕，有汗或无汗，或腹胀、纳差，舌质红，苔薄白或白腻，脉浮等，虞师以和法为大法，扶正祛邪，截断病势，勿使表邪入里，创立和解少阳、芳化清热运脾之法，充分发挥和解法有邪正分争、病势进退转折点的作用。创制和解方，由软柴胡、淡子芩、姜半夏、太子参、炙甘草、广藿香、川厚朴、白茯苓组成，实为小柴胡汤和藿朴夏苓汤化裁。刘渡舟曾论述"虚人感冒，纵有太阳表证，亦为病之标也；纵无少阳正证或变证，却总是腠理空疏，邪与正搏，故可借用小柴胡汤，从少阳之枢以达太阳之气，则太阳表证亦可除矣"；柯韵伯曰："小柴胡汤为少阳枢机之剂，和解表里之总方。"方中软柴胡味苦微寒，和解少阳，解半表之邪，升阳达表，《本草经疏》论"柴胡，主寒热邪气，推陈致新"。淡子芩清半里之热，又可燥湿；法半夏和胃降逆，豁浊气以还清；太子参、炙甘草扶助正气，抵抗病邪。藿朴夏苓汤具有理气化湿，疏表和中功效，可谓治湿之良剂。虞师精选广藿香、川厚朴、法半夏、白茯苓四个主药，减少渗利之品。广藿香味辛性微温，为芳香化湿浊要药，外开肌腠，透毛窍，散表邪，内化湿浊，快脾胃；川厚朴、法半夏燥湿和中、运脾健胃，使脾能运化水湿，不为湿邪所困，白茯苓甘淡，健脾和胃，渗脾湿于下。上药合用可使邪气得解而不内传，里热得清，少阳得枢，湿气得化，胃气得和，腠理三焦调和，汗出热解。既可攻邪，又可扶正，最适合小儿外感。

少阳经循行于表里之间，外则太阳，内则阳明，且"多气少血"。黄元御在《伤寒悬解·六经分篇》中指出："少阳居半表半里之中，乃表里之枢机，阴阳之门户"。少阳经主司表里之气的运行,是外邪深入及外达的必经之路,少阳为外感病传变的重要通道。邪正交争,邪气稽留少阳;若少阳之气弱或所感外邪过于强大,则邪易迅速深入阳明胃肠或三阴,重者甚或逆传入心包。《温病条辨·解儿难》"脏腑薄,藩篱疏,易于传变"。对于外感引发的多种变证,虞师常以和解法为主随证化裁。

值得强调的是,虞师在外感病情好转,几近痊愈时,虞师重视余邪和新感微邪,习用补虚固表和营卫,和解祛余邪之法,使余邪走表而散。务在扶助正气、去除致病之源、截断传变之机。创制和解2方(菟丝子、生黄芪、焦白术、关防风、太子参、淡子芩、软柴胡、麻黄根)为主方化裁:其中,生黄芪、焦白术、关防风组成玉屏风散,益气固表,淡子芩、软柴胡、太子参组成小柴胡扶正祛邪:防病于未然,有则治之,无则防之,有防微杜渐之能,而无伤正之虞。菟丝子性补肾益精,养肌强阴、坚筋骨,益气力,为机体功能提供源源不断的动力源;麻黄根敛汗止汗,《本草正义》:"其根则深入土中……则轻扬走表之性尤存,所以能从表分而收其散越,敛其轻浮,以还归于里"。

两个阶段治疗融会贯通、相辅相成,各具特色,自成一体,具有整体调控、体质和地域特点结合的辨证施治特点。

[病案举例]

封某,男,4岁,2012年9月11日初诊。

主诉:低热、咳嗽一天。

现病史:患儿昨日因起居不慎而受凉,旋即头晕乏力,低热起伏,体温38℃,咳嗽少作,痰少难咳,纳呆不食,夜眠欠安,二便尚调。既往史:反复呼吸道感染。精神倦怠,咽略红,身消瘦,面萎黄,心音力,肺音清,腹平软,舌质淡,苔薄白,脉小数。辅助检查:血常规:白细胞 $12.15×10^9$/L,中性粒细胞63.8%,淋巴细胞22.6%,嗜酸性粒细胞7%,血红蛋白120g/L,血小板 $290×10^9$/L,C反应蛋白4.6mg/L。

中医诊断:感冒,体虚外感;西医诊断:上呼吸道感染。

治法:和解少阳,疏风解表。

处方:软柴胡5g,淡子芩5g,制半夏10g,白茯苓10g,潞党参9g,广藿香10g,荆芥穗9g,关防风9g,板蓝根9g,生甘草3g,7剂(日1剂,水煎2次,共取汁200ml,分2~3次温服)。

复诊:2012年9月18日。患儿服药2剂后身热即平,待5剂尽诸症皆平。因患儿厌服中药,故嘱必要时随访。

按语:小儿"肺常不足",表卫不固易感受外邪,"脾常不足"、中阳不振而抗邪力弱,感邪后往往传变迅速,纯粹典型的外感表证少见,半表半里之少阳证多见。此例患儿既往反复呼吸道感染,肺脾两虚,此次发病虽仅一天,就诊时邪已入少阳,表证亦未净,法当和解少阳,兼顾疏风、清热,方宗小柴胡汤之意,方中柴胡透解邪热、疏达经气,黄芩清泻邪热,党参健脾安中、扶正达邪,茯苓、半夏健脾燥湿、化痰止咳,并伍藿香、荆芥、防风疏风散邪而解表,板蓝根清热解毒而利咽。虞师审证的确,随证处方,方证相应,故效验确凿。

二、健脾补肾法治反复呼吸道感染

小儿反复呼吸道感染(Recurrent Respiratory Tract Infections,RRTI)中医学归属于"体虚感冒""咳喘""久咳""虚症""自汗"等范畴。RRTI 是儿童时期的常见病、多发病,涉及多种呼吸道疾病,严重影响了患儿的健康及生长发育,愈来愈引起医学界的关注。

(一) 反复呼吸道感染发病探讨

中医学认为小儿稚阳未充,稚阴未长,脏腑娇嫩,气血未充,脾胃虚弱,肌肤娇嫩,腠理疏松,如若喂养不当,调护失宜,失治误治,戕伐正气,致肺脾两虚,卫外不固则反复外感。虞坚尔教授认为小儿复感与先天禀赋肾关系尤为密切,肾元为先天之本,为小儿生长发育之原动力,肾元亏虚,动力不足,影响其他脏腑功能的发挥,以致整个机体缺乏生机,生长缓慢,抗病力低下,复感遂成。临证常见患儿形体消瘦或形胖肉松,毛发稀疏枯黄,面色萎黄或面白少华,山根色青或气池(眼周、鼻周、口周)晦暗,动则自汗、寐则盗汗,筋骨未坚,或伴五迟、鸡胸龟背,尿频或夜尿多,脉沉细无力,都是肾虚的表现。卫气的生成和充盛是根源于下焦,长养于中焦,开发于上焦。卫气出下焦,肾中先天之精气,寄寓着元阴元阳,肾中元阳是卫气之根,是化生卫气之源。"肺为气之主,肾为气之根",唐容川在《血证论·卷一阴阳水火气血论》精辟地论述了卫气的生成:"肾者水藏,水中含阳,化生元气,根结丹田,内主呼吸,达于膀胱,运行于外则为卫气。"

虞师对复感儿感染期和恢复期两个阶段治疗融会贯通、相辅相成,确又各具特色,自成一体,具有整体调控、体质和地域特点结合的辨证施治特点。急性感染期攻邪不伤正,扶正不留邪,缓解期扶正不助邪,务在扶助正气、去除致病之源、截断发病之流。

(二) 感染期诊治

感染期诊治,虞师认为首先要明了病机特点,强调辨证时要结合江南地区小儿体质特点,因时、因地、因人治宜,祛邪而不伤正。

江南地区,地势低下,居处卑湿,温热季节长,气候温暖或炎热潮湿,阳气浮于上,湿因火热而蒸腾散发,湿气弥漫,临海而居,喜食海鲜发物,乳品甜食等肥甘厚味之品,久则酿湿生热,故江南地区人群,体质以湿热质为主;小儿少阳之体,家长常溺爱娇宠,如所欲不遂,或学习压力大,肝气不舒,郁而化火,少阳火郁,克制脾土,形成湿热内蕴,肝郁脾虚特征。热蒸于内,皮肤腠理开泄,或中焦湿阻,运化失职,精微物质不能布散于外以固卫表,则易感外邪,感则内外之邪相引而生。再者有些患儿嗜食冷饮,进食、饮水多是凉的,很多家长有天气炎热,服食清火寒性食品的习惯,春夏季多用空调等,每多伤损阳气,故患儿往往同时又夹有脾阳不足,寒湿困脾之证。

对小儿急性外感之初,症见或发热、或咳、或咽痛、或鼻塞流涕,有汗或无汗,或腹胀、纳差,舌质红,苔薄白或白腻,脉浮等,虞师创立和解化湿,疏肝运脾之法,实为藿朴夏苓汤和小柴胡汤变法,命名为和解方,组方:广藿香、川厚朴、姜半夏、白茯苓、软柴胡、淡子芩、太子参、荆芥穗、关防风、板蓝根、炙甘草。在此基础上进行加减运用。

藿朴夏苓汤源于清代·石寿棠编著的《医原·湿气论》,在原书中无方名,《湿温时疫治疗法》将其名为"藿朴胃苓汤",原方由杜藿香、真川朴、姜半夏、带皮茯苓、光杏仁、生薏苡仁、白豆蔻、猪苓、丝通草、建泽泻组成。现据严鸿志《感证辑要》名为"藿朴夏苓汤"，并淡豆豉代丝通草，为具有理气化湿，疏表和中功效，适用于邪在气分湿重的方剂。藿朴夏苓汤融治湿三法为一方，外宣内化，通利小便，可谓治湿之良剂。虞师取藿朴夏苓汤之义，结合小儿特点，精选广藿香、川厚朴、法半夏、白茯苓四个主药，减少渗利之品。广藿香为君，味辛性微温，归脾、胃、肺经，为芳香化湿浊要药，外开肌腠，透毛窍，散表邪，尚能内化湿浊，快脾胃，辟秽恶，不耗脾气，不劫胃阴，故可用于外邪表证及湿阻中焦证。川厚朴、法半夏燥湿和中，运脾健胃，使脾能运化水湿，不为湿邪所困，白茯苓甘淡，入脾、肺、肾经，性平和缓，健脾和胃，渗脾湿于下，使湿邪有去路。四药合用，具宣上畅中渗下之法，使湿邪从上、中、下三焦分消走泄，同祛表、里湿邪。

小儿稚阴稚阳，五脏六腑成而不全，全而未壮，无论气血津液还是功能状态都不够成熟和相对不足，与少阳病因"血弱气尽，腠理开"、"邪气因入"而发相符，感受外邪后，复感儿正气弱能抗邪但不强，临床表现寒热往来者多见，伴见或咽干咽痛，或咳，或心烦喜呕，或默默不欲饮食，或目眩等，又与少阳病病机相契，少阳病病位在半表半里，是指正邪分争的状态，即正气能抗邪但不强，而邪气又不是太盛，正邪相争，邪胜则恶寒，正气奋起与邪争则发热，邪暂退则汗出热稍退，如此反复。柯韵伯曰：小柴胡汤"为少阳枢机之剂，和解表里之总方。"不仅善治少阳经证，以解半表半里之邪，且善治太阳表证，以祛在表之邪。虞师精选软柴胡透解邪热，疏达经气，解肌退热效果明显；淡子芩清泄邪热，又可清热燥湿；法半夏和胃降逆；太子参、炙甘草扶助正气，抵抗病邪，徐灵胎谓："小柴胡汤之妙在人参"，在此，将人参易为太子参，是必用之药。上药合用可使邪气得解，少阳得和，上焦得通，津液得下，胃气得和，有汗出热解之功效。治外感表证，既可攻邪，又可扶正，最适合小儿复感。

方中荆芥穗、关防风，辛温，有达腠理、发汗散邪之效，二者相辅相成。《本草求真》"用防风必兼荆芥者，以其能入肌肤宣散故耳"，《施今墨对药临床经验集》"若属外感证，用麻桂嫌热、嫌猛；用银翘嫌寒时，荆防用之最宜"，防风为风中润药，又能祛风胜湿，以去内外之湿。板蓝根清热解毒利咽，对多种病毒与病菌有明显的抑制作用。

全方用药照顾到小儿外感的各个方面，能宣畅三焦，疏利气机，上下分消，湿化而热清，合柴、芩、半夏、太子参和解少阳，使邪无居所，祛邪而不伤正。初期之治，虽疗程不长，却起到关键作用。少阳为枢，是寒热虚实转化的关键时期，在整个治疗过程中至关重要。

（三）恢复期诊治

复感儿的发病，现代医学认为多与免疫功能低下有关，部分患儿存在先天免疫缺陷、呼吸道畸形，与空气污染、气候变化、偏食厌食、维生素D代谢异常、情绪不良及其他慢性疾病（如营养不良、结核、胃肠病）等密切相关。免疫功能低下取决于先后天脾肾功能。肾阳气虚致肺脾不足，则"先天滋后天""后天养先天""金水相生"等功能失职，导致肺脾肾脏腑功能下降，使人体免疫力下降，而导致疾病产生。

虞师认为复感儿往往由于先天不足或后天失养，肺虚卫表不固，易为外邪侵袭，机体无力抵御，久之病邪由表及里，累及于肾，加重肾虚，邪恋正虚，故疾病经久不愈。肺、脾、肾三脏之不足尤以肾脏不足为本病发病的关键，即"肾虚不足，余邪留恋"，肾虚贯穿于反复呼吸道感染的发病全过程。结合地域特点，气升阳浮，腠理开泄而不密，在恢复期，以健脾益肺，补肾固表立法，创制补肾固表方：菟丝子、生黄芪、潞党参、焦白术、关防风、淡子芩、软柴胡、乌梅肉、麻黄根。其中，生黄芪、焦白术、关防风组成玉屏风散，益气固表，潞党参、焦白术取四君子汤之义益气健中，潞党参、淡子芩、软柴胡组成小柴胡扶正祛邪。生黄芪补气固表，于内可大补脾肺之气，于外可固表止汗，补三焦而实卫，为玄府御风之关键，且无汗能发，有汗能止，特别适合于治疗肌表卫气不固导致的疾病，潞党参、焦白术健脾益气，药性平和，不燥不热，施力平和，如同"君子致中和"，尤适于小儿体质；菟丝子性味辛甘平，可补肾益精，养肌强阴、坚筋骨，益气力，为机体功能提供源源不断的动力源；乌梅肉味酸，敛肺气，生津止渴，亦能敛浮热，吸气归元，化生津液，两药合用，开源节流，与复感病机及气升阳浮、腠理开泄的特点甚为相契。软柴胡味苦微寒，和解少阳，疏肝解郁，升阳达表，《本草经疏》论"柴胡，为少阳经表药。主心腹肠胃中结气，饮食积聚，寒热邪气，推陈致新，除伤寒心下烦热者，足少阳胆也。"《本草经百种录》："柴胡，肠胃之药也……以其气味轻清，能于顽土中疏理滞气，故其功如此。天下惟木能疏土，前人皆指为少阳之药，是知末而未知其本也。"提示软柴胡之功要在调肝疏土。淡子芩苦寒，清肃上中二焦之虚火，柴胡解热开郁配淡子芩，行滞气，清郁热，故清热而不碍解表。两药合用，防病于未然，有则治之，无则预防之，有防微杜渐之能，而无伤正之虞。麻黄根敛汗止汗，《本草正义》："其根则深入土中……则轻扬走表之性尤存，所以能从表分而收其散越，敛其轻浮，以还归于里。是故根收束之本性，则不特不能发汗，而并能使外发之汗敛而不出，此则麻黄根所以有止汗之功力，投之辄效者也"。全方用药精良，配伍合理，共奏补肾益气固表，扶正祛邪之功。

[病案举例]

张某，男，26个月。2012年11月13日初诊。

主诉：屡受外感1年余。

现病史：患儿自1年前罹患肺炎之后，反复感冒，每月1～2次，咳嗽不净，寐寐汗多，胃纳不馨，饮食少进，夜寐欠安，二便尚调。既往有肺炎。症见形体消瘦，面色萎黄，咽淡红，心音力，肺音清，腹平软，舌淡红，苔薄白，指纹及风关，色淡红。

中医诊断：反复呼吸道感染，肺脾两虚；西医诊断：反复呼吸道感染。

治法：健脾益气，补肺固表。

处方：潞党参10g，焦白术10g，白茯苓10g，制半夏10g，广陈皮5g，炙内金9g，金佛手6g，麻黄根9g，煅龙牡[各]30g，14剂（日1剂，水煎2次，共取汁200ml，分2～3次温服）。

复诊：2012年11月27日。服药两周内未有感冒，咳嗽偶作，再予原方出入，调治2个多月而获痊愈。

按语：此案患儿乃由肺炎所伤，病后失养，导致肺脾两虚，日久生化乏源，宗气不足，卫外不固，而成此证，肺虚而屡受外邪，故咳嗽、多汗，脾虚则食少形瘦。虞师治以健脾益气，补肺固表，取六君子汤为主方，党参、白术、茯苓以健脾补肺益气，半夏、陈皮以燥湿化痰止咳，再伍佛手理气而使补而不滞，炙内金消食助运开胃，龙骨、牡蛎敛表止汗。组方补中有疏，肺脾同调，共奏健脾益气，补土生金之功效。

三、外拟和解、内调脾肾辨治紫癜性肾炎

过敏性紫癜是一种以小血管炎为主要病变的全身性血管炎综合征,以皮肤紫癜、消化道黏膜出血、关节肿痛和肾脏损伤(血尿、蛋白尿等)为主要临床表现,其所引起的肾脏损害称为紫癜性肾炎。紫癜性肾炎根据其临床表现在紫癜阶段属于中医学"发斑、斑疹、葡萄疫"范畴,当伴随肾脏损害时,则与中医学中"水肿、血证"等相关。虞教授治疗许多紫癜性肾炎患儿,积累了丰富的经验。

(一) 将紫癜性肾炎病因病机概括为"湿"、"热"、"毒"、"虚"、"瘀"5个方面

虞师将紫癜性肾炎病因病机概括为"湿"、"热"、"毒"、"虚"、"瘀"5个方面,五者既可单独存在,又可互相转化或兼夹为病,而本虚标实是导致疾病复发和病程迁延的主要因素。

1. "湿" 湿是紫癜性肾炎的常见病因。湿为阴邪,其性趋下,易袭阴位,其性重浊,易阻遏气机,损伤阳气。从其发病的部位看紫癜性肾炎的主要病位在肾和膀胱,常表现为肉眼或镜下血尿、蛋白尿、水肿,这均与湿性质相一致。多由于患儿饮食不节,过食辛辣刺激、肥甘厚味之品,食之不化而成湿,或患儿素体脾虚,运化失司,水谷不化津液,反化为水湿。湿热互结,熏发于肌肤,血液外溢而成紫癜;阻滞脏腑气机运行或聚于关节则引起腹痛、关节肿痛;下行注于膀胱出现血尿、蛋白尿。

2. "热" 虞师认为,热邪是紫癜性肾炎的另一主要病因。正如李用梓在《证治汇补》里所说"热极沸腾发为斑……热则伤血,血热不散,里实表虚,出于皮肤而为斑",明确说明紫斑的发生是由于热邪郁于皮肤,与气血相搏,血行失常,溢于脉外而发。过敏性紫癜的主要病机为热邪迫血妄行,其热邪可由感受风热之邪,从口鼻而入,客于咽喉,侵犯于肺,借肺通百脉,内窜营血或热邪炽盛后化为毒邪,迫血妄行,血不循常道,致血溢脉外,渗于皮下,发为紫癜,邪重者还可伤及阴络出现血尿。热邪也可由内而生,常因脏腑阴阳气血失调,阳气亢盛而成,多因患儿素体心脾气血不足,肾阴亏损,虚火上炎,血不归经引起。从现代医学看感染往往是诱发或加重紫癜性肾炎的主要因素,患儿往往见到咽红、咽痛、咳嗽、舌质红、苔黄等症状,也符合中医风热、血热的特点。总之,"热"贯穿于紫癜性肾炎整个病理过程中,初期为风热之邪外袭,中期为热毒动血,后期则为阴虚火旺之象。

3. "毒" 这里的"毒"包含内外两层含义,既指六淫之邪,又指内生之"毒"。致病的毒热之邪,包括了外感风热之邪、湿热之邪,或恣食辛辣肥甘所产生的热毒之邪等实邪。小儿外感时令之邪,六气皆易从火化,由表入里,加之小儿体禀"纯阳",阳常有余,阴常不足,更易耗气伤阴,出现阴虚火旺或气阴不足之证。内外合邪,扰动血络,可致热毒壅盛,血热内炽,迫血妄行,血液溢于脉外,而见较密集、鲜红或紫红色的皮肤紫癜,并伴便血、尿血等症。

4. "虚" 本虚为发病之本,与体质密切相关。过敏性紫癜性肾炎属中医的"尿血""紫癜""肌衄"及"水肿"范畴,临床表现多以血尿为主。虞师认为其病机主要以"湿、热、毒、虚、瘀"为主,且与患儿体质密切相关。《素问·评热病论篇》说:"邪之所凑,其气必虚。"《灵枢·百病始生》更进一步指出:"风雨寒热,不得虚,邪不能独伤人,卒然逢疾风暴

虞坚尔

雨而不病者,盖无虚,故邪不能独伤人。此必因虚邪之风,与其身形,两虚相得,乃客其形。"正所谓"正气存内,邪不可干"。虞师论治疾病必求于本,认为先天不足、后天失养是本病发病的内在因素。小儿的体质特点是脏腑娇嫩,形气未充;生机蓬勃,发育迅速。临床患儿以偏气虚体质较多见,《灵枢·五变》说:"肉不坚,腠理疏,则善病风。"如肺脾气虚,藩篱疏漏,守护无权,外邪乘虚而入,又小儿为纯阳之体,外邪入里,易趋热化,"血受寒则凝,受热则行",血热妄行,外溢肌肤,内迫胃肠,流注关节,甚则及肾而发为本病。虞教授指出,体质因素在一定程度上成为决定对致病邪气易感性的内在因素,同时决定了病变类型的倾向性,亦可影响疾病的传变与转归。

5."瘀" 瘀血阻滞是紫癜性肾炎固有的病机。瘀血是该病的病理产物,亦是该病的病因。紫癜性肾炎的病理演变过程以出血为先,因出血而成瘀,瘀可加重出血。几乎所有紫癜性肾炎患儿均表现为出血,内出血必留瘀,瘀血阻络,妨碍气血运行,新血不能归经而外溢肌肤,形成紫斑。若发于经络脏腑之间,则周身作痛、腹痛阵作,以其阻塞气之往来,故滞碍而痛,所谓痛则不通也。《血证论》也有"瘀血化水,亦发水肿"的论述,血瘀内阻,阻碍三焦水道的正常运行,致使精微不能循行常道而外泄以致形成蛋白尿。如若久病伤络,气机阻滞,结于肾与膀胱而至瘀血内阻,则可加重尿血、水肿情况。本病多由外感风湿热之邪,内伤血络,迫血妄行,血溢脉外则成瘀血,久则损及脾肾而成虚实夹杂之证。

(二) 紫癜性肾炎中医治疗原则

虞师认为,紫癜性肾炎治疗上应以扶正、祛湿、清热、解毒、化瘀为治疗大法,并贯穿始终。根据疾病发展阶段不同,早期治以清热解毒,方以银翘散合清营汤加减,常用药物有:金银花、连翘、生地、蒲公英、黄芩等。中期佐以滋阴凉血,方以犀角地黄汤加减,常用药物有犀角(以水牛角代)、牡丹皮、生地、赤芍等。后期病情迁延,临床多表现脾肾气阴两虚,治疗辅以益气摄血,方以归脾汤加减,常用药物有党参、白术、茯苓、甘草、黄芪、当归、仙鹤草等。

(三) 清热解毒是治疗紫癜性肾炎重要法则

阳常有余,阴常不足,外邪入里易于化火而成实证、热证。过敏性紫癜患儿发病初期常有外感发热病史,突发高热,烦躁口渴,面赤唇红,尿赤便结,舌红、苔黄,脉数有力等症,继之出现皮疹、瘀点及瘀斑,属热毒发斑。所以在初期虞师往往采用清热解毒法治疗,认为这些药物具有抗菌、抗病毒及清除抗原和免疫抑制的作用。而在中、后期往往有伏火潜藏于内,故亦常在辨证治疗的基础上酌加清热解毒之品。

(四) 活血化瘀是治疗紫癜性肾炎基本法则

瘀血阻滞贯穿于紫癜性肾炎的始终。中医学认为离经之血谓之"瘀血",出血和瘀血常同时并存且相互影响,瘀血不去则新血不生,血不归经致出血不止,因此,在治疗上必先以祛瘀为要,且不可"见血止血",当以化瘀止血二者相结合。现代医学认为本病的病理改变主要是抗原抗体复合物损伤血管内膜,使毛细血管通透性增高,血管损伤,释放出凝血活性物质,发生血管内凝血,特别是重型病例,血液呈显著的高凝状态,其病理特点是免疫荧光检查见系膜区以 IgA 沉积为主,光镜下表现为系膜增生、增宽,伴有纤维素沉着,这种系膜增生可以是局灶增生或者是弥漫增生,或者是局灶加重,或者伴有局灶节段性毛细血管袢坏死、或者伴有新月体形成及血栓形成。故在湿热毒虚瘀五者中瘀血占有非常重要的位置,在紫癜性肾炎的治疗中占有举足轻重的地位,在辨证治疗中必须给予足够的认识。常用治疗药物有当归、川芎、丹参、红花、赤芍等,现代研究认为,这些药物可改善毛细血管脆性、改善微循环、改善血液物理化学特性、调节免疫功能且具有抗炎作用,可以增加肾脏血流量,改善肾小球基底膜的通透性。

(五)清热利湿是治疗紫癜性肾炎常用法则

虞教授在临床工作中发现,随着患儿病情的控制,皮肤紫癜、蛋白尿和浮肿等会逐渐消退,而血尿往往持续时间长,通过反复实践发现在清热、化瘀的同时加入清热利湿药常能达到事半功倍的效果。因湿热之邪攻击的部位不同,如可伤及皮肤、咽喉,阻于中焦,下注膀胱等;又依据湿邪、热邪感邪轻重不同可将湿热之证分为湿重于热、热重于湿和湿热并重,故在临床用药期间应整体评定患儿病情。另外从现代血液流变学角度来看,湿邪较重的患儿,其血液黏稠度亦较高,以致肾血管微循环血流减慢,使机体新陈代谢和排泄毒物的水平降低,可造成局部炎症反复不愈,肾小球基质细胞成分增生。

紫癜性肾炎患者多为热盛或阴虚之体,外邪随风而入,易从阳化热而见热毒瘀盛之证,故在每个阶段的治疗之中,均可加入祛风清热解毒之品,如僵蚕、蝉蜕、金银花、连翘、蒲公英、白花蛇舌草。针对临床症状,皮肤紫癜伴皮肤瘙痒者加地肤子,重用白鲜皮;腹痛加白芍、甘草、延胡索;关节痛加用牛膝、豨莶草、伸筋草;尿血多重用白茅根、侧柏炭、地榆炭、小蓟、槐花、三七、茜草、蒲黄、仙鹤草;尿蛋白加石韦、玉米须、泽泻。尿检见白细胞、脓细胞、常配伍车前草、鱼腥草、白茅根、黄柏、六一散等清热利湿药;部分患儿停用激素后会出现脾肾阳虚的表现,治宜温脾助阳,适当选加山药、补骨脂、芡实、金樱子等。临床还常根据皮质醇含量测定观察小儿肾上腺功能,判断肾阳虚的程度,以加减温阳药的用量。

[病案举例]

余某,男,7岁,2013年1月26日初诊。

主诉:紫癜性肾炎3周。

现病史:3周前出现双下肢皮肤出血点,伴腹痛、关节痛,在西医院以"紫癜性肾炎"诊治,诸症得缓,虽已出院,但尿检红、白细胞、蛋白均呈阳性改变,故来我院求诊,纳食可,二便调,夜寐安。症见形体偏胖,双下肢皮肤无出血点,咽略充血,心力肺清,腹部平软。舌质红,苔薄白,脉滑数。辅助检查:尿常规可见红细胞20~25个/HP,白细胞5~8个/HP,蛋白3十,OB4十。

中医诊断:紫癜血尿,外感初起,血不循经;西医诊断:紫癜性肾炎。

治法:疏风和解,凉血止血。

处方:广藿香9g,川厚朴6g,姜半夏6g,白茯苓9g,软柴胡6g,淡子芩6g,太子参6g,荆芥穗9g,关防风9g,脱力草30g,车前草20g,生地黄15g,紫草9g,7剂(日1剂,水煎2次,共取汁200ml,分2~3次温服)。

复诊:2013年2月2日。无不适感,神疲,面色欠华,咽略红,纳食欠馨,舌质淡,苔薄白,脉微沉。尿常规复查:红细胞12~15个/HP,白细胞0个/HP,尿蛋白3十,大便潜血4十。证属气不摄血,拟益气摄血,通络止血。方以四君子汤加减:太子参9g,焦白术9g,白茯苓9g,炙甘草3g,女贞子9g,墨旱莲20g,生地黄9g,大小蓟各9g,脱力草30g,玉米须

20g,扦扦活 20g,7 剂,煎服法同上。

三诊:2013 年 2 月 9 日。面华有泽,活泼好动,咽略红,纳食增,舌质淡,苔薄白,脉平和。尿常规复查:红细胞 8~10 个/HP,白细胞 5~8 个/HP,尿蛋白+,大便潜血 2+。外院检查 ACT:59,甘油三酯稍高,尿 24 小时定量:0.42,补体 C_3 下降。症属气不摄血,血热妄行兼见,拟益气凉血摄血。方以六君子汤加减:太子参 9g,焦白术 9g,白茯苓 9g,炙甘草 3g,姜半夏 6g,广陈皮 9g,肥知母 9g,淡子芩 9g,生地黄 9g,赤芍药 9g,牡丹皮 9g,脱力草 30g,玉米须 20g,扦扦活 20g,14 剂,煎服法同上。

以此方加减调理近 2 个月,患儿尿检正常。

按语: 紫癜性肾炎因过敏性紫癜并发,过敏为起因,病程中变化多端,皮肤出血点时出时没,伴随症状如腹痛、关节痛等亦变化多端,与风邪善行数变的特点相符,累及肾脏者,如有咽喉红赤或肿大者,多为风邪循少阴经而入,侵及肾脏,故在首诊中仍辨证为感受风邪,邪毒入里,损伤脉络,血不循经。三焦是气、血、水循行的通道,三焦络脉受损,血及精微物质溢脉外则见血尿、蛋白尿,治以疏风和解,凉血止血。用广藿香、软柴胡、荆芥穗、关防风疏散表邪,软柴胡、淡子芩、姜半夏、太子参有小柴胡汤和解少阳,通达三焦之意,柴胡借其辛平升发之性,畅达三焦,使转枢利、气机和、膜腠畅,则元气得以伸张,郁邪得以外达;黄芩,借其苦寒之性,清理郁积之相火;姜半夏、川厚朴和胃化湿,太子参扶正,助邪外出,小柴胡汤集调畅气机、益气活血、清热利湿诸法于一方,斡旋三焦,攻补兼施。生地黄、紫草、车前草凉血止血,脱力草扶正止血。二诊、三诊余邪渐去,虚证渐显,神疲,面色欠华,舌质淡,脉微沉。有气虚的病机,恐其不能统摄精微,调整治则为益气摄血为主,以四君、六君加减治疗。紫癜性肾炎病理基础是肾小球基底膜受损,血中大分子细胞和蛋白渗出,修复和强健基底膜的固摄作用,健脾益气固摄和凉血止血齐头并进是明智之举,另外,调节免疫不可忽视,淡子芩、生地既具调节免疫的作用,可酌情应用。诸药共用,以期达到恢复正气、驱除病邪、防止复发、全面缓解的目的。

四、柔肝健脾法治疗小儿慢性胃炎

小儿慢性胃炎中医归属"胃脘痛"范畴。近年来,小儿慢性胃炎发病率增高,现代医学采用单一用药清除 Hp 疗效十分不满意,而联合用药抗 Hp 治疗过程中也存在耐药、药物副作用等诸多问题,临床疗效依然不佳。现代药理学研究表明,许多中药具有不同程度的清除、抑制 Hp,修复胃黏膜等作用。因此,中药的功用是多方面的,通过针对性和整体性相结合,中医药在治疗小儿慢性胃炎过程中取得了良好的疗效。

虞师认为现代小儿多因家长溺爱而恣意任性,稍不合意即怏怏不乐,根据小儿"肝常有余""脾常不足"的生理特点,归结为忧思恼怒,伤肝损脾,肝失疏泄,横逆犯胃,脾失健运,胃气阻滞,致胃失和降而发胃痛。此正如《沈氏尊生书·胃痛》:"胃痛,邪干胃脘病也……唯肝气相乘为尤甚,以木性暴,且正克也"所言。归纳其病机为肝逆犯胃,脾失健运,治当以柔肝健脾,和胃止痛,创制柔肝健脾方对治,融局方戊己丸与四君子汤于一体,方药组成:白芍、党参、炒白术、川连、吴茱萸、茯苓、陈皮、炙甘草。方中白芍养血柔肝,缓急止痛为君药,党参、白术健脾益胃,益气助运,黄连清泻肝胃之火共为臣药;吴茱萸疏肝解郁，和胃降逆；茯苓健脾渗湿、陈皮理气助运共为佐药，炙甘草合白芍缓急止痛，并益气和中，调和诸药，为佐使药。诸药相合，共奏柔肝健脾，扶土抑木，和胃止痛之效。

戊己丸出自宋代《太平惠民和剂局方》，由白芍、黄连、吴茱萸组成，为柔肝、理脾、和胃的有效名方，主治肝脾不和所致的胃痛、吞酸、腹痛以及泄泻等。基础研究表明戊己水煎液有直接抑杀幽门螺杆菌（Hp）的作用。现代药理研究发现白芍具有解痉、抗菌、抗炎、预防消化系统溃疡，以及解热、镇痛、镇静作用，对志贺氏痢疾杆菌和葡萄球菌有抑制作用；黄连具有抗菌、抗病毒作用，对 Hp 和痢疾杆菌有较强的抑杀作用，吴茱萸有镇吐、镇痛、制止胃肠内异常发酵、抗菌等作用，可显著抑制胃酸分泌，防止溃疡形成。

[病案举例]

患儿崔某，女，8 岁。2013 年 8 月 30 日初诊。

主诉：反复胃脘痛 4 个月余。

现病史：患儿近 4 个月来胃脘疼痛反复发作，疼痛多于进餐后发生，疼痛隐隐，嗳气、反酸，自觉腹胀，急躁易怒，曾查胃镜示浅表性胃炎，服西药后诸症减，停药则又同前，食少纳呆，夜寐欠安，二便自调。神清状可，形体消瘦，面色青黄，咽部淡红，乳蛾无肿，心力肺清，全腹平软，胃脘部轻压痛，舌质红，苔薄白，脉沉弱。辅助检查：胃镜示浅表性胃炎。

中医诊断：胃脘痛，脾胃不和；西医诊断：浅表性胃炎。

治法：健脾和胃，疏肝行气。

处方：六君子汤加味。炒党参 9g，白茯苓 9g，焦白术 9g，制半夏 6g，炒白芍 15g，吴茱萸 3g，淡子芩 9g，广陈皮 6g，川楝子 9g，金佛手 5g，炙甘草 3g，14 剂（日 1 剂，水煎 2 次，共取汁 200ml，分 2～3 次温服）。

复诊：2013 年 9 月 14 日。患儿服上药后诸症平，无胃痛、无嗳气、无反酸，大便软，日 1 次。昨起新感发热，体温 38.0℃上下波动，无咳嗽，无吐泻，胃纳差。查体：面色青黄，咽部充血，乳蛾未肿，心力肺清，腹部平软，触之不痛，舌质红，苔薄白，脉浮数。患儿新感，风热袭表，治以疏解，方用自拟和解方加减：广藿香 9g，川厚朴 6g，姜半夏 6g，白茯苓 9g，软柴胡 6g，淡子芩 6g，太子参 6g，荆芥穗 9g，关防风 9g，板蓝根 9g，生甘草 3g，7 剂（煎服法同上）。

三诊：2013 年 9 月 21 日。药后 2 日热退，未现咳嗽、鼻塞等不适，昨日进食后脘腹部略觉胀满，非疼痛，无嗳气，纳欠馨，夜寐安，大便调。证属脾气虚弱，治拟健脾益气，方以六君子汤加减，具体如下：炒党参 9g，白茯苓 9g，焦白术 9g，制半夏 6g，炒白芍 15g，吴茱萸 3g，淡子芩 9g，广陈皮 6g，金佛手 5g，焦山楂 9g，炙甘草 3g，14 剂（煎服法同上）。

按语：慢性胃炎是由多种致病因素长期作用，引起胃黏膜炎症性病变，近年来全国各地区域性的流调显示，本病在儿童中的发病率不低。其主要临床症状为腹痛、腹胀、呃逆、反酸、恶心、呕吐、食欲不振、腹泻、无力、消瘦等，反复腹痛是小儿就诊的常见原因。中医将本病归于"胃脘痛"范畴，其病位在胃，多由饮食不节、嗜食生冷或忧思烦恼怒等损伤脾胃，气机不畅，从而导致胃的病变。胃之受纳、腐熟及消化功能，依赖于脾气的运化，肝气的疏泄，肾阳的温煦，故胃脘痛一症也与脾、肝、肾关系密切。本案脾胃失健，肝气犯胃，治以健脾和胃，疏肝行气。取六君、戊己丸合用，方中党参甘温，补中益气，白术苦温，燥脾补气，茯苓甘淡，渗湿健脾，甘草甘平，和中益土，再加陈皮理气散逆，半夏燥湿除痞，诸药相合则"气足脾运，饮食倍进，则余脏受荫，而色泽身强矣"。（汪昂《医方集解·补养之剂》）又本案小儿肝火不甚，热征不显，以肝郁为主，故以黄芩易黄连，因症用药，又避黄连苦寒之弊，加川楝子、金佛手增强理气解郁之效。药后诸症平，适逢外感，感时胃脘部未现不适，治以疏解，上中二焦同治，感后5天脘腹部略有不适，但较前症状轻微，再予前方出入而获效。虞师诊治脾胃病证，重视虚实寒热气血变化和脏腑之间的整体关系，既治脾胃，又注重其他脏腑对脾胃的影响；临证用药，擅长甘温补脾，将参、苓、术、草、山药、陈皮等温补调理脾胃之药，运用于各种治法之中；主张平剂和胃，慎用峻猛之药；攻补兼施，强调治疗及时和准确，力求攻不伤脾胃，补脾不滞邪，中病即止。

五、养阴生津法治疗小儿便秘

小儿便秘是由于排便规律改变所致，指排便次数明显减少、大便干燥、坚硬，秘结不通，排便时间间隔较久（＞2天），无规律，或虽有便意而排不出大便。小儿便秘可以分为功能性便秘和器质性便秘两大类。本书所论者主要为功能性便秘。

（一）津液不足、大肠干燥可致小儿便秘

便秘一病与饮食生活习惯密切相关，儿童体内水分含量所占比例较成人显著偏高，故对水液的需求更多。随着社会经济的进步，多数家长过于重视营养，往往以肉蛋奶海鲜为主食，偏嗜煎炸炙煿、醇香甜品，日久积而化热，煎灼津液，加之饮水量少或以饮品果汁代替白开水，蔬菜食入少（蔬菜中含大量水分、粗纤维和微量元素，可以促进肠蠕动），导致津液不足、大肠干燥，无水舟停故而便秘。现代医学认为蔬菜摄入量少，微量元素缺乏是导致地图舌的根本原因，中医则认为体内津液不足，胃之气阴不足是地图舌的病机关键。

（二）生津养胃为治疗小儿便秘大法

虞师治疗便秘习以生津养胃为大法，在此基础上进行加减用药，多以增液汤为底方，增液汤是吴鞠通为治阴虚便秘创制，由浙玄参、麦冬、生地黄组成，是以补药之体作泻药之用，三者均有甘、苦，微寒之性，玄参入肺，胃，肾经；生地黄入心、肝、肾经；麦冬归心、肺、胃经。同具养阴生津之功。玄参、生地黄又能清热凉血，麦冬润肺滋胃阴，治疗热邪伤阴、津伤便秘，为方中君药。三药药简效宏，协同增效，王叔和有精辟的论述："此症人以为大肠燥也，谁知是肺气燥乎，盖肺燥则清肃之气不能下行于大肠，而肾经之水，仅足自顾，又何以旁流以润涧哉，夫大肠居于下流，最难独治，必须从肾以润之，从肺以清之，启其上窍，则下窍自然流动通利矣，此下病上治之法也。"实乃肺、胃、肾三焦并治。伴有燥屎者，当佐以制川军（制大黄）增强清胃热之力，去炎炎之火以保津液，天花粉增强养阴生津之力，另用金佛手、香橼皮理气、健脾和胃，增强胃肠蠕动。

（三）饮食调整、训练排便亦非常重要

治疗功能性便秘中药调理的同时应注意改善饮食内容，多补充水分和含纤维素多的食物，并养成排便习惯，可防止便秘再发。增加水摄入以软化大便，多补充含纤维素多的食物（全麦、水果和蔬菜）也是治疗便秘的部分。规律性如厕习惯亦是治疗便秘的重要部分，无论有无污便，餐后应有充足的如厕时间，这有利于儿童保持排便频率的记忆。

[病案举例]

患儿王某,女,5岁。2013年3月19日初诊。

主诉:大便干硬4个月余。

现病史:患儿近4个月来大便秘结,便质干硬,3～5日方能一行,偶嗳气,无反酸,饮水少,纳一般,小便调,寐欠安。平素偏食挑食,蔬菜少进,喜食煎炸厚味、乳制品等。症见神志清楚,精神振作,形体偏胖,面色萎黄,唇红而干,喉核略肿,全腹平软,触之无痛,舌质红,苔白厚腻而花剥,脉滑有力。

中医诊断:便秘,胃热灼津胃阴不足;西医诊断:便秘

治法:清热生津养胃。

处方:生津养胃汤加减。浙玄参6g,麦冬9g,生地黄15g,天花粉9g,金佛手15g,香橼皮9g,制川军后3g,7剂(日1剂,水煎2次,共取汁100ml,分2～3次温服)。

医嘱:饮食均衡,多食蔬菜水果,多饮水。

复诊:2013年3月26日。药后诸症得缓,大便成形不干,日行1次,胃纳佳,夜寐安。查舌质淡红,苔薄白,花剥苔显著好转,脉有力。余症同前。再拟上方出入:浙玄参6g,麦冬9g,生地黄9g,天花粉9g,金佛手15g,香橼皮9g,焦山楂9g,怀山药9g,7剂(煎服法同上)。

三诊:2013年4月2日。药后大便每日一行,便质正常,进食蔬菜仍少,夜寐安。舌淡红,苔薄白,花剥苔已消,脉和缓。前方奏效,再守原意。原方再进7剂,嘱需注意饮食均衡,不必再诊。

(李利清整理)

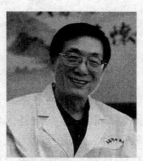

胡国华

胡国华

1952年12月出生，主任医师，教授，博士生导师，上海市名中医。1987年硕士毕业于天津中医学院，导师哈荔田教授。1990年师从第一批全国老中医药专家学术经验继承班指导老师朱南孙教授。临床擅长治疗妇科月经不调、痛经、更年期综合征、盆腔炎、不孕症、产后病等各种疑难杂病。发表文章72篇，出版著作29部，主编《全国中医妇科流派研究》《海派中医妇科流派研究》《海派中医妇科膏方选》《新编妇科大全良方》《冬令调补择膏方》《草庐丛书——医案荟萃》《江南中医妇科流派膏方精选》《全国中医妇科流派名方精粹》等著作18部，参编全国高等中医药院校研究生教育『十一五』规划教材《中医妇科临床研究》《中医妇科名家心悟》《海派中医朱氏妇科》等著作8部（任副主编）。

承担市科委『验方朱氏盆炎汤治疗慢性盆腔炎性疾病后遗症有效性的临床多中心研究』、上海市中医药三年行动计划项目『胡国华名中医工作室』和『海派朱氏妇科流派传承研究（痛证）分基地』等建设项目。曾任中华中医药学会妇科分会副主任委员，上海市中医药学会妇科分会主任委员，现任中国中医药研究促进会妇科流派分会首任会长、上海市中医药学会学术流派分会首届主任委员、世界中医药学会联合会妇科分会副会长、世界中医药学会联合会名医传承分会副会长、全国第五批老中医药专家学术经验继承导师。

学 术 思 想

一、从合守变意在平

　　胡国华教授跟师海派朱氏妇科第三代传人朱南孙教授25载，朱师德艺双馨，悉心传道授业、释理解惑，其融各家学术于一炉，所创"从合守变"这一富有哲理的临床思辨方法对胡教授行医之道乃至为人处世均产生深远影响。朱师认为，妇人一生经孕产乳处于阴阳转化的动静平衡运动中，动静失衡则必致疾病。治疗应遵《内经》"所胜平之，虚者补之，实则泻之，不虚不实，以经取之"及"谨察阴阳所在而调之，以平为期"为原则，提出妇科治疗应"动静相宜，以平为期"。并据此执简驭繁地归纳为"从合守变"四法。以文化志，"从合守变"不仅是其临床医术、医理思辨的概括，也是朱师行医为人之道。

　　"从"者，顺从、依从，从因而治。经云：正者正治，从者反治，皆从因而治，重在求因。又云："必伏其所主，而先其所因"。朱氏妇科所创"妇科十问歌"以问诊为首务，反对"相对斯须，便处汤药"。详问细问，边问边思，从其症，明其因，探其源，究其本，方用药精准。如盆腔炎、子宫内膜异位症，究其因常因经事欲行或未净之时不慎房事引起热瘀互结，冲任失疏而致盆腔疼痛，也谓热入血室之症；又如出血量多或淋漓日久不止，实为瘀阻所致崩漏，必化瘀止血。妇科患者多隐讳之疾，非和颜悦色，耐心细致，慎思细问，不能澄其源。故曰从因论治，方可见功。

　　"合"者，合并，兼而治之。病机错杂，动静失匀，气血失畅，寒热虚实兼见，治则上当寒热兼调，通涩并用，补泻兼施，气血兼顾。其临证无论治则治法、遣方用药、调治并举、身心同治，均处处体现兼合之意。如对输卵管阻塞性不孕主张药对之应用，常以益母草合仙鹤草通涩调经；莪术配白术补消结合，治痰凝经闭或癥瘕结聚；熟大黄配伍炮姜炭寒热攻守相配，治崩漏不止。均为合治之法。朱氏妇科临床辨证遵从中医之整体观，认为妇人"乙癸同源，肝肾为纲"，提出"治肝必及肾，益肾须疏肝""调理冲任，贵在通盛"。又讲求综合"整体、个体、动态"的诊疗思路。治疗不孕、滑胎、先兆流产以及崩漏等疑难病症，多以"三调"即调体、调经、调神，合而治之。《素问气机保命集》曰："药非正气不能运行，针非正气不能驱使，故曰针石之道，精神进，志意治则病可愈，若精神越，志意散，虽用针石，病亦不愈"。清·程杏轩《杏轩医案》也谓"情志中病，未可全凭药力，务须屏烦颐养，方能根除。"如久孕未孕，输卵管通而不畅，朱师切脉查体，脉细软无力，谓体虚气弱，鼓动无力，治以补肾益气通络助孕。尤其重视调神，治病先治心，此类患者需耐心细致诊病，患者多可哭泣而来，高兴而归。用药常配首乌藤、合欢皮、百合、灯心草、茯神等药疏肝解郁，安神宁心。朱师还嘱患者日常多以饮食调养，如香菜蒸气止呕法治疗妇女妊娠呕吐剧烈者，医食合治，验之效佳。

"守"者，固守、保持，朱师谓恒也。谨守病机，治在平衡。朱师常谓："慢病在养，辨证即确，守法守方，缓缓图治，必责近功。"如慢性盆腔炎，热瘀互结，病久伤正，肝肾亏虚，治当清热化瘀，补肾疏冲。脾虚血亏者，有当以健脾养血为主。卵巢早衰、闭经，如肝肾亏虚、冲任失调，当缓补调治，时值冬令之际，宜滋补调养，朱师更善用膏方进补。

"变"者，变通也。知常达变，圆机活法；急则治其标，缓则治其本；因人因地因时而变，病机转变，治当变通。喻嘉言有云"医者意也，如对敌之将，操舟之工，贵乎临机应变。兵无常形，水无常势。"朱师谓：传承中医，既要学习经典，原汁原味，又要触类旁通，敢于创新，师古而不泥古。"善为医者，临事制宜，随机应变，审当轻重"。方以载道，朱氏著名治疗严重血崩验方"将军斩关汤"，取其数味主药，以失笑散为君，更新为具有祛瘀生新止血的新验方。又以失笑散为主，配古方"通幽煎""血竭散"化裁为治疗血瘀重症痛经的效方—加味没竭散（即化膜汤）。此均为常中求变。

胡教授认为，"从"要求医家临证多采取"逆向思维"，辨证看待问题，不可墨守成规。"合"乃兼治。女性疾病复杂，多虚实寒热错杂，仅采取一种治疗方法多片面偏颇，远远不够，要兼顾各种症状采取综合治疗手段。如寒热兼调、中西合诊、攻补兼施。"守"乃守中、守正。对那些病程较长，症情复杂之慢性病的用药就必须果断，一旦辨证明确后，就要坚持长期用药，不能急功近利，说服患者心平气和，精神内守，慢慢调养，以做好打"持久战"准备。如治疗闭经、盆腔炎、附件炎、不孕症等一些慢性妇科疾病，就应该坚守这一原则。"变"乃用药治疗要随病情发展变化而改变，处于不同的疾病阶段，用药也不尽相同，必须因证而变，举一反三，灵活应用。如导致不孕的原因有很多，年轻女性常常伴有盆腔炎、输卵管受损等疾病，因此治疗的时候应该先治病之根源，然后再调经助孕。而调经之法又分经前、经间、经期、经后之不同，需分期而变，可起事半功倍的效果。"从""合""守""变"四法看似迥然，实则紧扣病机，其内涵充分体现在妇科病诊疗的各个环节中。

二、妇人之疾重平顺调和

（一）妇人生理重平顺调和

刘完素《伤寒直格·泛论》："凡治病之道，以调六气阴阳，使无偏倾，各守其常，平和而已。"女子疾患多隐微幽微而变化莫测。经带胎产乳全过程就是一个气血、阴阳动静平衡，此消彼长而周而复始的运动过程。如经水盈亏满溢，多一月而复始，十月怀胎一朝分娩，哺乳期则分泌乳汁而经水暂闭。可见女性一生都处于动静平衡的动态调整中，体现于女性一生中的各个生理阶段，甚至是每日每月的生理变化过程中。阴阳乃变化之根本，动静平衡是每时每刻、从不停歇的表现，故气血、阴阳、动静、周期、肝脾肾、气机升降的平衡调和，对女性来说至关重要，乃女性健康之根本。

（二）妇科之疾乃不顺不调

妇女受孕的先决条件是肾气旺盛、精血充沛、冲盛任通，月事如期。如果因各种原因导致月经不调，则必然影响受孕。如肾气虚弱，精血不足，冲任失养，致月经后期；肝气郁结，气血失调，冲任气滞，致经期先后不定，经来腹痛；又如素体肥胖，或恣食肥甘厚味，痰湿壅阻气机，胞络闭塞，经期延后甚至闭经，均可致不孕。故女性不孕多存在各种原因的月经不调。女性生理一旦失衡，则血该静时反而妄动，导致经期延长、崩漏下血、胎漏诸症，血该按期而动时反而滞涩不行，则导致月经后期、痛经、闭经等证候。阴阳动态平衡亦十分重要，一旦失衡则阴虚阳亢或阴阳两虚或阳气不足，均可为患。

（三）妇人之疾治重"三调"

胡教授遵从"从合守变"之道，进一步提出兼顾妇科疾病整个治疗过程的"三调"之法，即调体、调经、调神。调体首辨虚实审其因，辨整体、个体、动态而施治；调经则"谨守病机""以平为期"，分以调气血、补肾、调肝健脾、调固冲任之法；调神即情志调治，"女子郁怒倍于男子"，治病需先治心。

调体，重在明辨体质偏颇与治在根本，强调补肾健脾调整体质。中医体质学将中国人群的体质分为9种基本类型，即平和质、气虚质、阳虚质、阴虚质、痰湿质、湿热质、瘀血质、气郁质、特禀质。调查研究显示，在中国的8种偏颇体质中，气虚质、湿热质、阳虚质所占比例依次居于前3位。而女性群体在我国城市人口中占到一半以上，其中大多数人担负职业与家庭的双重压力，生育、养生、美容、心理纾解、和谐两性生活等各方面需求都比较突出。根据胡教授临床多年观察，不同年龄阶段、职业、婚姻状况、地域的中国城市女性患者各种类型的偏颇都比较常见，不同的偏颇体质不经过调养而日积月累，经历经、带、胎、产杂病的各种过程，容易罹患各类妇科疾病。如偏痰湿和阳虚质的女性容易患月经后期、多囊卵巢综合征、闭经、不孕等妇科疾患；偏气虚质的女性容易患崩漏、滑胎、产后大便难等妇科疾患；偏阴虚质的绝经期妇女容易患更年期综合征、月经过少、经期延长等疾患；瘀血质女性容易患子宫肌瘤、子宫内膜异位症、卵巢囊肿、痛经等疾患；湿热质女性容易患盆腔炎、月经过多、产后恶露不尽等疾患。现在以肾虚肝郁、肾虚肝旺为主所致月经不调所占比例越来越高，这与当今女性所承受的工作、生活、心理压力均有密切关系，且有明显增加趋势。故应充分重视对女性偏颇体质的长期调养，并针对性在治疗过程中随时进行防治指导。"正气复则邪自退"，慢病在养，调体还要依据中医的整体观、动态观、个体观，以综合的思辩方法采用针灸、艾灸、食疗药膳、膏方、药茶、刮痧、拔罐等方法综合调治体质。

调经，对于妇科病诊治意义重大。《证治针经·卷四·女科要旨》曰："惟女子以血为主，故治法首重调经。"《济阴纲目·卷之三·求子门》："求子之法莫先调经。"《竹泉生女科集要·天癸确论·调经》："妇人经水不调，则百病丛生，虽使治之得法，亦难奏效。故凡妇女之经水不调者，除外感时气急病而外，其余不论何病，总宜审其寒热虚实，而先为之调经。经调，则余病略一清解调理，即可愈矣。故妇科以调经为第一要义也。"月经有盈亏满溢、周而复始的规律，胡教授调经强调周期性用药规律，重视养血调经以促孕。经前期，偏重于疏利冲任气机，使气血调和，以理气通滞为先，顺势而为；经行期以养血活血调经、补益肝肾为重，经行无碍则无需动血扰神，但崩漏、痛经、月经过多或过少则急则治其标；经后气血亏虚、肝肾不足，用药以调补肝肾、温补脾肾、益气养血为主，如脾肾阳虚、痰湿壅阻之闭经及子宫内膜异位症、子宫肌瘤、盆腔炎等宿疾，经净后则攻补兼施，标本同治，方可收效。总之，调经之法要顺应其周期性的阴阳消长，调补肾之阴阳，协调气血之盛衰，助其顺利转化。消除病因，求本论治，调整阴阳平衡，恢复机体生理功能，同时也要注意急则治其标、缓则治其本，辨证施治，以平为期。

调神，重在健脾宁心、疏肝解郁、耐心开导，安神怡情以调畅情志。所谓治病先治心，"精神进，意志治，则病可愈"。对女性患者来说调神尤其重要。在不孕、慢性盆腔炎、更年期综合征、经行前后诸症、产后病、复发性流产、痛经、子宫肌瘤等各种妇科疾患中，女性的精神调摄对于疾病向愈产生重要影响。如论治不孕症，认为不孕症患者心理压力较大，容易紧张焦虑，影响月经和受孕。因此，疏肝解郁、宁心安神配合心理疏导非常重要，要让患者树立信心，安心配合治疗，有时建议他们暂时换个环境，出去旅游，放松心情，有的甚至受孕而归。

三、病证结合重在证

（一）重整体、动态、个体

中医学认为人体是一个有机的对立统一整体，人体正常的生命活动需要人与自然以及人体内各脏腑组织之间保持相互联系、相互影响、相互制约、相对平衡。这种思维方式体现了中医学的整体性。胡教授遵循中医整体观念和辨证论治原则，认为辨治疾病不能仅限于生病之脏腑、部位，还应着眼于与疾病的发生、发展相关的脏腑、经络、冲任，不能只注重疾病之果，更应追溯疾病之根，分析疾病的病因病机需综合所处地域、气候、时令、季节、地理条件，患者个人体质禀赋、生活习惯、心理变化、所处年龄、个人关切等诸多因素综合分析，只有清除病起之因，截断病之发展趋势，纠正失衡之状态，满足患者的关切和需求，方可使气血阴阳归于条畅，脏腑和调，阴阳平衡，此为大道。胡教授临床思维遵循中医整体观念，治疗谨察阴阳所在而调之，以平为期，采用调节、调和为主的治疗方法，将人体失衡的状态调节到平衡和谐状态，临证用药似平淡无奇，却能屡起沉疴。

女性一生都处于相对的动静平衡中，体现于女性一生中的各个生理阶段，甚至是每日每月的生理变化过程中，故辨证论治也是一个动态变化的过程。阴阳乃变化之根本，动静平衡是每时每刻、从不停歇的具体表现，气血、阴阳的动静平衡，使人体处于调和的状态。若血该静时反而妄动，可导致经期延长、崩漏下血、胎漏诸症，血该按期而动时反而滞涩不行，则导致月经后期、痛经、闭经等证候。阴阳也需动态的平衡，一旦失衡则阴虚阳亢或阴阳两虚或阳气不足，均可为患。故治气血、阴阳的动静失衡，重在平调气血阴阳。如动之疾制之以静药，如血热妄行之崩漏则以凉血止血之药以精之；静之疾通之以动药，如气滞血瘀所致之闭经则以理气活血、化瘀通经之药以行之；动静不匀者，通涩并用而调之，如气虚血瘀所致的崩漏，则需益气升提、活血止血药同用；更有动之疾复用动药，如实证之月经后期、崩漏等，静之疾再用静药以疗之者，如虚性闭经则不尚攻伐，以补益气血肝肾为大法。可见妇科辨证施治亦是动态变化的过程，需随不同的周期规律和发展变化的病机而随时调整。

《素问病机气宜保命集·妇人胎产论》提出："妇人童幼天癸未行之间，皆属少阴；天癸既行，皆从厥阴论之；天癸已绝，乃属太阴经也。"人之体质性情有刚有柔，有弱有强，有阴有阳，对于虚弱及娇气体质者，用药宜轻；对形体壮实者，则施峻猛之剂取胜。临证应"量体裁衣"，对不同的体质而不同的遣方用药。何况同一种妇科疾患，随着个体辨证的不同，而需采用不同的治则、治法选方用药，全看病因病机的差别，此乃存在于不同个体之间的同病异治思维。仅痛经之病，辨证不同则用药截然不同。同样一个人的同一个病，在不同治疗阶段用药亦不同，因病机已经发生变化。故因人而异也是中医辨证治疗的精髓所在。

（二）妇科疾患重"异病同治"

朱氏妇科精于辨证，临证十分强调"异病同治"。异病同治，既不决定于病因，也不决定于病证，关键在于辨识不同疾病有无共同的病机。只有病机相同，才可采用相同的治疗法则。《用药如用兵论》曰："数病而合治之，则并力捣其中坚"。临床治疗不同的病证，其主病、主症、病位虽各不相同，但根据四诊所收集的资料分析、综合、辨清疾病的原因、性质，发现在不同的发展变化过程中出现了大致相同的病机，即可采取异病同治之法。如崩漏、闭经、阴挺、带下等病，若临床兼见神疲乏力、面色苍白、脉细弱等脾胃虚弱、中气不足之证，则宜补中益气汤加减，从源头解决患者所苦。又如治疗慢性盆腔炎、卵巢囊肿、子宫肌瘤、盆腔炎性包块、痛经、输卵管不通、多囊卵巢综合征、子宫内膜异位症等因瘀血阻滞胞宫者，其病机均可有邪毒侵犯下焦以及气滞血瘀，病灶都在盆腔，虽病机相同，但因侵犯脏器不同，而出现不同病症，但病机均有气滞血瘀，故以桂枝茯苓丸为基本方灵活化裁应用而见功，此乃异病同治。但又因各自症状特点不同，故在此方基础上加减变化，此乃同中求异。又如柴胡疏肝散，由柴胡、陈皮、川芎、香附、枳壳、芍药、甘草组成，功可疏肝理气、和血止痛，该方加减运用于肝郁气滞所致的痛经、月经过少或闭经、乳腺小叶增生，均可见效。在临床实践中细心全面地观察患者病情，正确运用"异病同治"的治疗法则，易于掌握规律，得心应手。

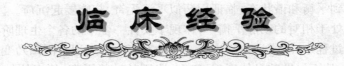

临床经验

一、攻补兼施，分时而治盆腔炎性疾病后遗症

盆腔炎性疾病后遗症以往称为慢性盆腔炎。发病率高、病情顽固且易反复发作，严重影响妇女的身心健康。属中医"妇人癥瘕""妇人腹痛""带下病""月经不调""痛经""不孕"等范畴。胡教授对盆腔炎性疾病后遗症的治疗思路和方法提出了新的见解和认识，在临床实践中取得了良好的效果。

（一）病因病机

中医学认为，该病因禀赋不足、摄生不慎、阴户不洁或劳倦过度，以及外感寒热湿邪，客于冲任带脉及胞脉所致。主要病机是脾虚、肝郁、血瘀、肾虚等，且多为虚实夹杂。胡教授认为慢性盆腔炎多责之于急性发作期失治或误治，导致湿热之邪蕴阻冲任，胞脉气血运行受阻，日久耗伤人体气血，虚实错杂，正虚邪恋，迁延不愈。本病病因病机以"湿、热、瘀、虚"为主，日久尤以脾肾阳虚，温煦气化失司，防御固摄失常，不能祛邪外出而导致慢性盆腔炎反复发作。患者日久可出现疲倦乏力、月经量少、腰酸等正气亏虚的表现，《妇人大全

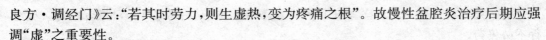

良方·调经门》云："若其时劳力,则生虚热,变为疼痛之根"。故慢性盆腔炎治疗后期应强调"虚"之重要性。

(二) 治则治法

依据"冲任以盛为本,以通为用"的理论,胡教授以清利湿热为先,续以宣畅气机、疏理冲任,终以温补肾阳、扶正化瘀为本的治疗方法,攻补兼施,分时而治。急性盆腔炎为湿热瘀滞之实证,以药攻邪,则邪去正安,而慢性盆腔炎反复发作,迁延不愈,损耗人体气血,久病多虚多瘀,为本虚标实之证,过用清热之法易损伤人体阳气,湿热焦灼日久耗散真阴,后期应用温阳补虚之品,温通并举实为良策。慢性盆腔炎湿热瘀阻之证经前清热解毒化湿,兼顾理气祛瘀、通络止痛,经净后服养肝益肾之剂。慢性盆腔炎病程长者,以腰酸、疲倦乏力、带下量多,月经量少等虚象为主者,则以补肾温阳为大法,当以参芪四物汤为主方酌加滋肾疏肝之品。"久病入络",本病治疗可重用藤类药物,如络石藤、海风藤、伸筋草、鸡血藤、首乌藤等,以疏通经络气机,加快气血运行,促进炎症消散。

(三) 特色验方

胡氏盆炎汤:蒲公英30g,红藤30g,败酱草30g,紫花地丁30g,续断12g,刘寄奴12g,桑枝、桑寄生各12g,延胡索15g,软柴胡9g等。蒲公英、红藤、败酱草、紫花地丁清热解毒、活血消瘀、散结止痛;续断、桑寄生益肝肾、祛风湿、畅血脉、调冲任、消肿止痛;刘寄奴、延胡索行气止痛;柴胡疏散退热、疏肝解郁、升阳举陷。全方清补兼施,气血并调,肝肾同举,有静有动,标本同治,清热祛湿、疏泄冲任顾其标、补肝肾扶正治其本。多用于慢性盆腔炎初期,虚证尚不明显者。

随症加减:有包块者加白花蛇舌草30g;凉血断经加寒水石30g;气阴不足加生黄芪12g,党参、沙参各9g;周身乏力酸痛加补骨脂12g,威灵仙15g;头痛头晕加天麻6g;抑郁烦躁加广郁金12g,制香附12g或川楝子9g;经前乳胀加青皮、陈皮各6g,橘核、橘络各9g;尿频者加车前草30g,玉米须12g;关节屈伸不利加伸筋草15g,络石藤15g;胃热欲呕加黄连3g,吴茱萸4.5g;胃脘不适、舌苔厚腻加藿香、佩兰各9g,炒薏仁12g,苍术9g,炒谷芽、炒麦芽各9g,佛手9g;夜寐不安加首乌藤15g,酸枣仁12g,远志4.5g;大便溏薄加白茯苓12g,白扁豆12g;大便干结加全瓜蒌15g,柏子仁12g。

[病案举例]

沈某,女性,30岁,已婚育有一子。初诊2012年5月30日。

主诉:人流后下腹隐痛2年。

现病史:患者平素月经规律,2年前因孕50余天行人工流产后,渐感下腹疼痛,经期、同房或劳累后加剧,并伴有腰骶酸痛,带下似脓有秽味,曾反复用抗生素治疗,病情时好时坏,迁延难愈。就诊时诉下腹疼痛,腰骶酸痛,带下似脓有秽味,经前乳胀,夜寐欠佳,纳平,大便燥结不畅,舌质暗红,苔薄黄,脉沉细。末次月经为2012年5月1日,量中等,色暗红,夹血块,稍有腹痛。妇科检查:外阴经产式;阴道通畅,内见较多淡黄色分泌物;宫颈光滑,轻举痛;子宫前位,质中等,大小正常,无明显压痛,活动差;双侧附件增厚,轻压痛。盆腔B超:子宫大小正常,子宫直肠陷凹少量积液。

诊断为盆腔炎性后遗症,证属湿热瘀阻。时值经前,治拟清热利湿,疏肝调冲兼以补肾化瘀。处方胡氏盆炎汤加全当归 18g，鸡血藤 18g，赤芍、白芍各 12g，柏子仁 12g。嘱经行不必停药。

二诊：2012 年 6 月 13 日。药后 2 日即经行通畅，乳胀消失，腹痛明显减轻，夜寐转佳，大便通畅，5 日经净，白带转少，色白无异味。续服上方。

三诊：2012 年 6 月 27 日。腰骶酸痛消失，诸症均消，劳累后易精神疲惫。投以胡氏盆炎汤加黄芪 20g，党参 12g，鸡血藤 18g 以巩固治疗。

按语：患者人工流产术后，胞宫受损，复感外邪，湿邪与气血搏结于胞宫、胞脉，或病程日久正虚而余邪未净，致气运不畅，瘀血内阻，则发为痛。治以清热利湿，疏肝调冲兼以补肾化瘀，湿者消之，热者清之。方用胡氏盆炎汤加减清利湿热，宣畅气机，疏理冲任兼以补肾扶正化瘀。盆腔炎性疾病后遗症的发病年龄多在育龄期，正是女性事业、家庭负担最繁重的时期，重担压身容易导致肝气郁滞；加之慢性盆腔炎迁延日久，性生活受限，夫妻感情不睦或因不育等因素，身心健康受到影响，更易加重肝郁。故临床常伴焦虑、抑郁、疑病、经行乳房胀痛等肝郁气滞的表现。病情缠绵不愈，病久及肾，导致肾气日虚，正气不足，常见患者在劳累、房事、经期失血后复发或加重，多数患者面色晦暗，体倦乏力，提示肾亏也是本病迁延不愈的重要原因。脾为后天，脾土得升，有赖肝气条达，令木疏解土之郁，化湿邪于无形，此乃治肝和脾之法。胡氏盆炎汤中未见健脾之药，而以肝之升清助脾运中州之化，使湿邪消弥，病复而无缠绵之变。

二、补肾健脾、养血柔肝治疗多囊卵巢综合征

多囊卵巢综合征是以闭经、不孕、妊后易流产、过度肥胖、多毛等男性化体征为主症；以卵巢不能孕育成熟的卵子，不能成功排卵为病机的病症。该病可能由多种因素引起，而患者的临床表现、实验室检查和辅助检查差异很大。目前有专家认为这是一种遗传性疾病，但也有一些其他因素可能导致患病。多囊卵巢综合征的治疗以长期用药控制为主，中医治疗此病具有独到优势。

（一）病因病机

多囊卵巢综合征的临床表现不尽相同，如月经失调、闭经、不孕、癥瘕等，病因不明，病证不同，胡教授认为本病的发生与肾的功能失调关系密切，主要病机为肾虚，其中尤以肾虚血瘀、肾虚肝郁、肾虚痰湿多见。

（二）治则治法

胡教授治疗本病注重病证结合，肾虚血瘀型宜补肾活血、化瘀调经；肝郁型以清肝益肾、疏理冲任；肾虚痰湿型宜补肾化痰、通利冲任。对于青春期多囊卵巢综合征患者应尽早诊断，及早治疗，首应调经，促其月经周期恢复；对于育龄期女性，应因人制宜。未婚育龄期女性，其治疗与青春期多囊卵巢综合征相似；已婚育龄期女性以调经促孕为主；对已婚已产妇女，多数是要求改善临床症状，如月经失调、肥胖、多毛、痤疮等，应依据患者具体情况针对性治疗。胡教授认为，随着社会环境的复杂化，多囊卵巢综合征的治疗仅从肾、肝、脾论治已不能取得预期疗效，在补肾疏肝健脾的同时，兼顾调心则疗效更佳。心主神明，临床上青春期多囊患者因月经失调恐生他变而忧思焦虑，多囊所致不孕症患者常因婚

久不孕而忧郁不安,以致损伤心血,耗伤心神。临床治疗上,在补肾、疏肝、健脾同时,应佐以益心气,或滋心阴,或泻心火,或宁心安神之品。医生应根据患者的性情加以解说和开导,也可起到祛病愈疾的作用。

(三)用药特色

多囊卵巢综合征虚证多由肾虚血亏所致,治当补肾填精、养血柔肝、健脾益肾。实证多有血瘀、肝郁、痰凝,治以活血通经,兼以疏肝行气、燥湿化痰。虚证以巴戟天、肉苁蓉、川断、杜仲、狗脊、桑椹子、菟丝子、枸杞子等补肾之药,佐以当归、川芎、鸡血藤、白芍等养血调经,肾气充盛,则血海自然充盈而经来。若兼脾虚者多加党参、白术、茯苓、白扁豆、山药等;由肝郁气滞、痰凝而致者,不可擅用催经攻瘀之药,需补中有攻,健中有化,方获良效。临床上多囊卵巢综合征所致不孕症非常常见,治疗上胡教授提出"促卵助长,补肾为先""求嗣之道,养血平气"的原则,补肾促卵,摄精孕胎是其治疗的关键。补肾之法,宜阴中求阳,阳中求阴;肝肾同源,补肾勿忘疏肝,临床常用女贞子、桑椹子、菟丝子、枸杞子诸子补肾养阴而不腻,且兼有通便之功;巴戟天、肉苁蓉、淫羊藿、仙茅、鹿角片等温肾扶阳,佐以石菖蒲、石楠叶、蛇床子温阳开窍促排卵。另外调理气血是治疗本病的精髓,首辨在气在血,常用当归、生熟地、丹参、鸡血藤、川芎、赤芍、白芍、延胡索、郁金、香附等。

[病案举例]

马某,女,已婚,27岁。2016年3月16日初诊。

主诉:未避孕2年未孕。

病史:初潮14岁,月经规律,孕产史:0-0-0-0。2年前因觉压力过大出现月经后期,45天一潮,量中色暗红,无血块,无痛经,经前乳胀,平素带下量少。末次月经:1月25日,前次月经:12月15日,月经逾期两月未行,3月7日自测尿HCG(一)。体重59kg,身高160cm,形体略胖。2015年12月17日查性激素:孕酮230pg/ml,睾酮63.2ng/dl,催乳激素14.56ng/ml,黄体生成激素12.81mlU/ml,卵泡生成激素6.05mlU/ml,胰岛素6.48mmol/L。今查阴超:多囊样改变。刻下:无行经预感,胃纳可,夜寐梦扰,二便调。脉细数,舌质暗,边有齿印苔薄腻。

中医诊断:原发性不孕,西医诊断为不孕。证属肝气郁滞,冲任失调。治拟疏肝解郁,调理冲任。

处方:紫丹参18g,全当归12g,莪术、白术各9g,鸡血藤18g,益母草18g,泽兰叶12g,首乌藤18g,合欢皮12g,生山楂9g,淫羊藿15g,葛根18g,制香附9g,7帖。

二诊:2016年4月26日,末次月经:4月5日,月经周期延后,经量正常,经行前后无明显不适,纳可,寐安,便调。脉沉细,舌质淡红边有齿印苔薄。

处方:黄芪18g,当归12g,莪术、白术各9g,党参、沙参各9g,鸡血藤18g,女贞子12g,桑椹子12g,菟丝子12g,续断12g,桑枝、寄生各12g,首乌藤18g,郁金12g,14帖。

三诊:2016年8月10日,末次月经:7月16日,服黄体酮转经,前次月经4月5日,7月30日~8月1日,阴道少量褐色分泌物,无腹痛,带下少,纳可,寐安,小便色黄偏浑,大便调。脉沉细弦,舌淡边有齿印苔薄。证属气血亏虚,肝肾不足,治拟益气养血,补益肝肾。

处方:生黄芪18g,太子参12g,赤白芍各9g,莪白术各9g,鸡血藤18g,生茜草18g,女贞子12g,菟丝子12g,墨旱莲18g,广郁金12g,制香附12g,淫羊藿15g,白芥子9g,苍术9g,14帖。

四诊:2016年9月14日,末次月经:8月31日,持续六天,量中,无痛经,刻下:无明显不适,偶有小腹痛,纳可,便调,多梦。脉细软,舌质淡边有齿印苔薄。

处方:生黄芪18g,党参、沙参各9g,全当归12g,赤芍、白芍各9g,鸡血藤18g,川芎9g,柴胡、延胡索各9g,广郁金9g,川断12g,杜仲12g,首乌藤15g,合欢皮12g,益母草18g,泽兰18g,14帖。

六诊:2016年11月16日,末次月经:8月31日,停经77天,自测尿HCG弱阳性。略有腹胀,无阴道见红,纳可,便调,寐安。测血HCG 9674.26mlU/ml,P:20.5ng/ml,脉细滑数尺弱,舌淡边有齿印苔薄。证属气虚肾亏,胎元不固,治拟益气补肾安胎。

处方:生黄芪30g,太子参12g,白芍、术芍各9g,女贞子9g,菟丝子9g,墨旱莲18g,续断9g,杜仲9g,山茱萸9g,淡子芩6g,柏子仁9g,陈皮9g,7帖。

七诊:2016年11月26日,停经87天,无阴道见红,无腰酸腹痛,时有干呕,大便调,寐安。2016年11月18日,血HCG:10000.0mlU/ml,P:24.1ng/ml,舌脉同前,继上方减墨旱莲、柏子仁,加生地12g,姜半夏9g,竹茹9g,7帖。

按语:《素问·上古天真论》曰:"任脉通,太冲脉盛,月事以时下,故有子也。"患者经期落后,结婚2年未孕,询问病史检查无器质性病变,结合舌脉,辨证为肝气郁滞,冲任失调,治拟疏肝解郁,调理冲任。初诊时已停经2个月,故予行气活血化瘀催经下行。服药2周经水未转,考虑冲任亏虚,无血下行,故给予补益气血,补肾填精治疗,服药后经水转。继续益气养血,补肾填精,调理冲任治疗4个月,月经周期逐渐恢复正常,随后受孕成功。

三、调肝肾、通冲任治疗卵巢储备功能低下及卵巢早衰

卵巢早衰指妇女在40岁以前因某种原因引起的闭经、不孕、雌激素缺乏以及促性腺激素水平升高为特征的一种疾病,表现为月经失调、性欲减退、性功能降低、不孕、围绝经期综合征等系列症状。卵巢储备功能低下即为卵巢产生卵子的能力减弱,卵母细胞质量下降,导致生育能力下降,如不及时治疗本病可发展为卵巢早衰。西医治疗包括雌孕激素补充治疗、免疫治疗、辅助生殖技术以及卵巢移植等。传统中医对于卵巢储备功能低下及卵巢早衰并无相关病名,据其临床表现当属"闭经""不孕""血枯""经水早断"等疾病中。中医治疗从整体出发,辨证论治,方法灵活多样,有着不可替代的优势。

（一）病因病机

胡教授认为本病发生,责之于肾,与心、肝、脾亦相关,以虚为本,虚中挟实。其临床特点与《黄帝内经》中"七七"变化颇为相似,《兰室秘藏》云:"妇人脾胃久虚,或形羸气血俱衰,而致经水断绝不行"。脾肾共主先后天之本,脾有统摄血液、固摄胞宫之权,若气血生化乏源,则冲脉亏虚,血海无以充盈,则经水断绝。《万氏妇科》曰:"忧愁思虑,恼怒怨恨,气郁血滞而经不行。"女子本性善郁,七情伤肝,肝气郁结,营血瘀滞,阻于胞宫,血不得下。乙癸同源,肾水匮乏无以涵木,两者互为结果,渐致该病。古语"积思在心",心藏神,积思

损伤心神，精血不生，无以濡养心神而衰惫，月事不来。该病并非一朝一夕所致，久病入络为瘀，无以推动血液运行，血运迟缓，气随血滞，故而成瘀，则经事不调，难以孕子。总之，本病虚实夹杂，肾虚为本病的主要病机，肝气郁结和心脾之虚进一步促进本病之发展，最终导致气血不畅，胞脉瘀滞，病势缠绵难愈。

（二）治则治法

本病治疗首辨虚实，实证者当以祛邪为先，待邪去再投予调养之品以复正气；对虚证则注重调补肝肾以及脾胃，濡养精血，充盛气血，使冲任通达，以固根本，虚证多以温润填精、甘咸柔养为主，并时常加入少许养血活血之品，补中寓通，以动制静，动静相宜。实证为主者，日久病势缠绵，再因攻邪之品多耗伤正气，故宜适当加以调补，使正气强盛易于祛邪外出。本病虽以肾虚为本，但亦涉及心、脾、肝三脏，故脏腑辨证注重心脾肝肾。本病治疗首当以补肾为主，培补肾元以固本，使得肾气充盛，天癸必至。辅以疏肝健脾养心之品，肝气调达，脾气健运，心神得养，气血调和，血海充盈，冲任通盛，则经水可转，症状得解。

（三）经验方药

胡氏早衰方：潞党参 15g，生黄芪 30g，生地、熟地各 12g，女贞子 12g，桑椹子 12g，巴戟天 12g，肉苁蓉 12g，紫丹参 18g。胡教授喜用药对，潞党参与生黄芪伍用，功能健脾益气，升举阳气，与紫丹参合用，气行则血行，奏益气活血之效，且丹参具养心安神之功；生地养阴凉血，熟地养血滋阴，二者合用适用于肝肾不足，阴血亏虚；配合温肾助阳药物肉苁蓉、巴戟天鼓舞中气，改善黄体功能；女贞子、桑椹子入肝、肾，滋养肝肾兼清热。全方补而不滞，阴阳兼顾，气血并调，肝肾同治，具有养肝益肾、健脾养心、调理冲任之功。

[病案举例]

患者，女，38 岁，于 2012 年 8 月 15 日就诊。

主诉：月经周期延长伴量少 2 年余，闭经半年。

现病史：近 2 年余月经后期，37～40 天左右一潮，伴经量减少三分之一以上，闭经半年。当地医院就诊，查性激素示：卵泡生成激素 88IU/L，黄体生成激素 43IU/L，雌二醇 19pg/ml，诊断为卵巢早衰。采用雌孕激素催经后，月经于 2012 年 7 月 2 日方行，量少，色红，夹小血块。现腰膝酸软，阴道干涩，性冷淡，情绪欠佳，易口干，食纳可，大便多溏薄，夜寐欠安。舌质红，苔薄少津，脉弦尺弱。既往月经规律，13 岁初潮，周期 26 天，经期 4～5 天，量色正常。生育史：顺产 1 胎，药流 2 次，人流 1 次。

西医诊断：卵巢早衰。中医诊断：月经后期、月经过少，证属肝肾阴虚，冲任不足，治拟养肝益肾，调补冲任。

处方胡氏早衰方加减：潞党参 15g，生黄芪 30g，生地、熟地各 12g，女贞子 12g，桑椹子 12g，巴戟天 12g，肉苁蓉 12g，紫丹参 30g，广郁金 12g，制香附 12g，首乌藤 20g，合欢皮 12g，茯苓、茯神各 12g，7 帖。

二诊：2012 年 8 月 22 日。药后 3 日经行，末次月经 8 月 18 日。较前略有增多，无明显血块。复诊时仍有少量经血未净，纳便正常。守方改丹参 18g，加墨旱莲 12g，14 帖。

三诊：2012 年 9 月 5 日。诸症明显好转。时值经前，前方去墨旱莲，加用益母草 18g，泽兰叶 12g。药后 9 月 17 日行经，经量明显较以往增多，色红，无血块。

效不更法,续以胡氏早衰方随症加减治疗3个月,月事按月而行。3个月后复测性激素示:卵泡生成激素34IU/L,黄体生成激素18IU/L,雌二醇68pg/ml。

按语: 本案胡教授首辨虚实,重脏腑辨证。认为经水出诸于肾,患者虽未逾四旬,但肾气已亏,精血亏虚,当以肾虚为本,而肾中阴阳失调,亦可涉及他脏。乙癸同源,水亏肝旺;肾水匮乏,不能上济心火;肾阳虚衰火不暖土,脾肾阳虚,故可见经闭,腰膝酸软,阴道干涩,性冷淡,情绪欠佳,便溏。治当益肾疏肝、健脾宁心、益气养血调经为治法。方中潞党参、生黄芪、生熟地益气养血调经,女贞子、桑椹子、巴戟天、肉苁蓉双补肾阴肾阳,紫丹参活血调冲,广郁金、制香附舒肝解郁,首乌藤、合欢皮、茯神健脾宁心安神,茯苓健脾和胃。诸药共用,有疏有补,阴阳共调,兼顾心脾、肝肾诸脏。如此守法守方,肾之阴阳气血渐复,冲任通盛,故能经水按月而至。

四、清肝益肾,健脾宁心治疗更年期综合征

妇女在绝经前后,由于人体调节阴阳平衡功能减退,少数妇女体质虚弱,心肝脾功能失健,或兼有精神因素,一时不能适应这些生理变化,而出现一系列脏腑功能紊乱的证候。如月经紊乱、烘热汗出、烦躁易怒、头晕目炫、失眠心悸、腰膝酸软、手足心热、面目浮肿、尿频失禁等症状,属于中医学"经断前后诸症"范畴。

(一)病因病机

《素问·上古天真论》:"七七任脉虚,太冲脉衰少,天癸竭,地道不通,故形坏而无子也"。提示妇女在四十九岁左右,肾气渐衰,天癸渐竭,冲任虚损,脏腑气血阴阳失调而出现肾阴虚损,肾阴不足常致肝阴不足、肝阳上亢,导致机体处于肾虚肝旺的状态。大量的临床研究也发现绝经前后诸证肾虚肝旺的证型更为常见。肾虚则肝体失养,心阳失济,阳失潜藏,引起潮热面红出汗,五心烦热,烦躁易怒,心悸失眠;阴虚精亏,则腰膝酸软,头晕耳鸣;阴虚血燥生风则皮肤麻木,瘙痒如虫行。

(二)治则治法

临床治疗上强调清肝益肾,健脾宁心。注重维护肾气,治本补肾为主,但清热不宜过度苦寒,祛寒不宜过度辛热。另外,围绝经期肾气衰、天癸竭是人体生长衰老的自然规律,此时药物所能达到的是消除或减轻症状,缓冲脏腑、阴阳、气血之失调,虽能减缓肾气精血的衰退速度,但终不能截断这种衰退。除了中药治疗,还需参加体育锻炼,情绪稳定,保持心情愉快,饮食清淡,多吃含维生素,蛋白质丰富的食物,综合调治,以彻底消除更年期症状,恢复健康。

(三)经验方药

胡氏更年清:由甘麦大枣汤、百合地黄汤、二至丸化裁而成。组成有生地12g,百合12g,淮小麦30g,女贞子12g,桑椹子12g,墨旱莲12g,糯稻根30g,碧桃干18g,首乌藤15g,合欢皮12g,钩藤15g,生甘草6g。百合地黄汤出自《金匮要略·百合狐惑阴阳毒病脉证治·百合病》,养心润肺、益阴清热。甘麦大枣汤出自《金匮要略·妇人杂病脉证并治·脏躁》,补益心脾、宁心安神,主治因脏阴不足、虚热躁扰之脏躁证。配伍二至丸补益肝肾,滋阴止血;钩藤归肝经、心经,清热平肝;糯稻根、碧桃干养阴除热止汗;首乌藤、合欢

皮养血解郁,宁心安神。全方共奏清肝益肾,健脾宁心,滋阴敛汗之效。方中生地、大枣、甘草均为健脾调脾之品,又有"天癸既绝,治在太阴"之义。

随症加减:清热解毒、抗癌消肿加白花蛇舌草;凉血断经加寒水石;气阴不足加生黄芪、党参、沙参;潮热盗汗重者加白薇;失眠加酸枣仁、远志;腰腿酸软加川断、杜仲、桑寄生;周身乏力酸痛加补骨脂、威灵仙;头痛头晕加天麻;视物昏花加枸杞子、野菊花;抑郁烦躁加广郁金、制香附;经前乳胀加青皮、陈皮、橘络、核络;关节屈伸不利加伸筋草、络石藤;胃热欲呕加黄连、吴茱萸;口腔溃疡加炒山栀;舌苔厚腻加藿香、佩兰、炒薏仁、苍术;大便溏薄加白茯苓、白扁豆;大便干结加全瓜蒌、柏子仁;脾气虚弱,纳谷不馨者加炒谷芽、炒麦芽、怀山药;四肢浮肿、面部浮肿加茯苓、大腹皮;尿频、尿急者加车前草、玉米须;夜尿频数加桑螵蛸、海螵蛸;潮热盗汗甚者加白薇、地骨皮、龙骨、牡蛎。

[病案举例]

侯某,女,49岁。初诊2012年8月1日。

主诉:潮热汗出伴有失眠一年余。

现病史:2009年体检发现多发性子宫肌瘤,行子宫切除术,保留双侧附件,一年前出现潮热汗出伴有失眠等症状,易怒善哭,平素腰痛,心悸伴胸闷不适,盗汗,纳可,便调。脉弦细,舌淡红苔薄黄腻。

证属肝旺肾虚,心火亢盛。治以清肝益肾,清心安神。

处方:紫草30g,白花蛇舌草30g,女贞子12g,墨旱莲15g,桑椹子12g,淮小麦30g,首乌藤18g,合欢皮12g,黄连6g,酸枣仁9g,葛根9g,天麻9g,14帖。

二诊:2012年8月15日。药后症状略减,仍觉潮热汗出,失眠,胸闷心悸,情绪忧郁,纳可,便秘。证治从上法。处方:胡氏更年清加广郁金12g,全瓜蒌15g,柏子仁12g,黄连3g。14帖。

三诊:2012年8月29日。药后潮热汗出显减,仍觉入睡困难,纳可,便调,脉细弦,舌淡红苔薄黄。证治从上法。处方:胡氏更年清加黄连6g,钩藤12g,生龙牡各30g。14帖。

按语:更年期妇女肾气渐,天癸将竭,脏腑功能低下,故其临床表现错综复杂,临床治疗时,应以补肾之阴阳为核心,兼以清肝健脾,宁心安神。本案属肝旺肾虚,冲任失调,药用验方胡氏更年清加减,配伍紫草根、白花蛇舌草清热凉血解毒,黄连清心泻火,共奏清肝益肾,养阴止汗,清心安神之效。二诊加全瓜蒌、郁李仁以润肠通便;三诊加龙牡以镇惊安神。诸药合用,可见其功。

五、益气温阳、养血通络治疗产后身痛

产后身痛是妇女产褥期内因气血不足或感受风寒湿邪,出现肢体关节酸、痛、麻、重的症状,即俗称的"产后风"。"产后痹"或"产后风湿"是指产褥期和产后百日内所患的痹病。产后身痛与产后风湿病临床症状相似,但不完全等同于一病。西医临床多采用止痛药或激素药治疗,疗效不确切且停药后易复发,中医药对本病的治疗有独到的优势。

(一)病因病机

本病最早记录于《经效产宝》,书中曰:"产伤动血气,风邪乘之";"产后中风,身体酸痛,四肢痿弱不遂"。《傅青主女科》认为本病"乃因产后百节开张,血脉流散,气弱则经络间血多阻滞,累日不散,则筋牵脉引,骨节不利,故腰背不能转侧,手足不能动履"。胡教授认为本病病机以本虚为主,兼有标实。气血不足、肝肾亏虚为重要内因,妊娠期间阴精气血供养胎元,多见肾精亏虚、阴血不足,产时亡血耗气,阴血更为虚弱,肝肾同源,肝主筋,百脉空虚,致筋脉失养而发病。若此时不慎感染风寒湿邪即为标实,虚实夹杂,临床以产后气血亏虚、风寒湿邪乘之多见。

(二)治则治法

产后身痛多为虚实夹杂,纯虚者并不多见,结合产后病多虚多瘀的病机特点,临床治疗时宜益气温阳、养血活血,通络止痛,应遵循"勿拘于产后,亦勿忘于产后"的原则,标本兼顾,以奏固本止痛之效。若拘泥产后体虚,一意补益,反致黏腻,阴寒之邪终无外越之机矣。清代张璐提出汗、下、利小便为产后三禁,故治疗过程中切忌用过分辛散耗阴、损伤气血之品。

(三)经验方药

针对产后身痛患者,胡教授自拟经验方:生黄芪 30g,焦潞党 18g,炒当归 12g,炒白术、炒白芍各 12g,鸡血藤 18g,淫羊藿 15g,络石藤 18g,伸筋草 18g,透骨草 15g。本方以黄芪建中汤为基础方,益气健脾,气血双补以固本。其中黄芪、党参、炒白术健脾益气通阳;当归补血活血;淫羊藿味辛甘性温入肝肾经,为温阳、强筋骨的要药。胡教授擅长用藤类药治疗本病,鸡血藤、络石藤、透骨草、伸筋草等多种药物合用,重视气血失和、肝肾亏虚之本,同时根据轻重缓急而兼顾祛除风寒湿邪而通络止痛。鸡血藤活血补血,舒筋活络,对风湿痹痛、肢体麻木有良效,可在止身痛的同时养血安神,对血虚血瘀之痛痹效佳,其善治"络中之血虚"。络石藤养肾,主腰髋痛,坚筋,利关节,对于产后身痛患者善治"络中之滞",止痛效果好,并兼有补益肝肾之扶正作用。透骨草辛散温通,入肝经,具有活血止痛、祛风除湿、舒筋活络之效。伸筋草舒筋活血,补气通络,治腰痛,关节痛,多药合用共奏祛风活血、通络止痛之效。

由于产后身痛的临床症状与产后风湿病较为相似,易造成误治。故治疗因失治、误治而致病情迁延不愈的产后身痛患者,可酌情选用制川草乌。乌头汤始见于《金匮要略·中风历节病脉证并治第五》,乌头驱寒逐湿,入骨搜风,增加散寒止痛之效。乌头的有毒成分主要是乌头碱,若经过合理炮制与长时间煎煮,就会分解成为近乎于无毒的物质。因此,在服用这类药物时,要避免过量或长期服用,哺乳中的妇女禁用。

[病案举例]

例1. 徐某,女,38岁。初诊 2014 年 5 月 27 日。

主诉:剖宫产后手指关节酸胀痛 2 个月。

现病史:产后 2 个月余,哺乳中,乳水充足。恶露已解,手指关节酸胀痛,背痛。纳可,寐安,便秘(2～3 日一行)大便难,脉细滑数尺弱,舌暗边有齿印,苔薄。

证属气血两亏、筋脉失养,治以益气固表,通络止痛。

处方：生黄芪 18g，防风 9g，白术 9g，络石藤 18g，伸筋草 18g，鸡血藤 18g，全当归 12g，羌活 9g，独活 9g，柏子仁 9g，冬瓜仁 9g，生甘草 6g，7 剂。

二诊：患者服药后无不适，纳可，寐安，大便二日一行，或成形，或黏滞不爽。脉细软，舌暗偏红苔薄腻。治以调补气血，补肾止痛。处方：生黄芪 18g，白术 9g，白芍 9g，防风 12g，络石藤 18g，伸筋草 18g，透骨草 18g，秦艽 9g，羌活 9g，独活 9g，川断 12g，杜仲 12g，淫羊藿 12g，灵芝 12g，14 剂。

三诊：患者服药后无不适，怕冷，乏力，汗出多，纳可，便调，寐安。脉弦细尺弱，舌偏红苔薄。证治同前。处方：生黄芪 18g，白术 9g，白芍 9g，全当归 12g，川芎 6g，鸡血藤 18g，络石藤 18g，羌活 9g，独活 9g，川断 12g，桑寄生 9g，桂枝 6g，大枣 9 枚，14 剂。

患者服药至五诊，关节酸痛好转，略有膝酸。上方加减巩固治疗后未再就诊。

按语：《校注妇人良方》云："产后遍身痛者，由气虚百节开张，血流骨节，以致肢体沉重不利，筋脉引急。"提示孕妇产时耗气伤血，产后气血虚弱，故易感受风邪，是以一诊时在经验方基础上，加防风，取玉屏风散治疗卫虚腠理不密、感受风邪之证；加用络石藤、伸筋草、鸡血藤、羌活、独活通经络止痛；而患者出现的产后三难之一的大便难，选用柏子仁、冬瓜仁以润肠通便。待二三四诊时，加川断、杜仲、桑寄生以补肝肾、强筋骨而见功。

例 2. 叶某，女，30 岁，顺产 1 胎。初诊 2013 年 1 月 30 日。

主诉：顺产后 2 个半月，伴身痛。

现病史：2012 年 11 月 12 日顺产一女婴，已断乳月余，恶露 56 天方净。尚未转经。产后自觉乏力，情绪焦虑急躁，手指关节作痛，腰酸痛，背部僵硬不适，右膝关节酸痛无力。双目遇风干涩流泪，自汗，带下黄绿色，夜寐易醒，纳可，便调。舌偏红有瘀斑，苔薄黄腻，脉弦细无力。

证属肝肾不足，气虚血瘀。治以益气养血、温阳止痛。

处方：黄芪 30g，党参 18g，川断 12g，杜仲 12g，鸡血藤 18g，络石藤 18g，防风 9g，制川乌、制草乌各 9g，羌活、独活各 9g，丹皮 12g，知母 12g，当归 20g，14 帖。

二诊：2013 年 2 月 6 日。药后即转经。末次月经 2 月 1 日，量色如常。刻下经水已净。背部僵硬不适、右膝关节酸痛无力、自汗、带下明显好转。仍有手指关节酸痛，腰背酸痛，双目干涩。纳可，寐转安，便调。舌偏红有瘀斑，苔薄黄腻，脉弦细无力。证法同前。处方：生黄芪 30g，防风 9g，白术 12g，透骨草 9g，络石藤 18g，伸筋草 18g，川断 12g，杜仲 12g，寄生 12g，狗脊 18g，当归 12g，白芍 9g，淫羊藿 15g，桑枝 9g，14 帖。

三诊：2013 年 2 月 20 日。手指关节酸痛、腰背酸痛好转，双目干涩，神疲乏力。纳可，寐安，便调。舌偏红，苔薄黄腻，脉弦细无力。证法同前。处方：生黄芪 30g，党参、沙参各 12g，白术、白芍各 9g，鸡血藤 18g，透骨草 9g，络石藤 18g，伸筋草 18g，川断 12g，杜仲 12g，制川乌、制草乌各 9g，制首乌 12g，桑枝寄生各 12g，细辛 3g，红花 6g，14 帖。

四诊：2013 年 3 月 6 日。经转如期。末次月经 3 月 1 日，5 天净，经事如常。手指关节疼痛、足底痛不显，神疲乏力，脱发。舌暗红，苔薄，脉弦细无力。处方：

生黄芪 30g，党参、沙参各 12g，全当归 12g，赤芍、白芍各 12g，鸡血藤 18g，透骨草 9g，络石藤 18g，伸筋草 18g，胡芦巴 9g，狗脊 9g，细辛 3g，丹皮 9g，14 帖。

按语：该患者于冬季产子，产后血虚，风寒湿邪乘虚而入，稽留关节、筋络而致身痛。

产时感寒而致寒凝血滞,恶露56天方净。产后耗气伤血,不能濡养髓窍而致双目干涩,气虚阳气不固阴液外泄而致自汗,失血致肝血不足,肝失条达,心血不足,神明不安,故致产后焦虑急躁,夜寐不安。药用经验方加减健脾补肾,益气养血,通络止痛,结合患者已断乳,寒湿较重,故加制川草乌增加温阳散寒止痛之效。

六、"止痛六法"治疗痛经

痛经,历代医家论述虽有侧重,但多数认为痛经的病因有生活所伤、情志不和、起居不慎、六淫为害等,并与其个体禀赋、月经期及前后的特殊生理特点相关。胡教授认为其病因病机主要为经期及月经前后,血海由充盈至满溢而泻,气血急剧变化,此时由于各种原因导致冲任、胞宫气血阻滞,或气滞血瘀,或寒湿凝滞,或寒凝血脉,或湿热交阻,即"不通则痛"。若导致冲任胞宫失于濡养,或气血虚弱,或肝肾亏损,或阳虚内寒,即"不荣则痛"。

(一) 临证思辨

胡教授注重辨因识证。原发性痛经往往病因相对单纯,而继发性痛经是由于盆腔炎、子宫腺肌病、子宫内膜异位症、宫内异物、宫腔粘连、宫颈狭窄等引起,往往虚实夹杂,故治痛必追溯其本源。首先,辨其为原发性还是继发性痛经,结合妇科检查和B超等辅助检查明确诊断,望闻问切四诊全面收集资料,再行辨证施治。胡教授强调根据痛经发生的时间辨痛经虚实,经前或经行初期疼痛多属实证,月经将净或经后疼痛多属虚证;根据疼痛的部位察病位在肝在肾,在气在血。如痛在少腹一侧或双侧,痛处不定,上窜下达,多属气滞,病在肝;痛在小腹正中常与子宫瘀滞有关;痛及腰脊多属病在肾;结合疼痛的性质、程度辨虚实、寒热、气血,使辨证更加精准。另外,朱氏妇科一贯重视凭脉辨证。如痛经患者脉弦迟而涩,多属冲任气滞;脉细而沉紧,多属寒凝气滞;脉弦或涩,则有肝胆郁热;若脉细而沉涩,则属气血不足;若脉弦滑而数,属湿热瘀阻。

(二) 治则治法

1. 讲究循证定法 胡教授认为气郁痛经,宜在行经前几天有乳胀、胸闷、小腹作胀时服药,治以疏肝调冲则经水自可畅行;血瘀痛经,宜在行经初期,经水涩滞,腹痛夹瘀时活血调经,瘀散经畅,腹痛可消;若虚性痛经则宜注重平时调补脾肾,若体质渐壮,则行经期间不一定服药,痛经亦会渐渐减轻;女性婚前痛经一般较为单纯,多属先天肝肾不足、气血虚弱,或夹有寒凝血瘀,治疗亦相应简单;婚后痛常夹房事不洁之湿热瘀滞,治当有别。一般而言,强调虚证痛经治在平时调补,实证治在经前及经行予以疏化;原发治在精简,继发治在兼顾;寒证治在温通,热证重在清化;走痛重在治气,定痛重在理血;痛发则先行化瘀,痛止则重在调补;血多需化瘀止血,血少宜益气养血。

2. 制定止痛六法 胡教授认为妇科痛证初起多为气滞,而终致虚实夹杂。且女性生理特点与分期有其特殊性,故妇科痛证治疗重在"通盛冲任,宣畅气机,分期论治,攻补兼施"。并将"温、清、消、补、通、和"六法作为妇科痛证的治疗大法。通法指疏通脏腑经络气机,消除体内之壅滞,畅行气血津液之各种方法。痛证发生多由"不通"所致,采用通法使经络脏腑气机正常,气血津液畅行,而通法亦贯穿于对妇科实性痛证治疗之始终。和法是通过调和疏解而达到气机调畅,使表里、寒热、虚实的复杂证候以及脏腑阴阳气血的偏盛偏衰,归于至复,妇科痛证初起多为气滞,治痛注重宣畅气机。温法常用于治疗经期产后,感受寒邪,或过食寒凉生冷,寒客冲任,与血搏结所致痛经。清法是综合运用寒凉性质的方药,通过泻火、解毒、凉血等作用,以解除热邪的治疗大法,多用于热性致痛的疾病,如热入血室所致经行腹痛。消法大多用于较缓慢的癥瘕积聚,胡教授常应用消法中的理气、行气、活血、消癥等法治疗子宫内膜异位症、子宫腺肌病、盆腔瘀血综合征等所致经行腹痛。补法是指用补益药物补养人体气血阴阳之不足,胡教授将其广泛运用于各类虚性疼痛如血虚痛经、产后血虚头痛、肾虚胎动不安所致的妊娠腹痛。

由于妇科痛证错杂为患,胡教授在治疗妇科痛证时往往数法并用。如盆腔炎性疾病后遗症所致经行腹痛患者因久病热瘀互结于内,病势缠绵,多情志不畅,多伴肝郁气滞之证。常"消法""清法""和法"并用,采用清热利湿之品配伍理气化瘀、行气散结、疏理冲任之药,使蕴热得清、积滞得消、气血通畅、肝脾调和,而疼痛缓解。又因"久病必虚""虚则补之",运用"缓补法"使病情康复。然大堆凉药中恐碍气血运行,故常用"温法"即加用一味温药助气机运化。又如瘀热互结所致痛经,常"清法""消法""通法"并举,用清热化瘀方加减治之。又如经行吊阴痛者,以经产妇和更年期的妇女多见,为冲任脉衰,肝血不足,气失疏泄所致,以"清、补、和"三法并张,方用经验方滋肾方合金铃子散加减,以养肝血,疏肝气,濡润络脉,其痛自止。

(三) 常用验方

1. 朱氏加味没竭汤 胡教授善化裁应用朱氏妇科家传止痛验方加味没竭汤。该方主治经行期间子宫内膜未排出之前小腹剧痛、腹胀,膜块排出后痛势即减。舌暗,苔薄或腻,边偏紫,脉弦或紧或涩。组成:多见子12g,炙乳香、炙没药各12g,生山楂12g,青皮6g,血竭粉[冲服]2g。方以蒲黄为君药,化瘀止血;合五灵脂为失笑散,可活血化瘀、散结止痛。加三棱、莪术、乳香、没药、血竭以破气行滞、活血化瘀止痛,生山楂消食活血和胃,兼以青皮疏肝理气,全方共奏活血化瘀、行气止痛之功,可化散膜块,使膜散经畅。若月经过多者则蒲黄、山楂炒炭用,去三棱、莪术,加三七粉、炮姜炭、仙鹤草,以通涩并用、祛瘀生新;偏寒者酌加艾叶、小茴香、胡芦巴;热瘀互结者酌加蒲公英、地丁、败酱、红藤、柴胡、延胡索。

2. 温经止痛宁 主治经来偏少、小腹冷痛、畏寒肢清、大便欠实,腹部喜按喜暖,舌淡,苔薄白,脉细弦或紧。其组成为:生蒲黄18g,全当归12g,赤芍、白芍各9g,鸡血藤18g,制香附9g,延胡索12g,吴茱萸9g,胡芦巴9g,刘寄奴9g,乌药6g,艾叶6g。用于寒凝血瘀型痛经,可温经散寒、活血化瘀止痛。方中生蒲黄活血化瘀止痛;全当归、赤芍、白芍、鸡血藤以活血养血;吴茱萸、艾叶、胡芦巴温中逐寒、调经止痛;制香附、延胡索理气调经止痛;乌药温经行气止痛;刘寄奴破血痛经化瘀。全方共奏温经行气、活血止痛之效。经量偏少者加益母草、泽兰叶;腹泻者加怀山药、炮姜;腹胀者加木香;腰酸者加川断、杜仲。

3. 清热化瘀方 主治经前或经期下腹疼痛拒按,或兼腰酸,经色暗红或有血块,质稠或夹有较多黏液,平素小腹隐痛或有不适感,白带量多黏稠,舌质红,苔黄腻,脉弦滑或滑数。其组成为:细生地12g,蒲公英15g,大红藤15g,粉丹皮9g,赤芍9g,延胡索9g,败酱草15g,刘寄奴12g。功可清热解毒、凉血活血止痛,适合瘀热痛经。方中红藤、败酱草、蒲公英清热解毒;川楝子、延胡索、刘寄奴理气化瘀、疏络止痛;生地黄、丹皮、赤芍凉血活血。腰酸者可加川断、杜仲;痛甚者可加生蒲黄、炙乳香、炙没药;瘀热重者可加银花、青蒿、黄柏;经行量少者酌加丹参、茜草、益母草、泽兰;发热者可加柴胡、黄芩;大便不畅者可加全瓜蒌;胸闷者可加郁金、川楝子;湿热甚者可加薏苡仁、茯苓。

4. 内异痛经宁 主治气滞血瘀型、瘀热互结型子宫内膜异位症、子宫腺肌病量多痛经者。此病因瘀致痛者,多见经行血块多且大,块下则痛止,强调"六法"并用,以化瘀止痛、宣畅气机为主,药用生蒲黄18g,大红藤30g,炙乳香、炙没药各3g,田三七粉冲服2g,威灵仙18g,柴胡、延胡索各9g,刘寄奴9g,胡芦巴18g。方中生蒲黄、大红藤活血化瘀止痛为君;柴胡、延胡索疏肝理气止痛为臣;佐以威灵仙通络止痛、胡芦巴温肾散寒止痛、乳没散瘀定痛、刘寄奴破血通经止痛,田三七散瘀止血、兼有补血为使。综观全方以化瘀止痛为主,多味药入肝经,起到疏肝理气、宣畅气机之用,且方中凉温并举,攻补兼施,化瘀而不伤正,止血而不留瘀,全方共奏化瘀止痛、理气疏冲之效。

[病案举例]

1. 原发性痛经

施某,女,19岁,未婚。初诊2014年6月24日。

主诉:因"痛经3年"就诊。

现病史:患者既往月经规则,初潮15岁,周期28日,经期6~7日,量中,色红,无血块。患者16岁时无明显诱因始发痛经,痛剧卧床,冷汗出,面色苍白,有恶心呕吐,遇暖则缓。B超检查子宫附件未见明显异常。末次月经2014年6月10日,经期6日,痛剧,持续一天,喜温喜按,腹痛后则如厕,经量中,色红,无血块。患者经前小腹胀,双乳作胀。平素纳可,寐安,便调,脉沉细弦,舌暗淡边有齿痕,苔薄。

此乃肝郁脾虚、寒凝胞宫。治以温经散寒、理气止痛。

处方:全当归12g,赤芍、白芍各9g,鸡血藤18g,益母草9g,胡芦巴18g,陈艾叶6g,吴茱萸4.5g,川桂枝6g,川楝子9g,柴胡、延胡索各9g,炙乳香、炙没药各3g,鹿角霜18g,14剂。

二诊:2014年7月8日。患者用药后无不适,值经前,双乳微胀,脉沉细弦,舌暗淡边有齿痕,苔薄。治经散寒,调经止痛。处方:全当归18g,赤芍、白芍各9g,鸡血藤18g,益母草9g,胡芦巴18g,陈艾叶9g,吴茱萸4.5g,威灵仙18g,川楝子12g,延胡索9g,炙乳香、炙没药各3g,鹿角霜18g,生蒲黄包18g,炒五灵脂12g,威灵仙18g,制香附12g,7剂。

三诊:2014年7月15日。患者用药后无不适,末次月经2014年7月11日,经畅量中,色红,痛经明显减轻。患者经行第一天稍有腹泻,舌淡边有齿印苔薄,脉弦细。治以疏肝补肾,养血调经。处方:生黄芪18g,潞党参18g,全当归12g,赤芍、白芍各9g,鸡血藤18g,胡芦巴18g,陈艾叶6g,川楝子9g,柴胡、延胡索各9g,鹿角霜18g,川续断12g,川杜仲12g,14剂。

按语: 患者寒邪凝滞胞宫,肝郁脾虚,气机阻滞,气血运行不畅。方中以四物汤为底方养血调经,以鸡血藤代川芎,重在活血补血,去熟地之滋腻,重用胡芦巴、艾叶、吴茱萸、桂枝、鹿角霜等以温经散寒,柴胡、川楝子疏理肝气,乳香、没药、延胡索活血化瘀、理气止痛。

待二诊正值经前期,恐经行腹痛,故加失笑散活血化瘀止痛。三诊之时,痛势已大减,故去生蒲黄、五灵脂、胡芦巴、吴茱萸等。此时又正值经后期,气血骤虚,乃续积精血之期,遵经后宜补,当疏肝补肾,养血调经。"气为血之帅",故加黄芪、党参以补气生血;加杜仲、川续断滋肝肾精血;柴胡、延胡索、川楝子疏肝理气止痛。整个过程根据月经周期的阴阳气血变化规律结合妇科疾病病机特点,分期用药,随时而变。

2. 继发性痛经案

吴某,女,34岁,已婚。顺产一女6岁。初诊2014年6月28日。

主诉:因"渐进性腹痛加重5年"就诊。

现病史:患者既往月经规则,初潮15岁,周期25～30日,经期6日,量中,色红,有血块,无痛经。5年前人流术后出现渐进性腹痛加重伴量多挟瘀。末次月经6月4日,6天净。前次月经5月9日,6天净,量多,色红,有血块,痛经(+++),遇暖不减,经前后无明显不适,白带正常。纳可,寐安,便调。脉弦细尺弱,舌偏红,苔薄边有瘀斑。妇科检查:外阴(一),阴道:畅,宫颈:光。宫体:后位,饱满质硬。附件:(一)。辅助检查:B超:子宫腺肌症。宫体58mm×59mm×51mm,内膜8mm,后壁见15×13mm低回声团,右卵巢大小:21mm×20mm×16mm。左卵巢大小:39mm×30mm×28mm,巧囊可能。

此乃中医之癥瘕,气滞血瘀证。治以行气活血,疏利冲任。

处方:生蒲黄18g,大红藤30g,刘寄奴9g,柴胡、延胡索各9g,胡芦巴9g,威灵仙18g,炙乳香、炙没药各3g,田三七冲服2g,半枝莲18g,浙贝母9g,川楝子9g,徐长卿后下18g,5剂。

二诊:2014年7月1日。患者用药后无不适,末次月经6月30日至今。前次月经6月4日,6日净。服药后痛经明显好转,月经量中较前减少,色红,无血块,无恶心呕吐。寐安,纳可,二便调。舌脉同前。治以活血化瘀,补肾调冲。处方:生蒲黄18g,大红藤30g,刘寄奴9g,柴胡、延胡索各9g,胡芦巴9g,威灵仙18g,炙乳没各3g,田三七冲服2g,鸡血藤18g,女贞子12g,川续断9g,川杜仲9g,7剂。

按语:癥瘕为有形之邪,清代汪淇曾提出当从气从瘀从痰论治。此例患者经行腹痛,B超提示子宫腺肌症。证属气滞血瘀、肝肾耗损。一诊来时值经前,急则治其标,先以行气活血止痛为先。经验方"内异痛经宁"加味,方中生蒲黄、大红藤为君,生蒲黄活血化瘀,大红藤解毒消痛,活血止痛,刘寄奴破血通经,散瘀止痛,柴胡、延胡索疏肝理气止痛,胡芦巴、威灵仙温肾助阳,散寒通络止痛;乳香、没药皆可活血祛瘀,行气止痛为佐,相互为用增强止痛之力。半枝莲、浙贝母合用清热化痰,软坚散结;川楝子、徐长卿疏肝理气。医者曰:用药如用兵,兵不在多而在精,上方药仅14味,但皆将每味药的功效发挥极致,皆切合病机。二诊药后正值经期,痛经明显减轻,缓则治其本,故仍以内异痛经宁方为主方,酌加调补肝肾之品,鸡血藤活血补血,调经止痛;女贞子、川断,杜仲补益肝肾,调冲任,标本兼顾以固疗效。患者继按上法治疗二月而痛经止,经量转常。子宫内膜异位症与子宫腺肌症临床治疗以扶正祛邪为大法,扶正以益气补肾为主,祛邪以活血化瘀,化痰软坚为主。观以上用药,通、和、温、清、消、补六法并用,攻补兼施,充分体现了"补虚不留邪,攻邪不伤正"的治疗原则。

七、"通涩清养四法"治疗崩漏

妇女非行经期,阴道突然大量出血或淋漓不净,称为崩漏。如《血证论·崩漏》曰:"崩漏者,非经期而下血之谓也。"《医宗金鉴·妇科心法要诀》曰:"淋漓不断名为漏,忽然大下谓之崩。"《诸病源候论》:"崩中之状,是伤损冲任之脉。"《景岳全书·妇人规》:"漏下者,由劳伤气血,冲任之脉虚损故也。崩中者,脏腑损伤冲脉血气俱虚故也。"崩漏之治,根据病情轻重缓急,采用"急则治其标,缓则治其本"的原则,灵活运用塞流、澄源、复旧三法。塞流乃止血,澄源乃治本,复旧属善后,三者不可或缺。

(一) 病因病机

引起冲任损伤之因虽多,但不外虚实两端。虚者多因素体脾气亏虚,或忧思过度,或饮食劳倦损伤脾气,致气虚下陷、统摄失司、冲任不固,而成崩漏;或素体肾气不足或房劳多产伤肾,以致封藏不固、冲任失摄而为崩漏。实证多由素体阳盛、肝火内炽,热伤冲任、迫血妄行而成崩漏;或因经期产后余血未尽,旧血不去而新血不得归经,而致崩漏。故病因病机虚则不外肾虚、脾虚,实则不外血热、血瘀。

(二) 治则治法

胡教授强调治疗上要掌握补与清的主次,标本兼治,防止崩漏复发。血崩调治,止血相对容易,关键在于辨证求因,重在固本调经。实证血热型崩漏,多以清热凉血止血,对于血瘀型出血,则以通经化瘀止血为治,一般不直接用收涩止血药。而月经过多、崩漏日久均可出现虚证表现,此时用药着重考虑补益肝肾阴精,以固肾止崩。脾虚所致崩漏,治以益气固本,养血止血,方用归脾汤化裁;肾阴虚所致崩漏多见于更年期女性,治以滋肾固阴,兼清肝热,以左归丸化裁;肾阳虚型崩漏,治以温肾止血,方用右归丸化裁;如阴阳俱虚者,可综合上述两法灵活加减;血热型崩漏,治以清热凉血,固经止血,可用加味四物汤加减丹栀逍遥散;血瘀型崩漏治以活血止血,方用膈下逐瘀汤化裁。

胡教授在传承朱氏妇科学术经验时,将朱氏妇科止崩经验归纳为通、涩、清、养四法:通乃通因通用之意,因瘀致漏则必先祛其瘀,瘀散脉通,出血自止,常用化瘀止血配合理气、清热、温经散寒、益气养血、滋补肝肾等法相合而用。涩乃收敛固涩,止血塞流之法,但塞流勿忘澄源,临床多用具有双相调节的止血药,如活血止血、凉血止血、益气止血、补血止血药、固肾止血、温经止血等。针对病因既塞流又兼澄源,可谓一举两得。清乃热清血自宁,通过清热解毒、清热凉血等药使血无热迫,则静而复常。养者,一为扶正补虚,一为复旧善后。分阶段而言,青春期、生育期妇女崩漏之复旧,要促排卵、调周期;而更年期妇女则需促其绝经;同时要嘱咐患者慎房事、勿劳作、怡情志。临证多四法兼用,取效甚捷。

(三) 验方化裁

朱氏妇科治崩创立了将军斩关汤,全方"补气血而祛余邪,祛瘀而不伤正",适用于虚中夹实之严重血崩。其组成为熟军炭、巴戟天、仙鹤草、茯神、蒲黄炒阿胶、黄芪、炒当归、白术、生地、熟地、焦谷芽、藏红花、三七粉,红茶汁送服。朱南孙教授宗原方之旨化裁,临证以熟军炭、炮姜炭为君,"守而不走",一寒一热,通涩并举;用蒲黄化瘀通经、散结消癥;益母草、仙鹤草、茜草三药合用通涩兼顾;三七粉化瘀止血。全方通涩并用,以通为主,寓攻于补，对产后恶露、癥瘕出血、崩漏属虚中夹实、瘀热内滞者用之屡效。胡教授常以将军斩关汤之方义辨证选药，治寒、热、虚、瘀兼夹的崩漏效果显著。临床遇腰酸者加川断、杜仲、狗脊、桑寄生等；阴虚血热者加女贞子、墨旱莲、玄参、炒丹皮、苎麻根等；乳胀、小腹坠胀者加柴胡、延胡索、川楝子、制香附、广郁金；痛剧者加血竭粉、炙乳香、炙没药、蒲黄炭改生蒲黄；便秘者加全瓜蒌、柏子仁、冬瓜仁等；四肢畏冷者选用巴戟天、肉苁蓉、胡芦巴、淫羊藿、鹿角霜等；纳呆、嗳气者加八月札、炒谷芽、炒麦芽等。

[病案举例]

例1：患者樊某，女，25岁，2012年7月25日初诊。

主诉：不规则阴道出血半年。

现病史：14岁初潮，月经规则。半年前因面目注射溶脂针后出现经期紊乱。月经1个月2～3行，每次经净2天即再次出血，持续7天。量中，色红，无血块，无痛经。刻下阴道少量出血，纳平，寐安，便调。舌淡红，苔薄，脉沉细。14岁月经初潮，既往月经周期规则。未婚，有性生活史，无生育及流产史。

证属气阴两虚，治拟益气养阴，固摄冲任。

处方：细生地12g，淡子芩9g，川断12g，杜仲12g，女贞子12g，墨旱莲12g，仙鹤草30g，鹿衔草30g，马鞭草12g，藕节炭12g，炮姜炭4.5g，7剂，早晚饭后半小时分两次温服。

二诊：2012年7月31日。药后阴道出血已停4天。阴痒伴异味。疲劳困倦，寐安，便调。舌偏红，苔薄，边有齿痕。脉弦细。证属崩漏之后脾肾亏虚，湿热蕴结，治拟健脾益肾，清利湿热。处方：生黄芪18g，潞党参12g，怀山药9g，川断9g，杜仲9g，女贞子9g，桑椹子9g，墨旱莲9g，丹皮9g，仙鹤草30g，椿根皮18g，黄柏12g，14剂。

四诊：2012年8月22日。末次月经：8月15日～8月21日，量正常。脉细弦数，舌偏红，苔薄。证治从前法。处方：生黄芪18g，焦白术12g，怀山药12g，女贞子12g，菟丝子12g，桑椹子12g，川断12g，杜仲12g，丹皮9g仙鹤草30g，制香附12g，14剂。

随访：服药后月经未再提前而行，按月而行。

按语：患者长时间月经提早而量多，属肾水不足，营血虚亏，且就诊时月经未净，急则治其标，姑且先予以仙鹤草、鹿衔草、马鞭草、藕节炭、炮姜炭止血。复用女贞子、墨旱莲、生地、川断、杜仲滋肾水补营血，配以淡子芩清热。药后显效，复用养阴补血、清虚热，控制经水之方法，并加入黄芪、党参、怀山药健脾增加脾脏摄血、统血生血能力。因带下异味，有湿热内蕴，故加入椿根皮、黄柏以清热利湿止带。治疗对症，续用前法，恐其胞宫瘀毒残留，加用败酱草清热解毒。本症病愈后，培补元气，固肾健脾，以冀健康。

例2：胡某，女，41岁。2013年8月2初诊。

主诉：经间期出血半年。

现病史：初潮13岁，5～6/30～40，经事尚调。末次月经7月15日，前次月经6月19日，每月经净一周后阴道现咖啡色分泌物，5天方净，伴轻微腹痛。自5月份人流后，经量较前减半，色红，偶有血块，痛经，经行前后腰部重坠，带多色黄质稠，有异味。2年前始觉左侧少腹部隐痛，劳累及经期加重，曾经西医诊断为盆腔炎，经治多有反复。刻下阴道瘀下,色暗,左侧少腹隐痛,腰脊酸楚,神疲乏力,心烦,纳可,眠浅多梦,便调。脉沉细软,舌质淡边有齿印,苔薄。

证属湿热瘀滞,冲任不疏。治拟祛瘀止血,疏利冲任。

处方:生蒲黄18g,茜草炭18g,炮姜炭6g,熟军炭6g,地榆炭12g,仙鹤草30g,川续断12g,川杜仲12g,蒲公英18g,大红藤30g,桑螵蛸、海螵蛸各9g,14帖。

二诊:2013年8月27日,末次月经8月17日,上药后血止,腰酸好转,仍觉神疲,纳可,便调。脉沉细软,舌质淡边有齿印,苔薄。证治同前。恐期中出血,拟方:蒲黄炭18g,茜草炭18g,花蕊石15g,山楂炭12g,仙鹤草30g,女贞子12g,菟丝子12g,川断12g,杜仲12g,蒲公英30g,大红藤30g,14帖。

三诊:2013年9月17日,经间期仍有少量淡红色分泌物,3天即净,腹稍隐痛,腰酸已愈。脉细软,舌偏红暗,苔薄黄少津。邪热渐清,正气待复,与补肾益气、化瘀疏冲为法。

处方:炮姜6g,熟军炭6g,茜草炭18g,山楂炭9g,仙鹤草30g,生黄芪18g,焦白术9g,川断12g,杜仲12g,蒲公英30g,大红藤30g,路路通12g,14帖。

守上法又调理3个月,经间期出血未有再发,诸症渐平。

按语:该患者人流术后调养失当,肾气亏耗,致湿热外邪侵袭胞宫,湿热瘀滞,故见带下色黄气秽,冲任气机不利,故见少腹隐痛、经间期漏下难止,肾气不足故腰膝酸软,气血亏虚故月经量少、神疲乏力,心神失养而见心烦、寐浅多梦,脉沉细软,舌质淡边有齿印苔薄均为肾亏之象。方用将军斩关汤化裁加减,化瘀止血用熟军炭、炮姜炭、茜草、仙鹤草、花蕊石等,肾亏腰酸加用川断、杜仲益肾强腰,湿热瘀滞导致的腹痛、带下,酌用蒲公英、红藤清热利湿,用黄芪益气养血,路路通疏利通络。血止后重在养阴固本,用女贞子、菟丝子、川断、杜仲等养阴益肾之品以复旧固本。

(王春艳 张亚楠 陈静 谷灿灿整理)

徐列明

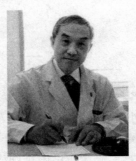

徐列明

男，1954年3月出生于上海，医学博士。上海中医药大学附属曙光医院教授、研究员、博士生导师，上海市名中医。现任肝肾疾病病证教育部重点实验室（上海中医药大学）副主任、国家中医药管理局慢性肝病虚损重点研究室主任；兼任中国中西医结合学会肝病专业委员会常委、上海市中西医结合学会肝病专业委员会前任主委。2005年获国务院政府特殊津贴，是2000年度上海市劳动模范。主要研究方向为中医药抗肝纤维化的研究。在美国建立了世界上第一株人肝星状细胞株，并以本人姓名拼音首字母命名，LX-2，已被国内外数百家研究机构应用。在国内学术刊物上已发表论文140余篇，授权发明专利6项，获国家科技进步二等奖等各级学术奖项10余项。学术上继承

发扬「治肝实脾」学说，重视「木克土」的关系和「肝气虚」，运用「健脾益气」治法为主治疗慢性肝病，取得较好的临床疗效。揭示肝硬化的「正虚」病机主要表现在气虚和肝肾阴精虚损两个方面，参与提出肝硬化「虚损生积」的病机理论假说并通过研究加以证实，指出在肝硬化早期就应健脾益气和活血化瘀，并应用于肝硬化全病程，而滋养肝肾的治则治法在患者进入失代偿阶段以前也应施予。

学 术 思 想

一、"正虚血瘀"是肝硬化基本病机

　　各种慢性肝病多隐匿发展，通过肝纤维化渐变为肝硬化。传统中医学皆在肝病出现典型外候后才能辨证，分列入虚劳、胁痛、黄疸、癥积、鼓胀、出血、昏迷等门类，以减轻或消除证候为治疗目标。由于肝硬化属各种慢性肝病发展的终末期阶段，患者体衰邪盛，病机错综复杂，临床辨治困难，取效不易，因此历来被医家列为四大顽症之一。如何抓住肝纤维化这个关键病理变化，在典型证候出现以前施治，阻断肝病向终末期进展，是徐教授从医 30 多年来所致力解决的难题。

　　在 20 世纪 80 年代初期，徐列明教授即跟随导师王玉润教授从事中医药抗肝纤维化的研究。当时是从剖析典型的血吸虫病性肝纤维化（癥积）入手，认定患者主要的临床表现为两胁刺痛、肝脾肿大、面色晦暗、腹壁脉络显露曲张、蜘蛛痣、体表或有瘀点、瘀斑、舌质紫暗、舌下脉络紫暗、怒张等，均为瘀血证候，此为实证。据此提出肝纤维化的中医病机与"经遂阻塞，血瘀气滞，血不养肝"有关。又因常见患者有神疲乏力、极易感冒、腰膝酸楚、下肢痿软、舌淡胖或红绛等虚象，继而提出患者具有本虚的特点。故提出"正虚血瘀"是肝纤维化的基本病机学说。正虚，一是指素体亏虚，联系《活法机要》中指出："壮人无积，虚人则有之"，正气亏虚是肝纤维化形成的内在因素；二是指病久入肾，克伐正气，正气日衰，肝之气血阴津渐显不足。血瘀，一是病因，"凝血蕴里而不散，津液涩渗，著而不去，而积皆成矣。（《灵枢·百病始生》)"；二是结果，如《读医随笔·承制生化论》所云："气虚不足以推动血，则血必有瘀。"正虚血瘀互为因果，使肝纤维化不断进展至肝硬化，而肝纤维化形成之初，已有正虚血瘀之象。徐教授参与了以桃仁提取物联合虫草菌丝治疗血吸虫病性肝纤维化和研创扶正化瘀复方治疗肝纤维化的实验和临床研究，以确切的临床疗效和翔实的研究数据证实了肝纤维化/肝硬化之"正虚血瘀"病机理论。

　　然而，"正虚血瘀"病机理论中，"正虚"概念比较宽泛，不利于精准补虚，获取良效。为此徐列明教授在长期的临床实践中，通过对慢性肝病患者细致地观察和随访，发现"正虚"主要表现为脾气虚弱和肝肾阴虚两个方面。在肝纤维化和肝硬化早期，以脾气虚弱为主。随着肝硬化由代偿期向失代偿期发展，虚证由脾气虚弱为主向肝肾阴虚为主转换。因此在肝硬化早期就应健脾益气和活血化瘀，并应用于肝硬化全病程；而滋养肝肾的治则治法在患者进入失代偿阶段以前也应施予。

　　为了验证以上观点，徐教授通过血清蛋白质组学的研究，发现具有特征性的蛋白质峰，在肝硬化具有脾气虚弱证候、肝肾阴虚证候和血瘀证候的患者都有特征性的表达，在慢性乙型肝炎患者的蛋白质组表达差异谱中也已明显下调。提示"正虚血瘀"的中医病机不是肝硬化独有，即使慢性乙型肝炎患者脾气虚弱、肝肾阴虚或血瘀的证候不明显，但正虚血瘀的潜在病机已经存在。因此在慢性乙型肝炎阶段，就有必要未雨绸缪，选用顾护脾气、滋养肝肾、活血化瘀的治则治法，体现"上工治未病"，做到已病防变。

当今中医界，多将肝硬化归于"积"，实际上能辨证为积的肝硬化，患者的脾脏肿大已非常明显，病证已属晚期，此时虚象更为明显。《金匮要略·血痹虚劳病脉证并治》曾言，积证的发生是五脏虚劳病进一步发展的结果。《诸病源候论》进一步明确论述了虚损与癥积之间的病机演化关系，提出癥积总以腑藏虚弱，精髓亏虚为其病机之本，而"血气凝涩"为病机之标。徐教授与同事们经过大量的临床、实验研究，发现具有益气养阴、活血化瘀功效的中药能有效改善肝硬化程度，从以方测证，以效测因的角度进一步提出"虚损生积"的肝硬化病机理论假说。认为正气虚即肝硬化的"本"，包括气虚与肝肾阴虚两个方面，因肝脏具有体阴而用阳的特点，所以肝肾阴虚更应尽早关注；瘀血则是肝硬化的"标"。肝硬化的治疗应该标本同治，在活血化瘀的同时不能忽略顾护正气。益气养阴是扶正祛邪，调整、恢复脏腑的生理功能，增强机体抵抗力是为正治之法；活血化瘀是为去除标实。标本兼顾在治疗肝硬化时可以得到更好的临床疗效。从而证实和完善了肝纤维化/肝硬化的"正虚血瘀"基本病机，为中医药治疗肝纤维化/肝硬化提供了理论学说，并针对基本病机以扶正化瘀为基本治法取得了较好疗效。

二、体用同调，重在益气养阴

"见肝之病，知肝传脾，当先实脾""肝自愈，此治肝补脾之妙要也"，这是先贤张仲景提出的肝病治疗大法。但是这里的肝病，不完全对应于当代的肝病，而且他并未提出实脾治肝病的具体方药。即使后代医家提出的实脾良方，因疾病随着时代的变异、社会的变迁和经济的发展，也不宜照搬用来治疗当今的肝病。现代众多医家遵循实脾之法治疗各种慢性肝病取得疗效，对徐教授学术观点的形成也有很大影响。

后人对"肝病传脾"从五行相克关系加以阐述。一是因肝木旺盛传脾克土，从已病防传角度认为实脾非常重要。二是认为土能克水，实脾能抑制肾水；肾水虚弱不能上行济心火，则心火旺盛；火旺刑金，肺金遭伐；结果金不克木，而使肝木调达。从而使实脾为治疗肝虚之法。徐列明教授认为以上两种解释都有道理，但是各有欠缺。实脾预防肝病传变非常重要，但是为何反过来能够治愈肝病？实脾可治疗肝虚之证，但是肝木虚而不旺，如何能够克土传脾？

徐教授认为实脾的本质是健脾益气。肝藏血，主疏泄。健脾助运可以帮助肝脏调畅气机，缓解肝失条达、肝木旺盛之证候；益气培土更有利于发挥后天之本的功能，补养肝虚之不足。历代医家在论治肝脏疏泄功能异常病变时，多持肝"阳常有余""有泻无补"的观点，临证多从实证论治，而对肝气虚证则极少谈及。实际上肝脏由阴阳气血组成，必然也有偏盛偏衰之时。早在《灵枢·天年》中就有"五十岁，肝气始衰"的论述。肝气虚的治疗宜用补益肝气之法，益气药中重用黄芪，与健脾益气用药并无相左，因此实脾的同时也在补肝。在正常生理状态，肝"体阴用阳"，病态下肝"阳常有余，阴常不足"。因肝肾同源，肝阴不足常与肾阴虚合称为肝肾阴虚。如果实脾可致肾水亏损，岂不使肝肾阴虚更甚，何以能治肝病？徐教授以为，实脾制水之"水"，非肾水之谓也，而是指水湿之邪。健脾助运以通调水道，化湿利水有利于退黄疸、消鼓胀。因此，徐教授推崇实脾治肝法，以健脾益气为主治疗各种慢性肝病。他以四君子汤加味自拟健脾方为辨证论治的基本方。方中党参、白术、茯苓、甘草健脾益气；重用黄芪联合山萸肉共同补益肝气；郁金疏肝、白芍柔肝。

徐教授除了擅长健脾益气治肝病以外，还重视补益肝肾之阴不足，在一贯煎基础上，加强滋阴补肾柔肝之力。晚期肝病患者中肝肾阴虚者较为多见，治当补益肝肾为主，而在早期的慢性肝病阶段，肝体已损，阴虚已显端倪，自当及时滋补肝肾，充实肝体以制肝用。故徐教授常在健脾方中加用山茱萸和白芍养阴柔肝，而疏肝理气平复肝用、清化湿热祛除外邪等常在益气养阴的基础上应用。

三、活血化瘀，贯穿治肝始终

肝络瘀阻是慢性肝病发展的必然结果，这与肝的生理病理特点密切相关。生理上，肝藏血主疏泄，人动则血运于诸经，人静则血归于肝。肝病时，肝脾气虚，运血乏力；肝郁不疏，气阻血行；均可导致瘀阻肝络，从而血不养肝，肝不藏血。王清任《医林改错·膈下逐瘀汤所治之症目》认为："肠胃之外，无论何处，皆有气血。气有气管，血有血管。气无形不能结块，结块者，必有形之血也，血受寒，则凝结成块；血受热，则煎熬成块。竖血管凝结，则成竖条；横血管凝结，则成横条；横竖血管皆凝结，必接连成片，片凝日久，厚而成块"。中医有关肝络瘀阻的观点，与现代西医学认识相近。近年研究发现，纤维化致肝脏微循环障碍，肝细胞得不到足够血供，营养不良，使入血的药物成分难以到达肝脏发挥药效，也使降解的病理产物难于输送肝外。徐列明教授研究肝纤维化30余年，结合国内的相关研究，将中医学瘀血概念与沉积的纤维组织相联系。通过临床实践观察和血清蛋白质组学的研究，发现血瘀的病变存在于慢性肝炎肝纤维化直至肝硬化的整个发病过程。他发现大多数脂肪肝患者的病机主要是本虚标实，本虚多表现为脾气虚弱、肝肾亏损；标实表现为痰湿内蕴、气滞血瘀。而肝硬化患者常并发门静脉栓塞，这种通过影像学发现的有形栓子属于中医的瘀血。因此徐教授将活血化瘀列为慢性肝病的基础治法之一。

徐列明教授与同事们揭示肝纤维化的基本病机是正虚血瘀，针对性采用扶正化瘀方法治疗。他们发现，扶助正气主要能调整免疫功能，提高机体抗病能力；活血化瘀可改善肝脏微循环，促进肝内纤维组织的消散。因此，在肝纤维化的治疗中，活血化瘀十分重要。

扶正化瘀胶囊能治疗肝纤维化，可否用于治疗肝硬化？因肝硬化患者多有门静脉高压和出血倾向，所以一些西医医生担心扶正化瘀胶囊中的活血化瘀类中药可能通过"活血"作用，导致患者上消化道出血。徐教授认为这种担心不必要。他指出中医有关瘀血的学说相当精妙。血脉中瘀滞的血液属瘀血，离经之血是瘀血，某些肿块也是瘀血。活血化瘀作用复杂，如果把活血仅仅看成促进血液流动，必然会有"门静脉系统已因血容量增加而扩张，再'活血'增加血容量将导致门静脉压力更高，使曲张的食管胃静脉破裂出血"的担忧。其实活血化瘀重在"化瘀"，通过化瘀疏通血脉，通过化瘀软坚散结。扶正化瘀胶囊抗肝纤维化而软坚散结，改善肝脏微循环而疏通血脉，是治疗肝硬化门静脉高压症有效的中医作用机理。对于已有上消化道出血的患者而言，瘀血不去，新血不生；瘀血不除，血不循经又可再次出血;且出血之后,气随血失,气不摄血,极易反复出血;或余邪未清,血不得宁,妄动出血。故活血化瘀、扶助正气、兼清余邪,以防再出血,实乃上上之策。他通过2年的临床对照观察,以扶正化瘀胶囊降低门静脉高压,有效地降低了肝硬化患者食管胃静脉曲张破裂出血概率,证实了学术观点的正确性。他的这一观点也被西医所接受,扶正化瘀防治出血法被收入2015年中华医学会颁布的《肝硬化门静脉高压食管胃静脉曲张出血的防治指南》。

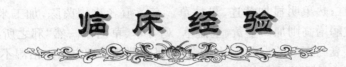

临床经验

一、"健脾疏肝,祛湿化瘀"治疗肝纤维化、早期肝硬化

近30年来,肝纤维化的中医现代化研究取得了长足进展,在治疗学上,证实肝纤维化与部分肝硬化都是可逆的。涌现了一批如扶正化瘀胶囊、安络化纤丸等抗肝纤维化的有效中药制剂,凸显了中医药在这一领域的治疗优势。徐列明教授治疗肝纤维化/肝硬化,采用基本治法和辨证论治相结合的方法。

基本治法:长期服用扶正化瘀胶囊(片),针对肝纤维化的病理改变治疗。

辨证论治:疾病的临床表现千变万化,患者体质复杂多样,基本治法可以抑制或逆转肝纤维化的病理改变,但要减轻消除证候,还需辨证论治。徐教授的辨证经验是:

(一) 疏养肝脏

徐教授主张用药宜柔中兼疏,疏中兼柔,使气血调和。理气药物大多辛温香燥,如用量过大,或使用过久,或配伍不当,往往耗伤阴血。徐师主张选用郁金、香附、陈皮、佛手、香橼皮等轻疏柔和之品,其中陈皮既可疏肝又可健胃,药性平和,最为常用;又分三焦用药,如气滞上焦胸闷,加宽胸利膈之紫苏梗;纳呆脘满加枳壳、厚朴、莱菔子以畅达中焦;气滞下焦可加用大腹皮、降香。少用或轻用柴胡,防其香燥劫肝阴。汤剂若久服,药方不宜过大,药量不宜过多,以防疏泄太过。在疏肝的前提下,配伍柔肝养肝之品如白芍、山茱萸、当归、枸杞等,以制约行气药之散性;但少用熟地等滋腻之属,避免养阴碍胃。此即徐教授所谓的"肝脏宜轻疏轻养"之意。

(二) 运脾固中

培土之治,徐教授既深领东垣之法,又有自己独特的见解,认为"实脾"不可一味为补脾,而是健脾助运,常选用甘平之党参、茯苓、山药、莱菔子、扁豆,辛温之白术、砂仁、薏苡仁、陈皮、厚朴,酸甘之山楂。徐师认为即使临床上无明显脾虚征象,亦应在此病机显现之前酌加运脾之品,故四君子汤贯穿其用药之始终。徐师尤善用黄芪,如单纯脾虚,用炒黄芪,且往往是其他健脾药的两倍量。如出现血糖增高甚至糖尿病,则用生黄芪,重用至50g。现代药理研究表明,黄芪具有保护肝细胞的作用,能增加肝脏粗面内质网,使溶酶体及组织脱氢酶活跃,总蛋白和白蛋白增加;黄芪多糖能降低正常大鼠血糖,改善糖耐量,促进血清胰岛素的释放;促进肝糖原、肌糖原的合成。

（三）祛除湿热

慢性肝病多由于急性期湿热邪毒侵害肝脏,余毒未清所致。正虚邪恋,邪正相争,二者处于相互消长的复杂过程。病情活动时邪毒突出,临床常出现倦怠乏力、口苦口黏、大便黏腻、小便黄赤、舌苔黄腻、脉滑数等湿热偏盛之证。有些病人虽无明显湿热之象,但出现转氨酶、胆红素升高等肝功能异常表现。徐教授从局部病机出发,认为有肝脏活动性炎症则必有湿热。所谓"急则治其标",法宜清热祛湿以逐邪。化湿,常用泽泻、平地木;湿偏重者加砂仁、蔻仁;热象明显加黄连、夏枯草。有黄疸者重用茵陈,加玉米须、虎杖、金钱草、白茅根;转氨酶增高则加田基黄、垂盆草、鸡骨草、草河车。然"邪之所凑,其气必虚",宜辨明邪气的盛衰与正气的强弱,采用扶正祛邪兼顾的治理方法。治湿不可过于辛燥,治热不可过于苦寒。祛邪药物只能暂用而不可长用,防止虚虚之戒。在湿邪或热毒有所减势之时,药味或药量亦要同时减去。

（四）活血化瘀

慢性肝病若疏于治疗,将向肝纤维化甚或肝硬化的方向发展。初因肝失疏泄,气结肝经,久则气病及血。"久病入络""久病必有瘀血",血瘀贯穿于慢性肝病的全程,原因不外有四:气滞血瘀、因热致瘀、因湿致瘀、因虚致瘀。现代医学认为,其病理基础为肝脏微循环障碍,在肝细胞广泛病变的基础上,结缔组织增生,肝内血管重建。常伴面色黧黑、蜘蛛痣、肝掌、牙龈出血、舌质紫暗有瘀斑、瘀点等征象,甚或肝脾肿大。徐教授认为很多肝硬化病人本身血象异常,有出血倾向,故活血一定要"缓中补虚",喜用丹参、桃仁、赤芍、川芎等活血而不伤正之品;不可滥用峻烈破血破气药,否则有损于脾之统血功能。《本草正义》云:"（丹参）专入血分,其功在于活血行血,内之达脏腑而化瘀滞,故积聚消而癥瘕破。"现代药理研究表明,丹参中的有效成分能改善肝脏微循环,抑制肝窦毛细血管化,减轻肝细胞变性、坏死及炎症反应,减少纤维组织含量。

[病案举例]

例1. 吕某,男,61岁,2015年7月17日初诊。

主诉:右胁不适伴乏力两月。

现病史:患者2015年7月11日在上海市某医院行胆囊切除术,术中发现肝硬化,肝功能检查结果示:总胆红素:27.5μmol/L,天门冬氨酸转氨酶:61IU/L,碱性磷酸酶:126IU/L,甲胎蛋白:65.37ng/ml,乙肝表面抗原:53.44IU/ml,乙肝病毒e抗原:21.7IU/ml,FibroScan测得肝脏硬度值:46.4kPa。B超显示:肝内回声增粗,分布不均,腹腔未见明显积液,予恩替卡韦分散片抗病毒治疗。就诊时症见:右胁不适,时感乏力,口干,舌淡暗苔薄黄,脉细。

中医诊断:肝积（肝郁络瘀,气阴亏虚）;西医诊断:乙肝肝硬化。

治则治法:疏肝化瘀,益气养阴。

处方:黄芪50g,炒白术10g,茯苓10g,炒白芍10g,黄精15g,山茱萸15g,天冬15g,麦冬15g,虎杖15g,广郁金9g,田基黄30g,垂盆草30g,茵陈30g,玉米须15g,金钱草15g,

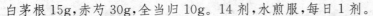
白茅根 15g,赤芍 30g,全当归 10g。14 剂,水煎服,每日 1 剂。

另扶正化瘀胶囊 1.5g/次,3 次/日;恩替卡韦抗病毒继续。

二诊:患者口干症状有所缓解,余无明显不适,舌质暗红,苔薄黄,脉细。2015 年 10 月 17 日复查肝功能无明显异常,HBV-DNA<$5×10^2$ IU/ml,甲胎蛋白:9.4ng/ml,血小板:$73×10^9$/L,B 超示:肝损样表现。

前方去垂盆草、金钱草、虎杖、白茅根、赤芍、天冬、麦冬。14 剂。继续服用扶正化瘀胶囊和恩替卡韦分散片。

三诊:患者无明显不适,舌淡暗,苔薄黄,脉细。2015 年 12 月 19 日复查血小板:$86×10^9$/L,余各项指标正常。

症情稳定,效不更方,前方继用。继续服用扶正化瘀胶囊和恩替卡韦分散片。

四诊:患者一般情况良好,2016 年 8 月 11 日复查各项指标无明显异常,肝脏硬度值下降至 10.5kPa,停用汤剂,继续服用扶正化瘀胶囊和恩替卡韦分散片。

治疗效果:随访至今,患者病情逐渐好转,肝功能正常,肝脏硬化程度减轻。

按语:本例肝硬化,病属早期,证系感受湿热疫毒之邪,久恋不去,耗伤气阴,肝之疏泄失职,气郁络瘀。故取疏肝化瘀、益气养阴之法,以攻补兼施。方中生黄芪、白术、茯苓、当归补益气血,扶助正气,其中黄芪重用,旨在益气以化瘀,合当归又有当归补血汤之意。配合白芍、山茱萸、黄精、天冬、麦冬大队养阴药物以补肝肾之阴,阴血充足则肝体得养,徐教授补肝养肝尤其喜用山茱萸一味,其味酸入肝,而收敛之性又可使补益之力更为集中,《药品化义》云其"为补肝胆良品"。《医学衷中参西录》亦对其推崇备至,谓其"善补肝,是以肝虚极而元气将脱者,服之最效"。茵陈、虎杖、田基黄、垂盆草、金钱草、玉米须、白茅根清热利湿,扫除残余之邪气,徐教授体会,清热解毒利湿药物有助于减轻肝内炎症,促进胆汁排秘,对于降低转氨酶和胆红素具有一定作用。赤芍、当归、郁金、虎杖活血化瘀,疏通肝络,直接针对肝硬化。经过一年的治疗,患者不仅自觉症状消失,而且反映肝脏硬化程度的肝硬度值显著下降。

例 2. 陶某,女,37 岁,2015 年 8 月 11 日初诊。

主诉:反复右胁隐痛不适三月余。

现病史:患者 1993 年 8 月因言语不清,饮水呛咳,伴口角流涎、呃逆就诊于仁济医院,入院后查体:表情淡漠,记忆减退,四肢肌张力高,键反射活跃,双侧病理征(+),辅助检查示肝功能正常,B 超提示:"肝损",K-F 环(+),诊断为"肝豆状核变性",住院治疗,服青霉胺后上述症状好转出院。2014 年 11 月 26 日查 24 小时尿铜:3.528μmol/24h。就诊前外院查:凝血酶原时间:14.4s,血小板:$51×10^9$/L,谷氨酰转肽酶:80U/L,甲胎蛋白:15.82ng/ml,肝脏硬度值:28.4kPa,B 超提示:肝弥漫性结节样改变,胆囊壁粗糙,脾肿大(61mm×128mm),腹水不明显。就诊时症见口干,右胁时有隐痛,纳可,二便自调,舌淡红,苔薄,脉细。

中医诊断:胁痛(脾肾亏虚,痰瘀阻络);西医诊断:肝豆状核变性。

治则治法:健脾益肾,活血化痰。

处方:党参 10g,茯苓 10g,山茱萸 15g,蜜炙黄芪 20g,炒白术 10g,炒白芍 10g,广郁金 12g,平地木 15g,田基黄 30g,垂盆草 30g,绵茵陈 30g,玉米须 15g,赤芍药 30g,金钱草

15g。14 帖,水煎服。

另予扶正化瘀胶囊 1.5g/次,3 次/日。

二诊:患者服药后口干症状缓解,胁痛减轻,余无明显不适,舌淡红,苔薄,脉细。2015 年 10 月 12 日外院腹部 B 超示:腹腔积液。

处方:党参 10g,茯苓 30g,泽泻 15g,泽漆 15g,车前子 15g,车前草 15g,葫芦壳 30g,半边莲 15g,平地木 15g,广郁金 9g,山茱萸 15g,生黄芪 20g,炒白芍 10g,炒白术 10g,田基黄 30g,垂盆草 30g,茵陈 30g,玉米须 15g,金钱草 15g,虎杖根 15g,白茅根 15g,赤芍药 30g。14 帖。

扶正化瘀胶囊 1.5g/次,3 次/日。

三诊:眼干,无腹胀,舌淡红,苔薄,脉细。腹部 B 超示:腹腔积液 30mm。

处方:党参 10g,茯苓 30g,泽泻 15g,泽漆 15g,车前子 15g,车前草 15g,葫芦壳 30g,半边莲 15g,平地木 15g,广郁金 9g,山茱萸 15g,生黄芪 20g,炒白芍 10g,炒白术 10g,田基黄 15g,枸杞子 15g。14 帖。同时继续服扶正化瘀胶囊。

四诊:眼干,舌淡红,苔薄,脉细数。2 月 22 日外院查谷氨酰转肽酶:82U/L,血小板:$60×10^9$/L,2016 年 2 月 29 日腹部彩超示:腹腔积液 9mm。

处方:前方加垂盆草 15g。14 帖。

五诊:目干,尿量 1400~2300ml/日,余无明显不适,舌淡红,苔薄,脉细。腹部 B 超示:腹腔积液 20mm。

处方:前方加瞿麦穗 15g,萹蓄草 15g。14 帖。继续服扶正化瘀胶囊的同时,加服螺内酯 1 粒/日。

六诊:无明显不适,尿量 1500~2300ml/日,舌淡红,苔薄,脉细。2017 年 1 月 10 日外院查血小板:$57×10^9$/L,谷氨酰转肽酶:67U/L,甲胎蛋白:8.45ng/ml,腹部彩超示:肝硬化图像,门静脉增宽,脾肿大(53mm×136mm),腹腔未见明显积液。

处方:党参 10g,茯苓 30g,山茱萸 15g,黄芪 20g,炒白术 10g,炒白芍 10g,广郁金 12g,泽泻 15g,平地木 15g,绵茵陈 30g,玉米须 15g,虎杖根 15g,赤芍药 30g,田基黄 30g,土茯苓 30g。继续服扶正化瘀胶囊的同时,加服螺内酯 1 粒/日。

此后均以第三诊方为基础加减治疗,治疗至 2017 年 4 月 11 日,复查结果显示:甲胎蛋白:7.57ng/ml,血小板:$57×10^9$/L,谷氨酰转肽酶:62U/L,凝血酶原时间:13.4s,余无异常。彩超示:肝硬化图像,门静脉稍宽,胆囊壁毛糙,脾肿大(61mm×137mm),胰、脾肾脏未见明显异常,左右下腹腹腔积液不明显。

治疗效果:患者腹水消失,肝功能基本正常,全身情况良好,无明显不适,继续门诊随访中。

按语:肝豆状核变性是一种遗传性疾病,由铜代谢障碍引起。其特点为肝硬化、大脑基底节软化和变性、角膜色素环(Kayser-Fleischer 环),伴有血浆铜蓝蛋白缺少和氨基酸尿症,又名 Wilson 病。本案中患者经过前期驱铜治疗后病情基本稳定。在此基础上,徐教授接诊后紧紧抓住肝硬化"正虚血瘀"这一基本病机特点施治,以扶正化瘀胶囊补虚化瘀,以求逆转肝硬化。结合本病系遗传性疾病,先天肾气亏乏,水湿蒸化无力,化为痰浊之邪,痰浊阻滞,气血运行不畅,痰瘀交阻,肝络瘀滞,而成肝积之证。故治疗上徐教授重在补虚,从脾、肾入手,补后天以资先天,脾肾得养,痰瘀方化,此病方能有转机。方中炙黄芪、党参、白术、茯苓、山茱萸健脾益肾,以治其本,白芍、郁金柔肝疏肝,体用同调,配合平地木、田基黄、垂盆草、绵茵陈、玉米须、金钱草等清利之品以除残余之湿热,赤芍化瘀通络。由于药证相符,服药三个月后患者临床症状改善,腹水消失,至今病情稳定。

二、"培土治水,沟通三焦"治疗肝硬化腹水

腹水的出现预示着肝硬化已经进入中后期,此阶段肝功能已属不良,表现为血清白蛋白及总蛋白低下,凝血时间延长以及总胆红素水平升高。腹水能否顺利消退,一定程度上决定着肝硬化预后的好与坏,如腹水反复发生,甚至顽固不消,则预后不佳。徐教授认为,腹水是标,肝硬化是本,必须标本兼治。他用扶正化瘀治法治本,以健脾利水为主治标,缓缓图之,不求速效,以达到腹水持续消退、减少复发之目的。

(一) 基本病机

正常情况下人体水液的运行涉及肺、脾、肾、三焦、膀胱等多个脏腑。《素问·经脉别论篇》中云:"饮入于胃,游溢精气,上输于脾,脾气散精,上归于肺,通调水道,下输膀胱。水精四布,五经并行,合于四时五脏阴阳,揆度以为常也。"明确指出了饮食物进入人体胃腑后,经过胃的腐熟,饮食中的水谷精微依靠脾的转运上输至肺,经过肺的输布,借助三焦下达膀胱,完成水液代谢的全过程,并周而复始,不断循环,维持人体生命不息,中间任何脏腑功能的失调都会影响水液的运行输布。徐教授指出,肝硬化腹水的发生虽涉及气、血、水多个方面,然论及脏腑,总不离脾肾二脏,盖水为至阴,其本在肾,水唯畏土,其制在脾。缘何在肝硬化腹水时只重脾肾两脏呢?徐教授行医之初,曾学过"提壶揭盖"法治疗腹水水肿,此法拟通过宣肺以通调水道、下输膀胱,使水湿之邪循于正道,消肿利小便。然临床实践显示"提壶揭盖"法疗效并不显著,提示肺脏在消除腹水过程中,不起主要作用。徐教授认为,肝硬化时,由于湿热之邪胶着不去,困阻中焦,脾失运化,加之肝用太过,克伐脾土,进一步损伤脾气,致水湿不归正化,不能上输于肺,停于中焦而化为腹水。此外,脾为后天之本,气血生化之源,肾阴肾阳亦有赖于后天脾胃的充养,如脾之健运失能,气血乏源,久则必然累及于肾,使肾气不足,蒸化无力,致使水湿停于中州,进一步加剧腹水的程度。前人消鼓胀还有峻下逐水治法,以黑白丑、禹功散或甘遂等通过导泻攻逐消除腹水。这是一种急功近利的治法,适合于治疗实证之鼓胀。《黄帝内经》有云:"中满者泻之于内""下之则胀已",故《素问·至真要大论》提醒不宜攻伐太猛,提出"衰其大半而止"的原则。而肝硬化患者"虚损生积",乃本虚标实之证,不宜用此法。《格致余论·鼓胀论》云:"医不察病起于虚,急于作效。衒能希赏,病者苦于胀急,喜行利药,以求一时之快。不知宽得一日半日,其肿愈甚,病邪甚矣,真气伤矣……制肝补脾,殊为切当。"徐教授深以为意,他的观点是治肝硬化腹水(包括胸水),不宜一味攻逐,而宜攻补兼施、徐徐图之,不求速效。这样如腹水经数月治疗后消退,不但可避免患者真气耗伤,反可扶助正气,推迟或不致腹水复来。十余年前他曾治一80岁老年女性肝硬化腹水患者,先前为她治病的中医采用峻下攻逐之法,使患者日泄数十次,苦不堪言,不愿治疗,但求速死。徐教授认为此法克伐脾土、耗气伤阴,他改以扶正化瘀胶囊为基本之法治疗肝纤维化,以健脾温阳利水之品治疗

腹水。患者不再泄泻而尿量增加、腹胀减轻,重燃求生欲望,积极配合治疗。数月后腹水消退,并一直未复发。2年前老人95岁高龄去世。

具体分证论治时,徐教授又会根据腹水发生的早晚阶段而有所区别,他指出,肝硬化腹水初发阶段,病人除感腹胀,尿少,轻微乏力外,少有其他不适,病机多为脾虚失运,水湿内停;及至腹水反复发生,频繁使用利尿药之后,病人则表现明显乏力,口干,舌红,手足不温,大便时稀等症,此时已经由脾及肾,呈现脾肾两虚,水湿内停之象。

(二)治疗大法

徐教授在以扶正化瘀治疗肝纤维化为基本治法的基础上,根据气、血、水三者之间的关系,采用行气、活血、利水的方法,同时又针对腹水发生的早晚以及病人的临床表现加以区别论治,腹水初发重在培土治水,腹水反复发生或者顽固不退则立足于健脾补肾。选择用药仔细斟酌,形成淡渗为主的自拟健脾利水一方,和适合治疗合并糖尿病的健脾利水二方。

健脾利水一方:党参10g,白术10g,白芍10g,生黄芪20g,茯苓30g,泽泻15g,泽漆15g,车前子15g,车前草15g,葫芦壳30g,半边莲15g,平地木15g,郁金10g,山茱萸15g,大腹皮15g。

健脾利水二方:生黄芪50g,白术10g,白芍10g,虎杖15g,黄精15g,茯苓30g,泽泻15g,泽漆15g,车前子15g,车前草15g,葫芦壳30g,半边莲15g,平地木15g,大腹皮15g,郁金10g,山茱萸15g。

茯苓:味甘、淡、平。归心、脾、肾经。功效利水渗湿,健脾,安神,其药性平和,利水而不伤气,又兼有健脾之功,为利水渗湿要药。《药品化义》:"茯苓最为利水除湿要药,书曰健脾,即水去而脾自健之谓也。"

车前子:味甘,性寒。归肾、肝、肺经。功效利水通淋,止泻,清肝明目,清肺化痰,本品甘寒滑利,利水兼能清热,为治水肿所常用。

大腹皮:味辛,性微温。归脾、胃、大肠、小肠经。功效下气宽中,利水消肿。主要用于湿阻气滞,脘腹痞闷胀满、大便不爽及水肿、脚气等证,兼有行气、利水多重作用。

葫芦壳:味甘,平。归肺、小肠经。主要功效利水消肿,《本草再新》谓其:"利水,治腹胀,黄疸"。

玉米须:味甘,性平。功效利水消肿,主要用于小便不利,面目浮肿,湿热黄疸等。

泽泻:味甘、淡,寒。功效利水消肿,泄热。《神农本草经》:"主风寒湿痹,乳难,消水,养五脏,益气力,肥健",《保命集》白术散:治臌胀水肿,白术、泽泻各半两。上为细末,煎服三钱。茯苓汤调下。或丸亦可,服三十丸。

泽漆:味辛,苦,微寒。有毒。功效利水消肿,化痰止咳、散结。有较强的利水消肿作用,《神农本草经》:"主皮肤热,大腹水气,四肢面目浮肿。"《本草汇言》:"泽漆,主治功力与大戟同,较之大戟,泽漆稍和缓,而不甚伤元气也。然性亦喜走泄,如胃虚人亦宜少用。"

平地木:味苦,性平。功效止咳祛痰,利水渗湿,活血祛瘀。

半边莲:味辛,性寒。功效清热解毒,利水消肿,用于大腹水肿。

有些患者肝肾阴虚证候明显,或因过多使用利尿剂造成阴精亏损,徐教授在补益肝肾的基础上,酌加茯苓、泽泻、泽漆、车前子、车前草、葫芦壳、半边莲、平地木、大腹皮等利水中药。

除了正确辨证施治外，患者自身情志调畅、饮食调摄亦十分重要。患者需保持心情舒畅，控制每日摄水、摄盐量。所谓"却盐味，厚衣衾，断妄想，禁忿怒"正是此意。徐教授要求患者做到：①除控制菜肴中添加的食盐和含盐调味品（含盐味精、酱油等）外，任何含钠盐、食用碱或小苏打（碳酸氢钠）的食物都在控制之列，如面包（甜面包中也有很多盐）、饼干或蛋糕（含有小苏打）、切面及其他一些含碱面制品、可乐、汽水等碳酸饮料、腌腊制品、酱菜和熟菜等。海鲜味咸，也应限制。临床上要避免或减少使用生理盐水等含钠药物以及可导致水钠潴留的药物。②白天宜多采取脚高（高过心脏水平）仰卧位休息，等腹水明显减退后再逐渐增加活动量。③计量每天的尿量。利尿有效者每日尿量宜在1700～2000ml。

如通过以上治疗尿量增加不明显，徐教授常酌情增加利尿之品，如瞿麦、萹蓄、猪苓、王不留行、半枝莲等。或者配合应用螺内酯、呋塞米等西药利尿剂。如患者伴有自发性腹膜炎，则加用抗生素治疗。

[病案举例]

施某，男，56岁，2003年1月10日初诊。

主诉：腹胀伴下肢水肿10天。

现病史：乙肝肝硬化病史7年。近觉腹胀明显，服利尿剂无效。就诊时症见倦怠乏力明显，腹胀，肢体沉重，舌质暗红，苔薄黄，脉细小弦。查体：面色晦暗，腹部稍膨隆，腹软无压痛，移动性浊音（±），下肢轻度浮肿。肝功能：血清白蛋白：29g/L，球蛋白：39g/L，B超示肝硬化，门静脉左右支均扩张，流速偏低，中等量腹水。

中医诊断：鼓胀（脾虚水停）；西医诊断：乙肝肝硬化失代偿期。

治则治法：健脾利水。

处方：潞党参10g，炙黄芪20g，白术10g，白芍药10g，茯苓15g，猪苓15g，陈葫芦30g，福泽泻15g，半边莲15g，田基黄30g，山豆根5g，绵茵陈30g，玉米须15g，川雅连5g，平地木15g，大红枣10g。每日1剂，7剂。

二诊：患者服药1周后复诊，乏力肢重改善，腹胀减轻，下肢浮肿已消，水势渐退，上方14剂为继，以资巩固。

效果：治疗两个月后腹水明显消退，下肢水肿已失。复查白蛋白：33.4g/L，球蛋白：32.9g/L，治疗期间未使用利尿剂。

按语：多种肝病发展至肝硬化失代偿期时，常伴随腹水产生。脾主运水，嗜酒过度、七情内郁、劳欲损伤、感染湿热虫毒以及由于黄疸等病失治误治，损伤脾胃，脾气既虚，水湿不化，或见腹部肿满，或见肢肿，正如《沈氏尊生书》所言："臌胀病根在脾。"治疗以扶正为本，逐水为标，见水不制水，气旺中州运。徐教授认为，在肝硬化腹水的早中期，扶正当以健脾为主；而在肝硬化腹水后期，累及于肾，肾失主水，扶正又当以健脾补肾并重。本案尚处肝硬化中期，以健脾补气为主。方中重用黄芪为君，该药除补益中气外，尚能升阳利水、扶正而不碍邪，对于湿热邪毒及水湿内停之证，有清利邪毒的作用；以党参、白术为臣，助君药补中益气、健脾利湿之效；佐以猪苓、茯苓、葫芦壳、福泽泻、绵茵陈、玉米须、平地木利水渗湿、退水消肿；山豆根、川雅连、田基黄清热利湿；白芍药敛阴柔肝；大枣益气和中，调和诸药。

三、"益气养阴，化湿解毒"治疗肝癌

肝癌是常见的恶性肿瘤，由于起病隐匿，早期没有证候或证候不明显，进展迅速，往往确诊时大多数患者已经处局部晚期或发生远处转移，治疗困难，预后较差。针对中晚期肝癌患者的临床特点，徐教授认为气阴亏虚应是主要矛盾，治疗重在扶助正气，反对一味地攻伐，临床上取得了较满意的疗效。

（一）基本病机

徐教授认为，肝癌的形成是内外因共同作用的结果，其外因主要是湿、热、毒等邪气侵袭，内因主要是脾失健运，肝失疏泄，病理因素涉及"湿、热、痰、瘀、毒、虚"等多个方面，病机上不但复杂，而且互相对立。尤其是肝癌发展到中晚期，这种情况就更加明显，一方面毒邪鸱张，表现为身目黄染明显，胁下积块较大，且伴有剧烈疼痛，脉虚弦滑而数；另一方面正气已显不支，气阴耗伤明显，主要表现为口干，神疲乏力，纳差食少，舌红质干、少苔等。病机上呈现虚实夹杂之象。

（二）治疗大法

对于肝癌的治疗，徐教授主张扶正以御邪，通过调理脾胃，加强运化，使气血生化有源，正气得复。他认为，肝癌患者由于湿热毒邪侵蚀，正气本已不支，加之手术及放化疗，正气更加衰弱。此时治疗的着眼点不应再是肿瘤，而应顾护衰弱的正气，只有正气充足，才有继续与邪气争斗的机会，否则，正气消亡，人安能存？他不赞成一味地清热解毒，尤其反对处方用药一味地堆砌现代药理学研究具有抗肿瘤效应的中药，认为那样只会适得其反，既戕伐脾胃，又损伤正气，不利于延长生存期。

[病案举例]

例1. 王某，男，61岁，2015年3月3日初诊。

主诉：身、目、溲黄两周余。

现病史：既往有慢性乙型肝炎病史三十余年，2015年3月我院MRI检查发现肝脏多发肿瘤、肝硬化、腹腔积液，因无手术及介入治疗条件，遂转求治于中医。就诊时症见：尿黄，寐少，纳差，身痒，便秘，脚抽筋，体检：巩膜皮肤黄染，肝掌（＋），腹平软，无压痛，移动性浊音（＋），下肢无浮肿。舌淡，边有齿印，苔白，脉细。

中医诊断：黄疸（脾虚湿蕴）。

西医诊断：原发性肝癌；乙肝肝硬化失代偿期。

治则治法：健脾助运，化湿利水。

方药：自拟健脾利水一方合降酶退黄方加减。

党参10g，生黄芪20g，茯苓15g，白术10g，白芍10g，郁金10g，泽泻15g，泽漆15g，车前子15g，车前草15g，葫芦壳30g，半边莲15g，大腹皮15g，山茱萸15g，平地木15g，焦山楂15g，焦神曲15g，夜交藤30g，珍珠母30g（先煎），地肤子15g，白鲜皮15g，望江南9g。

14帖,水煎服。

二诊:药后诸症显减,身痒虽减仍存,舌脉如前。前方既效,宜守方继进。

党参10g,白术10g,白芍10g,生黄芪20g,茯苓15g,泽泻15g,泽漆15g,车前子15g,车前草15g,葫芦壳30g,半边莲15g,大腹皮15g,郁金10g,山茱萸15g,平地木15g,田基黄30g,垂盆草30g,茵陈30g,玉米须15g,赤芍30g,金钱草15g,虎杖15g,白茅根15g,地肤子15g,白鲜皮15g。14帖。

三诊:患者夜寐不安,脘胀,舌暗红,苔薄白,脉细。复查肝功能:白蛋白:23.07g/L,天门冬氨酸氨基转移酶:49U/L,总胆汁酸:78.68μmol/L,总胆红素:50.02μmol/L。上腹部MRI增强:①肝脏巨块结节型肝癌伴局部肝左叶胆管分支扩张,门脉左支及肝左静脉显示欠清,后腹膜及胃小弯多发肿大淋巴结;②肝硬化、脾肿大、门脉高压伴侧枝血管开发、腹腔积液;③左侧胸腔积液。患者水湿停聚,且呈泛滥之势,宜培土制水。

党参10g,白术10g,白芍10g,生黄芪20g,茯苓15g,泽泻15g,泽漆15g,车前子15g,车前草15g,葫芦壳30g,半边莲15g,大腹皮15g,郁金10g,山茱萸15g,平地木15g,田基黄30g,垂盆草30g,茵陈30g,玉米须15g,赤芍30g,金钱草15g,虎杖15g,白茅根15g,地肤子15g,夜交藤30g,珍珠母30g(先煎),莱菔子15g。14帖。

四诊:患者小便量维持在每日1100～1200ml,腹胀,矢气少,身痒,舌淡红,边有齿印,苔薄白,脉细。

党参10g,白术10g,白芍10g,生黄芪20g,茯苓15g,泽泻15g,泽漆15g,车前子15g,车前草15g,葫芦壳30g,半边莲15g,大腹皮15g,郁金10g,山茱萸15g,平地木15g,田基黄30g,垂盆草30g,茵陈30g,玉米须15g,赤芍30g,金钱草15g,虎杖15g,白茅根15g,煅白螺蛳壳30g,磁石30g,天冬15g,麦冬15g,莱菔子15g,制香附10g,茜草15g,川厚朴10g,马蹄金9g,地肤子15g,白鲜皮15g,六神曲15g,瞿麦穗15g,萹蓄草15g,半枝莲15g。14帖。

五诊:患者小便仍少,尿量1000ml/日左右,腹膨,舌淡苔薄,脉细。2016年1月27日复查:甲胎蛋白:169ng/L,谷氨酰转肽酶:77.36U/L,总胆红素:93.33μmol/L,白蛋白:26.86g/L。患者正气已衰,脾土衰弱,无力制水,仍须立足中焦,培土以制水。

党参10g,白术10g,白芍10g,生黄芪20g,茯苓15g,泽泻15g,泽漆15g,车前子15g,车前草15g,葫芦壳30g,半边莲15g,大腹皮15g,郁金10g,山茱萸15g,平地木15g,瞿麦穗15g,半枝莲15g,萹蓄草15g,绵茵陈30g,玉米须15g,金钱草15g,虎杖根15g,白茅根15g。14帖。同时配合螺内酯40mg/次,呋塞米20mg/次,每天两次以加强利尿。

八诊:患者腹胀,夜不安寐,胃纳差,身痒,尿量1500～2000ml/日,舌淡红,边齿印,苔薄,脉细。

党参10g,白术10g,白芍10g,生黄芪20g,茯苓15g,泽泻15g,泽漆15g,车前子15g,车前草15g,葫芦壳30g,半边莲15g,大腹皮15g,郁金10g,山茱萸15g,平地木15g,田基黄30g,垂盆草30g,茵陈30g,玉米须15g,赤芍30g,金钱草15g,虎杖15g,白茅根15g,望江南9g,火麻仁15g,大川芎15g,夜交藤30g,珍珠母30g(先煎),半夏9g,苦参15g,葶苈子10g,瞿麦穗15g,萹蓄草15g,半枝莲15g,草河车15g,茜草根15g,马蹄金9g,地肤子15g,白鲜皮15g,茯神15g,莱菔子15g。14帖。螺内酯60mg,每天三次;托拉塞米20mg,

每天一次。

治疗效果:患者一直门诊随访中,病情虽然缓慢进展,腹水也时有发生,但生存期已经超过两年,远高于肝癌平均3~6个月的存活期。2017年6月因脐疝合并感染去世。

按语:本案患者既往有乙肝病史多年,疏于治疗而成大祸。初诊时巩膜皮肤黄染,小便亦黄,此为湿热浸淫血分之象;湿热内伏,耗伤阴血,阴虚血热,风自内发,故见皮肤瘙痒、肝掌;湿邪阻滞,脾胃升降失常,胃气不降,腑气不通,故见胃纳差、大便秘结;热邪扰动心神,故见寐少难安;湿邪困阻,脾失运化,水湿难以上承,停于中焦,所以见腹水。舌淡脉细示以气阴亏虚之象,舌边齿印乃水湿停滞之征。综而言之,当为脾虚水停,阴虚血瘀之证,治宜益气健脾,化湿利水,养阴活血。方中以党参、黄芪、白术、茯苓益气健脾,脾旺中州运,水湿方能得以正化,不致停留于中焦,不治水而水自消。辅以白芍、郁金柔肝疏肝以助肝用,恢复肝之疏泄之职,周身气机通畅,气行则血行,有利于改善肿块所致的血脉瘀滞状态。配以泽泻、泽漆、车前子、车前草、葫芦壳、大腹皮之辈行气利水以治其标,如此标本兼顾,益无形之气以消有形之水,虽病情深重,但也成功延长了生存时间,印证了"气胜形则生"这一中医至理名言。

例2. 钱某,男,72岁,2014年7月11日初诊。

主诉:腹胀痛两月余。

现病史:2014年5月患者因低热伴腹胀痛就诊于当地医院,检查发现肝脏巨块型肝癌、肝硬化,肝功能情况不详,因肿块巨大,无法手术,遂转求治于中医。2014年6月17日患者外院查:总胆红素:28.4μmol/L,总胆汁酸:191μmol/L,白蛋白:35.9g/L,丙氨酸氨基转移酶:88U/L,天门冬氨酸氨基转移酶:112U/L,谷氨酰氨基转移酶:74U,HBsAg(+)、抗HBe(+)、抗HBc(+)、HBV-DNA:7.62×10^{6}copies/ml,甲胎蛋白:12.7ng/ml,外院给予恩替卡韦抗病毒治疗。来我院就诊时患者诉口干,乏力,腹胀痛,胃纳差,大便日行多次,尿黄,时有齿衄,体检:巩膜皮肤轻度黄染,腹膨隆,全腹无压痛,移动性浊音(+),肝肋下未及,剑突下8cm,质中,边钝,表面不光,脾未及,下肢无浮肿,舌淡,苔薄黄,脉细。

中医诊断:肝积(脾虚湿滞,气滞血瘀);西医诊断:原发性肝癌;乙肝肝硬化失代偿期。

治则治法:健脾化湿,行气化瘀。

方药:党参10g,茯苓10g,泽泻15g,泽漆15g,车前子15g,车前草15g,葫芦壳30g,半边莲15g,平地木15g,大腹皮15g,广郁金9g,山茱萸15g,生黄芪20g,炒白术10g,炒白芍10g,田基黄30g,垂盆草30g,茵陈30g,玉米须15g,金钱草15g,虎杖根15g,白茅根15g,赤芍药30g,川石斛15g,莱菔子15g,制香附15g,淮山药15g,赤石脂15g(包煎)。14帖,水煎服,日3次。治齿衄短时服甲硝唑20mg,日3次。

七诊:午后肢肿,舌淡红,苔薄,脉细。2015年5月20日当地查甲胎蛋白:3.17ng/ml,肝功能无明显异常,腹部B超:肝硬化,肝右叶实质占位,胆囊前壁胆固醇结晶。

处方:党参10g,茯苓10g,山茱萸15g,黄芪20g,炒白术10g,炒白芍10g,广郁金12g,平地木15g,大腹皮15g,绵茵陈15g,仙鹤草15g,金钱草15g。14帖。

十三诊:无明显不适,舌淡苔薄,脉弦。2016年8月13日当地复查肝功能已无明显异常,甲胎蛋白:2.12ng/ml。

党参10g,茯苓10g,山茱萸15g,黄芪20g,炒白术10g,炒白芍10g,广郁金12g,绵茵陈 30g,虎杖根 15g,金钱草 15g,煨葛根 15g,赤石脂 15g(包煎),益智仁 15g,覆盆子 15g,金樱子 15g。42 帖。

十五诊:无明显不适,舌淡红,苔薄,脉弦数。2017 年 3 月 2 日当地查:总胆红素:25.4μmol/L,甲胎蛋白:3.12ng/ml,彩超:肝硬化,肝右叶实质性占位,(高回声 23mm×30mm,11mm×12mm),(低回声 13mm×14mm),脾大(47mm×130mm)。

党参 10g,茯苓 10g,山茱萸 15g,黄芪 20g,炒白术 10g,炒白芍 10g,广郁金 12g,茵陈 30g,玉米须 15g,金钱草 15g,虎杖根 15g,白茅根 15g,赤芍药 30g,平地木 15g,马蹄金 9g,煨葛根 15g,茜草根 15g。42 帖。

十六诊:无明显不适,舌淡红,苔薄白,脉细。2017 年 5 月 10 日当地医院查:总胆红素:20.7μmol/L,白蛋白:43.2g/L,HBV-DNA＜50IU/ml。

前方去马蹄金和平地木。42 帖。

治疗效果:患者目前病情稳定,肝脏肿块未再继续增大,肝功能基本正常,全身情况亦大为好转,精神状态良好,继续门诊随访。

按语:患者系巨块型肝癌,无法进行手术治疗,就诊时伴有发热,大便日行多次,胃纳差,腹水征阳性,证属脾虚湿滞,气滞血瘀。患者正气已虚,邪气炽张,故肿块发展迅速。此种情况下,如果一味破瘀散结、清热解毒,对于正气已虚、根深蒂固的恶性肿瘤非但无益,反而徒伤其正,加速病情恶化。所以,徐教授诊治晚期肝癌患者时主张以扶正为主。方中党参、黄芪、茯苓、白术、山药益气健脾,扶正以御邪,现代药理学研究证实,中药补气药物有提高细胞免疫和补体水平及抑制体液免疫的作用,通过扶正而抑制癌肿的发展。患者就诊时中等量腹水,故予车前子、车前草、泽漆、葫芦壳、半边莲等大队利水药渗利水湿,配以大腹皮、厚朴行气消胀,气行则水行,有助于水湿祛除。方中田基黄、垂盆草、茵陈、玉米须、金钱草、虎杖根、白茅根、赤芍药清热利湿,活血解毒,帮助改善肝内炎症,降低胆汁酸。大量清利的同时,辅以山茱萸、石斛补养肝肾之阴,以防清利太过伤及阴液,同时亦能缓解口干之症。患者服药三个月,诸症得复,肝功能恢复正常,腹水完全消退。至今治疗已三年,患者一般情况均可,信心大增,多次复查 B 超均提示肝脏肿块未再增大,实现了带瘤生存的目标。

四、运脾化浊治疗脂肪肝

随着现代社会物质生活的丰富以及人们生活方式的变化,酒精性和非酒精性脂肪肝的发病率日益增高,已成为我国第一大肝病。徐教授认为,非酒精性脂肪肝是短期可以治愈的肝病。中医药在降脂减肥方面具有特色与优势,可促进脂肪肝的消除,防止脂肪肝进一步向肝硬化发展。严格的饮食控制加上适度运动有助于提高疗效、缩短疗程和巩固远期疗效。

(一) 基本病机

徐教授认为,脂肪肝的发生多与饮食不节、缺乏运动有关。平素过食肥甘厚腻,暴饮暴食,但又多坐少动,长此以往容易导致饮食积滞,损伤脾胃。脾胃一伤,水谷精微运化不及,水反为湿,谷反为滞,化为痰浊之邪沉积于体内,在肝表现为脂肪肝,在血管表现为血脂、血糖升高,在躯体表现为脂肪增多、腹型肥胖。表现虽多,但病机实一,皆因脾失健运之能,痰浊内停所致。大多数患者的病机主要还是本虚标实,本虚多表现为脾气虚弱、肝肾亏损;标实表现为痰湿内蕴、气滞血瘀。涉及肝、脾、肾三脏。这种特点,有利于我们以中西医结合的观点,"辨证"和"辨病"相结合,采用专方或基本方加减治疗。

(二)治疗大法

徐教授治疗脂肪肝,总以健脾助运,化痰降浊为法则,尤其注重"运脾",通过运脾使水谷精微得散,只有水液得以正常的布散,才能杜绝痰浊的再次产生。否则,单纯的化痰降浊只会徒劳无功。具体遣药组方上,徐教授创立了降脂一方和降脂二方:

降脂一方:党参10g,白术10g,白芍10g,炙黄芪20g,茯苓10g,郁金10g,片姜黄15g,虎杖15g,泽泻15g,生山楂30g,丹参15g,桃仁10g,生决明子15g,山茱萸15g,大枣10g。

降脂二方:白术10g,白芍10g,生黄芪50g,虎杖15g,黄精15g,茯苓10g,郁金10g,片姜黄15g,泽泻15g,生山楂30g,丹参15g,桃仁10g,生决明子15g,山茱萸15g。

上2方中,郁金、片姜黄、虎杖、泽泻、生山楂、生决明子等都经药理研究证实有降血脂作用,丹参和桃仁则能有效抑制脂质过氧化(脂肪肝的发病机制之一)。

肝肾阴虚明显的患者,可在补益肝肾的基础上,加用片姜黄、虎杖、泽泻、生决明子、生山楂、丹参、桃仁等。如患者甘油三酯高,徐教授喜加荷叶。如患者舌苔黄腻伴有转氨酶、碱性磷酸酶、谷氨酰转移酶、胆红素等增高,可能存在脂肪性肝炎,此时,徐教授多应用清热解毒之品,如田基黄、垂盆草、鸡骨草、草河车、茵陈、玉米须、金钱草等,务必使湿热之邪尽除,肝功能恢复正常。

徐教授治疗脂肪肝时,注意对患者宣教。他要求患者改变生活方式,重视日常生活中的调摄。首先远离病因,不让其再加重肝脏病变。不论是否酒精致病,都必须严格禁酒;因肥胖引起者,需大力减肥;合并糖尿病者,要控制好血糖;由药物引起的,应避免再用该药。其次推荐高蛋白低脂少糖的理想饮食食谱和保持一日三餐的规律。第三是加强体育锻炼,消耗脂肪、减轻体重。如患者积极配合治疗,一般疗程在半年左右。

[病案举例]

例1. 黄某,女,47岁,2003年6月25日初诊。

主诉:反复乏力伴右胁隐痛不适半年余。

现病史:彩超显示脂肪肝,三酰甘油:4.43μmol/L,ALT:67IU/L,TBIL:32.6μmol/L。刻下症见:乏力,头晕,右胁不适,时有隐痛,夜尿数次,大便溏薄。舌淡,边有齿印,苔薄黄腻,脉弦细数。

中医诊断:胁痛(脾虚肝郁);西医诊断:非酒精性脂肪性肝炎。

治则治法:健脾疏肝,祛湿化痰。

方药:降脂一方加味。

党参10g,黄芪20g,白术10g,茯苓10g,甘草10g,红枣10g,白芍10g,广郁金10g,虎杖15g,泽泻15g,生山楂30g,决明子15g,姜黄15g,桃仁10g,丹参15g,延胡索10g,田基黄30g,茵陈30g。7帖。嘱限制碳水化合物的摄入,加强运动。

二诊:前述诸证见缓,右胁隐痛已消,二便自调,舌脉同前。原方继进14帖。

三诊:乏力头晕已瘥,原方再进14帖。

治疗效果:2003年7月30日检查肝功能复常,原方去茵陈和田基黄继服,治疗3个月时彩超提示脂肪肝消失,以后一直严格控制饮食和每天跑步至今,体重保持正常,每年体检示肝功能和血脂均在正常范围,彩超未提示脂肪肝。

按语:徐教授认为,脂肪肝的发生多与饮食不节、缺乏运动有关。平素过食肥甘厚腻,暴饮暴食,但又多坐少动,长此以往容易导致饮食积滞,损伤脾胃。脾胃一伤,水谷精微运化不及,水反为湿,谷反为滞,化为痰浊之邪沉积于体内,在肝表现为脂肪肝,在血管表现为血脂、血糖升高,在躯体表现为脂肪增多、腹型肥胖。表现虽多,但病机实一,皆因脾失健运之能,痰浊内停所致。本案中患者自感乏力,大便溏薄,此乃脾气亏虚,失于运化,水湿内停之象,舌淡边有齿印亦为之佐证,苔薄黄腻提示湿郁化热。足厥阴肝经布两胁,胁肋不适多因肝经郁滞不畅所致,脉弦示以病位在肝。徐教授从健脾疏肝着手,方中党参、黄芪、白术、茯苓、甘草、大枣益气健脾,调理中州,以助运化;白芍、郁金疏肝柔肝并举;茵陈、田基黄、虎杖清热利湿,桃仁、丹参、姜黄活血疏通肝络,泽泻、生山楂、决明子降脂化浊,药证合拍,故短期内即见血脂正常,脂肪肝消失。

例2. 王某,男,52岁,2015年12月3日初诊。

主诉:右胁肋胀满不适两月余。

现病史:患者两年前体检发现"重度脂肪肝",2015年2月献血时发现转氨酶偏高、颈动脉斑块,也曾服药治疗,但效果不佳。近两个月来患者时感右胁肋胀满不适,伴口干、口苦,刷牙时齿衄,纳可,二便正常,舌暗红,苔薄黄腻,脉弦。

中医诊断:肝癖(肝郁化火,湿热瘀阻)。

西医诊断:非酒精性脂肪性肝炎。

治则治法:疏肝理气,健脾祛湿,活血化瘀。

方药:降脂一方加味。

党参10g,炙黄芪15g,白术10g,茯苓10g,白芍10g,郁金10g,虎杖15g,泽泻15g,生山楂30g,荷叶10g,丹参15g,桃仁10g,片姜黄15g,生决明子15g,垂盆草30g,三棱15g,莪术15g,川芎15g,西红花0.5g。14剂,水煎服,每日1剂。忌食辛辣刺激油腻,建议清淡饮食,适当运动。

三诊:近日不慎感寒,鼻塞,流涕,咽痒,舌淡红,苔薄白,脉细。外感风寒之邪,法宜宣肺疏卫,余治如前法。

处方:党参10g,白术10g,白芍10g,炙黄芪15g,茯苓10g,郁金10g,片姜黄15g,虎杖15g,泽泻15g,生山楂30g,丹参15g,桃仁10g,生决明子15g,荷叶10g,垂盆草30g,三棱15g,莪术15g,川芎15g,西红花0.5g,茵陈30g,玉米须15g,白茅根15g,金钱草15g,赤芍药30g,土茯苓30g,荆芥10g,防风10g。14剂。

此后去荆芥、防风后守方三个月。

二十九诊:患者症情稳定,无明显不适。2017年4月6日曙光东院复查三酰甘油:2.39mmol/L,彩超示脂肪肝,双侧颈动脉内膜增厚伴左侧分叉处斑块形成(左颈动脉分叉处后壁见低回声区大小约7.2mm×2.0mm;右颈动脉分叉处内膜局部厚1.2mm)。动脉斑块日渐缩小,血脂亦明显下降,药证既以合拍,宜击鼓再进,守前方继用以观疗效。

治疗效果:经过一年多的诊治,前后二十余诊,实属不易,所幸患者不仅临床症状消失,血脂也近正常,动脉斑块亦有缩小。

按语:本案中患者除了脂肪肝之外,尚存在高脂血症、颈动脉斑块等问题,证情比较复杂,如一一对应,予以降脂、稳定斑块治疗,颇有头痛医头,脚痛医脚之弊,对于问题的根本却并未解决,一旦停药,势必卷土重来。徐教授认为,西医之代谢综合征,涵盖的病种虽多,但从中医角度而言,其关键病机在于脾失健运,精微难化,成为水湿痰浊之邪,湿浊阻滞,气行不畅,又能导致血脉瘀滞。颈动脉斑块可被视为血脉瘀滞的一种表现,血脂升高可认为是湿浊之邪停留,口干,口苦,胁肋不适,此为肝气不疏,郁而化火之象,舌暗红,苔薄黄腻亦为湿热之征。初诊时徐教授以党参、炙黄芪、白术、茯苓健脾助运,促进精微物质布散,白芍、郁金疏肝柔肝以助肝用,虎杖、垂盆草、泽泻清热化湿,使既有之湿浊得以快速祛除。片姜黄、丹参、桃仁、三棱、莪术、川芎、西红花活血化瘀,消除动脉斑块,辅以生山楂、生决明子、荷叶降脂去浊,直接针对脂肪肝和高脂血症。二诊时齿衄与口苦虽有缓解,但转氨酶仍高,说明肝胆湿热较重,故加茵陈、玉米须、土茯苓、白茅根、金钱草以清利湿热。后期患者诸症平复,唯双侧颈动脉斑块仍存,故在原方基础加乳香、没药,加重活血化瘀力度,再诊时复查双侧颈动脉斑块已经明显缩小。

（周扬整理）

李飞跃

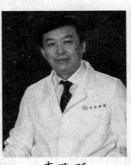

李飞跃

男，1954年4月出生于上海中医骨伤科世家，外祖父为魏氏伤科奠基人魏指薪先生，父亲李国衡为魏氏伤科第二代主要传人。中学毕业后至部队，1979年复员回沪后进入上海市伤骨科研究所工作，跟随父亲李国衡医生临证。1983年由上海师范学院转学至上海中医学院中医学专业系统学习中医。1988年大学毕业后至瑞金医院伤科工作，2003年获得主任医师资格。1993年入选上海市老中医药专家学术经验研究班学习，跟师父亲李国衡教授，对魏氏伤科理法方药有了较全面的掌握。

李飞跃先生的中医骨伤科学术秉承家传，以魏氏伤科学术为特长，临证主要采用中药内外合治，并擅用手法及导引锻炼，临证擅长治疗腰椎间盘突出症、颈椎病、膝关节炎、急性踝关节韧带损伤、腕踝关节损伤后期功能障碍、跟痛症、胸肋内伤、老年性骨质疏松等，2007年获上海市卫生局——「发展中医药事业、弘扬传统中医特色优势突出成绩」表彰。2012年6月被评为上海市非物质文化遗产——传统医药项目魏氏伤科疗法代表性传承人。2017年被评为上海市第四届名中医。曾承担「十五」国家科技攻关计划及上海市科委、上海市卫生局相关科研项目近10项，在国内核心期刊发表相关学术论文30余篇，先后出版魏氏伤科学术专著7部。获专利2项。获上海市中医药科技进步二等奖1项，著作奖1项。

学 术 思 想

一、治伤通和气血，尤重脾胃

损伤之症不离气血。魏氏伤科强调治伤气血为要，临诊注重气血并重，不一味专主气或专主血，治伤用药目的在于调和气血，在此基础上，用药重视顾护脾胃，明确提出损伤初、中、后期顾护脾胃重点为健脾理气、补脾益胃、和胃调中。气血兼顾，固摄脾胃，是魏氏伤科的学术特色，这可以说是魏氏伤科的传承基因。李飞跃先生在传承这一特色同时，不断发展，强调治伤气血通和为要，尤重脾胃。

（一）气血兼顾

魏氏伤科认为骨伤疾患虽多为皮肉筋骨为病，也涉及脏腑经络，其疾病的发生都与气血密切相关。骨伤疾病多外伤，但正如《杂病源流犀烛》所言："跌仆闪挫，卒然身受，由外及内，气血俱伤病也"。《素问·阴阳应象大论》云："气伤痛，形伤肿""先痛而后肿者气伤形也，先肿而后痛者形伤气也"。李国衡先生认为此乃气无形，故主痛；血有形，故主肿。前者为气伤多有气滞疼痛；后者指血伤多有瘀滞肿胀。肿痛按先后出现不同，反映气血损伤相互影响。故对损伤疾患治疗而言，如疼痛严重者，以行气为主治疗；肿胀严重者，先以活血化瘀治之。但伤科疾患无论内伤、外伤，均多肿胀疼痛并见，故魏氏伤科治伤首重气血，即辨伤需明气血损伤情况，偏重伤气或偏重伤血，或气血俱伤。治疗重在调理气血，不可一味专主气或专主血，应气血兼顾，气血并重，两者不可偏废。在用药方面，魏氏伤科行气多用木香、陈皮、川楝子、青皮、川朴、佛手之类；活血多用以赤芍、紫草、鲜生地、归尾、丹参、路路通、川芎、苏方木、泽兰叶之品。

李飞跃先生对魏氏伤科气血兼顾的学术思想进一步阐扬，他认为：

1. 气血顺通以为用　气是人体内活力很强，而且运行不息的极精微物质，是构成人体和维持人体生命活动的基本物质之一。气运行不息，推动和调控着人体内的新陈代谢，维系着人体的生命进程。"升降出入，无器不有""出入废则神机化灭，升降息则气立孤危"。气的运动停止，则意味着生命的终止。血液循脉运行周身，内至脏腑，外达肢节，周而复始。如因某种原因，血液在脉中运行迟缓涩滞，停积不行则成瘀血。若因外伤等原因，血液不在脉中运行而逸出脉外，则形成出血，称为"离经之血"。离经之血若不能及时排出或消散，则变为瘀血。离经之血及瘀血均失去了血液的正常生理功能。血循脉而流于全身，发挥营养和滋润作用，为脏腑、经络、形体、官窍的生理活动提供营养物质，是人体生命活动的根本保证。人体任何部位缺少血液的供养，都能影响其正常生理活动，造成生理功能的紊乱以及组织结构的损伤，严重的缺血还能危及生命。中医认为生命的运动就是气血的运动，气血只有流通才能发挥其生理作用。骨伤疾患多见气滞血瘀是气血失于顺通的主要表现,临证多见实证,故治疗常以行气活血。

2. 气血平和以为权 《素问·调经论》指出:"人之所有者,血与气耳"。气属阳,血属阴。气血为阴阳的物质基础,维持人体正常的生理活动的条件是气血调和,阴平阳秘,"气主煦之""血主濡之",人体正常新陈代谢都要靠气血的温煦推动和滋养。就气血而言,"气为血之帅""血为气之母",气能生血、行血、摄血;血能生气、载气。故气血一阴一阳相互维系,气非血不和,血非气不运,诚如《不居集》所言:"一身气血,不能相离,气中有血,血中有气,气血相依,循环不已"。相反,人体疾病发生时,则为气血阴阳不和。《素问·调经论》云:"血气不和,百病乃变化而生。"正是因为气血的阴阳相生关系,往往一损俱损,一荣俱荣。气血平和,脏腑肌肉筋骨得以正常濡养,机体功能方能保持正常,气血失于平和,则临床多见有气血亏虚和气血营卫不和。气血亏虚和气血营卫不和其实是一体两面的。其治疗上要注意不可偏补,不能见气虚就补气,见血虚就补血,调整气血,使气血调和才是关键。气血和则气血互生互用,诸虚不足自然逐步改善。

3. 气血贵在通和 李飞跃先生认为伤科临床调气理血,即是使气血顺通平和,达到机体正常活动所需功能状态。通气血临床多偏于攻邪,常以行气活血药为主;和气血则偏于补虚,益气养血、补气摄血等。虽然攻补相异,但是"通"与"和"是统一的。气血不通,常常导致肌肉筋骨脏腑失养,气血生化失常,即所谓"瘀血不去、新血不生"。同样,气血亏虚、营卫不和,久之必然经络失畅,也会导致气血不通。具体在临床上,李飞跃先生主张破气药、破血药应当谨慎使用,中的即止;补气药不宜峻补;补血药用当缓施。临证调理气血贵在使气血通和,需要权衡轻重,以达平衡。在用药上,李飞跃先生调和气血多以四君子汤、六君子汤和四物汤、圣愈汤及当归养荣汤等中正平和之方剂加减出入。

(二)重视脾胃

骨伤疾患诊治,临症除辨气血外,还需辨脏腑。中医伤科以筋骨病为主,故治伤当明肝肾虚实,临证调治肝肾至关重要。魏指薪先生强调调治肝肾的同时,不可忽视脾胃调摄。曾指出"胃气强则五脏俱盛",魏氏重视脾胃,主要考虑脾主运化,生化气血,促进伤病恢复。脾的功能主要可概括为主运化,主统血,外主四肢肌肉等方面。脾主运化,胃主受纳、腐熟,互为表里,共同运化、吸收水谷精微,输布全身发挥滋润濡养的作用。脾的运化功能正常,则脏腑经络、四肢百骸、皮肉筋骨才能得到充分的营养,机体正气才能充盛以祛邪外出,正所谓"正气存内,邪不可干"。因此,对于创伤病人应调理脾胃,使骨骼得以充分营养而愈合加快。脾主运化除了指运化水谷的功能外,还包括运化水液的功能。《黄帝内经》云:"饮入于胃,游溢精气,上输于脾,脾气散精,上归于肺,通调水道,下输膀胱,水精四布,五经并行"。损伤后局部肿胀,脾气健运则有利于肿胀的消退,加速损伤的愈合。另外,脾主生血、统血。《灵枢·决气》曰:"中焦受气取汁,变化而赤是谓血。"说明中焦脾胃是血液化生的基础。脾气健运,则消化吸收旺盛,血液充足,骨骼受伤后也容易恢复。是故《证治汇补·血证》曰:"凡血证有脾虚者,当先补脾以统其血。"损伤患者,由于创伤及手术等原因,往往导致脾胃虚弱,脾虚不统血则血液妄行,影响瘀血和肿胀的消退,不利于损伤愈合。又脾主四肢肌肉,《素问·痿论》说:"脾主四肢肌肉",《灵枢·本神》说:"脾气虚则四肢不用"。所以在损伤的整个治疗中应健运脾胃,以生化气血,促进机体功能的恢复。基于上述认识,魏氏伤科治伤用药多考虑到脾胃之气的强盛,以冀胃气强而溉五脏,五脏得养,损伤得以康复。百病皆生于气血,伤科尤其如此,而脾胃为气血生化之源,只有脾胃健运,气血充足,五脏得养,病情才能好转,而且,所有的内服药必需通过脾胃吸收并输布之后才能发挥其疗效,所以保持脾胃健运是治疗的基础、前提。

李国衡先生在此基础上提出损伤三期顾护脾胃的用药原则:损伤初期肌肤皮肉外伤,瘀滞阻络,气血失畅,往往脾胃受困失调。又伤后疼痛,心烦意乱,思绪紊乱,精神不振,思伤及脾,故而活血化瘀,健脾理气多为常用之法,常以二陈汤、四君子汤、平胃散等加减,意在健脾复运,胃气向和,气血运行复原;中期和营生新,更重调理脾胃。处方选用归脾汤、参苓白术散之类,意在使脾胃生化得健,筋骨得以濡养;后期补益肝肾,和胃调中。方用保和丸、六君子汤、香砂六君子汤等。意在脾胃得养,运化有常,水谷精气不断充养肾中精气,促进损伤恢复,同时用以矫正自身药物的滞腻之性。

李飞跃先生在临床实践中对魏氏伤科治伤重视脾胃思想进一步深化,他提出:

1. 中医骨伤是在调治肝肾的基础上调摄脾胃　肝主筋,肝藏血,肝血充盈,血荣筋,筋得以濡养。肾藏精,生髓,髓充骨,肾受五脏六腑之精气而充养于骨。中医伤科以筋骨病为主,故治伤当明肝肾虚实,临证调治肝肾至关重要。但是脾胃是维持机体生理活动的主要脏腑之一,在中医学中称:"脾胃为后天之本,气血生化之源"。肝肾的功能与脾胃密切相关。"脾为后天,肾为先天,脾非先天之气不能化,肾非后天之气不能生"(《傅青主女科·妊娠》)。肾精又赖脾运化水谷精微的不断补充,才能充盛。故曰:脾胃之能生化者,实由肾中元阳之鼓舞,而元阳以固密为贵,其所以能固密者,又赖脾胃生化阴精以涵育耳,(《医门棒喝》)。后天与先天是相互资助,相互促进的。肝主藏血,脾主生血统血。脾之运化,赖肝之疏泄,而肝藏之血,又赖脾之化生。脾气健运,血液的化源充足,则生血统血功能旺盛。脾能生血统血,则肝有所藏,肝血充足,方能根据人体生理活动的需要来调节血液。此外,肝血充足,则疏泄正常,气机调畅,使气血运行无阻。故骨伤疾患治疗固当调治肝肾,同时更应调治脾胃。

在临床实践中,李飞跃先生也多次提到骨伤患者出现纳谷不馨、脘腹不适、腹胀便秘等脾胃功能紊乱等现象。除损伤本身骨断筋伤、气血瘀滞而致脾胃受困失调外,其还有以下因素:①环境改变,生活习惯上不适应,导致气滞湿阻。由健康正常的生活到入院治疗或完全卧床休息。运动骤减,致脾胃功能失调,运化功能减弱而出现临床症状;②心理因素,骨伤科患者普遍存在对自己伤情预后的担心、顾虑等,忧思压抑。即《黄帝内经》所言:"忧思伤脾",致脾胃功能失常;③饮食不当,家属多希望患者早日康复,即给予过多的滑腻肥甘饮食或各种营养补品,而致湿邪内蕴,气机郁阻,影响脾胃运化功能;④生活因素,手术后或石膏固定后肢体功能活动位置均较被动,产生麻、痒、痛等诸多不适感觉,造成生活上的痛苦,继而致精神烦乱、易激怒、饮食生活和关节功能失常,损伤脾胃而致脾胃功能紊乱。这些都需要采用调理脾胃的方法。

2. 脾失健运,湿邪内生　在继承魏氏伤科固摄脾胃的学术思想的基础上,李飞跃老师临床极为重视湿邪在伤科疾病中的作用。李飞跃先生认为注重脾胃是从生理方面而言,从病理、病邪方面言,要重视湿邪为患。

脾是运化湿气的主要脏器。脾能"运化水谷、运化水湿",脾失健运则水湿内生。脾虚者容易生湿,而湿重常常有伤脾胃的表现,如恶心、作呕,消化不良,胃口不振,便溏溲赤,

 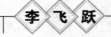

并可四肢困倦、全身乏力、麻木不仁等。因之,祛湿之法乃调摄脾胃的重要内容。在用药上,针对脾胃气虚夹湿,李飞跃先生常用参苓白术散加减益气健脾,和胃渗湿;针对损伤后期脾气虚损及痿症等常用健脾养胃汤(《伤科补药》方)健脾养胃;针对脾胃虚寒夹湿则常用香砂理中汤健脾益气,温中除湿;针对诸多骨伤患者肝脾同病,兼以脾气虚弱,则常用归芍六君子汤健脾益气,养血柔肝。

调理脾胃法在中医骨伤临床治疗中具有重要作用。脾胃为后天之本,脾主运化,胃主受纳,调理脾胃对损伤的恢复有重要的影响。从传统的中医角度考虑,调理脾胃法实际上是中医整体观念的一个鲜明体现;而现代研究亦表明:调理脾胃可增强人体的免疫能力,提高机体对损伤的修复功能。对损伤的中医内治,在遵循三期辨证施治的基础上,贯穿调理脾胃法,往往可以提高疗效,缩短病程。因此,调摄脾胃对于骨科临床具有十分重要的价值和意义。

二、理伤擅用手法,复平达衡

手法在魏氏伤科临诊中有其重要地位,魏氏伤科奠基人魏指薪先生认为手法"能摸触其外,测知其内;能拨乱反正,正骨入穴,能使经筋归复常度;能开气窍引血归经",其概括手法作用第一是用于检查,而检查手法应"轻摸皮,重摸骨,不轻不重摸筋肌";第二是手法治疗作用,一为正骨,纠正骨折移位、骨缝参差及关节脱位,使骨合位正,髎位复原;二为理筋,使肌筋恢复正常位置和功能;三则"开气窍引血归经"。

李国衡先生基于传统中医和现代医学的认识,认为手法能"正骨理筋,疏通经络,调和气血,祛风散邪,消散血肿,松解粘连,解除肌肉痉挛",基本概括了现代对手法作用的认识。他在实践中并着重提出伤科手法在具体应用中应该注意主症和兼症,主要痛点和次要痛点,①主症和兼症:在治疗主症的同时,要照顾到兼症,有利于疾病的恢复。②主要痛点和次要痛点:手法前应分清主要痛点和次要痛点,手法时应有所侧重。在手法过程中,随着病情的改善,原来主要痛点减轻,而次要痛点就比较突出,这时应根据痛点变化,手法也要有所变化。在治疗时消除痛点颇为重要。并提到手法操作要"点、线、面"结合。并整理魏氏伤科的手法,将其分为单式手法和复式手法两类。

李飞跃先生通过对魏氏伤科手法的学习和实践,对魏氏伤科的手法进行了进一步阐扬:

1. 进一步阐释魏氏伤科手法"开气窍,引血归经"的论述　通过文献复习,他提到"气窍"乃真气聚集之所,其无形而又涉及一身之"气"流转运行。气窍开,内外沟通,则气机顺通,天地人和。损伤多见气闭、气阻,气窍因之闭塞,并伴有瘀血郁结内滞或阻络,手法治疗可行气散瘀,促进经气流通,则气窍开通。气行则血行,瘀血消散,经脉顺通,气血以流,损伤机体功能得以恢复,主要是具行气理血之功效。这对一般手法作用主要理解为"正骨理筋"两方面予以了一定的补充。

2. 手法重在调复平衡　魏氏手法特别在理筋及内伤手法中还经常运用:病在上取之下,病在下取之上,病在左取之右,病在右取之左,或上下左右同取,有所侧重,其作用从损伤局部与整体的相互关系出发,要求手法能达到脏腑、躯体、四肢上下左右的经络通达,气血调和，筋柔骨正，达到机体功能协调的"平衡"状态。比如腰椎滑脱症，传统上并不主张手法治疗，但是李飞跃先生认为腰椎滑脱会导致胸椎、尾骶椎椎旁小关节、软组织力学功能改变，以及相应的肌力上下、左右的不平衡，通过对胸背部、尾骶部、臀部的手法调整，可以平衡上下、左右的肌力，有效地缓解腰椎滑脱引发的症状。这一点就是李飞跃先生手法独特之处。

3. 手法应重视补泻　李飞跃先生认为伤科手法宜分补泻，因为：①人有虚实。每个人体质又有强弱虚实之分。②病有虚实。虚者脏腑气血阴阳不足，实者则为气机壅遏。③个人耐受不同。对于不同的患者，能承受的手法强度差异很大，有些人只能承受轻微的手法力度，而有的人非重手法不能见效。既然人有虚实，病有虚实，在手法治法上当有补泻之分，或偏重之别。

魏氏伤科理筋手法有常用单式手法 16 种和复式手法 18 种，通常具体手法操作为单式手法与复式手法配合应用，故手法补泻作用通过临床多种手法组合运用过程来体现。主要根据患者的整体辨证采取不同的补泻手法。虚则补之，实则泻之。由于临床上患者多半是虚实夹杂，所以李飞跃先生理筋手法治疗很少单纯补法手法或泻法手法，而多是补泻兼施。同时在病情的不同阶段，根据病情进展、虚实变化所施补泻手法也有偏重不同。李飞跃先生理筋手法常规步骤分为三部分：第一部是预备手法。第二部是主治手法，是指医疗效果比较明显，往往多是本中医骨伤科流派中最具代表性的特色手法和临床医疗实用价值的一类手法，此部手法或补虚为主，或泻实为主，或补泻兼施。第三部收功手法，为辅助类手法，在治疗中起疏理、放松、整理等辅助作用。整套手法综合运用以发挥补泻功效。

临床补泻手法应用中应随时观察患者的反应，潜心体会手下的感觉，采取相应的手法和力度，随机应变，补泻存乎一心，才能真正达到心随手转、法从手出，达到手法的治疗目的。

4. 手法操作"落点、走线、带面"　针对魏氏伤科手法操作要求点面线结合要求，李飞跃先生第一次明确提出要"落点、走线、带面"，落、走、带三字综合协调配合应用得法即可解决点面线结合的主要问题，这样既能消除疼痛点，又能活血通经。一般要求，凡是疼痛集中的，应侧重"点"上的手法即"落点"。疼痛沿着经络循行部位扩散放射的，应加强"线"上的手法即"走线"。如果是痛点周围有较大面积的疼痛，应多作"面"上手法即"带面"。

5. 手法多配合他法同施　李飞跃先生临证除手法外，还适时地结合药物的内服外用、简便确切地固定及丰富多样的导引等多种治疗手段，以取得更好的疗效。中医骨伤科手法为治疗手段之一，临床如急性骨错缝、筋出槽，可单用手法，其他多数骨伤病损多以手法、药物综合治疗。李飞跃特别重视手法和导引的配合，此为主动治疗和被动治疗的配合。就导引而言，李飞跃先生善用此作为肢体运动治疗及康复保健疗法。《黄帝内经·素问》中有"导引按跷"记载，其作用为使血脉荣养于筋而得安。魏氏伤科导引特点为躯体运动与自身呼吸配合或两者分开各自运动。内容包括活动肢体、动摇筋骨、自身按摩、挈手引气等多种形式，魏氏伤科导引归纳为 45 种，涉及躯体、四肢关节，形成一套较为完整的骨伤导引体系。魏氏伤科的外用药衡氏黄白软膏、外用活络药水、四肢洗方及蒸敷方等的合理运用均将对手法的功效有帮助。

三、愈伤辅佐导引,防治兼顾

导引疗法是中医学的一个组成部分,它是由呼吸运动和躯体运动相结合的或者是各自运动的一种保健和治病的外治法。其内容包括活动肢体、动摇筋骨、自身按摩、擎手引气等多种形式。古今医家对此多有著述。如《灵枢·病传》载:"或有导引行气、乔摩灸熨、刺焫饮药之一者,可独守耶。"说明当时已将导引列为治疗方法之一。又如唐代王冰注释云:"导引,谓摇筋骨,动支节。"指出了"导引"是一种通过躯体的运动而达到祛病延年的治疗手段。

魏指薪在继承前人的基础上,根据明代以后的文献记载,并大量吸取民间经验,同时根据几代人的实践体会,对人体不同部位,不同疾病,设制了一系列不同形式导引方法。

李国衡先生对魏氏伤科的导引术进行了系统的整理,认为导引功效有几点:①舒筋通络:各种类型的损伤,由于轻重的不同而产生不同程度的血瘀阻滞,络道阻塞,筋挛筋走、疼痛、肿胀。导引能使筋正,筋宽,恢复期伸缩弹力。能够活血使络道通畅,而达到骨正筋舒,消肿止痛,归纳恢复。②活血荣筋:肌筋劳损或损伤后期,局部气血不充,筋失所养,酸痛麻木不仁,活动限制,导引后可改善血液循环,筋得荣养。③祛风散寒:风寒湿痹流注经络,酸痛乏力,肢体功能限制。导引可以祛风散寒。④调整机体:局部损伤,能影响到全身气血,脏腑不和,气血衰退。导引锻炼能调节整个机体脏腑气血,气运而神和,增强体质,有利于损伤的恢复。

对于伤科导引,李飞跃先生在继承魏氏伤科经验的同时,有自己的发展:李飞跃先生亦相当重视导引疗法,主张部分损伤早期即应考虑导引锻炼,有利于疾病的康复。手法是一种被动的正骨理筋治法,而导引是一种自动的正骨理筋治法。导引作为患者主动功能康复手段,往往可以与药物、手法起到协调的治疗效果,临证应予以重视和掌握。特别在损伤后期,合理运用可促使功能恢复,巩固疗效,缩短疗程。

(一)强调导引的针对性

对于导引,李飞跃强调导引的针对性,相同的部位,不同的疾病,需要采取不同的导引,甚至相同的疾病,不同的症状,也要根据具体情况采取不同的导引方法。李飞跃先生认为导引既可以防病,又可以治病,不是一个单纯的保健方法,而是治疗的有机组成部分,所以,对于导引方法的选择,李飞跃强调导引的针对性,相同的部位,不同的疾病,需要采取不同的导引,甚至相同的疾病,不同的症状,也要根据具体情况采取不同的导引方法。这和中医的"三因制宜""辨证论治"的思想是一致的。这一点在腰部的导引方法中体现得最为明显。李飞跃先生在治疗腰痛时,有时不用药物,而用几节导引方法,腰痛即能缓解。他认为在腰痛的预防、治疗和康复过程中,导引都有很好的作用。伤科的许多疾病通过药物和手法治疗后得到痊愈,但是若要巩固疗效,预防复发,还必须有赖于导引。伤科腰部的许多疾病,都是由于患者的不良生活习惯造成的,从根本上来说最为重要的就是改变不良的生活工作习惯,积极进行功能锻炼。中医伤科的原则有一条是"医患合作",指导患者进行导引锻炼也是中医伤科医患合作的重要内容。

（二）重视躯体运动与呼吸的配合

李飞跃先生强调导引必须呼吸配合，比如颈椎病的反背插掌导引，在插掌时呼气，收掌时吸气；腰椎滑脱症的抱膝导引，抱膝时呼气，松膝时吸气，这样可以通过一呼一吸对胸腹内压的调节，与导引动作配合，更好地调节骨骼肌的放松与紧张，达到自然的平衡。李飞跃先生的导引疗法，来自魏氏伤科传统导引疗法。他认为伤科导引在强调调身的基础上，亦讲究调息、调心。总体说来调身、调息、调心三者有机结合，相互联系，不可分割。调身，即调整身形，主动改变调整身体姿势和动作，这是伤科导引的重点。调息，即调整呼吸，主动地控制呼吸的频率、节律、深度等。调心，即调整心神，主动对自我精神意识和思维活动进行调整和控制。

（三）创立新的导引范式

传统上魏氏伤科治疗腰椎以腰背肌锻炼为主，常用的导引方法共有10种：和腰导引、悬手和腰导引、转腰导引、弓压导引、挤压导引、双叠导引、胯盆导引、撑弓导引、元宝弓导引、蹬足错胯导引。其实是没有专门针对腰椎滑脱的导引练习，李飞跃先生在魏氏伤科导引的基础上，借鉴其他的导引方法，用自己独有的抱膝导引治疗腰椎滑脱。"抱膝导引"导引动作：患者取仰卧位，足膝并拢，屈膝屈髋，双手相抱固定于膝前部，逐渐抱紧膝部至极度屈膝屈髋位置维持数秒，再放松抱膝双手，至肘关节伸直抱膝状态维持数秒。此为1节，开始时锻炼10～15节，每天3～4次。根据症状轻重和熟练程度酌予增减。

李飞跃先生认为上述"抱膝导引"主要针对腰突症外侧型及腰椎管狭窄患者，其作用可能使椎管有效容积增加，减少硬膜和神经根的压迫程度，改善神经周围的血液循环；同时也可缓解腰背肌肉痉挛。临床该法一般不单独应用，常与其他导引法合用。

颈肩臂的肌肉骨骼系统是一个相互联系的有机整体，颈部需要通过上肢颈部附近，尤其背肩部的活动来带动放松颈部。这和李飞跃手法的平衡性、整体性思想是一脉相承的。为此李飞跃创立"伸颈耸肩导引"，具体方法是：

①双足分开，与肩等宽，双手臂自然下垂，肩部放松，双目平视前方，自然呼吸；②缓慢吸气，双肩同时缓慢上耸，颈部逐渐前屈，下颌尽量抵住胸前；③慢慢呼气，双肩逐渐下落，颈部逐渐向后伸展，最后回至颈部中立位，双肩恢复正常位置。

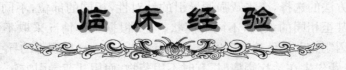

临 床 经 验

一、颈椎病——祛风止痛、平肝止眩

颈椎病是伤科最为常见的病种之一，是一种以退行性病理改变为基础的疾患。主要由于颈椎长期劳损、骨质增生，或椎间盘脱出、韧带增厚，刺激或压迫了邻近的神经根、脊髓、椎动脉及颈部交感神经等组织，引起一系列症状和体征。颈椎病可分为：颈型颈椎病、神经根型颈椎病、脊髓型颈椎病、椎动脉型颈椎病、交感神经型颈椎病、食管压迫型颈椎病。

李飞跃先生认为颈椎病的基础在于肝肾气血亏虚,筋骨失养,导致颈椎间盘、颈椎退变,而风寒湿邪乘虚侵袭,痹阻经脉,气血不通是导致发病的直接原因。对颈椎病病机主要要抓住以下几点:

(一) 因机要点——风

1. 风为致病主因 颈椎病属于中医痹症,"风寒湿三气杂至,合而为痹",风为百病之长,颈项部受风寒湿邪,经脉痹阻不通,使肌肉、血管痉挛收缩,造成局部循环障碍,加剧刺激压迫,而产生颈椎病的一系列临床症状。

2. 痉为风 颈椎病病情多变,但是其共同症状是慢性期多有项背板滞疼痛,急性期多有肌肉痉挛僵硬。病机十九条有:"诸暴强直,皆属于风",强直,在《金匮要略》称为痉证,分刚痉与柔痉,刚痉由外风所致,柔痉系内风引发,刚痉属外感,柔痉为内伤,分别可与颈椎病急性期颈项肌肉痉挛僵硬和慢性期项背板滞疼痛对应。

3. 善变为风 风邪为病,善行而数变,其病证范围较广,变化为快。其具体特点为:遍及全身,无处不至,上至头部,下至足膝,外而皮肤,内而脏腑,全身任何部位均可受到风邪的侵袭。颈椎病的特点就是病情表现多样,根据症状分型有颈型、神经根型、椎动脉型、交感型、脊髓型、混合型,表现的症状有主要有颈背疼痛、上肢无力、手指发麻、下肢乏力、行走困难、头晕、恶心、呕吐,甚至视物模糊、心动过速及吞咽困难等。可以说是骨伤科临床症最为复杂的疾病。

4. 袭阳为风 风为阳邪,易袭阳位,而颈椎病的主要症状集中在颈项头部,头部为阳,项背为阳。所以从病位的角度来看,颈椎病中,风邪也占有重要的地位。

5. 肝风内动 椎动脉型颈椎病主要症状是眩晕,李飞跃先生认为:"诸风掉眩,皆属于肝",肝属木,木生风,肝为风脏,风气通于肝,肝病可以生风,风性动,发为头晕目眩之症。先生认为椎动脉痉挛导致脑部供血不足是眩晕的主因,而椎动脉痉挛就是肝气急所致。椎动脉型颈椎病的病位往往在肝。所以治疗颈椎病眩晕,李飞跃先生多用平肝止眩之法,常用天麻钩藤饮加减。

(二) 重要因素——湿

李飞跃先生一直很重视脾胃和湿邪在骨伤科疾病中的作用。颈椎病发病因机中,虽然以风为主,但是湿邪也是重要的一环。

《黄帝内经》病机十九条有:"诸痉项强,皆属于湿;诸湿肿满,皆属于脾。"颈椎病的颈项痉挛板滞,既是因为风,也是由于湿,正是"风寒湿三气杂至,合而为痹"的临床体现。但是湿为阴邪,其性趋下,若不与风邪相合,不易侵袭头部项背。

而掉眩虽多属于肝,但也有不少湿邪所致者,《黄帝内经》有云:"因于湿,首如裹",此乃水湿内聚,导致清阳不升,出现头部昏沉如裹,对于这种情况,李飞跃先生认为《金匮要略》泽泻汤有较好的效果。

在颈椎病的治疗上,李飞跃先生在辨证施治的基础上,抓住风和湿两个重点,祛风止痛、平肝止眩,结合手法治疗。在用药上有如下特点:

1. 善用风药 祛风药现在往往称之为"风药",指味辛质轻薄药性升浮,具有祛风解表功能,多用于治疗外感风邪的一类药物,如羌活、独活、荆芥、防风之属。"风药"之名,源于金代张元素《医学启源》,张氏根据药物气味厚薄、阴阳升降特性,将柴胡、升麻、羌活、防风等归为"风升生"一类。其弟子李东垣明确提出"风药"之名称,并广泛运用于内伤脾胃诸病治疗,"风药"一词遂为后世医家所常用。李飞跃先生在治疗颈椎病时常常运用祛风药,李飞跃先生认为祛风药的功用远不限于治风或解表,其在调节人体脏腑经络、畅达气血津液等方面有着重要的意义,与利水药茯苓、泽泻、猪苓、白术等配伍,祛风药辛散、走窜、宣通之性,具有开启玄府腠理、开通经络窍道、开发郁结闭塞之功,能疏通各种瘀滞而使脉道通利,营卫和调,从而使津液通达,更有利于局部停聚的水液散去,与活血药当归、赤芍、红花、桃仁等配伍,因为祛风药其性升浮上行,所谓"高巅之上,唯祛风药可及",用之兼具应经报使的作用。与祛风湿药独活、威灵仙、络石藤、五加皮等配伍,祛风药辛散、走窜、宣通之性,不但能开启玄府腠理、发汗解表,而且还有开通经络窍道、开发郁结闭塞之功,能疏通各种瘀滞而使脉道通利,使津液通达,营卫和调,血流畅行,帮助留着于筋骨肌肉的风湿之邪从肌表而出,东垣谓之"祛风药行经"。与化痰药半夏、南星、僵蚕等配伍,风药辛散、走窜、宣通之性,开通经络窍道、使津液通达,且本身性燥,能燥湿化痰。

在风药中,李飞跃最喜藤类药。"凡藤蔓之属,象人之筋,所以多治筋病。"对于颈椎病,尤其喜用青风藤,《本草纲目》谓其"流气活血"。其性味苦温,功能行气化湿,活血止痛,风湿痹痛兼有湿肿者最宜。与苍术、木瓜合用,可增强化湿消肿之功。

2. 喜用虫类药 李飞跃先生认同叶天士提出久病入络的观点,认为络为聚血之处,痹症日久,气血凝滞,经脉不通,渐渐邪气入络,湿浊痰瘀胶结,一般的草木类活血化瘀通络药力所不及,必须要用虫类药,搜剔筋络。虫类药物"飞者升,走者降,灵动迅速,追拔混沉气血之邪"。

所以,对于颈椎病病程较长,病情反复,顽固难愈者,证属邪伏于筋骨者,无论痰、瘀、风、湿,李飞跃先生常常在辨证的基础上加用虫类药物。其常用的药物有:全蝎、蜈蚣药对:全蝎功能祛风定痉、伸筋逐湿、化瘀解毒;蜈蚣息风定惊、开瘀解毒、舒利关节,二者均为息风止痉圣品,经常配伍合用,相得益彰。地龙、地鳖药对,地龙清热息风,通络,地鳖破瘀血,二者配伍化瘀通络,止痛效果良好,僵蚕:疏风泄热、化痰消坚、通经活络。

3. 手法 李飞跃先生手法治疗颈椎病,分常规手法与不同部位疼痛手法加减两个方面。随症加减是:单纯颈部周围疼痛,使用常规手法即可。由于病变节段不同,疼痛部位亦不同,应随症加减用法。

患者取坐位:

1)拿肩井和点揉肩中俞相互操作,先使气血通畅,肩颈部肌肉放松,也可使患者对手法治疗得到初步适应。

2)提阳使颈椎间隙增宽,在上提的位置上将患者头部左右轻轻旋转活动各三次。然后再使头部左右侧屈活动,每侧各三次。

3)搓揉颈部两侧项肌、胸锁乳突肌、斜方肌上部等。医者立于其后,用两手食、中指置其颈部两侧,用适当力量自上而下,再由下而上来去搓揉10至20次。在搓揉时指下可以发觉某一部位肌肉特别紧张,疼痛明显,针对这一部位更须集中用力按揉。

4)医者立于患者身侧,用大拇指、食指拿、点、揉项部肌肉,上下移动10至20次左右，两侧相同。

5）放松肩颈部的肌肉和筋络，而后用大鱼际按揉患侧颈、肩、背三角区域（相当于肩中俞穴位的周围），一般按揉约 10 次左右，两侧均须操作。

6）医者用一手的大拇指按压于患者大椎穴，同时嘱患者闭目，另一手按住患者百会穴，嘱患者颈部放松，而后将患者头部从左到右，再从右到左各摇转五次，以灵活颈椎关节。在摇转时要顺势缓慢地转动，不能强行，如有严重骨刺增生，此法须慎用或不用。

7）侧屈推颈，医者一手按住患者头部并尽量侧屈，另一手用大拇指沿胸锁乳突肌自上向下推，当推到颈根时再点揉 3 至 5 次，左右均须操作，可使肌肉舒展，气血流通。

8）医者立于患者身侧，一手点揉患侧合谷穴，一手点揉缺盆穴，上下交替操作。而后双手拇指再同时点揉两侧的缺盆穴，一般点揉 10 次左右，可使经络气血贯通。

9）震击开泄，以加强阳经的血液循环。医者左手平放在患者大椎穴，右手握拳频击左侧手背。连击五次。

10）叩挤法的应用　以上十步是颈椎病的常规手法，操作完毕后作为一节，连作三节，作为一次手法（其中扣挤法只需作一节）。每周三次，六周为一个疗程。

如颈椎病头晕，手法可减去 1～2 节，再加头面部手法：推、抹按揉太阳、攒竹、风池、悬颅、百会等穴，一般须反复推揉 2～3 遍，以祛风止眩。

4. 导引　导引是一种呼吸运动和躯体运动相结合的或者是各自运动的保健和治病外治法。李飞跃先生采用的颈椎病导引为系列导引，包括"回头望月牵引"（颈椎水平位左右旋转活动），"俯仰头导引"（颈椎屈伸活动），"侧头导引"（颈椎左右侧屈活动），"侧斜转头导引"（颈椎左右旋转后伸活动），"伸颈耸肩导引"以及综合上述导引方法的"文章导引"（颈椎旋转动作，因动作类似读文章时在得意情况下自动摇转头部姿态而名）。上述导引可单独一种练习，或数种同时练习。李飞跃先生认为人体阳经均通过颈部上注于头。通过前屈、后伸及侧屈等方向活动，以左引右，以右引左，促进颈部经气运行，活血通络。导引使项肌得到一定的功能活动，颈椎的大小关节、韧带张力逐步恢复新的平衡。但李飞跃先生强调指出："文章导引"是颈部复合运动，严重颈椎退变、颈椎椎管狭窄、脊髓型颈椎病不宜应用此法。

[病案举例]

例 1. 夏某，女，39 岁。

初诊日期：2012 年 10 月 30 日。

主诉：颈部板滞伴双颈背手臂麻木三年。

现病史：三年前颈部板滞伴双颈背手臂麻木，侧卧位症状加重，无外伤，当地医院诊断：颈椎间盘突出症。曾行牵引、推拿、肌松药物应用，症状有好转。今年 8 月颈椎牵引左侧卧位后双上肢麻胀明显，予 MR 复查示：$C_5～C_6$ 间盘突出。目前行走无足部踩棉花感，无行走发飘感。10 月 4 日本科专家门诊就诊，予蒸敷方应用症状有改善。素有夜寐不安。

体格检查：颈椎活动无限制。颈背部无压痛。左压头试验（±）。右牵拉试验及压头试验阴性。双三角肌、肱二头肌、肱三头肌肌力 V 级。双肱二头肌、肱三头肌反射引出。

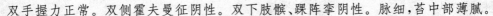

双手握力正常。双侧霍夫曼征阴性。双下肢髌、踝阵挛阴性。脉细,苔中部薄腻。

中医诊断:颈椎间盘突出症。

证候诊断:心脾两虚,营血不足。

治法:养心安神,佐以荣筋通络。

处方:党参15g,黄芪15g,当归9g,白术9g,木香6g,广陈皮6g,茯神9g,酸枣仁12g,远志9g,桑枝9g,鸡血藤9g,羌活9g,天仙藤9g,甘草3g,7帖,水煎服。

复诊:2012年1月6日,患者颈背部及上肢麻胀感均有好转。查体:颈部活动度尚可。压颈试验(一),臂丛神经牵拉试验(一)。左侧C$_5$~C$_7$棘旁压痛减轻,双上肢肌力 V 级,双上肢皮肤感觉正常,双髌、踝阵挛(一),双 Hoffman 征(一),双肱二头肌、肱三头肌及桡骨膜反射对称性引出。舌暗,苔薄,脉滑。继拟养心安神,佐以荣筋通络,兼外治。

蒸敷方4包,每日两次;

中药7帖(上方去羌活、鸡血藤,加葛根15g,甘草3g)。

三诊:2012年10月13日,患者颈背部及上肢麻胀感均有好转。夜寐渐安,舌脉如前。前法继进以收功。

蒸敷方10包,每日两次,每包三天外用;中药7帖(党参15g,黄芪15g,当归9g,白术12g,广陈皮6g,茯神9g,酸枣仁12g,远志9g,桑枝9g,鸡血藤9g,天仙藤15g,葛根15g,甘草3g)。

按语:颈部板滞伴双臂麻胀,侧卧位症状加重,颈部阴性体征不明显。脉细,苔中部薄腻,夜寐差,胃纳一般。症属心脾两虚,营血不足,不能奉养心神,致心神不宁,失眠寐差;血虚,颈背臂气血失荣,致颈臂麻胀等。归脾汤是心脾两虚,营血不足最为常用的方剂,对于颈椎病,颈椎间盘脱出症等也是实用方剂。但是和其他心脾两虚,营血不足证有所区别的是此处有颈背臂气血失荣致颈臂麻胀等症,所以在处方上还需要加上荣筋通络之品,桑枝、羌活均能祛风通络,是上部肢体痹症常用药。鸡血藤、天仙藤属于藤类药,魏氏伤科喜用藤类药通络,对于颈腰椎疾病有神经刺激征者常用。鸡血藤苦,甘,温。归肝,肾经。能补血,活血,通络。魏氏伤科认为其能养血荣筋,对于手足麻木,肢体瘫痪,风湿痹痛属于气血失荣者尤为恰当。

例2. 王某,女,71岁。

初诊日期:2014年5月6日。

主诉:颈背肩疼痛10年,复发1月伴头晕。

现病史:颈背肩疼痛10年,每天时感双肩痛,头晕,颈背痛,曾予中西药物治疗,症状时好时差,近一月主诉劳累后感颈背沉重痛,双肩痛,头晕,无视物旋转,主要为起床或卧床时感头晕,静止数分钟头晕症状好转,无呕吐。

既往史:原有颈椎间盘突出,右肩撞击症多年。骨质疏松病史。

体格检查:颈椎活动可,C$_4$~C$_6$棘上压痛,双斜方肌压痛,双上肢肱二头肌、肱三头肌肌力5°,双霍夫曼征(一),双肩上举160°,外展160°,双手指摸脊T8,双肩前肱二头肌、肱三头肌腱长头及肩峰下压痛,右肩外展90°~160°有疼痛感。舌淡苔薄,脉细。

中医诊断:颈椎病,肩峰撞击综合征,骨质疏松症,头晕待查。

证候诊断:脾肾不足,颈背肩气血痹阻。

治法:补益脾肾,祛痹止痛。

处方:中药内服:党参 15g,白术 12g,山药 9g,茯苓 12g,木香 6g,六神曲 9g,川断肉 9g,骨碎补 12g,桑寄生 9g,杜仲 9g,防风 9g,秦艽 6g,羌活 9g,葛根 12g,川芎 9g,丹参 9g,陈皮 6g,夜交藤 12g,远志 6g,狗脊 9g,桑枝 9g,乳香 9g,没药 9g,甘草 3g。7 帖。蒸敷方 4 包外敷,益盖宁针肌肉注射,配合断骨膏外贴。

复诊:2014 年 5 月 13 日,颈部板滞不适减轻,头晕好转,查体:颈部活动可,颈部两侧压痛减轻,压顶试验(一),双侧上肢肌力正常,霍夫曼征(一)。

继续蒸敷方外敷,益盖宁针肌肉注射,配合断骨膏外贴。

中药 7 帖:党参 15g,白术 12g,山药 9g,茯苓 12g,木香 6g,六神曲 9g,川断肉 9g,骨碎补 12g,桑寄生 9g,杜仲 9g,防风 9g,秦艽 6g,羌活 9g,葛根 12g,川芎 9g,丹参 9g,陈皮 6g,夜交藤 12g,远志 6g,狗脊 9g,桑枝 9g,甘草 3g,上方去乳香、没药,加川朴 6g,薏苡仁 15g,黄芪 15g,防风 9g。

三诊:2014 年 5 月 20 日,颈部轻度板滞,头晕已止,舌脉同前,前治有效,原方继进,5 月 13 日方 7 帖,配合蒸敷方外敷。以巩固疗效。

按语:本患者原有颈椎间盘突出、骨质疏松及右肩峰撞击症病史,病情复杂,症状繁多,但是临证只要抓住主症就能抓住辨病辨证的牛鼻子,主症就是颈背双肩疼痛伴头晕,可以认为主要疾病是颈椎病,结合体检辨证的资料:脉细,苔薄,稍腻,舌淡红,睡眠差,胃纳可,症属脾肾不足,颈背肩气血痹阻,拟补益脾肾,祛痹止痛:党参、白术、山药、茯苓健脾,川断肉、骨碎补、桑寄生、杜仲、狗脊补肾,二者健脾益肾,治本之法,防风、秦艽、羌活祛风胜湿,丹参、川芎、乳香、没药活血止痛,二者合用,祛痹止痛,因痹者,闭也,气血津液痹阻不通也,又谓:"风寒湿三气杂至,合而为痹",故治痹之正法,必行气血津液与祛风湿同用。二诊加川朴、米仁、黄芪、防风祛风胜湿,亦是治痹之道的扩展。蒸敷方,断骨膏,均为魏氏伤科外用的有效手段,肢体筋骨疾病,外治不可或缺,而用益盖宁针肌注,能有效地缓解骨痛,是较为公认的方法,这也体现了李飞跃先生兼容并包,唯效是从的学术特点。

例 3. 何某,女,70 岁。

初诊日期:2013 年 1 月 7 日。

主诉:头晕、项僵、恶心 1 年余,加重 1 月。

现病史:1 年余前,无明显诱因头晕、项僵、恶心,与颈项位置无关,加重 1 个月,有乳房肿瘤手术史。

体格检查:颈椎活动轻度受限,3、4 颈椎旁压痛,双侧 hoffman(一),舌淡苔白,脉弦。

辅助检查:MR:$C_5 \sim C_6$,$C_6 \sim C_7$ 椎间盘突出,脊髓脱髓鞘改变,血管超声:双侧椎动脉,颈动脉痉挛。

中医诊断:颈椎间盘突出症。

证候诊断:风痰阻络。

治法:祛风化痰止眩。

处方:炒白术 12g,防风 9g,川芎 9g,半夏 9g,明天麻 9g,钩藤 12g,狗脊 9g,稽豆衣 12g,毛冬青 9g,甲片 6g,甘草 3g,共 7 帖。

复诊:2013 年 1 月 14 日头晕项僵恶心减轻,舌淡苔白,脉弦。炒白术 12g,防风 9g,

川芎 9g,半夏 9g,明天麻 9g,钩藤 12g,狗脊 9g,稽豆衣 12g,毛冬青 9g,甲片 6g,甘草 3g,前治有效,原方继进,共 7 帖。

三诊:2013 年 1 月 14 日头晕项僵恶心减轻,舌淡苔白,脉弦。炒白术 12g,防风 9g,川芎 9g,半夏 9g,明天麻 9g,钩藤 12g,狗脊 9g,原方去稽豆衣加蔓荆子 12g,毛冬青 9g,甲片 6g,甘草 3g,共 7 帖。

按语:颈椎间盘突出引起的头晕主要是椎动脉、颈动脉痉挛引起的脑部供血不足所致,西医治疗需要扩血管改善脑部血供。但从中医角度还是需要辨证施治。本证属于风痰阻络,治宜祛风化痰止眩,用《古今医鉴》的半夏白术天麻汤健脾化痰,平肝息风为基础方,川芎能活血祛瘀、行气开郁、祛风止痛。《神农本草经》也云其:"主中风入脑头痛",现代药理证实川芎的生物碱,阿魏酸及川芎内酯都有解痉作用,防风能祛风解表,胜湿止痛,解痉,《神农本草经》:"主大风头眩痛,恶风,风邪,目盲无所见,风行周身,骨节疼痹,烦满。"此二味药李飞跃先生认为头面风不可缺也。钩藤、稽豆衣平肝息风,狗脊补肝肾强筋骨,以脊补脊之意,毛冬青活血祛瘀,甲片活血散结,二者据现代药理研究均有扩血管改善脑部血供的作用,也是李飞跃先生强调中西医结合汇通的体现。

例 4. 孙某,女,54 岁。

初诊日期:2013 年 12 月 25 日。

主诉:右手、右足底麻木半年。

现病史:右手、右足底麻木半年,无外伤,伴间断发作头晕及下肢无力,无行走发飘,曾外敷消肿散数次(右踝)。无持续性头晕及视物旋转。体倦乏力,夜寐胃纳可,便秘,二三日一行。

患者有甲减病史 5 年。

体格检查:颈椎活动可。颈椎棘上无压痛,双三角肌,肱二头肌、肱三头肌肌力 V 级。双肱二头肌、肱三头肌反射引出。双肱三头肌反射不明显。双前臂反射引出。左踝阵挛(土)。双髌阵挛及右踝阵挛(一)。双侧巴彬斯基征(一)。舌淡苔薄,脉细。

中医诊断:椎动脉型颈椎病。

证候诊断:气血亏损,清阳不升,髓海失养,经络失荣。

西医诊断:椎动脉型颈椎病。

治法:益气养血调治。

处方:黄芪 15g,太子参 15g,白术 12g,云茯苓 12g,生地黄 12g,熟地黄 12g,川芎 6g,黑稽豆 12g,钩藤后下 3g,鸡血藤 12g,络石藤 12g,川牛膝 9g,怀牛膝 9g,肉苁蓉 9g,火麻仁 9g,广陈皮 6g,甘草 3g,7 帖。

复诊:2014 年 1 月 8 日,患者头晕及颈部板滞,上肢麻木感有所减轻,大便畅。查体:颈部活动可。C5～C6 棘突上右侧棘旁压痛减轻。双 Hoffman 征(一)。舌脉同前,前法出入,黄芪 15g,太子参 15g,白术 12g,云茯苓 12g,生熟地各 12g,川芎 6g,黑稽豆 12g,钩藤 3g,鸡血藤 12g,络石藤 12g,川牛膝 9g,怀牛膝 9g,原方去肉苁蓉、火麻仁、广陈皮,加毛冬青 12g,甘草 3g,7 帖。

三诊:2014 年 1 月 15 日,患者头晕及颈部板滞,上肢麻木感大大减轻,颈部活动可。C5～6 棘突上右侧棘旁压痛不明显。舌淡苔薄,脉细,治疗有效,前法出入以巩固疗效,黄芪 15g,孩儿参 15g,白术 12g,川芎 6g,当归 9g,熟地 12g,广陈皮 6g,云茯苓 12g,伸筋草 15g,葛根 12g,桑枝 9g,桂枝 6g,谷芽 9g,麦芽 9g,黑稆豆 12g,黄精 9g,甘草 3g,7 帖。

按语：头晕一般是由于情志、饮食内伤、体虚久病、失血劳倦及外伤、手术等病因，引起风、火、痰、瘀上扰清空或精亏血少，清窍失养为基本病机，颈椎病引起的头晕，是由于椎动脉受压引起脑部供血不足所致，比较多的情况是属于气血亏损，清窍失养，但是应该结合患者具体情况才能做出这样的判断，不能一概而论。本病例体倦乏力，脉细，苔薄，右手足底麻头晕，下肢乏力，症属气血亏损，清阳不升，髓海失养，经络失荣，既有气血亏损，当要益气养血，用黄芪、太子参、白术、云茯苓、生熟地、川芎，髓海失养则当补肾益髓，用生熟地、川怀牛膝、肉苁蓉、黑稆豆，两大队补益药合用培元固本，经络失荣，则当通养，李飞跃先生通络喜用藤类，"凡藤蔓之属，藤枝攀绕，性能多变，皆可通经入络"。钩藤、鸡血藤、络石藤三种藤类药既能通络也能荣络，用陈皮是因为大队的补益药恐怕碍胃。二诊加毛冬青，从现代研究来看毛冬青有较好的扩张血管的作用，李飞跃先生认为在某种程度上可以代替甲片，减少患者的经济负担。三诊加葛根、桑枝、桂枝三味祛风药，是李飞跃先生的经验，他认为祛风药的功用远不限于治风或解表，其在调节人体脏腑经络，畅达气血津液等方面有着重要的意义，应用范围相当广泛，与补益药同用，一走一守，更有相反相成的妙用。

二、腰椎间盘突出症——药通"三滞"，内外同治

腰椎间盘突出症是临床中医骨伤科最为常见的疾患之一，主要是因为腰椎间盘各部分（髓核、纤维环及软骨板），尤其是髓核，有不同程度的退行性改变后，在外力因素的作用下，椎间盘的纤维环破裂，髓核组织从破裂之处突出（或脱出）于后方或椎管内，导致相邻脊神经根遭受刺激或压迫，从而产生腰部疼痛，一侧下肢或双下肢麻木、疼痛等一系列临床症状。

（一）病机要点：气滞、血滞、湿滞

李飞跃先生认为本病的病因主要有：①外邪侵袭；②外伤；③肾亏体虚；④劳损；诚如《素问·六元正纪大论篇》曰："感于寒，则病人关节禁锢，腰椎痛，寒湿持于气交而为疾也"。《金匮要略·五脏风寒积聚病》曰："身劳汗出，衣里冷湿，久久得之"。久居冷湿之地，或涉水冒雨，感受寒湿之邪，寒邪主凝滞收引，湿邪主黏滞不化，均可致腰腿经脉受阻，气血运行不畅，发生腰痛；湿热交蒸，或寒湿之邪蕴积日久，郁而化热，人感此邪，闭阻经络，导致腰痛。《素问·脉要精微论》曰："腰者，肾之府，摇转不能，肾将惫矣"。先天禀赋不足，加之劳累太过，或久病体虚，或年老体衰，或房室不节，以致肾精亏损，无以濡养筋脉而发生腰痛。另外，长期坐位姿势不良，腰部负荷过度也可致腰椎间盘突出；蔺道人认为，损伤可致"筋骨差爻，举动不能"，跌仆外伤损伤经脉气血，气血运行不畅，或体位不正，腰部用力不当，摒气闪挫，均可导致腰椎间盘突出症。

综上观之，本病乃本虚标实之证，其本为肝肾气血亏虚亏虚，以至于腰椎筋骨失养，纤维环破裂，髓核突出，此乃发病的基础，而导致发病最重要病机，李飞跃先生认为可以归纳为主要有三滞：气滞、血滞、湿滞。气血停滞，则阻滞经络，不通则痛，从而出现肢体疼痛麻

木等症,而湿为阴邪,易损伤阳气,最易留滞于脏腑经络,阻遏气机,更使气血运行受阻,经络阻滞不畅而发病。

(二)治疗注重内外同治

1. 内服药物

治则:理气活血、化湿通络止痛。

常用方剂:逐痹通络汤(经验方)加减。

处方:伸筋草、积雪草、生地、川芎、当归、川地龙、地鳖虫、川牛膝、川木瓜、延胡索、络石藤、白芍。

常用加减:腰腿冷痛重着,转侧不利,静卧痛不减,受寒及阴雨加重,肢体发凉。舌质淡,苔白或腻,脉沉紧或濡缓;为寒湿偏盛,加麻黄、桂枝、僵蚕、川乌、草乌、等散寒化湿;腰部疼痛,腿软无力,痛处伴有热感,遇热或雨天痛增,活动后痛减,恶热口渴,小便短赤,苔黄腻,脉濡数或弦数,为湿热偏盛,可加黄柏、薏苡仁、苍术、胆南星等清化湿热,并可配合蚕沙合用;腰腿痛如刺,痛有定处,日轻夜重,腰部板硬,俯仰旋转受限,痛处拒按,为血瘀阻络,可选用三棱、莪术、生蒲黄、大黄、三七、乳香、没药等活血化瘀、软坚止痛;腰腿疼痛或麻木,同时有神疲乏力、少气懒言、面色苍白等表现,此为气虚瘀滞,可选用黄芪、党参、当归、川芎、云茯苓等以益气化瘀;腰腿痛症状一般或已进入缓解期,主要以牵掣不适为主则是筋络失畅,宜舒筋,可选用秦艽、路路通、络石藤、川断炭、地龙等。

2. 外用药物　腰椎间盘突出症急性期后即可中药腰臀部热敷治疗,常用方:蒸敷方或腰脊胸腔洗方热敷,每日两次。有条件者可用热敷床治疗,每日二次腰部熏蒸热敷。

3. 手法治疗　手法以魏氏手法为基础,李飞跃先生制定腰突症的二步七法:

俯卧位:①提腿点揉法;②点揉弹拨法;③腰肌放松法;④牵引抖腰法;⑤叩推腰背法;⑥悬足压膝法;⑦屈髋屈膝法。

上述俯卧位②~⑤步手法连作三节,仰卧位⑥~⑦步手法只作一节,全部完成作为一次手法总量。一般每周2次手法,6周为一疗程。上述手法根据患者不同症状及体征情况,手法多有增减。

4. 导引　常用导引方法:撑弓导引,每日二次,每次20节,临床上外侧型椎间盘突出,甚则突出至椎间孔内,此类患者不宜做幅度过大的撑弓导引,可采用抱膝导引。腰椎间盘突出症症状缓解,但下肢仍有牵掣不适,可采用"蹬足错胯"导引,每日二次,每次连做10~20节。

[病案举例]

例1. 李某,女,29岁。

初诊日期:2012年10月9日。

主诉:双侧腰腿痛9年,复发8月。

现病史:九年前外伤后引起双侧腰腿痛,曾MR检查示$L_{4\sim5}$,$L_5\sim S_1$腰突症,曾外院行骶管内注射四次及针灸,牵引等治疗,三月后症状消失。今年1月乘坐10小时飞机及打喷嚏后致有腰痛伴下肢痛,大小便正常。外院骶封三次,针灸,理疗数次,症状未痊愈。现感双下肢胀麻及足底麻,每坐每行1小时以上感腰痛。大小便正常,咳嗽症状后加重。

今年 1 月外院 MR 示 $L_{1\sim2}$，$L_{4\sim5}$，$L_5\sim S_1$ 椎间盘后突。未经中医手法及内服外用药治疗。目前双下肢胀麻，左足底麻，久坐久行感腰痛，夜寐一般，胃纳可。

患者有抑郁症病史，目前服用抗抑郁药物，药名不详。

体格检查：腰椎无侧弯，腰部活动度：前屈 40°，后伸 30°，左右侧屈 25°。双髋"4"字试验（－）。直腿抬高试验左 70° 右 75°。双髂腰肌，股四头肌，胫前肌，伸屈磁趾肌力 Ⅴ 级。双下肢皮肤感觉无异常，双膝踝反射引出。$L_{4\sim5}$，$L_5\sim S_1$ 棘间及双侧臀上"居髎"穴压痛。苔根部薄黄腻，脉数。

辅助检查：今年 1 月外院 MR 示 $L_{1\sim2}$，$L_{4\sim5}$，$L_5\sim S_1$ 椎间盘后突。

中医诊断：$L_{1\sim2}$，$L_{4\sim5}$，$L_5\sim S_1$ 椎间盘突出症。

证候诊断：湿热痹阻，经络不通。

治法：清热利湿，通络止痛。

处方：

1. 手法治疗。

2. 中药内服：竹茹 9g，黄柏 9g，薏苡仁 15g，广陈皮 6g，清半夏 9g，川朴 6g，汉防己 12g，川木瓜 12g，伸筋草 15g，川牛膝 9g，川地龙 9g，地鳖虫 6g，络石藤 18g，甘草 3g。7 帖。

3. 注意活动时腰托保护，腰部导引。

复诊：2012 年 10 月 16 日，患者目前右侧牵涉麻木感好转，纳寐可，二便调。查体：腰部活动度：前屈 70°，后伸 30°，左右侧屈 25°，双侧直腿抬高：右侧 75°，左侧 75°，双侧"4"字试验（－），右侧 $L_4\sim S_1$ 棘旁及臀上居髎穴压痛减轻。双下肢肌力 Ⅴ 级。苔根部薄黄腻，脉细。

1. 手法治疗。

2. 中药内服：竹茹 9g，黄柏 9g，薏苡仁 15g，广陈皮 6g，清半夏 9g，川朴 6g，汉防己 12g，川木瓜 12g，伸筋草 15g，川牛膝 9g，络石藤 18g，楮实子 12g，鸡血藤 15g，甘草 3g。7 帖。

三诊：2012 年 10 月 23 日牵涉麻木感好转，查体：腰部活动度：前屈 90°，后伸 30°，左右侧屈 25°，双侧直腿抬高：右侧 75°，左侧 75°，双侧"4"字试验（－），右侧 $L_4\sim S_1$ 棘旁及臀上居髎穴压痛减轻。苔根部薄腻，脉细。

1. 手法治疗。

2. 中药内服：广陈皮 6g，清半夏 9g，川朴 6g，汉防己 12g，川木瓜 12g，伸筋草 15g，川牛膝 9g，千年健 12g，杜仲 12g，补骨脂 12g，络石藤 18g，甘草 3g。7 帖。

按语：腰椎间盘突出主要症状就是疼痛，李飞跃先生认为从中医来讲其病机不外不通则通和不荣则痛两种，疼痛较为明显的多半是不通，但导致不通的原因有很多，气滞血瘀、痰浊、风寒湿邪外袭、寒湿、湿热等都可以导致经络不通，这就需要辨证论治，不能只是一味地行气活血止痛，而要有针对性地解除病因，配合通络止痛方为正法。本病例可见苔根部薄黄腻，脉数，就是较为明显的湿热痹阻征象，以黄柏苦寒清热燥湿；米仁，凉，甘，淡，健脾渗湿除痹；川朴，芳香化湿；汉防己辛，苦，寒，既能祛风散邪，又能泄热除湿，有除风湿和清利膀胱经湿热的作用。又湿浊内阻经络，每每聚而为痰，以广陈皮、清半夏二陈燥湿化痰，竹茹性凉而润，清热化痰。川木瓜，善治风湿痹痛，筋脉拘挛，以上诸多祛湿化痰药，作用途径各不相同，或苦燥，或淡渗，或芳化，或辛散，或祛风湿，或散痰结，全方位的协同作用，共奏清化湿热之功。湿热为本，经络不通为标，通络止痛是解决临床症状的直接手段。地龙、地鳖虫两味是李飞跃先生常用的通络止痛药对，前者息风通络止痉，性善下行，疏通经络，合以地鳖虫破瘀止痛，二者一刚一柔，一寒一热，共佐逐瘀通络止痛之效。伸筋草，苦，辛，温，善于舒筋活血；络石藤舒筋活络，"走经脉，通达肢节"；川木瓜，善治风湿痹痛，筋脉拘挛，本方用之取其善"入肝益筋走血"之意，其与川牛膝配合更加强舒筋通络。全方共奏清热化湿，活血通络，舒筋止痛功效。二三诊疼痛减轻，湿热渐化，故去地龙、地鳖虫、黄柏，加楮实子、鸡血藤、千年健、杜仲、补骨脂以补肾强筋。

例2. 林某，女，43岁。

初诊日期：2012年10月8日。

主诉：右腰腿痛3年。

现病史：患者2009年11月出现右腰腿痛，诊断为腰突症，曾住院行手法、中药内服及外用等治疗后症状消失。但阴雨天症状有反复，休息后好转。今年9月10日左右患者因工作劳累，右腰腿痛复作，腰骶部、臀部及下肢后侧胀痛，右抬腿受限。9月22日行脱水剂及地塞米松治疗三天，症状好转，但仍感工作后症状明显，大小便正常。

体格检查：腰椎无侧弯。腰部活动受限，活动度：前屈80°，后伸25°，左侧屈20°，右侧屈25°，双侧直腿抬高：右侧40°，左侧75°，右侧拉氏试验（＋），双侧"4"字试验（＋），双小腿及足部皮肤感觉对称，双足无肿胀，双膝，踝反射均引出 $L_5 \sim S_1$ 棘间及右 $L_{4 \sim 5}$ 1.5cm 处压痛（＋），右侧臀上居髎穴压痛（＋），右股四头肌、胫前肌、伸屈蹈肌力5°，巴氏征（一）。苔薄，脉细，舌暗紫。

中医诊断：腰突症。

证候诊断：气虚瘀滞，经络壅滞。

治法：益气化瘀，通络止痛。

处方：黄芪15g，川芎9g，当归9g，川地龙9g，红花9g，赤芍9g，桃仁9g，延胡索9g，地鳖虫9g，乳香9g，没药9g，川牛膝9g，络石藤18g，川木瓜18g，甘草3g。

复诊：2012年10月15日，腰部疼痛改善，但右侧下肢牵掣痛仍存，查体：腰部活动改善，双侧直抬腿70°，双侧下肢肌力正常，腰部压痛减轻，右侧臀部压痛减轻。舌暗，苔薄，脉滑。蒸敷方4包（外用，每天1次），中药原方继进7帖（黄芪15g，川芎9g，当归9g，川地龙9g，红花9g，赤芍9g，桃仁9g，延胡9g，地鳖虫9g，乳香9g，没药9g，川牛膝9g，络石藤18g，川木瓜18g，甘草3g）。

三诊：2012年10月22日，腰部疼痛改善，但右侧下肢牵掣痛仍存，查体：腰部活动改善，双侧直抬腿70°，双侧下肢肌力正常，腰部压痛减轻，右侧臀部压痛减轻。蒸敷方10包（外用，每天1次）。

按语：劳累后右腰腿痛20天左右，右抬腿受限，腰部活动受限，右下肢肌力可，右腰臀部压痛，胃纳一般，夜寐可，自感乏力坐倦，苔薄，脉细，舌暗紫，症属气虚瘀滞，经络壅滞，治拟益气化瘀，通络止痛。本方以补阳还五汤为基础加减，黄芪补气主药，以补为主，补活结合，有扶正祛邪之功，凡属由气虚导致血瘀发为腰腿疼痛者，李飞跃先生常用本方加减。

在实际使用中，常根据瘀血轻重加入活血通络之品。本例加入延胡索、地鳖虫、乳香、没药，加强活血化瘀止痛之力，川牛膝、络石藤、川木瓜舒筋通络，为魏氏伤科常用之药。如此化瘀通络止痛之力更强。腰突症毕竟还是肢体经络病变为主，魏氏伤科多半结合外治，蒸敷方就是最为常用的外用方，由全当归、川桂枝、川红花、接骨木、五加皮、路路通、虎杖根、络石藤、川羌活组成，将上药共研细末，装入布袋内，药袋隔水蒸热敷患处。主治：腰背劳损，风寒湿痹证，髋部慢性损伤。对于躯干部肌肉肥厚，慢性劳损，痹证作痛，外用洗方一则使用不便，二则药力不易深达病所发挥作用。蒸敷剂是较好的一种外用剂型。本方一般夏季不宜应用，以免烫伤。

例3. 方某，女，65岁。

初诊日期：2013年7月2日。

主诉：腰痛，双下肢牵掣2年。

现病史：腰部胀痛，双下肢牵掣2年。

2年前出现腰痛伴下肢牵涉痛，MR检查示：L_4～L_5，L_5～S_1间盘突出。反复发作，外院予中药，针灸，理疗等无好转。现腰痛伴下肢牵涉痛，左足底麻。大小便功能正常。

体格检查：腰椎轻度侧后突，腰活动度后伸受限。双侧直腿抬高75°。双髋活动正常。伸屈踇肌力正常。膝踝反射引出。左L_5～S_1旁及左臀上"居髎穴"压痛。舌淡苔厚腻，脉细。

证候诊断：湿阻经络。

治法：化湿通络。

处方：藿香9g，佩兰9g，薏苡仁15g，苍术12g，白术12g，川朴9g，泽泻9g，陈皮9g，法半夏9g，猪苓9g，僵蚕6g，胆南星9g，川牛膝9g，怀牛膝9g，汉防己12g，络石藤12g，甘草3g。共7帖。

复诊：7月30日，腰部胀痛减轻，曾测骨密度骨量减少，今述双下肢发冷，检查小腿无明显肿胀，舌淡，苔厚腻，脉细，仍拟化湿通络调治：

上方加桂枝6g，威灵仙12g。共7帖。

三诊：8月20日，腰腿疼痛好转，时有左下肢后侧痛，舌质略暗，苔薄白，脉细，再拟益气健脾，化瘀通络。

黄芪15g，党参15g，黄精9g，白术12g，山药9g，茯苓12g，白扁豆9g，川芎9g，当归9g，丹参9g，川牛膝9g，怀牛膝9g，地龙9g，络石藤1g，汉防己9g，木瓜12g，甘草3g。共14帖。

按语：腰椎间盘突出症的中药内服治疗，李飞跃先生很注重湿邪为患的情况，这也许和上海地区处于东南方，属于多湿之地有关，至于湿邪的辨别，李飞跃先生很重视看舌苔。舌苔的厚薄与腐腻程度代表湿邪的轻重，舌苔的黄白表示是否有热邪。此例患者舌苔厚腻而白，属于单纯的湿邪阻滞经络，故用大量的化湿药加上通络药。薏苡仁、苍术、白术、川朴、泽泻、陈皮、法半夏、猪苓，这是李飞跃先生最为常用的化湿药组合。用藿香、佩兰多半是在梅雨季节，以其芳香化湿，祛外来表湿之邪，南星、僵蚕化痰通络，湿邪阻滞经络极易内聚生痰，痰与湿二者虽名异而实同，化痰药与化湿药在使用之时也是互为犄角。络石藤既能祛风湿，又能通经络，对于经络不通之症，李飞跃先生常常用藤类药，取象比类之意。三诊之时因其症状大减，苔薄白，显示湿邪已化，故拟益气健脾，以治其本，又舌质略暗，故再添化瘀通络之品。

三、膝骨关节炎——外治为主，注重导引

李飞跃先生认为本病属于"痿证""痹症"范畴。主要为年老体衰，肝肾亏损，精血不足，气血失和或兼受风寒湿邪内侵，痰瘀凝滞，局部筋骨失养，经脉不畅所致，属本虚标实。李飞跃先生认为本病肝肾渐衰，气血不足，易致风寒湿浸淫留滞，瘀血阻滞为最常见，多虚实夹杂。在治疗上以外治为主，注重锻炼。

（一）外治法

1. 急性期多用外敷膏药——消肿散 膝骨关节炎急性发作时，主要表现为急性滑膜炎，关节积液明显，检查时膝关节触诊可摸到波动感，浮髌试验阳性。李飞跃先生认为是经脉受阻，湿浊化瘀化热为患。治疗原则是清热解毒，活血化瘀。多用魏氏伤科的外敷膏药——消肿散：芙蓉叶（去梗筋用）、红赤豆、麦硝粉，将上药按比例共研细末，用蜂蜜和冷开水调和，敷贴患处。其功能活血、消肿、清热、止痛。

本方芙蓉叶性凉，味微辛。功能：凉血、活血消肿。李时珍："木芙蓉花并叶，气平而不寒不热，味微辛而性滑涩黏，其治痈肿之功，殊有神效。或加生赤小豆末，尤妙。"黄元御《玉楸药解》："木芙蓉，清利消散，善败肿毒，一切疮疡，大有捷效，涂饮俱善。"红赤豆即赤小豆，性味性平，味甘、酸。功能主治利水消肿，解毒排脓。用于水肿胀满、脚气浮肿、黄疸尿赤、风湿热痹、痈肿疮毒、肠痈腹痛。伤在筋肉，必有瘀血阻络，早期易见瘀血化热，即所谓"损伤之处多有伏阳"，表现为患处红肿发热，甚或体温升高，故治疗除活血之外，应兼顾清热，如此才能迅速消肿止痛。二药虽多用于痈肿，但均有活血、消肿、清热之功，相须为用，魏氏伤科用于治疗跌打损伤，伤在筋肉，肿胀疼痛，或者红肿灼痛，跌打损伤。麦硝粉即洗面筋所沉淀小粉，用作赋形剂。

2. 慢性期善用洗方——痹通洗方 李飞跃先生认为膝骨关节炎慢性期主要是痰瘀凝滞，局部筋骨失养，经脉不畅所致，属本虚标实。治疗主要是舒筋活络，李飞跃导师擅用自拟痹痛洗方：伸筋草、积雪草、透骨草、苏木、木瓜、老鹳草、络石藤、海桐皮、五加皮。功效：逐痹，舒筋通络，活血止痛。方中伸筋草一味为魏氏伤科常用药物，又名宽筋藤，其性味苦、辛、性平，入肝、脾、肾经。《植物名实图考》："为调和筋骨之药"。善于舒筋活血、祛风止痛，除湿消肿。透骨草，味辛、性温，入肝、肾两经，有祛风湿，活血止痛的功效。与伸筋草合用，一平一湿，除了能舒筋活血消肿之外，又加强了散瘀止痛功效，此两味为君药。积雪草，又名积雪草，味苦、辛、性寒。能"清热利湿，活血止痛，解毒消肿，利水"。苏木，又叫苏方木，味甘、咸、性稍辛。入心、肝、大肠经。能祛一切凝滞停留之血。木瓜，味酸性温，入肝、脾、胃经。有舒筋通络，和胃化湿功效，主治风湿痹痛，肢体沉重，筋脉拘挛。老鹳草，味苦、辛、性平，入大肠经。有祛风活血，清热利湿的功效，临床上用于风湿痹痛，泄泻。络石藤，味苦、辛、性微寒。入心、肝、肾经。其作用为通络止痛，凉血消肿。主治风湿痹痛，腰膝酸软，经脉拘挛，咽喉肿痛，蛇犬咬伤。海桐皮，性苦、辛，味平，归肝、脾经。有祛风除湿，舒筋通络，杀虫止痒之功。五加皮，又称南五加皮，香加皮。性辛、苦，味微温，

入肝、肾经。有祛风湿,补肝肾,强筋骨,活血脉的功效。上述诸药共奏,兼具逐痹、舒筋通络、活血止痛之功。

3. 常配合手法 李飞跃先生治疗膝骨关节病,经常配合膝关节二步五法手法治疗,一般步骤如下:

1) 患者取仰卧位,医者一手拇指置于髌骨内侧,其余四指置于髌骨外侧,将髌骨向上拿起,同时点、揉周围,点揉时手指在体表须不断更换位置,力量深透务使髌骨四周均能得到点揉(图)。操作时医者拇指也可置于髌骨外侧,四指置于髌骨内侧施行上述手法。

2) 搓揉髌骨上下,用双手小鱼际肌置于髌骨上下缘,来回搓揉20~30次(图)。

3) 点揉膝关节内侧疼痛点,之后做屈伸膝关节活动5~10次。

4) 推揉膝关节两侧,推揉时沿大腿中部推揉至小腿中部,边推边揉,由上而下,或由下而上,每侧5~10次。

5) 患者改取俯卧位,弹拨半腱肌、半膜肌及股二头肌及腓肠肌内外侧头,点揉腘窝正中,之后用小鱼际平推腘后,并拿捏腓肠肌,每步均操作5~10次,最后将患膝关节做屈曲,活动约10次左右。

(二) 内治法

膝骨关节炎是以局部症状为主要表现的疾病,但是全身情况也是发病的基础。李飞跃先生治疗用内治主要是辨虚实,在全身症状较为明显时使用。

对于实证:风寒湿痹证活动时疼痛加重,舌苔薄白或白滑,脉弦或紧或涩。治拟祛风散寒,温经通络。常用药物:大独活、炒防风、川桂枝、左秦艽、山萸肉、怀牛膝、鹿含草、制首乌、寻骨风、全当归、络石藤、路路通、川木瓜等;若瘀血凝滞,湿浊蕴阻者,关节变形肿胀,伸屈困难,小腿浮肿。脉涩或弦,舌质偏红,苔腻。治拟活血化瘀,通络消肿。常用药物:积雪草、大生地、地鳖虫、伸筋草、虎杖根、川木瓜、赤芍、川牛膝、汉防己、紫丹参、秦艽、平地木、苏方木、延胡索、生甘草等。

对于虚证:气虚,肾阳不足则治拟益气,温肾,坚强筋骨。常用药物:炙黄芪、潞党参、炒白术、淡苁蓉、鹿角片、肉桂、川续断、巴戟天、合欢皮、川牛膝、白芍、大枣等;血虚,肝肾阴虚则治拟养血育阴,滋补肝肾,强壮筋骨。常用药物:生地黄、熟地黄、枸杞、山药、白芍、山萸肉、茯苓、阿胶珠、制首乌、丹皮、川牛膝、女贞子、陈皮等。

对于虚实夹杂:若气虚瘀血阻滞者,膝关节退变病程较长,劳累后或有轻重不等外伤后致肿胀疼痛加重,行走不利。脉细涩或弦,舌质暗红。治拟益气活血化瘀止痛。常用药物:生黄芪、生白术、杭白芍、川芎、当归、川牛膝、留行子、炙地鳖、徐长卿、延胡索、云茯苓、生甘草等。

(三) 注重导引

李飞跃先生强调导引在膝骨关节病治疗和康复中的作用,认为导引是保证长期疗效的必要手段。常用的导引有弹膝导引,和膝导引,叩膝导引,蹲膝导引等。需要根据患者的具体病情选择合适的导引方法。

1) 弹膝导引:用于膝关节炎疼痛轻症,伸膝动作部分受限者。

2) 和膝导引:用于膝关节炎早中期关节活动不利者。

3) 叩膝导引:用于膝骨关节炎后期,大腿肌肉萎缩者。

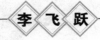

4）蹲膝导引：用于膝骨关节炎膝部无力，下蹲困难者。

5）股四头肌操练：李飞跃先生尤其重视股四头肌操练，在膝骨关节炎后期及半月板损伤后期都会发生不同程度的股四头肌（位于大腿前面的肌肉）萎缩，该肌肉的萎缩将使膝关节失去保护，变得不稳定，不仅可使症状加重，还不利于膝关节的康复，所以膝关节的大多数疾病，都要鼓励病人做股四头肌的锻炼。通过锻炼使膝关节的稳定性加强，改善局部血运和新陈代谢，从而缓解疼痛，改善功能，促进康复。通常操练方法是让患膝伸直，股四头肌作一紧一松主动操练，每天2次，每次50次左右。

（四）注意下肢力线调整

患膝关节骨性关节炎时，后期常有膝内关节间隙的狭窄，导致膝关节内翻畸形，下肢力线改变，这样进一步导致内侧关节的应力集中，加速关节的退变。李飞跃先生注重患肢力线的调整，常关照患者将患侧所穿的鞋子外侧垫高，以改善膝关节的力线。并嘱日常生活注意事项包括：不穿高跟鞋或凉鞋，应穿低跟鞋和有鞋带的鞋；尽量避免爬坡、登楼，避免在凹凸不平的道路、软的地形和鹅卵石路上行走；以自行车代步，并应将自行车座抬高，以减少骑车时对髌骨的应力；尽量避免登楼梯，没有电梯时要利用楼梯的扶手缓慢爬楼，登楼时健侧膝先起步，然后患侧腿再随之而上。

总而言之，在膝骨关节病治疗中，李飞跃先生以外治为主，内外联合用药，配合伤科手法、导引等法。充分体现了魏氏伤科气血为要，筋骨并重；肝肾为重，调摄脾胃；注重手法，调复平衡的治伤学术思想。

［病案举例］

俞某，女，47岁，2009年10月15日初诊。

左膝酸痛，行走无力二年。复发加重，伴关节肿胀1周。外院X片（左膝）示：轻度退变。检查：左膝活动可，皮温可，左膝浮髌试验（+），无固定压痛点，脉细，苔薄腻。诊断：痹症（膝关节退变伴滑膜炎）。证属脾肾不足，湿邪阻络。先宜健脾化湿，消肿止痛。

治疗：外用消肿散外敷，7帖。

内服处方：白术12g，云苓12g，川朴6g，薏苡仁15g，川牛膝9g，赤小豆9g，川地龙9g，延胡索9g，白芍9g，地鳖虫6g，平地木9g，甘草3g，14剂，水煎服，每日一剂，分2次服，每日分三次加服威利坦一粒。

二诊：2009年10月29日。左膝酸痛有缓解，仍感无力。检查：浮髌试验（±），苔薄腻。脉细。再前法出入，加强补肾强筋：上方加楮实子12g，千年健15g，14剂，水煎服，每日一剂，分2次服，并局部外敷消肿散，交替使用三七断骨巴布膏。

三诊：2009年11月19日。患者症状缓解，左膝关节阵发性酸楚，乏力。检查：左膝关节无肿胀，活动可，左胫骨内侧髁轻度压痛。用外用洗方局部熏洗，处方：伸筋草15g，川断15g，川牛膝12g，紫荆皮12g，海桐皮12g，乳香12g，没药12g，香加皮12g，刘寄奴12g，威灵仙12g，老鹤草15g，7剂，熏洗患处，每剂可用2～3天，每天熏洗2～3次。并内服壮筋片。

四诊：2009年12月2日。诉左膝近日又酸痛。检查：右膝活动可，浮髌试验（±），舌淡苔薄，舌质偏干，脉细。证属肝肾亏虚，经络失养。方拟补益肝肾，壮筋通络：杜仲9g，

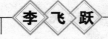

桑寄生9g,川断肉9g,山萸肉9g,骨碎补12g,生地黄12g,熟地黄12g,川芎9g,当归9g,女贞子9g,川牛膝9g,怀牛膝9g,地鳖虫6g,千年健15g,楮实子12g,白芍12g,甘草3g,7剂,水煎服,每日一剂,分2次服,并局部外敷消肿散。

五诊:2009年12月24日,诉症状好转,仍有左膝酸楚。脉细,苔薄,舌偏红。再前法出入,上方加独活9g,淫羊藿9g,14剂,水煎服,每日一剂,分2次服,再用外用洗方局部敷洗:伸筋草15g,透骨草12g,接骨木15g,川红花9g,桂枝12g,络石藤12g,泽兰叶12g,苏木9g,威灵仙12g,7剂,熏洗患处,每一剂可用2~3天,每天敷洗2~3次。

随访:一个月后患者诸症已除,行走自如,正常工作。嘱适当行走锻炼,忌劳累,避风寒。

按语:老年性膝关节骨质增生的病变多伴膝关节的急慢性滑膜炎,骨质增生本身是人体的退变,如果同时存在滑膜的炎症,则会引起肿胀疼痛明显的临床症状。所以在急性滑膜炎患者,主要是化湿通络止痛,化湿常用知母、薏苡仁、赤小豆、萆薢、黄柏、竹茹、陈皮、土茯苓,通络止痛常用:枳壳、丝瓜络、络石藤、延胡索、乳香炭、没药炭等。在慢性滑膜炎患者,后期应以化瘀为主,同时兼顾其他的症候。方中楮实子,千年健是魏氏伤科补肾强筋的常用药对。另外还有风寒闭阻型的,主要是关节畏冷明显,治疗原则是温经散寒,通络止痛。常用桂枝、肉桂、羌活、独活、附子、威灵仙、老鹳草、苏木、白芷、川乌、草乌等,本方用于外洗也很好,在魏氏伤科有自制的成药消肿散,对于膝关节肿胀疼痛疗效较好。

四、踝关节外侧韧带损伤——三步手法,外洗导引

踝关节周围主要的韧带有内侧副韧带(三角韧带)、外侧副韧带(距腓副韧带、距腓后韧带、跟腓韧带)和下胫腓韧带。临床踝关节扭伤多为内翻导致外侧韧带损伤,严重者合并踝关节骨折和脱位。李飞跃先生认为本病为外伤致踝部骺扭筋伤,瘀血阻络,筋扭、筋翻、筋走、筋缩作痛,严重者筋断,后期筋弛、关节失稳。

对于急性踝关节外侧韧带损伤临证李飞跃先生秉承魏氏伤科分类方法,分轻度、中度、重度扭伤予以病情判断:①轻度扭伤:肿胀轻度,轻度压痛,关节活动稍受限,推断此型韧带损伤仅为韧带与骨附着处损伤;②中度扭伤:损伤局部肿胀较明显,或有皮下青紫瘀斑,压痛较明显,关节活动受限,推断此型损伤:韧带有纤维撕裂或韧带骨附着处有部分撕脱;③重度扭伤:损伤局部肿胀较明显,皮下青紫瘀斑,局部压痛明显。关节活动受限,被动关节活动有异常松动感,此型推断韧带附着点撕裂或完全撕裂及断裂。对急性踝关节外侧韧带损伤魏氏伤科主要以一次手法推散血肿加敷药固定,后期外洗中药为治疗特色。

针对踝关节骨折,骨折愈合后关节的粘连,关节功能影响以及踝关节术后关节功能障碍,李飞跃先生认为多属骨断筋伤、血瘀阻滞、关节粘连、失于滑利。临证多以多次手法加外用药物为治疗特色。

1. 手法治疗 踝关节扭伤,强调急性扭伤即行手法治疗,重在顺筋消退血肿,筋络归原,尽快促进损伤修复。

(1)医者一手握住患者足踝部,一手握住患者足背,将足踝放在极度内翻位置上,足背固定不动,而后用拇指徐徐推按患处来回数次,通常推按压痛点最剧处,使血肿向四周

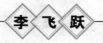

散开。

(2) 再将足部放在正中位,勿使内翻或外翻,然后使踝关节背屈至极度位。

(3) 当背屈至极度位后,一手仍托定伤处,一手握住趾跖部,突然用力作踝关节跖屈位,向下一拉,此时可听到有"的搭"响声。

以上手法称为"踝部三步手法",三步作为一节,急性踝关节扭伤,只作一节。

明确诊断踝关节韧带完全断裂,只作上述手法中第一步手法退散血肿,不作第二三节手法。

(4) 陈旧性踝关节损伤,局部粘连疼痛不止,须加用摇踝手法,摇时先点揉痛点,而后一手固定踝,一手握住足背,左右摇动,一般左右各环动 10 次左右。此法加用于上述第一步手法之后,共四步手法,做完后作为一节,连作三节,做一次手法,每周三次。六周为一个疗程。

2. 外用药物 损伤初期肿胀疼痛,外敷三圣散(消肿散)或消瘀散。关节动作不灵者、酸痛无力者,用四肢洗方、踝洗方(伸筋草、川牛膝、老鹳草、海桐皮、桑寄生、川木瓜、川羌活、川当归、泽兰叶)煎汤外洗活血化瘀、松粘活络,疼痛明显者加乳香、没药,局部肿胀未消者加紫荆皮,关节粘连明显者加山慈菇。

3. 内服药物 初期肿胀疼痛明显者,宜活血化瘀、消肿止痛,可服活血丹、四物止痛汤或化瘀汤。后期局部胀痛,瘀血不散,宜服逐瘀丹。如肿胀消退,行走酸痛无力,可服舒筋活血汤、壮筋丸。

4. 固定手法后,应将患踝固定,固定原则为使损伤韧带处于松弛位置,以利韧带修复 轻中度扭伤固定时间 2~3 周;重度扭伤,韧带断裂固定时间 6 周。固定期间伤处可行敷药。

5. 导引 急性韧带损伤恢复期及陈旧性踝关节韧带损伤关节功能障碍者,应配合导引锻炼,常用导引:

蹲压导引:双手抓住床沿,两足并齐蹲下站起,连续作 10 次左右。下蹲时足跟不能抬起离开地面,膝部尽量前屈,以促使踝关节加大背屈幅度,每日 2~3 次锻炼。

如踝关节跖屈活动受限者,可应用跪足导引法锻炼,次数同上。

[病案举例]

例 1. 刘某,男,35 岁。

初诊日期:2015 年 4 月 12 日。

主诉:右外踝扭伤疼痛 1 天。

现病史:1 天前,不慎扭伤,右外踝青紫肿胀疼痛,跛行。

体格检查:右外踝轻度肿胀、青紫,距腓前韧带压痛明显,被动内翻疼痛加重,关节活动尚可,无纵叩痛、挤压痛,舌淡苔白,脉弦细。

辅助检查:踝关节 X 片显示:右外踝软组织肿胀,未见骨折脱位。

证候诊断:瘀血阻络,筋失其位。

治法:活血消肿,活络顺筋。

处方:四物止痛汤 1 瓶,口服,每日两次,每次 20ml。

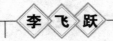

消肿散 3 帖,外敷。

作踝关节急性扭伤手法,推散血肿,手法后,踝关节肿胀疼痛明显减轻。

1 周后复诊:右踝关节疼痛肿胀消失,行走自如。

按语:李飞跃先生认为无论扭、蹩受伤,致筋翻、筋走,均需运用手法进行顺筋而后用药。顺筋的含义,就是理直筋络,复归原位。跌、撞伤筋,局部肿胀坚硬,也需运用手法顺筋,促使气血流通,帮助积迅速消散。一般手法后可以明显减轻肿胀、疼痛,改善关节功能,而且后期的恢复也比不做手法的效果明显。对于症状较重者,除了外用膏药外,还可以配合内服药,内外同治,见效更捷。

例 2. 陈某,男,45 岁。

初诊:2009 年 7 月 16 日。

主诉:左踝肿胀疼痛一月余。

病史:左踝关节骨折手术后一月半,左踝肿胀,活动受限。

检查:左内外踝肿胀、压痛,踝活动背伸、趾屈受限。

诊断:筋伤(外侧韧带损伤)。

证属:筋络损伤,血瘀经脉,关节不利。

治宜:滑利关节,温经通络,活血祛风。

外用洗方:伸筋草 12g,川牛膝 9g,老鹳草 12g,海桐皮 12g,桑寄生 9g,川木瓜 9g,川羌活 9g,川当归 9g,泽兰叶 12g,乳香 12g,没药 12g。7 剂,将药物放入锅内加满水煮沸,熏洗患处,每日 2 次,每次 30 分钟,一剂可用 2 天。并间隙使用断骨膏局部外敷,威利坦口服。

二诊:2009 年 7 月 30 日,患者左踝仍有肿痛,另述有左拇指、小指痛。检查:左拇跖指关节及小指指间关节压痛,左踝活动限制,内外踝仍有压痛。继前法治疗,上外洗方加红花 12g,川草薢 12g,骨碎补 12g。7 剂,熏洗患处,并用断骨膏局部外敷,口服当归续骨汤及威利坦。

三诊:2009 年 9 月 17 日,患者自述左踝肿痛明显好转。检查:左踝肿胀有消退。前法有效,继进以治。外洗方 14 帖,熏洗患处,开始配合手法治疗,并间隔只用痛立克局部外用。门诊随访,按时接受手法治疗。

四诊:2009 年 10 月 29 日,患者行走步态好转,继续予以手法治疗,原外洗方去川红花,加西红花 2g。7 剂,熏洗患处,并以断骨膏配合使用,患处外用活络药水搽拭。

五诊:2009 年 11 月 26 日,患者自述左踝活动明显好转,行走疼痛减轻。前外洗方去乳香、没药,加老鹳草 15g。7 剂,熏洗患处,配合手法治疗。

六诊:2009 年 12 月 10 日,患者自述左踝活动好转,行走已无跛行,前外洗方加泽兰叶 15g,苏木 15g,7 剂,熏洗患处,配合手法治疗,活络药水局部患处搽拭。

随访:两周后患者左踝肿痛基本消失,行走活动正常。嘱适当行走锻炼,忌劳累。

按语:腕、踝关节附近的骨折,由于关节构成复杂,在长期固定之后,经常出现骨折愈合后关节的粘连,影响关节功能,严重降低患者的生活质量。但是对于骨折后关节的粘连,治疗上疗效一般不太理想。

李飞跃采取手法配合中药外洗的方法治疗腕、踝骨折后关节粘连,临床上取得较好的疗效。手法:用拇指在关节周围进行放松理筋,等充分放松之后,握住患肢远端进行牵引,同时先后进行关节的旋转、屈伸以及侧偏活动,开始手法应该较为轻柔,逐渐加大活动的范围,等关节活动开后,在各个方向的极限位置,用轻快的手法迅速地将关节超限拉伸,这是帮助增加粘连关节活动度重要一步,但是要注意不能用暴力强行扳拉,以免造成伤害。

外治药物常用的是熏洗方治疗,踝洗方是在魏氏伤科验方四肢洗方基础上加减而成,煎汤外洗活血化瘀、松粘活络,主要用于陈旧性踝关节损伤,肿痛不消,关节粘连,功能受限者。此乃瘀血未尽,或兼夹风寒湿邪,以至于筋络阻滞不通。此方主要功能是活血化瘀、松粘活络。伸筋草、当归、泽兰、牛膝以活血化瘀,老鹳草、海桐皮、桑寄生、川木瓜、川羌活祛风散寒,舒筋通络。本方的特点就是所用化瘀药都较为平和,是因为瘀血是已去大部,是余邪未尽,不宜峻药重剂。而用较多的祛风湿药,是因"风寒湿三气杂至,合而为痹",此乃风寒湿与瘀血相合。祛风药本就有辛散、走窜、宣通之性,不但能开启玄府腠理、发汗解表,而且还有开通经络窍道、开发郁结闭塞之功,能疏通各种瘀滞而使脉道通利,最适合陈旧损伤。

（胡劲松整理）

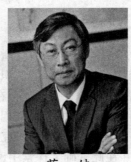

蒋 健

蒋 健 1956年4月出生，江苏苏州人。上海市领军人才，上海市重点学科负责人，医学博士，教授，博士生导师，主任医师。从事中医临床数十年，学术上开拓创新，系统构建郁证诊疗体系，提出「郁证脾胃病学」观点，探索中医临证思维规律。现任教育部高等学校全科医学教学指导委员会委员，全国中医药高等教育学会临床教育研究会副理事长，中华中医药学会临床药理分会副主任委员，世界中医药学会联合会消化病专委会、中药上市后再评价专委会、医案专委会、临床评价专委会副会长等多项学术团体任职。获「教育部国家级教学成果奖二等奖」「上海市中医药科技奖三等奖」「上海市育才奖」及「上海市名中医」「上海市领军人才」「全国归侨侨眷先进个人」等多项荣誉及称号。曾承

担国家科技部「十一五」「十二五」重大新药创制项目并为中国南方中医组组长。出版学术著作23部，主编国家卫计委「十二五」「十三五」规划教材《中医临床经典概要》、参编（任副主编）全国中医药行业高等教育「十三五」规划教材《中医内科学》等多部国家级规划教材及《伤寒论汤证新解》《金匮要略汤证新解》等有关中医经典名方的临床运用著作。获得新药发明专利授权4项。发表学术论文270余篇，SCI论文14篇。培养博士后、博士、硕士研究生近50名。

学 术 思 想

当今社会生活压力陡增及疾病谱转变,中医临床郁证病患越来越多。但当代中医在迄今有关郁证病证狭隘认识的束缚下,似乎停留于只将诸如脏躁、百合病、梅核气等少数病证视为郁证,对临床上存在丰富多彩的郁证形态未予足够重视。蒋健教授在传统认知的基础上进一步思考郁证相关范畴、形态、临床特征及其治疗策略,以期更好地满足临床需要。通过较为深入的研究,系统构建了郁证的诊疗体系,并提出"郁证脾胃病学"等学术观点,并在此基础上探索中医临证思维规律,以期为中医临床辨治及疗效评价提供了一系列新的思路与方法。

一、因郁致病与因病致郁

蒋健教授认为,凡是情志因素所导致的病证、凡是病证具有或伴有或导致出现情志变化的临床表现,具有气机郁滞病机特点的一类病证均可视作郁证,有关病证均属于郁证的范畴。所谓情志变化,是泛指除精神错乱以外的精神神经系统明显或不甚明显的障碍表现,包括但不限于现代医学的抑郁症、焦虑症、神经症等精神障碍类疾病。至于癫狂等具有精神错乱表现的病证,与郁证一般神志尚清晰、逻辑思维活动基本正常不同,不属于郁证范畴。

(一) 构建郁证诊疗体系:界定郁证形态,强调四诊要点,丰富治郁内涵

1. 郁证的形态　蒋健教授将临床郁证形态归纳为单纯郁证与病郁同存、因郁致病与因病致郁、显性郁证与隐性郁证、狭义郁证与广义郁证四类。

单纯郁证是指情志内伤所致功能性疾病,需通过实验室检查排除器质性疾病才可诊断;病郁同存是指郁证与器质性疾病(或病证)同时存在,包括器质性疾病与郁证有因果关联与无因果关两种情况。蒋健教授指出,病郁同存之"病",不仅指现代医学的疾病,也包括了头痛、肺胀、胃痞、湿阻、热入血室等中医病证之病。

因郁致病是指由情志不遂影响脏腑气血的一类病证;因病致郁是指由脏腑气血郁滞不通影响情志的一类病证。

显性郁证是指一般意义上的中医郁证,即由显露在外的七情所导致的临床容易辨认的郁证,如悲伤、抑郁、脏躁、百合病等;隐性郁证是指由并不显露在外的七情以及患者具有隐匿的郁证倾向的气质或人格特征所导致的临床不易察觉的郁证,如具有多思善虑、敏感多疑、易受暗示的郁证气质、人格特征和禀赋等。现代精神病学中形形色色的躯体形式障碍即是隐性郁证的典型表现。

狭义郁证是指一般传统意义上的郁证,大多属于单纯郁证和/或因郁致病的显性郁

证；广义郁证是相对狭义郁证而言的，除包括狭义郁证以外，还将病郁同存、因病致郁、隐性郁证均纳入到了郁证的范畴。

2. 郁证的临床特点与诊断　蒋健教授归纳郁证的临床特点如下：①功能性：可以神志、精神症状为主，无器质性疾病，但广义郁证患者可兼见器质性疾病（西医）或病证（中医）的相关临床表现；②多样性：临床表现多种多样，或可见情志异常，或可见躯体症状，躯体症状可以是诸如梅核气、失眠等狭义郁证的临床表现，亦可是一些诸如疼痛、乏力、胸闷、气短、纳呆等经各种实验室检查均无异常发现的躯体形式障碍表现，为现代医学中隶属于精神障碍范畴的"医学难以解释的症状"，更可以是精神、心理因素引起的各式各样的自主神经功能紊乱或失调的临床表现；③广泛性：临床表现可累及多脏腑、多系统；④怪异性：郁证某些临床表现十分怪异荒诞，不符合医学常识和逻辑，运用一般病理生理概念难以作出合理的解释；⑤复发性，当有一定强度的不良情志刺激，即可能引起疾病复发。

综上所论，属于广义郁证的病证及其临床表现十分广泛而多见，包括了精神神经障碍类疾病的各种躯体形式障碍、"医学难以解释的症状"及自主神经功能失调、各种怪症等，诸如阳痿、遗精、偏头痛、心悸、胸痹、脾胃病、痛经、口苦、小便频数、嗳气、脘腹痞胀、多汗、肢麻等看似平常的病证，都有可能属于广义郁证而需从郁论治。

在临床上要诊断出单纯郁证、显性郁证、狭义郁证并不难，难的是要诊断出隐性郁证与广义郁证。这就需要医者运用高超的四诊技巧，见微知著，从纷繁复杂的临床表现中把握各种郁证的蛛丝马迹。因此，在审视郁证形态及其临床表现特点基础上，探索适合郁证的四诊方法与要点，殊属必要。

郁证诊断的四诊方法与要点，具体如下：

（1）发病原因：因情志不遂发病或病情加重（隐性郁证表现为轻微的或不甚明显的或既往的七情损伤，隐匿的内心冲突、负性生活事件等）。

（2）情志类表现：精神抑郁、心烦易怒、悲伤欲哭等。

（3）体质禀赋和人格特质：多见于气郁质及多思善虑、易受暗示的性格特征者，具有一定的家族禀赋倾向。

（4）精神障碍类疾病：躯体化障碍、疑病症、躯体形式自主神经功能紊乱等躯体形式障碍等。

（5）四诊要点：①望诊：眼神忧郁哀伤或表情僵硬，默默状；②闻诊：唉声叹气、自主嗳气等；③问诊：具有"很久以前"（喜从多年前的病史开始详诉）"顷刻狂泻"（将海量病情信息倾吐于一时，内容碎片化）"重复唠叨""疑病过忧""答非所问"（无法直截了当、简明扼要地回答问题）"纷繁杂乱"（愁诉多样而广泛，分不清"主要不适"与"次要不适"或每次回答不一）"怪异症状"（症状怪异或不符合常识与逻辑）"阿是症状"（随医生问到何处，多有不适）等表现特点；④切诊：主要指体格检查与实验室检查，包括运用汉密尔顿抑郁量表、汉密尔顿焦虑量表等有关量表进行综合分析。

（6）诊断性治疗：经从郁论治有效，包括中西医药物及非药物治疗。

蒋健教授认为，望眼神是诊断郁证最为重要的方法；赋予"闻诊"新的内涵，即包括认真听取患者病情倾诉时所反映出来的心理性格禀赋特征；问诊与闻诊交叉融合，宜在建立医患信任的基础上由浅入深,重点了解患者有无"为情所伤"及既往病史和素质禀赋;切诊则融入量表分析的内容,现代医学的有关检查可属切诊范畴。

3. 郁证的治疗 蒋健教授临证治疗郁证重视疏肝理气解郁、养心安神定志。隐性郁证及广义郁证患者或许其肝气郁结、心神失养的临床表现并不明显或典型,但只要通过四诊辨识其郁证形态并把握郁证的本质病机,仍可运用或辅助运用上述治疗法则。由于郁证的临床表现具有功能性、多样性、广泛性、复发性、怪异性等特点,大多缺乏典型证候表现,给辨证论治带来一定困难,故需"圆机活法"。例如对于阳痿、遗精、小便频数等看似"肾虚"的病证,如能辨识患者的郁证形态,判断其为郁证的"变证",便不应机械教条地采用补肾益精方法进行治疗,而是抓住郁证的病机本质可以从郁论治或辅助从郁论治。

对于病郁同存者,蒋健教授强调病郁同治,指出"治病毋忘医郁,郁去则病易瘥;解郁毋忘疗病,病减则郁随轻",意即积极治疗其原发疾病或病证,患者的痛苦得到减缓,则继发于疾病或病证的郁证自能轻减;症状减轻对患者可起到良好积极的暗示作用,有利于患者树立战胜疾患的信心,从而有利于病情的改善。此外,强调心理咨询疏导疗法、精神分析疗法、催眠疗法、认知疗法和行为疗法等非药物治疗方法也是治疗郁证的重要手段,结合心理情志疗法,有益于患者郁证的缓解。

(二) 创郁证脾胃病学:症在脾胃,机在肝心,治需解郁

在上述郁证诊疗体系的基础上,蒋健教授进一步完整地提出了郁证脾胃病论的学术思想体系。

1. 郁证性脾胃病的概念及其分类 首先,蒋健教授将脾胃病分为非郁证性脾胃病与郁证性脾胃病两大类。后者又可进一步分成单纯郁证与病郁同存两种。

(1) 单纯郁证性脾胃病:实际是披着脾胃病外衣的郁证,即脾胃类症状乃是郁证的表现而已。情志因素作为其发病的主要原因,分别影响到肝、心、脾(心)的功能而发生了脾胃类临床表现,症状看似在脾胃,实乃肝、心、脾本经本脏的病变。肝病郁证、心病郁证、脾(心)病郁证本身即可出现脾胃类症状,即"症在脾胃,机在肝心,治需从郁"。众多古代医家早已认识到了这一点,如《医碥》:"思则气结。心有所存,神有所归,正气留而不行,为不眠,为中痞,三焦闭塞,为不嗜食,为昏瞀,为得后与气则快然而衰";《万病回春》:"临事不宁,眩晕嘈杂者,此心脾虚怯也"等。

(2) 病郁同存脾胃病:病郁同存脾胃病即脾胃病与郁证同时存在,包括肝胃同病、心胃同病、脾(心)胃同病。此所周知,不复赘述。

以上各种脾胃病的病因病机、脏腑病位及治疗原则有所不同(表1)。

表1 非郁证性与郁证性脾胃病的因机证治

脾胃病属性及形态		病因病机	脏腑病位	治疗原则
非郁证性脾胃病		外邪、饮食、劳倦	脾胃	调理脾胃
郁证性脾胃病	单纯郁证	情志病因	肝、心、脾(心)	从郁论治
	病郁同存	以上+情志病因	肝胃、心胃、脾(心)胃	病郁同治

蒋 健

2. 郁证性脾胃病的临床表现及诊断要点　郁证性脾胃病的临床表现由情志类表现和脾胃类甚或脾胃类以外的躯体表现所构成。根据肝病郁证、心病郁证、脾心病郁证的不同，情志类及躯体类表现有所不同。其常见临床表现举例（来源于古代文献归类）如下：①情志类表现：悲伤欲哭，默默，躁怒不常，烦扰不安，颜色沮丧，忧思抑郁，等；②脾胃类表现：反酸，嗳气，呕吐，恶心，嘈杂，纳呆，胃痛，胃痞，腹胀，腹泻，便秘，吐血，便血，噎膈等；③脾胃类外躯体表现：肝郁表现，如头痛，眩晕，耳鸣，目赤，口苦，乳房、胸胁、睾丸疼痛等；心郁表现，如心悸怔忡，胸闷，气短，不寐，多梦，健忘，目赤等；脾郁表现，如神疲乏力，嗜卧，气短气怯，心腹膨胀，疲惫倦怠等；其他表现，如寒热，自汗盗汗，肢瘦形凋等。以上所列仅是根据古代有关文献归纳的结果，实际临床表现更为繁杂多彩，不胜枚举。

由此，蒋健教授将郁证性脾胃病形态及其因机证治特征总结如下：

（1）单纯郁证性脾胃病：①发病原因：情志及气郁质禀赋内伤；②脏腑证候：肝（肝气郁结、肝火亢盛、肝气上逆），心（劳心伤神、心火亢盛、心虚不足），脾心（心脾虚怯、心脾血虚、心脾郁结）；③临床表现：肝、心、脾郁证＋脾胃类或脾胃外症状；④治疗方法：疏肝解郁，安神定志，健脾养心；⑤预后演变：因郁致病（脾胃病或其他病证）。

（2）病郁同存脾胃病：①发病原因：情志及气郁质禀赋内伤＋外邪、饮食、劳倦；②脏腑证候：肝胃（肝气犯胃，肝胃不和），心胃（心病及胃，心胃不和），脾胃（脾心病及胃，脾胃不和）；③临床表现：肝、心、脾郁证＋脾胃类或脾胃外症状＋脾胃病或脾胃病外症状；④治疗方法：疏肝解郁，安神定志，健脾养心＋调理脾胃；⑤预后演变：因病（脾胃病）致郁。

其核心要点为，单纯肝病郁证、心病郁证、脾心病郁证本身即可产生脾胃类症状，实乃是肝、心、脾本经本脏的病变，并非真是脾胃病所导致。

肝病、心病、脾心病单纯郁证的临床表现通常由情志类症状与躯体类症状（通常属于隐性郁证与广义郁证的表现）组成，当躯体类症状主要由脾胃类症状构成时，即为郁证性脾胃病；同理，当躯体症状主要由诸如惊悸气短、胸闷胸痛心病症状构成时，即为郁证性心病。

郁证性脾胃病与非郁证性脾胃病可兼夹存在或互相转化。

郁证性脾胃病的诊断需要考虑以下四点：①脾胃病是否由情志因素或气郁质禀赋内伤所诱发或加重？通过郁证的四诊特点即可检出郁证；郁证性脾胃病是披着脾胃病外衣的郁证（披衣郁证），患者除了脾胃类表现外，只要具备郁证诊断的四诊方法与要点中的任何一项，即可拟诊为郁证性脾胃病。②脾胃病是否伴有情志类表现及脾胃病以外的躯体类广义郁证、隐性郁证表现？③脾胃类表现是否显得怪异或不合常情常理，即是否能够排除器质性胃肠疾病（病郁同存除外）或是否完全能够以器质性胃肠疾病进行合理解释？为此需要通过相关实验室检查进行排除性诊断。④脾胃病是否从郁论治或辅助从郁论治更加有效？

具备以上第①项至第③项中任何一项，便可拟诊；具备第④项，便可确诊。

郁证性脾胃病多见于现代医学精神心理因素相关的功能性胃肠病如功能性消化不良、功能性排便障碍、精神心理障碍类疾病如抑郁症、广泛性焦虑障碍、躯体形式障碍、疑病症等，以及伴有精神心理障碍或其诱发加重的器质性胃肠病如胃食管反流病、消化性溃

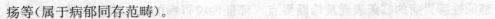

疡等(属于病郁同存范畴)。

3. 郁证性脾胃病的治疗　请见"临床经验"部分。

二、临证思维需辨证候与病证异同

中医学将辨证论治作为基本特点之一,是中医学诊疗疾病的特色优势所在。蒋健教授认为,基于中医临床实践,区别中医证候与病证异同,明确针对证候、病证辨证论治的形式、内涵差异,辨证中所隐藏着的辨病用药,及基于上述观点的中医临床证候与病证的疗效评价方法,是进一步提高临床疗效、扩大中医治疗范畴、科学客观评价中医疗效的需要。

(一) 证候与病证的概念及异同

蒋健教授强调,中医证型(证候)包含两个概念:证候与病证。证候是由一组具有内在联系的症状(包括舌、脉象)组成,症状群出自相同的病机,无明确的主症、次症可分,提示机体处于某种状态(或体质)。如肝阳上亢证、痰湿内蕴证、肝肾阴虚证以及小柴胡汤证等。病证则是由一群具有内在联系的症状(包括舌、脉象)组成,症状群出自相同的病机,但有明确的主症、次症可分。主症是一个症状,提示疾病;主症以外的其他一系列次症构成证候,提示某种疾病处于某种状态(或体质)中。如头痛(主症/病)可分别处于风寒外袭、肝阳上亢、肾虚、痰浊、瘀血的状态(由一组次症构成证候)中;泄泻(主症/病)可分别处于湿热下注、食滞肠胃、脾胃虚弱的状态(由一组次症构成证候)中,等等。

区分证候与病证是临床实际的需要。依据病、证存在与否,临床可见以下三种情况:①"有证无病",是指单纯的中医证候,但无明确的中医之病;②"有病无证",是指患者虽有中医之病,如咳嗽、便秘、腰痛等,但除主症以外无其他临床表现,缺少构成证候判断的必要信息(有时舌、脉象也难以成为有效的诊断线索),这种情况在临床并不少见;③"病证兼备",指既有中医之病又有中医证候。

根据证候与病证临床表现典型性与否,二者又可进一步划分为典型与非典型两类。并针对"病证兼备"时病、证二者间是否存在逻辑关系,提出"病证相合""病证分离"的概念。"病证相合",即病与证具有相对特异性的内在联系,病证病机互属。如肝阳上亢型头痛,脾胃虚弱型泄泻,心血瘀阻型胸痹之类。"病证分离",即病与证缺乏相对特异性的内在联系,病证病机互不相属。如泄泻患者具有心血瘀阻的证候表现,胸痹患者具有肝阳上亢的证候表现,以及兼见脚癣瘙痒与痔疮出血,诸如此类。

当然,中医证候与病证可以互相转化。病证经治疗后主症消失,可转化为证候;证候出现动态变化,主症显现,则转化为病证。

(二) 辨证论治中潜藏辨病治疗

针对中医证候或病证的辨证论治,不论其形式抑或内涵,均存在一定差异。

针对典型证候的辨证论治:根据证候辨识病机、确立治疗原则,选择相应方剂。如肝阳上亢证候治以平肝潜阳,用羚羊钩藤汤、镇肝熄风汤或天麻钩藤饮;痰湿内蕴证候治以化痰祛湿,用二陈汤、平胃散或温胆汤;肝肾阴虚证候治以补益肝肾,用六味地黄丸或麦味地黄丸;少阳枢机不利治以和解少阳,用小柴胡汤。通过辨证治疗以调整患者的状态或纠正其体质偏颇。针对证候的辨证论治,可弥补西医面对患者"各种不适、无病可查(可治)"

的不足,突显出中医的特色所在。

针对病证的辨证论治:根据病证辨识病机、确立治疗原则,选择相应的方剂,但方剂中必定含有针对"病(主症)"的治疗用药。如头痛病,虽然有外感与内伤之分,风寒头痛用川芎茶调散、风热头痛用芎芷石膏汤、风湿头痛用羌活胜湿汤、血虚头痛用加味四物汤,瘀血头痛用通窍活血汤,均属于辨证论治。但不难看出,在这些看似不同的辨证治疗的方剂中大都含有川芎,川芎乃治疗头痛病的特效性、专属性药物,不妨可以看作是属于辨病用药。类似这种情况并非偶然的巧合,在病证的辨证治疗中比比皆是。再如泄泻,虽有外感、内伤之分,伤食泄泻用保和丸、湿热泄泻用葛根芩连汤、寒湿泄泻用藿香正气散、脾虚泄泻用参苓白术散、肝郁脾虚泄泻用痛泻要方,但在这些看似不同的辨证论治方剂中或多或少都含有白术、茯苓、葛根等健脾止泻药或神曲、山楂、麦芽等消食和胃药或芩、连等苦寒坚阴药(清利湿热以调整肠道菌群)。这些药物主要用于治疗泄泻之病,而其他药物则在于治疗泄泻病所伴随的证候。如果只是强调辨证论治而忽略了辨病用药,就会影响疗效。如果治疗肾阳虚衰型五更泻只用四神丸而忘却"泄泻无不由脾胃"的根本病机,不使用健脾止泻药物,即便肾阳虚证候有所改善,泄泻之病可能仍无明显好转。由此可见,针对中医病证的辨证论治实际隐藏着辨病用药,方剂的用药组成实际是辨证与辨病相结合的产物。

由此,蒋健教授提出:针对中医证候的辨证论治是真正意义上的辨证论治;而针对中医病证的辨证论治,则在辨证论治中往往隐藏着辨病用药观,由于辨病用药往往藏匿在辨证论治用药群之中,具有"隐匿性",不易被窥破,故极易被忽略,蒋健教授称之为"辨证论治中潜藏辨病治疗"。其进一步提出"真性辨证论治"与"假性辨证论治"概念:"真性辨证论治"适用于病证兼备之"病证相合"者,由于病与证的病机互属,治疗时辨证用药与辨病用药之间具有内在逻辑关系,如以上所举泄泻与头痛证治,初看属单纯辨证论治,但方中均有某些凌驾于证型之上的"专药"发挥治病作用,辨证中含有辨病治疗的药物。"假性辨证论治"适用于病证兼备之"病证分离"者,由于病与证病机互不相属,治疗时需要确立不同的治疗原则(方法)及用药,以便分别兼顾到病与证(或病与病、证与证)。如阴虚盗汗患者兼有食积不化,用当归六黄汤合保和丸加减治疗,此之类也。

中医证候与病证概念及其治疗异同详见表2。

表2　中医证候与病证概念及其治疗异同

	证型类型		主症	病机(症状群及舌脉)	治疗方法
证候	典型证候		不明确	相同或相关	真性辨证论治
	非典型证候		不明确	不同或不相关	假性辨证论治
病证	典型病证	病证兼备 (病证相合)	明确	相同或相关	真性辨证论治(含辨病治疗)
	非典型病证	病证兼备 (病证分离)	明确	不同或不相关	辨病论治＋假性辨证论治
		有病无证	明确	无/不明确	辨病论治(含审因论治)

尤对于非典型病证之有病无证者,因其仅有主症/病,而无证可辨,其治疗当以辨病论治为主。中医药学在长期发展过程中所总结出的各种"圣药""要药""专病专方或专药",即乃治病之药,属辨病论治。如"头痛要药"川芎、"疮家圣药"连翘、"补血调经要药"当归、"排石要药"金钱草、"平喘要药"麻黄、"退黄要药"茵陈、"杀虫要药"使君子以及"抗阿米巴原虫和疟原虫要药"鸦胆子等,不胜枚举。

承认中医可以辨病治疗,有利于扩大中医药的治疗范畴,对于中药新药研发,亦有积极的意义。当代所研发的中药新药,即不少属于辨病用药或专病专药。如从传统抗疟草药黄花蒿中分离出来的抗疟新药青蒿素,从当归芦荟丸中青黛分离提取的有效成分靛玉红用于治疗慢性粒细胞白血病,黄连素治疗细菌性胃肠炎、痢疾,金钱草总黄酮治疗尿路结石,垂盆草保肝降酶,水蛭治疗脑卒中,蒲黄、红曲治疗血脂异常等。

(三) 确立中医证候与病证的疗效评价方法

中医临床很多情况下,患者诸多症状的改善并不完全意味着疾病的痊愈或好转。目前对中医证候的疗效评价采用主症与次症疗效分别评价的方法,但需要注意的是,划分主症与次症有时是相当困难的,即便主症改善,证候可能依然存在。

清晰理解中医证候与中医病证的概念,亦有助于科学、客观地评价其疗效。

蒋健教授根据两个要素(病与证)不同将典型病证疗效评价分为以下四种结果(以肾阳虚五更泻为例):①病与证均愈(好转):如泄泻止,肾阳虚证消失(病-证-)。②病与证均未愈(好转):泄泻未止,肾阳虚证也未消失(病+证+)。③病愈证未愈(好转):泄泻止,但肾阳虚证未消失(病-证+)。④证愈病未愈(好转):肾阳虚证消失,但泄泻未止(病+证-)。

而痊愈与好转的评价,蒋健教授提出典型证候临床疗效评价的"四个要素"(Q、S、D、R)与"N种结果"。所谓"四个要素",即症状数目减少(Q,quantity),症状程度减轻(S,severity),症状持续时间减少(D, duration)及症状发作次数减少(R,relapse)。所谓"N种结果",即Q,Q+S,Q+D,Q+R,Q+D+R,Q+S+D+R······的N种组合与结果。

以清点症状数目的减少(Q)为例,根据构成证候判断的依据(症状),清点症状减少的数目也是可选的评价方法,如经过治疗以后,肝肾阴虚的症状数目减少到不再足以构成此证候的判断,即可视为有效。

临 床 经 验

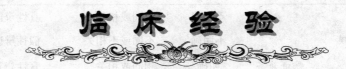

一、郁证性脾胃病治疗经验

与非郁证性脾胃病需调理脾胃不同,郁证性脾胃病如属单纯郁证者需从郁论治;如属病郁同存者需病郁同治。从郁论治包括非药物情志治疗和药物解郁治疗,包括从肝论治、从心论治、从脾（心）论治。

蒋健教授常用方药包括：①肝病：肝气郁结者，处以逍遥散、小柴胡汤、柴胡疏肝散等疏肝解郁；肝郁化火者，处以清肝解郁汤、泻青丸、龙胆泻肝汤、丹栀逍遥散、左金丸等清肝泻火；肝阴（血）不足者，处以一贯煎、酸枣仁汤补益肝阴（血）；②心病：心气血不足者，处以四物汤、当归补血汤、养血四物汤、天王补心丹等补养心血；心火（阳）郁结者，处以莲子清心饮、升阳散火汤、导赤散、栀子豉汤等清心解郁；心神失养者，处以柏子养心丸、安神定志丸、朱砂安神丸、甘麦大枣汤等养心安神；③脾心病：心脾血虚者，处以归脾汤、寿脾煎、五福饮、七福饮、滋阴健脾汤等补心益脾；脾气郁结者，处以枳术丸、木香化滞汤、紫苏子汤、消痞丸等行气开郁；心脾虚火者，处以调脾抑火汤等调脾抑火；脾阳虚弱者，处以温胃饮、神香散等温中行气。

蒋健教授在具体运用从郁论治时遵循以下四原则：①药物疗法与情志疗法相结合，重视并辅助运用劝说开导等心理疗法；②解郁治本与脏腑定位结合，即根据病机类型分别侧重解肝郁、解心郁、解脾郁；③辨证论治与辨症论治相结合，即根据郁证辨证论治的基础上，结合脾胃病泄泻、便秘等主症选方用药；④从郁论治与从痰瘀论治相结合，勿忘化痰化瘀。痰瘀也是郁证的常见病理产物与病因，隶属于从郁论治的范畴。如属病郁同存，从郁论治应与调理脾胃相结合。

自古有"怪症从痰论治""怪症从瘀论治"的提法，蒋健教授首创提出了"怪症从郁论治"，并认为"怪症从痰论治"与"怪症从瘀论治"其实属于"怪症从郁论治"的组成部分。蒋健教授通过系列郁证发微研究发现，痰湿和瘀血经常可以是郁证的病理产物，反过来又成为郁证的病因病机。另一方面，出现怪症乃是郁证的一大临床特点（怪衣郁证），因此常需从郁论治。尤其当怪症难以按一般方法辨证论治或按一般辨证论治罔效时，可以试行从郁论治，包括从痰论治和从瘀论治。蒋健教授从痰论治与从瘀论治治疗郁证脾胃病及郁证脾胃病怪症的常用方药，涉及：越鞠丸、导痰汤、顺气导痰汤、半夏厚朴汤、半夏生姜汤等理气化痰类；痰火越鞠丸、清郁二陈汤、化痰清火汤、温胆汤、清痰丸、蒿芩清胆汤等清热豁痰类；以及七气汤（《全生指迷方》）、积气丹、抵挡汤、加味四物汤、开郁逐瘀汤、诸逐瘀汤等活血化瘀类。

[病案举例]

例1. 吴某，男，72岁，2015年8月21日就诊。

主诉：嗳气一年。患者一年前出现嗳气，日间偶有，多在晚上九点左右连续发生，嗳后得舒，伴反酸。2015年1月9日于瑞金医院行胃镜检查，示：胃体息肉（已摘除）；反流性食管炎（LA—B），食管裂孔疝；慢性浅表—萎缩性胃炎。顷诊，患者自主嗳气，与其交流，患者一直沉浸于描述自己的病情，答非所问，反复叙述病情进展及表达其担忧之情。未见其他特殊不适。经追问，患者自述平素脾气较古怪，人际关系一般。舌暗红，苔薄，舌下静脉迂曲，脉细弦。中医诊断：郁证嗳气；证属肝气郁结，胃气上逆；治以疏肝理气解郁、养心安神为主；处方：柴胡12g，香附12g，白芍30g，炙甘草12g，郁金12g，桂枝12g，半夏12g，厚朴9g，黄芩9g，生龙骨30g，生牡蛎30g，党参12g，远志9g，菖蒲12g，麦冬12g，五味子9g，14剂。

二诊(9月8日)：患者自述自主嗳气仍有(但刻下无法嗳出)，反酸偶见，咽中有痰，舌暗红，苔薄，脉细弦。患者补充他院曾诊断其为"隐匿性忧郁症"，未经治疗。

处方：柴胡12g，当归12g，白芍30g，炙甘草12g，枳实12g，茯苓15g，茯神15g，炒白术9g，薄荷(后下)6g，厚朴9g，半夏12g，旋覆花10g，7剂。

三诊(9月15日)：上药后，晚间嗳气减轻大半，二便调，寐可，舌淡红，苔薄，脉细弦。

处方：柴胡12g，白芍30g，炙甘草12g，枳实12g，半夏12g，厚朴9g，茯苓12g，茯神12g，菖蒲12g，远志9g，黄芩12g，生龙骨30g，生牡蛎30g，郁金12g，麦冬12g，五味子9g，7剂。

四诊(9月22日)：初诊至今嗳气减轻七成，日间几止，晚上偶有，纳寐可，舌脉同上。

处方：柴胡12g，枳实12g，黄芩12g，半夏12g，白芍30g，炙甘草12g，茯苓15g，茯神15g，远志9g，菖蒲12g，生龙骨30g，生牡蛎30g，麦冬12g，五味子9g，14剂。

五诊(10月6日)：晚间嗳气仍有反复，得嗳则舒，顷诊可自主嗳气，舌脉同上。上方去枳实、黄芩，加酸枣仁12g，合欢花12g，厚朴花6g，7剂。

六诊(10月13日)：嗳气进一步减轻，舌脉同上。

处方：柴胡12g，半夏12g，党参12g，黄芩9g，甘草6g，大枣10枚，桂枝12g，白芍12g，生铁落(先煎)15g，菖蒲12g，远志6g，茯神30g，酸枣仁12g，生龙骨30g，生蛎牡30g，麦冬12g，五味子9g，14剂，以巩固疗效。

上药后患者嗳气进一步改善，后于蒋健教授处以上方加减调治半月余，病情稳定。半年后随访，患者自诉目前嗳气症情轻微，对日常生活几无影响，遂未再就诊。

按语：本案患者嗳气可受自主意志控制，嗳后则舒，与饮食无明显关联，且患者就诊时反复描述自身病情所苦，答非所问，加之平素脾气较古怪，人际关系一般，符合郁证性嗳气的范畴。初诊以柴胡疏肝散合安神定志丸加减，未予制酸剂，嗳气减轻的同时，反酸亦较前缓解；二诊以逍遥散加减治疗，嗳气减轻大半；三诊、四诊继续疏肝解郁、安神定志；五诊更加酸枣仁、合欢花、厚朴花行气解郁，嗳气进一步减轻；六诊予小柴胡汤续以巩固疗效。本案仅从肝从郁论治嗳气，收效较佳，印证了单纯郁证嗳气的存在。

例2. 毕某，女，62岁，2016年2月19日初诊。

主诉：反酸两年。患者两年前因饮食不适出现反酸，后反酸反复发生，自诉与饮食、睡眠有一定关系。既往有糜烂性胃炎病史，具体病程不详，胃镜报告未见。顷诊反酸，伴见胃脘部隐痛，无恶心呕吐、纳差，大便二三日一行，质干硬，小便可，长期睡眠不佳，易惊醒，平素多思多虑。舌淡红，苔薄，脉细弦。中医诊断：郁证反酸；证属肝郁犯胃；治以辛开苦降、制酸止痛、疏肝解郁安神。

处方：半夏12g，党参10g，黄芩12g，黄连9g，吴茱萸3g，干姜6g，煅瓦楞40g，莱菔子15g，枳实12g，火麻仁15g，夜交藤30g，合欢皮15g，酸枣仁15g，14剂。

二诊(3月4日)：服上药后反酸、胃部隐痛止，便软易解，睡眠较前亦有改善，患者颇为欣喜。顷诊上脘痞胀，多食更甚，未见其他特殊不适。舌淡红，苔薄，脉细弦。

处方：半夏9g，党参9g，黄芩6g，黄连3g，干姜6g，甘草12g，莱菔子15g，枳实12g，火麻仁15g，夜交藤30g，酸枣仁15g，合欢皮15g，桂枝15g，白芍15g，7剂。

三诊(3月11日)：上药后胃脘部痞胀好转，反酸、胃部隐痛未见反复，舌脉同上。原方14剂,以进一步巩固治疗。

按语:本案患者平素多思多虑,长期睡眠不佳、易惊醒,考虑郁证体质;患者反酸两年,反复发作,伴胃脘隐痛、大便难,当属郁证性脾胃病病郁同存类,以半夏泻心汤配伍莱菔子、枳实、火麻仁行气通便,夜交藤、合欢皮、酸枣仁疏肝解郁、养心安神,共奏调理脾胃、解郁,疗效较为满意。

二、非郁证性脾胃病治疗经验

(一) 导滞通腑,上病下治

消食导滞通腑法,融合消食和胃与通便泻腑之法,将消食药与泻下药合于一方,使之不仅有消食导滞之功,且具行气通腑之效,从而使大便通利、积滞消除,达到调畅脾胃气机的目的。本法代表方有木香槟榔丸、枳实导滞丸、四磨汤、五磨饮子等,主治食积证或痢疾,症见脘腹胀满疼痛,大便秘结或里急后重,赤白痢疾,舌苔黄腻,脉沉有力。由此可知,消食导滞通腑法,主要是针对肠腑积滞的病机而设。

然而,由于胃与大肠相连,同属于腑,协同发挥传化水谷的作用,胃肠处于不断地受纳腐熟、传导和排泄糟粕的过程,虚实更迭,通而不滞,故前人强调"六腑以通为用""六腑以通为补""胃宜降则和"。因此,虽然嗳气、胃痞、胃痛等症属于中焦脾胃病的表现,若其病机根本在于有积滞停留于下焦肠腑,浊阴不降,气机紊乱而致使脾胃病症状丛生,若灵活运用消食和胃法与行气导滞通腑法,使肠腑通畅、胃气得下,脾胃气机调畅,则可收事半功倍之效。此属"上病下治"方法,充分体现了中医脏腑整体观念的优势。蒋健教授临证中常以此法治疗以胃腑为主而非以肠腑为主的病证,亦可取得良好的疗效。

消食导滞通腑法,由消食理气和胃与导滞通腑两类药物组成,故具体运用时应注意处方的侧重点。一般而言,若病位主要在胃,症状表现为胃脘堵塞,食后为甚等,以保和丸消食和胃为主;若病位在胃与肠,脘胀嗳气泛酸,隔日大便,以枳实消痞丸兼顾消食和胃与导滞通腑;若病位偏重在肠,腹满痞胀,便秘,以木香槟榔丸导滞通腑为主。

针对患者的临床具体表现,消食导滞通腑法有不同的内涵,包括苦寒攻下,泄热通便,药用黄芩、生大黄等;顺气导滞,通畅大便,如厚朴、木香、槟榔、大腹皮等;润肠通便,如火麻仁、郁李仁等;宣泄肺气,通调大便,如紫菀、款冬花、桔梗等;益气或温中通便等。

蒋健教授提醒,临证运用本法需谨防通腑太过而致脾胃受损、正气耗伤。治疗中需密切观察患者病情变化及排便情况,随时调整相关药物及其分量。

[病案举例]

薛某,男,52岁,2010年3月19日就诊。

主诉:近4~5年每日嗳气异常频繁,连连不休,音声洪亮。患者曾服3月余中药及多潘立酮等,症情未见明显改善。顷诊自觉气自胃中上冲,无法抑制,每日白昼至少持续嗳气7~8个小时,仅在夜间睡眠时不嗳气。伴胃胀,纳呆,口臭,大便日行2~3次,量少而有不尽感,舌淡红,苔中根黄,脉细弦。未发现患者有明显心理障碍或情绪抑郁的迹象。胃镜检查示慢性胃炎。嗳气属于肠腑积滞,胃气上逆;治宜和胃降逆、导滞通肠;处方以旋覆代赭汤和木香槟榔丸加减:旋覆花10g,代赭石15g,柿蒂15g,刀豆子12g,橘皮12g,半夏15g,木香15g,槟榔15g,青皮12g,枳实15g,莱菔子15g,牵牛子15g,生大黄5g(后下),10剂。

二诊(3月30日):患者服上药至第2剂,持续数年的频繁嗳气戛然而止,大便减少至每日1~2次,通畅且成形;服至第4剂药后,嗳气又有所回复,嗳气较初诊总体减少四成左右。效不更方,原方加白芍60g,甘草20g,柴胡12g,当归12g,7剂。

三诊(4月13日):嗳气减少九成,程度较前明显变轻。从每日白昼至少持续嗳气7~8个小时,减至目前1天的嗳气量加在一起,仅有半小时左右。胃胀、纳呆、口臭等症均有明显改善,现食欲增加,大便1日1~2次,量多而成形,精神状态佳。今增诉平素痰多,舌淡红,苔白腻,脉细弦。初诊处方去牵牛子,加苍术12g,白术12g,茯苓12g,厚朴12g,连翘30g,予14剂以巩固疗效。

按语:嗳气病机主要由脾胃升清降浊功能失常,导致胃气上逆。治疗一般可选用旋覆代赭汤、橘皮竹茹汤、丁香柿蒂散等和胃降逆的方剂。观本案之前所接受的中医治疗,不出和胃降逆之法,但经治三月周效,何哉?正如《景岳全书》曾经指出:"嗳气多由滞逆,滞逆多由气不行"。所谓"滞逆"也者,可以理解为肠腑积滞不去导致胃气不降反而上逆。本案嗳气长达数年,每日嗳气持续7~8个小时,症情异常顽固。因此,治疗时若一味固守和胃降逆,必将无功而返。本案处方在降胃气之逆的同时,注意导滞通腑,积滞去而肠腑通,胃气自可降,所谓"上病治下",标本兼治,所以取效。

(二)胰腺病亦脏亦腑,分期论治

中医古代脏腑学说理论唯独未涉及胰腺。尽管《难经》论"散膏"之形态以及李东垣《脾胃论》论脾掩太仓(胃)、李梴《医学入门》论脾(黄庭)居中脘之解剖位置似胰,但对胰腺的生理病理均论焉不详。至于近代学者持胰当脾之论居多,亦有失偏颇。

蒋健教授根据胰腺的生理病理,认为胰腺既有脏的特点又有腑的特点。一方面,由于胰腺有促进消化的作用,是以古今学者多将胰腺的病理生理功能主要归之于"脾",具有"脏"的功能特点;另一方面,蒋健教授认为,由于在解剖上胰腺管与胆总管汇合,共同开口于十二指肠乏特氏壶腹部,使得胰腺又具有"腑"的功能特点。其内分泌系统属于"脏"的功能,外分泌系统属于"腑"的功能。

因此,胰腺脏的特点主要类似于脾,其腑的特点则分别类似于胆、肠、胃。基于胰腺亦脏亦腑的特点,中医治疗胰腺疾病需要紧密联系脏腑理论切入。

提出从脏腑论治胰腺病这一学术观点的意义在于,即使缺乏相应的临床表现,导致难以进行常规辨证论治,"从脏腑论治胰腺病"的观点有助于提高中医药治疗的针对性并提高临床疗效。

据此,根据胰腺疾病不同种类、不同病期、不同临床表现,或从脏治、或从腑治、或从脏腑并治,或先脏治而后腑治,或先腑治而后脏治。如糖尿病可按"脏"病论治;急性胰腺炎或慢性胰腺炎急性发作期,临床以实证热证为突出,需要按照"六腑以通为用"的原则,按"腑"病来进行治疗,疏肝利胆,通腑泄热;慢性胰腺炎稳定期及急性胰腺炎恢复期则多为虚证或虚实夹杂证,表现为乏力、消瘦以及腹痛、腹胀、腹泻、食欲下降、恶心等一系列症状,可属脏证或脏腑夹杂证,当从脏论治、健脾为主或脏腑并治、攻补兼施。

从腑论治主要是指通腑攻下、清热解毒、活血化瘀，还包括消食导滞、理气和胃、利胆退黄；从脏论治主要是指健脾益气，还包括疏肝理气、清利肝胆湿热；脏腑并治，则是以上治疗原则与方法的综合运用。

蒋健教授从腑论治喜用大柴胡汤。非不用承气汤类，乃因急性胰腺炎发病初期及极期患者多前往西医或急诊科就治，普通中医内科门诊较少遭遇罢了。如遭遇，必急以大黄、芒硝类泻下药内服外敷为治。蒋健教授还善于配合运用活血化瘀和清热解毒利湿类方药，方如大黄牡丹汤、薏苡附子败酱散、龙胆泻肝汤、四妙丸等。其中，热解毒药喜用大剂量蒲公英、金钱草（30～60g）。重视利胆通腑，药如金钱草、柴胡、郁金、木香、枳实、白芍、莱菔子等，认为利胆通腑药物有利于胰液排出，以减轻胰腺自身消化炎症。从脏论治胰腺炎则主要是运用四君子汤、六君子汤加黄芪健脾益气，辅以二陈汤、平胃散化湿，保和丸消食助运，着意于提高脾运功能，扶助正气以增强免疫抵抗力，有助于预防、减少或减轻胰腺炎的复发，缩短病程，尽快恢复患者健康。除了健脾化湿、消食助运以外，从脏论治当还包括治肝，具体有疏肝理气、清利肝（胆）湿热等。

[病案举例]

刘某，男，54岁，2007年11月20日初诊。

患者于今年9月突发急性胰腺炎。9月26日行CT检查提示：肝内胆管扩张，胆囊增大；胰头增大，胰头及胰尾密度不均；十二指肠壶腹部见管壁不均匀增厚，向上延伸至幽门，考虑转移；脾脏增大，腹膜炎症。肝功能检查正常。经西医治疗后，病情减轻。10月24日复查CT："胰头增大，胰周渗出，考虑肿块型胰腺炎。"顷诊中脘时觉痞满，按之略痛，大便干燥，每日1次，余无不适。舌质嫩红，苔薄白腻，脉细弦。证属实热内结；治宜通腑泄热，渗湿散结；大柴胡汤合薏苡附子败酱散加减：

柴胡12g，白芍15g，黄芩15g，半夏12g，枳实12g，生大黄10g（后下），大枣10枚，蒲公英60g，败酱草30g，薏苡仁30g，7剂。

二诊（2007年11月27日）：大便仍干燥，中脘痞满未减。经询问得知患者生大黄未按医嘱"后下"。原方生大黄增至15g，嘱"后下"，煎煮1～2分钟即可；再加党参15g，黄芪15g，白术15g，茯苓15g，7剂。

三诊（2007年12月4日）：药后大便每日1～2次，心下无痞满，按之亦不痛。上方生大黄减为10g（后下），再加丹皮10g，桃仁10g，14剂。

此后，以上方维持治疗至12月27日，复查CT示：胰头肿块明显缩小，炎症明显好转。

按语：本案虽然急性胰腺炎极期已过，但仍在急性末期而需用大柴胡汤内泻热结。薏苡附子败酱散原为治疗肠痈方，取其清热解毒、渗湿散结作用，以针对胰头增大、胰周渗出的肿块型胰腺炎及其后遗腹膜炎症。三诊再所加药物又构成大黄牡丹汤以加强化瘀散结作用。经过中医治疗以后，"胰头肿块明显缩小、炎症明显好转"。本案提示中医治疗急性胰腺炎后期可以发挥特长。从二诊开始以四君子汤以顾护中州，祛邪不忘扶正，为恢复期健脾治脏做好铺垫。

(三) 首创"滞泄",通止兼施

中医有关大便异常的病证主要有便秘、泄泻、痢疾三种:便秘指排便困难、排便次数减少,泄泻指便次频繁、大便溏薄,痢疾指腹痛、黏液脓血便、里急后重。除了便秘、泄泻、痢疾以外,蒋健教授对临床上所存在"第四种大便异常"颇为重视。其临床特征为:①大便次数增多,每日至少二次或以上,甚至可多达十数次以上,具有泄泻便次频多的特征;②同时兼见排便困难,难以排尽,伴有不尽感,即既具有便秘便艰的特征,又具有痢疾里急后重的特征。以上两项即为本病证诊断之必备项目。至于大便性状则不拘,或正常、或硬、或松散、或溏薄、或伴有黏液黏冻,部分患者或可伴有腹胀、腹痛、肠鸣等症。

假古人称痢疾为"滞下"的前鉴,为表达方便起见,蒋健教授将这种"第四种大便异常"暂命名为"滞泄"。"滞"者,指大便欠畅不尽;"泄"者,指便次频多。

历代医家论述便秘、泄泻(霍乱)、痢疾颇详,但鲜见涉及"滞泄"病证。唯张子和在《儒门事亲》中有以下生动而有趣的记载:"太康刘仓使,病大便少而频,日七、八十次,常于两股间悬半枚瓠芦,如此十余年。戴人见之而笑曰:病既频而少,欲通而不得通也。何不大下之? 此通因通用也。此一服药之力。乃与药,大下三十余行,顿止。"其描述的证治正与"滞泄"的特点相合,"通因通用"法是治疗"滞泄"最为常用的方法。究之于临床,诸多现代医学疾患可以表现为"滞泄"病证的特征,常见有肠道炎症、肠道肛门良、恶性肿瘤占位病变,肛门、盆底病变,功能性肠病等,其机制涉及肠道功能紊乱、炎症或异物刺激以及精神因素。

可见,古今在临证实践中都已认识到了"滞泄"的客观存在,蒋健教授总结其病机及相应治疗原则涉及:①脾肾亏虚(如直肠黏膜脱垂)可采用健脾补中益气或益肾方法治疗,代表方如六君子汤、补中益气汤或肾气丸;②肝气郁结侮土,影响脾胃升降以致肠道功能失常(如精神因素造成自主神经功能失调)可采用疏肝解郁理气方法治疗,代表方如逍遥散、痛泻药方;③血瘀停留(如肿瘤、异物刺激)可采用活血化瘀方法治疗,代表方如血府逐瘀汤;④湿热蕴结(如肠道炎症、感染、菌群失调)可采用清热解毒利湿方法治疗,代表方如黄芩汤、白头翁汤;⑤肠垢糟粕积滞(如宿粪异物内留)可采用消食导滞通腑(通因通用)方法治疗,代表方如保和丸、木香槟榔丸、枳实导滞丸。

虽然"滞泄"病机有虚有实,当分而治之;虚实夹杂,当扶正祛邪。由于本病证在临床以胃肠积滞、肠道湿热之实邪居多,故消食导滞通腑法(通因通用)和清利肠道湿热法是诸法中最为常用、最为重要的治疗方法。当然,蒋健教授指出,强调消食导滞通腑(通因通用)与清利湿热的重要性,并非排除健脾益肾、疏肝解郁、活血化瘀、化痰逐饮等治疗"滞泄"可以选择的其他方法,临证可在扶正、祛瘀等法基础上联合运用上述两法进行治疗,注意根据患者虚实等病机兼杂状态调整用药比例及剂量即可。

[病案举例]

何某,男,65 岁。2011 年 5 月 3 日就诊。

主诉:腹泻,每日约 3~4 次,质稀不成形,伴大便不尽感,时有嗳气。舌红,苔黄腻,脉细弦。肠镜示:直肠、乙状结肠炎。证属肠腑积滞;治拟消食通腑。

处方:木香 12g,槟榔 12g,青皮 12g,陈皮 12g,半夏 12g,六神曲 12g,焦山楂 12g,肉豆蔻 12g,白豆蔻 12g,炮姜 12g,白芍 15g,凤尾草 30g,仙鹤草 30g,连翘 12g,7 剂。

二诊(5 月 10 日):大便减为每日 1~2 次,质稀仍不成形,仍有大便不尽感,舌脉同上。处方在理气导滞基础上再加清热解毒。

木香 15g,槟榔 15g,枳实 15g,厚朴 12g,地榆 15g,椿根皮 15g,马齿苋 15g,连翘 30g,败酱草 20g,7 剂。

三诊(5 月 17 日):大便保持每日 1~2 次,质时稀时始成形,稍有不尽感,舌脉同上。原方加制大黄 5g,黄芩 15g,7 剂。

四诊(5 月 24 日):大便每日 1~2 次,未见明显不尽感。

按语:本案患者系直、结肠炎症,治疗前大便次数多且伴不尽感,但便质反溏。虽处方药物在初诊 14 味、在二诊 9 味、在三诊 11 味,但导滞通腑和清热解毒的作用显然一诊强似一诊,先通其肠道积滞,继之配合清利肠道湿热。患者肠道积滞得以开通,肠道湿热(炎症)得以减轻,故病情得以缓解。

(四) 五更泄泻,健脾为要

"五更泻"病名由来已久,又名五更泄、晨泄、瀼泄,是指黎明前发生腹泻的病症。明·龚廷贤《寿世保元》言其病机为肾虚,故又将其称之为"肾泄"。赵献可《医贯》云:"今肾既虚,则命门之火熄矣……故令人水泻不止,其泻每在五更将明时,必洞泻二三次。"后人沿袭五更泻即系肾虚所致之肾泄,至 1997 年普通高等教育中医药类规划教材《中医内科学》(上海科技出版社,第 198 页)以及 2001 年上海普通高校"九五"重点教材《中医内科学》(上海科技出版社,第 217 页)索性只载"四神丸"。直似治疗五更泻只需用四神丸温补肾阳,再无其他。

蒋健教授查阅历代相关文献,证实自明代以来,各医家重视从多角度论治五更泻,并不单从肾虚论治。如秦景明《症因脉治》云:"五更泄泻,多属肾虚,然亦有酒积、寒积、食积、肝火之不同……";"或恼怒伤肝,肝气拂逆,或积热存内,肝胆不宁,肝主疏泄,木旺寅卯,至五更旺之时,则肝火发泄而泻作矣。"叶天士《临证指南医案》亦指出五更泻有因肝脾不和者:"盖阳明胃土已虚,厥阴肝气震动内起,久病而为飧泄,用甘以理胃、酸以治肝。"此外尚有论及泄泻涉肺、心者。

综上,遇五更泄泻病例,万不可一见发生在五更时分便自然而然地与肾元亏虚联系在一起。五更泄泻除肾虚外,诸如食积、酒积、寒积、肝木乘脾犯土、肝脾不和、瘀血、痰饮诸般亦可导致。并且五更泄泻仍属泄泻,故理论上凡可引起泄泻的所有病因病机均有可能导致五更泻。若仍固守于五更泄泻乃肾虚,恐难满足临床所需。

如前所述,蒋健教授认为,中医之病证,合称为"病证",分则为"病"和"证"。治疗宜病证结合。以肾阳虚之五更泻为例,泄泻为"病",形寒怕冷、腰膝酸软、小便清长、舌淡、苔白、脉沉细等肾阳虚的表现为"证"。最为理想的辨证论治思路是,用药既要针对"病"——泄泻,又要针对"证"——肾阳虚。仅对证不对病或者相反,均欠理想。因此,即使五更泻伴有肾元亏虚,临证治疗亦可健脾温肾双管齐下、治病治证同时并举,有助于收获佳效。

[病案举例]

黄某,女,56岁,2004年5月11日就诊。

主诉:每于黎明五更之际腹痛、肠鸣、水样泻,大便急迫难以忍耐,日行3次,含不消化食物残渣,此疾已有20余年;伴有腰酸,畏寒,体瘦,舌淡红,苔薄,脉细。有慢性胃炎、十二指肠球部溃疡、慢性尿路感染、腰突症、慢性头痛病史。曾经以四神丸、乌梅丸等治疗效果不明显。今判断为证虽属脾肾两亏,但治以健脾止泻为主;参苓白术散加味:

白术30g,茯苓30g,山药15g,莲肉12g,扁豆12g,车前子30g,泽泻15g,黄芪30g,升麻6g,葛根30g,诃子6g,芡实10g,石榴皮5g,炮姜12g,益智仁30g,鸡内金12g,黄芩9g,杜仲15g,川断12g,狗脊12g,7剂。

二诊(5月18日):大便次数有所减少,日行2次,可以忍耐,且首次大便成形,无不消化食物残渣,无腹痛,肠鸣消,续方7剂。

三诊(5月25日):大便正常化,1日1次,成形,腰酸减轻。再续方7剂以资巩固。

2006年3月24日因其他疾病而来诊时,患者诉至今大便基本正常,20余年之慢性泄泻,竟愈于2周以内。

按语:本案因泄泻在黎明,又有畏寒怕冷、腰酸,可谓是典型的肾阳虚衰之五更泻。但事实上先用四神丸治疗未见效,改投参苓白术散健脾化湿止泻后方始见效。方中杜仲、川断、狗脊虽为补肾药,但主要在于补肝肾以强筋骨,与温补肾阳以止泻的药物运用尚有一定区别。

三、活用经方、时方、单方、外治方治疗杂病杂症

蒋健教授认为,中医以整体观念、辨证论治为特质,作为一名中医应该尽可能地具备全科诊疗知识结构,对当前中医医院按西医过细分科颇不以为然,认为过细的专病专科使罹患多种疾病或有多种病证的患者疲于多科诊治,患者求医一天之内甚至要在二个或以上科室挂号;"各科自扫门前雪,莫管他科瓦上霜",这是造成患者"看病难、看病贵"的真实原因。蒋健教授在擅长脾胃病(包括肝胆胰)诊疗的基础上,以通科诊疗为己任,崇奉"大内科精神",不仅善于治疗内科杂病,而且还可治疗妇外诸科杂症。

(一) 古方今用,合证参病:芍药甘草汤应用经验

芍药甘草汤出自张仲景《伤寒杂病论》,原治伤寒脚挛急。后经历代医家临证应用,其适应证逐渐得到丰富,被拓展应用治疗下肢肿痛类疾病,如《朱氏集验方》以芍药、甘草治疗脚弱无力、步行艰难;《传信适用方》用其治疗腿脚赤肿、疼痛,名曰"中岳汤"。本方"酸甘化阴"功效亦被应用于治疗阴虚内热类疾病,如《陈日华经验方》以白芍、甘草等分为末治疗消渴病。

蒋健教授认为,本方除具有明确的缓急止痛作用外,尚有一定的通腑以及和胃降逆、息噫止嗳的作用。鉴于现代药理研究提示芍药甘草汤对机体平滑肌、横纹肌具有调节作用,故可将此方推而广之应用于与平滑肌、横纹肌张力异常有关的多种现代疾病。其临证除以芍药甘草汤为主治疗痛证外,还用于治疗诸如流涎、顽固嗳气呃逆、肠鸣、便秘、中老

年妇女尿失禁、阴吹以及四肢抽筋、眼肌痉挛等杂症杂病,效如桴鼓。

蒋健教授在传统常规辨证论治的基础上,科学地把握现代医学疾病的病理与现代药理知见,以此结合辨病论治的"古方新用"思路,有助于寻找治疗线索,提高临床疗效。芍药甘草汤具体临床辨证辨病思路,主要涉及以下两种具体方法:一是临证可在辨证的基础上,酌加芍药甘草汤调节胃肠平滑肌蠕动节律,辨证结合辨病;二是如果患者症状过少或者过于繁杂,难以辨证或经辨证治疗无效的情况下,不妨试以芍药甘草汤为主治疗。这种参考现代医学疾病病理机制、现代药理研究结果的辨病治疗,可辅助临床辨证论治之效,对于促进中医药现代化具有重要的意义。

[病案举例]

例1.廉某,女,68岁,2014年1月10日就诊。

主诉:尿遗裤中十年余。患者自觉小便难以控制,每天尿遗裤中2~3次,痛苦不堪,无尿频、尿急、尿痛等尿路感染症状。兼见排便难,便质干结,舌淡红,苔薄,脉细弦。中医诊断:遗溺;治以补气升提,润肠通便。

处方:白芍30g,生黄芪30g,党参30g,生地15g,当归15g,枳实15g,莱菔子15g,火麻仁15g,郁李仁15g,7剂。

二诊(1月17日):服药前3天每日仍有尿遗裤中1~2次,之后未再出现尿遗裤中现象。大便通畅,舌淡红,边见齿痕,苔薄,脉细弦。原方去白芍,7剂。

三诊(1月24日):服上药期间尿遗裤中又复至每天1次。上方加白芍50g,炙甘草12g,14剂。

四诊(2月11日):正值春节期间,患者自行停药一周余。1月24日~1月30日服药期间,未见尿遗裤中。停药后,平均每天尿遗裤中1次。顷诊身发湿疹,皮肤瘙痒。嘱患者继续服用1月24日中药7剂,并予以祛风利湿合剂(上海曙光医院院内制剂)治疗湿疹。

五诊(4月11日):2~4月期间因湿疹发作较重而服用西药,暂停中药治疗。停药期间尿遗裤中每周又发作3~4次。顷诊湿疹基本痊愈,仍有尿遗裤中现象,平均每周发作2次。伴目糊,口干。舌淡红,苔薄,脉细弦。

处方:党参30g,白芍30g,炙甘草9g,生地12g,枸杞12g,当归12g,太子参12g,麦冬12g,五味子9g,菊花10g,7剂。

六诊(4月18日):无尿失禁发生,小便可忍2小时左右,且此现象以往从未有过。上方精简为:党参30g,白芍30g,炙甘草9g,7剂。

此后基本以此方维持治疗至5月,尿遗裤中现象平均每周仅发生1次。

5月30日:上2周内尿遗裤中现象共发作2次,均在阴雨天。上方进一步精简为:白芍30g,炙甘草12g,10剂。

半年后随访,减药后尿遗裤中现象基本消失,偶尔于阴雨天发生1次。

按语:尿失禁古称"遗溺",历代多从肾气不足、膀胱气化失司或中气虚损、脾约、湿热内蕴等病机着手进行治疗。现代医学认为,老年女性尿失禁与年老逼尿肌或尿道括约肌舒缩障碍、老年盆底功能紊乱等有关。本案在诊疗过程中,凡是用较大剂量芍药甘草汤或芍药时，尿失禁症状即能得到改善，反之则有反复。例如首诊服 3 剂即显效，二诊去白芍则尿失禁症状反复至每天 1 次；三诊再次重用白芍，尿失禁又戛然而止。湿疹停服中药期间，尿失禁又有反复，但较治疗前已有明显减少。六诊之后仅以芍药甘草汤为主进行治疗，患者尿失禁几至于愈。纵观诊疗全程，芍药甘草汤的运用与否对本案尿失禁的疗效起到了至关重要的作用。

例 2. 倪某，女，64 岁。2014 年 1 月 10 日就诊。

主诉：阴道内有气体排出三年余，加重半年。患者诉自 2011 年开始出现阴道内有气体排出，开始平均每个月发作 2～3 次。妇科检查无异常发现。半年前，因搬家劳累过度后，阴道内有气体排出加重，状如"矢气"，可闻及声响，难以自我控制。平均每天发作 2～3 次，主要发生于白昼。凡劳累及情绪欠佳时尤甚，有时食用萝卜后，矢气增多，同时阴吹亦有加重。与体位及排便无显著关联。无带下、外阴瘙痒等症状。平素睡眠欠佳，情绪抑郁。夜间小腿抽筋，纳呆，食后胃痞，大便欠畅，舌偏红，苔薄，脉细弦。中医诊断：阴吹；小腿抽筋（腓肠肌痉挛）。治疗姑以缓急舒筋、养心安神为主。

处方：白芍 50g，炙甘草 12g，薏苡仁 30g，川牛膝 12g，木瓜 9g，夜交藤 30g，合欢皮 15g，酸枣仁 12g，神曲 12g，枳实 12g，7 剂。

二诊（1 月 17 日）：患者诉服上药期间，阴吹改善最为明显。原先平均每天发作阴吹 2～3 次已有半年，一周内阴吹发作仅计 4 次。顷诊中脘尚痞堵，纳不馨，大便每日 1 次，不成形，仍有小腿抽筋，睡眠有所改善，舌脉同上。处方仍用芍药甘草汤及安神之品，另合入半夏泻心汤：

半夏 12g，黄连 9g，黄芩 12g，党参 30g，干姜 9g，甘草 12g，白芍 40g，夜交藤 30g，合欢皮 15g，甘松 12g，枳壳 12g，蒲公英 30g，7 剂。

三诊（2 月 7 日）：服药期间阴吹进一步减少以至于消失。适逢春节，停药一周，停药期间阴吹亦不再发生，小腿抽筋续减，大便同前，纳呆，睡眠仍欠佳，舌淡红，苔薄，脉细弦。处方仍用芍药甘草汤及安神之品，另合入保和丸：

神曲 12g，焦山楂 12g，炒麦芽 15g，莱菔子 9g，连翘 20g，党参 30g，白芍 30g，炙甘草 12g，薏苡仁 30g，夜交藤 30g，合欢皮 15g，酸枣仁 12g，茯苓 15g，7 剂。

四诊（2 月 14 日）：本周因家务过度劳累后阴吹偶发 1 次，小腿抽筋几止。顷刻，肝区胀痛，大便日通，但量少，舌脉同上。处方以保和丸为主，另合安神之品：

神曲 12g，焦山楂 12g，茯苓 12g，炒麦芽 15g，炒白术 12g，莱菔子 9g，夜交藤 30g，泽泻 20g，香附 12g，枳壳 9g，7 剂。

2 月 21 日：患者因足冷、午后左颧赤热继续求诊，随访得知阴吹未再有过发作，小腿抽筋亦止而不发。

按语：阴吹一病最早见于张仲景《金匮要略·妇人杂病脉证并治》："胃气下泄，阴吹而正喧，此谷气之实也，膏发煎导之。"自明清之后，医家对于阴吹的认识逐渐深入，认为其病机远非止于大便燥结腑实一端。现代医学认为，本病多与阴道壁和盆底组织松弛、阴道感染、后天性阴道损伤如直肠阴道瘘、先天性阴道畸形及神经官能症有关。本案患者为老年女性，罹患阴吹 3 年余，并无带下及外阴瘙痒等症状，推测其原因多缘于老年性阴道壁松弛。现代药理研究证实，芍药甘草汤对横纹肌、平滑肌有调节作用或双向调节作用，除了

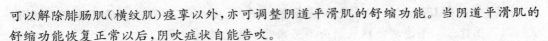
可以解除腓肠肌(横纹肌)痉挛以外,亦可调整阴道平滑肌的舒缩功能。当阴道平滑肌的舒缩功能恢复正常以后,阴吹症状自能告吹。

(二) 博采众长,挖掘时方临床价值

蒋健教授阅读古代医籍甚广,除善用经方以外,还致力于收集诸多时方并验之于临床,探讨其临床应用指征及特点,形成个人应用心得。如以荆芥连翘汤治疗耳痛,苏沈九宝汤治疗喘咳,四神煎治疗鹤膝风,过敏煎治疗喉咳,清空膏、救破汤治疗头痛,金色泻黄饮治疗口疮,《墨宝斋》血崩验方治疗崩漏,升陷汤治疗阴挺,消疝汤治疗成人腹股沟斜疝,胁痛神方治疗胁痛等,均收效甚佳,举例如下。

1. 苏沈九宝汤治疗咳喘 苏沈九宝汤出自北宋末年《苏沈良方·卷五》,别名九宝汤、九宝饮、苏陈九宝汤。其药物组成:大腹并皮1两,肉桂1两,甘草(炙)1两,干紫苏1两,杏仁(去皮尖)1两,桑根白皮1两,麻黄(去根)3两,陈皮(炒)3两,干薄荷3两。上为粗末,每服10钱匕,用水1大盏,童便半盏,加乌梅2个,生姜5片,同煎至1中盏,滤去滓,食后、临卧服。主治"人素有喘急遇寒暄不常,发则哮吼不已,夜不能睡者",包括感风伏热,肺气壅滞,咳嗽喘急,积年累发;或时下感冒,鼻塞流涕,一切咳嗽喘急;小儿因伤寒邪,不曾解利,致成远年嗽。虚劳自汗不可服。

苏沈九宝汤止咳平喘疗效非凡,为蒋健教授临证所推崇,谓:"九宝在手,可敌众咳。"观苏沈九宝汤中,含麻黄汤和三拗汤宣肺止咳平喘,合紫苏共奏辛温解表发汗,本适用于外感风寒表实证;但本方妙在配伍薄荷、桑白皮辛凉清热,宣肺肃气;再以陈皮、大腹皮化痰湿,因"肺与大肠相表里",大腹皮下通腑气兼可利肺气。全方温清同用,寒热平调,宣肃有度,敛散并举,堪为治疗咳喘的构方榜样。

蒋健教授认为苏沈九宝汤的适应症候,有如下特点:①咳喘无问新旧、浅深、轻重、外感、内伤、虚实、寒热,均可用本方取得一定疗效。由于本方温清同用、寒热平调,如再通过适当调整寒热药物的剂量或适当加减配伍,可轻而易举地适用于寒邪犯肺、寒热错杂、无寒偏热甚或无明显寒热偏颇之咳喘症。②本方即可止咳,也可平喘,亦可同时止咳、平喘,甚至可以治疗不喘不咳但闻喉咙气管痰鸣音。尤其值得指出的是,本方治疗顽固性咳嗽、剧烈咳嗽有效。蒋健教授临证治疗缠绵难愈之久咳顽咳或咳喘并作,投之疗效较佳,且收效较捷。③正因为本方具有以上两个特点,似具有一定的辨病论治特性。某些喘咳之症寒热无偏,虚实不明,并且除了咳嗽或哮喘这一症状外,缺少构成证候的其他症状要素,致使难以辨证论治,可以本方进行治疗。

[病案举例]

邵某,女,49岁,2005年9月20日就诊。

主诉:咳嗽已1月有余,昼夜均咳,以干咳为主,痰少质黏色偏黄,咽痒,曾服甘草合剂等无效。无发热,晨起面浮,舌淡紫暗,苔薄白,脉细。有肾结石、心律不齐病史。苏沈九宝汤加减:

麻黄6g,肉桂6g,杏仁12g,桑白皮12g,薄荷10g,乌梅12g,紫苏12g,柴胡24g,黄芩12g,款冬花12g,紫菀12g,百部12g,天南星12g,7剂。

二诊(9月27日):咳止,痰消,唯咽仍痒,舌淡红偏暗,齿痕,苔薄白,脉细。上方去肉

桂、麻黄，加玄参15g，麦冬10g，予10剂服用2周（服法：将1剂药煎煮成三碗，每天服两碗），以巩固疗效。嘱患者如症状消失不必来院。患者未再复诊。

按语：咳嗽缠绵月余，面浮苔白为有寒，痰黏色黄为有热，应辨为寒热错杂之咳，治以温清并举，宣肺化痰止咳。以麻黄、肉桂配黄芩、桑白皮；另加款冬花、紫菀、天南星、黄芩等以增其清热止咳化痰之功。

2. 四神煎治疗膝关节肿痛　四神煎出自清代鲍相璈《验方新编·腿部门》，亦载于《仙拈集》《医书效方》。原书以生黄芪半斤，远志肉、牛膝各三两，石斛四两，金银花一两通过较特殊煎服法（用水十碗，煎成二碗，再入金银花一两，煎成一碗，一气服之）治疗两膝疼痛，膝肿粗大之"鹤膝风"。

该方用药仅五味，药简量大，临证治疗膝关节肿痛收效甚佳，然知此奇方、神方之善者却为数不多。蒋健教授临证使用四神煎经验较丰，对其功效主治、药后反应、安全性分析等已有较深刻认识。

《验方新编》以四神煎治疗鹤膝风，其原文云："病在筋则伸不能屈，在骨则移动多艰，久则日肿日粗，大腿日细，痛而无脓，颜色不变，成败症矣，宜早治之。立方四神煎"。按照其特殊剂量、煎煮次第、服用方法、药后调摄，可收佳效："服后觉两腿如火之热，即盖暖睡，汗出如雨，待汗散后，缓缓去被，忌风。一服病去大半，再服除根，不论近久皆效。"其方剂之名，亦可见作者对该方堪当大任以解膝痛之功效的赞扬。

根据四神煎组方特点，蒋健教授认为本方当具有益气养阴、清热解毒、活血祛痰、利水消肿、通利关节之功，典型临床应用指征为膝痛、膝肿粗大，步履维艰。结合蒋健教授临床应用体会，四神煎所治疗膝痛即便存在膝关节积液、肿胀的情况，严格来讲也尚未到达"鹤膝风"的程度，部分案例仅见膝痛，或伴有下肢酸软无力等膝部不适，采用四神煎治疗同样取得了明显的效果。蒋健教授据此认为，临证可将本方广泛应用于骨伤科及风湿科常见的膝关节及其他关节肿胀、疼痛类疾病，并非仅局限于鹤膝风一症，患者不具备膝肿或未见膝痛仅有明显酸软无力感时，亦可尝试用本方进行治疗。

四神煎用药仅五味，属大剂重投之品。蒋健教授认为，临床中此类超大剂量使用的方药，虽可使药至病所，达"重剂起沉疴"之功，但仍需注意用药安全性。关于其处方剂量问题，蒋健教授临证多遵从原书剂量，每每向患者细致解释四神煎之特殊煎服方法，以确保用药安全。并交代患者服药后注意是否出现任何不适反应，如有需告知医生。同时，蒋健教授亦有减量运用四神煎的情况，依患者具体病情灵活进退。必要时可先从小剂量开始试用，根据需要逐渐加大用量，至原方所述。

关于本方之临证化裁、药物加减，蒋健教授亦推崇运用四神煎原方，当患者膝关节肿痛明显好转、症情稳定之后，可再改以祛风除湿散寒、活血通络之一般方药调理。临床报道可见有些医者在四神煎基础上进行化裁加味，如灵芄四妙四神煎（加威灵仙、秦艽、四妙散）、四神煎合二仙汤等，也取得了较佳的疗效，临证可作参考。

[病案举例]

谢某，女，65岁，2014年10月7日就诊。

主诉：双膝关节冷痛伴肿胀30余年。患者膝关节肿胀疼痛多年，屈伸受限，平素行走不便。从坐位起身时疼痛尤甚,需用手支撑方可。曾多处求诊,经各类中西药物及针灸推拿等治疗,疼痛未见明显缓解。顷诊双膝关节冷痛,并见明显肿胀(经测量,其左膝关节周长 39.5cm,右膝周长 39.2cm)。患者脊背部及左侧髋部有冷感。舌暗红,苔灰黄,脉细弦。西医诊断:膝关节退行性改变;中医诊断:痹病;治以益气养阴,清热除湿祛痰,强筋护膝之法;以"膝腿痛神方"四神煎治疗。

处方:生黄芪 240g,远志 90g,怀牛膝 90g,川石斛 120g,金银花 30g,1 剂。嘱患者先将生黄芪、远志、怀牛膝、川石斛加水约 2000ml 煎煮,待煎煮至 400ml 时加入金银花,继续煎至 200ml,临睡前顿服,药后覆被而卧;翌日及第 3 日,将药渣按照一般中药煎煮方法取汁 400ml,早晚 2 次温服,1 剂药共服用 3 天。

二诊(10 月 10 日):患者服上药后即覆被而卧,第 1、2 日觉双膝关节以下有微微发热,未见明显汗出;服至第 3 日,双腿热感明显。双膝冷痛已减三成,肿胀有消退之象(左膝 38.8cm,右膝 39cm),坐立时疼痛减轻,无需用手支撑,行走亦见轻松。唯脊背部及左侧髋部冷感未见明显改善。药后未见明显不适,舌脉同上。续予原方 2 剂,煎服法同前。

三诊(10 月 17 日):双膝关节肿胀疼痛续减(左膝 38.5cm,右膝 38cm),行走较前明显轻松。脊背部及左侧髋部冷感减三分之一,膝关节仍有怕冷。唯服上药后出现泛酸。续予原方 2 剂。

四诊(10 月 24 日):服药至今,双膝关节疼痛减八成,肿胀明显减轻(左膝 38cm,右膝 37.5cm),其膝、脊背及左侧髋部怕冷亦有好转。自诉起身、行走之轻松感,为多年所未曾有过。蒋健教授嘱患者停药三天进行观察,若三日后疼痛复发难忍,则续服原方 1 剂。

五诊(11 月 7 日):患者因家中事务繁忙,未能及时复诊。患者 24 日后停药观察,11 月 2 日因疼痛有所反复,开始服药,当晚即觉膝腿温暖,疼痛减轻。仍以原方 3 剂进行巩固治疗。

此后患者在蒋健教授处进行膏方调养,其膏方处方中亦包含四神煎药物组成。经随访,患者双侧膝关节肿胀疼痛几消,冷感好转但未尽消。

(三)善用单方,单药匹味敌顽疾

蒋健教授临证在对疾病病机的精准判断及对药性的透彻了解基础上,不时运用单方即单味药治疗疾病,以充分发挥中医药简便廉验之特点。例如,其以肉桂治疗痛经,小蓟治疗失眠,夏枯草治疗目糊目痛,马齿苋治疗尿路感染、阴痒、肛痛、湿疹等,款冬花治疗咳嗽,苦参治疗神经性皮炎,金银花治疗痈疖,丹皮治疗骨刺疼痛,蒲公英治疗颈部淋巴结疼痛,白术治疗便秘,白芷治疗胃痛等,均收到了较佳疗效,举例如下。

1. 小蓟治疗失眠 小蓟味苦、甘,性凉,入心、肝二经。具有凉血止血,散瘀解毒消痈作用,与大蓟主治相同,用于治疗血热所致出血证以及热毒痈肿。一般不用于治疗失眠症。但据临床报道小蓟具有良好的镇静催眠作用,服用小蓟煎液即可收效,无不良反应,证实小蓟对小鼠有镇静催眠作用。

蒋健教授认为,血虚、血热、血瘀是导致失眠的主要病机之一。如《灵枢·营卫生会论》:"其营气衰少而卫气内伐,故昼不精,夜不瞑"。《医林改错》:"不寐一证乃气血凝滞"等。若患者失眠多梦兼口臭、痛经、舌尖红、舌下静脉瘀曲显露,可试用单味小蓟治疗,其既有散瘀又有清热凉血作用，正切合其病机。需要注意的是，小蓟用治失眠时，用开水浸泡即可，不宜煎煮。

[病案举例]

吴某，女，31岁，2005年9月13日就诊。

主诉：入睡困难，需1小时多才能入睡，睡眠中易醒，醒后又难入睡，多梦，此疾已2年有余；伴胃胀不适，纳少易饥，嗳气泛酸，口臭涎多，大便2日1行，有痛经史。舌尖红，舌下静脉瘀曲显露，苔薄黄，脉细。

处方：小蓟草6g，7剂。用滚开水150ml左右冲泡15分钟以上，临睡前半小时服用。

二诊（9月20日）：诉服药后半小时即可入睡，夜半醒次减少，即使醒后入睡也较前大易。再予小蓟草6g，7剂。服用方法同前。

三诊（9月27日）：服药2周，睡眠已完全正常化，即无入睡困难、易醒等症状。一个月后再次随访询问其病情，答睡眠安然无恙。

2. 马齿苋治疗白带、肛痛 历代本草论述中不乏以单味马齿苋内服、外用治疗诸疾的记载。如《千金方》记载取马齿苋捣汁煎煮后外敷，治疗痈久不瘥。《普济方》以单味马齿苋治疗血痢。《本草正义》则认为马齿苋"最善解痈肿热毒，亦可作敷药"。至于马齿苋配合其他药物所治病证，更是品类繁多，不胜枚举。

蒋健教授临证善用马齿苋单味药辨治杂病杂症，如治疗淋证（尿路感染）、带下（妇科炎症）、阴痒（老年性阴道炎）、肛痛（痔疮）、湿疹等，收效较佳。给药途径可口服，可外洗，也可口服结合外洗。其疗效确凿，且取效较捷，短则1剂药，长则2周可收效。同时，蒋健教授认为，运用单味马齿苋治疗以上诸疾无需复杂辨证，上述淋证、带下、阴痒、肛痛、湿疹诸疾除相应主症外，多缺少典型的、有利于证候判断的伴随症状，甚至缺少典型证候的舌象和脉象。此时以马齿苋针对其多存在湿热病机的共同特征，有助于化繁为简，把握疾病的主要病机。

同时，蒋健教授指出，马齿苋单用时用量宜稍大，方可较好地发挥其清热解毒消肿、止痢等功效。由于其性偏寒凉，部分患者大剂量（一般60g以上时）口服时可致腹泻、肠鸣、便溏等不良反应，需加以提醒，一般停药即止，无其他特殊不适。

[病案举例]

例1. 何某，女，44岁，2007年7月20日就诊。

主诉：近日白带增多，质稠，伴少腹痛。舌边尖红，苔薄白腻，脉细弦。患者未行白带常规等妇科检查，考虑为妇科炎症所致。处方：马齿苋150g，7剂，水煎服。

二诊（8月3日）：近日处于经期，难以判断白带情况。再予上方7剂，嘱继续服用。

服上药后，白带量明显减少，质地正常，少腹疼痛亦消失。后因平素腰酸而处以其他方药进行调治。经随访白带异常未见反复。

按语：本案患者白带异常，证属于湿热带下。单味马齿苋煎汤口服2周后，白带消失，少腹疼痛亦止。

蒋　健

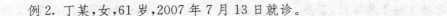

例2. 丁某,女,61岁,2007年7月13日就诊。

主诉:肛痛一周余。患者近日因饮食不慎,引起痔疮发作,肛门疼痛。未见其他特殊不适,舌淡红,苔薄,脉细弦。西医诊断:痔疮;中医诊断:肛痛;治以清热解毒,凉血止痛;处方:马齿苋200g。嘱其将200g马齿苋分为6等份,每日煎煮1份(即马齿苋33.3g/日),取汁500ml,其中内服150ml,余下药液熏洗肛门(熏洗法同上)。

二诊(7月20日):肛痛即洗即效,熏洗1次后疼痛即消失。另遵医嘱以马齿苋汤剂内服,肛痛未见反复。

按语:本案痔疮肛痛,单味马齿苋煎汤口服及外洗仅1次,肛痛即止,可谓收效较佳。

（四）运用外治法辨治杂病

外治法是中医的特殊技法之一,历史悠久,应用广泛。目前多指用药物进行外治,在中医外科、皮肤科、五官科应用较广。蒋健教授临证推崇外治疗法,其以外治法治疗牙痛、皮肤瘙痒、皮疹、手指麻木、脐疮、疣症、妇人阴痒、肛裂肛痛、脱肛、痔疮等多种病证,以简单组方,甚至仅一二味药,直接作用于患病局部,靶点准,起效快,甚至可以发挥内服药所难以替代的治疗作用,从而取得意想不到的效果,举例如下。

[病案举例]

例1. 倪某,男,70岁,2006年3月23日就诊。

诉脐中流淌污水,时有脓性分泌物,臭气刺鼻,脐窝较深,历时已半年有余,体重减轻明显,未经治疗。刻下神疲乏力;舌淡红、苔白腻,脉细。此乃脐疮(慢性脐炎);治以清热解毒、燥湿收涩。处方:五倍子10g,明矾10g。上药分别研磨成粉,混合,取适量敷脐中。

二诊(3月30日):敷脐3日后,脐中流水止,臭气消失。过1个月经询问病情未有复发。半年之疾,轻松而愈。

按语:脐疮多见于新生儿,多因出生断脐时消毒不严或护理不当,由细菌感染引起,成人极少见。脐窝深浅曲窄因人而异,是藏污纳垢的部位,一旦感染,若未恰当处理,易形成慢性感染。病原菌以金黄色葡萄球菌和大肠杆菌最多见,西医一般用抗生素治疗。中医认为,本病属"脐湿""脐疮"范畴,由湿毒郁积而成。本案所用五倍子、明矾方,出自陈无择《三因极一病证方论》,原治脱肛不收,具有清热解毒、燥湿收涩的作用。现代药理研究亦显示其抑菌、收敛之功。

例2. 杨某,女,32岁,2005年4月16日就诊。

患者外阴瘙痒1月余,时有疼痛;带下量多,色黄味臭,质黏稠,两侧少腹觉牵紧感;舌偏红、苔黄腻,脉细弦。妇科检查诊断为霉菌性阴道炎,服用甲硝唑无改善。此乃阴痒、带下(霉菌性阴道炎);治以清热解毒、燥湿止痒。

处方:苦参30g,黄柏30g,地肤子20g,蛇床子30g,五倍子10g,白鲜皮15g,蒲公英20g。5剂,煎煮后先熏后洗。

5个月之后因他疾来诊时,诉当初药物外用熏洗后,外阴瘙痒止,至今未发。

按语:霉菌性阴道炎属中医"带下""阴痒"范畴,主要因经期不洁、感受寒湿、性生活频繁、滥用抗生素等,导致湿邪蕴结体内,久而化热,侵袭下焦,损伤任带二脉,任脉不固,带脉失约所致。黄柏清利下焦湿热，苦参、白鲜皮、地肤子、蛇床子清热燥湿、祛风止痒，蒲公英清热解毒，五倍子收涩止痒；苦参能抑制霉菌生长。局部外用治疗，可使药物直达病所，收效胜于内服。

（崔晨　耿琪　周丹　杨晓帆　朱蕾蕾整理）

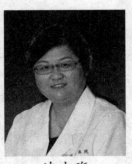

沈小珩

沈小珩 女，1956年出生于上海，祖籍浙江。1983年于上海中医学院本科毕业，进入上海瑞金医院中医科工作。1991年于上海第二医科大学获医学硕士学位，师从刘德傅教授；1994年于上海中医药大学获医学博士学位，师从张伯讷教授；2001年、2004年入选「上海市高层次中医人才班」「全国优秀中医临床人才研修班」，师从中医名家颜德馨、朱良春、夏翔、张云鹏、陈湘君等教授。2008年国家中医药管理局授予「全国优秀中医临床人才」称号。

2002年晋升主任医师，2005年至今任科主任。上海交通大学医学院硕士生导师，上海中医药大学兼职教授、博士生导师，培养硕士研究生11名、博士研究生5名。

沈师临床擅长治疗脑病、肿瘤、血液病、消化道疾病等。承担、参与科研课题38项，获省部级以上科技成果奖6项。发表科研论文70篇，主编、编写医学专著、教材12部。现任中华中医药学会脑病分会第三届委员会常务委员、第一届心身医学分会常委、第四届肿瘤分会委员，综合医院中医药工作委员会委员，上海市中医药学会第九届脑病分会主任委员、第五届肿瘤分会副主任委员，第八届上海中西医结合学会理事、上海中西医结合学会第六届肿瘤专业委员会、第二届养生学与康复医学专业委员会副主任委员。

学 术 思 想

一、脑病诊治把握气血阴阳

（一）气血失和，阴阳失调是中医脑病的共同病机

《灵枢·海论》云："脑为髓之海，其输上在于其盖，下在风府"。脑髓内寓元神，为一身之主宰，故五脏六腑听命于脑，脑神调节各脏腑功能之平衡协调。心藏神、肺藏魄、肝藏魂、脾藏意、肾藏志，即所谓"五神脏"，此"五神脏"皆由脑之元神统领，但脑神又需接受来源于五脏六腑、经络气血之信息，如此上下、内外协同呼应，神之功用方可完成。

气血是构成人体生命活动的两大基本物质，《素问·调经论》谓："人之所有者，血与气耳。"保持气血平衡是人体正常生理功能的基础，也是预防疾病发生的必备条件，如《素问·至真要大论》所谓："气血正平，长有天命""疏其气血，令其调达，而致和平"，明确指出气血只有保持流畅，才能达到动态平衡；如果气血运行失调，失去平衡，则能影响到脏腑、经络、阴阳等各方面功能的协调平衡，则会出现五脏六腑、表里内外、四肢九窍等各方面病变。

脑为神脏，一身之统；脑为髓海，"纯则灵，杂则钝"。气血调和，阴阳平衡则元神充满，脑窍清灵，脑络通达，上下相召为生理之常。《素问·调经论》说："气血未并，五脏安定""阴与阳并，血气以并，病形以成""五脏之道皆出于经隧，以行血气，血气不和，百病变化而生"。在各种病因作用下，引起机体气血阴阳变乱于内，逆乱于上，脑为之受扰，因逆致变，因变受损，因损致病，则生脑病。中医脑病包括了中风、眩晕、闭证、脱证、癫病、痫病、狂病、健忘、痴呆、梅核气、脏躁、百合病、郁证、梦游、不寐、嗜睡、痿证、痉证、颤病、痹证、风痱、面风、口僻、麻木、脑鸣、耳鸣、耳聋、颅脑痈、暑病（厥、痉证）、脑岩、急惊风、慢惊风、五软、五硬、五迟等诸多疾病。

因此，气血失和、阴阳失衡是导致脑病的重要原因。

（二）调和气血，燮理阴阳是中医诊治脑病的关键

人之生以气血为本，人之病无不伤及气血。所以，"治病之要诀，在明气血"（《医林改错》）。

调和：协调、使和谐。调理使和顺。沈师认为，所谓调和气血，是根据气和血的不足及其各自功能的异常，以及气血互用的功能失常等病理变化，采取"补其不足，泻其有余"的原则，使气顺血和，气血协调。

燮理：意思是协和治理。出自《尚书·周官》。燮：调和；理：理顺。燮理阴阳，意为使阴阳平衡，顺畅和谐。气属阳，血属阴。气血的生成与运行，又依赖于脏腑经络的正常生

理活动,所以沈师认为调和气血又须与燮理阴阳、调整脏腑功能密切结合起来。

脑病共同病机为气血失和,阴阳失衡,本虚标实。本虚:脏腑阴阳亏损、元气虚、阴血虚、肾精亏;标实:气(气逆)、血(血瘀)、阳亢、火(肝火、心火)、风(肝风、外风)、痰(风痰、湿痰)。其中虚是根本,血瘀是病理产物或结果,且是随气而逆,而风、火、痰、气均与气机升降失常有关。阴阳失调为基础,阴亏与阳亢化风、化火、化痰共存于矛盾的统一体中,风火痰瘀的产生,多以肝肾阴虚为前提。肝肾阴虚,阴不敛阳,每致风阳内旋,或风火内扰;气不运血,或阴虚络枯,可致凝瘀阻络;脾失健运,升降失常,每致痰浊内阻。

《素问·至真要大论》曰"调气之方,必别阴阳,定其中外,各守其乡,内者内治,外者外治,微者调之,其次平之,盛者夺之,汗之下之,寒热温凉,衰之以属,随其攸利"。故沈师拟定调和气血,燮理阴阳为治疗大法治疗脑病。调和气血可分为益气和血法、补气活血法、理气活血法、行气降逆法等;燮理阴阳则又可分为平补阴阳、升举阳气、育阴潜阳、养阴息风、阴中求阳、阳中求阴诸法。

(三)经方验方,异病同治,动中肯綮

沈师勤求古训,善用中医经典名方治疗脑病,几乎每张处方必有名方的影子。调和气血常用血府逐瘀汤、补阳还五汤、补中益气汤、八珍汤、归脾丸、逍遥丸等。燮理阴阳常用二仙汤、桂枝汤、左归丸、知柏地黄丸、大补阴丸、地黄饮子、天麻钩藤饮等。在随证加减中又常沿用师从名老中医颜德馨、朱良春、夏翔教授时学习的验方和药对。

沈师师从名老中医夏翔教授,参与了夏老经验——脑心康颗粒剂的系列研究。该方由黄芪、葛根、蒲黄、川芎等六味中药组成,宗补阳还五汤之义,气血阴阳兼顾,功能益气活血,养阴升阳,健脑利脉。用于治疗脑梗死、血管性痴呆、经皮冠状动脉再狭窄的患者,疗效确切,可谓异病同治之典范。所以,沈师临床诊治脑病时常用同样的方药加减治疗不同的病种,其关键在于把握病机的相同。

中风、眩晕、风痱、面风、口僻、麻木选用补阳还五汤、左归丸、地黄饮子以及名老中医夏翔教授经验方脑心康加味:伴健忘、痴呆加益智仁、通天草、姜黄;伴面瘫加全蝎、僵蚕;伴肢体麻木不仁加豨莶草;伴嗜睡加石菖蒲。

郁证、梅核气、脏躁、百合病、癫病、狂病用血府逐瘀汤、二仙汤加减:伴焦虑、心神不宁加莲子心、淡豆豉、山栀;伴抑郁寡欢、忧伤流泪加玫瑰花、梅花、八月札、婆罗子;伴不寐或加桂枝汤、酸枣仁、合欢皮、茯神。

痉证、痫病、颤病选用天麻钩藤饮、左归丸加全蝎、蜈蚣、僵蚕、姜黄、蚕砂。

脑鸣、耳鸣、耳聋选用二仙汤、左归丸、大补阴丸加石菖蒲、王不留行、灵磁石。

二、知常达变、分期论治恶性肿瘤

沈师从医30余年,坚持研读经典,多跟名师。从20世纪90年代起,应用《伤寒杂病论》中学术思想指导恶性肿瘤的中医药治疗,提出常法合变法,分脏腑合分期而治的方案,以达到整体化长期治疗的目的。

（一）分期治疗，随证治之，师从古法

历代先贤治病分轻重缓急，分期而治，拟定不同的治则治法。比如《伤寒杂病论》中胸痹治疗，随着胸痛的由轻症发展至重症，终见"心痛彻背，背痛彻心"，方剂由瓜蒌薤白白酒汤加减，逐渐转变，终为乌头赤石脂丸。明代李中梓《积聚临证必读》治肿瘤分为初、中、末三期："积之成也，正气不足，而后邪气踞之……正气与邪气，势不两立，若低昂然，一胜则一负，邪气日昌，正气日削，不攻去之，丧亡从及矣。然攻之太急，正气转伤，初、中、末之三法，不可不讲也。初者，病邪初起，正气尚强，邪气尚浅，则任受攻；中者，受病渐久，邪气较深，正气较弱，任受且攻且补；末者，病魔经久，邪气侵凌，正气消残，则任受补。"

《伤寒杂病论》中"观其脉证，知犯何逆，随证治之"的观点是中医辨证论治观的经典体现，是张仲景集辨病、辨证、辨症为一体，审证求机，循证论治学术思想的精辟阐述，更是张仲景理法方药体系经千年不衰，受到历代中医名医重视，其经方应用于临床，效如桴鼓的根本原因所在。究其变症，可见两条：一是原症状群中所有的症状全部消失而被新的症状所代替，如"伤寒发热无汗，呕不能食，而反汗出，濈濈然者，是转属阳明也"。意味着病证发生变化。二是原症状群中部分症状消失，或部分症状被新的症状代替，或在原症状群的基础上出现了新的症状，如"少阴病，四逆，其人或咳，或悸，或小便不利，或腹中痛，或泄利下重者，四逆散主之"。当症状有变化时，治疗加减是："咳者，加五味子、干姜各五分，并主下利；悸者，加桂枝五分；小便不利者，加茯苓五分；腹中痛者，加附子一枚。"

沈师研读经典，将仲景临床诊疗思路体现在治疗肿瘤中，辨明病因，观其病情，分期拟方，观其症候，随证加味，规范用药，形成临床诊疗方案，重在整体性、综合性、有序性。

1. 分期治疗是为常法 沈师将恶性肿瘤的中医治疗分为三个期，分别拟定基础方，此为常法。

放化疗期：手术、化疗药物对癌瘤有很强的杀伤力，但也对机体产生一定的损害，因此，此期病机为正虚邪弱（或盛），中医治法以扶正健脾为主，重在扶正。目的是提高化疗的敏感性和机体的耐受性，最大限度地降低化疗药物的毒副作用。放化疗期基础方：由黄芪、灵芝草组成。

康复期：化疗结束，机体处于恢复期，中药治疗占优势地位。因此，此期病机为正复邪少，中医治法以扶正为主，祛邪为辅。目的是扶助正气，顾护胃气，促使机体康复；辅以解毒散结预防癌毒复发。康复期基础方：由黄芪、灵芝草、白花蛇舌草、全蝎组成。

肿瘤进展期：Ⅲ、Ⅳ期姑息术患者化疗后，或在化疗期、康复期出现肿瘤转移、复发，此期肿瘤处于进展期，或可能失去再次手术、化疗机会，中药治疗具有优势，因此，此期病机为邪盛正渐衰，中医治法以扶正与祛邪兼顾，目的是尽可能控制癌瘤的生长和扩散，改善携瘤患者的临床症状，提高生存质量和延长生存时间。进展期基础方：由黄芪、灵芝草、白花蛇舌草、全蝎、夏枯草、莪术。

2. 随证治之是为变法 然肿瘤之积，乃顽痼重疾，变证颇多，在现代医学治疗中更是诸症迭起，如以一方治之，显得势单力薄，中医以证求机，循证论治，个体化治疗为特色。因此，根据宏观指标（临床常见症候）及微观指标（现代医学检测指标）在各基础方中加味

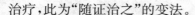

治疗,此为"随证治之"的变法。

根据放化疗期常见症候加味:纳差(脾胃虚弱):治拟补益脾胃,加鸡内金、神曲、生山楂、生麦芽;呕吐(胃失和降):治拟和胃降逆,加半夏、生姜、厚朴、竹茹;脱发(阴血亏虚,毛发失养):治拟养血生发,加首乌、墨旱莲、桑椹子。

根据康复期常见症候加味:乏力(元气亏虚):治拟补益元气,加黄精、仙鹤草;易感冒(气虚不固):治拟益气固表,加防风。

根据微观指标加味:血虚(气虚血亏)者治拟补益气血。贫血加仙鹤草、当归、生熟地、女贞子、墨旱莲等;白细胞减少加升麻、虎杖、鸡血藤;血小板减少加牛角腮、花生衣。

根据肿瘤进展并发症加味:呕血、便血(瘀毒伤及胃肠血络):治拟化瘀止血,加三七粉、灶心土、白及粉、槐米;腹水(脾虚水泛):治拟健脾利水,加茯苓、虫笋、陈葫芦、黑牵牛子、白牵牛子。

(二) 扶正大法,因脏而异,不泥古法

中医治疗肿瘤,立扶正为大法,贯穿长期治疗的始终。《素问·刺法论》云:"正气内存,邪不可干。"《金匮要略·脏腑经络先后病脉证》云:"若五脏真元通畅,人即安和。"《医宗必读》谓:"积之成也,正气不足,而后邪气踞之"。《外科医案汇编》曰:"正虚则为岩"。正气虚损,脏腑阴阳失调是罹患肿瘤的主要内在原因。

正如《素问·至真要大论》所论"虚则补之""损者益之",治疗时处处突出扶助正气之大法,首选药物黄芪、灵芝,此为常法。

沈师又根据脏腑特点拟定不同肿瘤的扶正方药,此为变法。

1. 胃、肠道恶性肿瘤 《素问·灵兰秘典论》:"脾胃者,仓廪之官,五味出焉。"脾胃共同承担着化生气血的重任,为"气血生化之源""后天之本"。五行属土,属于中焦,为气机升降出入之枢纽,脾的运化,以升为健;胃主受纳,以降为和。与肝、胆、大小肠等内脏共同完成消化、吸收并转输水谷精微和化生气血的功能。

胃肠恶性肿瘤扶正基础方为:黄芪、灵芝、苍术/白术、薏苡仁。取苍术运脾/白术健脾,薏苡仁健脾化湿之意。

2. 肺恶性肿瘤 肺位于上焦,《素问·五藏生成》说:"诸气者,皆属于肺。"肺的主要生理功能是主气,司呼吸,主行水,朝百脉,主治节。肺气以宣发肃降为基本运行形式。肺在五脏六腑中位置最高,覆盖诸脏,故有"华盖"之称。肺叶娇嫩,不耐寒热燥湿诸邪之侵;肺又上通鼻窍,外合皮毛,与自然界息息相通,易受外邪侵袭,故有"娇脏"之称。肺脏病机为气阴易亏。

肺恶性肿瘤扶正基础方为:黄芪、灵芝、南沙参、北沙参、麦冬。取南沙参、北沙参、麦冬滋养肺阴之意。

3. 乳房恶性肿瘤 叶天士《临证指南·淋滞案》:"女子以肝为先天",女子以肝为先天是以藏血为基础的。肝藏血,能调节血量,从而影响女人的经、孕、产、乳。肝主疏泄,能调畅气机、促进全身气血水液运行、促进脾胃消化、分泌胆汁和调畅情志等。足厥阴肝经至乳下,肝及肝经,将肾、生命物质天癸、冲任脉、乳房、女子的胞宫(子宫)、卵巢等器官串联在一起,形成一个生命轴线。

乳房恶性肿瘤扶正基础方为:黄芪、灵芝、知母、山萸肉、橘叶。取知母、山萸肉滋补肝肾,橘叶疏肝解郁之意。

4. 肝恶性肿瘤 《素问·六节藏象论》说:"肝者,罢极之本,魂之居也"。肝主疏泄和主藏血。肝的生理特点有以下几点:①阴阳统一之体:肝以血为体,以气为用,体阴而用阳。②曲直刚柔的双重性:肝为刚脏,以柔为体,以刚为用,刚寓于柔之中。《素问·灵兰秘典论》说:"肝者将军之官,谋虑出焉",即是外刚内柔之意。③贮藏疏泄之能:肝为藏血之脏,且可调节全身血量,运化血液。肝调理气机,舒畅情志,助脾升胃降,在肝气的疏导下,把胆汁向肠道中排出。

肝恶性肿瘤扶正基础方为:黄芪、灵芝、鳖甲、白芍、川楝子。取鳖甲、白芍养阴柔肝,川楝子疏肝理气之意。

5. 胰、胆、十二指肠恶性肿瘤 《难经·四十二难》:"脾重二斤三两,扁广三寸,长五寸,有散膏半斤,主裹血,温五脏,主藏意",此"散膏",实乃现代医学之"胰腺"。膵,胰脏(腺)的旧称,《中华大字典·肉部》:"膵,胰也。亦谓之甜肉。"其解剖位置与形态结构与西医"胰腺"相似。其中医生理功能可归属于"脾主运化"的范畴。又因其内有管道,能存储消化液并排泄至肠道(十二指肠),与肝胆密切相关。脾气健运,则存储充足;肝气调达,排泄通畅。

胆、胰、十二指肠恶性肿瘤扶正基本方为:黄芪、灵芝、白术、薏苡仁、金钱草、海金沙。取白术、薏苡仁健脾化湿,"荣则不痛";金钱草、海金沙清利疏通,"通则不痛"之意。

(三) 顾护脾胃,调畅气机,常变并重

在肿瘤治疗中,顾护脾胃,调畅气机贯穿始终,此乃常法也;然气机之升降、脾胃之虚实当明辨,所选药物孰轻孰重,需灵活选用,此乃变法也。切记临证变化,不能一成不变。要切实掌握好"中病即止""效不更方""击鼓更进"之不同。

1. 顾护脾胃 脾胃为后天之本,气血生化之源,"有胃气则生,无胃气则亡",因此,沈师将健脾运脾、理气消导贯穿所有肿瘤的治疗过程,治疗上多从补脾、健脾、运脾着手,鼓舞中州喜用党参、白术、苍术,尤爱苍术,取"补脾不如健脾、健脾不如运脾"之意。中焦为枢,调畅气机升降出入,常选用柴胡、升麻配牛膝,降香,枳壳配桔梗、枇杷叶而达脾升胃降之功。消导药取鸡内金、六神曲、生山楂、谷麦芽等兼具和胃护胃之效(除由于糖尿病等病导致食欲旺盛者,癌肿患者处方必加用消导药)。

中医有"药补不如食补"之古训,肿瘤患者需长期服药,而祛邪攻积类的中药口感苦涩,因此沈师较重视汤药的口感,处方用药多选用食药同源之品,口感较好,便于患者长期坚持服药。患者经过多种治疗方法后,脾胃功能虚弱,此时的治疗不一味强调"缩瘤""消瘤",而代以更平和的手段以恢复患者的胃气。理气药沈师用佛手片、玫瑰花、广陈皮等;补肾益精用制黄精、枸杞子等;健脾运脾用淮山药、薏苡仁、芡实等。

2. 理气解郁 沈师认为肿瘤的形成多与情志病密切相关,往往"因郁致病,因病致郁",其中尤以气机不畅为主,气滞则痰瘀凝聚成积。现代医学认为神经系统特别是中枢神经系统,与内分泌、免疫系统之间存在双向调节,负面的精神状态使人的内分泌紊乱,免疫功能下降,免疫监控缺失,肿瘤易生易长、更易转移复发。肿瘤患者病前病后多伴有情绪异常或焦虑、抑郁状态,有轻有重,如不重视,不及时药物和心理干预,会愈发严重,会使疼痛、燥热、消化功能紊乱等症状加重,严重影响患者的治疗、生活质量和预后。

中医中药对调理脏腑功能、缓解紧张情绪、解郁除烦有较好的作用。古代即有一些处方从调畅情绪入手，例如"逍遥散"或"加味逍遥散"。但沈师认为柴胡、川芎等药多香燥走窜，易耗损阴血，长期运用可能使肝体更虚，气机更郁，故沈师喜用花类药，认为其柔肝解郁，且无辛温刚燥之弊，诚为疏肝中极驯良者，《本草分经》曰："玫瑰花气味甘平，香而不散。肝病用之多效。"常选玫瑰花、绿萼梅，加用川佛手、香橼皮、广陈皮、八月札、娑罗子等理气不伤阴之品，健脾理气助运，亦取与补益药同用，调和诸药，静中寓动之意。

三、变应性疾病责之于风邪，治之于气血

在过去 30 年间，变应性疾病的流行率明显增加，临床上常见的疾病包括变应性鼻炎、哮喘、结膜炎湿疹以及荨麻疹、湿疹、食物过敏、药物过敏和严重过敏反应等。对于变应性疾病的治疗需重视风邪作祟和气血失调。

沈师认为变应性疾病的临床表现，与中医"风邪"为病的临床特征相似，且病程漫长，反复发作，缠绵难愈；因此提出变应性疾病以"责之于风""治之以气"，并将"益气固表"的理论贯穿变应性疾病中医治疗中，善用玉屏风散加味，并兼顾祛风、养血、滋阴之品。常用基本方：黄芪、白术、防风。

玉屏风散是益气祛风之良方。柯琴曰："防风遍行周身，称治风之仙药，上清头面七窍，内除骨节疼痹，外解四肢挛急，为风药中之润剂，治风独取此味，任重功专矣……惟黄芪能补三焦而实卫，为元府御风之关键……所以防风得黄芪，其功愈大耳。白术健脾胃，温分肉，培土即以宁风也。"可见，黄芪能实表卫之气，与防风相配，祛风而卫外；与白术相配，补虚而固里；如此这般，才能使风邪离去而不复。

四、变应性疾病与"血"之关系

变态反应性疾病在临床上常常反复发作，经久不愈，患者易耗伤气血，引动内风。内风非六淫之邪，乃气血津液及脏腑经络生理功能失调，但又类似于风邪性质和特点的致病因素。内风致病，当分虚实。《吴中珍本医籍四种·柳宝诒医论医案》云："肝风之证，亦有虚实两种，而虚者为多。木郁则化火，火郁则生风，此实证也。血虚则木烁，木烁则生风，此虚证也。"王旭高指出："肝风一证，虽多上冒巅顶，亦能旁走四肢……旁走者，血虚为多。"可见，虚证多因阴血亏虚，筋脉失于濡养，虚风内动所致。先贤曰："治风先治血，血行风自灭"，可为治本之治。

《本草从新》述生地"治血虚发热"，《本经逢原》述"干地黄内专凉血滋阴，外润皮肤荣泽"，《本草经疏》述"（生地黄）补肾家之要药，益阴血之上品"，《神龙本草经百种录》述"地黄专于补血，血补则阴气得和，而无枯燥拘牵之疾矣"。地黄入心、肝、肾经，性味甘苦、凉，为滋阴凉血，养血祛风之要药。沈师认为，在治疗变态反应疾病时，不可忘记"治血"，"治血"不可缺少生地。

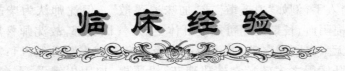

临 床 经 验

一、调和气血,燮理阴阳治疗脑梗死

(一) 中医病机

中风、眩晕是因脏腑功能失调,气血虚弱,阴阳失调而致气血逆乱,气血瘀滞,经络失养,脑络痹阻引起的本虚标实之证。本虚为气血阴精匮乏,髓海空虚,脑窍失于濡养;标实为风痰瘀血上扰,阻滞脑络。"神病""郁证""颠证"基本病机为:肝气郁滞,脾失健运,心失所养,脏腑阴阳气血失调。初起,病变以气滞为主,常兼血瘀、化火、痰结、食滞等,多属实证;病久则易由实转虚,随其影响的脏腑及损耗气血阴阳的不同,而有不同的表现。

眩晕、中风以及转归、并发症的病机归纳起来不外乎气血失和,阴阳失衡,病位在脑,与心、肝、脾、肾关系密切。

(二) 治疗大法

沈师拟定调和气血,燮理阴阳为治疗脑梗死的中医大法。选方用药多为经典方剂和名老中医颜德馨、朱良春、夏翔教授经验药对,基本方为补阳还五汤加减:黄芪、地龙、地黄、川芎、当归、赤芍、蒲黄、三七。随证加味:眩晕甚加葛根、益母草、女贞子、墨旱莲;偏瘫加水蛭、通天草;肢体麻木不仁加豨莶草;面瘫加全蝎、僵蚕;健忘、痴呆加益智仁、姜黄、通天草;嗜睡加石菖蒲;不寐加桂枝汤、酸枣仁、合欢皮、茯神;抑郁寡欢、忧伤流泪或加血府逐瘀汤,或加玫瑰花、梅花、八月札、娑罗子;焦虑、心神不宁加莲子心、淡豆豉、山栀;烘热汗出加知母、黄柏;肢冷加肉桂、仙灵脾。

[病案举例]

例1. 黄某,男,70岁,初诊时间2012年2月3日。

主诉:眩晕反复发作6个月余,加重3周。

现病史:有高血压病史12年,长期服高血压药,血压时有波动,近半年来,眩晕反复发作,伴视物模糊、左侧肢体麻木、耳鸣、记忆力下降。近3周来头晕、头痛、目糊、脑鸣不能缓解,时有左上肢麻木感,下肢无力,走路右斜,颈项板滞,心悸,情绪急躁,善太息,多思多虑,入睡困难,噩梦连连,夜寐早醒,怕冷、四肢不温,胃纳可,二便尚调。舌暗红,苔少,脉小弦。

体检:神清,精神可,语言清晰流利,查体合作,左侧肌力略减退。血压136/88mmHg。

化验:血脂:三酰甘油2.56↑mmol/L,胆固醇:5.94↑mmol/L,高密度脂蛋白胆固醇:1.27mmol/L,低密度脂蛋白胆固醇:4.41↑mmol/L。空腹血糖:6.49↑mmol/L。血常规、肝肾功能、血黏度正常。

检查：头颅 MR 增强：双侧小脑半球、右侧海马、双侧脑室体旁及额顶叶多发腔隙灶；老年性脑改变。心电图提示：室性早搏。抑郁自评量表（SDS）：60 分；焦虑自评量表（SAS）：63 分；汉密尔顿抑郁量表（HAMD）：17 分；汉密尔顿焦虑量表（HAMA）：20 分；神经功能缺损评定（CSS）：14 分；简易智能状态检查表（MMSE）：22 分（记忆力、计算力下降，定向力、理解力可）。

中医诊断：眩晕病。西医诊断：①腔隙性脑梗死；②高血压病；③高脂血症；④动脉硬化。

证属气血失和，阴阳两虚，神失所养。治拟调气和血，燮理阴阳，益智安神。

处方：

黄芪 9g，地龙 6g，升麻 9g，葛根 15g，生蒲黄 9g，淫羊藿 15g，知母 15g，山萸肉 9g，益智仁 9g，怀牛膝 9g，酸枣仁 9g，合欢皮 15g，茯神 9g，莲子心 3g，豆豉 12g，玫瑰花 3g，佛手 6g，陈皮 6g。14 帖。

二诊：2012 年 2 月 17 日。

药后头痛、目糊、走路右斜、颈项板滞已除，仍有眩晕、耳鸣、左侧肢麻作冷，下肢无力，心悸，情绪急躁，善太息，多思多虑，胃纳可，二便尚调。舌脉同前。

方药起效，击鼓更进。处方：原方加石菖蒲 15g。

坚持服药，诸症渐次减轻，至夏季原方去淫羊藿、地龙、蒲黄。

三诊：2012 年 11 月 30 日。

天气转冷，仍有眩晕时作，耳鸣，左侧肢麻作冷，情志不畅，夜寐早醒，血压药物控制尚佳。舌暗红，苔薄，脉细。

黄芪 9g，桃仁 6g，红花 6g，当归 9g，生地黄 9g，赤芍 9g，川芎 9g，地龙 6g，升麻 9g，葛根 15g，益智仁 9g，怀牛膝 9g，酸枣仁 9g，合欢皮 15g，茯神 9g，玫瑰花 3g，柴胡 3g，桔梗 6g，枳壳 6g，陈皮 6g。14 帖。

坚持服药，至 2013 年 3 月 20 日复诊：仍有眩晕、肢麻时作，情志转畅，夜寐转安。舌暗红，苔薄，脉细。化验：血脂：三酰甘油：1.26mmol/L，胆固醇：4.43mmol/L，高密度脂蛋白胆固醇：1.07mmol/L，低密度脂蛋白胆固醇：3.17mmol/L。空腹血糖：6.12mmol/L。血常规、肝肾功能、血黏度正常。颈部血管 B 超示：双侧颈动脉、椎动脉血流参数未见明显异常。处方：原方去酸枣仁、合欢皮、柴胡、桔梗、枳壳；加佛手 6g。

随访：该患者坚持服药至今，未有新梗死灶出现，神经功能、认知功能、情绪障碍均有明显改善。

按语：该患者一诊就是以多发性腔隙性梗死的症状为主，并出现了神经功能、认知功能减退，情绪障碍等病变。《灵枢·海论》曰："髓海不足，则脑转耳鸣，胫酸眩冒"。《灵枢·卫气》曰："上虚则眩"。《素问·灵兰秘典论》云："心者君主之官也，神明出焉"。《丹溪心法·六郁》称："气血冲积，万病不生，一有怫郁，诸病生焉"。本案眩晕症为年老体虚，气血不足，阴阳两虚，清阳不升，风阳内旋，瘀血阻络，气血乖违，情志怫郁，神失所养所致。历次诊疗处方为三大部分，一为东垣益气升阳立意（黄芪、升麻、葛根），且葛根还能"从阴引阳"；二为和血通络（地龙及桃红四物汤）；三为解郁与安神、增智相结合:解郁畅怀(血府逐瘀汤十玫瑰花、佛手、陈皮),疏其血气,令其条达;清心安神(酸枣仁、合欢皮、茯神、莲子心、豆豉);增智选用《古今医鉴》聪明汤(茯神、石菖蒲,因远志肉易引起恶心呕吐,故减去不用)加益智仁。患者依从性良好,坚持服中药5年有余,起到了预防脑梗死进展,改善血脂、动脉硬化、神经功能、认知功能、情绪障碍的作用。

二、扶中消积分期疗法治疗胃肠恶性肿瘤

(一) 共同病机

当今社会医学科学技术高速发展,恶性肿瘤治疗是以手术为主,化疗药物及分子靶向药物、放疗、免疫生物治疗等术后辅助的综合治疗,手术的切除率可达到60%~70%,5年生存率、患病率逐年增多。因此,恶性肿瘤已并非绝症,而列入疑难病、慢性病的范畴。中医中药全程、长期治疗已显示出在带瘤生存、预防复发,提高患者生存率,改善生存质量方面的优势。

肿瘤病情复杂、其发病机理多元化,病理变化多端,多脏器、多系统的损害,治疗过程的漫长,死亡率高,不可能用一证来解释,也不可能用一方来治疗。沈师认为可以遵循《伤寒杂病论》中治疗虚劳的学术思想来指导肿瘤的中医治疗。仲景治疗虚劳,以五脏气血虚损为立论依据,病机变化(实为疾病的不同阶段)有中土脾虚、脾肾两虚、阴阳两虚、心肝血虚、正虚瘀结。

《张氏医通·积聚》论:"李士材曰,按积之成也,正气不足,而后邪气踞之……经曰,壮则气行则已,怯者则著而成病。洁古云,壮人无积,惟虚人则有之。皆由脾胃怯弱,气血两衰,四气有感,皆能成积。"李东垣在《兰室秘藏》中说:"推其百病之源,皆因饮食劳倦而胃气元气散解,不能滋养百脉,灌溉脏腑,卫护周身之所致也。""脾为后天之本""气血生化之源",是营养物质和药物生化运输之源。沈师认为胃癌、大肠癌主要病机为中土脾虚、脾肾两虚、正虚瘀结。各种因素导致脾胃虚弱,升降失司,生化乏源,脏腑无所受益,防御机制减弱,邪毒易于侵害,导致瘀毒内结,罹患积证。

(二) 扶中消积分期疗法

仲景治疗虚劳时以五脏气血虚损为立论,根据疾病不同阶段设定甘温建中、脾肾双补、养血安神、扶正散结等治法;又强调"观其脉证,知犯何逆,随证治之"。沈师遵从经典,注重辨病与辨证相结合,制定了扶中消积分期疗法作为中医全程治疗胃肠癌的方案,拟定分期基础方,随症加减,严格规范,形成基本用药规律,重在整体性、综合性、有序性。经十多年临床研究已证实该方案更适合临床,易于操作,取得了良好的远期疗效;也便于动态观察、长期治疗、追踪随访,优于机械地分几型的治疗方法。

1. 分期治疗 扶中消积分期疗法:①胃肠恶性肿瘤患者术后、或复发、转移、晚期大肠癌需要化疗的患者,进入"化疗期"治疗,予中医中药干预,减轻化疗的副反应;②完成放化疗或术后无需放化疗的大肠癌患者,进入"康复期"治疗,予中医中药扶中促进机体康复,预防癌毒的复发转移;③复发转移或晚期无手术和放化疗指征的患者,进入"进展期"治疗,目的控制肿瘤的生长和播散,改善带瘤患者的临床症状,提高生存质量和延长生存时间。

扶中消积分期疗法方药:化疗期基础方用黄芪、灵芝草、白术、苍术、薏苡仁以益气扶中;康复期预防癌毒的复发转移增入解毒散结之白花蛇舌草、全蝎;进展期再加入软坚散结之莪术、夏枯草,可谓遣方用心、步步递进。

2. 随证加减 化疗期以扶助正气、顾护胃气为主。目的为了提高化疗的敏感性和机体的耐受性,最大限度地降低化疗药物的不良反应。因此,针对化疗期间患者容易出现的胃脘痛、呕吐、纳差、泛酸、脘腹胀、腹泻、便秘、白细胞减少症、贫血、血小板减少症、脱发等制定了随症加味药。

康复期在扶助正气,调和脾胃同时,辅以解毒散结预防癌毒复发转移。目的是让患者从术后加放化疗的长期治疗中尽快恢复,同时在这段"空窗期"不让肿瘤有复发转移的机会。因此,根据乏力、易感冒、口干、胃中嘈杂、胃冷、纳差、泛酸、脘腹胀、腹泻、便秘等症状选取不同药物进行加味。

进展期以扶正消积,解毒化瘀为主,目的是尽可能控制癌瘤的生长和扩散,改善带瘤患者的临床症状,提高生存质量和延长生存时间。在这期本方案针对胃肠癌的特点,由于呕血、便血、腹水、胃脘痛、呕吐、纳差、泛酸、脘腹胀、腹泻、便秘等症状,同时考虑肿瘤患者后期肿瘤消耗发生的贫血、血小板减少症,以及患者非常关注的糖类抗原升高等病情变化进行随症中药加味。

具体用药:乏力加黄精、仙鹤草;易感冒加防风;纳差加鸡内金、神曲、生山楂、生麦芽;呕吐加半夏、生姜、厚朴、竹茹;脱发加首乌、墨旱莲、桑椹子;贫血加仙鹤草、当归、生熟地、女贞子、墨旱莲等;白细胞减少加升麻、虎杖、鸡血藤;血小板减少加牛角腮、花生衣;血糖升高加石斛、玉米须;胃脘痛加延胡索、川楝子、刺猬皮;泛酸瓦楞子、煅白螺蛳壳;口干、胃中嘈杂加石斛、玉竹、麦冬、沙参;胃冷加桂枝、白芍、干姜;脘腹胀加八月札、大腹皮、九香虫;腹泻加党参、山药、芡实;大便滑脱不禁加赤石脂、石榴皮、诃子、五倍子;便秘加生首乌、火麻仁、望江南、郁李仁;呕血、便血加三七粉、灶心土、白及粉、槐米;腹水加茯苓、虫笋、陈葫芦、黑白丑。

(三) 扶中消积分期疗法基础方的用药特点

扶中消积分期疗法各期的基础方药味共有8味药:黄芪、灵芝草、白术、薏苡仁、白花蛇舌草、全蝎、夏枯草、莪术。其中生黄芪、灵芝益气补元为君药;白术、薏苡仁相配补气健脾化湿为臣药,使脾胃之气得复,中焦得健;白花蛇舌草、全蝎、夏枯草、莪术清热解毒、软坚散结为佐使药。白花蛇舌草、夏枯草、全蝎三药虽寒,但配伍生黄芪、白术、薏苡仁则无苦寒攻伐伤胃之弊;生黄芪虽有助热之嫌,但有白花蛇舌草、夏枯草、全蝎的制约,对于放化疗伤阴,热象较著者,用之无助热伤阴之虞。八药合用,共起益气扶中,健脾化湿,消瘤散结之效。

黄芪味甘,性微温,归肝、脾、肺、肾经。黄芪有益气固表、敛汗固脱、托疮生肌、利水消肿之功效。用于治疗气虚乏力,中气下陷,久泻脱肛,便血崩漏,表虚自汗,痈疽难溃,久溃不敛,血虚萎黄,内热消渴,慢性肾炎,蛋白尿,糖尿病等。黄芪始见于汉墓马王堆出土的帛书"五十二病方",《神农本草经》列为上品。李东垣:"黄芪既补三焦,实卫气,与桂同功,特比桂甘平,不辛热为异耳。但桂则通血脉,能破血而实卫气,耆则益气也。"明《本草纲目》载:"耆长也,黄芪色黄,为补者之长故名……"。《本经逢原》载:"黄芪能补五脏诸虚,治脉弦自汗,泻阴火,去肺热,无汗则发,有汗则止。必用黄芪温分肉、益皮毛、实腠理,不令汗出,以益元气而补三焦"。导师沈小珩教授师从全国名老中医夏翔教授,夏老擅用黄芪,认为黄芪补气而建中,不碍中气,无党参滋腻之虞,且喜用生药,认为效强力专。黄芪大补元气,气旺则利于行血,利于运输津液,防治瘀血、痰湿的形成;黄芪还有益气固表的功能,气旺则卫外有力,防止六淫外邪的侵犯。

灵芝性味甘平。归心、肝、脾、肺、肾五经。主治虚劳、咳嗽、气喘、失眠、消化不良、恶性肿瘤等。灵芝最早见于《神农本草经》,被列为上品,谓紫芝"主耳聋,利关节,保神益精,坚筋骨,好颜色,久服轻身不老延年";谓赤芝"主胸中结,益心气,补中增智慧,不忘,久食轻身不老,延年成仙"。《药性论》述灵芝能"保神益寿",《本草纲目》记载灵芝可"疗虚劳"。可见灵芝以补虚为主。

白术原名"术",包括苍术在内。《尔雅》等古籍中已有记载。药用最早见于战国时期《五十二病方》记载,味苦、甘,性温。归脾、胃经。功效补气健脾、燥湿利水、止汗、安胎。燥湿利水宜生用,补气健脾宜炒用,健脾止泻宜炒焦用。《神农本草经》认为白术"主风寒湿痹,死肌,痉,疸,止汗,除热消食",《日华子本草》曰:"治一切风疾,五劳七伤,冷气腹胀,补腰膝,消痰,治水气,利小便,止反胃呕逆,及筋骨弱软,痃癖气块,妇人冷,癥瘕,温疾,山岚瘴气,除烦长肌。"沈师鼓舞中州多从补脾、健脾、运脾着手,喜用党参、白术、苍术,尤爱苍术,取"补脾不如健脾、健脾不如运脾"之意。

薏苡仁又名薏米、米仁。性凉,味甘、淡。功效健脾渗湿,除痹止泻。薏米可用于治疗水肿、脚气、小便不利、湿痹拘挛、脾虚泄泻。《本草纲目》记载:"健脾益胃,补肺清热,去风去湿",而《本草新编》述薏米最善利水,不至损耗真阴之气,凡湿盛在下身者,最宜用之,视病之轻重,准用药之多寡,则阴阳不伤,而湿病易去。故凡遇水湿之症,用薏仁一二两为君,而佐之健脾去湿之味。沈师拜师的全国名老中医何任教授擅长用薏苡仁治疗各类癌症。

白花蛇舌草性寒,味苦甘,无毒。归心经、肝经、脾经。具有清热解毒利湿功效,为广谱抗癌中药。可主治肺热喘咳,咽喉肿痛,肠痈,疖肿疮疡,毒蛇咬伤,热淋涩痛,水肿,痢疾,肠炎,湿热黄疸,癌肿。《广西中药志》记载该药能除小儿疳积,毒蛇咬伤,癌肿。

全蝎出自《蜀本草》,功效性味辛平,归肝经。功效息风镇痉,攻毒散结,通络止痛。《本草纲目》记载:"蝎,足厥阴经药也,故治厥阴诸病。诸风掉眩、搐掣,疟疾寒热,耳聋无闻,皆属厥阴风木,故李杲云,凡疝气带下,皆属于风,蝎乃治风要药,俱宜加而用之"。《经验方》中小金散,以该品配马钱子、半夏、五灵脂等,共为细末,制成片剂用,治流痰、瘰疬、瘿瘤等证。导师沈小珩教授师从全国名中医朱良春教授,朱老善用虫类药物治疗癌肿,认为虫类药物搜剔入络,其中全蝎能开气血之凝滞,解毒医疮,内消僵肿,往往与蜈蚣配伍,开瘀解毒,治疗肿瘤。

夏枯草性寒,味甘、辛、微苦,入足厥阴、少阳经。具有清泄肝火、散结消肿、清热解毒、祛痰止咳、凉血止血的功效,《神农本草经》云:"主寒热、瘰疬、鼠瘘、头疮,破癥,散瘿结气,脚肿湿痹。"适用于淋巴结核、甲状腺肿、乳痈、头目眩晕、口眼㖞斜、筋骨疼痛、肺结核、血崩、带下等。

莪术原名蓬莪茂。始载《药性论》,性温,味辛、苦。归肝、脾经。有破血行气止痛、消

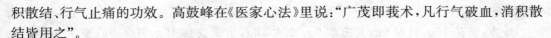

积散结、行气止痛的功效。高鼓峰在《医家心法》里说:"广茂即莪术,凡行气破血,消积散结皆用之"。

(四) 常见并发症的经验用药

1. 治疗癌痛　癌性疼痛简称癌痛,是肿瘤患者最常见和最难忍受的症状之一,发生率较高,在肉体和精神上对患者造成极大的痛苦,严重影响癌症患者的生存质量。中医有久病入络之说,癌毒侵犯络脉,稽留局部蕴块作痛,谓之"实痛",久病伤正,气血虚弱,无法荣养经络脏腑,谓之"虚痛"。癌肿往往虚实夹杂,虚痛实痛并存,多见于肿瘤骨转移等。

沈师一般选用4大类药物治癌痛:①解痉止痛的芍药甘草汤;②理气止痛的金铃子散,若效不佳辄加用九香虫;③止骨痛之补骨脂、蛇床子、骨碎补,肩胛、上肢加伸筋草、鸡血藤、桑枝,脊柱、腰椎、腰以下取厚杜仲、桑寄生、狗脊;④虫类药之全蝎、蜈蚣,治癌痛作用缓和而持久。

2. 治疗恶性积液　恶性胸腔积液、腹腔积液、心包积液多为恶性肿瘤或转移瘤所引起的并发症。中西医结合治疗一般可标本兼顾,提高治疗效果。沈师常以云茯苓、车前子为首选药,中医早有车前子配伍茯苓治疗小便不通的记载,如《杨氏家藏方》收录的车前茯苓茶、《医宗金鉴》收录的茯苓车前子饮。现代医学治疗小便不利、周围和内脏水肿时常保钾利尿药与排钾利尿药联合运用,而药理学研究表明车前子利尿有保钾的作用,云茯苓则为排钾利尿药,因此二者配伍使用在利尿的同时能够避免出现电解质紊乱。又常配伍虫笋、陈葫芦,药理学实验证实虫笋或陈葫芦煎剂均有显著的利尿作用,虫笋利尿较快而作用时间稍短,而陈葫芦的利尿略强而持久,两药各半量混合煎剂的利尿效果则比单味应用时更为显著。胸腔积液(胸水),酌加用葶苈子,取其泻肺祛痰、利水散结之意,腹腔积液(腹水)加用黑牵牛子、白牵牛子、腹水草以利水除胀。

[病案举例]

王某,男,44 岁,初诊:2006 年 5 月 19 日。

主诉:恶心,呕吐,胁腹胀痛 3 天。

现病史:患者 2003 年 7 月在本院行"乙状结肠癌根治术",术后病理示:乙状结肠腺癌Ⅱ级,浸润至浆膜,局部淋巴结(一)。术后予 5-FU 化疗六次,口服希罗达半年。治疗期间出现肠梗阻(服沈师中药治疗后能 1~2 天排便一次),血糖升高(这段为继发性糖尿病,注射胰岛素治疗)。2005 年 11 月常规检查时肝脏 B 超示:肝右后页实质占位——考虑 MT,胆囊息肉,脂肪肝。2005 年 11 月 18 日于复旦大学附属中山医院行肝右叶部分切除术+胆囊切除术,术中见肿瘤大约 2.5cm×2.3cm×2.3cm,胆囊约 9cm×3cm,内有结石 8 枚,淋巴结无肿大,无癌栓。病理:(肝)转移性腺癌。术后化疗,现正行第 11 次化疗,自觉乏力,纳少,恶心,呕吐,嗳气,食后作胀,胁胀痛,大便时秘。

体检:舌淡红,苔薄白,脉细。

化验:肝功能:谷丙转氨酶:96U/L↑;血常规示:白细胞:3.9×10⁹/L↓,红细胞:3.49×10¹²/L↓,血红蛋白:117g/L↓。

中医诊断:①肠覃;②肝积。西医诊断:①结肠恶性肿瘤;②肝恶性肿瘤。

证属癥积术后,脾气虚弱,运化无权,阴血不足,肝失所养,肠道失润。治拟健脾柔肝,润肠消积。

处方:黄芪 15g,黄精 9g,灵芝草 9g,白术 12g,生薏苡仁 15g,防风 9g,鳖甲 9g,白芍 15g,当归 9g,生地 30g,延胡索 9g,蛇舌草 30g,全蝎 3g,升麻 9g,虎杖 9g,鸡血藤 30g,竹茹 9g,火麻仁 30g,生首乌 15g,枳实 30g,八月札 15g,陈皮 6g。14 帖。

二诊:2006 年 6 月 2 日。

化疗结束,纳可,大便每日一行,质干。舌红苔,薄白,脉细。

肝功能:谷丙转氨酶:103U/L↑;血常规示:白细胞:4.5×10^9/L,红细胞:3.98×10^{12}/L↓,余(一)。治拟前法。原方去竹茹、枳实,加平地木 9g。14 帖。

坚持服药,一个月后血常规、肝功能均转正常,停注射胰岛素,改口服降糖药。

复诊:2007 年 2 月 26 日。

因过节多食则干呕泛酸,腹部作胀疼痛发作,昨起胀痛尤甚,大便干结。苔薄白,舌红,脉小弦。血糖:6～7mmol/L↑,尿酸:437μmol/L↑,脂肪肝。治拟扶中消积,疏肝利胆,理气通便。

处方:黄芪 9g,党参 9g,白术 9g,生薏苡仁 15g,灵芝 15g,蛇舌草 30g,金钱草 30g,海金沙 18g,鸡内金 15g,虎杖 15g,瓜蒌仁(碎)30g,望江南 30g,枳实 30g,九香虫 9g,大腹皮 15g,八月札 15g,陈皮 6g,石斛 15g,土茯苓 30g。14 帖。

复诊:2007 年 3 月 12 日。

腹胀大减,纳可,便调。苔少舌红,脉小。治拟扶中消积,养阴清热,柔肝通便。

以后长期服用处方:

黄芪 9g,白术 9g,灵芝 9g,蛇舌草 30g,莪术 9g,玄参 30g,地黄 30g,鳖甲 9g,白芍 15g,石斛 15g,牛膝 9g,瓜蒌皮 15g,金钱草 15g,海金沙 9g,虎杖 15g,火麻仁 30g,望江南 30g,枳实 30g,大腹皮 15g,陈皮 6g。

随证加减:血糖升高明显加黄连 3～6g,地锦草 15g,玉米须 30g;尿酸升高加土茯苓 15g;脂肪肝、血脂升高加荷叶 15g,生山楂 15g。

病程:患者依从性佳,坚持服药至今。期间:2015 年 1 月 26 日肝功能均正常;三酰甘油:1.92mmol/L↑;糖化血红蛋白:9.4%↑;癌胚抗原:19 944.40u/ml↑。2015 年 4 月 18 日肿瘤指标正常。2017 年 3 月 6 日血脂、肿瘤指标正常;糖化血红蛋白:6.8%。2017 年 3 月 16 日腹部 CT 增强:脂肪肝,肝内散在小斑点低密度影,较前片 2016 年 3 月 25 日大致相仿。两肾多发囊肿,部分伴囊壁钙化,左肾下极为甚;胰头脂肪浸润。盆腔 CT 增强:前列腺钙化灶;右结肠血管、回盲部系膜区数个小淋巴结显示,局部脂肪局限密度增高;两侧髂血管壁局部钙化。目前患者自觉无不适,上班工作,每年国内国外旅游 2～4 次。

按语:结肠腺癌属中医"肠覃"的范畴。转移性肝癌属中医"肝积"的范畴。患者罹患 2 种癥积重病,术后化疗导致肝功能损害、白细胞下降、贫血、继发性糖尿病、肠梗阻等多种并发症,病情重笃。患者依从性佳,化疗结束后坚持服中药十年有余,该案中医治疗有几方面特色:

1. 尽管癥积已累及 2 个脏器,沈师仍以扶正为主,抗癌中草药为辅(长期用的是蛇舌草、莪术)。扶正药物根据累及脏腑(肠、肝)给予益气、养阴、补血、润肠、柔肝、补肾。正所

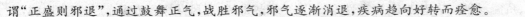

谓"正盛则邪退"，通过鼓舞正气，战胜邪气，邪气逐渐消退，疾病趋向好转而痊愈。

2. 针对肠梗阻、胆囊病变导致便秘、腹胀痛等，切忌攻下、峻下伤及正气和阴液。攻下之法颇多，吴鞠通继仲景之后，又创五下之方。本案用药有取新加黄龙汤、增液汤之意变化而来；后加疏肝利胆之药：金钱草、海金沙、鸡内金。使肠道滋润，气机舒畅，肝胆通利，长期服用无伤正之忧。

3. 肝者，体阴而用阳。治疗肝硬化，用白芍、鳖甲、生地黄、玄参养阴柔肝；用九香虫、八月札、枳实、佛手疏利肝气、理气止痛。肝阴得养，肝体得柔，肝气条达，肝脏功能正常。

4. 虎杖有多重功效：虎杖能双向调节血象：合升麻、鸡血藤能升白细胞；又能清利肝胆湿热，降低炎症时升高的白细胞；配补肾填精之品能促进代谢和免疫功能，因此这个病例治疗过程中用之尤为合适。

综观本病案的中医治疗过程，充分显示中医中药在治疗危重疾病方面的优势：保护脏器功能，提高了生存质量，防止病情恶化，大大延长患者生存期，达到治愈效果。

三、养血祛风、益气固表治疗慢性荨麻疹、药物过敏

（一）共同病机

慢性荨麻疹、药物过敏均属于变应性疾病。中医认为风邪为本病的主要病因。《素问·风论》中曰："风者，善行而数变""风者，百病之长也，至其变化，乃为他病也，无常方，然致有风气也"。但风有内外之分，证有虚实之别：先天禀赋不足，卫外不固，风邪乘虚侵袭所致；或表虚不固，风寒、风热外袭，客于肌表，致使营卫失调而发；或饮食不节，或肠胃积热，复感风邪，内不得疏泄，外不得透达而发；肝肾不足，血虚生风生燥也可发生。对食物、生物制品、肠道寄生虫等过敏亦发作本病。

（二）治疗大法

沈师以"益气固表""治风先治血"理论贯穿变应性疾病的中医治疗，设益气固表、滋阴养血、祛风清热为大法。

慢性荨麻疹常用基本方：地黄、苦参、防风、黄芪、白术、白鲜皮、地肤子，此方乃名老中医夏翔教授经验方——地参祛风合剂与玉屏风散加减而成。

以生地黄入心、肝、肾经，功能滋阴养血、祛风清热为君药，取"治风先治血，血行风自灭"之意，可说为治本之治，《神农本草经百种录》述"地黄专于补血，血补则阴气得和，而无枯燥拘牵之疾矣"。

臣辅以苦参和玉屏风散：苦参性味苦寒，功能祛风、清热、燥湿、止痒，主治皮肤瘙痒、阴疮湿痒等症，《药性论》述苦参"治热毒风，皮肤烦躁生疮"，《滇南本草》："凉血，解热毒，疥癞，脓窠疮毒。疗皮肤瘙痒，血风癣疮，顽皮白屑，肠风下血，便血。消风，消肿毒，痰毒"，《本草汇言》也述"苦参祛风泻火，燥湿去虫之药也"；玉屏风散为益气固表祛风良方，方中防风善驱风邪，配黄芪以固表，抵御外风，配白术以固里，则防内风，其散风邪之功，如珍贵的玉质屏风，抵挡风邪，去不复来。

佐以白鲜皮、地肤子，性味苦寒，功能清热利湿，祛风止痒，《本草原始》："白鲜皮，入肺经，故能去风，入小肠经，故能去湿，夫风湿既除，则血气自活而热亦去。治一切疥癞、恶

风、疥癣、杨梅、诸疮热毒。"《药性论》:"治一切热毒风,恶风,风疮、疥癣赤烂,眉发脱脆,皮肌急,壮热恶寒;主解热黄、酒黄、急黄、谷黄、劳黄等。"地肤子《名医别录》云:"去皮肤中热气,使人润泽,散恶疮疝瘕,强阴。"《本草原始》:"去皮肤中积热,除皮肤外湿痒。"

诸药相配,共奏益气固表、滋阴养血、祛风清热之功。

药物过敏所致血虚加当归、熟地、仙鹤草、女贞子、墨旱莲等;衄血加白茅根、茜草、蒲黄等。

[病案举例]

朱某,女,43岁,初诊:2017年2月13日。

主诉:全身皮肤发疹作痒2月余。

现病史:有高血压病史。近2个月来,全身皮肤泛发风团,色红作痒,此起彼伏,夜起昼伏,烘热,自汗,乏力,眩晕,血压不稳定,大便每日一行。

舌脉:舌质红,苔薄,脉小弦。

中医诊断:①瘾疹;②眩晕病。

西医诊断:①慢性荨麻疹;②高血压病。

证属气虚不固,血虚生风,阴虚内热。治法:益气固表,养血祛风,滋阴清热。

处方:黄芪9g,白术9g,防风6g,生地黄9g,知母9g,枸杞子9g,苍耳子6g,辛夷6g,地肤子12g,白鲜皮12g,天麻6g,黄芩9g,黄柏9g,白菊花9g,陈皮6g。14帖。

二诊:2017年2月20日。

药后荨麻疹发作次数减少,风团夜起昼伏2~3天一次,余症减轻。舌脉同前。原方继服,14帖。

病程观察:治疗5周后,风团隐退不发,肝火渐平。随访至3个月后,经过春季,荨麻疹未见发作。

按语:元气亏虚,表卫不固,肝肾不足,血虚生风,阴虚内热,风热泛溢肌肤,则风团色红,此起彼伏。用玉屏风益气固表,生地黄养血祛风,配知母、枸杞子补肾阴以滋水涵木;用苍耳子、辛夷、地肤子、白鲜皮祛风消疹;天麻平肝;黄芩、黄柏清热;白菊花清肝火;陈皮理气。皮肤发疹作痒常与风热与湿热相关。风热者宗叶天士在《温热论》中所说宜投"透风于热外"之品。本案中用防风、苍耳子、地肤子,配合芩、柏、菊花也是治本病的关键。

四、健脾和胃、疏肝利胆治疗慢性胃炎

(一)病因病机

脾胃病与肝、胆、肾、大肠、小肠密切相关,病机大都属本虚标实或虚实夹杂。

1. 气机升降失常 中医认为"中焦为枢,气机升降出入,气血生化之源"。《黄帝内经》曰:"清阳出上窍,浊阴出下窍。"中焦升降失司,清阳不升即出现腹泻、便溏等症,浊阴不降则可见纳呆、嗳气、泛酸、腹胀等症。

2. 莫忘肝胆不和 肝胆脾胃同居中焦,其中肝脾性升,胆胃宜降,以斡旋气机。黄元御《四圣心源》云:"木生于水,长于土,土气冲和,则肝随脾升,胆随胃降。"《医学求是》亦云:"少阳为中气之枢纽,枢轴运动,中气得以运行",脾胃气机升降是否协调,主要在肝胆之疏泄功能。同时脾胃气机升降对肝胆之疏泄亦有较大的影响。

《血证论》曰:"木之性主于疏泄,食气入胃,全赖肝木之气以疏泄之,而水谷乃化",即为通过肝胆的疏泄功能,才能保证胆汁的分泌与排泄,从而增强胃的受纳腐熟功能,使水谷化成精微,以供后天之需。现代医学也证明,食物经胃通向十二指肠,胆总管亦开口于十二指肠奥狄氏括约肌,使胆汁下行进入十二指肠,共同完成消化作用。可见胆胃之顺降乃是生理功能正常的体现。

中医学认为,胆胃同主气机通降。胆属少阳经,胃属阳明经,两者在耳前及少腹部相互交会重叠,因而其运行的气血阴阳可以相互贯通。少阳胆火是少火的一部分,少火生气,充斥表里,温煦周身。中焦如沤,脾胃是气血生化之源,中焦脾胃受少阳之气方能取汁变化而成为血。同时少火之生发亦受胃气之资助。人无胆气则生机停废,人无胃气则化源绝断。《血证论》云:"且胃中相火,如不亢烈,则为清阳之木气,上升于胃,胃土得其疏达,故水谷化;亢烈,则清阳遏郁,脾胃不和。"胆之于胃,一是生及之开端,一是后天之根本。胆胃协同,腐熟水谷,二者共同参与消化吸收。

胆腑若有邪大多会影响及胃,补土派李杲重视胆气助脾胃腐熟水谷,升发对脾胃正常生理功能的影响。《脾胃论·脾胃虚实传变论》载有:"胆气春升,则余脏从之。"《兰室秘藏·脾胃虚损论》提到:"人之饮食入胃,营气上行,即少阳甲胆之气也。"正所谓胆病及胃,胃病及胆。《灵枢·四时气》曰:"善呕,呕有苦,常太息,心中憺憺,恐人将捕,邪在胆,逆在胃,胆液泄则口苦,胃气逆则呕苦。"指出本病病机为邪在胆,而逆在胃。《伤寒论》谓少阳病"默默不欲饮食",即系指胆火犯胃,胃失和降所致,临床上胆道疾病患者常见脘腹胀满、恶心、呕吐等胃失和降的症状。张介宾谓:"以饮食劳倦而致胁痛者,此脾胃之所使也"《素问·气厥论》曰:"胃移热于胆"。脾胃功能受损,脾失健运,湿阻中焦,影响肝胆疏泄功能。

沈师认为胆胃不和,胆胃同病是本病的重要病机。胆胃生理相通,病理相关。若胆胃失于谐和,一方面邪在胆,影响脾胃升降功能;另一方面,脾胃功能失调之际,肝胆乘之侮之,出现肝不随脾升,胃不随胆降。二者均可产生胆胃不和,胆气上逆于胃,而见胆汁反流入胃。胆胃相通,在生理上协同消化,共主通降,病理上互相影响,胆病及胃,胃病及胆,终致胆胃同病,并存在于本病的始终。而病理常表现湿热中阻,临床见患者因纳差、胃嘈杂、口干口苦、胃胀胃痛、嗳气反酸等症就诊,而胃镜检查仅有浅表性胃炎、反流性胃/食管病等,沈师常嘱患者去做B超检查(注明重点查胆囊壁),结果常发现存在胆囊壁毛糙(厚度≥2mm)、胆囊息肉、胆囊壁胆固醇结晶、胆囊壁占位等异常情况。这类患者如果单纯从胃论治,则疗效不佳,需要"胆胃同治"。

3. 切记肾为胃关 中医藏象学中有"肾为胃之关"之说。《素问·水热穴论》"肾者,胃之关也,关门不利,故聚水而从其类也。上下溢于皮肤,故为浮肿。浮肿者,聚水而生病也"。肾司二便,控制着二便的开合,肾阳主开,肾阴主合。肾为胃之关包含两方面:一方面肾为人体精微物质之关或曰人体气血精微之关,防止人体的精微从小便、月经、精液无度下泄,人体通过肾的开合有度,保持人体气血津液充足;另一方面,肾主水,主小便的排泄。肾主藏精,主气化,为后天脾胃之关,发挥闭藏功能把水谷精微留在体内以濡养脾胃。陈修园于《医医偶录》提出:"肾气足则化。"脾胃运输转化水液的功能亦依赖肾脏气化,若肾气不足,水液内停则生眩晕、心下悸甚至水肿。因此只有肾气开合有度,才能维持脾胃气血充盈的同时不引起水液的异常潴留。另一方面,如陈修园在《慎柔五书》中提到:"人之既生……全赖中宫输精及肾,而后肾得补益。"肾中精气亦依赖后天脾胃运化的水谷精微不断充养。

脾肾在病理变化方面也存有互为因果的关系,如脾土久虚可导致肾精亏损,亦可因肾精不足、命门火衰、火不生土,以致脾胃虚衰。先贤有"补脾不如补肾""补肾不如补脾"之训。先生认为二者不可偏颇,既重视甘温升发脾胃之阳气,又重视滋补肾命门水火,火土兼顾。

(二) 治则治法

沈师以中医"中焦为枢,气机升降出入,气血生化之源"理论为基础,活用调畅气机,张弛有度,胆胃同治,脾肾双补诸法治疗慢性胃炎。

1. 调畅气机　脾升胃降,脾宜升则健,胃宜降则和。沈师治疗中焦脾胃病尤重视调畅斡旋一身气机,升清降浊互用。升清一般应用李东垣补中益气汤之意,喜选黄芪,配升麻、葛根;降气选用枳实、降香,常配玉桔梗、枇杷叶宣降肺气以治胃。

升降同用经典药对为桔梗配枳壳、升麻配降香、柴胡配牛膝。

遵循补脾不如健脾,健脾不如运脾之训,应用补脾药人参、黄芪;健脾药白术;运脾药苍术,往往更重视苍术一药的应用与剂量,又同时配伍广陈皮、香橼皮、佛手片、八月札等理气不伤阴之品,就是要符合中焦如枢,非平不衡。

2. 胆胃同治　沈师治疗胆胃不和,运用疏肝利胆,和胃降逆,兼以清热化湿之法,选用经验方四金汤(由金钱草、海金沙、鸡内金、广郁金组成)化裁。而药理学实验证明,四金汤具有清肝利胆的功效,不仅可通利胆管、舒缓胆道、清热利湿、排出结石;还可疏肝利胆、恢复肝细胞的生理功能,从根源上防止病理性胆汁的产生。

随症加减:腹胀加枳实、大腹皮行气消胀;胃热口苦加黄芩、虎杖清热利湿;胁腹疼痛加延胡索、川楝子、九香虫理气止痛,白芍、甘草缓急止痛。

3. 补肾扶中　慢性胃炎证属纯实或纯虚者较少,中气亏虚(脾阳虚、胃阴虚),病邪胶结(热、寒、湿、瘀),不易速去。脾阳虚、胃阴虚源于肾中元阳元阴,通过补肾,达到扶中祛邪之目的。沈师在治疗慢性胃炎时,常在补益脾胃的同时,加补肾药物,其潜方特点亦是肾阴肾阳兼顾。健脾益气用党参、白术、炙甘草;温运脾阳加附子、干姜;温补肾阳常加肉桂、补骨脂、淫羊藿;养胃生津用南沙参、北沙参、石斛;滋补肾阴则加干地黄、玄参。

《素问·阴阳应象大论》云:"壮火食气,气食少火,壮火散气,少火生气。""壮火食气""壮火散气"意即选用大剂量的桂附姜,常无法达到补阳的目的,反而耗损气阴,导致阴阳两虚。"气食少火""少火生气"即选用较小剂量的温阳药能扶植少火,生发元气,故《医宗金鉴》云:"此肾气丸纳桂、附于滋阴剂中十倍之一,意不在补火,而在微微生火,即生肾气也。"因此,沈师在临床应用温阳药的用药量常小于养阴药(如肉桂用量在 1.5～3g),正合《内经》"少火生气"之旨。

[病案举例]

蒋某,女,71 岁,初诊:2004 年 7 月 26 日。

主诉:中上腹胀、成块 1 个月余。

现病史:有慢性胃炎,反流性食管炎,胆囊炎病史。近1个月来,中脘时有物聚成块,聚散无常,两胁肋胀满,纳呆,泛酸,嗳气,大便干。舌苔白厚腻,脉细。胃镜示:慢性胃炎,反流性食管炎,B超示:胆囊炎。

中医诊断:①痞证;②聚证;③胁痛。西医诊断:①慢性胃炎;②反流性食管炎;③胆囊炎。

证属肝胆湿热,疏泄失常,横逆犯胃。治拟疏肝利胆,理气化湿,和胃降逆。处方:金钱草30g,海金沙18g,广郁金15g,炙鸡内金6g,黄芩9g,虎杖15g,党参12g,白术12g,苍术12g,川朴6g,草果仁9g,枳壳6g,桔梗6g,九香虫9g,佛手6g,降香9g,青皮6g,陈皮6g,凤凰衣9g,生首乌30g。

复诊:2004年8月27日。

药后诸症俱减,胃得降已和,湿已化渐清,聚散无常之气块亦未见,大便转畅。舌苔已见薄白,脉细。再守前方出入。处方:金钱草30g,海金沙18g,广郁金15g,炙鸡内金6g,黄芩9g,党参12g,白术12g,苍术12g,佛手6g,延胡索15g,川楝子9g,陈皮6g,青皮6g,竹茹9g,生首乌30g,凤凰衣9g,六神曲9g。14帖。

病程观察:共治疗2月余,诸症俱消,停药。

按语:肝气不舒,胆气失利,横逆犯胃,气滞湿阻,聚而成块,聚散无常。故先投以调气和化湿药物,着眼胆胃同治和升降气机,病情即见减轻。后再守方加重理气消导之力。方药中四金汤疏肝利胆;黄芩、虎杖清肝胆湿热;党参、苍白术、川朴健脾助运化湿;草果仁辟秽化浊(苔转薄净则去除);枳壳、桔梗一升一降,调畅脾胃气机;九香虫温性通利,行气止痛力强(痛减则去除);降香辟秽降气,是治疗胃失和降之嗳气要药;青皮、陈皮、佛手疏肝理气。

五、热病急者泄热化痰开窍,缓者益气养阴清营

急性热病是指多种病毒引起的一种颅内急性炎症,其临床表现因病变发生的部位、范围和严重程度不同而有所不同,主要表现为发热、反复惊厥发作、不同程度意识障碍和颅压增高症状,严重者昏迷,伴精神情绪异常,如躁狂、幻觉、失语以及定向力、计算力与记忆力障碍等。本病属于中医"温热病""风温—热陷心包"的范畴。

从2002年抗SARS开始,到抗禽流感、甲流H1N1,沈师都是全国名中医颜德馨教授领衔的上海市抗SARS、禽流感中医专家组成员;参加全国名中医颜德馨教授领衔的上海市科委科研课题"建立中医防治急性热病的应急网络"、完成颜老课题中上海市院内制剂"青英颗粒"和"连术颗粒"的临床病例观察。

多年来研读学习大量中医经典、医案,对《伤寒论》与《温病学》的关系进行了研究,得出"伤寒""温病"一脉相承,对当今急性热病(急性发热性传染疾病)的治疗有重要的指导意义,有极高的临床应用价值。编写"温病的病因和发病"的讲稿;发表论文"芪众颗粒"预防时行感冒(流感)的临床病例。经常参与瑞金医院急性热病的大会诊。在中医药诊治预防温热病颇有心得。

(一)病因病机
中医学认为各种温热病,或根据感受热邪的轻重、类别和季令的不同,而分别称之为

温病、热病。《类证活人书》卷五："因春温气而变，名曰温病；因夏热气而变，名曰热病。温、热二名，直以热之多少为义。"也有将温病之偏于热甚者，称之为温热病者。《温病条辨·上焦篇》："温热者，春末夏初，阳气弛张，温盛为热也。"温热病，外感风温热邪，由表入里进行传变，卫气营血辨证作为四种传变的不同证候，卫分为表证阶段，应鉴别不同的病因；气分为热盛阶段，应区别热邪是否结聚；如属湿热，则应区分热和湿的轻重；病邪深陷营、血分为伤阴引致内闭或出血的阶段，须明辨心、肝、肾等脏的病变。由此从病因、阶段、部位、传变及病变程度确立辨证的内容。《叶香岩外感温热篇》云："温邪上受，首先犯肺，逆传心包"，病毒性脑炎属于热入营血，热入心包之证，病机为邪热瘀毒，蒙蔽清窍，脑络不通，扰乱神明所致。

（二）治疗法则

叶天士指出："大凡看法，卫之后方言气，营之后方言血。""在卫汗之可也，到气方可清气，入营犹可透热转气""入血就恐耗血动血，直须凉血散血"，指出了卫气营血不同阶段的治疗大法。

沈师治疗热病，重视预防，截断传变；在卫汗法，非轻不举；入气入营，清热凉血；热入心包，清心开窍；病后恢复，顾护阴津。临床应用中医"温病学"理论方剂治疗病毒性脑炎、禽流感、暑天感冒等疾病，得到良好的疗效，突现了中医治疗急性热病的优势。

对于疫区、发热病患接触的医护人员、民众可以服预防方剂，方药为：黄芪、白术（苍术）、防风、荆芥、陈皮、生甘草；预防病毒感染加金银花、连翘、大青叶、贯众；预防细菌感染加黄芩、黄连、鸭跖草。

在卫根据风邪兼夹不同外邪而拟定解表方剂，由于解表药物多为挥发油成分，所以用药要轻，煎煮时间要短（闻香即服），日煎3～4剂。

入气入营，则可清气、清营、凉血，应用白虎汤、清营汤、犀角地黄汤等均为峻猛之剂，要添加顾护胃气的药物，同时密切注意患者营养状况，增强机体的抗病能力。疫病邪热充斥内外，阻滞气机，清阳不升，浊阴不降，可用升降散（白僵蚕、全蝉蜕、川大黄、广姜黄，研细末调糊状鼻饲）升清降浊，散风清热；温热疫毒伏于膜原者，可用达原饮（槟榔、厚朴、草果仁、知母、芍药、黄芩、甘草）开达膜原，辟秽化浊。热入心包，出现昏迷；热入血分，出现出血等危重症候，在现代医学抢救同时，可以用安宫牛黄丸、紫雪丹等开窍药碾碎成糊状鼻饲。

病情缓解后，及时神经功能恢复锻炼，先给予肢体肌肉按摩、被动活动、语言训练；尽早让患者坐起、腿落地等预防坠积性肺炎。恢复期应防止死灰复燃，要用清余热、养津液、滋阴血的药物：大豆卷、地骨皮、芦根、南沙参、北沙参、麦冬、玉竹、知母。实践证实热病后用滋阴药能促进修复热病所导致的神经损伤。

[病案举例]

顾某，男，55岁，初诊：2006年3月10日。

主诉：言语障碍，下肢无力，四肢麻木1个月余。

现病史：患者家属及同事于2006年1月25日发现其偶突发哭笑无常，逐渐出现言语表达困难，不能顺畅表达自己的思想，如"你们"说成"们你"。有失眠、早醒，并出现几次恶心、呕吐，呕吐物为胃液。1月30日言语障碍加重，失语，且出现认知障碍，情感淡漠，记忆力、计算能力明显下降，送往瑞金医院急诊，拟诊"病毒性脑炎可能"。2月1日入神经内科病房治疗。入院后出现发热，体温不超过38℃，烦躁不安，经诊治后，明确"病毒性脑炎"诊断，送经激素、抗生素、脱水剂、营养神经等西药治疗1月余，症候如前，疗效不显。

3月10日神经内科邀余会诊时，证见身热，或烦躁，或嗜睡，神志时清时昧，失语，记忆力、计算能力丧失，乏力，下肢无力（卧床），四肢麻木，口干，纳可（喂食），便秘，尿黄。

体检：嗜睡；心率112次/分，律齐，两肺未闻及干湿啰音；察其肌力正常，观其面色红赤，生理反射存在，病理反射未引出。舌色红绛，苔黄腻而干，诊其脉象为洪弦滑数。

辅助检查：检阅影像学检查和实验室报告为：瑞金医院急诊头颅CT检查示：无异常。头颅核磁共振检查示：左侧脑室体旁及双侧基底节区域见略高信号，弥散序列示右额叶低信号病灶。脑电图示：高度弥漫性异常。CMV-IgG（＋），定量126.8Iu/ml。听觉诱发电位：双侧AEP颅内段异常。

中医诊断：风温——热陷心包（痰热瘀毒，蒙蔽清窍）。西医诊断：病毒性脑炎。

正值冬春之季，风热之邪外袭，邪热内陷，与痰浊交结，闭阻包络，蒙蔽清窍，脑络不通，扰乱神明。治以泄热化痰，解毒通瘀，清心开窍为大法。予清宫（营）汤合安宫牛黄丸加减治之。处方：生地12g，玄参15g，丹皮9g，麦冬9g，石菖蒲15g，天麻6g，全蝎3g，制半夏9g，草果6g，板蓝根30g，贯众12g，大青叶15g，防风9g，丹参15g，益智仁12g，升麻15g，葛根30g，石斛15g。7剂，每日1剂，水煎取浓汁300ml，分两次温服。另：羚羊角粉早晚各1支，加入汤药中喂服；安宫牛黄丸，每日1丸，研碎加入汤药中喂服。

嘱避风寒；饮食宜半流质，便于喂食，忌食辛辣生冷油腻食品；卧床为主进行肢体被动运动，以锻炼肢体运动功能；播放音乐或广播新闻等给患者听，家属尽量与患者多交谈，患者不能回话就鼓励他用眼神、手势、肢体活动来表示，以锻炼其思维与语言能力。

二诊：2006年3月17日。

服用前方药后3天，每天排出大量秽臭粪便，热退，烦躁症状缓解，嗜睡减轻，苏醒时间延长。余症同前。舌红，苔黄腻而干，脉洪弦滑。痰热瘀毒已减，腑气已行，邪有出路。法当击鼓更进，然虑邪热伤阴，攻法伤正；故转为清热毒以祛余邪，养营阴以顾正气。方拟玉女煎去牛膝、熟地加生地、玄参方加味合安宫牛黄丸主之。处方：石膏30g，生地12g，丹皮9g，玄参15g，麦冬9g，知母12g，生首乌15g，石菖蒲15g，黄芩9g，黄连3g，黄柏9g，苍术12g，苦参15g，贯众12g，板蓝根30g，大青叶15g，全蝎3g。7剂，水煎煮取浓汁300ml，每日分2次喂服。另：羚羊角粉早晚各1支，加入汤药中喂服；安宫牛黄丸，每日1丸，研碎加入汤药中喂服。

嘱鼓励患者自己进食；坐起自主进行肢体运动，以锻炼肢体运动功能；播放音乐或广播新闻等给患者听，家属尽量与患者多交谈，鼓励患者用只字片语回答，以锻炼其思维与语言能力。

三诊：2006年3月24日。

服用前方后，烦热已除，无嗜睡，能讲单词，记忆力减退，倦怠，大便复常。唇紫，舌红，苔薄白，脉小弦。病见缓和之象，邪热渐清，元气亏虚，清阳不升，脑络瘀阻，髓海失养，神明失聪。法当益气升清，通络醒脑。选方益气聪明汤加减。处方：生黄芪30g，黄精9g，升麻 15g,葛根 30g,益智仁 30g,远志 6g,石菖蒲 15g,生首乌 30g,丹参 15g,桃仁 9g,红花 9g,石斛 15g,知母 12g,玉竹 12g,生地 12g,苍术 12g,白术 12g,黄芩 9g,佛手 6g,陈皮 6g。14 剂。

嘱家属尽量与患者多交谈,鼓励患者用完整语句回答,让患者看电视、听广播,以锻炼其思维与语言能力。

四诊:2006 年 4 月 10 日。

近日复查白细胞 14.89×10^9/L↑,眩晕,下肢痿软,记忆力略有好转。舌红,苔白腻,脉细。有余热复燃之兆,加重清热解毒药以清邪热。守原方加味,黄芩改 12g,加茯苓 30g,金银花 9g,贯众 12g。14 剂。

五诊:2006 年 4 月 24 日。

服用前方后,白细胞转正常,一周前出院。出院后 3 天,症状明显改变,记忆力、计算能力迅速恢复,能处理原工作之事,能说出完整之句,表达正确,能接电话。舌红,苔薄白,脉细。余热渐清,髓海得养,神明复聪,智力恢复迅速。再拟益气升清,通络醒脑法。原方去金银花、贯众。14 剂。

病程观察:至 2006 年 5 月复诊时,精神情志、语言能力、认知能力均恢复正常,身体渐入小康佳境,已回到工作岗位。坚持服中药治疗 6 个月后停药。随访至 2008 年初,无特殊不适,正常工作。

按语:本案西医诊断为"病毒性脑炎",属中医为"热病""风温—热陷心包"的范畴。《叶香岩外感温热篇》云:"温邪上受,首先犯肺,逆传心包"。初诊时为热入心包之证,病机为痰热瘀毒,蒙蔽清窍,脑络不通,扰乱神明所致。法当泄热化痰,解毒通瘀,清心开窍。选用安宫牛黄丸为开窍清心的代表方,石菖蒲为豁痰开窍之要药,合而用之则能清心豁痰开窍醒神;另以清宫(营)汤中的羚羊角粉(代犀角)清心凉营;生地、玄参、麦冬、石斛清热滋阴;丹皮清热凉血,合丹参活血散瘀;贯众、板蓝根、大青叶清热解毒;羚羊角粉合天麻、全蝎镇肝息风解痉以防动风惊厥;半夏、草果燥化湿浊;益智仁、升麻、葛根、防风升阳益智复聪。药后排出大量秽臭粪便,说明邪有出路,热邪外泄。

二诊再处方时考虑热病易伤阴液,改用玉女煎去牛膝、熟地,加生地、玄参方加味合安宫牛黄丸,以清余热,养营阴。方中石膏、知母清气分邪热,生地、玄参、麦冬清营滋阴。恐辛开之药半夏、草果有伤津之弊,故去之,改用黄芩、黄连、黄柏、苦参清热燥湿,泻火解毒,果见良效。

三诊时考虑邪热已清,元气亏虚,清阳不升,髓海失养,神明失聪。拟益气升清,活血开窍法治疗,处方宗东垣旨,寓益气聪明汤之意。

本案实为神经内科和传染科之重症,治疗不当则预后差。本案例的整个中医治疗过程中,以中医温病学理论为指导,辨证细微,与辨病相结合,于危急多变之际,敢投重剂,力挽狂澜;缓解后改以益气升清,通络醒脑;自始至终指导肢体、语言康复锻炼,致病情渐入坦途,终致完全康复。可见中医中药在"热病"治疗中有其优势和特色。

(郑岚　吕玲玲整理)

周永明

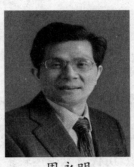

周永明

1956年出生于上海青浦，1982年上海中医学院医疗系本科毕业，1988年上海中医药大学中西医结合血液专业研究生毕业，获硕士学位，2003年上海市高层次中医临床人才项目研修结业，2007年国家中医药管理局优秀中医临床人才项目研修结业。现任上海中医药大学附属岳阳中西医结合医院血液内科首席专家、主任医师、教授、博士生导师、博士后合作导师，兼任上海市中西医结合学会血液学专业委员会主任委员、上海市中医药学会血液病专业委员会荣誉主任委员、中华中医药学会血液病专业委员会副主任委员、中国中西医结合学会血液学专业委员会副主任委员、中国民族医药学会血液病分会副会长、世界中医药学会联合会血液病专业委员会副会长、上海市中医药学会联合会血液病专业委员会副会长、上海市中医药管理局重点专科紫癜病协作组组长、国家中医药管理局重点学科带头人、国家临床重点专科学术带头人。

周永明教授从事中医内科血液病专业的医疗、教学和科研工作30余载，擅长运用中医药为主治疗血液病和内科疑难病证，研制的生血灵、生血合剂、造血再生片、定清片等特色中药制剂疗效良好。先后发表学术论文100余篇，主编出版专著4部，副主编3部，参编16部。主持国家自然基金项目4项、部市级课题18项和国际合作项目3项。获上海市科技进步奖4项、国家中医药管理局科技进步奖2项、中国中西医结合学会科技进步奖2项、中华中医药学会科学技术奖2项，发明国家专利3项。培养博士研究生25名、硕士研究生30名、博士后出站1名，荣获上海市名中医、上海市卫生系统第二届高尚医德奖、上海市医务职工科技创新标兵、「仁心医者·上海市杰出专科医师奖」提名奖、第二届中国中西医结合贡献奖、全国首批优秀中医临床人才等称号。

学 术 思 想

一、脾肾气火相关理论

周永明教授在学术上恪守"茹古涵今,兼收并蓄,立足临床,重在创新"的治学思想,在临证实践中不墨守成规,不因循守旧,师古而不泥古,对前贤提出的理论、原则、公式和经方不断总结并加以补充或发挥,敢于突破,推陈出新。如针对出血病因病机的认识,历代文献论述较多,其中《景岳全书》总结前人经验归纳出血原因为火、为气两个方面——"盖动者多用于火,火盛则逼血妄行,损者多由于气,气伤则血无以存",强调失血中气虚与火盛,正虚与邪实的病机特点,但这一病机的认识未涉及至脏腑,尤其对脾肾失调的病机阐述不明,因而不够全面。周教授从《灵枢·百病始生》"阳络伤则血外溢,阴络伤则血内溢"受启发,按照气火失调、脏腑相关理论,提出免疫性血小板减少症(ITP)的病因病机——"脾肾气火相关"的理论。认为血本属阴,肾为先天之本,藏精主骨生髓;脾为后天之本,是气血生化的本源,脾肾两脏与人体血液的化生关系密切。脾虚一则因统血无权而易致血溢脉外,再则因阴火内生,伤及血络而易致迫血妄行;肾虚则精血衰少,阴虚火旺,灼伤脉络而扰血妄行,久则阴损及阳,命门火衰,火不归元,阴寒凝聚于下,无根之火浮炎于上,阴阳不相内守而血行障碍,错行脉外。根据脾肾亏损为本,火伤血络为标的病机特点,周教授认为治火为标,治气为本,气火失调,根本在于调补脾肾,在临诊中采用"健脾益肾、泻火宁络"的治疗大法,每获良效。

二、血液病虚损为本,邪毒为标,痰瘀为变

血液系统疾病虽然涉及范围较广,病种丰富,发病机制也各有其特殊性,但由于临床上大多具有贫血、出血、发热等共性的表现,周教授以整体观念和辨证施治的思想为指导,将血液系统疾病的共同病机归纳为——虚损为本,邪毒为标,痰瘀为变。

(一) 虚损为本

血液病大多属于疑难性疾病,病程迁延,常反复发作,临床多表现有全身衰弱证候,证见头晕神疲、面色少华、乏力少气、腰酸肢软、脉细无力等,中医辨证属于或合并有虚劳证毋庸置疑。虚劳的证候虽多,但总不离乎五脏,而五脏之伤,又不外乎气、血、阴、阳。由于肾为先天之本,内寓元阴元阳,脾为后天之本,是气血生化的本源,因此,虚劳证的发生与脾肾两脏的关系最为密切。其中,血液病虚劳证的形成尤与脾肾亏虚密不可分。脾虚主要是脾气虚,肾虚则包括肾阴虚、肾阳虚及肾阴阳两虚。周教授特

别注重因脾肾亏虚所导致的脾肾两脏之间的功能失调在血液病虚劳证发病中的重要作用，认为脾气虚乃肾阳虚之渐，肾阳虚乃脾气虚之甚，脾气虚和肾阳虚不可分离。另外，由于"脾胃气虚下流于肾，阴火得以乘其土位"，所以临床上气阴两虚证也很常见，周教授称之为脾肾阴亏。此种证型进一步发展，则演变为阴阳两虚证。若与病种联系起来，周教授认为，造血功能低下性疾病，如再生障碍性贫血（再障）等，多与脾肾阳虚有关；而造血功能紊乱性疾病，如骨髓增生异常综合征、白血病、骨髓增殖性疾病等，则多与脾肾阴虚有关，脾肾间的功能失调更是兼见于许多血液病的始终，脾肾虚损是血液病的重要发病基础，而不同血液病其脾肾虚损的程度有轻重之异、缓急之别。

（二）邪毒为标

邪毒是血液病的重要致病因素，主要有六淫、疫毒、药毒等。周教授认为，中医的六淫不仅包括了气候因素，更多的是包含了如细菌、病毒等生物学因素。由于六淫致病各有其不同特点，因此不同的邪气可以导致不同的血液病病种。例如，风热侵及人体血分，可以导致过敏性紫癜；寒邪损伤脾肾之阳，可以产生再障；湿邪则与溶血性贫血关系密切；临床上急性白血病等的淋巴结、肝脾肿大，亦可由寒邪入侵，聚湿痰凝，气滞血瘀所致。火热之邪与血液病的发生关系极为密切，如急性白血病多为热毒伤及骨髓所致，此外血液病的感染和出血等也多与火热之邪有关。疫毒大致相当于现代医学的传染性病毒，传染性单核细胞增多症、淋巴细胞增多症以及再障、白血病、免疫性血小板减少症（ITP）等多与感染疫毒有关。药毒是一类特殊的致病物质，包括苯、杀虫药、农药、无机砷等化学物质。其中化学类药物对造血系统的损害早已得到证实，如抗癌药、氯霉素等就可以导致再障、白血病、白细胞减少等多种血液病。由于药毒在很大程度上是人为因素造成的，因此周教授在临诊中特别重视，辨证求因，审因论治。

（三）痰瘀为变

临床上许多血液系统疾病如再障、免疫性血小板减少症（ITP）、血液肿瘤等除了具有虚损不足的证候以外，还有痰瘀内停的表现，如肌肤甲错、皮下瘀斑、肝脾淋巴结肿大、舌上瘀点等。究其原因，周教授认为主要与前述之正气亏虚、脏腑失调、邪毒入侵等因素有关，是上述"本虚"和"标实"的病理变化产物。正气亏损，气血运行无力，血行不畅则凝滞而成瘀；脏腑功能失调，水液代谢障碍，痰浊阻于经脉，则可致瘰疬痰核；邪毒入侵，蕴久化热，热煎津液亦可形成痰瘀。因此痰瘀既可作为血液病的病理产物而出现于血液病发病过程中的任何一个阶段，同时又可作为一种致病因素而加重出血或诱发感染，以致于形成恶性循环，变证百出，缠绵难愈。

虚损为本、邪毒为标、痰瘀为变的病机理论不仅是周教授高度概括了众多血液病的病机特点，更重要的是说明了本虚标实、互为因果、相互转化的动态变化，脾肾亏虚，易受邪毒，变生痰瘀；邪毒久留不去，可耗伤正气，痰瘀内停；痰瘀内停则变生诸证，影响气血运行，又进一步加重了脾肾亏虚、增加邪毒入侵的机会。在临床表现上，大多血液病患者常见正虚邪实诸候并现为特征，但由于病种不同，病程长短有异，体质强弱有别，发病年龄不一，临床又每见以本虚为主或以标实为重。临证时只要抓住虚损为本、邪毒为标、痰瘀为变之纲要，治疗时就能执简驭繁。

三、病证合参,知常达变,因人而异,分型专治

辨证论治是中医学的精髓,免疫性血小板减少症大多从脾肾论治,对于一些反复出血,常规药物难以控制的病例,周教授则采用柔肝法治疗,常可取得满意效果。盖肝为藏血之脏,得柔肝药以养之,则宁谧收敛而血不妄行,使肝木柔和调达,血有所藏,有利于气血运行和整个机体功能的恢复。紫癜缠绵,月经量多,胁胀隐痛、情绪不稳,脉细而弦为运用柔肝法的辨证要点,以白芍、当归、枸杞、女贞子、黑豆衣等为常用药物。通腑泄热法也应用于一些顽固难愈的病例,紫癜发作时,胸膈烦热,大便不畅,舌红苔黄者,在治标方药中加入生大黄以通腑泄热,对于止血往往有良好的效果,大黄既有泻火化瘀之功,亦有降气止血之妙,用之得法,常收桴鼓之效。

再如再生障碍性贫血多以正虚论治,周教授认为再障的病位虽在于脾肾,然其病机却牵涉瘀毒邪伏。盖中医学有"正虚容邪""至虚之处便是容邪之所"之说,再障由于脾肾等脏腑功能的亏损,气血运行的失常,致使机体内的生理或病理产物不能及时排出,蕴积体内而化生瘀毒邪伏。内伏瘀毒之邪久留不去,造成瘀毒在体内累积,累积之邪易与本已失调虚损的脏腑之气血相搏结,又加重了脏腑的亏损,阻滞气血的运行,久之形成瘀血邪毒,进一步深入营血、邪毒内陷,灼血伤络,损精耗髓,而致精髓枯涸,血生乏源,从而出现邪实正衰、虚实夹杂之证。因此脾肾亏损是导致阴阳失调、生血障碍的根本原因,而瘀毒邪伏是导致精亏髓枯、气血不生的病理基础。从而提出了"健脾补肾化瘀解毒法"治疗再障的方法,并获得了良好的疗效,据此制定了完整的治疗再障方案,研制了系列的治疗再障制剂,并通过实验研究证实了健脾补肾化瘀解毒法治疗再障的临床疗效和作用机理。

血液病的诊治当依据辨证,制方严谨,用药精当,方可药到病除,临证还需因人因证而异,不拘门户之见,以疗效为准绳,遣方用药,撷古采今,以轻灵取疗效,以重剂起沉疴,加减化裁,用药宜温而不燥,寒而不偏,滋而不腻,理气而不破气,活血而不动血,当补才补,不滥用补法,以防壅土而滞胃气。曾谓读古人之书,宗名家之法,而不必拘泥于原来之方,要师其意以切合具体病情,使之恰到好处,才能对血液病的临证用方具有创新之处,独具匠心。如急性白血病之邪毒遏伏上焦气分,证见胸膈烦满,时或呕哕,可仿仲景泻心汤苦辛开降法,然不用黄连干姜,改用青蒿配黄芩取其微苦微辛以清上焦,再合用栀子豉汤、枳壳、陈皮、桔梗等宣畅气机,清化上焦邪毒。对方药配伍的细微差别,用量多少之作用异同,皆要潜心研究,诸如对四逆散、逍遥散、越鞠丸主治之异同,附子、肉桂、干姜配伍之差异,黄芩、黄连、黄柏等在应用上的微妙区别,都有自己的独到见解。临证选药时要考虑到一药多性、一药多用,善调肝木,相和五脏,如肝木克土,病及肝、脾、胃诸脏腑时,尽量选用既有利于疏肝理其血气,又有健脾和胃而无伤胃滞脾之弊的药味。肝体阴用阳,性喜调达润养,脾主健运,性喜燥恶湿,选方用药注意到润燥得宜、刚柔相济、随证施治。

四、血液肿瘤围化疗期分期论治

血液系统肿瘤属于非实体肿瘤,是一大类造血系统恶性疾病,临床上常见的有急慢性白血病、恶性淋巴瘤、多发性骨髓瘤等,以发热、贫血、出血、浸润、骨痛等多种症状为表现,可归属于中医学中的"急劳""热劳""血证""温病""痰毒""骨痹"等范畴。周教授认为血液系统肿瘤的发病多为因虚致病、虚实夹杂,或因正气不足而外感邪毒,或因邪毒外感而伤及正气,导致邪蕴血瘀,痰凝气结,正邪交争而发病。正气亏虚为其发病的内因,外邪侵袭为发病的外因。正如《内经》所言:"正气存内,邪不可干,邪之所凑,其气必虚。"患者或因先天不足,禀赋薄弱,感受胎毒,或因后天失养、饮食情志所伤等,导致机体正气不足,易于感受毒邪,病变多属本虚标实、虚实互参。脾肾亏虚为本,邪毒内蕴为标,瘀、热、痰、湿等可出现在疾病发展中的各个阶段,而化疗又对患者产生了正邪的影响或证候的变化,由此提出了围化疗期"分期而治"的论治方法,即将血液肿瘤围化疗期分为化疗前、化疗期、间歇期三个阶段进行辨证施治,疗效良好,治验颇多。

(一)化疗前

本期是指患者初次诊断尚未进行化疗,或化疗后骨髓抑制恢复后拟再行化疗前的时期。周教授认为,此期患者发热、出血等邪实情况比较明显,肿瘤细胞增殖旺盛,或化疗药对肿瘤细胞的杀伤作用基本消失,同时正常造血功能尚未恢复,兼见正虚证候;临床常见发热、咽痛,骨痛,肝、脾、淋巴结肿大,皮肤黏膜瘀点、瘀斑、鼻衄、齿衄,甚则便血、尿血,头晕乏力,腰膝酸软,盗汗低热,五心烦热,舌红或暗红、苔黄燥或灰黑,脉滑数弦大等;中医证属热毒内盛,痰瘀蕴结,热迫血行,兼有气阴受损;治疗重在泻实,兼顾培本,即祛邪为主,兼以扶正。在本期的辨治过程中还要重视治疗患者的基础疾病,前瞻性积极预防随后的化疗方案可能出现的毒副反应,及时疏导患者的紧张情绪等;用药时要切忌攻伐太过,做到"衰其大半而止"。

(二)化疗期

本期包括患者进行化疗的全过程。全身联合化疗目前仍是血液系统肿瘤治疗的重要方法,根据患者全身情况,采用诱导缓解治疗和缓解后治疗,可使患者达到或维持完全缓解状态,延长无病生存期。然而,应用化疗药物常在杀伤增殖活跃的肿瘤细胞的同时,也造成增殖活跃的正常细胞的损伤,因而患者在化疗期间容易发生骨髓抑制,出现白细胞、红细胞与血小板下降、胃肠道反应、肝肾功能损害、脱发、口腔溃疡、闭经等诸多毒性反应,对此要采取积极的应对措施。周教授认为化疗期患者多见气阴两虚,脾胃虚弱,中焦失和;治当益气养阴,健脾和胃,化湿助运,意在增效减毒、扶助正气,以增强化疗药物的临床疗效,减少化疗药物的毒副反应,同时治疗兼证,为患者完成全程化疗保驾护航,护卫正气,为化疗后的恢复奠定良好基础。

(三)间歇期

间歇期是指患者完成一至数个化疗周期后的阶段,或病情处于完全(或部分)缓解期。患者化疗后往往出现骨髓抑制,以化疗后 7~10 天最为明显。周教授认为此期患者以脏腑功能失调、气血亏虚、骨髓损伤为特点,正气受损,余邪尚存,临床常见神疲乏力、头晕耳鸣、腰膝酸软、面色无华、舌淡苔白、脉沉细数,治疗采用健脾益肾,益气养血,兼以清解邪毒治疗,即补虚为主,佐以祛邪。应当注意的是,化疗后期往往是邪衰正虚,患者元气、胃气、津液、精血均有不同程度的损伤,治疗应以扶正培本为主,但不可骤进温补之剂,一则虚不受补,二则可致闭门留寇、助火生热,易致残余热毒之邪"死灰复燃",而犯实实之戒。临证常选用健脾滋肾中药扶正固本为主,少佐解毒散结抗瘤之品以祛除残留之邪毒,使补而不滞邪毒,攻而不伤正气,从而有效防止血液肿瘤的复发,提高无病生存率,并能改善生存质量,达到长期缓解,乃至痊愈的目的。

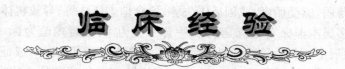

临 床 经 验

一、健脾补肾,祛瘀生新——治疗再生障碍性贫血

周教授认为再障的病机特点主要是脾肾亏损为本,瘀血内停为标,重视再障发生发展过程中"因虚致瘀、因瘀致虚"的病理变化,主张健脾补肾以生血,活血化瘀以生新。

(一)掌握标本缓急

再障在临床上多分为急性和慢性两型,表现迥然不同。急性再障起病急骤凶险,贫血呈进行性加重伴有严重的多脏器出血和难以控制的重症感染,病势较急,病情较重,预后较差,喻嘉言概之为"不死何待耶!";慢性再障通常发病缓慢而病程长,多呈轻中度贫血,或伴有表浅部位出血及较轻感染,预后相对较好,部分慢性再障患者也可因病情演变加重而转为重型再障,临床表现类似于急性再障,预后也不良。治疗再障必须掌握疾病之标本,权衡轻重缓急,根据"急则治其标,缓则治其本"的原则进行治疗。"急则治其标"即在感受时邪而表现出血、发热时,病情凶险,进展迅速,应速投清热解毒、凉血止血之剂,如金银花、连翘、羚羊角、生地、水牛角、丹皮、大青叶之类,可结合西医输血支持、抗感染等治疗,待外邪祛除、发热平息、出血控制,再图后治。"缓则治其本"则在无明显出血发热时,采取健脾、补肾、养肝类方药,以资助先天、后天之生化之源和补益肝脏之藏血之所。如党参、白术、白芍、熟地、肉桂、补骨脂、鹿角、阿胶、巴戟天、枸杞子等。临床观察和实验研究表明,健脾、补肾、养肝方药确有良好的生血敛血效果。

(二)调补重在脾肾

再障患者多见神疲乏力、头昏耳鸣、面色萎黄、唇甲无华、胸闷心悸,舌淡脉细无力,证属气血两虚,治宜气血双补,气血的生化与脾肾两脏的关系最为密切。肾为先天之本,主骨生髓、主藏精,而精血同源,故肾精足则气血旺,肾精亏则气血衰;脾为后天之本,"受气取汁变化而赤是谓血",为气血生化之源,脾土沃则气血充,脾气虚则气血亏。因此对于再障的治疗虽从调补气血入手,而治疗的根本在于培补脾肾,正如古人所谓:脾为百骸之母,肾为性命之根,而健脾补肾又重在培补脾肾之阳,促进气化功能,则自然生精化血,填补有形之精血。此乃"劳者温之,无形生有形"之谓。温补脾肾,宜甘辛温润,切忌辛燥刚烈,助阳伤阴,当用健脾益气之人参、黄芪、白术与补肾助阳之补骨脂、鹿角、巴戟天等作为基本方药化裁治疗。已有实验研究表明,健脾补肾类药物多有促进骨髓造血、调节免疫功能的作用,温补脾肾之阳,并不忽视滋补阴血,临床使用温补脾肾之时,宜佐以滋阴补血、育阴潜阳之品,如生地、玄参、女贞子、龟板等,意在从阴引阳,阳得阴助则泉源不竭。

(三) 扶正兼顾祛邪

再障的基本病变是脾肾亏损,气血生化无源,髓枯精血不复。健脾补肾、扶正固本为治疗再障的重要方法。但再障的发病由于正气亏虚,不能抵御外邪,邪毒乘虚入侵,进一步耗伤正气,影响气血的化生,或由于邪毒内陷,灼伤营血,交阻髓道或下及肝肾,耗精伤髓,以致生血乏源;或再障气血亏损,血虚脉络不充,气虚血行不畅,或气虚统血无权,血溢脉外,日久髓海瘀阻,瘀血不去,则新血不生。周教授突破"出血不用或慎用活血药"的传统理念,倡导活血养血,活血止血,瘀血既去,新血方生。认为再障多为正虚邪实证候,邪实多表现为热毒炽盛和瘀血内停两种。祛邪是再障治疗过程中不可缺少的治疗方法。在临证施治时强调扶正固本,不忘祛邪,祛邪当明其所因,审其标本缓急,常用祛邪方法为清热解毒、凉血止血和活血化瘀、祛瘀生新。急性再障或慢性再障复感外邪,以感染发热出血为主者,常用金银花、连翘、白花蛇舌草、蒲公英、水牛角、生地、丹皮、羚羊角粉、甘草等解毒凉血药;对久治不愈或面色晦暗有瘀血表现者,加用丹参、当归、鸡血藤、赤芍、景天三七等活血化瘀之品。实验研究表明,活血化瘀药具有改善骨髓造血环境和调节免疫作用,从而有利于造血干细胞的生长。治本宜守,治标宜变,守健脾补肾大法,临证应血热、痰毒、瘀血之变,随证加减,疗效自彰。

(四) 强调整体调治

再障的疗程一般较长,难求速效,但通过辨证施治,治疗和调理并重,大多数患者可以取得满意的疗效。在治疗过程中,医患需要密切配合。医者不仅要善用药物,而且能善解患者人意,善于运用心理治疗。耐心合理的疏导,可使患者解除抑郁的心情,树立病愈的信心,坚持长期服药治疗。临证还需注重饮食疗法,强调药食同用,鼓励患者多食瘦肉、骨汤、动物肝脏、鸡蛋、桂圆、红枣、海参、水果、蔬菜等以补充气血生化之源。嘱咐患者养成合理的生活起居习惯,创造良好的调养环境。使之能适应四时变化、避寒热、御外邪、节房事、防外伤、配合疾病的治疗,多方调养,有利于病体的康复,从而充分体现出综合调理、整体治疗的中医特色。

[病案举例]

罗某,男,20岁,未婚学生,初诊:2005年6月8日。

主诉:反复神疲乏力4年余伴皮肤瘀点瘀斑。

现病史:患者平素体弱多病,2001年3月起劳累之后自觉神疲乏力,伴有皮肤瘀点瘀斑,当地医院就诊查外周血及骨髓检查等诊断为再生障碍性贫血,予环孢素、安特尔及输血等治疗半年,血象未见明显改善而求治中医。证见面色苍白,神疲乏力,头晕目眩,动辄气急,皮肤瘀点瘀斑,时有鼻衄,自汗常出,盗汗明显,大便日行,小溲色黄,纳可眠安。

体检:神清,精神萎软,重度贫血貌,肢体皮肤多处瘀点瘀斑,浅表淋巴结未及肿大,心率 96 次/分,律齐,两肺未闻及干湿啰音,肝脾肋下未及,舌质黯有瘀点,苔薄,脉沉细涩。

辅助检查:血常规:白细胞:2.2×10^9/L,血红蛋白:50g/L,血小板:12×10^9/L。骨髓细胞学:骨髓增生极度减低,有核细胞增生减少,淋巴细胞比例增加,巨核细胞未见。骨髓病理:增生减低,造血组织/非造血组织比例为1:10。

中医诊断:髓劳。脾肾亏损、瘀血内停证。

西医诊断:再生障碍性贫血。

辨证论治:患者先天禀赋不足,后天失于调养,脾肾亏损不足,气血生化乏源,证见神疲乏力,头晕短气,动辄气急,自汗常出等虚弱症状;脾主统血,脾虚不摄,血溢脉外,且肾阴不足,虚热内生,热迫血行,血液不循常道溢于脉外,故见肌衄、鼻衄;阴虚内热,热迫津泄,则见盗汗、溲黄;正虚不复,脏腑亏损,血行不畅,复因出血之后,脉外之血久留不去,便成瘀血,则见肌肤瘀点瘀斑、舌黯瘀点,脉沉细涩。纵观脉证,病属髓劳,证属脾肾亏损、瘀血内停。法当健脾益肾、祛瘀生血,方拟大补元煎合四物汤加减。处方:生黄芪24g,全当归12g,太子参20g,白术12g,白芍12g,生地黄15g,熟地黄15g,炒丹皮12g,山萸肉12g,淮山药20g,厚杜仲15g,景天三七15g,炒赤芍12g,丹参15g,制半夏12g,云茯苓15g,炒枳壳10g,炙甘草6g。14剂,每日1剂,水煎煮取浓汁300ml,分二次温服。西药十一酸睾酮胶丸(安特尔)、环孢素开始逐渐减量。嘱饮食清淡、富含营养,忌食辛辣、油煎等热性食物及海鲜发物,以防助热动血;并嘱情志调摄,起居有时,避免受寒,卧床休息。

二诊:2005年6月22日,前方服药二周,神疲头晕好转,肌肤瘀点瘀斑减退,鼻衄未作,时有大便溏薄。舌淡黯,有瘀点,苔薄,脉沉细涩。血常规:白细胞:3.6×10^9/L,血红蛋白:60g/L,血小板:39×10^9/L。脾肾气阴渐生、瘀血始化未平,再拟前法,击鼓再进。前方去厚杜仲,加补骨脂15g,鸡血藤15g,改淮山药30g。服14剂。

三诊:2005年7月6日,药后头晕已平,肌肤瘀点瘀斑消退,劳后易倦,纳可口干,大便成形,小溲淡黄。舌淡黯,苔薄,脉细略涩。血常规:白细胞:4.0×10^9/L,血红蛋白:96g/L,血小板:47×10^9/L。瘀血渐化,正虚渐复,气血已有生化之机,再予健脾益肾、调气和营。上方加淫羊藿15g,改制半夏15g。服14剂。停用安特尔、环孢素。嘱饮食富含营养,忌食油腻;适当活动,避免劳累。

四诊:2005年7月20日,诸恙均平,精神改善,纳可便调。舌淡黯,苔薄,脉细。血白细胞:6.3×10^9/L,血红蛋白:115g/L,血小板:78×10^9/L。停积瘀血已化,脾肾亏损渐复、气血生化有源,前方既效,守法再进,以善其后,前方改生黄芪30g,补骨脂20g。

病程观察:此后再以原方随证加减治疗。2005年10月12日查血常规:白细胞:8.9×10^9/L,血红蛋白:126g/L,血小板:109×10^9/L。复查骨髓象基本缓解,随访至今病情一直稳定。

按语:本例患者病逾四载,屡经西药治疗无效。恙由先天禀赋不足,后天失于调养,致使脾肾亏损,气血生化乏源,脾虚则统摄无权、出血成瘀,或气虚血脉鼓动无力,血虚脉络空虚,血行不畅、脉络痹阻而发生瘀血内停;肾虚则精血不足,不仅影响骨髓造血,而且还因血虚阴耗则虚热内生、扰血妄行,阳虚气损则统血无权、血溢脉外,离经之血蓄积体内,便成瘀血,正如《血证论》所说:"离经之血虽清血,清血亦是瘀血",瘀血久留不去,可致髓海瘀阻,影响骨髓造血,所谓"瘀血不去,新血不生"之理。瘀血久留不去,可使脏腑组织得

周 永 明

不到营养物质的正常濡养温煦,又可加重脏腑虚损,脏腑虚损又会加重瘀血形成。这种因虚致瘀,由瘀致虚的恶性循环,使再障病情进一步加重,久致髓海瘀阻,新血无以化生,出血更加不止。对此本虚标实的病变,治疗上单用补虚则瘀血不去、新血不生,仅用活血易伤正气或加重出血,治当健脾补肾与活血化瘀同用,标本兼治,相辅相成。由于再障患者血小板低下,易见出血倾向,使用活血药当选用丹参、三七、当归、鸡血藤之类,活血不妄溢,止血不留瘀,一般不宜使用三棱、莪术等破血之品,以免耗血动血,产生变证。因此本例患者的发病机制可以概括为脾肾亏损为本、瘀血内停为标。脾肾亏损为再障瘀血内停的根本基础,瘀血内停是脾肾亏损的病理产物,又是再障贫血、出血和发热证候的致病因素。在临床表现上,大多再障患者常见正虚邪实诸候并现为特征,但由于疾病分期不同,病程长短有异,体质强弱有别,发病年龄不一,临床又每见以本虚为主或以标实为重。临证时只要抓住虚损为本、火热为标、瘀血为变之纲要,治疗时就能执简驭繁。

二、健脾补肾,泻火宁络——治疗原发免疫性血小板减少症

原发免疫性血小板减少症(简称ITP),周教授根据临床特征,以整体观念和辨证施治的思想为指导,结合临床观察和总结分析,提出"脾肾气火相关"的理论,认为ITP的病机主要是脾肾亏虚为本、火伤血络为标,治当健脾补肾以治本、泻火宁络以治标、采用变法而求功。

(一) 健脾补肾以治本

ITP起病大多较为缓慢,病势缠绵,常反复发作,一般多呈全身衰弱状态,证见头晕乏力,心悸气短、腰酸肢软,脉沉细无力等,此时机体免疫功能失调,易于感受外邪,随时可有出血之势,这种出血不著或血止标缓状态,周教授责之为脾肾气虚,治当健脾益肾,扶正固本,以资化气生血,防止动血出血。治疗常以健脾补肾、扶正固本为主,以防动血出血。脾肾安则脏腑安,以李东垣《脾胃论》为代表的"脾胃学说"重视补脾,以薛己、赵献可、张景岳为代表的"命门学说"重视补肾,形成独特的温补学派。脾之健运有赖于肾阳之温煦,而肾精之充沛又赖于脾胃之精气充养,故有"脾为气血之源""肾为营血之母"之说。脾肾亏损贯穿于ITP发病始终,是导致气血不足、络伤出血的根本原因,故健脾补肾,扶正固本是治疗ITP的重要法则。健脾益气则化生血液,统摄固脉、血循常道,不致外溢,益肾固精以谧真阴,真阴充足,阴守阳使,其血自止,常用黄芪、党参、白术、甘草、当归健脾生血,合地黄、墨旱莲、女贞子益肾育阴,配丹参、丹皮、仙鹤草活血止血,稍佐苏梗、陈皮以补中求行,促其止血化瘀消斑。上述诸药组合之方药随证加减治疗,近期疗效较好,远期疗效可靠,能使大部分患者的临床症状改善,血小板回升,对西药治疗无效或难治性ITP的病例也有改善出血症状和升提血小板的作用。

(二) 泻火宁络以治标

ITP临床主要表现为皮肤黏膜出血。张景岳指出"凡动血之初,多由于火",《丹溪手镜·发斑》云:"发斑,热炽也",《万病回春》云:"一切血症,皆属于热",《济生方·吐衄》亦云:"血之妄行者,未有不因热之所发,盖血得热则淖溢,血气俱热,血随气上,乃吐衄也",

说明火热与出血之间关系密切。然火热之中又有实火与虚火之分,外感风热燥火,湿热内蕴,肝郁化火等均属实火,而肾精亏损,虚热内生,或脾虚气弱,阴火内盛则为虚火。周教授在急性发作出血症状较急之时,常以治标止血为先,临证根据唐容川"知血生于火,火主于心,则知泻心即是泻火,泻火即是止血"之说,取仲景泻心汤之意,变通运用,自拟凉血解毒方,用以治疗血热出血之证。方中大黄、黄连、黄芩、大青叶清泻火气,丹皮、茜草、槐花、鲜茅根凉血止血。大黄一般用量为6~12g,用法不拘于后下。本方应用侧重于治疗标实较明显的ITP患者,除了出血症状以外,尚可兼见身热面赤,便秘溲干,脉滑实弦数等。若出血是由于阴虚火旺、血热伤络所致者,可于上述方药中伍入阿胶、龟板、牡蛎等育阴潜阳之品,常能获得良好疗效。

(三) 采用变法而求功

ITP大多可从脾肾论治而获效,对于反复出血、常规治疗方药难以奏效或病情尚不能控制的病例可采用变通的方法而获效,如一些病程较长,反复出血的患者可用活血化瘀法治疗,所谓"虚久必瘀""瘀血不去,新血不生",此种因虚致瘀、瘀久致虚的恶性循环,使ITP患者病情进一步加重,引起反复发作、缠绵难愈。对此单用补虚,则瘀血不去,新血难生;妄用活血,又恐伐伤正气,出血不止。周教授善用活血养血,祛瘀止血,则瘀血既去,引血归经。一般选用景天三七、丹参、虎杖、鸡血藤之类活血之属,避三棱、莪术等破血之品。临证常常选用仙鹤草与虎杖相配伍,仙鹤草能收敛止血,虎杖则活血散瘀,二者相伍,一收一散,相得益彰,止血而不留瘀,血行而不妄溢,最合止血消瘀之意。针对临床上一些患者紫癜缠绵,伴有月经量多,胁胀隐痛不适,易焦虑多思,手足拘挛,舌红,少苔,脉细而弦等表现,周教授则采用柔肝法治疗,常可奏效。盖肝主藏血,主疏泄,柔肝养肝,使肝木调达,气机顺畅,则血有所藏,不再妄行。柔肝以白芍、当归、枸杞、女贞子、黑豆衣等为常用药物。通腑泄热法也应用于一些顽固难愈的病例,紫癜发作时,胸膈烦热,大便不畅,舌红苔黄者,在治标方药中加入生大黄以通腑泄热,对于止血往往具有良好的效果,盖大黄既有泻火化瘀之功,亦有降气止血之妙,用之得法,常收速效。另外黄芪、丹皮两味是治疗ITP的要药,黄芪甘温益气摄血,丹皮苦寒入血清热,两者同用,益气而不助火,清火而不伤中,共奏益气摄血,泻火止血之功,无论虚实,在辨证的基础上加用两味药物,对于控制出血、预防复发和升提血小板均有一定的疗效,而本虚标实者用之尤宜。

[病案举例]

李某,女,32岁,已婚,办公室文员,初诊:2004年1月9日。

主诉:反复皮肤瘀点瘀斑伴月经量多4年余。

现病史:患者平素体弱易感,1999年10月起在无明显诱因下出现皮肤瘀点瘀斑,伴有月经量多,多次查血常规示血小板减少,血小板相关抗体(PAIg)增高,甲状腺功能及风湿免疫检查均正常,骨髓检查示骨髓增生活跃,巨核细胞成熟障碍,未见病态改变,诊断为原发免疫性血小板减少症(ITP)。先后去多家三级医院住院治疗,曾用泼尼松、达那唑、大剂量丙种球蛋白等治疗后症状缓解,血小板有所上升,但停药或减量后血小板又下降,屡发屡治,经年不愈,血小板波动在6×10^9/L~20×10^9/L左右,为预防出血,长年服用泼尼松10mg/d。证见神疲乏力,四肢肌衄,时有齿衄,腰膝酸软,手足心热,平素月经量

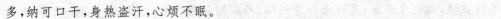

多，纳可口干，身热盗汗，心烦不眠。

体检：神清，满月脸容，面部痤疮，四肢及腹部皮肤多处瘀点瘀斑，浅表淋巴结未及肿大，心率96次/分，律齐，两肺未闻及干湿啰音，肝脾肋下未及，舌质红，苔薄，脉细而数。

辅助检查：血常规：白细胞：$6.6×10^9/L$，血红蛋白：$109g/L$，血小板：$6×10^9/L$；血小板相关抗体G（PAIgG）：336ng/107PL，血小板相关抗体M（PAIgM）：98ng/107PL，血小板相关抗体A（PAIgA）：55ng/107PL。

中医诊断：紫癜病。脾肾亏虚、血热伤络证。

西医诊断：原发免疫性血小板减少症。

辨证论治：患者先天禀赋不足，加之后天失于调养，导致脾肾亏损。脾主四肢肌肉，脾虚血亏则神疲乏力；腰为肾之腑，肾虚精亏则腰膝酸软；肾阴不足，火热内生，灼伤脉络，则见肌衄齿衄，月经量多；阴虚津亏，虚热内扰，可见口干、身热盗汗等；肾阴亏虚，水不济火，以致心火内动，扰动心神，而见心悸而烦，不得安寐；舌红苔薄，脉细而数也为脾肾亏损、阴虚血热之候。四诊合参，病属紫癜，证属脾肾亏虚、血热伤络。治拟健脾滋肾，凉血止血。方取当归补血汤《内外伤辨惑论》合左归丸《景岳全书》加减治之。处方：生黄芪30g，全当归12g，生地黄30g，太子参20g，熟地20g，制首乌15g，炙龟板15g，女贞子12g，菟丝子12g，淮山药15g，炒黄柏12g，炒丹皮12g，茜草15g，仙鹤草15g，虎杖根15g，炒枳壳10g，炙甘草6g。7帖，每日1剂，水煎煮取浓汁300ml，分二次温服。嘱饮食清淡，忌食辛辣肥甘，尤忌食牛肉、狗肉等热性食物及海鲜等发物，以防助火生热动血，外避风寒，内畅情志，切忌暴怒，避免过劳。

二诊：2004年1月16日，上方服药7剂，肌衄齿衄减少，自觉精神改善，腰膝酸软减轻，仍有盗汗，夜眠未安，纳可便调。舌质偏红，苔薄，脉细略数。血常规：白细胞：$6.6×10^9/L$，血红蛋白：110g/L，血小板：$25×10^9/L$。血热伤络渐退，脾肾两虚未复。再拟前法，重在扶正。上方改女贞子20g，菟丝子15g，制首乌20g，加墨旱莲15g。14帖。泼尼松减量为7.5mg/日。

三诊：2004年1月30日，肌衄齿衄已平，神疲腰酸好转，身热盗汗也减，心烦不眠改善，纳可口干，便调。舌质偏红，苔薄，脉细略数。血常规：白细胞：$5.6×10^9/L$，血红蛋白：110g/L，血小板：$38×10^9/L$。脾肾亏损始复、血热之势转缓。再宗前法，击鼓再进。原方去炒黄柏，加山萸肉12g，墨旱莲20g，改女贞子30g。14帖。泼尼松减量为5mg/日。

四诊：2004年2月13日，药后诸恙均安，此次月经来潮，量较前减少。舌质淡红，苔薄，脉细。复查血常规：白细胞：$6.6×10^9/L$，血红蛋白：116g/L，血小板：$78×10^9/L$；PAIgG：96ng/107PL，PAIgM：62ng/107PL，PAIgA：32ng/107PL。前方既效，守法再进，以善其后。停用泼尼松。

病程观察：随后再以上方随证加减治疗5月余，面容恢复如常，面部粉刺平复。血小板上升至$90×10^9/L$。2005年1月16日血常规：白细胞：$6.6×10^9/L$，血红蛋白：116g/L，血小板：$138×10^9/L$。随访至今，未见反复。

按语：本例患者病延四载，迭经肾上腺皮质激素、达那唑、干扰素等西药治疗未效，且呈现多种毒副反应，并以衄血、便血、月经量多等出血症状为主，治当健脾滋肾，凉血宁络。方中黄芪、太子参、当归、山药、甘草健脾益气，以养营生血；熟地、生地、女贞子、龟板滋补肾阴,填精益髓,以化生阴血,菟丝子补肾助阳,乃从阳引阴之意;丹皮、茜草、仙鹤草、虎杖根凉血止血散瘀,意在止血不留瘀;炒黄柏合丹皮清血中伏火而宁血络。全方针对ITP脾肾亏虚为本、火伤血络为标的病机特点,从健脾滋肾入手,结合泻火散瘀药物,旨在扶正固本,调理气火,补虚而不壅滞,泻火而不伤正。二诊时患者血热伤络渐退、出血减轻,乃加强健脾益肾,既助益气摄血,又合滋阴凉血。俟三诊患者血热势缓络和、出血平息,再宗"缓则治本"之训,着重健脾益肾、固本调治,以资气血生化之源,从而促其症状缓解、体质改善、血象恢复。值得一提的是本案的治疗用药中,黄芪、丹皮两味是治疗ITP的要药,黄芪甘温益气摄血,丹皮苦寒入血清热,两者同用,益气而不助火,清火而不伤中,共奏益气摄血、泻火止血之功,无论虚实,在辨证施治的基础上加用两味药物,对于控制出血、预防复发和升提血小板均有一定的疗效,而本虚标实者用之尤宜。仙鹤草与虎杖根的配伍较为合理,仙鹤草能收敛止血,虎杖活血散瘀,二者相伍,一收一散,相得益彰,止血而不留瘀,行血而不妄溢,最合止血消瘀之意。综观本案治疗过程,辨证切中病机,施治掌握标本,方药多寡适宜,因而使四年痼疾,治疗半年告愈,体现了中医药治疗的特色优势。

三、补泻相彰,防微杜渐——治疗骨髓增生异常综合征

周教授根据中医传统理论,结合多年临证观察总结,将MDS病机概括为"脾肾亏损为本、邪毒蕴髓为标、痰瘀内生为变",病机关键在于"虚""火""毒""瘀"。这一病机与MDS患者外周血象低下表现出的贫血、感染或出血,以及骨髓异常克隆、原始细胞进行性蓄积的瘀毒征象相吻合。

(一) 健脾补肾以固本

脾肾亏损是导致气血不足、造血紊乱的根本原因,其本虚标实的病变特点贯穿于疾病始终。健脾补肾、扶正固本、填髓生血、化生气血可以改善患者体质,增强机体抗邪能力,控制出血,促进骨髓造血细胞的增殖分化,是治疗MDS之根本治法。健脾益气则化生血液,统摄固脉,血循常道,不致外溢,益肾补元以填肾精,肾精充足,骨有所充,髓有所养,精血自生。健脾补肾又有健脾温肾和健脾滋肾之不同,常用健脾药物有党参、黄芪、白术、山药等,滋肾常用熟地、鳖甲、制首乌、枸杞子、熟女贞等;温肾选用补骨脂、菟丝子、鹿角、杜仲等。同时根据中医"阴中求阳、阳中求阴"的理论,温肾为主时佐以滋阴之品,滋阴为主时佐以温养之药,意在"阳得阴助则生化无穷,阴得阳升则泉源不竭",有利于提高疗效。诸药组合之方随证加减治疗,近期疗效较好,远期疗效可靠,能使大部分患者的临床症状改善,外周血象回升,对西药治疗无效的病例也有较好的疗效。相关研究证明,补肾中药可以刺激骨髓造血,诱导造血细胞分化,并可提高机体免疫功能和应激能力,益气健脾药也有调整免疫功能的作用。

(二) 泻火止血以治标

血为阴液,随火升降,MDS每现出血证急时,当务之急是控制出血、治标止血为先。所谓急则治其标,治血先治火,以期火平热清、络宁血止,为进一步治疗创造条件。MDS出血原因较多,然火热伤络与出血之间关系最为密切。火热有实火与虚火之分,实火宜清热泻火止血,取拔萃犀角地黄汤之意变通运用;虚火当养阴泻火止血,方取知柏地黄丸、茜

根散随证化裁。凡身热面赤,便秘溲黄,脉滑实弦数等证,常用犀角(水牛角代)、生地、大黄、黄连、黄芩、大青叶之类清泻火热;如阴血亏损,不能敛阳,无根之火炽烈,伤络出血不止,急予泻火止血方中伍入育阴潜阳之品,如阿胶、龟板、牡蛎等;若素体正虚,复因外感诱发所致,证见神疲乏力,发热咽痛,出血量多,甚则便血尿血,脉浮细数,病势凶险,须在密切观察下,急以泻火止血为主,佐以扶正疏邪,以犀角地黄汤加减治疗。出血明显者均可加用丹皮、茜草、槐花、鲜茅根等凉血止血,其中丹皮用量宜大,可用至30g,经临床观察多年,疗效稳定,并无不良反应。

(三) 清解邪毒以防变

MDS病机不仅为脾肾亏虚,更是一种虚实夹杂的病理改变。这与现代医学中MDS不同危险分期不谋而合。邪毒内停,久留不去,可使脏腑组织得不到营养物质的正常濡养温煦,又加重脏腑虚损的表现,虚损又会加重邪毒形成。这种因虚致实,由邪致虚的恶性循环,使MDS病情进一步加重,久致正虚无力抗邪,邪毒久留不去,毒入骨髓,耗血生变,新血无以化生,出血愈加不止。对此治疗,单用补虚扶正,则邪毒不去,新血难生,妄用泻火解毒,易伤正气,当宜清解邪毒、扶正达邪,邪毒既去,新血方生,还可防变。由于MDS患者正气亏虚,脏腑功能失调,使用清解邪毒药,当配用扶助正气类药,泻火不伤正,解毒不宜过,一般不要使用过寒伤中之品。如因虚致实,清解邪毒药更宜与健脾补肾药合用,起到标本兼施、相辅相成的作用,使毒去邪退、气生血长。大量实验研究表明,清解邪毒药具有抑制骨髓异常增生、调整机体免疫功能、诱导分化造血干细胞的生长,促进白血病细胞的凋亡、加速骨髓微循环的新陈代谢等作用,从而有利于MDS骨髓的正常造血。

[病案举例]

黄某,女,29岁,已婚,教师,初诊:2006年3月2日。

主诉:神疲乏力2年余,加重6个月,伴头晕目眩。

现病史:患者于2004年2月家庭装修后出现自觉神疲乏力,多次查血常规白细胞、血小板偏低,未进行系统诊治。2005年9月起自觉疲劳加重,伴有头晕目眩、四肢关节酸痛,当地医院行骨髓穿刺检查,明确诊断为骨髓增生异常综合征(MDS-RCMD),用维甲酸等药治疗5个月余,症情未见改善,且出现头痛、恶心呕吐等不良反应,遂求治中医。四诊摘要:证见神疲乏力,面色少华,口唇淡红,头晕目眩,肌衄鼻衄,偶有咳嗽,肢节酸痛,易于汗出,纳谷少思,渴不欲饮,大便不畅,舌质淡,苔薄白,脉沉细数。

辅助检查:血常规:白细胞:1.7×10^9/L,血红蛋白:72g/L,血小板:55×10^9/L;骨髓细胞学:骨髓增生活跃,原始细胞:2%,粒、红两系可见病态造血;骨髓活检:ALIP(+),符合MDS-RCMD之骨髓象。

中医诊断:髓毒劳。脾肾亏虚,邪毒内蕴。

西医诊断:骨髓增生异常综合征(MDS-RCMD)。

辨证分析:四诊合参,病为髓毒劳,恙由先天禀赋不足,复因家居住房装修,邪毒乘虚入侵,损伤脾肾脏腑,中焦运化失司,气血生化无源,因而诸证蜂起。气血亏虚无以营养脏腑经络,证见神疲乏力,面色少华,口唇淡红,头晕目眩;邪毒损伤脏腑,蕴热伤络则见肌衄鼻衄,留于经络则肢节酸痛,肺失宣降则咳嗽时作,脾失健运则纳谷少思,渴不欲饮,大便不畅;舌质淡,苔薄白,脉沉细数亦为脾肾亏虚,邪毒内蕴之候。治疗原则:健脾益肾、清解邪毒。患者脾胃虚弱,纳谷少思,腑气不畅,先拟健脾助运、清解邪毒。方药组成:方取香砂六君子汤(《时方歌括》)合泻心汤(《金匮要略》)加减,处方:太子参20g,白术12g,白芍12g,炒丹皮12g,制半夏12g,广陈皮6g,云茯苓15g,生地15g,制首乌20g,广木香6g,白蔻仁(后下)6g,白花蛇舌草15g,半枝莲15g,小川连3g,生川军(后下)3g,生山楂15g,谷芽15g,麦芽15g,炙甘草6g。7剂,水煎服,每日一剂。嘱其饮食清淡、忌食肥甘,调畅情志,起居有时,避免受寒。

二诊:服药一周,纳谷渐馨,大便转调,肌衄减轻,鼻衄未作,尚感神疲乏力,头晕目眩,舌质淡,苔薄,脉细弱。复查血常规:白细胞:$2.2 \times 10^9/L$,血红蛋白:80g/L,血小板:$60 \times 10^9/L$。脾胃中焦始运,邪毒蕴热势退,治拟健脾益肾、清解邪毒,上方去谷麦芽、生川军,加菟丝子15g,枸杞子15g,改生地20g,白花蛇舌草30g。14剂。

三诊:患者精神改善,乏力好转,汗出不多,头晕减轻,肌衄消退,咳嗽已平,肢节痛减,纳可便调,口干欲饮,舌质偏淡,苔薄,脉细。复查血常规白细胞:$2.7 \times 10^9/L$,血红蛋白:91g/L,血小板:$70 \times 10^9/L$。此乃邪毒欲祛,正虚渐复。宗缓则治本之训,治拟健脾益肾为主,兼以清解邪毒,祛邪务净之意,原方去小川连、半枝莲,加生黄芪30g,当归12g,熟女贞20g,菟丝子20g,改生地20g、炒丹皮15g。14剂。

四诊:药后诸恙均安,面色转润,纳可眠安,二便自调,舌质淡红,苔薄脉细缓。复查血常规白细胞:$3.7 \times 10^9/L$,血红蛋白:103g/L,血小板:$84 \times 10^9/L$。再予上方随证加减治疗4个月,血象逐渐上升。

病程观察:患者用上方随证加减治疗1年余,复查血常规白细胞$4.2 \times 10^9/L$,血红蛋白115g/L,血小板$120 \times 10^9/L$;复查骨髓象完全缓解,至今病情稳定。

按语:本例患者由于先天禀赋不足,适逢家居装修,化学邪毒乘虚入侵,邪毒久留不去,势必损伤脏腑,正邪相争,毒入骨髓,以致脾肾亏虚,气血生化无源,血不化气,气不化精,呈现本虚标实的临床证候。本虚主要是脾肾亏虚,标实主要为邪毒内蕴,治当健脾益肾、清解邪毒。但因患者初诊时脾虚失运突出,表现为纳谷少思、大便不畅等证,故在治疗上扶正不宜壅滞、清解不宜过寒,重点在于健运脾土,顾护胃气,方取香砂六君子汤合泻心汤加减,以助后天之本,否则"胃气一绝,百药难施"。俟脾胃健运,纳谷进步,便行通畅之时,二诊再施健脾益肾以固本、清解邪毒以治标,标本兼顾。三诊时患者精神改善,出血消退,血象明显好转,乃邪毒已去六七,正虚已有复机,再宗缓则治本之训,加强健脾益肾之力,兼以清解余邪热毒,意在固本调治,以资气血生化之源,祛邪务净,以防余邪未净而导致"炉灰复燃"。《素问·标本病传论》曰:"知标本者,万举万当,不知标本,是谓妄行",由于本案论治抓住主证,把握标本,随证施治,灵活变通,因而收效甚捷。

四、扶正化瘀,豁痰解毒——治疗恶性淋巴瘤

本病的病理特点为本虚标实,正虚为本,邪实为标,以"脾肾亏虚"为发病之本,以"痰毒瘀结"为发病之标。病理因素可以归结为"虚、痰、毒、瘀",日久耗伤气血,表现为"失荣"。治疗当以健脾补肾,化痰祛瘀解毒为要。

 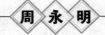

(一)豁痰解毒,虚实细辨

《景岳全书》云:"痰有虚实,不可不辨"。凡属年轻气盛,疾病初起,或肝郁气结,寒热邪盛者为实;而年老体弱,疾病晚期,脏器虚损,气血亏虚者为虚。痰浊内蕴,闭阻经络,气血涩滞,痰凝血瘀,相互胶结,渐积肿核,遂发为本病。《丹溪心法》曰:"痰之为物,随气升降,无处不到"或留着肌肤,走窜筋骨,或内陷脏腑,病变累及范围甚广。寒湿毒邪袭表,壅遏肺气,肺失宣降,津液失调,凝聚为痰;或寒湿困遏脾胃之气化功能,水湿不化而生痰;或脾胃素虚,嗜食生冷,阻遏阳气,虚寒内生,中焦失运,水湿内停,聚湿生痰;或内伤劳倦,肾阳素虚,寒毒内生;或寒湿毒邪直中少阴,损伤阳气,温化无权,气不化水,水湿停蓄成痰;忧思恼怒,情志不舒,气机逆乱,津液失于输化,亦可生痰;或木郁克土,脾不化湿,聚而成痰。痰为水液所聚,且有寒痰、热痰之分。寒湿毒邪既可外受,亦可内生,寒性凝滞收引,皆可导致痰浊胶固而为痰核瘰疬;而外受风热,邪毒内侵,日久化热化火,煎熬津液,炼津为痰,热痰蕴结,灼伤脏腑,化而为毒,发为恶核;或气郁日久化热,热灼津液为痰,痰火互结。痰毒为患之证候错综复杂,寒热虚实兼而有之,临证当以辨证论治为原则,寒者热之,热者寒之,留者攻之,结者散之,实者泻之,虚者补之,随证加减,灵活化裁,不可拘泥一法。

(二)健脾补肾,兼证施治

周教授认为,痰毒瘀结虽为淋巴瘤的基本病理,但溯本求源,根在脾肾,脾肾亏虚在恶性淋巴瘤的发病中起着至关重要的作用。《医宗必读·证治总论》曰:"积之成也,正气不足,而后邪气踞之。"《景岳全书》云:"脾肾不足及虚弱失调之人,多有积聚之病。"盖脾为后天之本,主运化,为生痰之源;脾虚则运化失常,精微失布,水湿停蓄,凝而不散,聚而生痰。肾为先天之本,主水,司开阖,肾阳不足,水湿上泛,聚而为痰;或阳虚鼓动无力,导致寒凝血瘀;或肾阴亏耗,虚火内炽,灼津为痰;加之正气不足,卫外不固,诸邪毒之气乘虚而入,浸淫于内,蕴结成痰。脾肾亏虚,痰浊内生,日久则发为本病。周教授临证常用归脾汤合右归丸加减健脾温肾,或合左归丸加减健脾滋肾。若寒痰凝滞,伴见形寒肢冷、面色少华、神疲乏力、舌淡、苔薄白、脉沉者,宜温化寒痰、软坚散结,方予阳和汤加减;若热毒壅盛,痰热结滞,证见发热烦躁、口干欲饮、苔黄、脉数者,宜清热解毒、消肿散结,方予仙方活命饮合五味消毒饮加减;若气郁痰结,兼见胸腹闷胀,或胸胁疼痛、纳呆、嗳气、脉弦者,宜疏肝解郁、化痰散结,方予柴胡疏肝散加减;如肝郁化火、实火湿热重者,方予龙胆泻肝汤加减;肝火犯肺、咳嗽气逆者,方予黛蛤散合泻白散加减;痰瘀互结、血瘀癥积,腹内结块伴腹胀腹痛、纳呆呕恶、大便干结,或有黑便、舌黯、脉涩者,宜活血化瘀、软坚散结,方予鳖甲煎丸加减;若病邪久留不去,耗伤气血阴津,肝肾阴虚,虚火灼津为痰,伴见低热盗汗、舌红、脉细者,宜滋补肝肾、软坚散结,方予杞菊地黄丸加减;若气血两虚,伴见神疲乏力、头晕目眩、面色无华、唇甲色淡、纳呆食少、失眠多梦、舌淡、苔白、脉弱者,宜益气养血扶正,方予八珍汤加减。周师特别强调,淋巴瘤病证顽固,难以速愈,在治疗过程中勿忘本虚标实的病性特征,应注意顾护胃气。若治不顾本,脾胃一伤,则气血生化无源,肾之精气失去水谷精微的充养,治疗药物难以发挥作用,痰毒瘀结无以化解祛除,所谓"胃气一绝,百药难施"。

[病案举例]

徐某，男，43岁，已婚，公务员，初诊：2008年3月10日。

主诉：反复左颈部无痛性淋巴结肿大1年余。

现病史：患者于2006年底无意中发现左颈部多处无痛性淋巴结肿大，大如蚕豆，小如绿豆，经淋巴结活检后诊断为"非霍奇金淋巴瘤"。经CHOP化疗多次，淋巴结时有消失，但有反复。初诊证见颈部肿块，腰膝酸软，口干欲饮，烦躁易怒，时有胸胁胀痛，夜寐较差，大便干结，舌红苔黄，脉弦细。

中医诊断：痰毒病。正气亏虚，气血郁滞，痰毒内停。

西医诊断：非霍奇金淋巴瘤。

辨证分析：四诊合参，病为痰毒，证属气阴不足，肝郁气滞、痰瘀毒结。治以益气养阴，疏气行血，化痰解毒。处方：太子参24g，白芍12g，白术12g，女贞子20g，炒丹皮12g，柴胡6g，八月札15g，象贝母15g，制半夏12g，夏枯草15g，玄参15g，生山栀15g（先煎），生牡蛎15g（先煎），白花蛇舌草15g，半枝莲15g，三棱15g，莪术15g，大黄3g（后下），炙甘草6g。用法：水煎，每日1剂，分3次服。

二诊：服药14剂后，肿块缩小，大便正常，仍感腰酸。守方，改白花蛇舌草30g，半枝莲30g，加桑寄生20g，杜仲15g，天麻18g，葛根15g。又服药14剂后，病程随访观察三月余，肿块全部消退。随访至今，患者无复发。

按语：本病多与脾、肾关系密切，且多属本虚标实之证，初期为实，后期虚中夹实。治疗主张以补虚治本，泻实治标。本例患者久病正气不足，气血郁滞，痰毒留而不去，邪毒耗气伤阴，津液不足，故口干、便难；痰郁久病入肾，肾精亏虚，故腰膝酸软；复因情志不遂，肝气失调，痰郁互结，故烦躁、胁痛。气郁痰结，阴液不足为主要病机特点，采用养阴疏肝、化痰散结为大法。方中柴胡、八月札、山栀疏肝解郁泄热；半夏、白术健脾化痰；伍以太子参、白芍、女贞子等益气养阴生津，柔肝缓急；玄参、夏枯草、象贝母、牡蛎化痰散结；桑寄生、杜仲补肾固本；白花蛇舌草、半枝莲解毒消瘤；三棱、莪术、大黄活血散结。诸药合用，共奏益气养阴，调达肝气、痰瘀毒散之效。

五、辨证分期，扶正祛邪——治疗白血病

白血病是一类造血干细胞的克隆性疾病，临床以贫血、发热、出血、浸润为特点，属中医学中的"急劳""热劳""血证""虚劳""百日劳"等。《素问·通评虚实论》曰："邪气盛则实，精气夺则虚"。白血病病位在骨髓，正气亏虚主要责之于肾、脾两脏，在病情发展过程中可涉及五脏。周教授概括白血病病机属脾肾亏虚为本，邪毒内蕴为标，瘀、热、痰、湿等可发生于疾病发展中的各个阶段。白血病的临床表现错综复杂，在疾病的发生发展过程中，由于患者疾病性质、发病年龄、病程长短，有无兼夹症等的不同，可表现为以邪实为主，或以正虚为主，多数病人表现为虚实夹杂，所以周教授强调治疗上应分清虚实主次，实证以祛邪为主，佐以扶正，虚证以扶正为主，佐以祛邪。根据白血病的发病特点和治疗的不同阶段提出分期论治，即分为化疗前期、化疗期及化疗后期（化疗间歇期）进行分期论治。

(一) 化疗前期

化疗前期患者高热、出血等邪实情况常比较明显,其实质是本虚(即脾肾亏虚)基础上的标实(热毒炽盛、邪热伤血等),因为患者常常伴有头昏目眩、四肢无力、腰膝酸软等贫血及正虚症状,此时不宜大剂量清热泻火中药苦寒直折,若一味单纯使用苦寒攻下,清热泻火,不仅不能祛除标实,而且极易伤正,使正气更虚,病情恶化而犯虚虚实实之戒。周教授在临证中常在清热泻火的同时,加用益气养阴等扶正药物,使祛邪不伤正并扶助正气以抗邪。常用健脾补肾解毒方为基本方加减应用,药用太子参、炒丹皮、制半夏、生白芍、生白术、生地、熟女贞、黄连、炒黄柏、栀子、黄芩、白花蛇舌草、蛇莓、薜荔等。此方在实际运用中可根据邪正盛衰决定以祛邪为主还是扶正为主,为患者顺利进入化疗期奠定良好基础。

(二) 化疗期

白血病病位深及骨髓,常规药物难以直达病所,因此周教授常在患者个人体质许可的情况下,结合西药进行化疗。此时中医中药仍大有作为,可在化疗同时加用中药起到增效减毒的作用,西药之联合化疗,犹如《内经》所说之"大毒治病",应"衰其大半可也"。因此,化疗不能诛伐太过,应当适可而止。化疗过量,非但无益,反而有害。周师在治疗白血病时既注意病情的发展变化,更注意以人为本考虑其正气及生机,常取中小剂量化疗配合中医药治疗,亦可达到缓解的目的。常规化疗过程中患者常会出现恶心呕吐、食欲下降、腹泻、头晕乏力、烦躁等毒副作用。辨证多为脾胃亏虚、中焦失运,常选用黄连温胆汤加减以健运脾胃、增效减毒,药用黄连、吴茱萸、制半夏、陈皮、茯苓、白术、生地、薏苡仁、豆蔻、炒枳壳、白花蛇舌草等。伴有乏力、盗汗等气阴两虚者可酌加太子参、南沙参、玉竹等,伴自汗出、纳呆等脾虚者加山药、谷麦芽、大枣、生山楂等。值得注意的是此期用药重在调理脾胃,并应避免使用苦寒伤中的清热解毒药物,适当减少清热解毒药物的剂量,意在协同化疗药增加抗白血病细胞效应,防止伤及人体正气,从而增强化疗药的临床疗效,减少化疗药的毒副反应。大量的临床资料表明,运用这样的治疗方法,患者的化疗副反应明显低于纯用西药化疗者,缓解率明显优于单用西药化疗者,生活质量明显提高,患者的依从性良好,对治疗的信心倍增。

(三) 化疗后期

化疗后期患者骨髓受到严重抑制,常常精气大伤,周教授认为化疗后期往往是邪衰正虚,元气、胃气、津液、精血均有损伤,治疗应以扶正培本为主,但不可骤进温补之剂,一则容易虚不受补,二则易于闭门留寇、助火生热,使已控制的热毒之邪"死灰复燃",而犯实实之弊,常选健脾补肾中药扶正固本为主,佐以清热解毒之品以驱除残留之邪毒,注意补而不蕴滞,攻而不伤正。药用太子参、生白芍、生白术、制半夏、炒黄柏、淮山药、桑寄生、厚杜仲、玉竹、豆蔻、茯苓、蒲公英、白花蛇舌草等,并随证加减,如预防发热感染加连翘、荆芥等,治疗发热者可辨证选用白虎汤、青蒿鳖甲汤等加减,预防出血加仙鹤草、茜草、景天三七等,治疗出血者可用犀角地黄汤、清营汤、泻心汤等辨证加减,治疗失眠加酸枣仁、龙骨等。从而改善患者生存质量,有效防治白血病的复发,提高无病生存率,达到长期缓解,甚至痊愈恢复"健康状态"。

[病案举例]

陈某,女,47 岁,已婚,工厂工人,初诊:2004 年 10 月 15 日。

主诉:反复发热咽痛伴骨痛 1 年余。

现病史:患者于 2003 年 7 月因反复咽痛、发热、骨骼酸痛至某三甲医院就诊。骨髓穿刺示:原始单核细胞占 60%,并经流式细胞术(FCM)等检查明确诊断为急性单核细胞白血病(AML-M5),开始行 IA、中剂量 Ara-C 等方案化疗三次均未达完全缓解(CR),至第四次化疗达 CR,随后巩固化疗十余次,但病情出现反复,复查骨穿提示原始细胞 78%,提示复发,遂求中西医结合治疗。初诊时见头晕乏力,面色萎黄,低热,盗汗,全身骨骼疼痛,咽痛咽痒,时有咳嗽,皮肤瘀点瘀斑,纳谷较差,夜寐不安,大便溏薄,日行 2 次,小便尚调。舌质淡红,苔薄,脉细数。辅助检查:血常规:白细胞:2.5×10⁹/L,血红蛋白:65g/L,血小板:52×10⁹/L,中性粒细胞:0.2×10⁹/L。骨髓细胞学:骨髓增生活跃,原始细胞占 21%。

中医诊断:急劳。气阴亏虚,邪毒内蕴。

西医诊断:急性单核细胞白血病(AML-M5)。

辨证分析:四诊合参,病为急劳气阴亏虚,邪毒内蕴证,治拟益气养阴,清解邪毒。药用太子参 20g,白术 12g,茯苓 15g,白芍 12g,炒丹皮 12g,炒黄柏 6g,小川连 3g,北沙参 12g,菟丝子 12g,生地 15g,景天三七 15g,半枝莲 15g,白花蛇舌草 15g,桔梗 6g,广木香 6g,制半夏 12g,广陈皮 6g,蒲公英 15g,谷芽 15g,麦芽 15g,甘草 6g 等。14 剂。

二诊:服药两周,热势减退,咽痛好转,纳谷渐馨,大便转调,仍有盗汗,乏力,手心热,舌质淡红,苔薄黄微腻,脉细数。检查血常规:白细胞:3.6×10⁹/L,血红蛋白:88g/L,血小板:84×10⁹/L,中性粒细胞:1.0×10⁹/L,复查骨髓细胞学:原始细胞占 13%。患者正气被伤,气不化精,阴精亏虚,内有伏邪,治以扶正调脾肾、清热解邪毒,去陈皮,丹皮加量,并加用半枝莲、青蒿解邪毒,退虚热。14 剂。

三诊:药后热退汗收,胃纳尚可,咽痛消失,骨骼酸痛亦减,择期小剂量 MAG 方案化疗,按照化疗前期用药原则,结合患者四诊情况,再以上方加减治疗,加用象贝母、僵蚕、生牡蛎等化痰散结,增效减毒。

病程观察:患者治疗 2 个月余,诸证悉平,精神改善,加用桑寄生、杜仲、淮山药、白术等补肾健脾之品以助正气来复,复查血常规:白细胞:3.9×10⁹/L,血红蛋白:117g/L,血小板:86×10⁹/L,中性粒细胞:1.9×10⁹/L,续用中药巩固治疗,其间巩固化疗三次,复查骨髓细胞学提示完全缓解,随访至今近 10 年无复发。

按语:本病例属化疗后期正气大伤,气阴两虚、邪毒残留,虽有伏热但属虚中夹实,以虚为主。初诊治疗采用益气养阴扶助正气为主,佐以清解邪毒以荡涤余邪为辅,予四君子汤合黄连解毒汤为基本方加味。俟正气来复,在化疗同时,加用清热解毒,化痰散结之品以助增效减毒。化疗之后更是顾护脾土,酌选健脾补肾,扶正生血,兼用清热解毒之品以驱除残留之邪毒,以求补而不壅滞,攻而不伤正。

六、补肾运脾,解毒化瘀——治疗多发性骨髓瘤

多发性骨髓瘤(简称 MM)多见于老年患者,多以骨痛、骨质破坏及病理性骨折为首发和主要症状,故一般归属于中医"骨痹""骨蚀"范畴。《素问·长刺节论》曰:"病在骨,骨重不可举,骨髓酸痛,寒气至,名曰骨痹。"此外亦有以贫血为主要症状,患者表现为面色苍白,头晕乏力,心悸气短,甚则虚羸纳少,归属于"虚劳"范畴。因本病慢性起病,迁延难愈,

周 永 明

临床症状繁复多样,变证丛生。周教授根据中医理论,结合临床观察和总结分析,将 MM 的病机特点概括为:肾虚精亏,邪毒蕴髓,痰瘀生变。针对上述病机特点,提出了"补肾填精、健脾益气、清解邪毒、化痰去瘀"的治疗大法。

(一) 补肾填精、健脾益气

肾虚精亏是 MM 发生的内在原因,故治疗上首当以补肾填精为要,并应贯穿于疾病治疗过程的始终。临证之时,肾虚不足又有偏于阳虚、偏于阴虚之别。据此周教授指出,补肾之法又当分为"温肾"与"滋肾"两端。具体用药上,滋肾常用熟地黄、女贞子、枸杞子、制何首乌等,配用枳壳、白豆蔻等以求滋而不腻,避免碍胃;温肾常用菟丝子、补骨脂、鹿角胶、淫羊藿等润养药,切忌辛燥峻猛,恐伤阴津。鉴于本病病势迁延错杂,病程中常见阴损及阳,阳损及阴甚至阴阳俱损的情况,周教授在临证治疗时,尤喜在温肾为主时佐以滋阴之品,滋阴为主时佐以温养之药,以求从阴引阳,从阳引阴而达阴阳互生。除此以外,周教授在补肾填精的同时,常酌加杜仲、续断、桑寄生、鹿衔草、千年健等药物既取其补肝肾之功,又取其强筋骨之效,以期标本兼顾。考虑到本病患者或由于病久药石伤及脾胃,或由于骨痛等症影响食欲,亦或由于化疗之胃肠道毒副反应,而出现不同程度的倦怠乏力、纳呆、面色萎黄、低热、脉弱等脾胃虚弱之象,故在补肾的同时,加用健脾益气,既可健运脾胃调养疾病本身耗损之正气,又可化生精微以充养肾所藏之精气,临床用药以黄芪、白术、党参,配当归补气生血,山药、白芍益气养阴,陈皮、半夏、白豆蔻醒脾助运,生山楂、鸡内金、谷芽、麦芽开胃和中以利脾胃吸收精微。

(二) 清解邪毒,化痰祛瘀

纵观 MM 的病性,当属标本虚实错杂之证,在疾病发展的不同阶段,正邪虚实又有不同的偏重。在起病阶段,先有肾虚精亏,脏腑功能失调,机体正气虚损在前,其后邪毒侵袭,入骨蕴髓而发为本病,在此阶段以正虚为主。随着病程进一步发展,邪毒的盛衰成为决定病情转归和患者临床症状的主要方面,如邪毒亢盛则耗气伤血,噬骨伤髓,正虚进一步加重;如邪毒得到控制,则脏腑得以化生气血,正虚之候亦相应缓解。待到疾病后期,患者气血耗伤日久,精枯髓竭,五脏俱损,甚至有阴阳离决之虞,此时正虚已成为治疗的主要矛盾。鉴于本病的上述病理发展规律,单纯补虚扶正,则邪毒不去,难以收到理想的疗效,只有在扶正的同时佐以祛邪,使邪毒有所遏制,方能有效地控制病情的发展。在临床运用攻邪治法时,周教授指出,应当根据患者体质强弱,邪气盛衰,以及化疗等其他治疗手段的实施情况,综合加以考虑。若患者正处于化疗中,邪毒已经受到攻伐,同时由于西药的不良反应,而出现纳差、呕恶等不适,则此时中医治疗应以扶助正气,健脾和胃为主,祛邪解毒中药应少用或不用,以免重伤正气。化疗间期,正气稍复,可予小剂量的攻邪力量较缓之品,如白花蛇舌草、半枝莲、山豆根等药物,以增效减毒、巩固疗效。待化疗结束,患者病情相对稳定,正气尚耐攻伐,则可酌加土茯苓、山慈菇、漏芦、露蜂房、菝葜等药物,初起予小剂以投石问路,若患者无明显不适,则可逐渐加大剂量,以增强解毒抗邪之力。在清解邪毒时,除适当配伍扶正护胃药物之外,还常配合使用全蝎、蜈蚣、炙僵蚕等搜风通络之品,以加强祛邪之力,攻逐深伏之邪毒。《类证治裁·痹论》云:痹证"久而不愈,必有湿痰败血瘀滞经络"。分析本病痰瘀的形成原因,包括因虚致瘀和因毒致瘀两个方面。一方面是正气亏虚,脏腑功能低下,气机升降失常,气不行津,帅血无力,则津停凝聚为痰,血停凝滞成瘀。亦或由阳虚气损而统血无权,阴血亏耗而虚热内生,扰血妄行,血溢脉外,离经之血蓄积体内,而成瘀血。正所谓久病入络,虚久必瘀。另一方面是邪毒侵袭,阻碍气机而致瘀;蕴久化热,耗灼津液而生痰。痰瘀既成,留于体内,与邪毒相搏结,或积于脏腑、阻滞经络,日久而形成痰核肿大与积;或瘀阻髓海,而影响气血化生,所谓"瘀血不去,新血不生";亦或引起血不循经,而加重出血。凡此种种,形成恶性循环,终致本病虚实错杂而变证百生。临床上应给予活血祛瘀、化痰软坚治疗,祛除体内久居于经络、髓海的瘀血痰浊,一方面恢复脏腑的正常生理功能,使气血得以化生,所谓"化瘀以生新";另一方面使离经之血得以消散,从而减轻出血等症状,谓之"活血亦是止血"。考虑到患者在病程中如果出现瘀血内结的病理改变,则大多已经病势较重,存在不同程度的正虚血弱,周教授倡导应予养血活血之法,药用鸡血藤、三七、丹参等。鸡血藤既可补血又可活血,具有活血不伤正的特点;三七可活血止血,亦有补益正气的作用。"丹参一味,功同四物",可补可活,故亦为常用。根据中医"气为血帅,气行则血行"的原理,周教授在临床常配合运用柴胡、炒枳壳、陈皮等理气药物,以收事半功倍之效。若症见痰核肿大,则予浙贝母、玄参、夏枯草、牡蛎等化痰散结类药物。若患者出现肝脾肿大,则为气滞血瘀日久,瘀毒互结之重证,非破血消积之品难以收效,可予三棱、莪术、土鳖虫等,临床使用应从小剂量开始,逐渐增加剂量,并配合益气扶正药物,以免攻伐伤正、过犹不及。

[病案举例]

曹某,女,57岁,已婚,教师,初诊日期:2004年11月1日。

主诉:反复腰背酸楚疼痛2年余。

现病史:患者于2001年因腰背疼痛,面色苍白,查血常规示:血红蛋白降低。骨穿检查示:多发性骨髓瘤,浆细胞比例30%。免疫电泳显示:"κ轻链型"。先后共行MVP、VAD等方案化疗11个疗程,证情稍有好转,未达完全缓解,欲求中医治疗。证见神疲乏力,腰背疼痛,胸胁酸楚,面色萎黄,唇甲色淡,肌肤甲错,手足心热,口干欲饮,胃纳不佳,二便尚调,夜寐欠安,下肢瘀点瘀斑,舌质暗有瘀点、苔薄腻,脉沉细涩。

辅助检查:白细胞:2.79×10^9/L,血红蛋白:62g/L,血小板:52×10^9/L。

中医诊断:骨痹病。脾肾阴虚,痰瘀毒蕴。

西医诊断:多发性骨髓瘤。

辨证分析:四诊合参,病为骨痹,证属脾肾阴虚,痰瘀毒蕴,治疗当予健脾滋肾、化痰散瘀解毒。处方:桑寄生24g,杜仲18g,生地黄15g,白术12g,鹿衔草18g,炒牡丹皮12g,白芍12g,山药24g,鸡血藤15g,制半夏15g,炙鳖甲15g,白花蛇舌草30g,炙僵蚕12g,土鳖虫12g,炒枳壳6g,全蝎6g,炙蜈蚣2条,炙甘草6g,14剂,水煎,每日1剂。

二诊:11月14日,患者服药之后,腰痛略减,仍觉神疲乏力,纳可,口干,上方去牡丹皮、鸡血藤,改鹿衔草为30g,加三棱、莪术各15g,以加强活血化瘀之力,14剂。

三诊:12月2日,药后患者腰痛明显减轻,四肢瘀点瘀斑基本吸收,未见新鲜出血点,口干缓解,纳谷进步,仍略有神疲自汗,便溏,舌质淡红、苔薄,脉细缓,复查血常规:白细胞:3.7×10^9/L,血红蛋白:86g/L,血小板:76×10^9/L。予上方去土鳖虫,改炒枳壳为10g,加黄芪24g,菟丝子20g。

病程观察：后以上方随证化裁继续服药 10 个月余，病情稳定，腰部无明显疼痛，自理日常生活，复查免疫电泳、骨髓提示完全缓解。2005 年 9 月 13 日复查血常规：白细胞：$4.2\times10^9/L$，血红蛋白：91g/L，血小板：$87\times10^9/L$，随访至今病情未反复。

按语：多发性骨髓瘤患者在病程中所出现的贫血、出血、痰核、癥积等诸多变证，主要责之于痰瘀毒结的病理改变。临床上应给予活血祛瘀、化痰解毒治疗，祛除体内久居于经络、髓海的瘀血痰浊，促进瘀血散而新血生，常选白花蛇舌草、僵蚕、全蝎等解毒搜风通络之属，另择土鳖虫、鸡血藤等消补互通，既可补血又可活血，具有活血不伤正的特点。痰毒瘀结虽为多发性骨髓瘤的基本病理，但溯本求源，根在脾肾，故处方常用白术、山药、桑寄生、杜仲等健脾补肾，扶正固本，意在治病求本，佐以枳壳等理气之品可助活血药行气化瘀，又可使补益药补而不滞。

（王婕整理）

苏 励

苏 励 1957年出生于上海。教授，主任医师，博士生导师。1982年上海中医学院本科毕业。1987年该校研究生毕业。长期从事风湿病中医诊治及科研工作。先后担任上海中医药大学附属龙华医院风湿科主任、中医内科教研室主任及学术委员会委员、中国中西医结合学会风湿病分会副主任委员、中国民族医药学会风湿病分会副主任委员、中华中医药学会风湿病分会常委、上海中西医结合学会理事及风湿病专业委员会主任委员、上海中医学会风湿病专业委员会主任委员、国家中医药管理局痹病学重点学科及风湿病重点专科主任、上海市中医风湿病优势专科主任。擅长运用中医理论，病证结合治疗系统性红斑狼疮、类风湿关节炎、强直性脊柱炎等各类风湿性疾病。先后承担国

家自然基金、十五科技攻关、中管局、上海市科委、教委及卫生局课题。获国家科技进步二等奖及上海中医药科技一等奖各一次，获上海市科技进步三等奖三次。主编、副主编《类风湿关节炎中医治疗》、上海市普通高校『九五』重点教材《中医内科学》等专著及教材8部，核心期刊发表论文130余篇。

学 术 思 想

一、瘀在痹前，痹必挟瘀

　　痹病是慢性迁延性疾病，病程长，一般认为在久痹气血津液损伤，脏腑功能失调的情况下，津液凝聚，血脉涩滞，而成瘀血痹阻之证。此时可见关节肿大畸形，疼痛固定不移，局部关节皮肤的晦黯等瘀血痹阻之候。也即叶天士所言"久病入络"。然而在临床实践中可以发现，在痹病早期还没有发生关节肿胀畸形，中医辨证尚属风寒湿三气杂至合而为痹，还未到"瘀血痹阻"证的时候，一些反映患者瘀血状态的理化指标，已经发生了明显的变化。如纤维蛋白原的升高、血黏度增高、血沉的增快等。如近年研究发现血液的高凝状态和微循环障碍是尪痹（类风湿关节炎）的病理改变之一。这提示在痹病出现之前或在痹病初期就有瘀的存在，瘀在痹前，瘀可致痹，痹病早期即有瘀。并且在痹病整个病程中瘀是贯穿痹病始终的一种病理状态。景岳全书就提到："风寒湿三气杂至则壅闭经络，血气不行而病为痹。"《医林绳墨·痹》认为："迨见风乘则气纵而不收，所以为麻痹；寒乘则血滞而不行，所以为痛痹；湿乘则血濡而不和，所以为着痹。三气并乘，使血滞气而不通，所以为周痹"。《医林改错》则说得更明白："无论内伤外感，所伤者无非气血"，明确地把瘀血作为痹证发病的一个重要致病因素和重要的病机环节。并有专篇"痹症有瘀血说"论述痹病必有瘀血，创身痛逐瘀汤以治之。综上所述，在"痹"形成之前就有"瘀"的状态存在，痹为瘀之渐，瘀到痛、麻、酸、胀即成痹。瘀在痹前，痹必挟瘀。《类证治裁·痹症》中论述痹证病机为"良由营卫先虚，腠理不密，风寒湿乘虚内袭，正气为邪所阻，不能宣行，因而留滞，气血凝涩，久而成痹"。已经指出痹前有瘀的状态存在，之后"久而成痹"。

　　由于瘀在痹前，瘀可致痹，痹必挟瘀，故治疗痹病应注重一个"通"字，尽早用活血化瘀药，不必等见到瘀的症状出现再用，逐瘀通络应贯穿痹病始终。对痹证较轻的患者可在痹病辨证用药的基础上加用红花、延胡索、当归、川芎、鸡血藤等理气活血通络药物，对痹病较重者可用莪术、三棱、三七、地鳖虫等破血行瘀，甚者用水蛭、穿山甲、全蝎、蜈蚣等活血破瘀，搜风剔络之品。

二、治痹当先实脾，不忘"胃喜为补"

　　"人以胃气为本"，《素问·玉机真藏论》中说："五藏者，皆禀气于胃，胃者，五藏之本也。"顾护脾胃之气的重要性可见一斑。慢性风湿性疾病的治疗一般需持续服药，有时长达数年、十数年，而所用祛风通络、活血化瘀、清热解毒之类药大多有损脾胃，用之不当，极易败坏脾胃。再者目前风湿病患者大都既看中医又看西医，所服西药如激素、消炎止痛药、免疫抑制剂等皆损伤脾胃。古训云:"得水谷者昌,失水谷者亡,胃气一败,百药难治。"故治痹当先实脾,护脾胃之气关乎风湿病治疗之成败。

除了治疗风湿病的中西药对脾胃的损伤外,痹病患者大都病程较长,久病多虚,气血亏虚,脾胃虚弱,脾失健运为临床常见,表现为胃纳减少,饮食不馨,四肢乏力、大便溏薄、形体消瘦等症。脾胃消磨水谷,为后天之本,气血生化之源,脾胃之气岂可不养,因此治痹当先实脾,扶正宜先扶助胃气,攻邪需顾护胃气,以益气健脾养胃为治本,增强人体正气,达到祛邪于外。

在临床实践中以下几点尤需注意:一是胃以通为用,以降为和,在痹病治疗中无论攻邪或扶正,应加入适量理气健脾,消导和中之品,如佛手、陈皮、六曲、鸡内金、路路通等。二是用药应辨证与辨病相结合,选用的药物即对证又对病,味单效兼是为最佳。如清热解毒药很多,选用白花蛇舌草、土茯苓、黄芩、忍冬藤等药既能清热解毒,又能调节免疫功能,抑制抗体形成。如黄芩抗过敏抗炎、抗变态反应、抑制关节炎症;土茯苓对细胞免疫有抑制作用,可用于系统性红斑狼疮、白塞病的口腔溃疡。养阴多选生地、麦冬、玉竹、南沙参等,除能养阴生津外,生地、南沙参、能提高细胞免疫功能,生地还能增强肾上腺皮质功能。麦冬能对抗环磷酰胺引起的白细胞下降。活血药选用莪术既能活血化瘀又能抗血管炎,有免疫抑制作用。如此以达到一药多效、减少药味、胃腑得以容纳而不失其效的目的。清代医家徐灵胎《慎疾刍言·制剂》有句名言:"要知药气入胃,不过借此调和气血,非药入口,即变为气血,所以不在多也",诚乃真知灼见。三是生活起居应有规律,避免劳逸过度,损伤胃气。"生病起于过用",过度劳累(包括体力、脑力、体育运动过度)会因劳致虚。《黄帝内经》就有论"劳则气耗"。而过度安逸也可致气血不畅,脾失健运。痹病患者大都有关节、肌肉、筋骨疼痛,且久病气血不足,少气懒言,平时因痛且虚而活动甚少。但人每天需要适当活动,气血才能畅通,脾胃才能健运。久卧病榻,会使脾胃虚弱,肌肉痿弱,肢体不用。《素问·宣明五气》言"久卧伤气""久坐伤肉",便是过逸致病的典型例子。四是保持心情舒畅,不大喜大悲,过度悲喜损伤脾胃。风湿病大都是慢性病,病程可长达数年、数十年,不易治愈。患者知晓病情后极易产生悲观情绪。如认为类风湿关节炎、强直性脊柱炎、系统性红斑狼疮等是"不死的癌症",治不好了等。而有些医者回答患者询问态度生硬,一句"这病治不好的,要终生吃药",更是使患者情绪低落。忧思伤脾,长期持久的不良情绪刺激,会导致气机逆乱、脏腑阴阳气血失调,甚至抑郁成疾而成郁证,这在临床不在少数。而这种情绪非但损伤脾胃,还非常影响风湿病本病治疗的。《灵枢·口问》就指出:"心者,五脏六腑之主也……故悲哀愁忧则心动,心动则五脏六腑皆摇。"临证时保持与患者的良好交流,调动患者与疾病作斗争的积极情绪应视为治疗不可或缺的一部分。作为一名医生要学会与人沟通,世界医学教育联合会《福冈宣言》指出:"所有医生必须学会交流和人际关系的技能。缺少共鸣(同情)应当看作技术不够一样,是无能的表现。"医学发展到现在没有几种病是能被彻底治愈的。特鲁多医生墓志铭"有时治愈,常常帮助,总是安慰"告诉我们,不要只记得"治愈"而忘记了"帮助"和"安慰"。

在风湿病的治疗中饮食是重要一环,目前临床存在两种倾向,一是认为饮食与风湿病治疗关系不大,想吃什么就吃什么;二是认为风湿病患者必须严格控制饮食,有诸多的"饮食不宜"怎么处理这吃与不吃?"胃喜为补"观点为我们提供了解决这一问题的思路。我

苏 励

们的口味在一定程度上反映了我们身体的需求，我们想吃什么意味着我们的身体可能缺什么。叶天士在《临证指南医案·虚劳门》中曰："食物自适者，即胃喜为补"。这告诉我们，人在不同的生理病理状态下，顺应脾胃的喜好，选择适合自己口味的食物对身体是有益的。

风湿病是慢性病，患者久病脾胃功能本就较差，而所用的中西药物大都有损脾胃，使脾胃功能更弱，很多患者出现吃饭没胃口、饮食不香等症状。此时要顺应脾胃的喜好，选择适合自己的口味的食物，这样对脾胃才能起到保护作用。如患者胃口差，不妨给患者食用可口的食疗粥，既能养胃，又能补充营养。如果此时患者想吃些海鲜调剂口味也未尝不可（虽然风湿病患者应少吃海鲜，但只要吃得新鲜，偶尔吃点海鲜又何妨）。当然，任何事都有个度，"胃以喜为补"之"喜"并不意味着可以无节制过量食用。即使"喜为补"，也得适可而止。"胃以喜为补"还有一层含义，即顺脏腑之性为补。胃的作用是通降，因此能够帮助胃气下降就是胃之所喜，都可以看作补胃，而非只是补益脾胃的药物才叫补胃。

三、痹家病情易生变　预防外感是关键

痹病患者如类风湿关节炎、强直性脊柱炎、系统性红斑狼疮等通过恰当治疗病情一般都会趋于缓解，且可保持长期稳定。痹病如果反复发作，重要的原因是患者外卫不固，感受六淫之邪侵袭，且缠绵不已，反复发作，致痹病胶固难愈。最常见的是感冒等呼吸道疾病。如果反复感冒或感冒长期不愈，则所患之痹病也不会缓解稳定，甚至会加重恶化。其他如胃肠道炎症、尿路感染、皮肤感染等也是常见的诱发因素。曾治一系统性红斑狼疮，狼疮性肾炎患者，中医辨证论治，西医也已按照正规方案治疗，但是蛋白尿总是时高时低，反复不愈。患者并无感冒、胃肠道炎症、尿路感染等，再细问病史，患者有一颗蛀牙，经常牙痛，考虑这也是一个感染灶，即嘱患者拔除蛀牙。二周后在治疗方案、药物未变的情况下，患者的蛋白尿降到正常范围。此外，还有些痹病患者用免疫抑制剂治疗后病情趋缓，但是由于免疫抑制剂损伤正气，常会引起白细胞、血小板降低，以致反复感染，导致病情起伏波动，这类患者不在少数。

长期的风湿病临床诊治经历使我体会到，痹家多外感在临床非常普遍，这些患者之所以会反复感染，缠绵不愈，主要原因是其素体正气亏虚，卫外不固，易受六淫之邪侵袭。既病之后又无力祛邪外出，以致外邪留连缠绵，新病引动宿疾。痹病反复发作，久而由经络肌腠渐入深至于血脉、筋脉、骨骱甚则损及内脏，以致气血亏虚，筋脉失养，肝肾具损而成顽疾，缠绵难愈。正如《类证治裁·痹证》："诸痹……良由营卫先虚，腠理不密，风寒湿乘虚内袭。正气为邪阻，不能宣行，因而留滞，气血凝涩，久而成痹。"

治疗痹病反复感染者应从祛邪扶正两方面着手。未感六淫外邪时在辨证治疗痹病时应注重扶正，可在治痹方中加入益气养血、补益肝肾的药物，如用玉屏风散加减。一旦感邪，祛邪要及时，例如痹病患者感冒后应立即治疗，不能像常人等一两天看看是否有自愈可能。且治疗不能因循常规，不可"在卫汗之可也，到气才可清气"，应予"截断扭转"，给予大剂清热解毒药。痹久虽乃虚人之体，此时复感外邪仍应先去其邪，有是病用是药，此有故无损之谓，可用黄芩、开金锁、鱼腥草、白花蛇舌草、草河车等，选择的药物不但有清热解

毒作用,有些还可调节免疫功能,如白花蛇舌草、草河车等。在此基础上酌加治疗健脾之品先安未受邪之地,以防引动宿疾,损伤脾胃。如治疗及时得法,邪气很快消散,则痹病不至复发。

近年来儿童风湿病患者日趋增多,临床常见患儿病情反复发作,究其原因多为外感引动宿疾。由于小儿脏腑娇嫩,形气未充,抵御外邪能力较差,容易遭受六淫外邪侵袭而患感冒等证,在治疗时应着重注意扶助正气,预防外感发生,加之小儿脾常不足,且饥饱不知节制,故处方可用玉屏风散加米仁、猪苓、芡实、鸡内金、陈皮等健脾助运之药。小儿脏器轻灵随拨随应,治疗须以扶正为主稍加祛风通络之品即可,是为小儿治痹之上策。

四、宗"有故无殒"之旨,用好"有毒"抗风湿中药

自 1993 年 Vanherweghem 等提出"中草药肾病"这一概念,引发人们对中草药安全性的普遍关注。近年来,中草药引发肾损害的报道日益增多,而且有越演越烈之势,在海外医学界,已成为与抗生素、解热镇痛药同等重要的肾损伤病因。据报道中草药中最常见的肾脏毒性成分有酸、醇类、生物碱类、苷类、蛋白类等。特别是有关含马兜铃酸中药的问题,已经影响到目前风湿病临床用药。如治疗风湿病常用的中药细辛、威灵仙、补骨脂、寻骨风等都含马兜铃酸成分。如何看待这一问题?以下几点应予注意:

1. 根据《黄帝内经》"有故无殒,亦无殒"的思想,在认识中药时不应孤立地去研究药物本身,而是着眼于药物与机体的相互关系。当机体有邪气时,药物作用于病邪,表现出的是治疗作用,而当药物作用于正常机体时,所谓偏性(毒性)就有可能作用于机体本身。即当人体有病时,疾病承担药物的药性和毒性,不会损伤人体,这就是有病则病受之,即"有故无殒"。

2. 大多数的中药毒性研究是以单味中药或单味中药中的某些成分为主,从中得出某药有肝肾损伤等不良反应(如细辛、防己、泽泻、补骨脂等),而不是复方研究,这不符合中药研究规律。也和临床使用的真实情况有很大出入。中药讲究炮制、煎法和君臣佐使的配伍组方原则。许多药物经炮制、煎法、配伍使用后有明确的减毒增效的作用,中药在临床中运用了几百上千年却未有明显副作用的报道。如黄芪防己汤在我国已被用了五百多年,而并未发现其有什么肝肾功能损伤。

3. 一般研究药物毒性的动物实验大多使用的是正常的动物,这不符合临床真实的药物使用情况。临床中中药饮片的使用一般都是通过中医辨证论治,运用在阴阳失衡的患者身上,以期达到阴平阳秘的效果。"有是证,用是药"是中医的用药法则。故建议今后做中药肾毒性的动物实验研究,也应基于病证结合的模型,并使用中药复方。

4. 有些中草药可能存在肾毒性。目前中药引起的肾毒性机制尚不清楚,可能是由于肾毒性中草药经体内代谢后,产生多种代谢毒物,蓄积在肾脏,再通过直接作用或免疫介导等途径,损伤肾脏细胞或血管壁,引起肾脏功能障碍甚至器质性损伤。但是,是药三分毒,治疗类风湿关节炎、系统性红斑狼疮的西药甲氨蝶呤、环磷酰胺等有很大的肝肾毒性,但因为有较为确切的疗效,都被治疗指南作为推荐药物,并未因毒性大而被禁用。中医早就有人参杀人无过之说,说明就算是补药如人参,用之不当也会有副作用,关键还在于辨

证论治。

5. 有必要探讨在临床真实使用环境中那些被认为具有肾毒性的常用抗风湿中药是否具有肾毒性及与肾毒性的相关因素。中药肾毒性的问题,我们不能通过前瞻性的药物临床研究解决,因为这不符合伦理。也很难通过回顾性的抽样调查来解决,因为数据量太大,且抽样调查总会存在误差。大数据的出现为这一问题提供了解决方法(大数据的特点是全样本不抽样,数据量大,可达几千万至上亿条数据)。近年来我们通过上海市级中医院 3800 万条大数据研究分析表明,在辨证论治和中药君臣佐使配伍基础上使用泽泻、细辛、威灵仙、补骨脂这类被认为有肾毒性的常用治疗风湿病的中药饮片,用药期间出现肾功能(胱抑素 C)进展的患者比例分别为 11.60%、8.65%、7.46%、7.09%。患者出现肾功能损伤的比例远低于动物实验研究的报道。相关危险因素包括性别、年龄、服药时间。年龄越大、服药时间越长,服用这四味药后越容易出现肾功能损伤;男性肾损伤的发生率高于女性。胱抑素 C 是药物肾毒性的敏感指标。

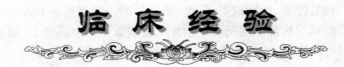

临 床 经 验

一、病证结合,分期治疗类风湿关节炎

类风湿关节炎的产生,总是由于人体正气不足,腠理疏松,卫外不固,以至风、寒、湿、热等外邪乘虚侵袭人体,流滞于肌肉、筋骨、关节使气血痹阻不通而致。由于类风湿关节炎不易治愈,随着疾病发展到中后期,肝脾肾三脏受损,正气不足,外邪得以深袭,入侵骨骼,与瘀血痰浊相合,致使筋骨失养,并渐渐出现筋挛骨松,关节变形,强直,不得屈伸,甚至连累脏腑,导致脏腑痹,形成类风湿关节炎顽症。类风湿关节炎病机及治疗有以下一些特点:

(一) 肝脾肾三脏亏损是类风湿关节炎发病的重要基础

脾主运化水湿,及主四肢肌肉。脾虚外来风寒湿邪乘虚而入,此时内外合邪,使痰浊之邪长期停留于筋骨、关节,且不易祛除,出现关节肿大、变形。肝藏血主筋,其华在爪。肾主骨生髓,肝肾同源,共养筋脉。肝肾亏损则筋骨失养,络脉空虚,髓海不满,气血衰弱,导致卫外不固,以致风寒湿热等外邪得以乘虚侵袭,流注关节,并深入经络、骨骼,导致气血运行不畅,日久则瘀血痰浊痹阻经络,深伏关节,出现皮肤瘀斑、关节周围结节、关节肿大畸形、屈伸不利等症,成为顽痹。故肝脾肾三脏亏损为本病的病机重点。

(二) 瘀血是类风湿关节炎缠绵难愈的病机关键

瘀可致痹,瘀是贯穿痹病始终的一种病理状态。痹病早期即可有瘀,随着类风湿关节炎病程延长,到类风湿关节炎中、后期可出现正虚邪留、痰瘀互结,其中瘀血的形成是其重要的一环。血瘀形成后,又可以加重类风湿关节炎的症候。类风湿关节炎的疼痛,主要是

血瘀所致。瘀血阻痹经络,"不通则痛",可见关节肿胀、疼痛或压痛,屈伸不利,皮肤瘀斑,关节周围结节等症。血瘀在类风湿关节炎发病过程中,是一个非常突出的病理过程和常见的临床表现,同时又是使本病情加重,甚至恶化的重要因素之一。

(三) 全身属虚,局部属实是类风湿关节炎发病的主要表现形式

类风湿关节炎在起病之初本虚就已存在。之后病情迁延缠绵,日久肝脾肾三脏受损,脉伤血虚,筋脉失养,气虚血衰,故类风湿关节炎在全身的表现以虚症为主。类风湿关节炎的局部表现主要是四肢小关节的肿痛,僵硬强直,畸形及皮下结节。这主要是由于风寒湿热等外邪乘虚而入,并流滞于筋骨、关节,使气血闭阻不通。随着疾病的发展,深入骨骼,并与瘀血痰浊相合而造成的。故类风湿关节炎在局部的表现以实证为主。故类风湿关节炎是一个全身属虚,局部属实,本虚标实的疾病。

(四) 类风湿关节炎早、中、晚期发病机理各有侧重

在类风湿关节炎早期,营卫气虚,腠理疏松,风寒湿热之邪得以乘虚侵袭人体,此时人体正气尚强,病机关键主要为邪气入侵,流滞于肌肉、筋骨、关节,造成气血痹阻不通。随着疾病的发展至类风湿关节炎中期,患者因正气亏损,气虚推动无力,导致血行不畅,产生瘀血,由因脾虚,失于健运而生痰湿,加上外来湿邪入侵,导致而痰浊的形成。痰与瘀相合,可见关节畸形,屈伸不利,并可在关节周围见到皮下结节。类风湿关节炎晚期,病变日久,邪气久羁深入骨骱,肝脾肾三脏亏损,瘀血痰浊凝于关节,经脉闭塞不通,以致关节肿胀疼痛变形,强直僵硬,出现"尻以代踵,脊以代头"的情况,叶文龄在《医学统旨》中提出了"鹤膝风"的病名,这是对类风湿关节炎晚期患者骨节变形、肌肉萎缩等症状很形象的描述。在类风湿关节炎晚期如复感外邪,病邪可由筋骨、关节、经络传致脏腑,出现脏腑痹。可见心、肝、脾、肺、肾等脏腑的损伤。出现胸闷,动则气急,久咳不愈,蛋白尿,便血,肝肾功能异常等。

(五) 类风湿关节炎治疗应病证结合,分期治疗

类风湿关节炎发病之初以祛风散寒除湿、佐以和营活血为主。如见关节红肿热痛,屈伸不利,得冷则舒,痛不可触则应清热通络,祛风除湿。在类风湿关节炎初期即应虑及本虚,在祛风散寒、清热化湿同时,不忘调补肝肾,强壮筋骨,健脾固本。活血化瘀、祛痰通络应贯穿类风湿关节炎治疗全过程。类风湿关节炎中期人体正气逐渐虚衰,正气与邪气处于正虚邪恋,虚实夹杂阶段。此时肝脾肾三脏受损,筋骨失养,以脾肾阳虚多见,痰凝血瘀深伏于经络关节。脏腑功能亏损及瘀血痰浊痹阻是类风湿关节炎中期病机的关键,且以瘀血痰浊痹阻于关节经络为主,故治疗当以温补脾肾,养肝柔筋,并着重活血祛瘀,化痰通络。如患者属阴虚热郁,痰瘀互结,则应滋阴清热,佐以活血化痰,通络止痛。类风湿关节炎晚期肝脾肾三脏亏损,气血虚衰,邪阻经络骨骼,而以正虚为主,故治疗重点在培补脾肾,养肝强筋,同时逐瘀祛痰,通络止痛。此期患者常见关节畸形,肢体功能障碍,甚至不同程度的残疾,故除口服中药外,还应外治、按摩、日常生活功能训练、心理疗法等综合治疗。类风湿关节炎因其病变部位常在四肢关节处,所以可加用藤、枝类药物作为引经药,使药力直达病所,提高疗效。如桑枝、桂枝、青风藤、海风藤、络石藤、鸡血藤、忍冬藤等。而且此类药物多有舒经活络之功,结合药性的偏寒偏热,随证选用,常可明显提高疗效。

[病案举例]

例1. 吴某,女,26岁,教师。

患者四肢及关节肿痛反复发作数年。每逢冬季冷时全身发冷,四肢冰凉,双手小关节疼痛、肿胀,屈伸不利。晨起关节僵硬明显,活动后好转。手指肿胀,指掌关节稍呈尺偏畸形,功能障碍,不能坚持教学,生活不能完全自理。舌淡、苔白腻,脉浮紧。血沉:65mm/h。类风湿因子:1∶320阳性。辨证为风寒湿邪以寒重为主的类风湿关节炎。治拟散寒祛风除湿,佐以和营活血。

处方:生麻黄15g,制川乌12g,白术15g,桂枝12g,薏苡仁30g,鸡血藤30g,白芍30g,黄芪30g,川芎15g,当归12g,羌活12g,防风9g,防己9g,甘草9g。14剂。

另用中药熏洗:生川乌15g,生草乌15g,生半夏15g,生南星15g,细辛15g,乳香15g,没药15g,透骨草15g,露蜂房15g,威灵仙30g,冰片9g(后下)。煎汤熏洗。每天2～3次,每次半小时左右。

随访:予上方内服外敷14剂后患者自觉晨僵、疼痛、肿胀逐步缓解,效不更方,继续服药1个月后,受累关节痛肿消失,血沉:25mm/h。类风湿因子:1∶80阳性。信访三年冬季未再发作。

按语:患者尚属类风湿关节炎初期,风寒湿邪以寒重为主。故治拟散寒祛风除湿、佐以和营活血。方中生麻黄辛温发散,附子、桂枝散寒除湿,通络止痛,白术、苡仁健脾化湿,扶正祛邪,鸡血藤活血通络。类风湿关节炎初期邪毒未深,可散而发之。开腠发散,首推麻黄,且麻黄宜生用,量亦宜大,可用至15g,以开启腠理,祛风散寒。生麻黄虽发汗作用较强,但配白术、米仁、桂枝等扶正和营,则虽发汗而不致过汗,且可并行表里之湿。对类风湿关节炎初期病人,可较长时间服用麻黄(如1～2月)只要配伍恰当,并无过汗之弊。相反,不发汗则难以收到预期效果。曾有报道,麻黄量用至100～120g,与石膏合用,可使类风湿关节炎患者10小时内全身汗出津津,汗后如去千斤重,关节肿痛消失,活动自如,不仅缓解关节疼痛迅速,且未见有任何副作用。该患者畏寒肢冷,关节肿胀疼痛,为受寒邪偏重。治疗应遵循"寒者热之"的法则,以温经散寒为主,佐以祛风除湿,故用辛温大热的乌头,配合桂枝、麻黄等药,以达到散寒除痛的目的。乌头一药辛热温阳,与麻黄同用,能开腠理以逐寒。类风湿关节炎初期,即有正虚不足,故辅以黄芪、白芍、甘草等药物以补气养血,气血充足后,能使乌头、麻黄等药充分发挥其温通散寒的作用,同时黄芪、白芍还能监制乌头等药的辛燥之性。

对类风湿关节炎初起,属风寒湿型的病人,除辨证论治内服中药外,还可用中药熏洗以减轻疼痛,消除病变关节肿胀,恢复关节活动。由于药物可以直接作用于病变部位,增加局部血液循环,对减轻类风湿关节炎症状有较好的疗效。可用类风湿关节炎熏洗基础方"四生汤":生川乌、生草乌、生半夏、生南星、细辛、乳香、没药、透骨草两份,冰片9g(后下)。煎汤熏洗。每天2～3次,每次半小时左右。

例2. 傅某,女,42岁,已婚,初诊日期1995年3月9日。

患者四肢关节肿痛反复发作10年,近2年加剧。10年前劳累后出现双膝关节疼痛,无红肿及灼热,继逐渐波及双足、踝及双手、腕关节。局部出现肿痛,痛有定处,活动不利,晨僵约 1.5 小时。关节周围肤色尤其是手指关节周围皮肤颜色变深变暗,肘部尺骨鹰嘴处可触及皮下结节,腰膝酸软,神疲乏力,面色少华,头晕,心悸,面色少华,肌肤甲错,口唇紫暗,睡眠尚可,胃纳一般,大便较干燥,二日一行。舌质紫暗,边有少许瘀斑。苔白腻,脉细弦滑。X 光照片:双腕,双踝关节呈类风湿关节样改变,血沉:106mm/h,类风湿因子:1:640 阳性。证属尪痹(痰瘀痹阻、内脏亏损),治拟活血祛瘀,化痰通络,佐以补益肝肾,益气健脾。

处方:生黄芪 30g,生地 20g,制南星 15g,露蜂房 9g,桃仁 30g(打),莪术 30g,三棱 9g,鸡血藤 30g,川芎 15g,延胡索 30g,猪苓 30g,茯苓 30g,薏苡仁 30g,金雀根 30g,狗脊 30g,炮山甲 20g(先煎)。14 剂。

二诊:服药 2 周后,关节肿痛逐减,活动度增加,时有肌肤麻木,仍有头晕,心悸。以上方药已初获疗效,守方加参三七 15g,海风藤 20g。14 剂。

随访:共服 60 余剂后,四肢关节肿痛基本消失,双手握力增加,精神好,唯早晨仍有关节酸楚感,胃纳可,二便调。血沉:17mm/h,类风湿因子:1:80 阳性。

按语:该类风湿关节炎患者属于中期,瘀血痰浊凝阻于经络关节,肝脾肾三脏受损之痰浊瘀血痹阻证。方中制南星、炮山甲、露蜂房、三棱、莪术、鸡血藤、川芎活血化瘀、化痰通络,延胡索理气活血止痛,黄芪、猪茯苓、米仁健脾以化痰湿,金雀根、狗脊补益肝肾,祛风除湿。方中三棱、莪术为化瘀血要药,同用功效强于一般活血化瘀药,有破瘀血之功,类风湿关节炎患者邪瘀交阻于关节、筋骨非一般活血药可治,故用三棱、莪术破血祛瘀。如关节疼痛明显延胡索可加量用至 60g,并且加青风藤。如关节肿胀冷痛,并且有寒象可加制川乌 12g,制草乌 12g,鹿角粉* 9g。同时口服医院自制蜈蚣胶囊或每日全蝎 0.3g,蜈蚣 0.3g 分两次研粉吞服。外用熏洗可在类风湿关节炎熏洗基础方四生汤中加入干姜 15g,肉桂 9g,生白芥子 30g。

二、清热解毒、养阴益气活血治疗系统性红斑狼疮

系统性红斑狼疮是较为常见的自身免疫性疾病,多器官损害是该病的特点。由于其临床表现复杂,中医没有相应的病名,概括其症状大致归属于"水肿""虚劳"等范畴。该病的病因可归纳为内外两个方面,内因多为素体虚弱,肝肾不足,外因多与感受邪毒有关。其中正虚以阴虚最为重要,邪毒以热毒最为关键。而劳累过度、外感六淫、阳光曝晒、七情内伤均为该病的重要诱因。病机主要由于肝肾阴虚,内生之热毒与外来入侵之热毒蕴聚于脏腑经络,发于外则为皮肤红斑、关节疼痛,损于内则脏腑受害。若内损于脾肾,脾虚失运,气不化水,肾气虚衰,开阖蒸腾失司,则水邪潴留,泛于肌肤而为水肿。脾虚运化无力,气血生化乏源,则见面色少华、神疲乏力。肾虚则精气不固,而为腰酸腿软。尿中之蛋白乃人身之精华,宜藏不宜泄。若脾肾亏虚,失于固摄,精微之物下流,则不仅脾肾气虚愈甚,而且肝肾阴亏亦更难复。肝脾肾俱亏,更使水肿缠绵难以退尽。至于瘀血的产生可因肝肾阴亏,热毒内盛,煎熬津液,血液黏滞而致,亦可因气虚血亏,血行无力,缓慢不畅,血脉凝涩,导致瘀血内生。唐容川在《血证论》中则有"瘀血化水,亦发水肿,是血病而兼水也。"此所以系统性红斑狼疮水肿患者常见舌质紫暗,手足瘀紫,脉象细涩等症。中医认为

血水同源,瘀血积于脉中,则水液亦蓄于脉道,脉络瘀滞则水液渗溢于肌肤,又可不断产生并加重水肿。

狼疮性肾炎是系统性红斑狼疮多器官损害最常见的一种表现。对狼疮性肾炎治疗应从脾肾气虚、瘀血内阻着眼。治以健脾补肾、益气活血为主,兼以固卫养血。重用黄芪补气为君药,其补气既可双补脾肾,又能固卫实表。正如王好古所言:黄芪"实卫气是表药,益脾胃是中州药,治伤寒尺脉不至,补肾元是里药"。又因其有邪祛邪,无邪扶正,较之人参等药有补虚之功而无敛邪之弊。汪绮石道:"若夫镇浮定乱,返本还元,统气摄血,实表充里,其建立如墙壁之不可攻,其节制如将令之不可违,其饶益如本太仓之不可竭,其御邪扶正如兵家之前旌,中坚后劲,不可动摇,种种固本收功之用参反不如芪"。又兼之有利水消肿之效,更切本病之病机。辅以莪术、丹参活血,更能祛瘀生新。系统性红斑狼疮患者血瘀始终贯穿疾病的全过程,瘀血内阻既是该病疾病过程中主要的病理产物,也是直接损害肾脏并使病情发展的关键。黄芪、莪术二药配伍一则师补阳还五汤益气行血、气行血行之深义,二则仿效当归补血汤益气生血之精髓。临床上亦收到了较为满意的疗效。

[病案举例]

例1. 陈某,女,25岁,未婚。初诊:2006年6月28日。

面部红斑、腰酸乏力一年余。一年前旅游劳累后出现面部红斑、发热、乏力、腰酸,下肢水肿,在外院查抗双链DNA:256IU/ml,抗SSA(+),抗核抗体:1:320均质型,24小时尿蛋白:2.53g,红细胞沉降率(ESR):112mm/h,胸透示:胸腔积液少量。遂诊断为系统性红斑狼疮、狼疮性肾炎。泼尼松最多用至60mg/日,环磷酰胺(CTX)0.8/次/月,已用6次。并服羟氯喹0.2g/日。治疗半年余,目前胸腔积液吸收,血常规示:白细胞:$2.1×10^9$/L,尿常规示:尿蛋白(+)。予泼尼松30mg治疗,因白细胞过低,不宜继续用环磷酰胺和羟氯喹,故来我院求诊,刻下两面颊部少量红斑,手掌指部散在盘状红斑,目糊,口干欲饮,手足心热,牙齿松动,脱发,咳嗽无痰,上三层楼时有气急,自觉腰酸、胃纳尚可,大便较干,二日一行,夜寐多梦。舌质红,少苔,脉细小数。证属蝶疮流注(肝肾不足,气阴两虚,热毒内蕴)。治当滋补肝肾、益气养阴、清热凉血解毒。

处方:生黄芪30g,生地黄15g,女贞子30g,制首乌30g,当归15g,白芍15g,白花蛇舌草30g,草河车30g,六月雪30g,金银花15g,青蒿30g,生薏苡仁30g,猪苓30g,茯苓15g,生白术15g,莪术30g,丹皮15g,玉米须30g,冬瓜皮30g,杏仁9g,生甘草9g。14剂,每日1剂,水煎取浓汁300ml,分二次,温服。

医嘱:饮食清淡、少食海鲜、芹菜、竹笋等食物;避免日晒及劳累;少去公共场所,以免感冒而诱发病情活动。

二诊:2006年7月12日。服上方14剂后,尿量增多,两下肢水肿渐退,面颊红斑色转淡,大便每日一次乃较干,干咳,有时气急,腰膝酸软,纳可。舌红少苔,脉细小数。滋补肝肾、益气养阴、清热凉血解毒初见功效,热毒渐去。拟原法再进,前方去冬瓜皮,加紫石英15g。14剂。

三诊:2006年7月26日。药后面部红斑渐退,二便如常,乃干咳,气急较前好转,腰酸乏力,胃纳欠佳。舌红少苔,脉细。肺部高分辨率CT示:两肺见间质性改变。上方去

苏 励

草河车,金银花,加焦六曲9g,皂角刺15g,象贝母15g。

随访:此后以原方随证加减治疗六月余,面部及手掌指部红斑基本消退,咳嗽胸闷气急好转,无明显腰酸,下肢无水肿。血常规白细胞:$4.5 \times 10^9/L$,24小时尿蛋白:0.68g,泼尼松减量至15mg/日,随访至今年病情稳定。

按语:蝶疮流注(系统性红斑狼疮),《外科秘录》称之为"日晒疮"。以青年女性多见,其发病或加重往往与过度疲劳、日光曝晒等密切相关。患者在出现面部肢体红斑灼热、发热、口舌生疮等热毒内盛症状同时,大多伴有腰酸腿软,齿摇发落,五心烦热,神疲乏力,口干,舌红少苔等肝肾之阴不足之象。故该病辨证属肝肾不足,气阴两虚为本,血热邪毒亢盛为标,为本虚标实的疾病。临床治疗当滋补肝肾、益气养阴以治本、清热解毒凉血以治标。方中黄芪生用,即可益气,又能托内生热毒于外。生地黄、女贞子、制首乌、白芍即养阴滋补肝肾,又能润肠通便,故三诊后干燥大便得以通畅,此类患者病久本虚,通便以润肠为主,不可用大黄等峻下通利。白花蛇舌草、草河车、六月雪、金银花、青蒿、丹皮等清热解毒凉血。热毒内生易致瘀血,用莪术以活血化瘀。薏苡仁、猪茯苓、白术、玉米须、冬瓜皮健脾利水,以消下肢之肿胀,其中玉米须尤能利水,消除蛋白尿,实为价廉物美之品。因肺能通调水道,为水之上源,故佐杏仁一味宣通肺气,以助利水消肿。三诊CT见两肺间质性改变,其进一步发展可形成肺纤维化,中医辨证为肺肾亏虚,痰瘀内结,属难治之症。治疗应肺肾同治,在用黄芪、生地黄、女贞子、制首乌、南沙参等滋补肺肾的同时,加皂角刺、象贝母以化瘀祛痰。系统性红斑狼疮一般需持续服药,有时长达数年,而所用活血化瘀、清热解毒药大多有损脾胃,故在治疗时须视其脾胃之强弱,如患者有胃脘胀满、纳呆等脾失健运症状,则先予调理脾胃,或于方中加入健脾和胃之品,以使脾运健旺。

例2. 何某,女,45岁。初诊时间:2010年1月6日。

因"月经如冲6天"入院。患者患面部红斑,两手指红斑反复发作9年余,血常规示血小板:$58 \times 10^9/L$,抗双链DNA:750IU/ml,抗核抗体:1:1000颗粒型,外院诊为"系统性红斑狼疮、自身免疫性血小板减少症"。平素不规则服用泼尼松、硫唑嘌呤等药治疗。2010年1月1日患者月经来潮,经血量多如注,持续6天经量未有减少,伴头晕、心慌、乏力等症,遂来我院急诊查血常规:白细胞:$7.4 \times 10^9/L$,血红蛋白:47g/L,血小板:$37 \times 10^9/L$;妇科B超示:子宫显示不清,宫颈处见29mm×25mm片样不规则稍高回声区,病情危重收治入院。入院刻诊:经血如冲,色暗红有血块,胸闷心慌,动则头晕,口干,虚弱懒言,面色苍白颊有浮红,四肢欠温,头发稀疏,小便少,纳差,舌淡苔薄白,脉细数。复测血常规:血红蛋白:42g/L,血小板:$15 \times 10^9/L$。患者阴血大伤,虚阳外浮,"有形之血不能速生,无形之气所当急固",治宜益气固脱,辅以止血,方选举元煎加减治疗。

处方:炙黄芪90g,人参30g,生白术15g,生地榆30g,生地黄15g,仙鹤草60g,大蓟30g,小蓟30g,茜草根30g,黄芩炭12g,升麻9g,佛手12g,炙甘草9g,水煎服,6剂。

同时急予甲强龙120mg/日静滴,妇科会诊局部填塞止血,输注少浆血600ml、血小板悬液5U,并补液扩容、止血、妇康片(炔诺酮)、参麦注射液静滴等处理。

二诊:2010年1月13日。阴道出血改善,经血暗红夹有血块,乏力口干,虚烦心慌,舌脉同前。血常规示:血红蛋白:52g/L,血小板:$58 \times 10^9/L$。免疫指标:ANA1:320,DS-DNA:675IU/ml,抗-SSA(＋)。阴血未复,兼有瘀热,治宜益气扶阴,清透瘀热,活血止血,上方去人参、生白术、升麻,改炙黄芪60g,生地黄30g,黄芩炭改为黄芩12g,加参三七6g,蒲黄15g,煅龙骨30g,煅牡蛎30g,水煎服,12剂。再予输注少浆血400ml,激素改为甲强龙60mg/d静滴,环磷酰胺(CTX)0.6冲击1次,并加用雷公藤多甙20mg,日3次,口服治疗。

三诊:2010年1月25日。经血渐净,烘热多汗,虚烦乏力,口干苦,纳可,舌淡红苔白,脉细数。血常规:血红蛋白:74g/L,血小板:84×10^9/L。法应益气养阴,清泄瘀热,复旧而澄源,改方为:

生黄芪30g,生地黄30g,女贞子15g,青蒿30g,制首乌15g,虎杖15g,当归12g,玉竹15g,羊蹄根30g,鸡血藤30g,地骨皮15g,仙鹤草30g,黄芩12g,煅龙骨30g,煅牡蛎30g,鸡内金9g,炙甘草9g。水煎服,14剂。

后患者病情稳定,未再有经血淋滴,出院门诊随访治疗。

按语:《素问·阴阳别论》:"阴虚阳搏谓之崩。"系统性红斑狼疮多为阴虚热毒之质,阴精不足则虚火内生,热扰血海,经水沸溢,血失固摄,离经而下故发为崩漏。正如《东垣十书》所载:"妇人血崩,是肾水阴虚,不能镇守包络相火,故血走而崩也。"初诊患者大量失血,血虚阴不敛阳,阳气浮越于外,阴阳脱失之证隐然可见,故重用炙黄芪90g大补脾肺元气,配参、术以裕生血之源,伍升麻以举脱陷之气,求以"有形之血生于无形之气",并用茜草根、大小蓟、生地榆清下焦积热,凉血止崩;其中黄芩炭烧炭存性,收涩止血,并能清热解毒,防止宫腔感染。数药并用,存气为先,赢得生机,以图后治。

二诊患者宫血减少,经血暗红,血块间杂,兼见虚烦心慌、乏力口干、脉数,此乃气阴未复,但淋漓之血已有留瘀化热之象,故原方去参术,减黄芪用量为60g,以防甘温助火;重用生地30g滋肾阴、泄虚火,并与黄芪相伍,养正毓阴,扶助病体;加用三七、蒲黄以化瘀止血;煅龙牡摄纳浮越之心神,定烦稳心,并与仙鹤草合力收涩止血。

及至三诊经血渐净,病情趋稳,但患者仍现烘热多汗,虚烦乏力,口干苦,脉细数之证,阴液渐复,虚火仍炽,虚火浮于上则见烘热多汗、口干唇燥,扰于下则血海不宁、宫室难安,经血时隐时现,故此时治疗宜澄源遏流、宁静血海,方中生黄芪、仙鹤草益气扶正生血,生地黄、制首乌、女贞子滋补肾阴、避生虚火,而青蒿、虎杖、黄芩、地骨皮入血分、透伏热,以免气火升腾,当归、鸡血藤、羊蹄根等药,甘润性平、养血润血,乃生血之妙品。整方治病求本、澄源而复旧,终至血海宁静,血止而病愈。

本案属崩漏之重症,患者经血由崩转止,病情由危转安,整个治疗过程中体现了唐容川"止血、消瘀、宁血、补血"及"澄源、塞流为先;治血当治气;治血应治火"的治血原则。《景岳全书·妇人规·经脉类》曾言:"调经之要,贵在补脾胃以资血之源,养肾气以安血之室,知斯二者则尽善矣",但应该指出的系统性红斑狼疮患者血液系统累及而造成的崩漏,有别于普通妇科崩漏之疾,临床中应结合辨病,治疗上切不可一味滋补、温助脾肾,蛮用参、术、归、胶等扶气补血之品,而应滋补肾阴为主,配合大剂清热解毒凉血之品,必要时宜需中西合治。

例3. 张某,女,38岁,初诊时间:2009年12月15日。

患者"系统性红斑狼疮、狼疮肾炎、中枢神经狼疮脑梗死后"病史3年,素用泼尼松15mg/d,硫唑嘌呤50mg/d维持治疗。此次因"双手冷痛,伴右手4、5指端发黑2周"入院。刻诊症见：双手冷痛，散见冻疮，十指瘦削，右手4、5指端发黑，面部红斑隐隐，左上肢偏遂乏力，双下肢浮肿，畏寒动汗，纳少，舌淡苔薄腻，脉沉细弱。查体：头发稀疏，十指变尖，皮温低，右手第4、5指端发黑，双手、足散在冻疮样血管炎皮损，双下肢轻度水肿，左上肢肌力Ⅳ级，病理征阴性。中医证属寒凝血瘀，脉络痹阻。治以益气温阳，活血通络。

处方：生黄芪60g，桂枝15g，白芍60g，川芎30g，当归12g，地龙15g，桃仁9g，红花9g，细辛9g，制附子15g，泽兰30g，泽泻30g，鬼箭羽30g，积雪草30g，煅龙骨30g，煅牡蛎30g，生甘草9g，7剂，水煎服日一剂。

并予甲强龙80mg/d静滴，CTX0.6冲击，前列地尔注射液（凯时）扩张血管，丹红注射液活血及相应对症治疗。

二诊：2009年12月23日，双手冷痛明显，痛难夜眠，余症、舌脉同前。上方地龙改为30g，加炮山甲9g，炒元胡60g，7剂。并配合蝎蜈胶囊口服，以取虫甲飞达走窜，搜风剔络，解痉定痛。

三诊：2009年1月2日，肢肿消退，双手冷痛有所缓解，指端略有痒意，右手4、5指端色黑而干，胃纳不香，舌淡苔薄，脉沉细弱。上方减泽兰泻，白芍改30g，加熟地黄15g，鹿角胶9g，生薏苡仁30g，淮山药30g，7剂。增加血肉有情滋补之品，以化生气血、营运脉道。守方加减调治近2月。

四诊：2009年2月12日，患者近期感冒，再现口溃脱发，双手冻疮，指端偶有隐痛，舌红苔薄，脉细。调整方药为：生黄芪30g，生地黄30g，苍术30g，玄参30g，丹参30g，青蒿30g，桂枝6g，当归12g，赤芍30g，白芍30g，银花30g，毛冬青30g，川牛膝15g，路路通30g，生甘草9g。

按语：系统性红斑狼疮并肢端血管炎多现手足厥冷、疼痛发绀、脉细欲绝、重则坏疽等症，乃古之"血痹、脉痹"范畴，《素问·痹论》云"在于脉则血凝而不流"，成无己"手足厥寒者，阳气外虚，不温四末，脉细欲绝者，阴血内弱，脉行不和"。故方中投大剂量黄芪（60g）并伍以川芎、白芍、当归，冀芪如舟楫，鼓舞气血，气旺则血行，而黄芪配桂枝、细辛、附子内温脏腑，外煦腠理，阳气通达则四末厥冷渐消。二诊加地龙、炮甲、蝎蜈胶囊，搜剔入络，配补气药黄芪则破血涤瘀力宏，并暗合叶天士"通络之法，每取虫蚁迅速飞走诸灵"之旨。三诊加熟地黄、鹿角胶濡脉体，涵养通贯气血。红斑狼疮肢端血管炎多始于瘀毒，终于阳虚血闭，故治疗上宜分期而治，初期养阴解毒、活血通络，四妙勇安汤加减，后期黄芪桂枝五物汤温助气阳以消血痹，但治疗始终均需重用黄芪（30～90g），壮气脱毒、引血畅行，以取"气为血帅，血随气行"之意。

三、内养以壮督、外透以祛邪，内外合治强直性脊柱炎

强直性脊柱炎根据其临床症状体征属于中医"痹证"范畴。但该病不仅具有痹证的特点，还因该病初发部位多在脊柱及腰骶部，可见晨僵、腰背及腰骶疼痛、下肢疼痛，进一步发展到"尻以代踵，脊以代头"（《素问·痹论》）的独特而典型特征，故可归于痹证中的"大偻""脊痹"。强直性脊柱炎的病因病机可概括为内因和外因两方面。内因主要为患者素体先天禀赋不足（有强直性脊柱炎潜在发病基因，即有该病的家族遗传史）或后天调摄失

宜，五脏六腑之精不能下藏于肾，以致肾精不足，督脉失荣，气血亏虚。因虚致脏腑功能失调，使瘀血痰浊等有形之邪自内生，在此基础上风寒湿邪等外因乘虚侵袭，深入脊柱骨骺，与瘀血痰浊相互胶结，致使筋骨失养，并渐渐出现筋挛骨松，脊柱关节变形，强直，不得屈伸，而成大偻顽症。本病的性质为本虚标实，肾督虚为本，风寒湿为标，正如《济生方》中所说"皆因体虚，腠理空虚，受风寒湿气而成痹也"。强直性脊柱炎的诊治有以下一些特点：

（一）病分发作期和缓慢进展期

强直性脊柱炎发作期患者在素体先天赋不足或后天调摄失宜基础上风寒湿邪等外邪（主要为风热和湿热）乘虚侵袭，感受外邪之后易邪从热化，且邪势嚣张，可突然出现脊柱不能弯曲活动，活动受限，骶髂部位剧痛难忍，以致生活不能自理，并可见面赤心烦、口干舌燥、大便干结、小便黄赤等。缓慢进展期患者本虚正气不足，腠理疏松，风寒湿热之邪乘虚入侵流滞于脊柱关节，肌肉筋骨，造成气血痹阻不通，可见腰部不舒适，隐痛、晨僵、常累及骶髂关节及下肢，且疼痛自下而上发展，出现胸背痛，胸廓扩张运动受限，可伴有疲乏消瘦等。病变日久，邪气久羁，深入骨骺，肝脾肾三脏亏损，瘀血痰浊凝于脊柱关节，经脉闭塞不通，以致脊柱疼痛、强直僵硬，最后关节变形、固定。由于难以屈伸，造成肌肉萎缩，出现"尻以代踵，脊以代头"的情况，形成残废。由于肝脾肾三脏受损，筋脉失养，气虚血衰，故强直性脊柱炎患者常见到形体消瘦，神疲乏力，动则短气，面色少华，头昏心悸，腰膝酸软，四肢肌肉萎缩，耳鸣，多尿等全身虚损之症。强直性脊柱炎后期病邪还可由经络、脊柱、关节传至脏腑，出现脏腑痹。正如《黄帝内经》指出："五脏皆有合，病之不去，内舍于其合也……骨痹不已，复感于邪，内舍于肾"。故在晚期可以出现蛋白尿、肝肾功能异常等。

（二）重用莪术，逐瘀化痰通络贯穿始终

"久痹多瘀""痹多夹瘀"，强直性脊柱炎病程一般较长，久病入络，气血运行不畅，血脉阻滞不通而呈血瘀之证；患病既久，脏腑功能失调，津液输布失常，痰浊内生而成；瘀痰既成，则闭阻经络，胶着于经隧骨骺，终致腰骶、关节僵直疼痛，活动受限，甚则强直变形等，对此一般活血化瘀之药力所不逮，须破瘀逐痰。可重用莪术30g，破瘀行气止痛，配三棱以增其效。三棱、莪术为破血化瘀要药，二药同用功效强于一般活血化瘀药，其破血祛瘀之力可直抵关节筋骨、经遂骨骺。且莪术用量宜大，为防止莪术有动血之虞，须与黄芪合用，以监制其动血之弊端。如此，不但气血不受损伤，也能较迅速化去瘀血。临床按此法用莪术多收捷效而无副作用，连服数月至数年余未见有一例出血者，此乃有故无殒之谓，且女性患者经期莪术剂量照旧，月经也未见有增多，而破血祛瘀止痛效果确较一般活血药为佳。此外，根据病情，还可配全蝎、乌梢蛇、露蜂房等搜风通络之品。

（三）大偻宜膏方，益肾壮督治本为先

肾藏精为先天之本，精生髓，髓居骨中，骨赖髓以充养，故肾精充足，骨得髓养，则骨骼坚固有力；若肾中精气不足，髓海空虚，骨骼失养，则腰膝酸软无力。督脉行于背中，为肾之精气的通路，总督一身之阳，乃"阳脉之海"。《素问·骨空论》"督脉者，起于少腹……与少阴上股内后廉，贯脊属肾"指出了督脉与肾密切相关。欲填精益肾，强筋壮骨必通行督脉，此脉一通，百脉皆通。故治疗强直性脊柱炎强调益肾壮督治本为先，肾督气壮，肾精充足，则髓生骨健，机体祛邪外出之力强，能御邪再侵，病情始可逆转，这是本病不同于风寒湿痹治疗之处。益肾壮督以膏方为最佳。膏方是中医丸、散、膏、丹四大传统剂型之一。

膏滋药治疗强直性脊柱炎优点是针对性强,药症合拍,因此进补效益也较高,既能治疗疾病,又能滋补身体。强直性脊柱炎患者久服汤剂,胃气难任荡涤,冬季可予膏方缓图。在长期运用冬季膏方治疗强直性脊柱炎取得良效的基础上,患者只要脾胃健运,夏季也可以服用膏方以加强疗效。根据"春夏养阳、秋冬养阴"的理论,督脉空虚的强直性脊柱炎患者夏季服用膏方,一则能补益督脉,二则可借夏季之阳气以助药物温补督脉,舒畅阳气,祛瘀化痰通络。药气结合,使壮督之力更宏。在治疗强直性脊柱炎的膏方中必须加入鹿角胶、鳖甲胶、阿胶等血肉有情之品以大补精血,从化源资生处着力,既有"治风先治血,血行风自灭"之意,又有益肾壮督,消除因虚致痛之功,用之甚妙。

(四) 外治化痰通络、舒经活血以增疗效

中医外治法可使药物作用于腧穴,通过经络直达病所,起到提高疗效的作用。外治之理即内治之理,外治之药即内治之药,所以外治疗法时同样应体现中医整体观念。强直性脊柱炎患者瘀血痰浊凝于脊柱关节,经脉闭塞不通,以致脊柱疼痛、强直僵硬,故予白芥子饼外敷,以活血化瘀,祛痰通络。取生白芥子(碾碎)、面粉各25g,红花(碾碎)20g,黄酒调糊,做成薄饼,纱布隔层,沿脊柱(即督脉循行部位)外敷,并用神灯或频谱仪照射。若局部皮肤起疱,则停止治疗,休养数日,待疱愈再作治疗。外敷白芥子饼具有消除炎症、松解粘连的功效,加强了内服药物的整体疗效,体现了中医内外合治、整体与局部相结合的治疗思想。在中药内服外敷治疗时,如已经在服用甲氨蝶呤、柳氮磺砒啶等药可继续服用,经中西医结合治疗后,大部分患者病情能得到有效控制,然后逐步减撤西药,以中医药维持治疗。

[病案举例]

例1. 赵某,男,24岁。初诊日期:2009年3月17日。

患者右腰骶部疼痛3年,加剧3个月,伴右下肢疼痛。3年前无明显诱因渐出现右侧腰骶部疼痛,夜间加剧,活动后缓解。2008年5月6日外院骶髂关节CT报告示:双侧骶髂关节骨质密度高,边缘模糊,有虫蚀样改变,以右侧明显。实验室检查:HLAB27(+),血沉:80mm/h,类风湿因子阴性。诊为"强直性脊柱炎"。长期服用柳氮磺胺吡啶及双氯芬酸钠(扶他林)胶囊,效果不显且胃中不舒。因不愿继续服用西药,故来我院就诊寻求中医治疗。刻见:口干,背脊怕冷,右腰骶部、右下肢疼痛,弯腰、行走受限,眠差,夜尿频数,胃纳、大便尚可,舌质暗苔薄黄,脉沉细紧。西医诊断:强直性脊柱炎。中医诊断:大偻;辨证:肾阳不足,寒湿不化。治以温阳散寒、化气行水。

处方:熟附子12g,党参12g,生黄芪30g,生白术15g,桂枝12g,猪苓15g,茯苓15g,泽泻12g,白芍12g,杜仲15g,独活12g,补骨脂12g,延胡索12g,细辛5g,炙麻黄6g,防风6g,生薏苡仁30g,怀牛膝15g,炙甘草9g。7剂,每日1剂,水煎服。

二诊(3月23日):患者服用上方2日后出现大便如水泻样,每日3~4次,症状未见好转,仍有口干,背脊怕冷,右骶髂关节痛、右下肢疼痛,弯腰、行走均受限,唯精神尚可。今日来诊仍大便溏泻,精神尚可,纳食调,夜尿频数,舌质暗淡、苔薄黄,脉沉细紧。守上方,改生白术、生薏苡仁为炒白术、熟薏苡仁,加怀山药以益气健脾。处方:熟附子12g,党参12g,生黄芪30g,炒白术15g,桂枝12g,猪苓15g,茯苓15g,泽泻12g,杭芍药12g,杜仲

15g，独活12g，补骨脂12g，延胡索12g，细辛5g，炙麻黄6g，防风6g，熟薏苡仁30g，怀牛膝15g，怀山药15g，炙甘草9g。7剂，每日1剂，水煎服。

三诊（3月30日）：患者服用上方后已无大便溏泻，口干及背脊怕冷较前缓解，右骶髂关节、右下肢疼痛未见明显好转，弯腰及行走仍受限，眠差、夜尿频数，舌质暗淡、苔薄白，脉沉细紧。现症状向好，气化渐行，寒湿渐化。守上方去炙麻黄、细辛，加蚕茧15g，荔枝核30g，夜交藤30g，灵芝15g。处方：熟附子15g，党参12g，生黄芪30g，炒白术12g，桂枝12g，猪苓15g，茯苓15g，泽泻12g，杭芍药12g，杜仲15g，独活12g，补骨脂12g，延胡索12g，防风6g，熟薏苡仁30g，怀牛膝15g，怀山药15g，蚕茧15g，荔枝核30g，夜交藤30g，灵芝15g，炙甘草9g。14剂，每日1剂，水煎服。

四诊（4月12日）：患者服用上方后已无口干，背脊怕冷也较前缓解，右骶髂关节、右下肢疼痛有所缓解，弯腰及行走均较前便利，睡眠好转，夜尿频数明显好转，纳食二便调，舌质暗淡，脉沉细紧。守上方加莪术以加强活血通络之效。处方：熟附子15g，党参12g，生黄芪30g，炒白术12g，桂枝12g，猪苓15g，茯苓15g，泽泻12g，杭芍药12g，杜仲15g，独活12g，补骨脂12g，延胡索12g，防风6g，熟薏苡仁30g，怀牛膝15g，怀山药15g，蚕茧15g，荔枝核30g，夜交藤30g，灵芝15g，莪术30g，炙甘草9g。28剂，每日1剂，水煎服。

五诊（5月7日）：患者服用上方后精神明显好转，随天气变暖，背脊怕冷症状消失，唯感右骶髂关节、右下肢疼痛，夜尿频数已明显好转，纳食二便调，舌质暗淡，脉沉细紧。病情大有缓解，因家在外地，来之不便，欲索方长期服用。现但见肾阳渐复，舌暗，故去温热之附子、桂枝，恐久服耗气伤阴，予补益肾气、养血活血、化痰通络、祛除寒湿之法，持续治疗。上方去熟附子、猪苓、泽泻、党参、桂枝、蚕茧、荔枝核、夜交藤、灵芝，加川芎、制南星、象贝母、威灵仙、鸡血藤、熟地黄、狗脊、皂角刺、陈皮、当归。处方：生黄芪30g，炒白术15g，茯苓15g，杭芍药12g，杜仲15g，独活12g，补骨脂12g，延胡索12g，防风6g，熟薏苡仁30g，怀牛膝15g，怀山药15g，陈皮9g，当归9g，莪术30g，川芎12g，制南星12g，象贝母15g，威灵仙15g，鸡血藤30g，熟地黄12g，狗脊12g，皂角刺12g，炙甘草9g。持续服用1年后，于2010年4月来复诊，患者诉现已如常人，无背恶寒，无腰骶及右下肢疼痛，尿频数症状消失，行走、弯腰、睡眠等均正常，查血沉：12mm/h，C反应蛋白正常，肝肾功能均正常，骶髂关节CT结果与2008年5月6日比较无明显变化。

按语：该病是由于患者禀赋不足，先天肾阳虚衰，督脉失温，外感寒湿邪气，内寒与外寒相合。寒性凝滞，湿性重着黏滞，两邪均易凝痰成瘀，日久气血失运，寒湿不化，肾阳被耗，成痰成瘀，留滞不去，导致脊柱疼痛僵硬、强直变形。故肾虚督寒成为强直性脊柱炎发病之本。外感寒湿邪气为该病发病之标。益肾温督、散寒除湿、活血通络、化痰祛瘀为该病的基本治疗大法，方中重用生黄芪益气健脾，莪术破血化瘀，制南星味苦辛，性温，燥湿化痰，祛风散结，《本经逢原》谓其"味辛而麻，故能治风散血；气温而燥，故能胜湿除痰，然南星专走经络"。生黄芪、莪术配伍特点为药量较大，并仿张锡纯之意于补药剂中用之，将有瘀者可徐消，无瘀者亦可借其流通之力，以行补药之滞，而补药之力愈大也。该患者病程长，病势重，如用量轻则不足以愈病，欲起千斤之石，须有千斤之力，加大主药剂量，使之功专力宏，再辅以他药，诸药合用，补虚泻实，标本兼顾，使补而不腻、通而不虚，共奏活血化瘀、化痰通络之功。缓解夜尿频数症状非一日之功，用蚕茧配伍荔枝核，对改善夜尿频数，屡试不爽。

患者症见背脊怕冷，故一诊方选附子汤合麻黄附子细辛汤、五苓散以温阳散寒、化气行水。脊柱其位置不在表也不在里，而在皮里膜外，半表半里之中。强直性脊柱炎病在脊柱，故痰瘀之邪也盘踞在半表半里之处，治疗时如仅用清除里邪之法则可能引邪深入，独透表则里邪难除。故当内清外透相结合，在内清的基础上外透，给邪以出路，从而达到清除盘踞在半表半里之邪实的目的。故方中选用麻黄开通腠理，引邪外出。麻黄以生用为宜，一则发散以透邪，二则温表以散寒，谨合病位，挈合病机；附子温阳通络以清里邪，且补命门之真阳；又以细辛之气温味辛，专走少阴，以助其辛温发散。三者合用，补散兼施，虽发微汗，亦无损于阳气，病人每于服药后汗出而筋骨松动，腰背舒爽。二诊患者虽有口干、疼痛、苔薄黄、脉沉细紧等症。但据"背恶寒"本质仍为肾阳不足，相应"口干""夜尿频数"等症状则为气不化水所致，仍以温补肾阳、化气行水为主，配以散寒通络之法。三诊时患者仍夜尿频数，据"有是证，用是药"，使用蚕茧及荔枝核这一有效药对，改善症状，增强患者信心，故获良效。四诊效不更方，患者肾阳渐复，寒湿渐去，痰瘀之象渐显，故治疗逐渐转为活血养血、化痰通络之法。五诊时，缓则治其本，不忘散寒祛湿，予补益肝肾、益气养血、活血通络、化痰祛瘀之法，少予散寒除湿之剂，以图缓治。强直性脊柱炎的治疗一般需长期服药，所用祛风通络之药大多有损脾胃，因此时时护卫脾胃就成为治疗的重要环节，不论补虚还是祛邪，皆当顾护脾胃为先，故每用薏苡仁、怀山药、白术、茯苓、陈皮等益气健脾、理气和胃之品，临床服药数载鲜有脾胃不适者。且脾胃旺，中焦健运，气血充畅，阴阳调和，则邪不得生，寒湿之邪渐退。本案治疗长达1年时间，因临证谨守病机，不拘泥于一法一方，故见佳效。

例2. 王某，男，28岁，未婚。初诊：2005年11月18日。

两髋及腰骶部疼痛2年余。2年前工作中下蹲时出现右髋关节疼痛，并逐渐累及左髋关节和腰骶部，外院查类风湿因子阴性，HLAB27阳性，X线提示：双骶髂关节间隙狭窄，股骨头骨质疏松。诊断为强直性脊柱炎，服甲氨蝶呤10mg，每周1次，柳氮磺胺砒啶2片，日3次，并间断服用中药汤剂。近1年来症状加重，走路时感到两髋及腰部疼痛，1周前因外出劳累淋雨，腰痛明显加重。红细胞沉降率：45mm/h，X线提示：双骶髂关节间隙模糊，股骨头骨质疏松。刻下患者两髋及腰痛，转折不利，入夜腰背疼痛尤甚，晨起僵硬，畏寒肢冷，面色少华，胃纳尚可，二便自调。体检：4字试验阳性，指地距45cm，舌质淡胖，苔薄白腻，脉沉细，正值入冬进补之际，要求膏方调补。证属大偻，治以温肾壮督，佐以祛瘀化痰通络，拟膏方缓治图之。

处方：生黄芪300g，熟地黄150g，制黄精300g，狗脊300g，续断300g，牛膝150g，女贞子300g，墨旱莲120g，制首乌300g，千年健300g，补骨脂150g，骨碎补150g，巴戟天300g，红花90g，当归150g，莪术300g，鸡血藤300g，威灵仙300g，忍冬藤300g，延胡索300g，路路通120g，王不留行150g，白花蛇舌草300g，僵蚕300g，全蝎90g，蜈蚣30条，乌梢蛇300g，制南星150g，皂角刺150g，象贝母300g，猪苓300g，熟薏苡仁300g，生白术150g，枳壳90g，陈皮90g，焦六曲120g，清甘草90g。

上药浓煎三次取浓汁500ml。加入鳖甲胶250g，鹿角胶100g，阿胶50g，黑芝麻300g（捣碎），大核桃300g（捣碎），饴糖500g。熔化收膏。每次15ml，每日二次，沸水冲服。

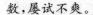

医嘱:注意腰背等好发关节的防寒保暖,防止劳累,睡硬板床,有条件可以温水游泳,适当进食牛羊肉及狗肉,多食核桃肉等坚果类食品。

二诊:2006年1月25日,进服膏方2个月余,自觉两髋及腰部疼痛好转,四肢转温,面色少华,二便如常,胃纳尚可。舌质淡胖,苔薄白腻,脉沉细。膏方有效,因气候转暖,拟转为丸剂继服,以求全功。将上方在药店加工成丸药继续服用。

三诊:2006年11月17日,自去年进食膏方,并继则用丸药调理后,两髋及腰部疼痛持续好转,乏力改善,四肢转温,二便如常,胃纳尚可。舌质淡胖,苔薄白,脉沉细。又临冬季,再以膏方调补。

处方:生黄芪300g,党参300g,熟地黄150g,制黄精300g,狗脊300g,续断300g,牛膝150g,女贞子300g,墨旱莲120g,制首乌300g,千年健300g,补骨脂150g,骨碎补150g,巴戟天300g,红花90g,当归150g,莪术300g,鸡血藤300g,威灵仙300g,忍冬藤300g,延胡索300g,路路通120g,王不留行150g,白花蛇舌草300g,僵蚕300g,全蝎90g,蜈蚣30条,乌梢蛇300g,制南星150g,皂角刺150g,象贝母300g,猪苓300g,熟薏苡仁300g,生白术150g,枳壳90g,陈皮90g,焦六曲120g,清甘草90g。

上药浓煎三次取浓汁500ml。加入鳖甲胶250g,鹿角胶100g,阿胶50g,黑芝麻300g(捣碎),大核桃300g(捣碎),饴糖500g。熔化收膏。每次15ml,每日二次,沸水冲服。

随访:如法服用2年,患者腰背及双髋痛基本缓解,唯夜略有隐痛不适,晨起僵硬消失,指地距25cm,四肢转温,已能正常工作。X线提示:双骶髂关节间隙模糊,与2年前比较未见进展。

按语:强直性脊柱炎为慢性疾病,病在脊柱督脉,宜膏方缓缓图之。方中生黄芪、熟地黄、制黄精、狗脊、续断、牛膝、女贞子、墨旱莲、制首乌、千年健、补骨脂、骨碎补、巴戟天等温肾壮督以治肾阳不足,督脉空虚之证。红花、当归、莪术、鸡血藤、路路通、王不留行活血破瘀。僵蚕、全蝎、蜈蚣、乌梢蛇、制南星、皂角刺、象贝母、威灵仙、忍冬藤、延胡索化痰通络。血肉有情之品,其壮督之力强,非一般药物所能及,在辨证论治的基础上加用鳖甲胶、鹿角胶、阿胶,使壮督之力更强。

(曲环汝整理)

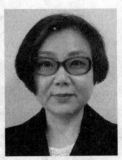

齐聪

齐聪

女，1957 年出生于北京，祖籍四川。1982 年本科毕业于浙江中医药大学，1991 年毕业于上海中医药大学获医学博士学位。历任曙光医院妇科主任、曙光医院生殖医学中心主任（兼）、妇科教研室主任、教授、博士生导师、主任医师；上海市中医妇科学科学科带头人；上海市精品课程《中医妇科学》负责人；上海中医妇科特色专科学科负责人。从事妇科医疗、教学与科研工作三十余年。1998 年获卫生部笹川医学奖学金，以访问学者身份赴日本研修一年，2005 年应邀赴台湾长庚大学任客座教授。先后获上海市卫生系统及医院先进个人、优秀科主任等奖励。曾负责国家自然基金 3 项及省部级科研项目共 10 项。承担上海市《中医妇科精品课程》主编，普通高等教育「十

二五」国家级规划教材《中医妇科学》和《中西医妇科学》主编，世中联核心教材《中西医妇科学》主编，参与编写著作 6 部，近 5 年来发表论文 60 余篇。培养博士研究生 16 名、硕士研究生 20 余人。2011 年获上海中西医学会科技进步三等奖，2012 年获上海中医学会科技进步三等奖。为上海市第十一届和第十二届政协委员，上海九三市委委员，中华中医药学会妇科分会副主任委员。

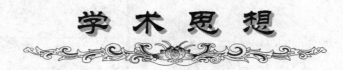

学 术 思 想

一、十女九虚脾肾亏

齐聪教授根据多年的临床观察与诊治经验，认为妇科疾病虚多实少，正如张景岳《妇人规》论妇科病"虚者极多，实者极少"。其中尤以脾肾亏虚为主，治疗应重视健脾补肾。

（一）饮食不节思虑过度伤脾

《金匮要略》指出"四季脾旺不受邪"。《素问·平人气象论》认为"人以水谷为本"。人体气血，五脏六腑，四肢百骸及妇女的经带胎产乳等生理功能的活动均有赖水谷精微的濡养。脾胃为后天之本，气血生化之源。脾胃转输的水谷精微成为化生营血的基础物质之一，一方面充养肾精，另一方面又通过经络输注于胞宫，为胞宫的生殖功能提供能源和物质基础保证。《女科经纶》引程若水之言："妇人经水与乳，俱由脾胃所生。"均说明脾胃对女性生殖生理具有重要作用。

脾主升清，主运化，主统血。胃主受纳，主降浊，一升一降，共同协调人体的受纳，腐熟，运化，升清食物之精微，以维持人体之生机。若减肥过度或忧思不解，或偏食、厌食，气血生化之源匮乏，后天不能充养先天，肾精不足，天癸不充，冲任失养，则导致月经过少、闭经、胎萎不长等；妊娠期饮食过度偏嗜，或烟酒过量，或药食不慎，可影响胎元，甚或引起堕胎、小产；若饮食过度，暴饮暴食，膏粱厚味伤及胃气，脾失运化，中焦积滞乃生。《素问·痹论》说："饮食自倍，肠胃乃伤。"脾虚痰饮内蕴，引起月经后期、闭经、不孕等。

李东垣指出："百病皆由脾衰而生也。"因而，要保持脾胃的正常功能，必须注意饮食的规律与食物保养。此外，体质因素、情志因素等均会影响脾胃的功能，导致脾胃虚弱。因此，齐聪教授临证时遣方用药十分重视顾护脾胃功能，以保证药物的吸收和疗效最佳化。常用四君子汤健脾，蒲公英杀幽门螺旋杆菌，干姜温中散寒制约其寒性。对于脾不统血所致的月经先期、月经量多、经期延长、崩漏等漏经类疾病，齐聪教授常用益气健脾扶阳之品酌加收敛固涩之药如：生黄芪、党参、炒白术、制附片等，再加煅牡蛎、仙鹤草、墨旱莲等；脾主升清功能失调，临床多以小腹或下阴坠胀为主要特征，内异症盆腔炎患者兼此症者也给予健脾升阳，多以补中益气汤加减。

（二）作息无节缺乏运动易伤肾

肾为先天之本，元气之根，内寓元阴元阳，主生殖和藏精。肾既藏先天生殖之精，又藏后天水谷之精。先天之精受于父母，是人体赖以生存的根本，后世称为元阴、元阳或元精。所谓元者，即最初始、最根本之意，亦即人身最重要的精微物质。后天之精主要藏五脏六腑之精，依赖后天之脾的不断滋养。《素问·上古天真论》："肾者主水，受五脏六腑之精而藏之。"肾藏精，精能生血，血能养精，即肝肾同源，精血互生，为女性生殖生理提供物质基础。《傅青主女科》云："经水出诸肾"。故肾精充盛，则女子经孕产乳正常。肾对女性生殖生理功能具有主导作用。若先天之肾精不足，或房劳过度，或早婚，孕期房事不节，或反复流产，都可损伤肾气，耗伤气血，肾气不足，气血失调，可引发各种月经病、带下病、胎动不安、堕胎小产、不孕等。

坚持适当规律的运动，如白天走路，有助于气血的运行；按时充足的睡眠则可以舒缓疲劳；均为人体生理之保障。但过劳或过逸，则可成为致病的因素。劳则气耗，逸则气滞；劳倦伤脾，过劳伤肾。妇女在月经期、妊娠期、产褥期，应注意劳逸适宜，若经期繁劳过力，可致经期延长或月经过多；若孕期持重过劳，易致胎动不安、堕胎、小产；反之孕期过度安逸，气血凝滞，易成滞产；产后持重，操劳过早，易致子宫脱垂。

在"肾主生殖"理论指导下，齐聪教授在调经、种子、安胎等妇科疾病中，常常将补肾法作为治疗妇科疾病最重要的治法，具体应用时，多以温补肾阳和补益肾气为主。不孕症患者宫寒多因肾阳不足，命门火衰，治宜温补肾阳，即"益火之源以消阴翳"。常用药如附子、肉桂、巴戟天、紫石英、仙灵脾、仙茅、补骨脂、菟丝子、鹿角霜、益智仁、蛇床子、覆盆子等，常用方如右归丸、右归饮、温中汤。临证时除正确选用温肾药外，齐聪教授还强调维护肾阴肾阳的平衡。如《景岳全书·新方八略》云："善补阳者，必于阴中求阳，则阳得阴助而生化无穷"。尤其是对卵巢功能低下的患者，补肾阳的同时必须养血填精，常用药如熟地、黄精、旱莲草、女贞子、龟板胶、紫河车、枸杞子、肉苁蓉等，常用方如六味地黄丸、归肾丸、左归丸、左归饮、河车大造丸、大补阴丸等。肾虚则气也虚，补肾不忘益气固冲，常用药人参、黄芪、炙甘草、续断、桑寄生、金樱子、莲子肉、芡实之类，使冲任得固，肾气自旺。常用方如肾气丸、寿胎丸、归肾丸等。

齐聪教授在治疗妇科难治性不孕、复发性流产、反复移植失败等疑难病症时，擅长补肾健脾法以治病求本，获得了显著的临床疗效。

二、一个不虚多痰瘀

齐聪教授认为现代妇科疾病的发生多与长期不良的生活因素最终导致体质变化有关。生活因素主要是指饮食失调、长期熬夜、房事不节、跌仆损伤、调摄失宜等；体质因素是指人体的抗病能力，即脏腑、经络、气血功能活动的盛衰。各种致病因素作用于机体是否发病，以及发病的表现形式、程度与转归预后，是由体质强弱决定的。因此，体质也分虚实。

从三十余年的临床实践观察，齐聪教授认为妇科疾病虚多实少，即便是实证大多也是因虚致实、虚实夹杂。最常见的病机是脾肾两虚致痰瘀互结，临床表现多为疑难杂症。肾为先天之本，脾为后天之本。若素体脾虚，饮食不节，或操劳过度，损伤脾气；或肾阳虚衰不能温煦脾土，脾阳不振，不能升清降浊和运化水湿，湿浊内停，痰浊阻滞胞脉，可致月经后期、闭经，甚至不孕；湿为阴邪，重浊腻滞，易阻遏气机，气为血帅，气虚血瘀、气滞血瘀；阳虚内寒，血为寒凝，结而成瘀，可致痛经、闭经、癥瘕等。

因此，脾为生痰之源，肾为生痰之本，脾肾两虚，则痰湿内生，妇科的痰证多属"无形之痰"，流注胞脉胞络，痰瘀互结成癥。正如《女科经纶·癥瘕证》引武淑卿言："痞气之中，未常无饮;而血癥、食癥之中,未尝无痰"。妇人以血为用,气血充盛,胞脉通畅,胞宫才能发挥主月经、妊娠等生理功能。若各种原因导致瘀血、痰饮阻滞冲任、胞宫胞脉者,皆可发为经、带、胎、产、杂等妇科疾病。瘀血、痰饮是疾病过程中所形成的病理产物,临床上痰饮与瘀血常常相互影响,互为因果,阻滞冲任胞宫,并在一定条件下又可转变为致病因素,导致妇科疾病的进一步的发生和发展,从而形成疑难杂症。

怪病多痰,久病必瘀。齐聪教授临床治疗不孕症、子宫肌瘤、多巢囊肿综合征等,多从痰瘀论治。常用二陈汤加浙贝母、竹茹、石菖蒲、煅牡蛎、煅瓦楞子、薏苡仁、土茯苓、夏枯草、橘核、海藻、胆南星、八月札、菝葜、半枝莲等药化痰软坚;擅用的活血药有:当归、丹参、赤芍、川芎、桃仁、红花、三七、三棱、莪术、鳖甲、桃仁、王不留行子、土鳖虫、水蛭等。常用方如血府逐瘀汤、少腹逐瘀汤、膈下逐瘀汤、生化汤、失笑散等。如多囊卵巢综合征患者,多形体肥胖,胖人多痰湿,痰湿阻碍气血运行,日久成痰瘀互结,阻滞气机,冲任不通,导致卵巢包膜增厚,卵子排出受阻,故不能受孕。自拟化痰活血经验方:陈皮、半夏、茯苓、白术、厚朴、竹茹、土鳖虫、当归、川芎、莪术、制大黄、炙甘草等,临床不但能够调经助孕,同时还有明显的减肥效果。

"久病入络"是临床慢性病、疑难病的常见病机。妇科痛证如内异症、盆腔炎后遗症、慢性盆腔痛等病症,均为反复发作,久病迁延,难以根治。对此,齐聪教授在辨证的基础上尤其喜用虫类药破血逐瘀、通络止痛。虫类药性善走窜、力专效宏,对久病入络、久治不愈之证尤为适宜。常用的有水蛭、土鳖虫、九香虫、蜈蚣、全蝎等,取其辛散走窜、攻坚破结之特性。络病的治疗,调气为先,行气活血可以通络,气顺血活则络自通,齐聪教授常用柴胡、延胡索、川楝子、乌药、香附等行气;若瘀阻脉络,血不归经而致月经过多、崩漏、产后恶露不绝,常用药如三七、蒲黄、益母草、花蕊石、大蓟、小蓟、血竭、荆芥炭等化瘀止血标本同治,常用方如失笑散、花蕊石散等。

三、调经助孕七分养

在中医体质的形成因素中,先天禀赋是体质形成的内在依据,后天环境是体质形成的外部条件。由于个人的先天禀赋很难改变,决定了体质相对稳定性的一面,而后天因素是不断变化的,决定了人体体质时刻处于动态变化之中。而体质的强弱又与先天禀赋、饮食调养、身体锻炼有关。

《素问·生气通天论》"阴平阳秘,精神乃治。阴阳离决,精气乃绝。"这里的"平"与"秘"均指平衡,以阴阳为纲指出平衡则"精神乃治",即身心健康的根本。阴阳平衡就是通过保养、调养、补养的养生方法,来改善体质、增强体质,最终达到防病治病的目的。总之要"法于阴阳,合于术数,饮食有节,起居有常,不妄作劳"。气血失调,脏腑得不到正常濡养,气化功能受损,导致瘀血、痰湿等代谢产物不能排泄,堆积体内,毒害机体,从而加速人体衰老,如卵巢早衰等;精神因素对于人体的气机至关重要,精神舒畅,则气机条达,所以齐聪教授认为养生最高境界是养心,要有信仰才能保持正常的心理状态。《黄帝内经》强调"恬淡虚无,真气从之,精神内守,病安从来",就明确提出养身养心应注重精神和品德修养。

齐聪教授指出增强体质应从以下几方面入手:①优生优育,是父母赋予子女先天禀赋的重要依据,是体质形成的基础,是人体体质强弱的前提条件。所以,对女性孕前体质进行中医调理,使其体质趋向"阴平阳秘",对女性生殖健康及优生优育均具有重要的意义。如《妇女良方》:"若气血虚弱,无以滋养,其胎终不能成也"。研究亦表明,孕妇体质因素是导致早期流产的主要原因之一,其中脾肾两虚和血瘀体质是早期自然流产的危险因素。因此,通过改善孕前体质从而预防或减少自然流产的发生。②饮食、情志因素对体质强弱的影响也是至关重要的,生命的一切功能活动,都有赖于饮食所转化的精、气、血、津液等精微物质。若饮食不足,营养缺乏,气血生化乏源,则脏腑功能低下、体质虚弱。而暴饮暴食,损伤脾胃;饮食偏嗜,又会使某些营养物质偏盛偏衰。同时,不良的情志刺激也会影响脾胃的消化吸收功能,故合理膳食,保持心情舒畅,也是增强体质的一个重要环节。③劳逸结合,加强锻炼,起居规律,劳逸结合,可以使气机通畅、气血调和、关节通利、筋骨强健。总之,"饮食清淡七分饱、睡眠充足不熬夜、白天抽空多走路"是齐聪教授时时挂在嘴边的养生三宝,几乎对每个患者都要反复交代,只有增强体质,才能减少疾病的发生与发展,也是提高临床疗效的重要保障。

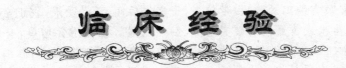

临床经验

一、补肾活血治疗卵巢内膜样囊肿

(一)辨治思路

卵巢内膜样囊肿是子宫内膜异位症中最常见的类型,临床表现为痛经、性交痛、慢性盆腔痛、月经失调、不孕等,由于其发病机制尚不十分明确,西医治疗以腹腔镜手术为主,但手术治疗不但复发率高,而且极易损伤卵巢,导致继发性卵巢贮备功能下降,从而进一步影响生育功能。

齐聪教授根据卵巢内膜样囊肿的临床表现,认为符合中医"痛经""不孕""癥瘕""月经不调"等范畴,概属疑难病症。如《诸病源候论》中早有描述:"为血瘕之聚,令人腰痛不可以俯仰小腹里急苦痛,背膂疼,深达腰腹,下牵月水不时,乍来乍不来,此病令人无子"。其病因病机为《景岳全书·妇人规》云:"瘀血流滞作癥,唯妇人有之,其证则或由经期,或由产后,凡内伤生冷,气弱而不行。总有血动之时,余血未净,而一有所逆,则留瘕日积而渐以成癥矣。"瘀血留积日久,是癥瘕形成的关键因素。

"肾主生殖""胞胎系于肾",肾在女性生理、病理上均占主导地位。肾精不足则引起月经病、不孕症等;又精血同源,肾亏精血不足,则影响脏腑的濡养,脏腑功能失调,血行缓慢易成瘀阻;肾阳虚衰,冲任胞脉失于温煦,血为寒凝,亦结癥瘕。故齐聪教授认为本病以肾虚为本,血瘀为标,属本虚标实证。

(二) 自拟方药

对此,齐聪教授临证用药从本虚标实的疾病本质出发,强调扶正祛邪、标本兼顾。补肾消瘤方是齐聪教授治疗本病的经验方。处方组成:鹿角片9g,炙鳖甲12g,党参15g,水蛭9g,土鳖虫9g,木馒头18g,夏枯草30g,牡蛎30g,瓦楞子30g,炮姜6g等。其中鹿角片、炙鳖甲归肝肾经,为君药。鹿角片、炙鳖甲,一阴一阳,血肉有情之品,补肾软坚,活血消癥;党参健脾益气为臣,配鹿角片、炙鳖甲益肾以治其本,补消结合,避免一味祛瘀攻伐,损伤正气;佐土鳖虫、水蛭等走窜力强、搜风通络;木馒头、夏枯草、牡蛎、瓦楞子化痰散结,以增强破瘀散结消癥之力,并加强鹿角片、炙鳖甲的活血软坚作用;用炮姜为使药,暖宫散寒,全方共奏补肾活血、软坚化痰散结之功。

[病案举例]

例1:郝某,女,43岁,已婚。初诊:2007年4月30日。

主诉:经行腹痛逐渐加重34年。

现病史:患者14岁初潮,月经后期,1973年结婚后经行腹痛日益严重。每逢经期腰腹及肛门坠痛难忍,严重影响工作与生活。末次月经:3月26日,量多,血块多,块下痛减少,淋漓半月方净。生育史:0-0-0-0。B超示:左侧卵巢囊肿大小40mm×42mm。检查:外阴阴道正常,宫颈有纳氏囊肿,白带较多,子宫体后倾,活动受限,较正常略大,宫后壁表面可触及几个花生米或黄豆大的硬实结节,触痛明显。左侧附件增厚,有压痛,右侧附件阴性。刻下夜寐欠佳,大便溏稀,胃纳尚可,腰酸隐隐,舌淡暗苔薄白,脉细滑。西医诊断:子宫内膜异位症。中医诊断:①痛经;②癥瘕。辨证:肾虚血瘀。治法:补肾活血,补肾软坚。

方药:齐氏补肾消瘤方。鹿角片9g、夏枯草30g、煅瓦楞子(先煎)30g、生牡蛎(先煎)30g、炙鳖甲12g、土鳖虫9g、石见穿18g、木馒头15g、水蛭6g、炮姜6g、党参15g。加淮山药15g、酸枣仁30g、炙远志12g。10剂,每日1剂。

二诊(5月16日):患者自诉服药后睡眠好转。末次月经:5月11日,量较前减少,血块少许,腹痛较前略有缓解。舌淡暗苔薄白,脉细软。治当补肾益气。

处方:予党参18g、炒白术9g、生黄芪30g、白芍10g、生地15g、山萸肉15g、女贞子12g、墨旱莲18g、茜草15g、龟板12g、陈皮6g、山栀炭9g、荆芥穗9g、酸枣仁30g、炙远志9g、炙甘草6g。14剂,每日1剂。

三诊(5月30日):服上药10余剂后,偶有腰酸,舌淡暗苔薄白,脉细软。治当补肾活血、软坚散结。予齐氏补肾消瘤方加生黄芪30g、酸枣仁30g、炙远志9g。14剂,每日1剂。

四诊(6月20日):自诉腰酸好转,末次月经:6月9日,量中等,7天净,小腹隐痛,无血块。舌淡红苔薄白,脉细弦。继宗前法,予齐氏补肾消瘤方去水蛭,加黄芪18g、枳实6g、酸枣仁30g、炙远志9g。14剂,每日1剂。

五诊(7月4日):患者服上药后诸症可,末次月经:6月9日,腹痛缓解。舌红苔薄白,脉细软。治拟补肾软坚。仍予补肾消瘤方去水蛭,加酸枣仁30g、炙远志9g。14剂,每日1剂。

六诊(7月18日):末次月经:7月8日,7日净,7月16日经净后复查B超示子宫附件无殊,未见卵巢囊肿。追踪至今,疗效巩固,无复发。

按语:该患者痛经30余年,齐聪教授辨证从肾虚血瘀痰凝角度出发,以补肾消瘤方治疗,方中以鹿角片、炙鳖甲、生牡蛎、夏枯草等补肾活血、软坚散结为主药,瘀既得化,"通则不痛";佐以九香虫、乌药行气止痛,"气为血之帅""气行则血行",故活血药常与行气药并用。又因血具有"寒则涩而不流,温则消而去之"的机制,结合患者的体质,选用行气药中的九香虫、乌药,还具有温肾的作用,使之温运通达。芍药甘草汤以缓急止痛。待瘀消痛止后,以扶脾养血而善其后,使气调血旺而无留瘀之弊。

例2:杨某,女,38岁,已婚,2-0-1-2。初诊:2011年8月15日。

主诉:右侧卵巢子宫内膜异位囊肿术后2月。

现病史:患者2011年6月3日松江区人民医院行"腹腔镜下右侧卵巢内膜样囊肿剥离术"。术后病理示:卵巢内膜巧克力样囊肿。已注射醋酸曲普瑞林2月。月经史:12岁初潮,28～30天一行,经期4天,量中色暗,夹血块,轻度痛经。刻下:潮热口干,腰酸时作。舌质暗苔白,脉细软。西医诊断:卵巢内膜样囊肿术后。中医诊断:癥瘕。中医辨证:肾虚血瘀。治拟补肾健脾,调和营卫。

方药:党参15g、炒白术9g、白芍15g、山药15g、生黄芪30g、菟丝子12g、巴戟天12g、桂枝6g、乌药9g、延胡索20g、莪术30g、天麦冬各9g、炙甘草6g。14剂,每日1剂。

二诊:2011年9月19日。停醋酸曲普瑞林治疗两月后于9月9日来潮,量中等,色红,无痛经。9月12日我院B超复查:左卵巢囊肿39mm×22mm×26mm,卵巢子宫内膜异位囊肿不能排除。CA125:12.4ng/ml。腰酸好转,仍有口干畏冷。脉细沉,舌质暗苔黄。证属肾虚血瘀,治拟滋肾活血消癥。方药:齐氏补肾消瘤方加减。

鹿角片9g、炙鳖甲12g、党参15g、水蛭9g、土鳖虫9g、木馒头18g、夏枯草30g、牡蛎30g、瓦楞子30g、炮姜6g、南北沙参各15g。14剂,每日1剂。

三诊:2011年11月14日。患者自行转方服药至今,LMP:11.4×6天,量中色红,轻度痛经。效不更方,继服上方1月。2011年12月12日复查B超示:双侧卵巢无异常,左侧卵巢囊肿未见。随访3个月,复查B超未见卵巢囊肿复发。

按语:子宫内膜异位症手术后的复发率与病情轻重、治疗方法等有关,平均5年累计复发率约为40%。本案患者术后采用达菲林(曲普瑞林)治疗,意在采用假绝经疗法降低血清雌激素水平达到去势范围并出现闭经,从而降低复发率。齐聪教授认为,该患者腹腔镜手术耗伤体内元气,脾肾亏损,瘀血积聚,且连用2月达菲林,进一步导致阴亏于内,营卫不和,故治疗以补肾健脾固本为主,调和营卫为辅。方中党参、黄芪、白术、山药、甘草等健脾益气以滋化源,菟丝子、巴戟天等补肾固本,桂枝、甘草、天冬、麦冬等滋阴调和营卫,乌药、延胡索、莪术等活血化瘀以促气血正常运行。服药一月后正气略复,但超声见左卵巢囊肿,卵巢子宫内膜异位囊肿不排除。辨证为肾虚血瘀夹杂,故采用具有补肾活血、软坚化痰散结之功的"齐氏补肾消瘤方"加减治疗,方中鹿角片、炙鳖甲补肾软坚,活血消癥;党参健脾益气为臣;佐土鳖虫、水蛭等走窜力强、搜风通络;木馒头、夏枯草、牡蛎、瓦楞子化痰散结;用炮姜为使药,暖宫散寒,全方补中有消、攻中有养,既补肾固本,有活血消癥,避免了再次手术、损伤卵巢功能的可能。

二、化痰活血治疗多囊卵巢综合征

（一）辨治思路

多囊卵巢综合征是妇科临床疑难病，临床表现为闭经、高雄激素血症、卵巢多囊样表现等，同时可伴有肥胖、胰岛素抵抗、血脂异常等代谢异常，其中75％患者合并不孕。

根据其临床表现可归属于中医学"闭经""不孕"等范畴。如万全《万氏妇人科》中谓："盖妇女之身，内在肠胃开通，无所阻塞，外而经隧流利，无所碍滞，则血气和畅，经水应期。惟彼肥硕者，膏脂充满，脂痰凝塞，元室之户不开，夹痰者，痰涎壅滞，血海之波不流，故有过期而经始行，或数月而经一行，乃为浊、为带、为闭经、为无子之病"。而多囊卵巢综合征患者临床上常见月经闭经，形体肥胖，多毛便秘等实证为主。

对此，齐聪教授认为多囊卵巢综合征不孕症患者多形体肥胖，胖人多痰湿，痰湿之邪易阻碍气血运行，日久痰瘀互结，或瘀血阻滞。痰湿、瘀血既是病理产物又是致病因素。若先天脾肾两虚或平时饮食不节，嗜食肥甘厚腻之品，日久损伤脾气，脾运失健，水湿运化失司，聚而成痰，而痰湿为阴邪，易损伤阳气，阻滞气机，气血运行不畅而成血瘀。久病及肾若肾阳不足，脾肾阳虚，津液输布障碍而成痰饮，由痰生瘀或由瘀生痰，痰瘀壅滞于体表则肥胖、黑棘皮症等；壅滞于血脉，则为血黏度改变或血脂异常；壅滞于胞宫，冲任不通，则表现为闭经，不孕或卵巢多囊样变。证情虚实夹杂，且虚少实多，应根据疾病不同阶段，注意轻重缓急，以审证论治，攻补兼施，急则治其标，治以化痰软坚，活血通经。

（二）自拟方药

齐聪教授自拟化痰活血Ⅰ方，处方组成：陈皮6g、姜半夏9g、茯苓15g、川厚朴6g、竹茹12g、土鳖虫12g、川芎9g、莪术15g、丹参18g、炒白术12g、制大黄12g、炙甘草6g等。方中二陈汤加土鳖虫为君药，燥湿化痰、活血祛瘀；臣以厚朴、竹茹、川芎、丹参、莪术加强君药活血化痰之功；佐以白术健脾益气，使"脾健则湿无以停，痰无以生"；佐以制大黄化瘀通经，清利三焦，既可以加强君药活血祛瘀之效，又使痰瘀之邪有出路，从大便而解，可得减肥之功；炙甘草为使，调和诸药。纵观全方，诸药力专效宏，共奏化痰软坚，活血调经之效。若患者经水已通，经后期则适当辅以养血补肾之品以促进卵泡发育成熟。伴有大便溏薄、腰酸乏力等虚证时，宜健脾益肾为主，辅以化痰活血之品。待脾肾之气渐旺，再予化痰活血为主。对于恢复排卵并且有生育要求的患者，在黄体期用药分外小心，不可轻投活血之品，以免误伤早期胎元。此为审证论治，通中有补。若伴腰酸腿软加菟丝子、巴戟天、杜仲强健腰膝；畏寒肢冷、夜尿频繁加金匮肾气丸温补肾阳，化气行水；面部痤疮加桑白皮、连翘；心悸失眠加制远志、石菖蒲化痰宁心安神；喉中痰多加竹茹、浙贝母；若见肝气郁结，烦躁易怒等症加柴胡、郁金、焦栀子；卵巢呈多囊样增大加夏枯草、瓦楞子、生牡蛎软坚散结。

化痰活血Ⅱ方由党参、炒白术、茯苓、陈皮、姜半夏、川厚朴、竹茹、生水蛭、丹参、川芎、莪术、炙甘草组成。方中以六君子汤加水蛭为君药，能健脾化痰、破血消癥。臣以厚朴、竹茹，消痰除湿、下气除满，加强六君子汤祛痰之功；臣以丹参、川芎、莪术，活血化瘀、行气止痛，加强水蛭的破血祛瘀之功。Ⅱ方较Ⅰ方攻破之力缓和，标本兼治，燥湿化痰、破血消癥

齐　聪

治其标,健脾益气治其本,同时利湿行气使补而不滞。

[病案举例]

例1. 吴某,女,30岁,已婚未育,2011年8月24日初诊。

主诉:月经后期7年,未避孕2年未孕。

现病史:患者既往月经周期尚规则,30~35天一行,经期5~7天,月经量中,色暗,少血块,无痛经。7年前无明显诱因下出现月经周期延后,常2~3个月一行,外院诊断为多囊卵巢综合征,曾服用炔雌醇环丙孕酮片2年,婚后停药2年,至今未孕。现需黄体酮肌注维持月经来潮。LMP:7.10×5天(黄体酮后),量少,PMP:5.28×5天(黄体酮后),近半年体重增加5公斤,自测BBT单相。刻下:入睡困难,晨起喉中痰多,大便干结,无腰酸,纳可。舌质暗红,苔白腻,脉细滑。妇科检查:未见异常。辅助检查:(7月12日)性激素示:促卵泡生成素(FSH):4.86mIU/ml;促黄体生成(LH):14.8mIU/ml;泌乳素:233.4mIU/ml;雄激素:2.39nmol/L↑;雌二醇:254.8pg/ml;LH/FSH>3。生育史:0-0-0-0。西医诊断:原发性不孕(多囊卵巢综合征不孕症)。中医诊断:不孕症;月经后期。辨证:痰瘀互结。治以:化痰活血,调经助孕。方药:齐氏化痰活血方。

陈皮6g、姜半夏9g、茯苓15g、川厚朴6g、炒白术12g、竹茹12g、土鳖虫12g、制大黄12g、王不留行15g、当归15g、白芍12g、丹参18g、郁金15g、炙甘草6g、川芎9g、莪术15g、加远志12g、石菖蒲12g。14剂,每日1剂。

用药后诸症好转,体重下降,继续予化痰活血方加减,腰酸加金匮肾气丸,通中有补,进退有序。服用上方时自测BBT呈双相,指导同房,9月26日自测尿绒毛膜促性腺激素(HCG):阳性。口服健脾补肾安胎中药至孕满3个月,随访患者足月产一女。

按语:本案患者7年前外院诊断多囊卵巢综合征断续采用人工周期、炔雌醇环丙孕酮片降雄激素等治疗均未改善排卵及月经情况。齐聪教授认为,该患者形体肥胖(近半年体重增加5公斤),晨起喉中痰多,大便干结,舌质暗红、苔白腻,脉细滑,实为痰湿之邪内蕴,阻碍气血运行,日久痰瘀互结致病。故以"齐氏化痰活血Ⅰ方"治疗,方中二陈汤加土鳖虫为君药,燥湿化痰、活血祛瘀;臣以厚朴、竹茹、川芎、丹参、莪术加强君药活血化痰之功;白术健脾益气,制大黄化痰通经,清利三焦;炙甘草调和诸药,全方力专效宏,共奏化痰软坚、活血调经之效。服药后患者痰消便通,体重下降,建立正常的排卵周期后在氤氲之时,指导同房,一举受孕,为患者圆了多年的子嗣梦。

例2. 吴某,女,30岁,初诊:2011年8月24日。

主诉:月经稀发7年,未避孕1年余未孕。

现病史:患者14岁初潮,月经时有延后,2003年人流后月经周期紊乱加剧,30~60天一行,量少,色暗,无血块及痛经。2004年外院诊断高泌乳素血症,曾服用溴隐亭片3月后停药,定期复查血清催乳素(PRL)均在正常范围。2006年诊断为"多囊卵巢综合征",断续服用炔雌醇环丙孕酮片约2年。2010年婚后夫妻性生活正常,未避孕至今未孕。Lmp:2011.7.10×3天,量少(服用黄体酮来潮);pmp1:5.28×3天,量少(服用黄体酮来潮);pmp2:4.2×4天,量偏少,色暗红,无血块。夫妻双方染色体正常。2011年7月12日(MC3)内分泌:E2:254.8pmol/L,FSH:4.86mIU/L,LH:14.8mIU/L↑,PRL:

233.4mIU/L,T:2.39nmol/L↑,P:2.03nmol/L。未行输卵管检查。今晨自测尿 HCG:阴性。刻下:难以入睡,便秘,3 日一行(平时服番泻叶),纳可,晨起喉中有痰。舌暗苔白,脉细软。西医诊断:1.继发性不孕,2.多囊卵巢综合征;中医诊断:1.断绪,2.月经后期。辨证:痰阻血瘀证。治法:化痰活血调经。用药:齐氏化痰活血方加减。

处方:陈皮 6g、姜半夏 9g、茯苓 15g、川厚朴 6g、炒白术 12g、生竹茹 12g、土鳖虫 12g、制大黄 12g、王不留行 15g、当归 15g、白芍 12g、丹参 18g、广郁金 15g、炙甘草 6g、川芎 9g、莪术 15g、远志 12g、石菖蒲 12g。14 剂,每日 1 剂。

二诊:2011 年 9 月 7 日。末次月经:2011 年 7 月 10 日,停经近 2 月,今晨自测尿 HCG 阴性。患者自诉服药后咽中痰较前减少,二便调,睡眠好转。2011 年 8 月 25 日 B 超示:内膜 6mm,双侧卵巢分别见 8 个左右直径＜10mm 小卵泡。刻下:舌暗苔白腻,脉滑。守上方续服 14 剂。

三诊:2011 年 9 月 21 日。末次月经:2011 年 7 月 10 日,药后小腹下坠感,余症好转,舌暗苔白腻,脉细滑。效不更法,守上方。

方药:陈皮 6g、姜半夏 9g、茯苓 15g、川厚朴 6g、炒白术 12g、生竹茹 12g、土鳖虫 12g、制大黄 12g、王不留行 15g、当归 15g、白芍 12g、丹参 18g、广郁金 15g、炙甘草 6g、川芎 9g、莪术 15g、天花粉 15g。14 剂,每日 1 剂。另予金匮肾气片 4 片,每日 2 次,口服。嘱患者服药过程中自测尿 HCG,若阳性则停药,及时就诊改保胎药。

四诊:2011 年 9 月 28 日。末次月经:2011 年 7 月 10 日,药后无不适,9 月 26 日自测尿 HCG:阳性。当日自行于我院测血 HCG:505.46mIU/L↑,E2:1270pmol/L↑,P:36.15nmol/L↑,FSH:0.89mIU/L,LH:3.25mIU/L,PRL:588.4mIU/L↑,T:1.94nmol/L↑。今日测血 HCG:1613mIU/L↑。刻下:自觉体热,小腹隐痛,无阴血,纳可,易醒,多梦,腹泻,小便白带可,舌暗苔白,脉滑。治则:健脾补肾安胎。

方药:党参 15g、炒白术 9g、白芍 15g、茯苓 15g、陈皮 6g、姜半夏 9g、菟丝子 12g、巴戟天 12g、怀山药 15g、乌药 6g、远志 12g、石菖蒲 12g、苎麻根 12g、炙甘草 6g。14 剂,每日 1 剂。另予黄体酮胶囊 100mg,日 2 次,口服以保胎。之后电话跟踪随访,足月顺产一女婴。

按语:月经失调、无排卵性不孕是多囊卵巢综合征最常见的症状。本案患者初潮之后即月经不规则,23 岁开始月经稀发,2006 年外院诊断"多囊卵巢综合征"后曾断续服用"炔雌醇环丙孕酮片"治疗 2 年,月经未见好转。2010 年婚后未避孕仍未孕。就诊时患者血清睾酮、促黄体生成素均偏高,月经稀发、经量少,大便干结、咽中有痰,结合舌脉,实属痰阻血瘀、壅塞胞宫。故齐聪教授以"齐氏化痰活血Ⅰ方"化痰活血调经治疗。服药后患者出现自发排卵,一月后尿妊娠阳性,成功受孕。孕后患者小腹隐痛,故以健脾补肾安胎治疗。方中四君子汤健脾调补中州,菟丝子、巴戟天等补肾培元,陈皮、姜半夏化痰止呕,白芍、甘草缓急止痛。患者药后腹痛渐消,终顺产一胎。多囊卵巢综合征表现为难排卵、卵子质量低下,故常见不孕、流产。齐聪教授认为,除了改善卵巢功能、促进排卵以受孕外,还需要注意孕后状况,一旦出现胎漏、胎动不安者,及时治疗,以防流产发生。

三、健脾补肾治疗卵巢储备功能下降

(一) 辨治思路

卵巢储备功能下降是指卵巢内存留的卵泡数量和质量的下降,从而导致妇女生育能力的降低。在体外受精-胚胎移植(IVF-ET)中表现为对控制性超促排卵(COH)的促性腺激素不敏感,导致周期失败率高,获卵数与胚胎数均少于正常女性,是 IVF-ET 失败的主要因素之一,也是目前生殖医学中最为棘手的问题。

本病的临床特点多表现为月经量少、月经迟发、闭经、甚至不孕等,中医也根据其临床相关症状各属相关的疾病范畴。齐聪教授尤其擅长将中医药应用于现代辅助生殖技术中。齐聪教授认为肾藏精,主生殖,卵子的发育成熟及排出与肾中阴阳的充盛与否密切相关,肾阴亏虚,卵泡生长缺乏物质基础,难以化生。肾阳亏虚推动无力,一方面难以将卵子排出,另一方面肾之温煦功能减退,血液运行迟滞而成瘀,瘀滞胞宫,瘀阻新生;肾阳虚气化不利,水液停聚成痰湿,痰湿阻滞气血运行,痰瘀互结,则出现闭经、不孕。脾为后天之本,主运化水谷精微,脾失健运,气血生化乏源,后天无以养先天,致肾精亏耗。且肾阳亏虚致脾阳受损,水湿运化失司,聚而成痰,阻滞胞宫,不能摄精成孕。

肾气盛则天癸至,冲任盈盛,故能萌胎嗣子;肾气虚则天癸竭,冲任虚衰,则绝经无子矣。由于肾气主宰女性生殖功能的发育、旺盛与衰退,对女性卵巢生理功能的实现有决定性作用,而肾气的充盛离不开后天脾胃的滋养,所以卵巢储备功能下降与脾肾两虚有关。正如《傅青主女科》谓:"脾非先天之气不能化,肾非后天之气不能生。"在脾肾两虚的基础上,又可导致血瘀、痰凝等其他病理变化,虚实夹杂,虚多实少,病情迁延难治。

(二) 自拟方药

在此对卵巢功能下降的病因病机的认识基础上,齐聪教授依据多年临床经验自拟齐氏补肾健脾方。处方组成:菟丝子10g、巴戟天9g、肉苁蓉12g、制黄精15g、女贞子9g、黄芪15g、党参15g、白术9g、当归9g、白芍10g、炙甘草6g 等。方中菟丝子辛平,润养之中兼具通调之性,守而不走,能补肾中阴阳;巴戟天、肉苁蓉均入督脉,温肾助阳,正如《本草汇》所谓:"巴戟天,为肾经血分之药,盖补助元阳则胃气滋长,诸虚自退,其功可居草薢、石斛之上。"黄精、女贞子滋补肾阴。五药共用,使肾中精血得充、任通冲盛,则自能载养精元。方中又重用黄芪,俾以党参、白术健脾益气以生血,培补后天以养先天;当归、白芍养血柔肝,一则防止肝气太过而乘脾土,二则配合黄芪、党参、白术加强生血之效,以应妇人以血为用之理。炙甘草一味补气健脾,调和诸药。综观全方,重在补肾健脾,益气养血,使卵泡得精血的濡养灌溉,从而达到调经助孕的目的。

现有的研究表明,齐氏补肾健脾方在干预卵巢功能下降患者 IVF 周期中疗效显著,李晶等对66例反复移植失败的患者进行随机分组,治疗组补肾健脾方治疗3个月后,进入 IVF 周期,发现治疗组优胚率比对照组有提高,提示补肾健脾方可以提高患者卵子质量;沈明洁等对78例卵巢低反应患者进行随机分组,治疗组补肾健脾方治疗3个月后,进入 IVF 周期,发现治疗组 bFSH 水平较对照组下降、AFC 增多,且 IVF 后取卵数、优胚数均有提高。

齐　聪

进一步的动物实验表明,齐氏补肾健脾方中的主要成分具有降低活性氧水平,并维持稳定的线粒体功能,从而改善氧化应激状态下胚胎的发育形态,降低囊胚中碎片率和退化率。此外,齐氏补肾健脾方中的有效成分还能够激活 SIRT3 产生过表达,FOXO3a 脱乙酰降低表达,降低 P53 细胞凋亡信号,增加氧化应激产物清道夫 MnSOD、SOD1、Gpx、Cat 表达,有效缓解 MEHP 塑化剂对体外发育成熟的小鼠次级卵泡所造成的氧化应激。

[病案举例]

例1:董某,女,29岁。初诊日期:2015年9月23日。

主诉:未避孕而未孕2年。

现病史:患者于2013年结婚,婚后未避孕至今未孕,自述男方精液正常。月经史:12岁初潮,经期7天,24天一行。末次月经:9月10日,共8天、量中、色红、夹血块,无痛经。生育史:0-0-0-0。子宫输卵管造影检查:双侧输卵管通而不畅。2015年9月12日月经第3天激素检查:促卵泡生成素:23.92IU/L,黄体生成素:5.04IU/L,雌二醇:<20μg/L。刻下:乏力易累,胃纳欠佳,睡眠尚可,二便调;舌淡,苔白,脉细软。西医诊断:①卵巢储备功能下降,②输卵管炎;中医诊断:不孕症;辨证:脾肾两虚;治法:补肾健脾,活血通络,方以齐氏补肾健脾方加皂角刺15g、路路通15g。

处方为:菟丝子10g、巴戟天9g、肉苁蓉12g、制黄精15g、女贞子9g、黄芪15g、党参15g、白术9g、当归9g、白芍10g、炙甘草6g、皂角刺15g、路路通15g。14剂,每日1剂,水煎服。

二诊(10月14日):患者自诉近3日偶感头痛、流清涕,时有汗出,纳差,夜寐尚可,舌淡苔薄白,脉浮滑。治以补肾健脾、疏风解表。在前方基础上加入桂枝6g、防风9g、生姜6g。7剂。

三诊(10月21日):外感已愈,乏力、盗汗、纳寐尚可、二便调,舌淡红,苔白,脉细滑。治拟补肾健脾、养阴清热。方以补肾健脾方加天冬12g、麦冬12g、牡丹皮9g、知母9g。7剂。

四诊(12月16日):末次月经:12月5日,7天净。12月7日月经第3天激素:促卵泡生成素:7.48IU/L,黄体生成素:2.66IU/L,雌二醇:240μg/L。乏力较前好转、胃纳可、夜寐安、二便正常,舌淡,苔白,脉细滑。继续予补肾健脾法治疗。患者于2016年1月13日再次复诊,因月经逾期未至,自测尿HCG(+),今查血清人绒毛膜促性腺激素:2501IU/L,患者无阴道出血,无腰酸腹痛。予中药安胎治疗,之后B超显示宫内妊娠,胎儿发育良好。之后电话随访,足月分娩一男婴。

按语:本案患者未避孕2年未孕,卵巢功能下降、输卵管通而不畅是主要因素。齐聪教授认为,患者既往月经先期史,卵泡生理性消耗较多,故导致卵巢储备功能下降。"脾胃为气血生化之源""肾为先天之本",故齐聪教授采用"齐氏补肾健脾方"加味。菟丝子、巴戟天、肉苁蓉、女贞子等培补先天肾气的同时,党参、黄芪、白术等滋补后天脾胃,当归、白芍等养血调经;另加入皂角刺、路路通活血通络以助畅通胞络,全方补肾健脾、养血调经为主,活血通络为辅,齐聪教授立足重点,提纲挈领,用药主次分明,连续用药三月,血清促卵泡生成素恢复正常,出现自发排卵后终获妊娠。

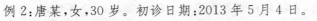

例2：唐某,女,30岁。初诊日期：2013年5月4日。

主诉：未避孕2年未孕。

现病史：患者婚后未避孕2年未孕,未行输卵管检查,诉丈夫精液常规正常。患者14岁初潮,平素月经欠规则,1～3月一行,经期7天,月经量中,无血块及痛经。末次月经4月15日,经期7天。2012年9月29日查性激素提示：FSH：28.64IU/L,LH：5.46IU/L,E2：161.48pmol/L,PRL：232.56pmol/L,P：4.10nmol/L,T：1.39nmol/L。患者平素畏寒明显,冬天尤甚。纳寐可,二便调。舌淡红苔薄白,脉细弦。辨证：肾虚肝郁,冲任失调;治法：补肾疏肝,调冲助孕。

处方：柴胡6g、白芍15g、当归15g、川芎9g、郁金9g、枳壳9g、乌药6g、菟丝子12g、巴戟天15g、皂角刺30g、路路通12g、炙甘草6g、莪术30g、生地12g、熟地12g。每日1剂,共7剂,水煎,早晚分服。同时嘱患者保持心情舒畅,适当锻炼以调节情志,子时前入睡以调节阴阳平衡、保护卵巢功能。服药后患者畏寒好转,故上方加生黄芪30g,续服3周。

二诊(6月1日)：停经46天,未有转经。患者自诉小腹略胀。舌淡红,苔薄白,脉细软。辨证：脾肾两虚,瘀血阻滞;治法：健脾补肾,活血调经。

处方：党参15g、炒白术9g、茯苓15g、佩兰9g、当归15g、川芎9g、菟丝子12g、巴戟天12g、莪术15g、三棱15g、皂角刺30g、炙甘草6g。守上方续服3个月,期间月经逐渐转调,25～35天一行。

三诊(8月31日)：近日感胃脘不适;舌淡红,苔薄白,脉细软。末次月经8月27日,正值经期第5天,量色同前,夹血块,经行腹痛;前次月经8月1日,经期7天。复查性激素提示：FSH：17.69IU/L,LH：12.31IU/L,E2：401.30pmol/L,PRL：139.20pmol/L,P：1.66nmol/L。辨证：脾肾两虚,冲任不足;治法：健脾补肾,养血调冲。

处方：党参15g、炒白术9g、白芍15g、茯苓15g、菟丝子12g、巴戟天15g、蒲公英15g、当归15g、川芎9g、九香虫9g、生茜草15g、炙甘草6g。每日1剂,共7剂。待经净后又行宫腔镜下输卵管通液术,提示双侧输卵管通畅,故上方加乌药6g,续服1月余。

四诊(10月26日)：少腹隐痛,乳胀,腰酸;舌淡红,苔薄白,脉细滑。末次月经9月24日,经期6天;前次月经8月27日,经期6天。自测基础体温上升达20天,测尿HCG(+),提示妊娠可能。辨证：脾肾亏虚;治法：健脾补肾安胎。处方：党参15g、炒白术9g、白芍15g、郁金9g、菟丝子15g、巴戟天12g、枳壳6g、桑寄生15g、天冬9g、麦冬9g、皂角刺15g、路路通12g、制首乌15g、炙甘草6g。

11月30日查血β-HCG：137109IU/L;12月14日B超提示孕囊大小68mm×40mm,头臀长50mm,见心管搏动。继续健脾补肾保胎治疗,目前随访已于2014年7月顺利产一子。

按语：本案患者就诊时未避孕2年未孕,血清性激素表现为卵巢储备功能下降。经云："肾者主蛰,封藏之本,精之处也。"齐聪教授认为肾中精气匮乏是卵巢储备功能下降之源,而患者多年求子未果导致肝气郁结,气血冲任失调,故表现为肾虚肝郁之证。治疗以补肾疏肝,调理气血为主。方以柴胡疏肝散加减,柴胡、白芍、郁金、枳壳疏肝理气,配合菟丝子、巴戟天兼补肾之阴阳。当归、川芎、熟地补血活血,加莪术破血,补中寓通,补而不滞;又加生地清热凉血,寒热并用,防活血药药性偏热。佐以乌药散寒理气,并以皂角刺、路路通化痰散结通络。服药期间，齐聪教授嘱患者早睡、运动、保持心情舒畅，从而调节阴阳平衡、保护卵巢功能。待患者肝气渐疏，则在补肾的基础上加入四君子汤等健脾调理中州以培补后天，改善卵巢功能。齐聪教授诊断时提纲挈领，用药时主次分明、进退有序，从肾、肝、脾三脏着手改善卵巢功能，最终喜得一子。

四、预培其损治疗胚胎反复移植失败

（一）辨治思路

胚胎反复移植失败（Repeated implantation failure，RIF）是指在目前的试管婴儿周期中，移植优质胚胎 3 次及以上均未能妊娠者。目前，体外受精-胚胎移植尽管妊娠率有 30%～40%，但活产率仅有 15%～25%，其中约 70%～80% 的自然流产发生在妊娠早期，故重视胚胎移植后预防先兆流产的发生，可显著提高活产率。

根据 RIF 的临床表现，胚胎反复移植失败仍属于"不孕"范畴，但由于其致病因素较为复杂，试管婴儿借助体外受精技术，使精卵结合过程在体外实现，超促排卵的过程可能造成卵巢的损伤，移植过程可能造成内膜的损伤等，与传统意义上不孕症的发病机制有所区别，因此单纯采用传统不孕症的治法很难得到预期结果。齐聪教授根据多年临床经验，遵循中医"异病同治"的指导原则，提出 RIF 的辨证与治疗可借鉴中医"滑胎"（西医称之为习惯性流产）的方法，以"预培其损"为治疗原则。

滑胎多为虚证，辨证应着重于脏腑、气血，治疗多以健脾补肾为主。《女科经纶·引女客集略》云："女子肾脉系于胎，是母之真气，子之所赖也，若肾气亏损，便不能固摄胎元"；脾为后天之本，气血生化之源、胎元之荄，脾胃健运，方能如《医宗金鉴》所云："气血充实胎自安"。由此，齐教授提出，"先天肾足则胎元固"，胞络者系于肾，故肾的功能正常是维持正常妊娠和胎儿发育的必要条件。肾气亏虚，生殖功能下降，不仅可以导致不孕，而且可使胎失所系，冲任不固，导致反复移植失败；脾为后天之本，气血生化之源，故脾虚气血不足，不能养胎、载胎，则可影响生殖功能，甚至造成反复移植失败。因此，脾肾两虚乃不孕症与滑胎的共同病机，也是 RIF 的主要病机。经不调者，当先调经；若因他病而致滑胎者，当先治他病。经过 3～6 个月的调理，脏腑、气血渐复，月经正常，则可再次妊娠。怀孕之后，应立即保胎治疗。

在此理论基础上齐教授提出，"预培其损"可分为两个部分，移植前和移植后。移植前即为预培其损的第一个阶段，意在去除他病，为移植做准备。移植后则为预培其损的第二个阶段，在移植前诊察安胚之源，意在"治病求本"。移植前用健脾补肾，养血活血中药等；移植后用健脾补肾，养血安胎中药等。

（二）自拟方药

齐聪教授创立了"健脾补肾、调补结合"的中医序贯疗法，以"预培其损"为治疗原则。移植前宜补肾健脾，养血活血；患者经多次降调及超促排卵后，肾中阴精失于润泽，阳气不能施化，冲任气血亏虚；且反复移植失败心情受挫，肝气郁结，胞脉瘀滞，故应健脾养血以养肾中先天精气，使肾中精血充沛；而补肾活血之品使冲任得调，肝郁得疏，并促肾中阴阳之转化，以助胎种成孕。《素问·至真要大论》云："谨察阴阳所在而调之，以平为期"。齐聪教授自拟齐氏补肾健脾方,处方组成:菟丝子10g、巴戟天9g、肉苁蓉12g、制黄精15g、女贞子9g、黄芪15g、党参15g、白术9g、当归9g、白芍10g、炙甘草6g等。通过补肾健脾,先后天同补,气血共调,从而达到改善卵子质量的目的。

经过"预培其损"的第一个阶段前期调理后,脏腑气血渐复,月经正常,即达到所谓的阴平阳秘。则可再次移植,移植之后,即予健脾补肾,养血安胎治疗,以维持肾中阴阳气血的充盈,有助黄体发育和胚胎的着床,这是"预培其损"的第二个阶段。齐聪教授自拟齐氏补肾养血安胎方。处方:党参15g、炒白术9g、当归12g、生地12g、白芍12g、菟丝子15g、巴戟天15g、炙甘草6g等。通过健脾补肾以助孕子嗣。

[病案举例]

例1:汤某,女,40岁,2010年1月11日初诊。

主诉:结婚17年未避孕未孕,IVF失败3次。

现病史:患者平常月经规则,15岁初潮,周期30天,经期5～6天,量多,色红,有血块,伴痛经。患者2008年于外院行IVF,取卵2枚,均未受精。2009年2月外院行二代试管婴儿,形成冻胚2个,鲜胚1个移植未成功。(具体方案不详)。2009年12月16日再次取卵2个,鲜胚移植未成功。目前仍有2个冻胚,脉细沉软,舌淡红,苔薄白。刻下:纳可,夜寐多梦,大便调。诉饭后时有腹胀满,偶有反酸。诊断:西医:胚胎反复移植失败。中医:不孕症。辨证:脾肾阳虚,气血不足。治则:健脾益肾,养血活血。

方药:党参18g、炒白术9g、干姜6g、蒲公英15g、乌贼骨15g、丹参18g、白芍15g、制附片6g(先煎)、当归15g、川芎9g、焦内金15g、炙甘草6g,14剂,每日1剂,水煎服。

二诊:2010年3月16日。患者自诉服药后诸症好转,患者期间将上述冷冻胚胎移植后,生化妊娠。目前已无冷冻胚胎。准备下个月再进入促排卵取卵周期。刻下:时有恶心,无呕吐,大便溏稀,胃纳差,舌淡苔薄白边有齿痕,脉濡。治则:健脾益气,养血调冲。

方药:党参18g、炒白术9g、白芍15g、姜半夏9g、砂仁3g(后下)、丹参18g、茯苓15g、怀山药15g、干姜6g、炙甘草6g、鸡血藤30g、陈皮6g。28剂,每日1剂,水煎服。

三诊:2010年4月18日。服上药后患者已无恶心呕吐,纳寐可,二便调。患者目前已进入促排卵方案治疗准备中,予齐氏补肾健脾方加减。

方药:党参15g、炒白术9g、当归12g、生地12g、白芍12g、菟丝子15g、巴戟天15g、炙甘草6g、连翘9g、丹参15g。14剂,每日1剂,水煎服。

四诊:2010年5月17日。鲜胚移植1枚,2010年5月17日自测尿HCG(＋),要求中药保胎治疗。刻下:无阴道出血,时有小腹隐痛。脉细滑,舌淡红,苔白腻。治拟健脾益肾安胎。

方药:党参18g、炒白术9g、白芍15g、知母9g、百合9g、菟丝子15g、巴戟天15g、黄芩9g、桑寄生15g、杜仲15g、生黄芪18g、炙甘草6g、熟地15g、焦内金15g、制首乌15g。之后保胎至12周,跟踪随访得知患者剖宫产1女,体健。

按语:该患者年近六七,肾气亏虚,加之便溏、纳差,时有反酸等脾胃虚弱症状,因此脾肾两虚导致屡次取卵均不理想,移植后以生化妊娠告终。齐聪教授以"齐氏补肾健脾方"化裁补肾健脾、益气养血,从而改善卵巢功能,促进卵泡发育。受孕后更是以寿胎丸合四君子汤加减,补肾健脾以安胎。对于 RIF,齐聪教授从"治未病"的角度独创"预培其损"序贯疗法,从移植前改善卵子质量到移植后助孕着床,分阶段治疗,先后有序,辨证准确,终获佳音。

齐聪教授在该病案中用药特点有三:第一,温中健脾助运化。齐聪教授乃温补派医家,患者出现小腹胀满、反酸等脾胃虚寒症状,触之脉沉舌淡,故予理中丸温中祛寒、补气健脾。加附子以散寒除满,乌贼骨制酸止痛。后患者又出现大便不成形,1 日 2~3 次,故予参苓白术散去白扁豆、莲子、薏苡仁等化湿药,意在健脾益气。经过 1 月余调理,待患者脾胃功能恢复正常,再予药物治疗。第二,平补阴阳调气血。此时患者的脾胃功能基本恢复,可予健脾补肾中药治疗。纵观齐聪教授整个治疗过程,八珍汤乃补益气血的基本方药,补益肾精则予菟丝子、巴戟天;活血祛瘀加丹参、莪术等。前两步均为"预培其损"序贯疗法的第一阶段,以平补为主,疏补结合,重在治母病,孕前调理。第三,补肾健脾安胎元。当患者移植胚胎后,即予胎元饮去当归为基础方加减治疗,意在补益气血安胎。另加菟丝子、巴戟天、桑寄生补肝肾、强筋骨安胎。黄芩清热安胎,和诸温药之性。此乃"预培其损"的第二个阶段,重在养精元,孕后安胎。

例 2:张某,女,36 岁,2013 年 3 月 30 日初诊。

主诉:IVF-ET 失败 2 次。

现病史:患者 2007 年结婚,2009 年 7 月因发现纵隔子宫于外院行宫腔镜下纵隔子宫切除十通液术,术中示:双侧输卵管通畅。后于 2010 年 11 月自然妊娠,因胎停于 2011 年 1 月行清宫术,术后一直未避孕至今未孕。2012 年 5 月行输卵管碘油造影(HSG)提示:双侧输卵管通而极不畅。遂于 2012 年 7 月至一妇婴保健院行第一次 IVF-ET,取卵 7 枚,受精 3 枚,移植 3 枚,均失败。2013 年 1 月于我院行第二次 IVF-ET,取卵 4 枚,受精 3 枚,移植 3 枚,移植后 12 天生化妊娠。2013 年 3 月再次于我院行 IVF-ET,取卵 2 枚,受精 2 枚,因胚胎质量差未移植,全胚冷冻。自诉丈夫精液常规检查正常,3 月 19 日血内分泌结果提示:FSH:7.7mIU/ml,LH:2.6mIU/ml,E2:870pg/ml,P:0.3ng/ml。患者平素月经规则,量中,色红,无血块及痛经。末次月经 3 月 9 日,7 日净。患者欲中药调理后再次行 IVF-ET。刻下:偶感胃部隐痛不适,夜寐易醒,二便调。舌暗苔薄白,脉细弦。西医诊断:不孕症(IVF-ET 失败)。中医诊断:不孕(脾肾两虚、瘀阻胞脉型)。治则:健脾补肾,活血通络。

方药:党参 18g、炒白术 9g、白芍 15g、生黄芪 30g、菟丝子 12g、巴戟天 12g、莪术 15g、三棱 12g、炙远志 12g、酸枣仁 15g、炙甘草 6g、乌药 9g、生地 12g、蒲公英 15g。14 剂,每日 1 剂,水煎服。

二诊:2013 年 4 月 14 日。末次月经 4 月 4 日,7 日净,患者服上方 14 剂后夜寐较前好转,但近日出现腹泻,2~3 次/天,不成形,纳可,小便调。舌淡苔薄白,脉细弦。治以健脾补肾为主,佐以安神、通络。

方药:党参 18g、炒白术 9g、白芍 15g、茯苓 15g、淮山药 15g、菟丝子 15g、巴戟天 15g、炙远志 15g、酸枣仁 15g、皂角刺 30g、路路通 12g、炙甘草 6g、乌药 9g,14 剂,每日 1 剂,水煎服。

三诊:2013 年 5 月 5 日。患者服上方剂后月经未至,4 天前出现阴道少量褐色分泌物，伴恶心，少腹隐痛，无呕吐及腰酸。遂于外院就诊，查血 HCG:5835U/L,P:38.07ng/ml,诊断："先兆流产"。外院予黄体酮针 40mg 肌注保胎治疗。今日复测血 HCG:26106U/L,E2:2825pg/ml,P:161.2ng/ml。刻下：恶心，感喉中少痰，阴道少量褐色分泌物，夜寐欠安，纳可，二便调。舌淡苔薄白，脉细滑。治拟健脾安神，固肾安胎。

方药：党参 18g、炒白术 9g、白芍 15g、淮山药 15g、知母 9g、川黄柏 9g、菟丝子 15g、巴戟天 15g、炙远志 15g、酸枣仁 15g、荆芥穗 9g、炙甘草 6g、白果 9g、皂角刺 30g、路路通 12g。同时配合地屈孕酮片 20mg，日 2 次，口服保胎治疗。电话随访，胎儿生长发育良好，诸症好转。

按语：齐聪教授认为，胚胎长于胞宫，犹如种子种于土壤，若欲受孕，既要有优秀的种子，也要有肥沃的土壤。脾胃为后天气血生化之源，肾脏为先天之本，只有肾精充足，脾气旺盛，卵巢才能正常排卵，胚胎才能顺利着床生长。因而齐聪教授治疗重在顾护先后两天，健脾补肾，以预培其损为治疗原则。本例患者因输卵管不通、纵隔子宫术后，难以自然受孕，故行 IVF-ET，但两次均失败。就诊时患者已年逾五七，脾肾两虚，生育能力下降，且移植时反复超促排卵更加损伤卵巢功能、影响子宫内膜容受性。齐聪教授综合考虑患者全身情况后，以健脾补肾为治则，辨证施治。初诊时以菟丝子、巴戟天补先天肾阳，党参、炒白术、生黄芪健后天脾气。又考虑患者久病必瘀，且经期将至，故加用三棱、莪术活血催经通络，佐以生地清热凉血调经。再加白芍养血柔肝，炙远志、酸枣仁养心安神，蒲公英、乌药护胃止痛。二诊时患者夜寐好转，但出现腹泻，故加用茯苓、淮山药健脾止泻。又考虑患者有输卵管不通病史多年，故加用皂角刺、路路通活血化痰，助经通络。服药半月余，患者行再次 IVF-ET 之前便自然妊娠，可见疗效之显著。怀孕后齐聪教授改用健脾安神，固肾安胎之法，配合西药地屈孕酮片保胎治疗，胎儿生长良好，阴道出血、恶心等症状显著好转。

（杨碧蓉　杨红　马景整理）

何立群

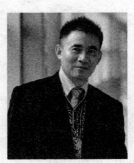

何立群

1959年8月，出生于上海。医学博士，博士生导师，博士后合作导师，主任医师，教授，国家临床重点专科、国家中管局肾病重点学科和专科带头人、上海市重点学科（肾病）、上海市教委肾病创新团队带头人，全国卫生系统优秀工作者，上海市劳动模范，上海市领军人才。1995-1996年在日本富山医科药科大学和汉药研究所客座研究员，进行大黄、麻黄等中药和降氮汤、温脾汤等复方治疗慢性肾衰、糖尿病肾病作用的研究，2006年以高级访问学者到美国Baylor医药院进行中医中药对慢性肾衰抗纤维化疗效及机理的研究。主持国家自然基金（4项）、国家十一五支撑计划、科技部中医药行业专项、上海市重点研究项目等16项，以第一作者或通讯作者发表论文150余篇，SCI 20余篇，获

授权专利8项，主编著作8部，已培养硕、博士100余名。长期从事中西医防治慢性肾脏疾病的临床和基础研究，研究成果以第一完成者两获教育部科技进步二等奖，两获上海市科技进步二等奖，三获中华中医药学会科学技术奖二等奖，两获中国中西医结合学会科学技术奖以及上海市中医药学会和上海市中西医结合学会科学技术一等奖各一项。目前被聘为中国民族医药学会肾病分会副主任委员，世界中医药学会联合会医案委员会副会长，中国中西医结合学会肾病分会常委，中华中医药学会肾病分会常委，中华中医药学会内科分会常委，上海中医药学会肾病分会主任委员，上海中西医结合学会肾病分会副主任委员等学术兼职。

学 术 思 想

一、肾病多风邪直中、内外相搏

肾病与风邪的关系密切，急性肾炎多有发热恶寒、脉浮、头面水肿之症等风邪袭表的临床表现，且慢性肾病常因感受风邪复发或加重。同时，慢性肾病大量蛋白尿患者尿中常有泡沫，是由于风激水遏而成，辨证属风。故临证从风论治刻不容缓，而肝为风木之脏，治风重调肝，风药为先。

（一）风能鼓荡，沉疴始生

《临证指南医案》曰："风能流动鼓荡，其用属阳"，在外"鼓荡五气而伤人"，在内"激扬脏腑之风而损身"，故"风为百病之长"。肝脏具有风木之功，正如《素问·水热穴论》云："春者，木始治，肝气乃生"，唐构宇认为："肝的主要功能，与'东方'、'风木'、'春气'共性"。风邪，常合邪形成"风湿""风热"，成为慢性肾病的常见诱因，藏于皮肤之间，内不得通，外不得泄，或入营血，或循经入脏腑，首先犯肺，百病肇始，外风入体鼓荡，因风与肝共性，恐有影响肝脏风木生发之嫌。

水肿、蛋白尿乃风邪为病，慢肾风证，风需从肝，并理湿热，兼调肾阴。《素问·风论》谓："肾风之状，多汗恶风，面庞然浮肿，背痛不能直立，其色炲，隐曲不利，诊在肌上，其色黑。"《症因脉治》云："面色惨白，或肿或退，小便时闭。"两者描述与今之慢性肾炎水肿、癃闭之症颇为相似。《黄帝内经灵枢集注》曰："肝主疏泄，小便不利者，厥阴之气逆也。"道明了水肿的病因多为肝失疏泄、肾失开阖。风邪扰动肾阳，其主水气化之职失焉，若遇肝之疏泄渎职，每况愈下，则小便不出、风水乃生也。肝主疏泄，肾主闭藏，二脏共济相火，相互为用。今风邪入体，鼓荡肝阳肆起，疏泄过度，厥阴横逆，则肾之封藏失职，精微乃泄，故为蛋白尿。然尿中蛋白的泡沫之状，是由风火相煽。

（二）法以风药，酌以疏肝

吴鞠通《温病条辨》云："肝主疏泄，风湿相为胜负，风胜则湿行，湿凝则风息，而失其疏泄之能。"阐明了针对风湿之邪施治需重肝之疏泄平衡。难治性水肿、蛋白尿证属中医风湿之候，谓："以风药调肝用，使其疏泄有度，则肾之开阖闭藏有功，肾风乃去，而恐风抟湿，应疏肝有度"。临床治风代表方为四蚕汤：蝉衣、僵蚕、蚕茧壳、蚕沙。四蚕汤共治内外之风，四味均归肝经。《本草求原》："原蚕沙，为风湿之专药"，蚕沙善治外风，泄浊和中焦则气机斡旋。蝉衣善散肝经风热，僵蚕、蚕茧壳息风止痉，《本草思辨录》云："僵蚕劫痰湿而散肝风"。此外，喜用防风、荆芥炭、羌独活、豨莶草、青风藤等治外风，只二三味，每每奏功。防风祛风胜湿，升脾阳之气，配枳实能通便，使浊毒走后阴。而荆芥炒炭入血，善治肝经风证，不仅能祛风解表，其转涩、收敛之性对蛋白尿缠累难驱者有"收涩""塞源"之功。

豨莶草善祛风湿,归肝肾二经,酒制后寓补肝肾之功,《本草图经》谓其:"治肝肾风气"。除祛风湿外,青风藤可通利小便,与白术合用治疗水肿。以风药调肝,或有不及,或恐太过,临床常以牛蒡子平补肝气,以黄芪、山茱萸等助肝阳,或以川楝子、桑叶清肝泄浊。至此肝之疏泄有度,湿行风息。

治疗糖尿病肾病、膜性肾病大量蛋白尿时,加入祛风清热、通络利湿的"四蚕汤"(蝉衣、蚕茧壳、僵蚕、蚕砂),加苏叶、浮萍和防风,常获良效。方中蝉衣疏风清热,僵蚕祛风化痰散结,蚕茧壳祛风利水化瘀,蚕沙祛风除湿。四味药皆性咸,而咸能入肾;既能祛外风,又能搜内风;既有引药入肾之意,又能起到通络化痰、利水化瘀之效。

(三) 立论宗肝肾,首明虚实补泻

治风从肝,肾风施治宜通。慢性肾病致病因素复杂,尤以湿热瘀血为其诱因,以水肿、蛋白尿、高血压为主要表现,久而气血失和,阴阳失调,病情迁延,治疗棘手。病机特点多以脾肾两虚为本,湿热壅遏为标,诸多肾病大家均从温培脾肾、清热化湿立据治疗。慢性肾病,不论虚实,毋忘从肝论治。

肝肾二脏相互为用,故在温补脾肾、清热化湿的基础上,提出肝肾同治之法。肝肾二脏在结构上存在联系,二脏同居下焦,其经脉皆起于足,循下肢,入腹胸,并多处交汇,经脉互通。肝肾二脏在生理上存在着母子关系,《素问·阴阳应象大论》云:"肾主骨髓,髓生肝",道明了乙癸同源、精血互滋。肝血需依赖肾精滋养,才得以主持藏血和疏泄之职。肝血充足又可化为肾精,肾精充盛则主水、藏精之功正常。

故湿热壅遏当循疏肝,肝木曲直有度,气机调则湿热扬泄而散;阴血亏耗当以肝肾同滋,水木逢源,精血生则真阴乃藏。

1. 柔润益肾,酸缓补肝 李中梓云:"东方之木,无虚不可补,补肾所以补肝",肾藏真阴而寓元阳,补益当辨阴阳。益肾阳当以柔润之剂,然补阳药分刚燥和柔润两类,刚燥之药如干姜、肉桂、附子之类,用于峻补肾阳,回阳救逆;柔润之剂温补肾阳而不燥烈。临床喜用茱萸肉、淫羊藿、肉苁蓉、菟丝子、杜仲、益智仁、沙苑子等,认为刚燥之剂必助热化火,加重湿热之症,且慢性肾病后期湿热瘀血伤阴,唯恐刚燥诸类伐肝肾之阴而助热。

补益肾精较易,然肝为刚脏,宜疏宜泄,何以滋补?魏玉璜曾指出"肝无补法",对此见地独特:补肝重在滋养肝阴,酸缓施之。《素问·藏象法时论》云:"肝苦急,急食甘以缓之"。《金匮要略·脏腑经络先后病脉证》曰:"夫肝之病,补用酸"。所以酸缓之法,源之可溯也。喜肝肾同滋,多以一贯煎加减,并投以南沙参、覆盆子,如此酸甘调和有度,津精始生。阴虚生热之证,最善以二至丸等清滋之品,平补肝肾,热甚者投以玄参、牛蒡子以疏风解毒滋阴。《本草求真》云:"牛蒡味辛且苦,既能降气下行,复能散风除热,是以感受风邪热毒而见面目浮肿。"牛蒡亦治水,善从风论治,此风水难治之证庶可奏功。

肝郁伤阴者滋补肝阴视为自然,临证有肝阳虚者,不容忽视。经曰:"肝为罢极之本""肝主筋"。肝阳虚者,"肝用"不及,临床症见乏力倦怠、食后腹胀、大便干溏不调、眩晕、胁痛、脉弦细,苔白。是证,喜用黄芪、茱萸肉、川断等生发东方肝木之气。张锡纯云:"凡遇肝气虚弱不能条达,用一切补肝之药不效,重用黄芪为主,而少佐理气之品,服之覆杯即见效验。"若恐肝阳生发太过,常用牛蒡子代替茱萸肉,此遵《本草乘雅半偈》:"此以承制之品,宣助肝木,便无太过之失,厥受和平之益矣",大抵牛蒡子有平补肝阳之功,至此,牛蒡

一药多用之功显露无遗。

2. 体阴用阳,疏养相合 慢性肾脏病常有肝郁,其临证,头绪纷繁。患者气机不畅,出现情怀悒郁、胸闷不舒、头晕头痛、血压持续偏高之态;或有因肝木乘脾致湿热壅遏、稽久留恋者,出现纳呆便溏、呕恶等症。叶天士曾总结古人治肝病不越三法:"辛散以理肝、酸泄以润肝,甘缓以益肝"。清代王泰林曾总结了治肝30法。认为慢性肾病之肝郁之证,治当疏肝与养肝并用,"体""用"相合。

肝为藏血之脏,血属阴,故肝体为阴。肝主疏泄,其性喜调达,宜舒畅调达。肝属厥阴,而其内寄相火,易动风化火,故古人云:"木曰曲直",且用"体阴用阳"来概括其生理功能。肝血充沛,则疏泄有度;肝血不足,肝气偏旺,则亢奋恣横。故此,肝脏"曲而不直"者,宜疏肝使"肝用"调达,而肝脏"直而不曲"者,宜濡养阴血使"肝体"得滋。

治肝方剂,单纯疏肝或养肝较为少见,往往将疏肝与养肝相合,刚柔并济,则是普遍规律。一贯煎的组方充分贯彻了疏养互参、动静结合的原则,沙参、麦冬、枸杞等滋阴之品中加入川楝以疏泄,当归以活血,使全方补而不滞,肝木曲直乃衡。而遇肝体尚滋,肝用不疏者,往往加味川楝子疏理肝气,其功善降泄,尤能清肝泄热,尤其适用于肝阴已伤之证。慢性肾病慎用柴胡,虽其与川楝子均为疏肝之品,然疾病后期,或湿热伤阴,或血热化瘀,肝肾阴虚者甚多,柴胡易升善疏,恐有升动肝阳、耗伤肝阴之弊。此外,白蒺藜平肝疏肝、沙苑子补肾养肝,两相结合便是另一"疏""养"药对。故遇慢性肾病肝郁,不耐柴胡升疏,且阴虚甚者,常以川楝、白蒺藜替之。肾阴虚者,喜用六味地黄丸中"三补"益肾,然若遇肝阳肆逆者,恐助肝阳而常去山萸肉,以二至丸清补代之,是为时时眷顾肝脏阴阳之衡。

二、慢性肾病本虚标实、气血失调

(一) 补虚为先,治标为要

慢性肾病既是肺、脾、肾、三焦气化失司,津液输布障碍,那么正虚是主要矛盾。正虚可产生气滞、湿困、水湿逗留或外感风邪等标症。因此重视标本问题是治疗慢性肾病的关键。首先慢性肾病发生的重要原因是水津输布失调,因此促使气化功能的正常,所以要采用益气运脾、化水利湿的治法,以恢复脾运功能,调整水精输布。但在治标上要根据标证的不同而采用不同的治疗方法:如有水肿以利为要,常用通阳泻肺泄浊的己椒苈黄汤合五苓散、五皮饮加减,不主张用攻下逐水法,因为攻下法对正气损伤较剧,不利疾病的恢复;有的慢性肾病患者应用激素后,偏阴虚病例增多,应用滋阴降火、补肾填精法后,患者肾精充沛,病情容易巩固,还有助于激素的撤减及减轻激素的副作用,如口干、心悸、易汗、抖动、痤疮等,如有湿热,可加清宣之品;重视祛除外邪,慢性肾病、慢性尿路感染的反复发生和发展与外因有关,如上呼吸道感染、皮肤感染、尿路不洁、阑尾炎等。中医学认为,外邪可侵袭肌表,造成肺气不宣,致不能通调水道以及下焦湿热反复,用疏风清热利湿及养阴清热解毒的方法,可清除外邪,控制复发,对巩固远期疗效也有一定作用。对清热解毒药物的选用,要注意保护胃的受纳功能,以银翘、蒲公英、白花蛇舌草等较好。对外感反复发作者,采用扶正祛风达邪法,可选用玉屏风散、人参平肺散。对于正气过衰,感邪后正不胜邪,病邪停留于半里半表之间,采用小柴胡汤和解少阳,扶正达邪,收到较好效果;重视清化中焦及肝胆湿热:现代医学认为,乙型肝炎病毒可作为免疫复合物肾炎的抗原,借助于此观点,对少数伴有谷丙转氨酶增高或乙型肝炎表面抗原阳性患者,表现有纳呆、身重、病情缠绵不愈,苔黄腻等肝胆湿热表现者,较长时间应用清化中焦湿热之品,如茵陈、蒲公英、黄连、黄芩、黄柏、山栀等,使这部分患者的症状有明显改善,尿蛋白也减少或消失。

(二) 当辨病位,侧重气血

肾病治风当辨病位,病在卫表,治宜疏风宣散;病入气血,应重顺气理血。治表亦分虚实。有感冒发热等证属肺卫表实证,遵"风者,木也,辛凉者,金气,金能制木故也,故治以辛凉",故投以金银花、连翘,或加荆芥、防风加强祛风之功,使风邪从外而解。此外,喜用药对:桑叶、桑白皮。桑叶祛风,桑白皮利水消肿,如此,风水水肿乃消。而在慢性肾病重若见气短乏力、自汗畏风,反复感冒,疾病稽缠难除者,谓其病位亦在卫表,其卫表虚弱,治当益气祛风固表,玉屏风散主之。

若在表之邪未解而入气血,当顺气理血。又《杂病广要》曰:"治风之法,初得之即当顺气",肝喜条达,肝气若郁,势必化火,而后因火生风。故气有余可致风,治风顺气乃是截风之源、调整气机,恢复脏腑正常生理功能。若贼邪已达血分,当注重理血。《医宗必读卷十·痹》云:"治风先治血,血行风自灭",突出了理血在治风中的重要性。故风证理血治当以养血为主,辅以凉血活血。肝藏血,为风木之症,体阴用阳,全赖肾水以滋之,血液以濡养之,故肝血得养,风邪自去。

基于治风顺气之则,临床除用理血祛风之品荆芥炭外,最善用陈皮、佛手解中焦之郁。佛手疏理肝气、陈皮健脾化湿理气,如此肝脾同调,气郁乃去。至于养血活血,常以熟地、枸杞、白芍、何首乌、当归等滋养肝血。熟地为养血补虚之要药,《珍珠囊》云:"大补血虚不足,通血脉,益气力",可见其具活血之功。枸杞为平补肾精肝血之品。白芍养血敛阴柔肝,常与赤芍共奏养血活血柔肝之效。当归补血活血,为补血圣药。何首乌有滋阴潜阳之效,况其通便之功,对肾病过程中出现的热结便秘尚可为用。如临证遇肝郁甚者,当配合理气活血,所谓顺气理血。投以广郁金、延胡索,二者均归肝经,共施调理肝经气血之功。李时珍曰:"延胡索……活血,利气,止痛,通小便"。血热者辅以丹参、赤芍、紫草、玄参等凉血。丹参、紫草共归心、肝二经,活血化瘀而使肝脏畅达。玄参为清补肾经要药,遇肾病过程中热入营血之症,尤可与清热、凉血、开窍之品为方。然恐其凉痹阻经络,佐以微热理气之品香附、香白芷之类以调其寒热。或投以"银花""连翘",是谓"入营犹可透热转气"。

三、慢性肾衰脾虚湿热、瘀血阻络

慢性肾衰(CRF)是常见的临床综合征,是由多种病因引起肾脏损害和进行性恶化的结果,以肾功能进行性减退,代谢废物潴留,水、电解质、酸碱失衡为病理生理特征,临床表现多种多样。现代医学对 CRF 的治疗,在早、中期主要应用血管紧张素转换酶抑制剂(ACEI)和血管紧张素受体阻断剂(ARB)治疗,配合优质低蛋白饮食、必需氨基酸或酮酸氨基酸疗法,同时积极控制导致慢性肾衰恶化的因素,维持水、电解质平衡、纠正酸中毒,控制高血压,控制心衰等;晚期依靠长期透析及肾移植来维持生命。中医古代文献中没有肾衰这一名称的明确记载,从其病程经过及临床表现特点来看,中医将 CRF 归属于"水肿""虚劳""肾风""溺毒""呕吐""关格""腰痛""癃闭"等范畴,因为各种肾脏病变,迁延日久,病及他脏,而致诸多脏腑功能受损,但以脾肾亏虚为主,随着病情进展,终致正气虚衰,脾失运化,肾失开阖,湿浊、瘀血壅滞,浊蕴成毒,潴留体内,引发本病。

1. 脾胃虚衰乃诸病之源 李东垣认为脾胃在人体生理病理中占有极其重要的地位,所谓"土者生万物",脾胃能"滋养元气",是人体长寿和健康的根本和关键之一,而"脾胃之气既伤,而元气亦不能充,而诸病之所由生也",因此脾胃虚衰乃百病之源头。在发病形式上,脾胃虚衰之人不仅仅表现为脾胃不适,还可表现为肾脏等多种脏腑的症候,治疗都应抓住脾胃虚衰这个关键,即"脾胃不足,不同余脏,无定体故也;其治肝、心、肺、肾,有余不足,或补或泻,惟益脾胃之药为切"。

2. 脾胃虚衰与湿、热之邪的关系 关于脾胃虚衰和火热之邪的关系,李东垣指出,脾胃的功能为化生元气,而"相火、下焦胞络之火为元气之贼",故而"火与元气不两立,一胜则一负",健康人体通常表现为正气充足,阴火(即心火)潜藏,而当脾胃虚衰之时,则会出现"元气不足,而心火独盛";另外,脾胃虚衰时的一种基本病机变化为脾胃之气不能运化水谷精微,故水液不归正化而出现湿邪内蕴,表现为"怠惰嗜卧……或沉困,或泄泻"。由此可见,湿、热之邪是脾胃虚衰时人体内存在的两种最重要的病邪,脾虚湿热是常见的症候类型。

3. 脾胃虚衰导致慢性肾脏病、肾纤维化发病的机制 中焦脾胃为人体气机升降之枢纽,当脾胃运作正常时,可使阳升阴降,升则上输心肺,降则下归肝肾,从而使得"清阳出上窍,浊阴出下窍",而脾胃虚衰之时,人体不能维持体内正常的气机升降,便会出现"脾胃气虚,则下流于肾,阴火得以乘土位""脾胃即为阴火所乘,谷气闭塞而下流,即清气不升,九窍为之不利",即出现精微物质下流并从肾脏漏出,表现为蛋白尿、血尿,而体内毒物、水液亦不能正常排出,表现为下窍不利,于是发为肾病。

4. 久病及肾、久病多虚是慢性肾纤维化本虚之所系 熟读经典,并不断继承创新,他尊崇《景岳全书》"盖其病之肇端,则或由思虑,或由郁怒,或以积劳,或以六淫饮食,多起于心、肺、肝、脾四脏,及其甚也,则四脏相移,必归脾肾……"及"五脏之伤,穷必及肾"的理论,认为肾为封藏之本,精血之源,主一身之阴阳,为先天之本,阴阳之根,命门之所,生理上,心肾水火既济,肺肾金水相生,肝肾精血同源,脾肾先后天之本,肾之精、气、阴、阳与他脏之精、气、阴、阳存在着相互资助、相互为用的关系,病理上,一旦外邪、内邪得不到及时的纠正,其他脏腑功能失调,最终导致肾脏气血阴阳的失常,即所谓久病伤肾。又肾在五脏中属水居下,司封藏,主纳气,久病伤肾,肾失固涩,气失摄纳,故临床出现多尿、遗精、短气、水肿等一派虚象,即久病多虚,故慢性肾脏纤维化,病位在肾,肾脏气血阴阳失调,因虚而病。

5. 久病入络、久病必瘀是慢性肾纤维化标实之所在 《灵枢·终始》曰"久病者,邪气入深",《临证指南医案》中强调"初为气结在经,久则血伤入络",指出"久病气血推行不利,血络中必有瘀凝"。络脉不仅是血液运行的通道,同时也是气机运行的通路,病久则气滞血瘀而致病情日重、痼结难解,久病入络。现代医学认为,肾小球中的毛细血管是血与津液在肾络系统末端发生广泛的交换与流通的结构基础。如果肾络保持充盈、通畅,气血津液渗灌、出入有序,是肾主封藏、主水液代谢等生理功能正常发挥的必要条件,一旦某种原因造成肾络郁滞、气血津液输布不畅，濡养失调，便可影响肾的各项功能，进而导致肾脏发生形与质的改变，即退化、增生、硬化等病理损害，或出现占位性病变，此即王清任"久病入络多为血瘀"理论的延伸。

从病因病机来讲，外感六淫、内伤七情、饮食不节、起居无常、情志失调及禀赋不足等各种因素，日久均会造成人体正气亏虚，邪气内聚，或气结血瘀阻滞不通，或痰湿邪毒留而不去，瘀血入络而发生肾纤维化。结合临床，慢性肾衰竭患者多见水肿，面色晦暗、肌肤甲错、腰痛、肢体麻木、舌质紫暗或有瘀斑瘀点、舌下脉络迂曲、脉涩等血瘀证表现，说明其体内瘀血的存在。而瘀血的存在，又往往加重临床症状，即"血不利则为水""瘀血既久，亦能化为痰水"，故纤维化晚期可见水肿，少尿甚至无尿症状。钟柏松等指出，瘀血贯穿于慢性肾衰竭的始终。

现代医学研究发现，肾小球内纤维蛋白原的沉积以及肾小球微循环障碍与中医的血瘀密切相关，血瘀程度与肾小球病变程度呈正相关。肾小球内凝血纤溶障碍除导致肾小球内微血栓形成引起肾小球缺血性损伤外，局部活化的凝血因子及肾小球内纤维蛋白相关抗原的沉积可引起肾小球细胞外基质积聚。而血液动力学的改变、凝血机制的激活、纤溶系统的异常等，都可导致瘀血的产生，从而引发肾脏疾病的进行性发展，引起肾纤维化。

在此基础上，根据中医血瘀理论，通过对慢性肾衰患者做了大样本临床观察，对 548 例慢性肾衰中医证型流行性调查发现血瘀证占 67.51%，提示活血化瘀在慢性肾衰治疗中的重要地位，并结合肾小球弥漫性增生、肾小球细胞外基质积聚、血管襻闭塞、球囊粘连、局灶或节段性肾小球硬化与肾间质纤维化，肾盂肾盏的炎性增生、斑痕狭窄、肾实质纤维增生等微观病理改变，提出在早中期慢性肾衰，即使没有血瘀证的典型表现：症见面色晦暗、或黧黑、或口唇紫暗；腰痛固定不移、或呈刺痛、肌肤甲错、或肢体麻木、舌质紫暗、或有瘀点瘀斑、脉涩或细涩，也要给予活血抗纤的治疗。而且在病程的各个阶段均能见到，提示血瘀贯穿慢性肾脏病发生发展始终。可见肾络瘀阻是肾纤维化的中医主要本质之一，在一定程度上，肾络瘀阻的程度可以反映肾纤维化的程度，肾纤维化即属肾内癥积，均存在着血瘀病机。

临 床 经 验

一、标本兼顾，理气活血——治疗慢性尿路感染

（一）清热解毒，贯穿始终

尿路感染在中医中多属淋病范畴。《丹溪心法·淋》认为"淋有五，皆属乎热"。隋·巢元方在其《诸病源候论》中曾将淋证概括为"肾虚膀胱热"。通过临证分析，提出了湿热存在于尿路感染全过程的理论观点，认为湿热蕴结下焦，以致膀胱气化不利而致本病的发

生。并认为尿路感染急性期的临床辨证特点是邪毒炽盛,擅长重用清热解毒之剂,以清气分热毒。急性期宜清热解毒通淋;缓解期宜扶正固本,补肾益气辅以清解之剂。主张无论是在以祛邪为主的发作期,还是在以扶正为主的缓解期,均宜将清热利湿法贯穿于尿路感染治疗的始终。在尿路感染的治疗中,在临证选药时多用蒲公英、紫花地丁、败酱草、黄连、土茯苓、黄芩、车前子草、白茅根、金银花、白花蛇舌草、半枝莲,鹿衔草等以奏清热解毒利湿之功效。现代免疫学研究,认为有相当一部分清热解毒药具有促进吞噬功能的作用,可促使吞噬细胞数量增加和(或)吞噬功能增强,不少药物还具有抗炎作用。现代药理研究也证明,大多数清热解毒药物在较高浓度时有一定的杀菌、抑菌、抗病毒作用。临床上在对感染性疾病的治疗中确实取得了较好的疗效。

(二) 健脾益肾,治病求本

久淋不已,遇劳即发,而为劳淋。对于尿感的反复发作,中医认为其根本原因是正气不足,抗邪无力。正气不足主要表现为脾气下陷,肾气不固,肾阴亏虚,肾阳不足。在治疗慢性尿路感染的过程中,消除膀胱刺激症状并不难,难的是彻底治愈,不再复发;人体正气盛衰决定了疾病的发展转归,因此尿路感染缓解期绝对不可忽视治本。针对本虚之辨证,治以健脾益气,补肾固摄,滋阴补阳。常用药:山萸肉、山药、太子参、党参、黄芪、熟地、菟丝子、五味子、金樱子、枸杞子、制黄精、何首乌、补骨脂、肉苁蓉等。研究表明,补益中药对体液和细胞免疫均有促进作用。许多中药并无抗菌作用,主要靠扶正固本,而达到控制细菌感染的目的。主张治疗慢性尿路感染应在益气养阴、健脾补肾基础上加用清热解毒的药物,既增强了体质,提高了机体的免疫能力,又能清除余邪,可防止尿路感染的反复发作,有利于彻底治疗。

(三) 活血凉血,知病达变

"湿热伤血""湿热熏蒸而为瘀""久病必有瘀",认为血瘀与湿热一样也是慢性尿路感染的主要病因之一。对于尿路感染患者血瘀证的产生,何教授认为与湿热有重要关系:湿性重浊黏滞,易阻气机,而一身之血"环周不休"实赖气之推动,气滞而成血瘀;同时湿热久羁,煎熬津液,而津血同源,津亏血少浓聚而成血瘀;当然,湿热在伤津的同时又可耗气,致气虚血瘀;另外湿热内积,灼伤血络亦可成瘀。活血化瘀药对改善膀胱刺激症状、提高清热解毒药的功效方面有一定作用。对此,在慢性尿路感染的辨治中尤为注重活血化瘀法的应用,喜用当归、川芎、红花、桃仁、赤芍、丹参等味。多年临床使用验证,活血化瘀药不仅可增加肾血流量,提高肾小球滤过率,增加尿量,加强尿路细菌的排泄,并可促进肾脏局部血液循环,抗炎抗凝,使病灶内抗菌药物浓度提高,从而缓解了膀胱刺激征,提高了疗效;同时对于消除血尿,减缓腰痛,预防肾脏疤痕的形成,以及促进纤维组织吸收,对防止疾病复发也有明显的作用。力倡不论有无营分证候,皆应佐以通热凉营之品,以气营两清,迅速截断扭转病势,因此在治疗中主张加强凉血药物的应用,如大生地、赤芍,丹皮、水牛角,因为热邪不马上透热转气,热入营分,病情有加重的趋势,所以要防病于未然,在还没有进入营分,就加入凉血的药物,有中医上工治未病的思想。

(四) 疏肝理气,畅达三焦

《证治要诀·淋闭》篇说:"气淋,气郁所致。"少腹乃足厥阴肝经循行之处,情志怫郁,肝失条达,气机郁结,膀胱气化不利;或气郁化火,肝胆郁热,循经下注,故见小便涩滞,淋沥不宣,少腹满痛。临床上多见于仅有下尿路症群,尿定量培养阴性者。针对这种情况何教授在立法方药上多采用陈皮、佛手、乌药、茴香、柴胡、白芍、延胡索、郁金,补肝体以利肝用,疏肝理气,畅达三焦,如此则不利水而水自利,未通淋而淋自通,调气和血,气行则血行,气血同治。可谓另辟蹊径,出奇制胜。

(五) 湿性黏滞,通利为先

膀胱为州都之官,津液储存之所,气化水始能出,风寒湿热之邪下犯膀胱,气化失司,水道不利,遂发为淋证。可见对尿路感染而言,湿热二邪实是贯穿病程之终始。而湿性黏滞,病势多缠绵,易阻滞气机,困遏清阳。尿路感染患者,每有反复性菌尿,其尿路刺激征亦可呈持续性或反复发作性;即使症状不典型者,亦或可见到尿色黄,或尿短等。此皆与湿邪重浊黏滞有关。因此,何教授治疗尿路感染强调利水渗湿通淋,加强利尿。如在中药中应用车前子草、瞿麦、扁蓄、石韦、冬葵子等,及静滴丹参以加强利尿。小便利则湿去,湿去则有脾运,气通则淋漓自正。

(六) 突出动药,事半功倍

在治疗慢性尿路感染中,探求病机,守机依法,"谨守病机,按机施治"临床上所力倡。病随机变,治从机出。临床上能否准确地把握疾病的病机,守机施治则事关疾病治疗的成败。故唐·王冰有"得其机要,则动小而功大,用浅而功深"之说。辨病动静,重用清解,动则慢性尿路感染急性发作期,静为慢性尿路感染的休止期,或亚急性轻度活动期,其发作期临床辨证特点是邪毒炽盛,热毒可从肌表内陷深入,邪在卫分,旋即进入气分,继而内窜入营,甚则深入血分。擅长重用清热解毒之剂,以清气分热毒,并力倡不论有无营分证候,皆应佐以通热凉营之品,以气营两清,迅速截断扭转病势。急性活动期已经控制,进入亚急性轻度或休止期,则标实之热毒渐逝,而本虚之证较为突出,由于体质之阴虚质燥,复因热毒伤津灼液导致阴虚加重,或壮火食气,而出现气阴两虚的症候,治虚以滋阴养液或益气养阴为主。但清热解毒仍不可废,恐炉烟不熄,灰中有火,治当辅以清解之剂,以防死灰复燃,导致病情反复,而泻浊化瘀,贯穿始终。

[病案举例]

例1. 慢性尿路感染
罗某,女,56岁,已婚,工人。
初诊:2005年7月6日(农历6月1日夏至后第15天)。
主诉:尿频、尿急反复发作2年,加重3天。
现病史:该患者于2年前因家有琐事扰神,开始出现尿频、尿急、无尿痛,到社区医院就诊,检查情况不详,诊断为急性泌尿系统感染,给予抗感染治疗服后缓解。两年间经多家医院中西医诊治,尿频、尿急仍反复发作。现3天前因食用辛辣食品而症状加重,遂慕名来我门诊求治。症见:尿频、尿急、无尿痛,舌红暗苔薄黄腻,脉滑带数。
查体:精神尚可,言语清晰流利,面色红润,无面目浮肿,未闻及特殊气味。舌暗红,苔薄黄腻,脉滑带数。辅助检查:尿检:白细胞(++),红细胞(+);中段尿培养为大肠埃希菌生长,细菌计数>10 000。
中医诊断:淋证(膀胱湿热,热迫血溢)。

西医诊断:泌尿系统感染(膀胱炎)。

辨证论治:综合脉证辨之为膀胱湿热,热迫血溢,治疗以清热化湿通淋,活血化瘀凉血。

处方:太子参45g,山药10g,山萸肉15g,赤芍15g,生地黄15g,扁蓄15g,瞿麦15g,半边莲15g,白花蛇舌草15g,蒲公英15g,黄柏15g,白茅根30g,桃仁9g,牛膝12g,红花6g。

煎服法:每日一剂,水煎300ml分两次服用,早晚各服150ml。嘱其饮食清淡,忌食辛辣之品,调畅情志,生活规律,保证睡眠时间和质量。

二诊:2005年7月13日(农历6月8日小暑后第6天)。

服药7剂后,尿频、尿急症状明显减轻,但自觉腹胀,仍有尿后不适感。舌偏暗,苔薄,脉濡。实验室检查:尿常规:白细胞(5~6个);红细胞(0~2个)。首诊方加黄芪30g,乌药10g,佛手10g,陈皮9g,丹参30g,鹿衔草30g,以益气养阴、理气活血。

三诊:2005年7月20日(农历6月15日小暑后第13天)。

服7剂后,诸症消失,复检尿常规:白细胞(4~5个),红细胞(0~2个)。中段尿培养阴性。

随访2个月未发。

按语:该患者初诊脉证为尿频、尿急、无尿痛,尿中有红细胞(十),舌红暗苔薄黄腻,脉滑带数。此为膀胱湿热,热迫血溢之证,应治以清热化湿通淋,活血化瘀凉血。服药7剂,尿频、尿急症状明显减轻,但自觉腹胀,仍有尿后不适感。舌偏暗,苔薄,脉濡。尿常规:白细胞(5~6个);红细胞(0~2个),此时热去血止,但湿重黏腻,阻碍气机则有腹胀,邪去正虚仍有尿后不适感,遂投以乌药、佛手、陈皮、丹参等理气活血之品加黄芪、鹿衔草以益气养阴。再服药7剂后,诸症消失,尿化验基本正常,中段尿培养阴性,并随访2个月未复发,疾病痊愈。

例2. 姜某,女,58岁,已婚,银行职员。

初诊:2006年3月26日(农历2月27日春分后第5天)。

主诉:尿频、尿急、尿灼热感2周。

现病史:该患者于2周前因过度劳累后,开始出现尿频、尿急、尿灼热感伴有尿液混浊,到社区医院就诊,检查尿常规:蛋白(一);白细胞(十十十);红细胞(十),诊断为急性泌尿系统感染,给予环丙沙星口服,连续用药两周症状无明显改善,经同事推荐来我门诊求治。患者自述年轻时就有尿路感染反复发作史,每因过度劳累后发作。症见:尿频尿急尿中灼热感,无尿痛,伴尿液混浊,腰膝酸软,乏力,舌红苔薄黄腻脉滑数。

查体:气短神疲,言语尚清晰,语声低怯,面色淡白,无面目浮肿,未闻及特殊气味。舌红,苔薄黄腻脉滑数。辅助检查:尿检(3月10日):蛋白(一);白细胞(十十十);红细胞(十)。尿检(3月24日):白细胞(十);红细胞(5~7个)。中段尿培养示阴性。

中医诊断:淋证(脾肾亏虚,湿热下注)。

西医诊断:慢性泌尿系统感染(慢性膀胱炎)

辨证论治:综合脉证辨之为脾肾亏虚,湿热下注,治疗以健脾益肾,清热利湿通淋。

方剂:参芪地黄汤合知柏地黄丸加减。

方药:太子参45g,生黄芪30g,知母12g,黄柏12g,生地黄15g,山茱萸12g,山药15g,

枸杞子15g,猪苓15g,茯苓15g,大青叶15g,陈皮9g,佛手12g,藿香梗15g,紫苏梗15g,车前子(包)30g,扁蓄12g,瞿麦12g,牛膝15g,菟丝子15g,淫羊藿15g,柴胡12g。

煎服法:每日一剂,水煎300ml分两次服用,早晚各服150ml。嘱其注意休息,免劳累,饮食清淡,忌食辛辣之品,调畅情志,生活规律,保证睡眠时间和质量。

处置:丹参注射液16ml加入5%的葡萄糖液200ml中,一日一次静滴。

二诊:2006年4月2日(农历3月5日春分后第12天)。

用药一周后,患者自觉排尿灼热感消失,但尿频尿急仍有,观其舌红,苔薄,脉细。复检尿常规:白细胞(5～8个);红细胞(0～2个),前方加桃仁12g,丹参20g,冬葵子15g,石韦15g,乌药10g,以加强活血解毒利湿。

三诊:2006年4月9日(农历3月12日清明后第4天)。再服7剂后患者尿频尿急症状消失。复检尿常规:白细胞(2～3个);红细胞(0～1个)。

随访2个月未发。

按语:该患者初诊脉证为证见尿频尿急尿中灼热感,无尿痛,伴尿液混浊,腰膝酸软,乏力,舌红苔薄黄腻脉滑数。此为脾肾亏虚,湿热下注之证,治疗以健脾益肾,清热利湿通淋。投以参芪地黄汤合知柏地黄丸加减清热利湿之品,服药7剂后,湿热大减,正气渐复,自觉排尿灼热感消失,但尿频尿急仍有,观其舌红,苔薄,脉细。尿常规:白细胞(5～8个);红细胞(0～2个),药证相符,效不更方,活血促正气恢复之速,解毒利湿加快祛热湿之邪,原方基础上加桃仁、丹参、冬葵子、石韦、乌药。再服药7剂后,诸症消失,尿化验正常,并随访2个月未复发,疾病已告痊愈。

二、标本兼治,善用风药——治疗慢性肾炎

(一) 补气方药的使用

慢性肾病发生的重要原因是水津输布失调,因此促使气化功能的正常,是本病治疗关键。对气虚组采用益气运脾、化水利湿的治法,以恢复脾运功能,调整水精输布。防己黄芪汤中,黄芪剂量需常量的3倍以上,用药时间宜长,确能起到消退水肿,减少蛋白尿的作用。另外还应用黄芪注射液及黄芪炖鸭等食疗方法,大多数患者体质增强,外感减少,体内蛋白增加,有助于脾气运化功能之恢复。但水湿偏重,中焦脾胃运化失职的病例暂缓应用;有舌红、尿血、苔黄腻等热象表现的病例应慎用。参苓白术散适用于阴虚或湿阻脾胃的患者。本方中大多使用党参,如见舌红、舌燥夹热明显病例,可选用太子参,均重用剂量至30g。

(二) 重视祛除邪气

慢性肾病,慢性尿路感染的反复发生和发展与外因有关,如上呼吸道感染、皮肤感染、尿路不洁、阑尾炎等。中医学认为,外邪可侵袭肌表,造成肺气不宣,致不能通调水道以及下焦湿热反复。用疏风清热利湿及养阴清热解毒的方法,可清除外邪,控制复发,对巩固远期疗效也有一定作用。对清热解毒药物的选用,要注意保护胃的受纳功能,以银翘、蒲公英、白花蛇舌草等较好。对外感反复发作者,采用扶正祛风达邪法,可选用玉屏风散、人参平肺散。对于正气过衰,感邪后正不胜邪,病邪停留于半里半表之间,采用小柴胡汤和

解少阳，扶正达邪，收到较好效果。

慢性肾病后期，脾之降浊功能严重失调，浊毒不能从膀胱水道排出，此时辅以通腑泻浊，从而增加代谢废物从肠道排出显得尤为重要。通腑泻浊不可千篇一律，对于瘀热内盛、腑实之人，应投以大黄清热通腑；对于阳虚畏寒之人，应予以肉苁蓉等温通之品；对于阴虚肠燥之人，则可给予柏子仁、桃仁、枳实以润肠利气通便。

（三）祛风药的应用

何教授认为罹患慢性肾病之人因正气虚衰，故腠理疏松，易感受风邪，故组方时应常给予祛风之品以卫表御邪，如防风等。当感受外来风邪时，病情常呈急性加重，但风邪并非致病之主要因素，其病情加重的原因仍是体内有正虚湿热的病理基础，在风邪内侵时风邪与热邪相互促进，即风火相煽，严重损伤脾肾之功能，从而导致蛋白尿加重、肾功能恶化，故急性加重期应重用祛风之品，可在防风之基础上加用蝉衣、蚕茧壳、荆芥等，风邪一去则火势立微，病情趋于缓和。

治疗慢性肾炎蛋白尿，另辟蹊径，善于从风论治，奏效甚捷。肾炎蛋白尿多起于外感风邪之后，初期宜祛风解表，祛邪外出；风性善行数变，肾炎蛋白尿患者不但常易感受风邪，且每因外感风邪而致病情反复或加重。又肾炎蛋白尿患者初期多以面目浮肿为特征，即使后期出现全身浮肿，也往往是从面目渐及四肢以致胸腹。

风邪鼓荡，气机壅遏，三焦气化不利，肺脾肾三脏功能失调则水湿痰浊易生，湿浊内阻，血行不畅则瘀血内停，风邪盘踞不散，日久入络，血脉失和，再加痰湿瘀浊留内，气血瘀滞更甚。而肝藏血，"为风木之脏，因有相火相寄，体阴用阳，其性刚，主动主升，全赖肾水以涵之，血液以濡之"（《临证指南医案》）。血脉瘀滞，肝无所藏，阴血不足，肝失濡养则肝风易动。内风与外风同气相求，肝风上扰，故肾炎蛋白尿患者又常见眩晕、耳鸣、血压偏高等表现。除此之外，肾炎蛋白尿患者小便多有大量泡沫，也为风动之象；即使该病进一步发展到肾衰尿毒症晚期阶段，除浮肿、血压持续偏高等表现外，也常见有肌肤瘙痒、四肢抽搐、痉厥等风彻表里及肝风内动之表现。重视风邪的致病作用：风邪可外袭肌表，客于肾经。常用药物有羌活、防风、豨莶草、菝葜、淫羊藿、扦扦活、鹿衔草、徐长卿等。

（四）重视清化中焦及肝胆湿热

现代医学认为，乙型肝炎病毒可作为免疫复合物肾炎的抗原，借助于此观点，对少数伴有谷丙转氨酶增高或乙型肝炎表面抗原阳性患者，临床可表现为纳呆、身重、病情缠绵不愈，苔黄腻等肝胆湿热证，较长时间应用清化中焦湿热之品，如茵陈、蒲公英、黄连、黄芩、黄柏、山栀等，使这部分患者的症状有明显改善，尿蛋白也减少或消失。

（五）重视血尿的治疗

临床上有肉眼及镜下血尿的病例，病情一般较无血尿者顽固，辨证大多属肾阴虚耗，临床需坚持应用养阴补肾、清热、凉血止血法。少数气不摄血病例，常应用清润的益气药取效。

慢性肾病早期凉血止血，后期养血活血，慢性肾病早期多表现为镜下或肉眼血尿，病机以脾虚血热为主，故在健脾益气同时，投以凉血止血之品；而肾病日久，气滞、痰阻、热灼则瘀血凝滞，气虚则无以生血，此时则改投养血活血之品以利脉道。择药方面，凉血止血用小蓟、荠菜花、茜草根、紫草，养血活血则用丹参、鸡血藤、赤芍、桃仁、牛膝诸药。

（六）塞流方法的应用

所谓"塞流"即用固精止涩方式减少或消除蛋白质的流失，现代医学认为肾性蛋白尿的发生机制是免疫反应过程中肾组织的破坏，致使肾小球基底膜的筛孔相对增加及增大，对蛋白质的通透性增高，造成蛋白质的漏出过多所致，蛋白尿是加重慢性肾炎病情变化的危害因素之一。鉴于现代医学对蛋白尿的认识，在辨病与辨证相结合的基础上，常酌情应用益气固摄的黄芪、金樱子、芡实、菟丝子、莲须、覆盆子、煅牡蛎、补骨脂、桑螵蛸、女贞子、墨旱莲等药数味，时能见效。根据中医理论脾虚失运，清阳不升，精气失布，致谷气下流，精微下泄而呈蛋白尿，在治疗上应重视脾土，主张脾气虚者补其气，肾虚者，补其后天以滋先天，标实者，扶其正气而可祛其邪，喜择黄芪具有益气利阴气之功，另取黄芪补中升阳，益气固摄之功效，这与现代药理认为黄芪具有扩张血管，增加肾血流量，减少对近球小体刺激，从而降低肾内压，重新建立肾血流与修复肾组织结构相吻合。肾受"五脏六腑之精而藏之"，若先天不足或劳倦过度导致肾精亏虚，封藏失司，精微下泄随溲而出呈蛋白尿，故结合辨证加投煅牡蛎，除取其补肾扶正之功外，煅牡蛎还可化湿利水，正如《伤寒论》中的牡蛎泽泻散作为治疗水肿的著名方剂，故常用牡蛎既可补肾固涩以控制蛋白的流失，又可达利水化湿以消水肿之旨。

[病案举例]

例3：任某，男，21岁，未婚，学生。

初诊：2001年9月22日（农历8月6日白露后第15天）。

主诉：反复泡沫尿、血尿半年，加重3天。

现病史：该患者年幼时，经常患扁桃腺炎，半年前又有类似发作，治疗过程中发现有血尿、蛋白尿，住外院作肾穿刺示：IgA肾病，系膜增生型；查24小时尿蛋白定量：3.6g；D-二聚体：2.5mg/L。尿相差显微镜：变型红细胞：71％；肝肾功能正常。半年前曾服泼尼松60mg/日，目前减至30mg/日，遂慕名来我门诊求治。症见：反复泡沫尿，腰酸，咽喉不利，咽略红，双下肢轻度浮肿。舌质淡胖，苔白腻，脉紧滑。

查体：精神尚可，言语清晰流利，面色红赤，无面目浮肿，激素面容，向心性肥胖，咽略红，双下肢轻度浮肿，未闻及特殊气味。舌质淡胖，苔白腻，脉紧滑。辅助检查：肾穿刺示：IgA肾病，系膜增生型；24小时尿蛋白定量：3.6g；D-二聚体：2.5mg/L。尿相差显微镜：变型红细胞：71％；肝肾功能正常。

中医诊断：血证（尿血，脾肾气虚）。

西医诊断：IgA肾病。

辨证论治：综合脉证辨之为脾肾气虚，风邪未尽。治疗以益气健脾，祛风胜湿。方剂：参芪地黄汤加减。

方药：党参30g，丹参30g，黄芪30g，生地黄12g，山茱萸10g，怀山药15g，蝉蜕6g，僵蚕12g，蚕茧壳9g，蚕沙12g，白茅根30g，石韦15g，米仁根30g。

煎服法：每日一剂，水煎300ml分两次服用，早晚各服150ml。嘱其饮食清淡，忌食辛辣肥甘之品，调畅情志，免劳累，生活规律，保证睡眠时间和质量。

二诊：2001年10月2日（农历8月16日秋分后第9天）。服药10帖后，泡沫尿减少，尿色较清，咽喉不利减轻，便硬。舌质偏暗，苔薄白，脉濡。复查24小时尿蛋白定量：1.8g，尿 RBC 减少。上方改党参为太子参45g，去石韦、米仁根加丹参30g，土大黄30g。

三诊：2001年10月16日（农历8月30日寒露后第8天）。继服14帖，咽喉不利消失，尿中泡沫消失，尿色转清，大便顺畅，一日一次，诸症逐渐好转。给予消白冲剂1袋，一日两次，冲服。随访半年，激素逐渐减停，服医院自制制剂消白冲剂，24小时尿蛋白定量：0.53g。

按语：在上方中，除用健脾益气收敛之品外，并给予祛风除湿之四蚕汤：蝉衣、僵蚕、蚕茧壳、蚕沙，方中蝉衣、僵蚕祛风利咽，蚕沙祛风胜湿，黄芪、党参甘温益气，云茯苓、蚕茧壳利水消肿，全方共奏祛风胜湿、利水消肿之功。后期加用丹参、土大黄以活血化瘀之品，取得满意之功效，正是上述之理。

三、健脾补肾、清热化湿、活血化瘀——治疗慢性肾衰

（一）重视脾肾扶正

慢性肾功能不全病程漫长，久病多虚，肾虚是疾病之本，而脾主运化，为气血生化之源，精血亏耗则见诸多虚损之症，如腰酸膝软、神疲乏力、精神委顿、面色少华、头晕目眩、畏寒肢冷等。重视调补脾肾二脏，推崇"肾为先天之本，脾为后天之本""先天生后天，后天养先天"之说，认为气血相连，阴阳互根，临床上也往往以阴阳两虚或气阴不足者为多，而单纯阳虚或单纯阴虚则较少。故补脾必用党参、黄芪、山药，补血多用丹参、当归、白芍；若肾阴亏虚，虚火渐旺，出现口干咽燥、齿衄、舌红则不宜用温燥之品，可改用生地黄、知母、黄柏、枸杞子、女贞子、墨旱莲等药，抑或与大补阴丸成药同服。温阳之药不可过于温燥，如红参、附子、肉桂之类，而代之以山茱萸、淫羊藿、仙茅、巴戟天等温润之品，起到阳中求阴之效，其中山茱萸最为常用。喜于大队滋阴壮水药中，加入少量温肾之品，引无根失守之火，降而归肾，即所谓"导龙归海，引火归原"，使阴阳平衡。通过养阴益气、温阳益气之扶正治则的应用，以调脾肾，提高患者免疫功能，维持肾衰患者内环境的平稳，使患者虚损诸症减轻。

何教授认为"脾肾"是慢性肾病发病之关键所在，但如果要深刻理解它的内涵，就一定要深入挖掘传统医学对肾脏功能以及肾脏损伤的认识，立足于中医学中"清""浊"这二个字。在东西方医学体系中，"肾"的概念完全迥异，传统医学中肾的内涵和外延，主要包括下丘脑-垂体-性腺轴、丘脑-垂体-肾上腺皮质轴和西方医学所述的肾脏的部分功能。而西方医学体系所认识的肾脏，其肾小球基底膜滤过代谢废物并使之向下排出，而对人体有用的物质却保留在体内，这个功能应当属于中医脾"升清降浊"的功能；其肾小管重吸收对人体有用的物质，则与脾肾二气的"固摄"功能相互吻合。在慢性肾病早期，患者临床表现为蛋白尿、血尿，乃气血精微与人体内的废物一并经膀胱水道泄出，这就是所谓的"清气不升""气虚不能固摄"，为脾肾功能失常；而慢性肾病后期，体内废物排出减少或完全不能通过膀胱水道排出，这就是所谓的"浊气不降"，乃脾的"降浊"功能失权的表现。故脾肾之气是肾脏生理病理的关键，其虚损必将导致肾脏的疾患。

基于中医脾在升清降浊和固摄中都起到非常重要的作用，而肾气仅仅具有固摄的作

用,何立群教授认为在健脾补肾之时,应以黄芪、党参、白术益气健脾为主,辅以川断、杜仲、牛膝补肾,故党参、黄芪常用至30~45g,而补肾气药物则多以15g为主。为了增强气的固摄作用,可以临证酌加芡实、益智仁、覆盆子等收涩之药物,以配合减轻蛋白尿、血尿。

(二)清热化湿、活血通络治疗慢性肾衰

1. 重视湿热二邪在加重慢性肾病中的作用 在导致慢性肾病加重的众多因素中,何教授认为"湿热二邪伤脾"极为重要。对于脾而言,火与元气不两立,火热之邪最容易导致脾气的严重虚耗,而脾本身性喜燥恶湿,湿邪一盛则脾胃运化不健,中气自然削弱,因此湿、热二邪是脾气受损的关键因素,故而亦成为影响慢性肾病进展的关键因素。在临床中,湿热证在慢性肾病患者中普遍存在,且贯穿始终,湿热常通过以下几种途径形成:脾虚不能运化水湿,湿邪蕴久,阻滞气机,郁而化热;外感湿热毒邪;过服温补之剂,邪火妄动;湿盛阳微,阳损及阴,阴虚内热;激素、抗生素助湿化热。在正虚及湿、热的基础上,日久可渐次形成血瘀、浊毒内壅,若兼夹风邪则风火相煽,导致病情急剧进展。

针对热邪,何教授根据上焦肺热、心火,中焦湿热及下焦阴虚火旺之不同,治疗上亦有上中下之分别:上焦肺热,投以金银花、连翘等疏风清热之品,阴虚时可参以麦冬、沙参滋养肺阴;心火偏旺者,予淡竹叶、莲子心清心除烦;中焦湿热偏盛者,黄连、黄芩、虎杖在必用之列;下焦阴虚火旺者,则加用女贞子、墨旱莲滋肾阴清浮火。针对湿邪,常渗、利、燥数法同用,以茯苓、米仁根健脾淡渗利湿,车前子、白茅根、冬葵子利尿通淋,苍术、草果燥湿运脾,配伍用之,其效益彰。

2. 重视瘀血阻络是慢性肾衰进展的独立危险因素 慢性肾衰肾纤维化从中医角度来讲,其本虚标实的病机特点已为大多数医家所认可,在邪实方面,大多数医家认为以水湿、湿热、痰浊、瘀血和浊毒为主。邪实诸证中,瘀血浊毒贯穿于慢性肾衰整个过程,且一般认为瘀血为邪实之首。基于肾纤维化的病机以肾虚为主,血瘀为标的理论,治疗方法当以补肾通络治本,活血化瘀治标,慢性肾纤维化病程迁延,久病入络,故均存在不同程度的瘀血阻络证,不论是五脏气血的盛衰,还是六腑阴阳的虚实,均可造成气血阻滞,形成瘀血。"络以通为用",活血祛瘀通络为肾脏纤维化的基本治疗原则,除了晚期血瘀证型患者使用活血化瘀治疗外,提出早、中期慢性肾衰竭即使没有血瘀证的典型表现,也要给予活血化瘀抗纤维化的治疗。近年来大量研究表明,活血化瘀中药在防治肾纤维化方面具有显著的效果,显示了中医药在抗肾纤维化应用中的良好前景,活血化瘀药物具有减轻肾间质纤维化的作用,在一定程度上改善肾功能,从辨证求因的角度也反证了这种肾络瘀阻证的存在。

在慢性肾衰竭病程中,因病久脏器损伤,可出现络脉瘀滞表现。不论是脾肾气虚、脾肾阳虚、肝肾阴虚、阴阳两虚、气血双虚或气血阴阳之不足,均可造成气血阻滞,瘀血内生;或湿、热、毒、瘀病理产物久留不去,湿热互结,郁滞三焦为毒为瘀;若情志郁结,气机不畅,或者痰饮等积滞体内,阻遏脉络,都可造成血运不畅,形成瘀血。

补肾通络,不忘正虚,肾纤维化的病机属于本虚标实,肾虚是肾纤维化形成的根本,是肾纤维化根本原因。在活血化瘀治标的同时,考虑其正虚的一面,故在处方用药时虚实兼顾,补泻兼施,既照顾到血瘀为标,又考虑到肾虚为本。同时"久病必虚",可以使用滋肾阴,补肾阳的方法,但肾脏纤维化后期,往往虚实错杂,且又"久病入络""久病多瘀",故多

"大实如羸状"的假象,如果过用温补,则燥热劫阴耗精(津),终致阴损及阳,阴阳俱伤,如果过用滋腻,血行不畅,血瘀水结更甚,故创制的抗纤灵,看似没有直接的滋阴温阳的补肾药物,实际上在处方时通过精巧的配伍,寄补肾于活血之中,寓滋肾于养血之下,甚则使用以通为补的方法,体现其标本兼治的目的。

(三) 巧用凉药,融会贯通

在治疗早中期慢性肾衰中,宜标本兼顾,如邪壅三焦,重在降逆泄浊,肾络痹阻,贵在祛瘀生新;新感外邪,急宜祛邪为先。三焦壅滞,易致肾络痹阻,瘀血内生,加之水湿浊毒内停,阻滞气机而使气血不畅,瘀血阻滞更甚。又慢性肾衰多病程较长,久病入络,瘀停于内,而使病情更加顽固。且久病多虚,正气不足,气无以帅血,也可进一步加重症状。由此可见,除水湿浊毒内停,壅塞三焦气机外,瘀血阻滞,气血不畅也是慢性肾衰的主要病机之一。何教授一贯主张应将活血化瘀法贯穿在疾病治疗的始终,并据此而研制了抗纤灵方,量大力宏,活血通络,祛瘀生新。

(四) 降低毒素擅泄浊

慢性肾功能不全在脾肾两虚的基础上,往往因为湿浊之邪内蕴,复感外邪,热毒炽盛而使病情急剧加重。何教授认为本病乃正虚邪实,是湿浊(热毒)之邪较盛的表现,治应化湿泄浊为主,但应中病即止,不可攻伐太过,应视病情轻重及患者体质状况权衡标本缓急,慎用攻下峻剂,多配用性缓清热解毒之药以合病情。紫苏叶是其用治本病的专药,《本经逢原》云:"紫苏能散血脉之邪",并借其解鱼蟹毒之功泄体内之毒素,俾湿热毒从大便而出。运用泄浊法时,增入黄连、虎杖、六月雪清热解毒,又加入猪茯苓、车前子、玉米须等药以扬其通利湿热之长,对早、中期慢性肾功能不全有降低血肌酐、尿素氮的作用。

(五) 法不拘一贵变通

据证立法,勤思变通,乃是治肾病的另一特色。如治慢性肾功能不全伴恶心欲呕、纳呆者,加入左金丸(包煎)6g、砂仁(后下)3g;若顽固性呕吐,或食入即吐,不思饮食者,加入小半夏汤变通,其中半夏9g,配以生姜3g同煎既可解半夏之毒,又可助其降逆止呕之功;伴有尿血者,善用马鞭草、血见愁各15g,白茅根30g,黑荆芥10g,以凉血活血止血;若尿蛋白量增多,则加入石韦、薏苡仁/根各30g,生黄芪15~30g,鬼箭羽15g;伴尿路感染,加入虎杖、半枝莲、碧玉散(包煎)各15g,乌药10g,鹿衔草30g;伴皮肤瘙痒,夜不入寐,则加入地肤子、白鲜皮各15g,苦参10g等利湿止痒之品;贫血较重,除用丹参、当归外,还常配以阿胶(烊)10g,仙鹤草15g,以滋阴养血;若并发高血压,加入怀牛膝、天麻各10g,夏枯草30g,钩藤(后下)15g;若出现头昏、头痛,甚至抽搐、肌肉瞤动等症状,则选用羚羊钩藤汤平肝息风。古人云:"久病不愈,非痰则瘀"。慢性肾功能不全乃久病多瘀,根据久病入络的经典理论,以辨病辨证相结合,用药必投活血化瘀之品,如常用丹参、川芎、桃仁、红花、泽兰等,尤其用于早、中期病例,旨在理肾之血,"审证求因,审因论治",在临证医案中可充分体现,其视病情的具体情况随证化裁,灵活应用。

(六) 和解少阳,宣发三焦

在采用温阳泄浊,扶正祛邪,及大黄攻下等治疗慢性肾功能不全取得较好疗效的基础上,另辟蹊径,应用小柴胡汤加减治疗,又取得了使患者症状改善,尿素氮、肌酐下降的可喜疗效。创立健脾补肾、泄浊解毒降氮汤(党参、白芍、全当归、制大黄等)治疗早、中期慢性肾衰竭,中医辨证为虚劳、关格的患者取得了显著的疗效。以党参、制大黄为主药;党参益气健脾,制大黄清热泄浊,荡涤瘀血,着重扶正降浊;佐以白芍、当归,白芍补血养血,佐以平肝软坚,全当归补血活血;另以姜半夏、黄连清热解毒、辛开苦降,降逆止呕。此乃扶正祛邪之意。上方共具攻补兼施,扶正降浊之功。

(七) 创健脾清化方和活血通络抗纤灵方

1. 健脾清化方的立方依据 根据以上关于慢性肾脏病、肾纤维化脾虚湿热证产生的机制的探讨及李东垣"火与元气不两立,一胜则一负,脾胃气虚则下流于肾,阴火得以乘土位"的论述,我们可以归纳出由于脾胃"中气式微"引起"阴火乘土、正虚与湿热浊毒胶着对垒、三焦壅塞"而导致慢性肾脏病、肾纤维化的脾虚湿热机制,同时流行病学显示脾虚湿热在慢性肾脏病、肾纤维化病程中长期普遍存在,故应选用益气健脾及清热化湿的药物,从"脾"论治肾纤维化;其次,慢性肾脏病、肾纤维化病位在脾肾两脏,且肾虚亦是其之常见病机之一,但是肾如"薪火"、脾如"鼎釜",先天之本需要后天滋养方能生化无穷,同时,由于肾病患者中焦不利,故益肾气则易壅滞气机,养肾阴则滋腻碍胃,常常虚不受补,而调理脾胃则避开了这一弊端,使脾气健旺得以散精,来实现对肾的濡养支援,故治疗肾病应取道中焦以济下焦,看似不补肾而实为补肾;第三,中焦为气机枢纽,司一身之升降开合,可升清降浊,慢性肾脏病、肾纤维化患者常表现为蛋白精微不摄而水浊潴留,恰与中焦气机乖戾、升清降浊功能失常完全契合,《素问》有云"出入废则神机化灭,升降息则气立孤危",故正如名医刘渡舟所指出的"要给肾脏松绑,开其郁,利其气,恢复其升降出入的能动作用","松绑"的关键就是恢复中焦气化枢纽的正常运行,故应斡旋中土气机,健脾以升清,清热化湿以降浊,重新建立人体升降秩序,使下焦肾的活动开合有度,逐渐走向正轨。基于以上三点,我们着眼中焦脾胃,拟定益气健脾、清热化湿的治疗原则来治疗慢性肾脏病、肾纤维化。

在选方用药上,由于李东垣的补脾胃泻阴火升阳汤即是为脾虚湿热而设,故何立群教授在补脾胃泻阴火升阳汤基础上进行加减化裁而创立以益气健脾、清热化湿为主要治疗原则的健脾清化方。我们通过对古今四位医家遣方择药的分析研究,发现其用药习惯颇为相似,益气健脾药皆首推黄芪、党参,而清热药多选用黄连,燥湿药多选用苍术,恰与健脾清化方选用黄芪、党参、黄连、苍术四味不谋而合,这表明健脾清化方的方药构成其实体现着多位名医的临床心得。

2. 健脾清化方组方分析 健脾清化方由补脾胃泻阴火升阳汤去升麻、柴胡、石膏、黄芩、甘草、羌活等诸药,人参改为党参,加草果、制大黄而成,方中共有六味中药:生黄芪、党参、制大黄、黄连、苍术和草果。

黄芪味甘性微温,具有益气健脾、补肺固表止汗、养阴生津、通脉行滞、行水消肿、升阳托毒、排脓生肌之功。《本草汇言》言其能"补肺健脾,卫实敛汗,驱风运毒";《本草逢原》则称之"能补五脏诸虚,治脉弦自汗,泻阴火,去肺热,无汗则发,有汗则止",正因为黄芪可补益全身之气,治五脏虚损,故清医黄宫绣称赞黄芪为"补气诸药之最"。党参味甘性平,可补气健脾益肺,生津养血,《本草从新》称其能"补中益气,和脾胃除烦渴",《本草正义》则赞其"力能补脾养胃……其尤可贵者,则健脾运而不燥,滋胃阴而不湿,润肺而不犯寒凉,养血而不偏滋腻,鼓舞清阳,振动中气,而无刚燥之弊"。大黄味苦性寒,功具清热通腑、活血化瘀、凉血解毒、利湿退黄、通经，《神农本草经》载其能"主下瘀血、血闭、寒热，破症瘕积聚，留饮宿食，荡涤肠胃，推陈致新，通利水谷，调中化食，安和五脏"。黄连味苦性寒，具有清热泻火、解毒化湿之功，《药类法象》言其"泻心火，除脾胃中湿热，治烦躁恶心，郁热在中焦，兀兀欲吐。治心下痞满必用药也"，《本草发挥》则云："苦入心，寒除热。大黄、黄连之苦，以导泻心下之虚热"。苍术味辛苦性温，能发表散寒，燥湿运脾，祛风明目，《本草从新》称其"燥胃强脾，发汗除湿，能升发胃中阳气，止吐泻，逐痰水"。草果味辛，性温，有温中燥湿、截疟化痰之功，《本经逢原》言其能"除寒，燥湿，开郁，化食，利膈上痰"，《本草正义》则称赞草果"善除寒湿而温燥中宫，故为脾胃寒湿主药"。

在健脾清化方中，生黄芪、党参味甘性温以益气培土、扶正治本，脾气健旺则水湿可化，生黄芪、党参还可兼益肺气、固表止汗，防止外邪侵袭人体，且黄芪能行水消肿；黄连、大黄味苦性寒以直折阴火、清热燥湿，草果仁、苍术味辛性温燥以搜荡湿浊、燥湿运脾；制大黄尚可通腑泻浊、活血化瘀，六药合用，共奏益气健脾、清热化湿之功效。全方补中有泻，泻火燥湿而不伤正，益气扶正而不助邪，能使正气渐旺，湿热消退，适用于慢性肾脏病、肾纤维化脾虚湿热证患者。活血通络，攻补兼施，并经过30余年的不断探索，优化用药方案，最终创制抗纤灵方，由丹参、制大黄、当归、牛膝、桃仁组成，方中丹参性微寒，益气补血，活血祛瘀、凉血散结，有"一味丹参，功同四物"之说，为活血化瘀要药；桃仁性平，破血行瘀、润燥滑肠，善泄血分之壅滞；牛膝性平，补肾活血，又善补益肝肾、利尿通淋；制大黄性寒，清热泻浊，攻破积滞、活血祛瘀、凉血止血、泻热解毒、通泄祛浊，全当归性温，活血补血，润肠通便。全方以活血为特征，兼以扶正泻浊，攻补兼施，温凉并用，使泻而不伤正，补而不滞邪。现代药理研究表明，丹参能促进胶原降解，桃仁有改善肾脏纤维化，促进肾内的胶原分解，减少肾内的胶原含量，抑制肉芽形成的作用，大黄中提取的有效成分大黄蒽酮葡萄糖甙有抑制系膜细胞DNA和蛋白质合成的作用。经大量临床和实验研究，对慢性肾纤维具有很好的疗效。

3. 抗纤灵的立方依据及组方分析 慢性肾脏病、肾纤维化基本病机是肾虚血瘀。再次从临床及动物实验研究中显示活血化瘀补肾中药复方及单体能延缓慢性肾脏病、肾纤维化进展。因此，从慢性肾脏病、肾纤维化病因病机及治疗方法的指导思想出发我们确立活血通络、扶正泄浊、温凉并用抗纤灵方组方，选取丹参、制大黄、当归、怀牛膝、桃仁五味中药组成，以活血化瘀为主，兼以扶正泄浊。丹参、制大黄为君药，丹参一味功同四物汤，扶正补血活血，制大黄清热泄浊活血；桃仁为臣药，祛瘀活血；当归为佐药，补血活血；牛膝为使药，补肾活血，又引诸药归于肾经。方中丹参、制大黄活血清热，辅以当归、牛膝益肾补血活血，桃仁加强祛瘀活血之力，诸药合用共为活血化瘀、扶正泄浊之功。纵观全方，以活血为特征，兼以扶正泄浊，攻补兼施，温凉并用，补中有通，行中有补，方证相符，药味组成精简，寒温并用，祛邪不伤正，扶正不留邪。

丹参，味苦、性微温。归属心经，肝经。具有凉血活血、除烦、化瘀等作用。《本草汇言》言其"能破癥除瘕，止烦满，益气"，《云南中草药选》言其"活血散瘀，镇静止痛"，《本草纲目》言其"活血，通心包络"。在临床中常用于治疗腹部肿块。胸背痛。四肢关节痹痛。跌仆外伤疼痛等。丹参有用成分之一丹参酮有消炎、改善脂质代谢作用。也有研究表明，丹参酮IIA可以抑制肾纤维化进展，其主要机制与抑制肾脏层黏连蛋白表达相关。

制大黄,味属苦,性属寒。归属大肠经、脾胃经、心包经、肝经。具有泻下通便、清热解毒、祛瘀活血、凉血通经。主要用于热积便秘,出血证,咽喉肿痛,眼睛红肿,热邪过甚的疮疡肿毒,产后瘀血所致腹部疼痛,血瘀导致的经闭,黄疸等病证。《汤液本草》言"大黄,泄腹部之满,推陈致新,安五脏,定祸乱,具有将军之称",《本草正义》言"大黄,快速善行,通行下焦,抵达血分,破坚不俱,横扫污垢"。目前实验证实,大黄有促进排便,抑制细菌生长,保肝利胆,改善血压,改善血脂作用。临床大多用于消化系统疾病,如内脏绞痛,急性胆囊炎,小儿急性肾炎,血脂偏高,肥胖等疾病。

当归,味属甘,性属辛而温。归属脾、肝、心经。有补血调经、活血化瘀、通便作用。临床多治疗贫血所致面色萎黄、头晕心悸、月经量过少,血虚痛经,津亏大便不通,跌仆挫伤。现代研究表明当归作用为提高机体抵御外邪能力,改善脂质紊乱,软化血管,降低血液黏滞度。

怀牛膝,味属苦,性属平。归肝、大肠、心经。作用为补益肝肾,活血通经,引血下行。临床多使用于腰背四肢酸痛,筋骨萎软无力,腹部瘀血包块,瘀血经闭。《贵州草药》言"怀牛膝:生可活血,炒可补益肝肾"。现代研究显示怀牛膝作用为改善血脂,增强机体抵御病邪能力。

桃仁,味属甘,性属平。归大肠、肝、心、脾、肺经。作用为活血化瘀,润肠通便。临床多见于腹部瘀血包块,热甚所致下焦血证,肠燥便秘证。《本草纲目》言"桃仁生用活血",《本经逢源》言"桃仁,可作为瘀血所致经闭常用药"。现代研究显示桃仁作用为改善循环,消炎,抑制肿瘤生长等作用。

在临床上活血祛瘀之法贯穿于治疗慢性肾衰竭的全过程,在抗纤灵方基础上,早期多运用活血逐瘀药物,如桃仁、红花、川芎等,重者可予三棱、莪术、地龙、水蛭、土鳖虫、三七、穿山甲等通络破血之品;晚期则用丹参、当归等养血活血之类,能缓中补虚,逐瘀而不伤正,控制慢性肾衰进一步恶化。也可以根据血瘀的原因和症状,血瘀热象者予凉血活血之品,如生地黄、赤芍、丹皮、紫草;血瘀寒象者予温阳活血之品如鸡血藤、淫羊藿、姜黄;伴气阴不足者予益气养阴活血之品,如黄芪、制何首乌、女贞子;气滞血瘀者,予郁金、延胡索行气开郁,活血止痛;血虚者,予当归、赤芍养血活血;伴蛋白尿者加鬼箭羽破血通经,清热解毒;伴水肿者予泽兰、益母草等活血利水;伴纳差者加生山楂消积化滞,活血散瘀;伴腰膝酸软者加桑寄生补肝肾,强筋骨,湿热偏重者加积雪草消肿散瘀,清热利浊;以抗纤灵为基础方,灵活加减变化,大大增强其治疗效果,显著延缓慢性肾脏病进一步恶化。

临床与实验研究提示:血流动力学和氧化抗氧化机制异常与中医血瘀证呈正相关,为中医辨证提供客观化依据;抗纤灵颗粒通过降低血脂、调节肾脏血管活性物质、调节肾小球微循环,改善氧化抗氧化系统,抑制高度表达的细胞生长因子和炎症因子对肾组织的损害而减轻肾间质纤维化、肾小球硬化,延缓慢性肾衰进展。

总之,瘀血贯穿于肾脏纤维化及硬化的始终,活血化瘀能够有效延缓肾脏纤维化及硬化的进程。

(八)慢性肾衰变证的治疗

慢性肾功能不全,因其毒素潴留,临床上可出现多种并发症。如腹透时常易并发腹部感染,可用清热解毒、通腑利湿法,如大黄牡丹汤之类加减,药选用大黄、丹皮、大血藤、败酱草、苦参、黄柏等；如并发高血压，出现头昏头痛，甚至抽搐、肌肉瞤动等症，可选用平肝息风的羚羊钩藤汤；如出现顽固性呕吐，食入即吐、不思饮食者，可用小半夏汤变通：半夏9g，配以生姜，既可解半夏之毒，又可助其降逆止呕之功，治疗顽固呕吐，每每有效；对于皮肤瘙痒，夜不入寐者，可用养血祛风，佐以利湿之品，重用当归，配以鸡血藤、熟地、白鲜皮、苍耳子、徐长卿等。

[病案举例]

例4：金某，男，52岁，已婚，农民。

初诊：2008年6月22日（农历5月12日，夏至后第1天）。

主诉：恶心呕吐频繁发作两年半，加重两周。

现病史：该患者于2006年出现恶心呕吐频繁，伴有头痛，多尿，到居住附近医院就诊，检查肾功能：血肌酐：430μmol/L，诊断为慢性肾衰竭，氮质血症期。给予口服包醛氧淀粉、阿魏酸哌嗪片等治疗1年，血肌酐降至238μmol/L后，继续前治疗，持续1年余未见继续下降。于2008年6月8日，出现鼻塞、咽痛、咳嗽，咳吐黄痰，恶心呕吐加重，而来我处就诊。

查体：神清，T：37.3℃，咽红，充血，双侧扁桃腺无肿大，两肺呼吸音清，双下肢轻度水肿。舌淡苔黄腻，脉滑。辅助检查：肾功能：尿素氮：12.8mmol/L，肌酐：348μmol/L；B超：双肾略偏小。

中医诊断：呕吐（脾肾亏虚，湿浊内蕴）。

西医诊断：慢性肾功能不全（CKD3期）。

辨证论治：中医辨证为本虚标实，脾肾亏虚，湿浊内蕴，复感风热外邪。治以先祛风清热利咽，继则健脾补肾，扶正降浊。

处方：苏叶10g，浮萍10g，防风10g，桑白皮10g，淡竹叶10g，桑叶10g，蝉蜕6g，金银花12g，连翘12g，玄参12g，紫苏15g，制大黄15g，云茯苓12g，黄连6g，茵陈30g。7剂。

煎服法：每日一剂，水煎300ml分两次服用，早晚各服150ml。嘱其饮食清淡，忌食辛辣肥甘之品，调畅情志，免劳累，生活规律，保证睡眠时间和质量。

二诊：2008年6月29日（农历5月19日，夏至后第8天）。服药7剂后，热退，咳止，无咽痛，恶心呕吐减轻，大便干结。舌暗苔薄黄，脉濡，外感之邪已除，辨证仍为脾肾亏虚，湿浊内蕴，继则给予：

党参30g，黄芪30g，怀山药15g，丹参30g，云茯苓12g，山茱萸10g，紫苏15g，制大黄30g，当归12g，牛膝12g，桃仁15g，制首乌15g，黄连6g，赤芍15g，白芍15g，淫羊藿12g，肉苁蓉12g，炒川断15g，炒杜仲15g。

服药7剂，并给予生大黄后下30g，丹参30g，煅牡蛎60g，浓煎后，高位灌肠，日一剂。

三诊：2008年7月6日（农历5月26日，夏至后第15天）。恶心呕吐大减，大便适中，一日二次，顺畅。舌暗红苔薄白，脉细。复查肾功能：尿素氮：10.2mmol/L，肌酐：276μmol/L，上方继服10剂。

四诊：2008年7月16日（农历6月7日、小暑后第9天）。恶心呕吐消失，大便略稀，一日二次，顺畅。舌暗红苔薄白，脉细。复查肾功能：尿素氮：7.8mmol/L，肌酐：

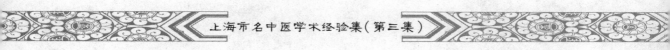

186μmol/L,继则改服自制"肾衰冲剂"3个月。

随访6个月,肾功能保持稳定。

按语: 该患者初诊脉证为素有恶心呕吐,又出现鼻塞、咽痛、咳嗽,咳吐黄痰,发热,咽红,充血,双侧扁桃腺无肿大,两肺呼吸音清,双下肢轻度水肿,舌淡苔黄腻,脉滑,脾肾亏虚,湿浊内蕴,复感风热外邪。治以先祛风清热利咽,继则健脾补肾,扶正降浊。服药7剂后,热退,咳止,无咽痛,恶心呕吐减轻,大便干结,舌暗苔薄黄,脉濡,外感之邪已除,辨证仍为脾肾亏虚,湿浊内蕴,遂投以补脾益肾,解毒活血化湿浊之药7剂后诸症大减。效不更方,再服原方10剂后,诸症消失,肾功检查稳定,改服自制成药巩固疗效,并随访2个月未见加重,疾病在恢复之中。

慢性肾功能不全者,一般多为脾肾亏虚,湿热内蕴,且患者多病程较长,极易感受风寒、湿热等外邪,故在治疗上,主张必须急则治其标,祛邪为先,常常应用辛凉辛温合方,将疏散解表,清热解表,宣肺止咳三方,汇于一炉,药宏力专,以期迅速控制疾病。待标急缓解后,再针对其原有病机进行治疗。除了给予健脾益肾,清热解毒标本兼治之外,另重用清热化湿通便之品,并加用活血祛瘀之品,如当归、牛膝、桃仁,以期改善肾功能,保护肾脏残余的功能,延长患者生存期,运用于临床,效果满意。

(何立群整理)

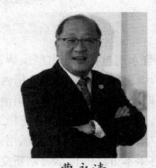

曹永清

曹永清 锡。1961年9月出生于上海，祖籍江苏无顾氏外科第五代继承人。1985年毕业于上海中医学院医疗系，现任龙华医院肛肠科主任，国家中医药管理局中医药重点学科、国家临床重点专科和国家中医药管理局「十二五」重点专科中医肛肠学科带头人，上海市中医肛肠临床基地负责人和上海市中医肛肠专业质控组组长。兼任世界中医药学会联合会肛肠病专业委员会第三届会长、中国中西医结合学会大肠肛门病专业委员会第四、五届副主任委员、上海市中西医结合学会大肠肛门病专业委员会第三、四、五届主任委员等职。

从事中医外科的医疗、教学和科研工作30余年，擅长运用中医中药治疗各种疑难危重肛肠疾病。先后主持

国家、省部级科研项目9项，担任国家科技部「十一五」科技支撑计划「中医治疗外科常见病研究」项目组组长。获得省部级奖励9项，医学发明专利9项。主编（主审）《实用中医肛肠病学》《肛肠病中西医结合治疗学》等专著4部，发表医学论文27篇，培养硕、博士研究生30余名，带领科室团队先后荣获「上海市模范集体」「上海市医务职工科技创新优秀团队」及「全国青年文明号」等称号。

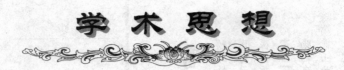

学 术 思 想

　　曹永清教授从事肛肠疾病诊治工作30余年,"精研此业,心习方,目习症,外悉诸刀圭之法。",继承顾氏外科的理论精髓,立足于中医外科特色"外治与内治并重";主张"外科疾病分型分期,分而治之";灵活运用消、托、补之法治疗肛周痈疽窦瘘,在治疗上认为治病需明脏腑经络,阴阳虚实,辨病与辨证相结合。"外治之理,即内治之理""外科之法,最重外治。"将内治之"消、托、补"三法灵活运用,与外治之法结合,将全身辨证论治与外科局部分期治疗融汇,将手术方法的传承与创新交融,体现于现代肛周痈疽窦瘘各类疾病的治疗中。

一、补托生肌不致瘢

　　患者先天禀赋不足,或年老体弱,气血亏虚,或外科疾病日久,耗伤气血,气亏则行血无力,血行不畅久则致瘀,瘀血阻滞经络,与痰浊结聚产生疙瘩。曹永清教授认为肛周疾病反复发作,严重者夜寐差,耗伤气血,胃纳不香,气血生化乏源,久则多虚多瘀,口服补托类和活血化瘀的中药补益气血,气血旺盛则炎肿逐渐消退,溃孔闭合。因此,曹教授治疗肛周疾病惟更强调补益,结合难愈性创面辨证论治的理念,倡导"补托生肌消瘢"的学术思想,提出了"早期补托生肌不致成瘢"的复杂性肛瘘创面愈合理论。

　　肛瘘是肛肠科的常见病,目前,手术是国际公认的主要治疗手段,然肛瘘术后创面常久而难愈。中医认为肛瘘术后局部毒邪未尽,气血运行受阻,导致气血凝滞,毒邪与气血相互搏结,瘀阻经络,蕴蒸化脓溃破,组织败坏,溃口久不收敛,耗伤气血,不能托毒外出或无力生肌敛疮,致使脓腐不尽,新肌不生。《内经》云:"虚者补之""损者益之"。曹永清治疗复杂性肛瘘强调"补益气血",方药中常重用黄芪、党参、当归。《外科精要》曰:"凡为疡医,不可一日无托里之法。",可见托法在中医外科疾病治疗过程中尤为重要;《外科证治全书》言:"惟以补中消其湿热之毒,则何漏之不可痊哉"。因此,肛瘘术后的早期,应用补益类的中药对促进术后肛门功能恢复和调整瘢痕的形成有着不可替代的作用。

　　《外科医案汇编》云:"所以治漏之法,如堤之溃,如屋之漏,不补其漏,安能免乎,治漏者先固气血为先,气旺血充,而能收蓄,使其不漏,可无害矣,津液日增,虚损可复",脾胃为营卫气血生化之源,脾胃不足,故气血生化乏源,曹教授将"补中益气生肌"定为治瘘之大法,以"益气健脾,清热利湿"立法,由补中益气汤化裁,屡获良效。

　　"气血虚者托里补之,阴阳不和者托里调之"。肛瘘术后创面修复是一个复杂、动态的过程,往往受各种因素的影响,创面的生态环境决定了创面愈合的质量,曹永清教授通过中药调节创面的生态环境,改善患者术后人体内环境,为创面的微环境及微循环创造良好的条件,适时地施以"补托"疗法,避免残余创面和增生性瘢痕的形成,最终达到加快肉芽组织生长,促进创面愈合,调节局部瘢痕组织的重塑,提高创面愈合质量的目的。

二、消瘀解毒促愈合

疮疡已成而不去,或硬而赤,或痛而无脓,或破而不敛,总宜调和营卫,活血消瘀,再以去毒行滞。曹永清教授认为肛周疾病反复发作,病程缠绵,耗伤气血,气亏则行血无力,血行不畅久则致瘀,瘀血邪毒阻滞经络,肌肉失于濡养,久而难愈。曹教授基于中医"久病多瘀、余毒未清"的理论基础,确立"消瘀解毒促愈"的治疗原则,主张"清炎症,净余毒,通瘀血,长肌肉"促进复杂性肛瘘创面愈合的学术思想。

难治性高位复杂性肛瘘由于支管残腔众多、创面大、创伤重、愈合周期长,加之病变部位的特定性,患者术后往往疼痛明显,创面愈合缓慢,愈合后局部瘢痕挛缩,严重影响着患者的生活质量。良好的手术方式和正确的操作是成功治愈复杂性肛瘘的基础,术后创面正确处理则是治愈肛瘘的重要保障。《外科大成》云:"脏毒者,乃肛门肿痛也,而有内外发……。肛门边突肿,坚痛如锥,此为外发;肛门肿,刺痛如锥,大便虚闭,小便淋漓,此为内发,破而成瘘"。肛瘘的形成与外感风、热、燥、火、湿邪,内伤饮食醇酒厚味、劳伤忧思、便秘、房劳过度有关。"风者百病之长",风寒、风热、风湿均可入里化热,且风为木气,木盛克土,风邪伤人尚可致脾土受累,脾失健运而内生湿浊,湿浊不化,下注大肠,毒阻经络,瘀血凝滞,热胜肉腐成脓,发为痈疽,痈疽溃后,余毒不尽,蕴结不散,血行不畅,疮口不合,日久成瘘。"脾为后天之本,生化之源,其性属土,喜燥而恶湿,主肌肉、司运化。"若脾胃失于健运,水谷不消,则痰湿内生。脾主肌肉,湿邪久蕴而化热,内热则脾气温,脾气温则肌肉生热,湿热相搏,蓄积化火,阻塞经络,凝滞气血,肉腐成脓,此乃热毒蓄积,化火成脓之证。《医宗金鉴》言:"人之气血周流不息,稍有壅滞,即作肿矣。"血行不畅,当停留成瘀,瘀毒互结,则蓄积化火,腐肉成脓。所以"瘀"是肛瘘病理变化的必然产物。气血相互为用,瘀血已成,阻滞经脉,加重气滞血瘀的恶性循环则肿痛更甚。此时,"瘀"已经不仅仅是病理产物,还是局部病理变化的病因和病机。

曹永清教授主张肛瘘术后创面的治疗,清热除湿药物中佐以活血止血之品,使余毒尽、炎症清、瘀血通、肌肉长,研制了消瘀解毒促愈的柏芍膏,全方由黄柏、赤芍、当归、槐花、白及5味中药组成,诸药合用,具有苦寒折热,除湿解毒,活血止血,止痛的功效,使湿热俱清,血止创愈,能明显缓解出血症状,改善局部血液循环,由外及内,促使局部创面伤口收缩,肉芽组织增生,形成瘢痕而愈合。

清吴师机曾说:"膏药的功用,一是拔,一是截。凡病所结聚之处,拔之则病自出,无深入之患,病所经由之处截之则邪自断,无妄行传变之虞。",曹永清教授通过辨证全方位调控肛瘘术后创面修复的关键因素,方证相合,活血止血,祛瘀生肌,可加速炎症消散,改善创面局部微循环,有效刺激新生血管形成和胶原合成,加速创面愈合。柏芍膏是曹永清教授充分发挥中医药的特色和优势,基于中医传统理论研制出的一种新颖、独特的外用制剂,根据复杂性肛瘘术后创面的"多瘀、蕴毒"的特点,提出了"消瘀解毒促愈"治则,采用"清炎症,净余毒,通瘀血,长肌肉"的柏芍膏治疗,一定程度上节省了医疗资源,取得了良好的社会效益。

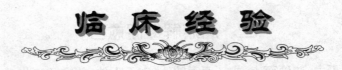

临床经验

一、截断结扎术治疗重度环状混合痔(小、快、灵)

痔是人类常见病、多发病,民间有"十人九痔"之说,文献报道患痔者占受检人数的46.3%。重度环状混合痔属于肛肠科的难治性疾病,多需手术治疗,如何达到Ⅰ期彻底治愈痔疾,又能最大限度地保护肛门功能,降低术后复发率,减少肛门狭窄等并发症的发生,是当今肛肠学术界探索的一大课题。

曹永清教授延伸发展了顾氏外科"痔病理论",秉承中医学的微创治痔的特点,汲取分段齿形结扎术的有益思想,结合超声刀的强大止血和切割的优点,集合"分段、截流"的外科手术治疗理念,首创了"截断结扎术"治疗重度环状混合痔,具有损伤小、修复快、形态好的优势,体现了中医微创治痔的技术创新,并突出了微创特色和现代快速康复的理念,被业内简称"小、快、灵"的特色治疗方法。

手术应用超声刀将超大痔核纵形分割成约 1.0cm 宽的痔块,使重度环状混合痔变为各个独立的痔核后,分别进行内痔结扎及外痔剥离的方法,此法减轻或改善了痔的病理状态,旨在最大限度地保护肛管皮肤,保护肛门功能,减少肛门狭窄、肛门渗液等并发症,降低复发率。这种使一个大的创面转化为几个小的创面的"截断结扎术",术中出血量少,肛周组织损伤小,手术时间短,术后不良反应少,能明显降低住院天数,缩短创面愈合时间,目前已被业界广泛应用。

[病案举例]

截断结扎术治疗重度环状混合痔

李某,男,43 岁。

初诊时间:2013 年 7 月 9 日。

主诉:便后肛内块物反复脱出五年,加重 1 个月。

现病史:患者平素大便困难,3～4 日一行,便质干硬,便时肛内块物脱出,需手辅助回纳,伴偶发便时出血,色鲜红,呈手纸染血状或滴血状,神清,纳可,寐安,小便畅。专科检查:(截石位)视诊:肛缘环状结缔组织皮赘增生伴皮下静脉丛曲张明显,6-7-12 点位内痔痔核脱出,伴表面糜烂;触诊:增生结缔组织及曲张静脉丛质韧;肛指:1-3-5、6-7-12 点位齿线附近触及柔软包块,未及明显肿块及狭窄。诊断:中医诊断:痔(湿热下注证)。西医诊断:环状混合痔。

治疗经过:入院后积极完善检查,排除手术禁忌,血常规、尿常规、凝血四项、肝肾功能、心电图等检查正常。结肠镜:全结肠未见明显异常。手术方案:麻醉奏效后,肛肠科常规消毒铺巾,见患者环状痔核脱出,外痔静脉丛曲张明显。手术开始,手指充分扩肛,依据痔核形态设计手术切口,超声刀将超大痔核纵形截断分割,使重度环状融合在一起的痔核变为各个独立的痔核,分割后截石位 1、4、7、11 点位痔核相对独立,中弯止血钳夹取 7 点位痔核,国产 7 号丝线于齿线上 0.5cm 处贯穿缝扎,外痔部分做一放射状切口,剥离曲张静脉丛至齿线附近后进行"回"字形结扎,剪除残端,同法处理截石位 1、4、11 点位痔核,术毕肛内留置引流管,塔形纱布加压固定,送病理。术中出血量约为 5ml。术后每日局部换药,肛周温水坐浴后,呋喃西林消毒,红油膏纱条嵌塞创面,防治假性愈合,栓剂纳肛。

随访:整个术后住院过程疼痛较轻,出血量少,无水肿,患者术后 7 天出院,16 天复诊时伤口基本愈合,恢复正常生活,重返工作岗位。随访 3 年,无肛门狭窄等并发症出现。

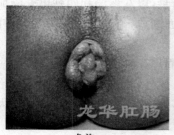 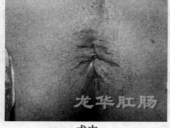 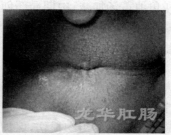

术前　　　　　　　　　　术中　　　　　　　　　　愈合时

按语:本例患者便后肛内块物反复脱出,需手辅助回纳,属于内痔Ⅲ-Ⅳ期,专科检查见患者环状痔核脱出,痔核间无明显分界线,传统的外剥内扎法无从着手,术后容易造成肛门狭窄。此外,吻合器痔上黏膜环切术手术器械价格昂贵,患者经济条件较差,无力负担自费的吻合器费用。曹永清教授采用超声刀将融合在一起的痔核纵形截断分割成四块相对独立的痔核,分别进行结扎,既能减轻术中肛周组织的损伤,减少出血,降低患者肛门狭窄的发生,又能促进患者创面愈合,降低患者的经济负担。

二、气阴不足、邪毒内蕴致肛疽,三期分治促其愈

肛疽是一种少见的由多种细菌感染引起的会阴部、阴囊、肛门周围软组织的大范围、快速坏死的危重病症,相当于西医的肛周坏死性筋膜炎,属于肛肠科的危急重症,临床发病率较低,但其死亡率相对较高,其主要表现寒战、高热、局部组织肿胀、血性渗出、臭秽、局部捻发音、大面积组织坏死,严重者出现毒血症,但由于目前本病的发病机制尚不明确,极易导致失治、误治。

肛疽患者素体气阴不足,邪毒内蕴,气不足则卫外不固,阴不足则邪热内生,六淫之邪或不洁之邪袭表,邪气乘虚而入,内伏太阳或少阴,蕴结日久化热,恰逢患者阴虚内热,久而成毒,热毒蚀肌腐肉,轻者红肿热痛、局部臭秽成脓,重者毒入营血,内传脏腑,危及生命。曹永清教授治疗肛疽在"疽由筋骨阴分发"理论基础上提出"本虚标实"的发病机制,提出"气阴不足为本,邪毒内蕴为标",主张分期施治,扶正与祛邪兼顾。急性期以中西医结合为主,组织恢复期以中医中药为主,强调中西贯通,非西医不可救其急,非中医不可缓其势。倡导外科手术与局部换药结合,辨证与辨病结合,整体与局部结合,中药与西药结

合的"四结合"进行干预。其中,首要任务及时、彻底清创,充分引流,必要时多次、大面积的清创,彻底切除全部坏死筋膜组织,避免死腔和空腔的残留,清创至显露病灶部位的新鲜组织为宜,从而切断病菌的蔓延介质。

同样,围手术期处理较为关键,术前明确诊断,借助影像学(如 CT、MRI 等)手段正确估计疾病的发展范围;术中彻底清创引流,配合高浓度的双氧水、生理盐水反复创面冲洗,杀死局部细菌;术后加强全身营养支持,纠正电解质紊乱,大剂量、多种抗生素联合抗炎,积极治疗基础疾病,控制血糖尤其重要,配合双氧水冲洗,局部通氧,有条件可高压氧舱治疗。

肛疽术后进入组织修复期,曹永清教授提出"益气养阴托毒"的基本治疗原则,分期辨证施治。初期患者以热毒炽盛,邪实为主,治疗重在祛邪,并注意顾护胃阴,黄连解毒汤和犀角地黄汤加减;中期局部创面组织坏死,邪气未退,正气渐衰,以八珍汤和四妙勇安汤加减,从而扶正祛邪,托毒排脓;恢复期局部坏死组织已尽,创面渐愈,治疗以扶正为主,以补益气血的十全汤加玄参、天花粉等促进生肌长肉。

近年来,曹永清教授领衔的龙华医院肛肠科团队,在肛周坏死性筋膜炎的救治方面取得了较大的成绩,大大降低了肛周坏死性筋膜炎的死亡率。此外,曹永清教授强调保命治疗的同时,不要忘记微创的理念,保证患者的组织完整性,多点、小切口联合拖线技术大大减少了患者的组织损伤,保护了局部的组织功能。

[病案举例]

隧道式拖线(管)技术治疗会阴部坏死性筋膜炎

刘某,男,30岁。

初诊时间:2016年2月23日。

主诉:肛周脓肿术后3日。

现病史:患者11天前无明显诱因出现肛门疼痛,无便血、腹痛和腹胀,休息后症状逐渐加重,肛旁肿块持续性疼痛,间断性畏寒、发热,最高至39℃,2月18日小便不通,留置导尿,20日外院行"肛周脓肿切开引流术",术后创面发黑,21日起双侧阴囊及阴茎红肿,范围逐渐扩大,外院转入我科。入院时:患者神清,纳可,寐安,肛旁结块肿痛难忍,大便每日1~2行,便质偏稀,留置导尿中。专科检查:视诊:肛周会阴区及阴囊、阴茎广泛红肿,截石位7点位最远累及左侧臀大肌外侧缘,11点位距肛缘2cm见一创面,约5cm×2cm,色黑,左侧阴囊根部见一坏死创面,约3cm×2cm,色黑,脓出不畅。触诊:肿块触痛明显,肤温高,可触及捻发音。肛指:肛直环偏软,双侧坐骨直肠窝黏膜饱满,未触及硬质肿块,指套无染血。诊断:中医诊断:肛疽(热毒炽盛证);西医诊断:会阴区坏死性筋膜炎。

诊治经过:入院后积极完善检查:血常规:WBC:$18.08×10^9$/L,N:88.3%,Hb:129g/L,CRP:130.72mg/L。肝肾功能电解质:白蛋白:27.3g/L,谷丙转氨酶:95U/L,谷草转氨酶:94U/L,谷氨酰转肽酶:168U/L,尿素:1.92mmol/L,血清钾:3.2mmol/L。凝血四项:纤维蛋白降解产物:7.2μg/mL,纤维蛋白原:5.5g/L,部分凝血活酶:35.7s,D二聚体:1.93。B超:坏死性筋膜炎,范围累及左侧坐骨直肠窝、直肠前间隙,骶前间隙波及会阴浅筋膜,左侧阴囊骶前间隙脓肿可能,双侧精囊肿大。MRI:两侧坐骨直肠窝、左侧会阴部、阴囊周围广泛炎症伴脓肿、积气。心电图:①窦性心动过速;②Ⅱ、Ⅲ、AVF 呈 qR 波;3. V1-V4 呈 rS。

第一次手术:2016年2月23日在腰麻下行"会阴部坏死性筋膜炎清创拖线置管术"。切除原9-11点位创面坏死组织,左侧阴囊根部至1点位肛缘4cm处坏死区扩大切除;探查9-11点位坏死腔隙深达坐骨直肠窝,向臀部扩散;阴囊根部坏死腔隙通向左侧睾丸及腹股沟达左侧耻骨联合处;左侧阴囊红肿明显处做5cm纵形切口,沿睾丸包膜上层切除左侧附睾变性坏死组织,保留睾丸包膜组织,生理盐水湿敷;左侧睾丸底部间隙通向耻骨联合处,橡胶管引流;1点位创面与左侧睾丸创面间橡胶管引流;探及坏死腔隙通向左侧坐骨直肠窝,斜向下通向6点位后深间隙,深浅两层通向左侧臀大肌外侧缘,分别于3点位肛缘5cm处、5点位肛缘2cm处、臀大肌外侧缘做梭形切口,切除坏死组织;11点位创面通向右侧坐骨直肠窝,向上通向右侧阴囊根部,向下外侧通向右侧臀大肌外侧缘,于右侧阴囊根部、7点位肛缘2cm处、右侧臀大肌外侧缘脓腔边缘做3个梭形切口;1与11点位创面间通过前间隙贯穿相通,两创面间贯穿橡胶管引流;双侧坐骨直肠间隙置入蘑菇头引流管引流。

第二次手术:2016年3月9日,触诊:肛旁截石位7-9点位触及一质硬结块,触痛(十)。肛指:双侧坐骨直肠窝黏膜下饱满。血常规:WBC:11.05×10^9/L,CRP:59.06 mg/L。MRI(肛周):肛周坏死性筋膜炎术后,右侧臀部引流管头端前方与坐骨直肠窝内引流管间瘘管形成,考虑局部创腔引流欠畅,腰麻下行"清创引流术"。术中9-11点位创面至右侧臀大肌外侧缘的一处切口,钝性分离,两创面间拖管引流,血管钳自右侧臀大肌外侧缘切口探查,向7点位距肛缘2cm处延伸,行放射状切口,两处创面间拖管引流。

术后加强抗感染、全身营养支持等对症治疗,配合清热解毒凉血中药口服。局部创面双氧水、生理盐水反复冲洗,左侧睾丸纱布湿敷;甲硝唑纱布、红油膏纱条嵌入肛周创面引流;分期分批拆管。

随访:2016年3月22日出院,术后2个月外院行阴囊修补术,术后3个月复诊创面愈合。

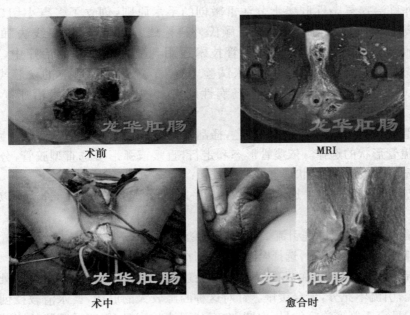

术前　　　　　　　　　　　　　　　MRI

术中　　　　　　　　愈合时

按语：曹永清教授认为会阴部坏死性筋膜炎应该尽早手术，彻底清创是主要治疗手段之一，正如明代吴有性所言："大凡客邪贵乎早逐"。曹永清教授总结了"气阴不足"为本，"邪毒内蕴"为标的发病机制，提出了坏死性筋膜炎"四结合"治疗原则：手术与换药相结合，西药与中药相结合，辨证与辨病相结合，整体与局部辨证施治并重的治疗方针，对临床的治疗具有重要的指导意义。

本例患者处于急性期，坏死组织范围广泛，首先及时手术处理，切除被侵犯的坏死筋膜组织，充分引流，积极控制局部感染蔓延趋势；术后患者出现不适，截石位 7-9 点位触痛明显，考虑清创是关键，若一次性清创效果不佳，需多次、反复清创，清除创面坏死组织直至显露出鲜红色的正常组织。换药可行小范围坏死性筋膜清创，以减少毒素的吸收。曹永清教授强调术后应加强抗感染及全身支持疗法，早期介入中医中药，有利于整个病程的恢复，急性期治疗重在祛邪，中药清热解毒凉血为主，并注意时时顾护胃阴。

三、置管及负压引流治疗复杂性肛瘘

复杂性肛瘘属于肛肠科的难治性疾病，主要有腺源性和非腺源性两种类型的肛瘘，前者是临床上常见的肛瘘类型，内口多在齿线附近，后者常见于肛门直肠损伤、复发性肛瘘、炎性肠病性肛瘘等，内口多不在肛腺处。复杂性肛瘘由于瘘管数目多、走行复杂难以确定、内口位置高、病灶往往超过肛管直肠环等原因，临床医师处理较为棘手。目前，临床治疗仍以外科手术为主，若操作不慎或直接切开肛门括约肌，可导致肛门功能受损。因此，复杂性肛瘘具有手术难度大、复杂率高等特点，寻找局部损伤小、引流充分、括约肌保护好的手术方式成为肛肠科亟待解决的难题。

顾氏外科治疗复杂性肛瘘十分注重微创的手术原则，创立了多点小切口、拖线及垫棉压迫等技术。曹永清教授综合了顾氏外科拖线、药线、挂线"三线法"的优势，针对病灶深而范围广的治疗难点，将置管技术运用到复杂性肛瘘的治疗中，取得了较好的临床效果。同时通过大量的临床试验，总结了置管技术适应的瘘管类型（瘘管长度＞8.0cm、复发性肛瘘或者炎性肠病性肛瘘），规范了置管技术治疗复杂性肛瘘操作规程：

1. 瘘管处理　根据影像资料和染色，搔刮管腔内脓腐及坏死组织，双氧水冲洗；

2. 引流管形状的选择　依瘘管形态和走行，直瘘或弧形瘘选直型胶管，分叉状瘘或蹄铁型瘘选 T 型胶管，空腔状瘘选花蕊型胶管；

3. 引流管粗细的选择　通常 10～28 号，一般以可适度转动为度，冲洗时以引流通畅为适宜；

4. 拔管时机　一般冲洗引流 2 周拔管，如瘘管过深或多次手术者，可放置 3 周左右拔管（根据超声或 MRI 提示，选择合适的拔管时间）。

但是，部分瘘管位置较深、腔隙大，单纯的置管引流疗效经常大打折扣，坏死组织容易积聚在残腔，引流不充分，愈合缓慢。针对这种腔隙较大的肛瘘，曹永清教授创新地将负压吸引技术贯穿于肛瘘治疗的早、中期，在充分引流的同时，加速了腔隙的肉芽组织填塞

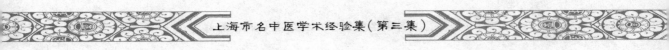

与闭合。临床研究显示，置管和负压引流技术治疗复杂性肛瘘，符合现代的微创理念，组织损伤小，愈合快，避免了术后肛门失禁、狭窄、畸形等并发症，可有效保护肛周组织完整性和肛门的外形，最大限度保护肛门功能，缩短疗程。

[病案举例]

置管联合负压吸引技术治疗高位肛周脓肿

李某，男，33岁。

初诊时间：2015年11月18日。

主诉：肛旁肿痛不适10天，加重2天伴排尿困难。

现病史：患者10日前劳累后出现肛门肿痛，求治于外院，予以阿莫西林口服，吲哚美辛栓纳肛，药后2日肿痛症状加重，出现排尿困难。专科检查：视诊：截石位6点位见一肿块，色红，高凸。触诊：肤温高，触痛难忍。肛指：直肠后壁包块，按之有波动感，压痛明显，未及直肠狭窄及肿块。诊断：中医诊断：肛痈（热毒炽盛证）；西医诊断：高位肛周脓肿。

诊治经过：积极完善术前检查，排除手术禁忌，血常规＋CRP、尿常规、肝肾功能、出凝血时间、艾滋病抗体等实验室检查，心电图正常。B超：肛管后深间隙5-7点位53mm×26mm，截石位6点位最深处达52mm，估计脓液量30～40ml，肛直环平面见马蹄形混合回声，环绕后方直肠，约12mm×13mm×60mm，肛周脓肿形成。MRI（肛周）：肛管周围环形信号增高影，累及内、外括约肌，见分隔，最高处3.43cm，病灶最高位置达到坐骨直肠窝顶相当于耻骨联合下缘水平，坐骨直肠窝脓肿形成。手术方案：腰麻下"置管引流术"，超声刀于截石位6点位肛缘处做一放射状切口，引出脓液约35ml，指诊截石位6点位齿线处凹陷明显，按压后溢出脓液，延长切口至6点位齿线处，钝性分离间隔组织，脓腔向直肠后间隙深部延伸，最高达5cm，自6点位向截石位3、9点位方向延伸，术中6点位直肠后深间隙处留置蕈状引流管。

术后结合局部的负压球进行持续性负压吸引，根据脓性分泌物的情况调节负压的强度。术后静滴甲硝唑抗感染，苏灵止血，口服清热败毒饮，每日生理盐水冲洗后，呋喃西林消毒，栓剂纳肛。术后5天见分泌物逐渐减少，术后7天脓性分泌物将尽，复查肛周MRI，脓腔腔隙减小，周围炎性组织消散，橡胶管引流中。术后9天拔除引流管，红油膏纱条嵌入，栓剂纳肛。

随访：术后局部生理结构无改变，肛门功能未受影响，21天创面愈合，随访6个月未见复发。

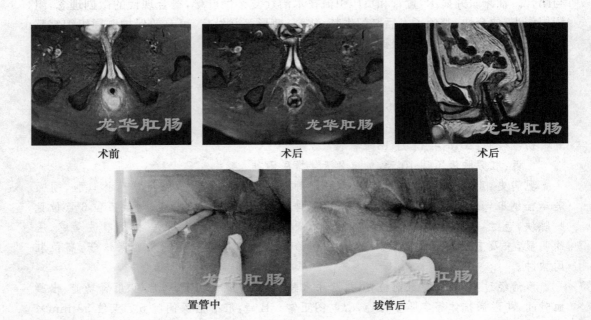

术前　　　　　　　　　　术后　　　　　　　　　　术后

置管中　　　　　　　　　　　　　　拔管后

　　按语：本例患者肛周脓肿范围广、位置深，深达直肠后深间隙，传统的术式创面较大，括约肌损伤多，术后常造成肛门功能不同程度的损伤。置管引流术避免切开肛周直肠过多组织，将橡胶管留置于脓腔的顶端，充分原位引流，同时将负压吸引技术贯穿于高位肛周脓肿治疗的早、中期，在充分引流的同时，加速了腔隙的肉芽组织填塞与闭合。本法符合现代的微创理念，组织损伤小，愈合快，避免术后肛门失禁、狭窄、畸形等并发症，有效保护肛周组织完整性和肛周组织外形，最大限度保护肛门功能，缩短疗程。

四、隧道式拖线与腔镜结合治疗复杂性肛瘘

　　复杂性肛瘘约占肛肠疾病的 10%，由于其瘘管的分支多、走向常难以确定，病灶往往超过肛管直肠环，病情反复发作或长期保守治疗导致脓腔残留或形成深部管道，进一步增加治疗难度。目前，复杂性肛瘘的治疗以外科手术为主，无论何种手术，若操作不慎，可导致肛门括约肌不同程度的损害，造成肛门缺损、肛门失禁、伤口愈合迟缓等，也可因伤口假性愈合、残留瘘管、死腔等导致创面迁延难愈，常需Ⅱ期或Ⅲ期处理，甚至不愈，不但影响了患者的生活质量，更加重了患者和社会的经济负担。所以，目前复杂性肛瘘的治疗是国内外肛肠领域研究的热点与难点，被公认为难治的良性肛肠疾病。

　　复杂性肛瘘术前的精确诊断是治疗的关键，过去对于肛瘘的检查和诊断主要依赖于医生的经验和患者的临床症状，通过观察患者的肛门周围形态、外口的数量、是否伴随有红肿和脓液溢出、感染的范围以及瘘管与括约肌的关系等来判断瘘管的严重及复杂程度。随着医学技术的发展，影像技术如 X 线、CT 及动态造影检查、肛门直肠 B 超等，已被广泛应用于肛门直肠疾病的诊断。但是这些检查也各有不足，如瘘管造影无法显示瘘管周围

组织、CT断层扫描组织的对比度不足,超声探查无法透过外括约肌故对于坐骨直肠间隙以及骨盆直肠间隙等深部间隙的感染无法判断,且无法精确分辨感染灶和纤维瘢痕的差别。

20世纪80年代内镜系统的问世,大大拓宽了消化道疾病的诊断方法,特别是90年代凸面线阵型超声内镜的诞生,令超声内镜同时具有了诊断和治疗的双重技术。它将内窥镜和超声影像融为一体,不仅可以在内镜直视下观察消化道管腔内的黏膜病变,还可以观察消化道壁各层组织结构变化及消化道周围组织器官的病变,被广泛应用于肛肠良性病变的诊断。基于现代外科微创理念,对复杂性肛瘘的诊治更趋向于无创或微创,尤其强调对括约肌的保护。

曹永清教授具有敏锐的嗅觉,着眼于学科发展,倡导技术引领未来,技术提高疗效的理念,积极引进先进的手术仪器设备,运用过程中不断地吸收加以创新,将顾氏外科复杂性肛瘘治疗理念和先进的诊疗技术的密切结合,运用肛瘘镜精确诊断,结合顾氏外科首创的隧道式拖线疗法,将术前精确诊断和微创术式密切结合治疗复杂性肛瘘,具有术后创伤小,疼痛评分低,术后恢复快,最大程度的保护括约肌功能的优势。隧道式拖线技术与现代腔镜(肛瘘镜)技术的融合,将中医微创理念与国际前沿技术接轨,推动了中医肛肠领域微创理念的发展,加速了中医药的国际化进程。

[病案举例]

肛瘘镜辅助下拖线(管)置管术治疗复杂性肛瘘

张某,男性,39岁。

初诊时间:2016年9月16日。

主诉:肛旁结块溃破溢液反复10年,加重2天。

现病史:患者10年前无明显诱因出现肛旁结块,伴持续胀痛,外院行"肛周脓肿切开引流术",术后溃口间断溢脓,量少色黄,无发热畏寒、潮热盗汗。2天前因辛辣饮食后出现溃口溢脓明显,伴发热,最高达38.5℃,曾口服抗生素后效果不显。专科检查:视诊:肛门居中,截石位3点位可见手术瘢痕,肛缘4cm处可见一溃口,少量分泌物溢出,皮肤红肿。触诊:3点位可及肿块向骶尾方向延伸。肛指:截石位6点位齿线附近可及凹陷。诊断:中医诊断:肛漏(湿热下注证)。西医诊断:复杂性肛瘘。

诊治经过:入院后积极完善术前检查,排除手术禁忌,行血常规、尿常规、凝血七项、肝肾功能、心电图、肛周核磁共振等检查,WBC:15.98×10⁹;MRI(肛周):左侧复杂性肛瘘,坐骨直肠窝内条片状异常信号,截石位5-6点可见内口,管道主要分支上行,位于提肛肌下方,外侧距肛缘垂直距离约1.5cm水平可见瘘管分支向后上方臀部走形,内有不规则脓腔。手术方案:手术将截石位3点位溃口稍作切开,肛瘘镜探查,腔隙范围波及坐骨直肠窝,向直肠后深间隙及骶尾方向延伸,自截石位6点位肛门6cm距臀中线旁开1cm处做一切口,自该处向坐骨外侧3cm做一切口,用肛瘘镜电凝处理瘘管内组织,6点位与3点位对口引流,自5点位括约肌间沟处钝性分离,游离瘘管,并切断瘘管,修补外括约肌内侧,切除内口组织,游离黏膜,充分消毒,2-0圆针可吸收线全层缝合关闭括约肌间沟,术中出血量少,探查未见明显出血点,留置T管及对口引流管,术毕送病理。

术后每日局部换药,肛周局部温水坐浴后,呋喃西林消毒,红油膏纱条嵌塞创面,栓剂纳肛。

随访:术后14天患者出院,术后35天复诊时伤口基本愈合,肛门形态保护良好,随访6个月未见复发,无肛门失禁等并发症出现。

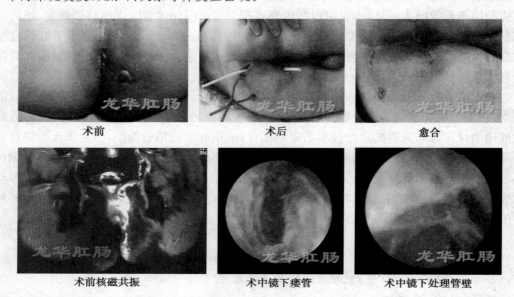

术前　　　　　　　　　　术后　　　　　　　　　　愈合

术前核磁共振　　　　　术中镜下瘘管　　　　术中镜下处理管壁

按语:复杂性肛瘘的微创治疗一直是该病治疗的难点,曹永清教授运用肛瘘镜手术及黏膜瓣推移技术治疗复杂性肛瘘,是一种微创的保留括约肌手术,有别于传统手术切开及切除的特点,术后未留下大面积的瘢痕,肛门形态及功能保护良好。该项技术是中医特色疗法拖线技术改良而成的,配合现代微创内镜手段,有效的保护患者的功能,术中出血少,术后疼痛轻,符合现代快速康复的原则。

(董青军　姚一博整理)

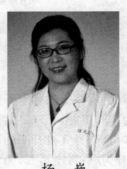

杨 巍

杨 巍 女，1961年出生于上海。1983年毕业于上海中医学院，分配到上海中医药大学附属曙光医院中医外科，侍诊于全国名中医夏少农教授。1990年起师从名中医柏连松教授，专研肛肠病学，至今工作34年。1999年起担任曙光医院肛肠科科主任、教研室、研究室主任。先后受聘教授、博士生导师。她所带领的科室被列为国家中管局「十二五」重点专科、上海市中医特色重点专科、临床优势专科。

先后承担各级课题19项，其中国家自然科学基金面上项目1项；获各级科技进步奖4项，主编、副主编专著10部；发表论文50余篇；培养硕、博士研究生近50名。目前兼任中国女医师协会肛肠专业委员会主任委员、中国中医药促进会肛肠分会副会长、中国中西医学会大肠肛门病专业委员会副主任委员等职；曾获「仁心医者上海市杰出专科医师奖」、首届「医树奖」-临床医学科技创新奖、上海中医药大学「优秀管理干部奖」「优秀研究生导师奖」，中华中医药学会「全国中医肛肠学科名专家」「全国中医肛肠学科名医工作室」，中医药高等教育学会临床教育知名专家」「全国中医肛肠专业优秀科技工作者」等荣誉。

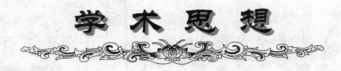

学 术 思 想

一、治疮全赖脾土

"外科疮疡疾病和肛肠疾病的内治疗法必须重视脾胃",是杨巍教授的学术观点之一。她认为:"脾胃好,元气足,百病无由所生;脾胃差,元气虚,百病变化而生。"脾胃为人体后天之本,是全身气机升降的枢纽,是气血生化的本源。脾土裹血、旺于四时,脾主消导、运化,以升为顺;胃土裹气,为"仓廪之官"、胃主受纳、腐熟,以降为和。脾升胃降,一纳一消,运行不息,生化无穷,为"水谷气血之海",以供养全身,维持人体的生命活动。因此,古有"得土者昌,失土者亡"之训,喻示着脾胃与正气是"命赖以活、病赖以安"之根本。

"脾主肌肉":人体正气之源在于脾胃,脾胃运化健旺,则气血化生连绵不绝,赖脾气散精而上输于肺,经肺朝百脉而敷布于全身四肢百骸,使脏腑充实,肌肉活润,关节滑利,生生之机旺盛而百病不生。若脾胃虚衰,生机衰败,则气血化生无源,脏腑肌肉失养,从而致生肌腐肉蚀之恙。肛肠属于"胃系"之魄门,为肌肉之质。脾胃功能失常容易发生肛肠疾患,如脾气不升,中气下陷,则生脱肛之疾;脾胃虚弱,气血不足,易生肛痈之患,且局部易成软漫不作脓,或脓成不溃破之势等。所以杨巍教授强调"治疗外科和肛肠疾病,重视脾胃、扶植正气尤为紧要。"

她推崇陈实功"治疮全赖脾土"的学术观点,强调治疗肛疾必须"先固护其脾胃,而后变法治之"的原则,临床每获佳效。她说:"本立而道生,其病无不活。"在处方中,总以固护脾胃为要,经常选用黄芪、党参、茯苓、白术等健脾益气药物贯穿于疾病治疗的始终,同时酌情辨证选用祛邪药物,并严格掌握"中病即止"原则,唯恐因过用、滥用祛邪(尤其是苦寒伤正)药物,损伤患者的元气。如对于肛痈脓肿溃脓之后,气血亏虚,脾胃衰弱者,采用补中托里之法治之,认为补中托里可使脾胃功能健旺,气血之气旺盛。元气旺盛则脓液自排,毒气自解,死肉自溃,新肉自生,饮食自进,疮口自敛。又如对于肛肠病伴有气虚发热,睡眠不佳,食欲不佳者,重用黄芪、党参,以益气健脾,认为益气健脾可恢复脾胃的升降功能,清升浊降,中气充足则虚热退、寐可安、纳谷香。其他如:肛肠病因脾气虚弱而伴见怕冷,大便溏泄、脉细者,采用温中托里之法治之,以健脾温中;肛肠病伴见食欲不佳,恶心呕吐者,采用理气健脾法治之等。对于痈疽病不能内消者,则强调采用托里消毒法治疗时,亦要注意保养脾胃,不能用内消泄气,苦寒伤正药物,以免戕害脾胃。

杨巍教授始终强调外科及肛肠病的治疗,宜内外并治,尤其应注重固护脾胃、扶植正气。她经常以坏死性筋膜炎患者的救治经验为例,指导我们如何来判断疾病的顺逆和预后。其要点除了要观察患者的局部创面情况外,更为关键的是观察患者的胃纳情况。她认为患感染性疾病者,邪正交争剧烈,在治疗过程中,随着中西药物以及手术等外治法的运用,虽然邪气被遏制,但与此同时正气的损耗也较大。若脾土健运,胃口好,则饮食摄入的精微得以不断地化生为人体的正气,补充邪正交争之损耗,也可以化为气血,输注于局部创面,使局部组织血供良好、渗出液稠厚,促进局部病损的修复。反之,则预后较差。因此,"脾运健者易瘥,胃纳差者易亡"是她的切身体会和十二字箴言。另外在疾病康复期,杨巍教授特别注重"快速康复"的理念,她反复强调要特别重视调理饮食,提倡饮食"粥饭随其所喜恶,毋餐过饱,宜少宜热宜浓。"以保全脾胃,从而使脾胃强健,达防病于未然之目的。

二、肛瘘湿热为标,阴虚为本

杨巍教授认为肛瘘病的形成,主要与下列因素有关:①湿邪为患:湿性趋下,易袭阴位,肛门位于人体下部,亦属阴,同类相求,故湿邪为病,易伤肛肠之位。②火热为患:火热之邪易致肿疡,火热之邪入于血分,可会聚于局部组织,腐蚀血肉,发为痈肿疮疡。③结构为患。肛周皮肤腠理、组织间隙与身体其他部位相比更为疏松,更易积聚湿热之邪发为肿疡。痈肿疮疡溃后若湿热余毒未尽,血行不畅,疮口失养,则日久成瘘。

古人云:"痈疽原是火毒生"。但是,火毒又有虚实之分。实热火毒的形成常常与坐处炎热、过食辛辣肥甘厚味等导致肺胃火热壅盛有关;而虚热火毒的形成则多为肝、脾、肾三脏阴液亏虚有关,阴液亏虚,加上风、湿、燥、热等致病之邪乘虚而下,郁于肛周局部,日久肉腐成脓,溃后成瘘。这种情况多见于炎症性肠病合并肛瘘以及结核性肛瘘。由此,杨巍教授总结了肛瘘"湿热为标,阴虚为本"的病机理念。

杨巍教授认为,肛门直肠疾病病位虽在局部,但是其起因、病机演变及后期治疗无不涉及全身状态,所以在辨证时应当重视"四诊合参",做到辨病与辨证相结合、全身的"宏观辨证"与肛肠局部的"微观辨证"相结合,不能管窥肛肠局部表现。

杨巍教授认为肛瘘辨证之法当首辨虚实,实则清热利湿、虚则扶正托毒;次辨病证、分清疾病所处阶段。肛周脓肿是肛瘘的前期病变,杨巍教授经过长期的观察和总结,发现肛周脓肿和肛瘘术后的患者,都存在热毒壅盛、湿热下注的病理状态,所以手术前后均应内服中药。术前可投以清热凉血、利水渗湿、祛火解毒药物,控制炎症的发展、减轻局部的红肿症状,为手术创造条件;术后可给予益气养血、扶正祛邪、祛腐生新药物,促进术后创面及体质的恢复,尤其是高位复杂性肛瘘,大多病程较长,长期的流脓或脓血,日久必定耗伤气血阴液。手术治疗虽然清除了局部的溃烂病灶,同时也损耗了机体的元气,短时间内加重了正气的不足,气阴两虚,无力驱除体内的湿毒,以致湿毒未清、正虚邪恋,也会影响局部创面的愈合,常表现为创面红肿疼痛,腐肉未清,渗出较多,愈合缓慢。同时,对一些合并特殊性炎症,如克罗恩病、溃疡性结肠炎等炎症性肠病肛瘘的患者而言更需要全身的辨证施治。只有全身症状改善了,局部的肛瘘才有愈合的可能。

三、因瘘制宜变而截之

(一)肛瘘术前应作全面评估

杨巍教授认为肛瘘的诊治关键在于"循走向、定内口"。肛瘘术前必须全面评估肛瘘的病势,尤其是高位复杂性肛瘘,正确寻找肛瘘瘘内口及了解瘘管的走向对肛瘘手术的成功至关重要。

判断瘘管的走向必须依靠肛窍疾病的局部诊察法。首先是局部的望诊,主要观察肛周的外形,包括外部瘘口的数量、位置、与肛门的距离、瘘口有无红肿流脓、周围皮色如何等;还可借助肛门内窥镜观察内口数量、位置、高度,以此预估瘘管位置高低及复杂程度;其次为局部的切诊,包括触诊肛周病位及指检肛窍,以了解瘘管的走向、深度、与括约肌的大致关系等。对于高位复杂性瘘管,杨巍教授主张结合中西医方法,取西方医学之精华,借助超声及放射影像学检查,有助于更精确地判断肛瘘内口位置、继发性瘘管和脓肿以及明确瘘管与括约肌复合体的关系。通过上述各种方法的检查,能够给临床医生提供准确的术前定位及明确的鉴别诊断依据,特别是对于复杂性肛瘘(外盲瘘、引流不畅的深位感染等)有积极的诊断及治疗意义。

(二) 肛瘘手术因人制宜

目前,国内外对肛瘘的治疗依然是以手术治疗为主。如何确保手术效果,避免复发,同时又要减小损伤,保证肛门的自制功能,依旧是肛肠外科医生在手术中面临的两难选择。对此,国内外中西医医生在近20年中亦做出了艰苦卓绝的探索。杨巍教授宗先贤而不泥,法众家而不固,合内外而兼治,集众长而独创。在30多年的临床工作中不断改良、优化肛窍疾病的中医外治方法,总结出肛瘘手术"常中有变、顺势而为、顺藤摸瓜、步步为营"的十六字治则。杨巍教授认为瘘虽常见,但变化万千,瘘管的走行及形态因人而异,各有不同,应当"因人制宜"地进行个体化的术式选择,此乃"常中有变";对于高位复杂性肛瘘,可以根据具体情况进行分次手术,不必要求一次性根治,此乃"顺势而为";高位复杂性肛瘘手术过程中,应顺着肛瘘瘘管的走向一步步剥离瘘管(藤),直至找寻到内口(瓜)的位置,而后连"藤"带"瓜"一并切除才能真正地治愈肛瘘,此乃"顺藤摸瓜";最后,也是最重要的一点,在手术过程中对组织的每一次分离、切割均须小心谨慎,在清除病灶与保护功能之间找到平衡,要做到既彻底切除病灶,不残留瘘管的支管和残腔,又尽可能地减少组织损伤,以免影响肛门的正常生理功能,使患者的利益得到最大化,这就是所谓的"步步为营"。

(三) 肛瘘顽疾变法治之

高位复杂性肛瘘可以说是世界性难题,因其术后出现后遗症的比率和复发率较高(复发率达到10%),被公认为肛肠科难治性疾病。杨巍教授认为,高位复杂性肛瘘是一个"三多一少易复发"的疾病,即"手术次数多、痛苦多、病程长,肛门功能减少,容易复发"。在临床诊治的过程中,要将高位复杂性肛瘘的这些特点向患者及家属进行普及,让患者充分了解该病的治疗难点,做好思想准备,才能更好地配合医生,医患共同努力才能更好地进行治疗。

针对高位复杂性肛瘘"三多一少易复发"的疾病特点,结合多年来的临床经验,杨巍教授总结了上述肛瘘手术十六字治则,同时对手术方法也进行了改良优化,创立了"对口切开旷置结合垫棉法""虚实挂线结合"分步治疗的方法。

高位复杂性肛瘘的治疗主要存在以下难点:创伤大,创面愈合过程长,过程曲折;术后不适症状明显,疼痛重,分泌物多等;常有多次反复治疗的历史;易形成假性愈合,再次手术率高;产生肛管缺损,遗留明显疤痕;肛门失禁及肛管狭窄并发症多;位置较深反复感染的肛瘘可并发坏死性筋膜炎。

目前临床较为常用的方法为传统的切开挂线法，此法存在多种弊端：术时术后疼痛重，分泌物多；创伤大，愈合时间长；遗留明显疤痕易形成假愈合；产生肛管缺损，肛门失禁及肛管狭窄并发症多。且临床上常因挂线技术不规范而造成更为严重的术后并发症。杨巍教授认为应当慎用切割挂线，尽量采用引流挂线或保留括约肌手术。术后3周待炎症消退时开始少量多次紧线，可每2周紧线1次，直至脱落，术后6～8周掉线对括约肌功能损伤最小。杨巍教授采用自己独特的手术方法，析疑决难，起沉破痾，曾治愈众多高位复杂性肛瘘反复手术，反复复发的患者。有一位被戏称为"十三刀"的患者，在多家医院先后十二次手术，仍然复发，患者情绪低落，痛苦万分，慕名过洋而来，在杨巍教授的手术刀下痊愈，将近10年未曾复发。

四、肛痈因热毒为要，开户逐贼箍围护场

（一）肛痈的病因病机以"热、毒"为要

肛痈一名最早见于《灵枢·痈疽》："痈疽发于尻，名曰锐疽，其状赤坚大，急治之，不治三十日死矣"。病因病机包括内伤七情、外感淫邪、饮食不节、过劳外伤、三阴亏损等。杨巍教授认为肛痈"因"以"热、毒"为要，外感风、寒、湿、燥、火之邪气，常常趁人体虚弱，正气不足时侵入人体，邪气入里化热，阻塞气血经络，瘀血凝滞，热胜则血败肉腐成脓而发为痈疽；长期过食辛辣肥甘，醇酒厚味，损伤脾胃乃伤而生湿，日久化热，湿热蕴结魄门阻滞其气血运行故发为此病；七情所伤，影响机体气机，甚至扰乱卫气营血，致使脏腑热毒不泄发病；《丹溪心法》云："醉饱房劳……蕴毒流注肛门结成肿块"；足三阴经受病之时不能抗御外邪，导致湿热之邪下注大肠，阻滞气血而诱发肛痈。故"热、毒"为本病发病过程中至关重要的因素。

肛痈起病急骤，"热、毒"蕴结迅猛，二者一日不退，热毒炽盛，恐邪入里。杨巍教授针对热毒炽盛，遣方用药以不变应万变，临床常选用水牛角片、黄芪、生地、山栀、黄芩、黄柏、丹皮、赤芍、皂角刺、制甲片、当归、川草薢等多味中药。认为肛痈病分期、分型、症情瞬息变化，究其根本乃是"热、毒"，临证用药应于清热解毒中参以补气通经凉血，散瘀消肿中兼加托毒透脓，同时要注重引药下行，使药效直达肛周。其方力宏而专，每每奏效，屡试不爽。

（二）肛痈治法推崇"箍围"

箍围又称为围药，就是将药物围敷于溃疡周围，从而箍聚疮毒、收束疮形，制止毒邪扩散，使疮疡易消、易溃、易敛的一种外治方法，徐灵胎医书《医学源流论·围药论》有云："外科治法，最重外治，而外治之中，尤重围药。"杨巍教授治肛痈推崇箍围法。脓肿初期以消为主，成脓后以溃脓为要，破脓则应敛创收口。认为箍围一法不限外治，内治亦可达到箍围之功效，正如清·华岫云在《种福堂公选良方·卷四·围药》中明确提出箍围法的作用是防止毒邪弥漫外散。杨巍教授的经验方"肛痈方"，其方用药的目的就是将热、毒集中或消散或透托，达到"四围赤肿而不散漫"的效果。

（三）开户逐贼，使毒外出

杨巍教授对于肛痈，她在内外并重的前提下，尤其重视外治。其外治之法常根据脓成与否、脓熟程度而分而施治。首先要注意肛痈的疮形与发病时间是否相对，其次可按疮肿的坚硬程度来判断脓成与否以及脓熟的程度，而后根据疮肿的实际情况，灵活施以针刀之

术。做到"心当验其生熟、浅深、上下而针之"。《外科正宗》说："脓胀而痛者，急宜开割之""脓已成当以针通，此举世自然之良规也"。肛痈病经内消和箍肿治疗不散，内脓已成之时，急宜配合刀针手术切开治疗，迫使脓毒外泄而愈，此即"开户逐贼"之意。肛痈脓成，施以切开排脓引流，或用刀针及腐蚀药，清除坏死顽肉，疏通引流，是杨巍教授临证常用的外治方法，被她认为是"疡科第一法"，其功效就是能使毒气内疏外达。杨巍教授立足中医，在坚持中医望闻问切四诊诊病的前提下，也不忘衷中参西。鉴于现代超声和磁共振等技术手段的应用能够为肛痈的诊治提供很大的帮助，可以藉此判断脓腔的位置、大小、深浅以及脓液量的多少，所以，在临床上常被杨巍教授加以应用。此外，杨巍教授还继承了陈实功使用腐蚀药的精髓，非常善于运用腐蚀药品，对于运用九一丹、八二丹、五五丹等腐蚀药均较有心得。总之，"开户逐贼，使毒外出"是杨巍教授推崇、坚守的治疗原则，这一思想也是她的学术精华之一。

（四）肛痈的预后转归关乎"护场"

"护场"一词，最早见于北宋的《急救仙方·卷二》，其在辨疮证吉凶中提出，护场的有无，对于判断疾病的吉凶预后至关重要。杨巍教授认为治痈的要旨在于"护场"，临床经常采用的箍围法，就是为了使凶症转化为有护场的吉症。箍围法的应用可以帮助机体迫毒邪聚于一处，使邪毒不扩散，邪毒有出处，同时隔断了机体其他部位的毒邪向疔疮部位聚集，起到围护、固护病场，以免邪毒内窜的作用。

五、"能药不术，能早不晚，能简不繁，能小不大"治痔病

（一）治疗痔病"立足血脉、标本兼治"

《素问·脉要精微论》曰："夫脉者，血之府也"。《灵枢·阴阳别论》说："脉有阴阳……所谓阴者，去者为阴，至者为阳，静者为阴，动者为阳。"杨巍教授始终认为，痔病的本质是阴阳气血失衡，血脉受累，属于中医学血脉病变之范畴。脉为气血循行的通路，行血气而营阴阳。血脉分为阴阳两条，痔为阴脉和阳脉相会之所，对于气血阴阳失和有特殊的敏感性，阴阳气血失衡，血脉不和，则易生痔疾之患。

《素问·五脏别论》中记载："脑、髓、骨、脉、胆、女子胞……皆藏于阴而象于地，故藏而不泻，名曰奇恒之府"。脉属"奇恒之腑"，遍布周身，其为病表现各异，多与脏病复合出现，往往被误归为病因。实际上血脉之为病是机体病理变化的结果，整体的阴阳失调导致局部的气血失和、虚实强弱失衡。《素问·生气通天论》曰："因而饱食，筋脉横解，肠澼为痔"，局部的营卫不利、脉道不固，故表现为出血、脱出。

现代中医学家将痔的病机概括为"……脏腑本虚……久坐久立，负重远行，或长期便秘或泻痢或临厕久蹲，或饮食不节……都可导致脏腑功能失调，风燥湿热下迫，瘀阻魄门，瘀血浊气结滞不散，筋脉横解而生痔，日久气虚，下陷不能摄纳则痔核脱出。"

杨巍教授认为：辨病当先分阴阳，再辨脏腑气血之虚实，由整体而局部，由总而分、由粗而细，也就是现在医学所说的由宏观而微观，辨识出病变的所在及其发病机制，尽可能地做到精准辨治。中医外科诊治疾病更要重视整体和局部的关系，整体的辨证多反映出整个机体气血阴阳、虚实强弱，是疾病发生发展的基本因素，也就是疾病的总体环境，是

本。局部的辨证和辨病是探寻疾病的进展和结果,以及更小范围内的阴阳虚实,时间和空间上都接近疾病的矛盾斗争点,是标。标本兼治才是疾病痊愈的必由之路。对于痔病来说,由于外感六淫、内伤七情都可以导致机体出现阴阳失衡、气血失和,总体上将痔中医辨证分为四型:风伤肠络证、湿热下注证、脾虚气陷证、气滞血瘀证。但是局部的痔病病理表现为脉道不利、迁曲、壅滞。

(二) 善用特色药物"痔血宁合剂"

痔是肛垫病理性肥大、移位及肛周皮下血管丛血流瘀滞形成的团块。在某些情况下可以有急性发作,主要临床表现为出血、疼痛、脱垂和直肠黏膜的水肿、糜烂等。同时痔病也是一种容易反复发作的疾病。中医理论认为,痔病的发生无论是因饮食不节、负重远行、久坐久立、妊娠多产,还是由于脏腑虚弱、房劳过度等原因,使湿热内生,下迫大肠,经络阻滞,局部气血运行受阻,邪热与气血相搏,最终郁结而成痔。目前世界上肛肠学界认为治疗痔病的目的在于减轻、消除主要症状,而非根治,解除痔症状较改变痔的大小更有意义,应视为治疗效果的标准。因此,临床上治疗痔病应首先考虑采用保守疗法。内治法是中医治疗痔病的一种传统保守疗法,《济生方·肠风脏毒论治》对便血的治疗提出,"风则散之,热则清之,寒则温之,虚则补之"的治则。金元时期在痔治疗方面确立了清热、利湿、疏风、润燥为主的治疗法则。丹溪心法云:"痔疮专以凉血为主"。

痔血宁合剂是上海曙光医院肛肠科的经验方,是一种口服中药制剂,是由炒槐角、侧柏叶、地榆、黄芩、黄柏等组成。方中槐角炒用,清热泻火、凉血止血而为君药;侧柏叶凉血止血而兼收敛;地榆凉血止血、解毒敛疮;黄芩、黄柏清热燥湿、泻火解毒止血,俱为臣药;共奏清热利湿、凉血止血之功。

经过研究发现,痔血宁合剂治疗痔病急性发作有较好的疗效,痔血宁止血起效快。痔血宁合剂并没有有效的止痛成分,其治疗脱垂的效果与槐角丸相似,优于安络血,究其原因,考虑是安络血只有止血作用,而痔血宁合剂有利湿消肿和扶正作用,中医认为,"中气虚则下陷",痔血宁合剂通过扶其正气,并减轻局部痔黏膜的水肿,使痔疮脱垂缓解。痔血宁合剂能在早期改善黏膜状况,其可能机制是改善微循环,减轻水肿,恢复黏膜的血供,从而修复黏膜。对于临床上易于反复发作的痔病急性发作,特别是便血较甚者,尤其适宜。治疗以出血为主要症状的痔病时,具有效果显著、无副作用之优势,值得临床推广应用。

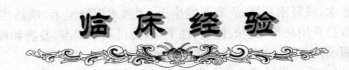

临 床 经 验

一、清热燥湿、培元固本法治疗溃疡性结肠炎

1. 病因病机以"湿"为要 中医学认为本病多因外感时邪、饮食不节、情志内伤、脾肾不足的体质所致,病位在大肠,涉及脾、肝、肾、肺诸脏。杨巍教授认为溃疡性结肠炎之病

理因素总以湿为要，"湿"贯穿于本病始终。因感受外邪或饮食不节，致脾失运化，水谷精微运化失司，为湿为滞，因体质不同，或从热化，或从寒化。得寒则寒湿中阻，清气不升，浊气不降，清浊相乱，混杂而下，流注肠间而致泄泻；得热则湿热熏蒸，搏结气血，肠道传导失司，脂络受伤，腐败成疡，化为脓血，而痢下赤白；湿邪重浊趋下，气机阻滞，腑气不通，故出现腹痛、里急后重等症；久病或素体脾肾亏虚，致脾运虚弱、肾气化不足，未能"游溢"精气，酿生湿、热、瘀等邪，壅塞大肠，终致肠中脂膜腐败，化为脓血，相杂而下，发为泻痢，故湿在本病中既为致病因素又为病理产物，且贯穿于整个疾病过程中。

基于"湿"邪病机贯穿于溃疡性结肠炎的始终，在临床门诊中常同时选用白术、茯苓、山药、白扁豆、车前子、马齿苋、豆蔻等几味中药。杨巍教授认为，由于湿邪黏滞、重浊，且缠绵反复，因此在溃疡性结肠炎治疗时应健脾燥湿、淡渗利湿、芳香化湿之药并用，脾、肾、膀胱、三焦诸经广开湿邪之出路，避免祛邪不力或邪伏他经。

2. 辨证分型，虚实为纲 杨巍教授认为，溃疡性结肠炎致病因素复杂，辨证分型众多，不利于指导临床，临证宜执简驭繁，把握虚实。

溃疡性结肠炎分为发作期与缓解期，根据分期辨证原则，发作期多属于实证，以湿蕴肠道、气血不调为主，治以清肠祛湿、调气活血；缓解期多属于虚，以正虚邪恋、运化失健为主，治以健脾补肾，佐以化湿，根据以上的发病特点和病机证治规律，制定出将西医病情和中医分期辨证相结合的实炎方和虚炎方。

据此，临证时把握患者虚实后选定主方，再根据具体情况，适当化裁，多有意外收效。

3. 治疗以"湿"为中心，活动期以清热燥湿为主，慢性持续期以固本培元为主 根据药性及归经不同，杨巍教授在"祛湿"中注重对健脾燥湿、清热祛湿、芳香化湿、淡渗利湿等药的侧重不同而精于选药。"湿胜则濡泻"可见治湿为治疗溃疡性结肠炎的重要方法之一。临证中根据症候虚实，湿从热化或寒化的不同选用不同的祛湿药。如患者素体脾虚或久病反复，多选用健脾化湿之黄芪、白术等。黄芪，甘、温，归肺、脾经，可益气、壮脾胃；又可升提中气，托毒排脓。

杨巍教授认为，溃疡性结肠炎可视为大肠之疮疡，此为内痈。《本草逢源》谓："（黄芪）能补五脏诸虚，泻阴火，性虽温补而能通调血脉流通之经络，可无碍于壅滞也。"现代研究亦证明黄芪具有双向调节免疫功能的作用，是一种免疫调节剂。白术，甘而性温，可健脾益气、燥湿利水。《药性赋》记载白术："味甘，气温，无毒。可升可降，阳也。其用有四：利水道，有除湿之功；强脾胃，有进食之效，佐黄芩有安胎之能，君枳实有消痞之妙。"若脾弱生湿，脾虚不能制水；或肾阳衰微，火衰不能生土，而致水湿泛滥者，应适当配伍健脾利水渗湿之药，杨巍教授喜用茯苓，其味甘、淡、性平，入药可利水渗湿、益脾和胃、宁心安神，其药性平和，利水而不伤正气，可用于补肺脾之气虚。

如遇实证新发或溃疡性结肠炎发作期痛泻交作伴脓血便者，杨巍教授推崇首先用黄连、马齿苋控制症状。黄连、马齿苋可清热解毒止痢，为治疗肠道痢疾之要药。刘完素云："古方以黄连为治痢之最，盖治痢惟宜辛苦寒药，辛能发散，开通郁结，苦能燥湿，寒能胜热，使气宣平而已。诸苦寒药多泄，惟黄连、黄柏性冷而燥，能降火去湿而止泄痢，故治痢以之为君。"现代医学已证明黄连、马齿苋对痢疾杆菌、伤寒杆菌和大肠杆菌有较强的抑制作用，可用于各种炎症的辅助治疗。

[病案举例]

例1. 曾某,男,42岁,2016年11月17日初诊。黏液脓血便2月余。

初诊:患者2个月前无明显诱因出现黏液脓血便,大便日行8~9次,呈糊状。外院肠镜示:阑尾口、升结肠近肝曲,及距肛20cm以下黏膜充血水肿,血管纹理不清,散在糜烂出血及浅溃疡形成。提示:溃疡性结肠炎(E3)。予柳氮磺砒啶片治疗后症情稍好转,但病情反复。刻下症:黏液脓血便,大便日行8~9次,呈糊状,伴腹痛,里急后重,肛门灼热感,纳寐欠佳。舌质红,苔薄黄,脉滑。中医诊断:痢疾,大肠湿热证。治拟清热燥湿。

处方:紫苏梗15g,藿香梗15g,马齿苋30g,茯苓12g,山药30g,白芍30g,黄连3g,白术炭12g,苍术12g,扁豆衣10g,黄芩10g,黄柏10g,豆蔻(后下)6g,陈皮6g,防风炭12g。水煎服,14剂,日1剂。嘱其忌食辛辣、生冷之物。

二诊:患者药后大便次数减少,大便5~6次/日,仍有脓血黏液,质偏稀,腹痛、里急后重、肛门灼热感减轻。舌质红,苔薄黄,脉滑。上方加槐角炭15g,地榆炭15g,侧柏炭15g。水煎服,14剂,日1剂。

四诊:药后大便1~2次,呈条状,无脓血黏液,无腹痛,里急后重、肛门灼热感不明显。患者诉近来稍感乏力,食欲不佳。舌淡红,苔薄白,脉弱。上方去苏藿梗、柴胡、郁金,加仙茅9g,淫羊藿9g,炙黄芪15g,太子参10g,即为:仙茅9g,淫羊藿9g,炙黄芪15g,太子参10g,白术炭12g,茯苓12g,山药30g,黄连3g,木香6g,马齿苋30g,白芍30g,陈皮6g,扁豆衣10g,豆蔻(后下)6g,炙甘草6g。水煎服,14剂,日1剂。

上方再守方1个月后,患者症稳,大便1~2次,呈条状,无脓血黏液,无腹痛、里急后重、肛门灼热感,纳可寐安。复查肠镜示:直肠距肛7cm以下黏膜轻度充血水肿,散在点状溃疡,余结肠未见异常。停药并随访3个月未见复发。

按语:病变活动期,杨巍教授以清热燥湿为根本治法,辅以疏肝健脾。处方为三黄(黄芩、黄连、黄柏)加痛泻药方加参苓白术散加减。现代药理学研究表明:黄连、黄柏有调节机体免疫力、灭菌消炎等作用。加紫苏梗、藿香梗芳香化湿兼能理气,与三黄合用清热祛湿力强。马齿苋清热解毒,凉血止血,针对血热妄行,络破血瘀之大便脓血。白术炭、防风炭、白芍、陈皮为痛泻药方,加苍术,善疏肝理气,健脾。湿热蕴结大肠,影响肺之宣发,必然影响全身气机,气机不利,郁而伤肝,肝郁乘脾,故而表现为腹痛,泄泻。痛则治肝,泻则治脾。方中白芍柔肝,苍白术健脾,陈皮理气化湿,防风散肝疏脾,和白芍相配,疏肝、调肝,还能增加白术燥湿作用。茯苓、白术炭、山药、扁豆衣、豆蔻后下、陈皮为参苓白术散去人参、甘草。三黄加马齿苋清热利湿力强,苦寒伤脾碍胃,故予参苓白术散健脾渗湿,又恐参草补益太过,有闭门留寇之嫌,故去之。地榆炭、槐角炭、侧柏炭简称三炭,生用凉血止血,炒炭用收敛止血,治疗大便脓血效佳。柴胡、郁金行气祛瘀,调气和血,所谓"调气则后重自除,行血则便脓自愈"。

例2. 李某,女,24岁。

主诉:腹痛腹泻1年余。

现病史:患者2015年6月无明显诱因下出现腹痛腹泻,水谷不化兼有黏液,一日3~5次,偶有便血,遂至当地社区医院就诊查肠镜示:慢性结肠炎。予抗感染治疗后未见明显好转,遂至我院就诊。刻下症:面色苍白无华,少气懒言,肢倦体乏,稍有腹痛,大便质稀,水谷不化兼有黏液,时有便血,一日3~5次,小便调,纳稍差,夜寐安。舌质淡,苔薄腻,脉细。专科检查:神清,精神可,全身浅表淋巴结未及明显肿大,两肺呼吸音清,未及啰音,心率70次/分,律齐,无杂音。腹软,右下腹压痛,无反跳痛,肝脾肋下未及,双下肢压痕(一)。舌质淡,苔薄腻,脉细。辅助检查:(2015年6月于外院)肠镜:慢性结肠炎。诊断:中医诊断:泄泻脾虚湿蕴型。西医诊断:慢性结肠炎。治则:健脾止泻,益气止痛。方药以虚炎方加减:

方药:黄芪30g,白术9g,山药30g,木香6g,白芍30g,豆蔻3g,党参20g,茯苓15g,黄连3g,陈皮6g,白扁豆10g,砂仁6g,薏苡仁30g,地榆炭9g,槐角炭15g,侧柏炭15g,甘草6g。水煎服,14剂,日1剂。

二诊:患者复诊,面色苍白无华,神疲乏力较前好转,腹部疼痛较前明显减轻,大便一日2~3次,质稀成型,无便血,小便调,纳可,寐欠安。舌质淡,苔薄腻,脉细。辨证分型:脾虚湿蕴证。治则:健脾止泻,益气止痛。方药以虚炎方加减:

方药:黄芪30g,白术9g,山药30g,木香6g,白芍30g,豆蔻3g,党参20g,茯苓15g,黄连3g,陈皮6g,白扁豆10g,砂仁6g,薏苡仁30g,地榆炭9g,槐角炭15g,侧柏炭15g,酸枣仁9g,甘草6g。水煎服,14剂,每日1剂。

三诊:患者复诊,服上药后面色泛红稍有光泽,神疲乏力较前明显好转,无明显腹痛,大便一日1~2次,质稀成型,无便血,小便调,纳可,夜寐安。舌质淡,苔薄腻,脉细。辨证分型:脾虚湿蕴证。治则:健脾止泻,益气止痛。方药仍以虚炎方加减:上方去地榆炭9g、槐角炭15g、侧柏炭15g,山药、白芍改为15g。

按语:该方以黄芪、党参、白术、茯苓益气健脾渗湿止泻为君,黄芪味甘,性微温,归肝、脾、肺、肾经,善于扶正补气,适用于气虚不固之证;党参味甘,性平,归脾、肺经,有补中益气之功效,适用于食少便溏之证;生白术性温,味甘苦,归脾、胃经,具有健脾益气,利水化湿功效,适用于脾气虚证;茯苓味甘、淡,性平,归心、肺、脾、肾经,有利水渗湿,健脾宁心功效,适用于脾虚泄泻证;四者合为君药,共奏益气健脾,渗湿止泻之功。薏苡仁、山药、白扁豆作为臣药,均有补脾止泻的作用。薏苡仁味甘、淡,性凉,归脾、胃、肺经,有利水渗湿、健脾止泻的作用;山药味甘,性平,归脾、肺、肾经,有健脾补肺之功效;白扁豆味甘,性微温,入脾、胃经,有健脾止泻之功;三者共为臣药增强君药益气健脾渗湿止泻之功效。佐以木香、砂仁、陈皮、山药、豆蔻燥湿健脾,行气止痛,脾虚湿蕴恐有化热之嫌,予黄连清热燥湿,地榆炭、槐角炭、侧柏炭止血,甘草健脾和中,调和诸药,共为佐使。综观全方,益气健脾,渗湿止泻,行气止痛,故诸症自除。杨巍教授认为溃疡性结肠炎虽发于肠,但与肝、脾、肾三脏密切相关,病因不外乎外感湿邪,壅滞胃肠;情志伤肝,木郁土壅;过食辛辣厚味,酿生湿热等等。病变初期主要病机为大肠湿热或湿郁化热,肠道气机不利,治以清热燥湿为主。病变后期,由于长期泻痢,易损伤正气,导致脾阳虚弱,水谷精微生化乏源,久病及肾,致脾肾两虚,此时应着重补肾健脾,培元固本。

二、"肛痈方"箍围护场内服外洗治疗肛痈、肛漏

中医学认为肛周脓肿属于肛门直肠"痈疽"范畴,形成原因主要是外感风、热、燥、火、湿邪或酗酒以及饮食厚味而致热毒瘀滞于肛门部,由于经络受阻,热毒瘀滞,不通则痛,在金元时代朱丹溪主张以清热燥湿祛毒、凉血消痈散结、散瘀为治疗原则。杨巍教授认为肛痈病因以"热、毒"为要,邪气常常趁人体虚弱,正气不足时侵入人体,邪气入里化热,阻塞气血经络,瘀血凝滞,热胜则血败肉腐成脓而发为痈疽;长期过食辛辣肥甘,醇酒厚味,损伤脾胃乃伤而生湿,日久化热,湿热蕴结魄门阻滞其气血运行故发为此病;七情所伤,影响机体气机,甚至扰乱卫气营血,致使脏腑热毒不泄发病;足三阴经受病之时不能抗御外邪,导致湿热之邪下注大肠,阻滞气血而诱发肛痈。故"热、毒"为本病发病过程中至关重要的因素。故治疗以"清热解毒"为首要大法,使热痛痈肿消散于无形。杨巍教授根据自己的多年的临床经验,结合历代文献和医案,自拟"肛痈方",行效显著。随师临诊发现杨巍教授针对病机病因遣方用药以不变应万变,临床常选用水牛角片、黄芪、丹皮、赤芍、皂角刺、制甲片等多味中药,杨巍教授认为肛痈分期、分型,症情瞬息变化,究其根本"热、毒",临证用药清热解毒中补气通经凉血,散瘀消肿中托毒透脓,同时注重引药下行,药效直达肛周。

[病案举例]

例1. 陈某,男,26岁。

主诉:肛旁肿痛不适1周

现病史:患者1周前肛门周围突然肿痛,持续加剧,痛如鸡啄,略伴有恶寒、发热、大便秘结,溲赤,胃纳可,夜寐欠安。舌红,苔黄腻,脉滑数。专科检查:截石位1点距肛缘3cm处见一范围约为2cm×2cm×3cm大小肿块略高出皮肤表面,局部皮温略高,皮肤泛红,按之有波动感,指诊未及明显染血及异物,触痛(十)。中医诊断:肛痈。西医诊断:肛周脓肿。治则与方药:清热解毒、活血化瘀。方药如下:

水牛角片(先煎)60g,生黄芪30g,生地30g,山栀10g,黄芩10g,黄柏10g,丹皮10g,赤芍10g,皂角刺15g,炙甲片10g,萆薢10g,当归10g,7剂。

二诊:患者肛周肿痛明显减轻,未诉发热、恶寒,大便通畅,小便调畅,胃纳可,夜寐安。舌质红,苔薄黄,脉数。专科检查:截石位1点距肛缘3cm处红肿范围明显缩小,局部皮温正常,按之无波动感,指诊未及明显染血及异物,触痛(十)。证属热毒内结,治以活血化瘀、清热止痛,方药如下:

水牛角60g,黄芪30g,牡丹皮9g,穿山甲3g(先煎)、皂角刺18g。水煎服,每日1剂,分早晚服用,连续服用7剂。

治疗效果:症状消失,病灶肿块消失。

按语:方中君以水牛角、黄芪,用水牛角取其性味苦寒,有清热,凉血,定惊和解毒的功效,在本方中起到清热解毒的作用。黄芪味甘、性微温,归脾经、肺经,具有益气固表、利水消肿、脱毒、排脓和生肌的功效,适用于痈疽不溃或溃久不敛等症,黄芪在本方中的作用主

要是托毒消肿。臣以生地有清热凉血,养阴和生津的功效;山栀性味苦寒,有清热败火的功效;黄芩性味苦寒,有清热燥湿,泻火解毒,止血,安胎和降血压的功效;黄柏同样性味苦寒,有清热,燥湿,泻火和解毒的功效。在本方生地、山栀、黄芩、黄柏共奏养阴、清热解毒的作用。丹皮性味苦寒,具有清血、活血散瘀的功能,《本草汇言》:"沈拜可先生曰:按《深师方》用牡丹皮,同当归、熟地则补血;同生地、芩、连则凉血";赤芍性苦微寒,行瘀、止痛、凉血、消肿;《别录》云:"通顺血脉,缓中,散恶血,逐贼血,去水气,消痈肿";《滇南本草》:"泻脾火,降气,行血,破瘀,散血块,止腹痛,退血热,攻痈疮"。当归有补血活血的功效,在本方中起到活血化瘀、消肿止痛的作用。如《景岳全书》记载:当归,其味甘而重,故专能补血;其气轻而辛,故又能行血。补中有动,行中有补,诚血中之气药,亦血中之圣药也。佐以穿山甲、皂角刺,皂角刺味辛温,具有消肿排脓,祛风杀虫等功效。

例2. 鲜某,男,49岁。

主诉:肛旁肿痛流脓近2月。

现病史:患者3个月前因饮食不节引发腹泻,每日5～10次,质稀色黄如水,腹痛而便,便后痛减,某医院就诊诊断急性肠炎,予对症治疗后腹泻明显减少,但肛旁出现肿痛,无发热,持续近1月后症状未见明显好转遂于我科门诊就诊。查体发现肛缘不规则皮赘隆起,截石位3点距离肛缘3cm见一溃口,挤压流脓,触痛(十),肛指检查发现截石位6点齿线处可触及柔软黏膜隆起,表面光滑,压痛不明显,外口下皮肤红肿,内外口间未触及明显索道。刻下症:当时适值发病近1月,精神困乏,胃纳较差,口苦,大便质软黏成形,小便色黄,二便均感前后二阴灼热,夜寐安。舌质红,苔黄腻,脉滑数。辨证:此病病位在大肠,证属湿热下注。发病时因饮食不洁,加之滋食肥甘厚腻,外邪内聚为毒,以致运化失司,聚久化热,湿从内生,湿热胶着,下注于大肠,故而发病。治法:但得大肠湿热得化,则病发可控,肠道清则瘘管局限成形,故能金刃去其根本,化腐祛陈,破而后立。拟肛痈简方清热解毒,化湿通络,祛腐生新,以促瘘管局限成形。

处方:赤芍9g,黄芪30g,牡丹皮9g,皂角刺18g,穿山甲3g,水牛角(先煎)60g。14剂,每剂水煎3次,前2次口服,最后一次坐浴5～10分钟。

2周后复诊,患者外口挤压流脓明显减少,触痛(一),外部皮肤未见红肿,肛指可触及一条硬索道通入6点齿线处,内口触痛(一),遂收治入院,择期手术治疗。

医嘱:此方适用于瘘管病发肿疡期,能有效针对瘘管附近的红肿热痛,最大程度的攻邪祛毒,清热利湿,促使病灶局限,连服2周复诊,若瘘管明显成形,可触及条索走向,无明显红肿热痛,即可行金刃祛除瘘管。复诊若仍有肿痛,可再服14剂。

按语:本案方重用水牛角为君,以清热解毒为首,黄芪为臣,与水牛角相使而用,加强水牛角亲热解毒之功,并能祛邪扶正,提高自我修复之功,为拔腐生新提供动力。牡丹皮、赤芍、皂角刺均为佐药,主要以活血祛腐,除湿通络为主,针对瘘管症状,消肿止痛。而穿山甲为引经之药,引导诸药巡行大肠经而下,直达瘘管病灶,加强此方针对性,提升药物效果,已达到快速为后期祛除瘘管做准备的功效。本例患者肛瘘有明确的腹泻诱因,就诊时瘘管形成,可触及内外口,但热毒痈肿症状明显,瘘管内部结构显示不清,不适于立即手术祛除瘘管,勉强行之只能加重术后并发症,不利于伤口恢复,也提升了手术难度。故杨巍教授对于此类患者,一向以清热解毒,消肿祛痈为先,祛其邪而顾其正,为后期手术治疗及术后恢复打下一个良好的基础。邪毒湿热已清,正气营血充沛,方才金刃去其瘘管,先后有序,疗效甚佳。此先后治法治疗肛瘘,实可为来者借鉴。

三、内治药浴治疗肛门直肠痛

功能性肛门直肠痛的治疗方法多样化,但都有其局限性,整体效果差,中医注重整体治疗,同时中医在疼痛的治疗方面已积累了丰富的经验,中药相对于西药的低毒、安全、不良反应少已被广泛认同,另外中药坐浴对肛门部的疼痛也可起到明显的缓解作用,且易于被患者接受,故针对功能性肛门直肠痛本文采用肛痛方口服结合药水坐浴来治疗起到了良好的效果。

肛痛经验方:当归9g,赤芍9g,黄芪15g,延胡索9g,桃仁9g,乳香6g,没药6g,甘草6g。此组方在临床运用上已超过10年余,目前曙光医院肛肠科每年接诊功能性肛门直肠痛患者近300人次,肛痛方临床用量大,且疗效显著、价格低廉、服用方便,符合中药"简、便、廉、效"的特点。通过长期临床观察,积累了大量相关临床资料。前期观察研究显示:通过中药口服结合药水坐浴治疗后,能缓解功能性肛门直肠痛患者的疼痛强度、疼痛频率及疼痛持续时间,也能明显缓解患者肛门直肠部的坠胀,有广阔的应用前景。

肛痛方口服结合坐浴在治疗功能性肛门直肠痛方面与现代疗效确切的生物反馈结合坐浴疗法上疗效相当。在改善患者疼痛强度方面,治疗后期效果明显优于对照组。在功能性肛门直肠痛患者的应用上,安全可靠,无不良反应。体现了一方多用原则,充分利用药材资源,以最少的费用换取患者最大的治疗效果。因经济条件制约,生物反馈疗法在基层医院尚未充分开展,而肛痛方费用低廉,值得在临床上推广。

[病案举例]

病肛痛方加减治疗围绝经期女性肛周疼痛

例1. 王某,女,52岁。

主诉及简要病史:患者近2年来时时肛门隐隐作痛,数月一发,痛数时止,止后复发,因羞于启齿,数日未予医治。近半年来因情绪控制不佳,疼痛发作频率较高,且持续时间延长,2~3次/月,遂至我院就诊。指诊无异常,诊为功能性肛门直肠痛,舌质红,苔薄白,脉弦细。

处方:选用肛痛方加减:黄芪15g,当归15g,赤芍9g,乳香3g,没药3g,延胡索9g,桃仁9g,炙甘草6g,仙茅9g,淫羊藿15g,淮小麦30g,酸枣仁6g。

按语:本病主要病机在于肝肾不足,多发生于围绝经期女性,魄门亦为五脏使,肝气疏达,脾气升提,肺气宣降,肾气固摄,因此看似简单的肛门痛,亦须整体与局部相结合,且"七七,任脉虚,太冲脉衰少,天癸竭"加二仙(仙茅、淫羊藿)以补肾调冲任,加之七七者易睡眠不佳,故常加用酸枣仁安神助眠。

例2. 徐某,女,67岁。初诊日期:2017年5月2日。

主诉:肛周疼痛数月。

现病史:患者2016年起无明显诱因下出现肛周疼痛,时有缓解,便后尤甚,经多家医院常规止痛治疗无效，遂至我院就诊。刻下症：面色暗黄，性情急躁，身型消瘦，大便难，4～5日一次，大便干燥，微有便血，小便黄，纳差，食后腹胀不化，夜寐不安。舌边尖红，舌质紫暗，苔薄黄，脉滑数尺脉沉。查体：神清，精神可，全身浅表淋巴结未及明显肿大，两肺呼吸音清，未及啰音，心率70次/分，律齐，无杂音。肛门指尖后观察到有陈旧性肛裂，外痔，肛门镜检查下未见直肠黏膜病变。辅助检查：肠镜下未见明显异常。诊断：中医诊断：肛痛病气滞血瘀。西医诊断：肛门疼痛。治则：补血活血，行气止痛。方药：肛痛方和实秘方加减：

当归10g，赤芍9g，黄芪15g，延胡索9g，桃仁9g，乳香6g，没药6g，甘草6g，首乌藤30g，火麻仁9g，制首乌10g，仙茅9g，淫羊藿15g，白芷6g，瓜蒌皮15g，瓜蒌子15g，枳实9g，枳壳9g，肉苁蓉9g，苦杏仁9g，郁李仁9g，淮小麦15g，酸枣仁9g，生山楂9g，六神曲9g，焦栀子9g。14剂，水煎服，每日1剂。

二诊：2017年5月16日。患者复诊，面色略有好转，便秘较前好转，肛门疼痛较前明显减轻，大便1～2日一次，无便血，小便调，纳可，寐欠安。舌质红，苔薄黄，脉弦数尺脉沉。证型：肝火内扰，气滞血瘀。治则：疏肝泻火，行气活血。方药：肛痛方合实秘方加减：

当归10g，赤芍9g，黄芪15g，延胡索9g，桃仁9g，乳香6g，没药6g，甘草6g，首乌藤30g，火麻仁9g，制首乌10g，仙茅9g，淫羊藿15g，白芷6g，瓜蒌皮15g，瓜蒌子15g，枳实9g，枳壳9g，肉苁蓉9g，苦杏仁9g，郁李仁9g，淮小麦15g，酸枣仁9g，生山楂9g，六神曲9g，焦栀子9g，柴胡9g。14剂水煎服，每日1剂。

按语：本例杨巍教授以气滞血瘀辨证，以补血活血，行气止痛为主要治则。用肛痛方合实秘方加减。其中肛痛方以黄芪健脾补气、延胡索行气止痛为君；当归、芍药、桃仁为臣药，均有补血活血的作用。佐以乳香、没药行气活血止痛，甘草健脾和中，调和诸药，共为佐使。实秘方以火麻仁、制首乌润肠通便，温肾健脾共为君药，佐以瓜蒌皮、瓜蒌子、苦杏仁、郁李仁以润肠通便，加强润肠效果，以枳实、枳壳理气导滞，肉苁蓉、仙茅、淫羊藿温肾补阳共为使药。两方合用，用以标本同治，在缓解疼痛的同时，以解决引起肠道功能异常的因素之一，对应纳差，饮食不化辅以山楂、神曲、麦芽以消食化积，夜寐不安加首乌藤以安神定志，气郁化火，便燥出血加焦栀子以泻火止血。

四、清利湿热，泻火通便治便秘

长期便秘，粪块在肠道内贮留时间过久，压迫和刺激肠壁，或排便时间延长，导致腹压增高，引起肛管直肠静脉血回流减慢充血，从而出现肛管直肠部静脉瘀血、曲张，形成痔疮。中医学认为，便秘多因脾胃失和，情志失调，外感寒热，饮食所伤，导致脾胃受伤，纳运失常，升降失调，水湿停滞，积久化热；湿性重浊，下注肠道，传导失司；热邪下结大肠，灼伤津液，大肠失濡而成便秘。治宜清利湿热，泻火通便。

自拟实秘方如下：苏藿梗各15g，全瓜蒌30g，火麻仁15g，黄柏9g，黄芩9g，白术15g，厚朴9g，制首乌10g，肉苁蓉30g，枳实9g，豆蔻(后下)6g，陈皮6g。

方中紫苏梗行气宽中，理气解郁，藿香化湿和胃，行气止痛，二者合用，具有行气祛湿之效；何首乌、肉苁蓉养血滋阴，润肠通便；瓜蒌清热散结，滑肠通便；火麻仁养血润燥通便;厚朴行气消积,燥湿除满,枳实理气消滞,二者合用具有除湿消积通便之功效;黄芩、黄柏清热燥湿;白术健脾益气,利水化湿;陈皮理气健脾,燥湿化痰,方中之用取其擅治脾胃气滞、脘腹胀痛之功;肉豆蔻化湿行气,温中和胃。现代药理研究表明,藿香具有促进消化液分泌,增进胃肠蠕动,增强消化能力的作用;何首乌提取物大黄酚具有促进肠管运动的作用;火麻仁能刺激肠黏膜,使分泌增加,蠕动加快,减少大肠吸收水分,有泻下作用;小剂量厚朴对肠管有兴奋作用;白术水溶性部分具有促进肠胃分泌和促进肠蠕动的作用。通过辨证与辨病相结合,运用实秘方治疗便秘,不仅改善了大便性状、排便困难、腹痛、腹胀及排便不尽感等症状,从整体调理了患者的生理功能,提高了患者生活质量。

[病案举例]

例1. 李某,男,44岁。

主诉:大便困难5天。

现病史:患者平素大便欠畅,1~2日一行,常解干结粪块。5天前进食大量辛辣之品后出现大便约2~3日一行。大便干结、艰涩难下,努力硬挣后仅少量粪便,羊屎状,便后不爽,肛门有烧灼感,采用大量饮水后大便仍干结难下,曾于家中使用开塞露,可解出较硬粪块,效果不佳。平素嗜食辛辣厚腻之品,饮水一般,起居及情志同于既往。刻下症:面色晦暗,声音洪亮,胃纳少,夜寐尚可,小便色黄量一般。舌质红,苔黄腻,脉滑数。体格检查:神清,精神一般,腹软,无压痛及反跳痛,肝脾肋下未及,腹部未及明显肿块,肠鸣音无亢进。肛门指检:肛门外缘皮肤平整光滑,无肿块脱出,指检无异常,可及粪块,指诊肛内无狭窄,指套无血迹以及黏液。辅助检查:暂无。中医诊断:便秘;辨证分型:实热证。西医诊断:功能性便秘。治法:泄热理气,导滞通便。处方:实秘方加减:

紫苏梗15g,藿香15g,生白术15g,厚朴10g,制首乌30g,肉苁蓉30g,瓜蒌皮、仁各15g,火麻仁15g,黄芩10g,黄柏10g,豆蔻(后下)6g,枳实10g,陈皮6g,生大黄(后下)10g,生地15g。7剂,水煎服,每日1剂。

二诊:患者复诊,大便较前明显顺畅,大便仍较干,条状,量少,1日一行。胃纳较前增多,夜寐佳,小便色黄量一般。舌质红,苔黄薄腻,脉数。治疗:原方去大黄,加用天冬15g,麦冬15g,14剂。

按语:本例患者平素嗜食辛辣厚腻之品,饮食所伤,损伤脾胃,脾胃运化水谷功能失司,湿热内生,阻碍气机,升降失调,湿浊下阻肠道,传导糟粕失常,热邪随湿浊下结肠道,大肠主津失常,灼伤津液,肠燥津亏而成便秘。实秘方中紫苏梗理气宽中止痛,藿香祛湿化浊开胃,二者合用,共奏行气祛湿之效;白术补气健脾,厚朴燥湿行气,何首乌养血滋阴通便;肉苁蓉益精血润肠道,瓜蒌清热散结,滑肠通便;火麻仁养血润燥通便;黄芩、黄柏清热燥湿;豆蔻温中行气化湿;枳实除湿破气消积,陈皮理气健脾,燥湿化痰,加用大黄泻热通肠,生地清热养阴生津。

例2. 陈某,女,76岁,退休。初诊时间:2016年12月19日。

主诉:大便难解伴反复便血1年余。

现病史:患者一1年来大便难解,3~4日一行,便质干结,排便时有出血,量多色鲜红,腹部胀满,小便调,纳差,夜寐安。舌红,苔黄厚,脉弦滑。专科检查:截石位肛缘见不规则赘皮隆起,指诊齿线处可及 3、7、11 点柔软包块,指套无染血。肠镜:结直肠未见明显异常。诊断:中医:1. 便秘(实证)2. 混合痔病.西医:1. 功能性便秘 2. 混合痔。治则与处方:清热利湿通便,顺气行滞,凉血止血。

处方:紫苏梗 15g,藿香梗 15g,全瓜蒌 30g,火麻仁 15g,黄柏 9g,黄芩 9g,白术 15g,厚朴 9g,制首乌 10g,肉苁蓉 30g,枳实 9g,豆蔻(后下)6g,陈皮 6g,砂仁 15g,槐角炭 9g,侧柏炭 15g,地榆炭 15g。14 剂,水煎服,每日 1 剂。

二诊:患者诉排便情况较前改善,1~2 日一行,质软偏干,便时偶有出血,量少色鲜红,时有腹胀,便后缓解,纳尚可,夜寐安,小便调。舌红苔薄黄,脉弦。治以清热止血,行气导滞。处方:上方加白芍 9g,铁苋草 9g,共 14 剂。治疗效果:服药 1 月后,患者大便 1~2 日一行,质软,无便血。

按语:本方中紫苏梗、藿香梗合用理气宽中;全瓜蒌润燥滑肠,火麻仁润肠通便;黄柏、黄芩联用以清下焦湿热;白术健脾益气,且现代药理发现白术可增强小肠自发性收缩活动,使其收缩幅度加大;制首乌、肉苁蓉润肠通便,其中肉苁蓉有增强肠蠕动,有改善肠肌运动功能的作用;枳实下气宽肠,以助通便,亦能使胃肠收缩节律增加;豆蔻行气宽中,开胃消食;辅以陈皮调理气机,砂仁芳香醒脾;加槐角炭、侧柏炭、地榆炭以凉血止血,全方以行气导滞、润肠通便为主,兼顾凉血止血。二诊加用铁苋草清热止血,辅以白芍养血,后继服上方半年至今,病情稳定。《证治汇补·秘结》:如少阴不得大便,以辛润之,太阴不得大便,以苦泄之,阳结者清之,阴结者温之,气滞者疏导之,津少者滋润之。大抵以养血清热为先,急攻通下为次。全方未用大黄、芒硝等攻下药物,因此不易损伤正气,总以润下为主,在运用润肠通便药物的同时兼顾清热利湿、行气导滞,标本兼治,故疗效持久。

(陆宏 仇菲 罗春生 张巍 彭云花 芦亚峰整理)

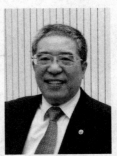

胡义扬

胡义扬　男，1962年生，浙江人。医学博士、教授、博士生导师、上海市名中医。任上海中医药大学附属曙光医院副院长、中国中西医结合学会第八届肝病分会主任委员、世界中医药学会联合会内科肝病分会副会长、中国中西医结合学会理事、上海市中西医结合学会理事、中国中西医结合杂志等杂志的编委、上海中医药大学讲习教授等职。国家中管局中医肝胆病重点学科带头人。2002年曾在美国杰弗逊大学医学院作为访问学者工作1年。迄今承担国家科技重大专项3项、负责国家自然科学基金7项。已发表第一作者和通讯作者论文165篇，SCI收录论文28篇。曾获国家科技进步二等奖1项，部省级科技成果一等奖2项、二等奖10项。已获授权专利8项。培养博士、硕士研究生35名。曾先后获国务院政府特殊津贴（2001年）、上海市优秀学科带头人（2006）、上海领军人才（2007）、新世纪百千万人才工程国家级人选（2008）、卫生部有突出贡献中青年专家（2012）等荣誉。

学 术 思 想

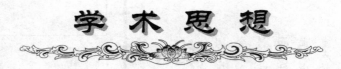

一、肠道是肝病治疗重要之腑

　　肝和肠道并非表里关系。在肝病发生发展过程中,肝与脾胃具有密切的生克关系。《金匮要略》云:"见肝之病,知肝传脾,当先实脾",唐容川《血证论》说:"木之情主于疏泄,食气入胃,全赖木之气已疏泄之,而水谷乃化,设肝之清阳不升,则不能疏泄水谷,渗泄中满之症,在所不免"。中医的脾胃系统包括了肠道。脾胃为"气血生化之源",《注解伤寒论》曰:"脾,坤土也。脾助胃气消磨水谷,脾气不传,则胃中水谷不得消磨"。李东垣《脾胃论·脾胃虚实传变论》:"元气之充足,皆由脾胃之气无所伤,而后能滋补元气。若胃气之气本弱,饮食自倍,则脾胃之气既伤,而元气亦不能充,而诸病之所由生也"。《素问·经脉别论》:"饮食入胃,游溢精气,上归于脾,脾气散精。"《景岳全书·泄泻》说:"凡遇怒气便作泄泻者,必先以怒时挟食,致伤脾胃,故但有所犯,即随触而发,此肝脾两脏之病也。盖以肝木克土,脾气受伤而然"。《时病论·食泻》:"食泻者,即胃泻也。源于脾为湿困,不能健运,阳明胃腑,失其消化,是以食积太仓,遂成便泻"。由此可见,中医脾胃系统包含肠道功能。

　　肝脏属于消化系统。共同的胚胎起源使肝与肠道保持着"天然的"密切关系。随着现代研究的进展,已发现,在正常情况下,肠道屏障构筑了人体同外源性物质接触的第一道"防线",对于逃逸胃肠黏膜免疫监视的抗原和炎性因子,肝脏则提供第二道"防线"。1998年,国际上提出了"肠-肝轴"的概念,即肠道遭受打击后,一方面肠屏障功能受损,肠道内细菌和内毒素大量进入门静脉系统;另一方面,肝脏内的库普弗细胞等被这些内毒素激活,释放一系列炎性因子,这些炎性因子可进一步造成肠道黏膜及远隔器官损伤(内毒素是革兰阴性菌细胞壁的主要脂质成分,内源性的内毒素主要来源于寄居在结肠和远端回肠的 G^- 细菌)。此外,已知人的肠道内共生着 1~2kg 的细菌,其细胞数目约为人体真核细胞的 10 倍左右,如此庞大的细菌群落被当作是人体后天获得的"器官",在宿主消化、营养、代谢、免疫等方面均发挥着极其重要的作用。菌群平衡的失调或许是中医"瘀热"等产生的基础。

　　胡教授认为,肝脏疾病尤其是脂肪肝等的发生发展与肠道功能密切关联。《难经·五十六难》曰:"肝之积名曰肥气,在左胁下者,盖以左右上下分配五行而言耳,而此实胃气所主也"。以酒精性脂肪肝为例,内毒素肠渗漏是酒精性脂肪肝及其肝脏炎症的重要环节,即酒精作为一肝脏毒剂,可削弱肝细胞膜的稳定性,损伤线粒体功能等,形成对损伤的敏感。进一步肝损伤的发生,则是其与"二次致病因素"如肠道渗漏的内毒素及其激活肝库普弗细胞产生炎症细胞因子产生相互作用后的结果。酒精性脂肪肝和非酒精性脂肪肝的病因病机主要有饮食失节，损伤脾胃（营养性因素如营养不良、肥胖症；化学性损伤因素如酒精、肝损害药物）；情志内伤，肝脾不调（精神心理和社会因素）；久病失调，精血亏损（内分泌代谢失衡如糖尿病、高脂血证等）。其中，无论酒食所伤还是情志因素，均与脾胃肠道功能密切相关。中医认为，脾主运化水谷精微，主升清，为后天之本；小肠主盛化物，泌别清浊。其"泌别"功能与"肠道屏障"，"清浊"与"菌群内毒素"可谓具高度一致性。酒精性肝病起于酒湿伤脾，脾运化功能失常，小肠不能泌别清浊（肠屏障受损，通透性异常），致使湿毒内蕴（包括血中内毒素增加），损及于肝而发此病。由此可见，西医的"肠-肝轴"理论与传统中医的病机认识具有相通之处。脂肪肝患者血浆内毒素的水平升高，且小肠细菌过度生长的发生率显著增高。如嗜酒者胃酸减少，胃液 pH 值增高，杀菌作用减弱，使细菌进入小肠过多，从而引起肠道细菌，尤其是革兰阴性杆菌过度生长。此外，相关肝病都可出现不同程度的内毒素血证，如慢加急肝衰竭临床采用中药灌肠治疗疗效显著，也说明了肠道是肝病治疗的重要靶位。

近年来，胡教授团队有三项研究初步证实了中药对肠道功能保护作用在酒精性和非酒精性脂肪肝发生和进展中的重要性：①采用 Lieber-Decarli 酒精饮料诱导的酒精性脂肪肝模型，以临床经验方健脾活血方（白术、葛根、白芍、泽泻、枳壳、姜黄等）干预。研究发现：模型组肝组织脂肪变性明显，肝脏 TG 含量大幅度提高；血清、肝组织 GGT 活性和血清 ALT、AST 活性及血浆内毒素水平、TNF-α 含量显著升高，同时，小肠超微结构显示黏膜微绒毛的明显损伤，提示肠通透性增加。中药组的上述指标均有显著改善。其结果表明，健脾活血方可以抑制酒精引起的肠通透性增加，减轻内毒素渗漏，从而减轻脂肪肝和肝损伤。进一步研究还发现，模型大鼠肠道菌群较正常组有明显差异，而健脾活血方组则正常接近。②中药葛根是解酒要药，又具升清降浊、止泻功效，提示了肠道是其关键药理作用靶位。研究显示葛根对酒精所致的肠道损伤、肠通透性的增加有显著的改善作用，同时改善了肝脏损伤程度。③采用多种脂肪肝模型，以临床经验方祛湿化瘀方（茵陈、栀子、虎杖、姜黄、田基黄等 5 味）干预，经相关 10 余批次的动物实验，证实对脂肪肝的防治作用显著。并发现，高脂饮食诱导的脂肪肝模型大鼠肠道菌群较正常组发生显著的变化，而祛湿化瘀方组的肠道菌群结构显著向着正常组菌群结构偏移。提示祛湿化瘀方在菌群调整上起重要作用。临床上我们以健脾升清，清化湿热等治法治疗，保持腑气通畅，往往可取得理想的治疗结果。

总之，肠道是肝脏疾病治疗的重要之腑。以肠道为靶位的肝病中医药治疗研究，不仅是中医药临床治疗实践的现代诠释，更重要的是慢性肝病治疗的一种重要视角和策略。

二、痰瘀互结是脂肪肝的基本病机

脂肪肝是由于各种原因引起的肝细胞内脂肪堆积过多的病变。临床分单纯性脂肪肝、脂肪性肝炎、脂肪性肝硬化。非酒精性脂肪性肝病（NAFLD）是遗传—环境—代谢应激相关性肝病，是欧美等西方发达国家人群肝功能酶学异常和慢性肝病最常见的原因。在我国，由于生活习惯与饮食结构改变，非酒精性脂肪肝患病率进入一个快速增长期，已成为我国最主要的慢性肝病。有资料表明,普通成人 NAFLD 患病率为 20%～33%,其中 NASH(非酒精性脂肪性肝炎)为 10%～20%,肝硬化为 2%～3%。而在肥胖症患者、糖尿病患者中,脂肪肝的患病率更高。

胡教授认为,中医临证关键是辨证论治,但在脂肪肝这一特定疾病条件下,有可能存在普遍意义的规律性。基本病机可以理解为疾病自始至终均存在,并影响疾病演变、证型转化、预后等最主要的决定性病理因素。无论疾病如何复杂万变,基本病机却相对恒定。胡教授团队曾收集了 15 年关于中医药治疗脂肪肝的文献,以循证医学的方法,对符合入选标准的文献统计分析证型分布情况。结果虽涉及证型达 25 种,但痰瘀互结证占达 49.0%。又对脂肪性肝炎患者进行了观察随访并系统分析该病的中医主要证候表现,结果显示舌质暗红或有瘀斑、舌苔薄白、乏力、右胁疼痛及口干苦依次列于前 5 位,也提示脂肪性肝炎基本病机为瘀热蕴结于肝。

基于以上对脂肪肝的病机认识,胡教授临证以清热祛湿化瘀为基本治法的祛湿化瘀方治疗脂肪性肝炎。该方由茵陈、生栀子、虎杖、姜黄、田基黄组成。此方取茵陈蒿汤方证之意,仲景明确指出茵陈蒿汤的方证病机为瘀热在里、湿热壅阻血分。临床通过以效证因、以方测证的方法开展论证。以清热祛湿化瘀为基本治法的复方治疗 115 例脂肪性患者,结果显示绝大多患者治疗后临床症状改善明显,肝功能复常率大于 80%。在前期初步临床观察证实祛湿化瘀方对脂肪性肝炎有效基础上,胡教授团队进一步开展了祛湿化瘀方治疗脂肪性肝炎的前瞻性、队列性临床研究。研究选择非酒精性脂肪性肝炎患者 164 例,随机分为两组,其中祛湿化瘀方组(试验组)82 例,多烯磷脂酰胆碱组(对照组)82 例,疗程均为 24 周,以治疗后中医证候、肝功能、血脂变化、B 超改善情况评价有效性。研究结果显示:试验组中医证候改善总有效率为 86.11%,对照组为 57.53%,两组比较差异有统计学意义。两组治疗后胁肋胀痛等评分较治疗前均明显降低,肝损伤指标显著下降。而祛湿化瘀方组患者血清低密度脂蛋白、甘油三酯及总胆固醇含量较治疗前均显著降低,且祛湿化瘀方疗效优于对照药多烯磷脂酰胆碱。治疗后试验组 B 超总改善率为 87.50%,显著优于对照组(总改善率为 67.12%)。证实祛湿化瘀方对非酒精性脂肪性肝炎患者有良好的治疗效果。

脂肪肝是现代病名。根据其临床表现,可归类于肥气、胁痛、积聚等范畴。《黄帝素问直解·奇病论》:"肝脉上贯于膈,布胁肋。肝壅,故两满"。《幼幼集成·癖积症治》:"若饥饱无论,饮食叠进,以致阳明胃气一有所逆,则阴寒之气得以乘之,而脾不及化,故余滞未消,并肠外汁沫搏聚不散,渐成癥疾矣。然其初起甚微,人多不觉,及其既久,则根深蒂固,而药饵难及"。《顾松园医镜》:"肥人饮食过多,脂满闭塞,湿痰壅滞……"。《仁斋直指方论》:"肥人多兼痰药治之……肥人躯脂满经闭者,以导痰汤加芎、归、黄连"。《奇效良方·胁痛门》:"右胁痛者,悉是痰气"。《太平圣惠方·治酒癖诸方》:"因大饮酒后,渴而引饮无度,酒与饮俱不散,停滞在于胁肋之下,结聚成癖。时时而痛,因即呼为酒癖。其状胁下弦急,胀满而痛者是也。"因此,痰瘀互结是脂肪肝的基本病机。

三、舌象是肝病临床辨证的关键证素

证候是中医临床诊疗的核心基础。所谓"医道在于识证、立法、用方,此三大关键,……然三者之中识证尤为重要","若识证不明,开口动手便错矣"(《临证指南医案》)。中医证候是一种对患者症状和体征的归纳,反映了疾病过程中机体某一阶段的病因、病位以及病机等整体病理状态。诸多的证候要素中,舌"内通五脏,外系经络",自古以来就被视为机体生理病理变化的重要窗口。正如《临证验舌法》说:"凡内外杂证,无一不呈其形,着其色于舌……据舌以分虚实,而虚实不爽焉;据舌以分阴阳,而阴阳不谬焉;据舌以分脏腑,配主方,而脏腑不差,主方不谬焉",又如《辨舌指南》说:"四诊以望居先,察目色,观目神,辨舌苔,验齿垢,四者之中,尤以辨舌最为重要,盖舌为心之外候,苔乃胃之明徵。"即说明一切内外杂证均可以从舌象上反映出来,观察舌象可以帮助医生辨别病证的阴阳虚实属性,指导辨证遣方,对于中医临床辨证论治具有重要意义。

舌象具有便捷、直观的特点,观察舌象可以帮助医生辨别病证的阴阳虚实寒热属性,指导辨证遣方,对于中医临床辨证论治具有重要意义。胡教授认为舌象与肝病关系密切,如"手少阴之别,名曰通里……系舌本,属目系","肝者筋之合也……而脉络于舌本也"(《灵枢·经脉》)。舌象是中医肝病的关键证候要素,可作为肝病证候判定的简化指标直接指导临床。如肝病时最为常见的舌象:舌红苔黄或腻,多为肝胆湿热之象;舌淡苔白或齿痕或舌体胖者,多为脾虚或肝郁脾虚;舌红少苔少津或有裂纹,多为肝肾阴虚之象;舌紫斑或舌下静脉曲张,则为血瘀之证。甚至某些无明显症状(隐证型)的慢性乙型肝炎、脂肪肝等患者,胡教授通过察舌象判断其证候。近代以来,舌象作为核心证素之一,对于证型判定和疾病预后的运用价值也得到了科学数据的支持。胡教授研究团队通过对 1474 例慢性乙型肝炎患者的中医症状特征及证候分布进行临床观察,发现湿热内阻证、肝郁脾虚证和肝肾阴虚证是慢性乙型肝炎的临床常见证型,数学模型研究提示舌象是证候辨识的首要指标,其中苔色黄对于湿热内阻证诊断模型的贡献度最高,苔色白对于肝郁脾虚证的诊断模型贡献度最高。此外,还有报道指出,舌下络脉的颜色及迂曲程度与肝硬化患者的肝脏硬度指数及胆红素水平相关。这些研究用客观数据从不同角度证实了舌象对于证型判定和疾病预后的重要性,这一点也逐渐成为被一些西方学者所接受的共识,同时也凸显了舌象对肝病中医临床的意义。

中医学认为舌苔是由脾胃之气上蒸,胃津上潮凝聚于舌面而生。"有诸内,必形诸外",舌象的变化由五脏六腑和气血津液功能盛衰的变化引起,是生命活动现象本质特征的外在表现。因此,近年来,采用以解释生命现象本质特征为目的的系统生物学技术阐释舌象本质成为中医舌象研究的热点,并取了重要进展。例如,糜烂性胃炎湿热证患者在服用半夏泻心汤治疗过程中舌苔微生物的变化向健康人正常舌象者趋同,而芽孢杆菌只存在于糜烂性胃炎黄苔患者的舌苔中。还有研究发现慢性胃炎腻苔、非腻苔患者舌苔中存在明显的代谢物差异。胡教授从中医理论和临床实践出发,认为局部舌苔外在表现与机体内在整体变化密切相关,并以慢性乙型肝炎最常见的苔白和苔黄两种舌象为切入点,以符合此舌象特征患者的血液为样本,联合运用系统生物学技术及生物信息分析方法，以期揭示慢性乙型肝炎苔白和苔黄患者的生物学特征，为中医舌诊及其辨证论治提供科学依据。研究发现，慢性乙型肝炎的苔白和苔黄患者确实存在体内免疫和代谢状态的差异，苔白者的免疫和代谢抑制较苔黄者显著，苔黄者免疫和代谢反应相对活跃，两者免疫与代谢层面的差异可能与树突细胞成熟分化状态不同有关。在慢性乙型肝炎口腔舌苔菌群方面，慢性乙型肝炎苔白和苔黄者舌苔菌群丰度高于健康志愿者，但是菌群的多样性较低，并发现了慢性乙型肝炎黄苔者和苔白者的口腔优势菌。

《医门棒喝》说："观舌质可验其正之阴阳虚实，审苔垢即知邪之寒热浅深"，胡教授从中医理论出发，在运用传统中医理论从事临床实践的同时，采用开放的心态，主张利用科学严密的研究思路和方法，在充分利用现代科技的基础上，加强中医原创理论的创新，研究结果通过临床应用推广，依据临床应用反馈进一步反哺修正基础研究，在此基础上总结临床经验，可逐步探索形成中医证候辨证的新方法。这种中医临床与科学研究密切结合、相互反哺的认知一直贯穿于胡教授的学术思想和中医实践中。

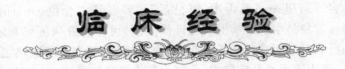

临 床 经 验

一、健脾祛湿活血——治疗脂肪肝

在我国，酒精性和非酒精性脂肪肝近年来受到医学界的高度重视，尤其是非酒精性脂肪肝。脂肪肝目前已成为中医药临床的常见病种。由于脂肪肝作为代谢性疾病，其机制复杂，西医缺乏针对性的治疗药物，中医药多途径的药理作用显示出有良好的临床治疗优势。

（一）基本病机：痰瘀互结

脂肪肝属"积聚"范畴。病因多与饮食、劳逸、情致有关。如饮食不节，或兼之情志所伤，损伤脾胃，则气虚血滞或气滞血瘀；脾虚痰湿内生，湿邪化热，熏蒸肝胆，热结痰瘀，湿热、痰瘀停积于肝，为积为痛，形成脂肪肝。因此，病机特点为本虚标实，以实证为主；本虚以脾气虚弱为主，湿热、血瘀是其主要病理产物。

脂肪肝患者多有饮食不节，主要是嗜食肥甘厚味和恣饮醇酒，如《素问·异法方宜论》所说："其民华食脂肥，故邪不能伤其形体"；《临证医案指南》："而但湿从内生者，必其人膏粱酒醴过度"，若过食肥甘厚味，则会有"膏粱之疾""膏粱之变"，脂肪肝当属其中。《湿热经纬·薛生白湿热病篇》说："过逸则脾滞，脾气困滞而少健运，则饮停湿聚矣。"年长体衰，肾中精气不足，蒸腾气化无权，津液可停聚而为痰为湿；肾阳不足，脾失温煦，健运失常，亦可生湿化痰。肾精亏虚，亦可致肾阴不足，水不涵木，阴不制阳，虚火内燔，蒸熬津液，清从浊化，痰湿内生而成胁痛（脂肪肝）。如《景岳全书·胁痛篇》说："肾虚羸弱之人，多有胸胁间隐隐作痛,此肝肾精虚"。脂肪肝患者或因饮食过多、情志失调,肝失疏泄,木不疏土,脾气虚弱,脾失健运,水谷精微(包括脂质)不归正化而脂浊痰湿内生。湿邪久郁化热,痰湿或湿热蕴结肝经,肝气不疏,气血运行不畅,而瘀血内生。湿热、瘀血停积于肝,为积为痛,形成脂肪肝。此即如《灵枢·百病始生篇》所讲"湿气不行,凝血蕴里而不散,津液涩渗,著而不去,而积成矣。"

胡义扬教授总结本病病变部位在肝,涉及脾、胃、胆、肾等脏腑。病机特点为本虚标实,本虚以脾气虚弱为主,标实以湿热、痰瘀等积滞之实为主。

(二)治疗大法:祛湿化瘀,健脾活血

1. 祛湿化瘀 基于以上病机认识,对以实证为主的脂肪肝,围绕"湿热""痰瘀"等脂肪肝的主要病理因素,胡义扬教授以清热祛湿、活血化瘀为主要治疗大法,确立祛湿化瘀基本方药。围绕该主线,结合疾病发展不同阶段的其他证候特点,如初期往往伴脾虚、中期伴湿热、后期易伴肝肾不足等,化痰祛湿活血基本方药基础上,配以健脾、清热祛湿、补肝肾药物,病证兼顾。

基本方:自拟祛湿化瘀方。祛湿化瘀方由茵陈、生栀子、虎杖、姜黄、田基黄组成。如其中茵陈性味苦寒,入脾、胃、肝、胆经,《神农本草经》:"主风湿寒热邪气",在方中清利肝胆湿热为君药;栀子以助清化湿热、凉血解毒;虎杖、田基黄均有清热利湿、活血散瘀功效,虎杖苦、微寒,入肝、胆、肺经,善泻肝胆湿热,并有活血祛瘀之功;姜黄活血行气,其味辛、苦,性温,偏入肝经血分,破血兼理血中气滞,善破肝脾二经的血瘀气结。全方共奏清热祛湿化瘀之功效。

2. 健脾活血 对以脾虚肝郁为主的脂肪肝,胡义扬教授以健脾祛湿、理气活血为主要治疗大法,围绕"脾虚""气滞"等主要病理因素,确立健脾理气活血基本方药,结合疾病发展不同阶段的其他证候特点,配以祛湿、清热、化痰等药物,病证兼顾。

基本方:自拟健脾活血方。该方由白术、白芍、葛根、枳壳、泽泻、姜黄、丹参、五味子组成。方中白术,味苦、甘,性温,归脾、胃经,功效健脾益气,燥湿利水;白芍,味苦、酸、甘,性微寒,归肝、脾经,功效养血活血柔肝;两者配伍,健脾、活血、柔肝,共为君药。丹参味苦,微寒,归心、肝经,功效活血凉血,助白芍活血。葛根升阳止泻,生津止渴,共为臣药。方中泽泻、枳壳、姜黄、五味子共为佐药,其中泽泻淡渗、利湿、泄热,与葛根一升一降,调畅气机,升清降浊;枳壳归脾、胃、大肠经,行气宽中、化痰消积,反佐白术健脾补气,使气机畅达,补而不滞。姜黄入肝、脾经,行气活血,使经气调达,通经止痛。五味子酸甘,取其益肾,涩精之功,以肝肾同治。诸药合用,共达健脾活血,升清降浊之功效。

[病案举例]

例1. 赵某,男,36岁,2015年2月22日初诊。

主诉反复肝区不适,口腻、晨起口苦,大便黏滞半年。体重88公斤,BMI26.32。既往有脂肪肝、高脂血症病史3年。偶尔少量饮酒,否认病毒性肝炎等其他肝病病史。血清生化检查结果:ALT:126U/L, AST:80U/L, GGT:98U/L, TG:2.53mmol/L, TC:5.98mmol/L。B超提示脂肪肝重度。舌质暗紫,舌苔薄黄腻,脉弦。中医辨证为湿热血瘀。治以清热祛湿、活血化瘀法。嘱饮食控制与加强运动。

处方:茵陈 15g,虎杖 10g,田基黄 10g,生栀子 6g,姜黄 9g,丹参 10g,川郁金 10g,泽泻 10g,枳壳 10g,生甘草 3g。14 剂,水煎服,每日 1 剂。

二诊:上方服用 14 剂后,诉口苦口腻明显缓解,肝区偶有不适,大便较前通畅。续上方 14 剂。

三诊:患者自诉无明显不适,血清生化检查提示:ALT:46U/L,AST:30U/L,GGT:32U/L,TG:1.9mmol/L。改健脾化湿之品善其后。

后续以上述方药加减又持续治疗 5 个月,体重 76 公斤,复 B 超示脂肪肝(轻度)。

例 2. 张某,男,30 岁,2016 年 6 月 14 日初诊。

主诉体检发现脂肪肝,肝区偶有胀闷不适,大便偏稀反复 4 个月。大便偏稀日行 2~3 次,进食油腻后加剧,午后易犯困。平时喜食饮料、甜点。体重 90 公斤,BMI29.13,无饮酒史。血清生化检查结果:ALT:86U/L,AST:62U/L,TG:1.98mmol/L。B 超提示中度脂肪肝。舌胖大有齿痕,色淡紫,苔薄白,脉细。中医诊断:中医辨证为脾虚湿盛,气滞血瘀,治以健脾祛湿、理气活血法。

处方:白术 15g,白芍 15g,葛根 10g,枳壳 6g,泽泻 15g,姜黄 6g,丹参 10g,五味子 10g,茯苓 15g,炒薏苡仁 15g。上方加减服用 12 周,并嘱禁饮料、少甜食。

二诊:诉肝区不适基本消失、大便日行 1~2 次,基本成形,犯困嗜睡好转。上方加党参 10g,益气健脾。

三诊:自诉无明显不适。血清生化检查提示:ALT:36U/L,AST:26U/L,TG:1.7mmol/L。改服香砂六君子丸药,继以健脾理气化湿。

3 个月后患者复诊,B 超提示轻度脂肪肝。未再来就诊。

按语:上述两个病案是胡义扬教授对非酒精性脂肪肝主要证型"湿热痰瘀"和"脾虚肝郁"认识的典型案例。案一症见肝区不适,口腻、晨起口苦,大便黏滞半年,舌质暗紫,舌苔薄黄腻,脉弦。属湿热血瘀,以祛湿化瘀方(茵陈,生栀子,虎杖,姜黄,田基黄)加味治之,症状改善并见肝功能改善,5 个月后体重下降,脂肪肝程度减轻;案二症见肝区偶有胀闷不适,大便偏稀反复 4 个月,日行 2~3 次,进食油腻后加剧,午后易犯困,平时喜食饮料、甜点,舌胖大有齿痕,色淡紫,苔薄白,脉细,属脾虚湿阻,治以健脾活血方加味,症状逐渐消失,肝功能改善,3 个月后脂肪肝减轻。此乃胡教授学术观点之明证。胡教授还认为,脂肪肝患者必须指导纠正不良生活习惯,加强运动和饮食控制,尤其是肥胖患者,十分重要。

二、利湿疏肝,补益肝肾——治疗慢性乙型肝炎

(一) 基本病机:脾虚湿热,肝肾亏损

慢性乙型肝炎由湿热疫毒之邪内侵,同时因情志、饮食、劳倦而诱发本病。因此有"肝瘟"之说。本病初起多湿热疫毒之邪内侵,有一定的地域影响。湿热困阻中焦,表现为湿热之证,如乏力;口苦,苔腻,多反复发作,缠绵难愈。中期多见肝郁脾虚,为湿困脾胃日久,脾胃虚弱,气机不畅。后期多可伤及于肾,久病伤精耗气,肾阴亏损,肝脾血瘀,甚至形质损伤,虚损生积,通过肝纤维化的过程演变为肝硬化。

胡教授认为该病病机特点是湿热疫毒之邪侵袭,气机阻滞,肝失条达,或肝木乘脾,肝郁脾虚,或病程迁延,久病及肾,水不涵木,肝肾不足。此外,慢性乙型肝炎患者多性格内向,复之缠绵不愈,易出现情志抑郁,肝失调达,与疾病加重互为因果。

(二)治疗大法:利湿疏肝,补益肝肾

目前临床常见慢性乙型肝炎患者多接受口服核苷类似物或干扰素抗病毒治疗,此类患者往往乙肝病毒定量已阴性,肝功能恢复正常,但仍感自觉症状明显而来求诊。其中不少患者,虽病毒控制良好,仍随时间推移出现肝硬化。

胡教授认为该病临床最为常见的证候有湿热蕴结、肝郁脾虚、肝肾阴虚。其证型关系多为该病的渐进演变过程,其实质与免疫功能低下或紊乱有关。治疗大法以清热利湿,健脾疏肝,柔肝益肾三个环节为核心,同时三个环节中均需兼顾活血通络。

1. 清热利湿 《金匮要略》"黄家所得,从湿得之"。湿邪是慢性乙型肝炎的关键病理因素,也与该病缠绵特点关联。湿为阴邪,脾喜燥恶湿,湿邪最易犯及脾胃;湿邪易于化热而湿热互结。典型湿热蕴结之证表现为肢体困重乏力,口苦,舌苔厚腻或黄,或大便黏不成形。治宜清热利湿。基本方为:茵陈15g,生栀子6g,黄芩10g,丹参10g,川郁金10g,白术10g,茯苓20g,生薏苡仁30g,泽泻10g,车前草10g,六一散20g,生甘草3g。湿重于热者,可酌加藿香、佩兰、豆蔻等芳香化湿,或苍术、姜半夏运脾化湿。苍白术选用,根据《本草崇原》"凡欲补脾,则用白术;凡欲运脾,则用苍术;欲补运相兼,则相兼而用"为原则。热重于湿者,可酌加黄芩、黄连、黄柏等清热燥湿,佐以凉血活血之品,如丹皮、生地、墨旱莲等。

2. 健脾疏肝 表现为脾虚肝郁,症见乏力,肝区或两胁疼痛或不适,纳差,大便不成形或稀溏,精神抑郁等。基本方以逍遥散加减:白芍15g,川郁金10g,柴胡6g,茯苓15g,白术10g,生薏苡仁30g,虎杖15g,鸡骨草15g,连翘10g,薄荷6g,佛手片10g,陈皮6g,生甘草3g。可酌加疏肝理气之品,如青皮、枳壳、郁金等;如见肝郁化火,可酌加清热凉血透气之品,如连翘、蒲公英、丹皮等,如兼见肝郁化火胁肋胀痛甚者,可酌加金铃子散疏肝泄热止痛。

3. 滋肾柔肝 表现为腰膝酸软,口干,或肝区隐痛,视物模糊,盗汗,眼眶发黑,舌红少苔或舌有裂纹,脉细弦。基本方为:熟地10g,山萸肉10g,酒白芍15g,茯苓15g,淮山药15g,北沙参15g,枸杞子10g,麦冬10g,丹参10g,墨旱莲10g,女贞子10g,陈皮6g,生甘草3g。如伴阴虚内热明显者,可酌加青蒿、鳖甲等清热养阴。同时要注意伍用健脾疏肝,以防滋腻太过有碍脾胃。

[病案举例]

缪某,男,张家港人。初诊时间:1997年4月。

患者乙肝大三阳,发现慢性乙型肝炎4年。近1年来谷丙转氨酶反复持续升高,多持续300～500U/L,一直服用中药,曾先后住院3次。近到上海某医院住院治疗半月,ALT仍＞300U/L。经朋友介绍,前来就诊。主诉腰酸乏力,两目干涩,夜眠梦多。诊见舌红苔薄少,脉弦略数,两眼黑圈如熊猫状。观其既往中医处方一直以清热解毒为法,住院滴注强力宁。证属肝肾亏虚,或因长期清化湿热,过度伤阴。治拟滋肾柔肝,六味地黄丸加味。

处方:生地 10g,熟地 10g,山茱萸 15g,丹皮 10g,泽泻 6g,淮山药 15g,茯苓 15g,白芍 20g,丹参 10g,桑寄生 10g,枸杞子 10g,杜仲 10g,墨旱莲 15g,女贞子 10g,五味子 6g,生甘草 6g。14 剂,每日 1 剂,水煎服。

二诊:服药 2 周后,腰酸乏力有减轻,原方续服 14 剂。

三诊:复查肝功能 ALT:136U/L,患者告知为近半年最低的一次结果。腰酸乏力明显改善,眼圈之黑稍有改善,舌红苔薄,脉弦。原方去杜仲,加连翘 10g。28 剂。

四诊:复查肝功能 ALT:67U/L,患者大喜。症状已不明显。原方加虎杖,28 剂。

此后,患者连续服药约半年后,肝功能转正常。后仍坚持用中药调理 3 年。2000 年起改用扶正化瘀胶囊。2002 年幸运出现 HBsAg 转阴。

按语:肝胆湿热证是慢性乙型肝炎的常见中医证型。但慢性乙型肝炎的中医治疗必须谨守辨证论治的原则,不可一味地清热解毒。本例患者自发现慢性乙型肝炎以来,治疗多以清热解毒化湿中药为主,但肝功能恢复并不满意,ALT 反复波动在 300~500U/L。观其脉证,主诉腰酸乏力,两目干涩,夜眠梦多,舌红苔薄少,脉弦略数,两眼黑圈,乃肝肾亏虚之象。属肝病日久,子病及母,耗伤肾阴;此外,长期清利湿热也恐过度伤阴。故以滋肾柔肝,养阴清热,处方六味地黄丸合二至九加味等治疗。结果药后肝功能较前恢复,并终致 HBsAg 转阴。由此案提示,临证证情变化多端,宜时刻不忘肝脏体阴用阳的特性,兼顾疾病在脏腑间传变的规律和相互影响,不拘泥于常法,辨证施治,则定能收获预期的疗效。此外,清湿热后予以补益肝肾,或许是一良好的序贯疗法,值得进一步研究。

三、补肾温阳利水——治疗肝硬化腹水

本病多由慢性乙型或丙型肝炎、嗜酒过度、血吸虫感染、自身免疫性肝病等疾病发展而来。肝硬化腹水为肝硬化的失代偿阶段,临床常见。尤其是反复腹水后,顽固难治,多预后不佳。中医辨证用药,效果尚好,多可带病延年。

(一) 基本病机:肝、脾、肾功能的失调,肾阳虚衰

肝硬化腹水隶属中医鼓胀的范畴。以腹胀大,皮色苍黄,脉络暴露为特征。《内经》云:"腹胀,身皆大,大与腹胀等也。色苍黄,腹筋起,此其候也。"《医门法律》:"凡有癥瘕、积块、痞块,即是胀病之根,日积月累,腹大如箕,腹大如瓮,是名单腹胀。"胡义扬教授认为,肝硬化腹水多为各种关联疾病的发展演变,导致肝脾肾三脏受病,气血水瘀积腹内形成鼓胀。本病的病机,首先在于肝脾功能的失调,肝气郁遏,木郁克土,脾失健运,湿浊不化,阻滞气机,可出现寒化与热化。肝气郁滞,血气凝滞,隧道阻塞,可见肝脾血瘀。肝脾损伤日久,进而累及肾脏,肾阳伤则开合不利,水湿停留,肾阳虚,无以温养脾土,加重中焦健运功能的失职,致使脾肾阳虚,湿浊不化,不能排出水湿至体外,此为腹水后期常见。因此,本病虽表现出水裹、气结、血瘀等实证表征,但实为肝、脾、肾功能的失调。病机特点是本虚标实,虚实交错。而后期多责之于肾之阴阳的虚损。

(二)治疗大法:补肾温阳利水

胡义扬教授治疗肝硬化腹水患者时,注重寒热虚实辨证,权衡主次。认为少数患者见有腹大坚满,烦热口苦,苔黄腻,脉弦数属湿热蕴结外,多数患者为寒证,表现为脾肾阳虚为主,而水裹、气结、血瘀多为共性。肝硬化腹水患者多见肾虚不能温养脾土,致使水液潴留,而肾气为肾精所化,肾精为阴,肾气须肾阳蒸化肾阴而化生。因此,胡教授多以补肾温阳,化气行水为基本治法。症见腹大胀满,面色晦暗,神疲乏力,肢冷或下肢浮肿,小便短少,纳差腹胀,便溏,舌胖,脉沉细无力者,多采用金匮肾气丸合防己黄芪汤加减,缓缓图治。

基本方:黄芪、白术、防己、桂枝、制附子、熟地、山萸肉、牡丹皮、泽泻、茯苓、淮山药、丹参、牛膝、车前子、猪苓、大腹皮、枳壳、鸡内金。若腹胀满甚者,加用莱菔子以行气消胀;小便短少,多用玉米须、白茅根等利水;瘀血明显者,加四物、牛膝活血;虚烦失眠者,减量桂附,加用酸枣仁、川芎、知母、首乌藤等;有鼻衄、齿衄者,减量桂附,加用生地黄、茜草、白茅根等。本方为胡教授多年临证的验方。以补肾温阳、行气利水为主。针对肝硬化患者多肾虚无以温养脾土,致使脾失健运,湿浊不化的病机特点,采用金匮肾气丸和防己黄芪汤加减。方中肾气丸温补肾阳,以利气化,黄芪、白术可用30g,重在益气利水,健脾化湿,车前子、猪苓、大腹皮加强利水之效,佐以丹参、牛膝,活血祛瘀,枳壳行气解郁,为标本兼顾、补泻兼施之剂。

而主证为湿热内蕴等他证者,则以他法治疗,遵循"衰其大半而止"的基本原则,较少用逐水、破下至竣剂,以免损伤脾胃中州,伤及肾之阴阳。

[病案举例]

金某,61岁,日本华裔,初诊日期:2000年6月。

主诉腹胀大、尿少6个月前来就诊。患者年轻时酗酒,发现肝硬化脾肿大且反复腹水已5年,但作为公司老总,一直奔波于世界各地。因6个月前腹胀大,在日本治疗不甚理想,得知上海某草药店治疗腹水负有盛名,遂请求中医治疗。草药店医生予以攻下逐水,初期疗效甚佳,但1个月后则在用药过程中腹水回复不退,服利尿剂也难以缓解。坚持3个月后,无奈转到我处求诊。症见面色晦暗,腹胀大如鼓,腰酸。下肢皮肤凹陷性浮肿,色泽淡暗,按之不易起。舌质淡,轻微齿痕,苔白,脉弦。血清白蛋白:28g,A/G:0.76。治拟补肾温阳利水。

处方:黄芪30g,白术15g,防己10g,桂枝10g,制附片15g,熟地10g,山萸肉10g,牡丹皮6g,泽泻15g,茯苓30g,淮山药15g,丹参15g,车前子15g,猪苓30g,大腹皮10g,玉米须30g,枳壳10g,鸡内金6g。7剂。另螺内酯按原来服用(2片,日2次)。

二诊:服用一周后,患者大喜,腹胀大幅减轻,尿量增,告知皮带扣缩了2个洞眼。其他情况基本同前。改制附片10g,加怀牛膝10g。14剂。

三诊:精神明显改善,已无明显腹胀迹象,下肢肿明显减轻,B超报告少量腹水。血清白蛋白:31g。原方改制附片6g,川桂枝6g,猪苓15g,去玉米须。

复诊持续3个月。腹水消退。后患者每半年或1年来诊一次。坚持服药近3年后失去联络。

按语：肝硬化腹水为临床常见。本例患者之前在他院就诊时以攻逐之法获得了短期疗效，但很快出现反复。前来就诊时症见：面色晦暗，腰酸，且伴有凹陷性水肿，色泽暗淡，乃为脾肾阳虚而致水停之证。如以攻下，则易虚虚实实。故治以补肾温阳利水，以金匮肾气丸合防己黄芪汤加减。肾气丸温补肾阳，以利气化，其中附子更是温补元阳之主药，上助心阳以通脉，中温脾阳以健运，下补肾阳以益火；黄芪、白术，重在益气利水，培土以制水；车前子、猪苓、大腹皮加强利水之效；佐以丹参、牛膝，活血祛瘀，枳壳行气解郁，疗效显著。该病本虚标实，缠绵难愈，易复发，需长期坚持治疗。

四、清热泻浊开窍——治疗肝性脑病

肝性脑病是一种由于急、慢性肝功能严重障碍或各种门静脉体循环分流异常所致的，据国外资料报道，肝硬化患者伴肝性脑病的发生率至少为30％～45％，轻微型肝性脑病发生率为30％～84％。慢性肝病患者一旦发生肝性脑病，则预后不良，其1年生存率低于50％，3年生存率低于25％。

（一）基本病机：瘀热化火，痰蒙清窍

本病属于中医鼓胀、神昏等病症范畴。主要由于肝炎病毒感染、血吸虫感染、酒食不节加之情志内伤等形成黄疸、积聚、鼓胀等病症转化、恶化而成。其病机多由病变日久，正气虚损，气血水瘀积于内，湿浊瘀久化热，复因饮食肥甘厚味或郁怒等不慎，热毒内蕴化火，邪实正虚无力运化，气机逆乱，终致清气不升，浊邪不降，壅塞心窍，心神被蒙。正如《临症指南医案》谓："病在肝胆胃经，三阳并而上升，故面火炽则痰涌，心窍为之闭塞"。

（二）治疗大法：清热泻浊开窍

胡义扬教授认为本病治疗虽因顽疾日久不愈，正气虚弱气血水瘀积于内，但其标在于湿瘀热毒，内蕴化火，清气不升，浊邪不降，壅塞心窍。应本着急则治其标的原则，予清热泻浊开窍。荡涤邪秽，以安五脏。从现代医学角度考虑，泻浊之法可以调节肠道菌群，抑制内毒素和血氨的产生。其中，胡义扬教授有三味必用要药：一是大黄，二是石菖蒲，三是胆南星。大黄性寒味苦，气味俱厚，沉而降。具有泄热通腑，荡涤肠胃积毒之功效。《本草纲目》："足太阴，手、足阳明，手、足厥阴五经血分之药。"为"泻血分伏火"之药。《医学启源》："《主治秘要》云：其用有四：去实热一也，除下焦湿二也，推陈致新三也，消宿食四也。"而石菖蒲"开心窍，补五脏，通九窍"。《神农本草》：为开窍要药。胆南星具有清热化痰、息风定惊的功效。清代《冯氏锦囊秘录》云：南星气温而泄，性紧有毒，故能攻坚祛湿。半夏辛而能守，南星辛而不能守，其性烈于半夏也。南星专主风痰，半夏专主湿痰，功虽同而用有别也。胡义扬教授多初用南星，后用姜半夏。

基本方：制大黄、石菖蒲、胆南星、茵陈、天麻、白术、生薏苡仁、淮山药、车前子、连翘、川郁金、赤芍、枳壳、甘草。方中制大黄泄热通腑、化瘀为君药；石菖蒲、胆南星化痰开窍为臣药；佐以茵陈、车前子化湿和利湿清热，连翘清气分之热；天麻平肝；赤芍清热活血；白术、生薏苡仁、淮山药健脾化湿，固护脾胃之气；郁金、枳壳疏肝理气，甘草调和解毒。

[病案举例]

王某，男，48岁，上海人。初诊日期：2016年2月17日。

主诉：视物模糊半月。

现病史：患者6年前因肝区不适就医时发现乙肝，肝硬化。后一直服用抗病毒药，病情稳定。2015年6月10日因嗜睡、乏力就诊时查出血氨：140μmol/L，当时曾诊断肝性脑病住院治疗，好转后出院。后来多次复查血氨均高于正常上限2倍左右，在外院门诊行中西医结合治疗。半月前患者出现视物模糊，嗜睡。2月16日复查血氨：149μmol/L，总胆红素：68μmol/L，翌日前来就诊。症见：视物模糊，嗜睡，大便4～5次/日，仅第一次成形。该患者性情开朗乐观。检查精神状态尚可，扑翼样震颤（±），舌质胖、红，苔黄，脉沉数。拟收治住院遭拒。治以清热利湿，豁痰开窍。拟方：制大黄10g，石菖蒲20g，白术10g，党参15g，胆南星6g，白芍10g，郁金10g，茯苓15g，茵陈15g，栀子6g，天麻10g，藿香10g，厚朴6g，枳壳10g，连翘10g，陈皮10g，生甘草3g。14剂，水煎服，每日1剂。

二诊（3月2日）：复查血氨：75μmol/L，肝功能总胆红素：57.5μmol/L，ALT：24U/L，GGT：26U/L，总胆汁酸：91.8μmol/L，白蛋白：32.2g/L，球蛋白：30.6g/L。诉除大便仍每日4～5次外，余无明显症状。精神状态良好。舌质胖、红，苔黄，脉沉弦数。原方加生薏苡仁30g，白豆蔻3g。14剂。

目前一直持续门诊治疗中，病情稳定。

按语：肝性脑病是肝硬化失代偿期的常见并发症。本例患者因慢性乙型肝炎引起的肝硬化已多年，并曾有肝性脑病病史，为肝硬化的晚期阶段，治疗并且保持稳定较为困难。该患者就诊时视物模糊，嗜睡，大便日4～5次，不成形，扑翼样震颤（±），舌质胖、红，苔黄，脉沉数。血氨：149μmol/L，总胆红素：68μmol/L。属湿热内蕴化火，痰蒙清窍。治以清热利湿，豁痰开窍，方以制大黄泄热通腑，石菖蒲开窍是为主药，辅以健脾化痰湿热平肝之品，方证对应，取得良好疗效。胡教授认为，对于肝性脑病，以制大黄配以白术，调节肠道菌群具有重要意义，是临证必用之品。此外，该患者性格乐观开朗，对于病情的稳定十分有益。

五、健脾益气清热——治疗肝癌术后

我国原发性肝癌的发病率和病死率均占全球的50％以上。其病因因素，主要有肝炎病毒感染、食物黄曲霉毒素污染、长期酗酒以及其他肝脏代谢疾病、自身免疫性疾病以及隐原性肝病或隐原性肝硬化等因素发展。一般确诊后，外科有根治性切除、姑息性切除或肝移植，内科有肝动脉化疗栓塞、消融治疗、放射治疗、中医药治疗。通常5年生存率＜50％。根治性治疗后5年复发率50％～80％。术后的中医药治疗，对于控制肝癌复发，延缓生存期，改善生活质量等具有重要意义。

（一）基本病机：正虚于内，邪毒蕴结

肝癌是常见恶性肿瘤之一，具有起病隐匿、恶性程度高、进展快、侵袭性强、易转移、预后差等特点，归属于中医学中"肝积""积聚"等范畴。肝癌的病因病机比较复杂，与邪毒

（如乙肝病毒、黄曲霉毒素等）内侵,先天禀赋异常,以及七情内伤、饮食劳倦,致脏腑气血亏虚,湿、热、痰、瘀、毒互结于肝有关。病性为本虚标实,本虚为脾气不足,正气亏损,标实为邪毒内蕴,气血瘀滞,痰湿蕴结。病位在肝,常涉及脾、胃、胆、肾。

（二）治疗大法：健脾益气,清热解毒

1. 顾护中州,健脾为要　"正气存内,邪不可干""见肝之病,知肝传脾,当先实脾。"肝癌术后初期因手术摘除或消融癌症积块,邪实表现多不明显,而常见神疲乏力,腹胀纳少,大便溏薄等中焦虚弱之象。术后的调治补益脾胃应贯穿始终,使气血生化有源,则积自除。多用四君子汤或参苓白术散、补中益气汤等健脾益气。常选白术、茯苓、党参、太子参、黄芪、怀山药、甘草、薏苡仁等药健脾益气,均为平补之剂,温而不燥,补而不滞。此外,"有胃气则生,无胃气则死",常以炒谷芽、炒麦芽、焦山楂、六神曲、鸡内金等药健胃消食。

2. 清热解毒,防苦寒败胃　肝癌通过手术切除或介入或消融消除积块,有形之邪暂得以控制,但癌毒之邪仍存,控制肝癌术后复发转移是其要务。因此在扶正的基础上加以清热解毒是常法,意在扶正祛邪。但术后脾胃虚弱,尤其肝癌防治是持久之战,使用清热解毒之药不宜过于苦寒,以防败胃。通常选用半枝莲、白花蛇舌草、蒲公英、虎杖等。若有黄疸、口干口苦、腹泻、舌苔黄腻、脉弦滑等湿热之象,在健脾的基础上加用茵陈、栀子、虎杖、制大黄等清热利湿之品。既有祛邪之功,又不伤及人体正气。

3. 活血疏肝不破血　肝癌术后患者也时有痰、瘀、毒互结之证象,宜在辨证基础上加以活血疏肝化痰。肝主疏泄,务必使肝气畅达。不少患者受肝癌之打击,情志易出现抑郁,需要疏肝之品。肝主藏血,肝血瘀滞也较为常见,需要活血之品。但通常破血之药极为少用,恐伤正气。常用活血之药有丹参、白芍、郁金、牡丹皮、当归、川芎等养血活血之品,药味较少,用量较轻,且用时较短。常用疏肝药物有八月札、柴胡、薄荷,以及疏肝降逆之旋覆花、代赭石等。对有出血患者可选用三七、茜草、蒲黄炭,二至丸等。

基本方：黄芪 15g,白术 10g,灵芝 10g,茯苓 15g,八月札 10g,半枝莲 30g,白花蛇舌草 30g,墨旱莲 10g,白芍 15g,川郁金 10g,枳壳 10g,生甘草 3g。方中黄芪、白术、茯苓益气健脾,灵芝滋肝健脾,理气化瘀,墨旱莲滋补肝肾凉血,白芍养血柔肝,主扶正之要务。半枝莲、白花蛇舌草清热解毒,八月札理气活血且有良好抗肿瘤活性,佐以枳壳、川郁金理气疏肝活血,行补相参,甘草调和,共奏健脾益气,清热解毒之功。既可祛邪,又不伤正气。瘀血重者,加丹参、赤芍;有肝郁之相者加柴胡、薄荷;兼湿热甚者加黄芩、茵陈、生栀子;舌苔腻厚湿盛者,加苍术、佩兰;阴虚明显者,去白术、茯苓,加生地、麦冬、北沙参、枸杞子。

[病案举例]

陈某,男,31 岁,崇明人。初诊日期：2012 年 3 月 28 日。

因"肝癌术后 6 月"就诊。1996 年患者体检发现乙型肝炎（小三阳）,因无自觉症状,故一直未进行治疗。2006 年因肝区不适就医发现肝硬化、脾大,后行脾切除术,并抗病毒治疗。2011 年 8 月 15 日体检 B 超发现肝右前叶下段见大小约 32mm×22mm 实质高回声占位。后经增强 CT 检查提示肝右叶可见大小为 4cm×3cm 的 T1 低信号,T2 高信号病灶,增强后动脉期病灶明显强化,门脉期及延迟期减退呈低信号。遂于东方肝胆医院行右肝肿瘤切除术。2011年9月15日病理示:1.(肝右叶)小肝细胞癌,粗梁型,Ⅱ-Ⅲ级;2.混合结节型肝硬化。AFP:20ng/ml,HBsAg＞250,CEA、CA199均为阴性,HBV-DNA＜1000IU/ml,肝功能正常。症见:右胁胀,手术切口处紧迫感,无发热恶寒,纳一般,夜寐安,小便可,大便不规律。舌胖、白,苔白厚腻,脉弦。西医诊断:肝癌术后,乙肝后肝硬化。中医诊断:肝积(脾虚湿盛,气滞血瘀)。治以健脾祛湿,行气活血。

拟方:白术10g,黄芪15g,薏苡仁30g,丹参10g,赤芍15g,白芍15g,郁金10g,茯苓15g,陈皮10g,柴胡6g,半枝莲15g,八月札10g,虎杖10g,山楂15g,苍术10g,厚朴6g,生甘草3g。14剂,水煎服,每日1剂。

二诊(4月18日):4月12日磁共振检查示肝癌术后表现;胰腺头颈部后方血管周围数枚淋巴结可能,腹腔少量积液;建议增强CT检查。4月16日增强CT示肝脏右叶变钝,形态稍欠规则。AFP:10.82ng/ml,HBsAg＞250,肝功能正常。患者偶有肝区切口处胀,纳一般,夜寐安,小便可,大便稀溏。舌胖、淡红,苔黄白厚腻,脉弦。

拟方:白术15g,苍术10g,薏苡仁30g,姜半夏6g,陈皮10g,茯苓15g,茵陈15g,生栀子6g,半枝莲15g,八月札10g,厚朴6g,车前子15g,墨旱莲15g,鸡内金6g,炒谷、麦芽各10g。14剂。

三诊(5月30日):患者药后感觉良好,自行抄方2次。5月18日复查B超:肝硬化。肝功能,血常规,铁蛋白,CEA均正常,AFP:12.7ng/ml。患者偶有肝区胀感,余无殊。舌胖、苔略白厚腻,脉细。

拟方:白术10g,苍术10g,厚朴10g,佩兰10g,藿香6g,姜半夏6g,陈皮10g,茯苓15g,茵陈10g,薏苡仁30g,半枝莲15g,车前子15g,郁金10g,丹参10g,神曲10g,山楂10g。14剂。

自2011年行肝癌手术后,至今已近6年,患者一直坚持中医药治疗不间断,处方均以基本方加减。目前患者无明显自觉症状,精神状态佳,检查无任何复发迹象。

按语:此为较典型之脾虚湿盛的案例。患者发生乙肝后肝硬化后又发生了肝癌,术后6个月。诉手术切口处紧迫感,无发热恶寒,胃纳一般,夜寐安,小便可,大便不规律。症见舌胖、白,苔白厚腻,脉弦。乃肝郁脾虚,痰湿困脾。一诊以基础方酌加苍术燥湿健脾、薏苡仁淡渗利湿,在活血疏肝消其瘀滞的同时增祛湿理脾之功。调肝实脾,升清降浊,效果显著。二诊时患者检查发现胰头颈部后方血管周围数枚淋巴结可能,腹腔少量积液。舌红苔黄,此为痰湿内停化热之象,加车前子通利湿邪,辅以茵陈、生栀子清化热结。结合患者症状予鸡内金、炒谷麦芽改善食纳。患者感觉良好,方药对证。三诊患者症情无殊,苔厚腻较前好转,增藿香佩兰芳香化湿,进一步加强健脾利湿功效。治疗原则确立,守方递进,三诊诸症皆缓,瘀滞减轻,肝木条达,脾土安和。

六、养血疏肝清热——治疗肝病不寐

肝病不寐在临床中极为常见。尤其常见于慢性病毒性肝炎、自身免疫性肝炎、早期肝硬化等患者。临床上即使病毒指标、肝功能等有很好的控制,出现不寐的患者仍可常见。

(一) 基本病机:阴血亏损,郁热内扰

肝主藏血,主疏泄。慢性肝病患者病势缠绵,常令患者终日忧虑,性情抑郁。忧思伤脾,气血生化不足,不能上奉于心,心神不安;或肝郁化火,阴血内耗,心火上炎;或湿热日久,热伤阴血,虚烦不得眠;或肝郁犯胃,胃气不和,夜卧不安;或久病肾阴耗伤,水不济火,心肾不交,心火亢盛,热扰神明。另一方面,慢性肝病湿热日久,复因情志不畅,可郁热内扰心神,而导致夜不能寐。《金匮要略》有虚劳虚烦不得眠的论述,而《景岳全书》谓:"劳倦思虑太过者,必致血液耗亡,神魂无主,所以不眠。""真阴精血之不足,阴阳不交,而神有不安其室耳。"胡义扬教授认为,其基本病机主要责之于阴血亏损或郁热内扰两端。

(二) 治疗大法:养血柔肝,疏肝清热

1. 养血柔肝 多见患者多梦易醒,甚心烦不寐,心悸健忘,或神疲乏力头晕,或有肝区不适隐痛,面色少华,舌淡或舌尖红,脉细。为久病耗伤阴血,虚烦不得眠。通常以酸枣仁汤为主治之;气血生化不足者,可合以归脾丸之意;甚有心肾不交,虚阳上扰者,加交泰丸,以黄连清火,反佐肉桂之温以入心肾。如《类证治裁·不寐》"阳气自动而之静,则寐;阴气自静而之动,则寤;不寐者,病在阳不交阴也"。

养血柔肝基本方:酸枣仁20g,知母10g,川芎10g,茯苓20g,川黄连3g,肉桂粉2g,墨旱莲15g,女贞子10g,五味子6g,白芍15g,百合10g,生甘草3g。症见气血亏损明显的加当归、白术、黄芪;不寐甚者加煅龙骨、煅牡蛎重镇安神。

2. 疏肝清热 多见有脘闷或胁胀,精神抑郁或焦虑,大便不调,口苦,舌苔黄或黄腻,脉弦等表现。胡义扬教授认为属湿热内蕴,肝失调达,胃不和则卧不安,郁热内扰心神。治以疏肝清热化湿。

疏肝清热基本方:姜半夏9g,生栀子6g,川黄连3g,薄荷6g,生地10g,酸枣仁15g,川郁金10g,佛手片10g,百合10g,神曲6g,生甘草3g。肝郁明显者加柴胡;湿热明显者加龙胆草;胃脘不适者加蒲公英;大便稀者加白术、枳壳;兼血虚者加当归。

[病案举例]

马某,女,42岁,上海人。初诊日期:2017年2月28日。

主诉:失眠2周。每晚入睡约2小时,无特别外界因素刺激经过,入睡后潮热感。已有慢性乙型肝炎病史7年,服用抗病毒药5年,肝功能正常稳定。近半年腰椎间盘突出,近有下肢痛麻感,间断性针灸治疗。舌尖红,苔白,脉沉细。诊断:中医诊断:慢性乙型肝炎。中医诊断:失眠。治拟养血清热安神。

处方:酸枣仁30g,川芎10g,知母10g,百合20g,合欢皮10g,生地15g,麦冬10g,酒玄胡15g,干地龙10g,鸡血藤15g,天麻15g,泽泻10g,远志6g,赤芍15g,白芍15g,当归10g,生甘草3g。14剂,水煎服,每日1剂。

二诊(3月21日)患者感觉药效良好,曾抄方续用1周。复诊主诉睡眠明显改善,入睡约5小时,下肢痛麻减轻。仍有潮热感,甚上热下寒。舌红赤,苔薄白,脉沉细。处方:原方加川黄连6g,肉桂粉2g。14剂,水煎服。

三诊(4月11日),告知睡眠已基本正常。惟口苦,舌红赤,苔薄白脉沉细。原方去延胡索、加淡竹叶6g,鸡骨草10g。14剂,水煎服。

按语：失眠是肝病患者极为常见的症状。本例患者无性情抑郁，乃慢性乙型肝炎湿热日久，热伤阴血，复因腰椎间盘突出下肢痛麻，虚烦不得眠。症见：入睡后潮热感，舌尖红，苔白，脉沉细。乃"真阴精血之不足，阴阳不交，而神有不安其室耳"。一诊以酸枣仁汤为主，加以养阴平肝，活血通络，睡眠改善；二诊虽睡眠改善，但患者感上热下寒，为心肾不交之象，故加以交泰丸治之。养阴血而清内热，疗效显著。胡义扬教授认为，肝病失眠责之于阴血亏损或郁热内扰两端，此乃较典型之案例。

（冯琴　彭景华　赵瑜　田华捷　毛羽丰整理）

陈红风

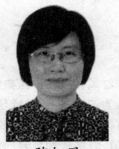

陈红风

女，1964 年出生。1984 年毕业于浙江中医学院，1991 年毕业于上海中医学院中医外科学专业研究生，师从陆德铭教授，获博士学位。从事中医外科领域临床医疗、教学和科研工作 30 余年，1999 年晋升主任医师，2001 年成立上海中医药大学附属龙华医院乳腺科，任科主任、中医外科研究所乳腺病研究室主任。为国家中医药管理局重点学科中医乳腺病学学科带头人，上海中医药大学中医外科学术带头人。为顾氏外科第五代传承人，全国名中医工作室——陆德铭工作室负责人。在学术上弘扬中医特色，传承顾氏外科学术思想和诊疗经验。2009 年获「全国优秀中医临床人才」称号，共主持国家级和市部级科研项目 20 余项，承担各级科研课题 30 余项。2001 年起担任中医外科研究

室主任，2008 年起任国家级精品课程——中医外科学课程负责人，主编普通高等教育「十五」「十一五」「十二五」国家级规划教材《中医外科学》、卫生部「十二五」规划教材《中医外科学》等教材、著作 6 部，副主编 15 部。2000 年起任博士研究生导师，培养博士研究生 12 名，硕士研究生 23 名。

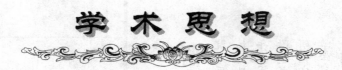

学 术 思 想

一、以气为宗,尤重脾胃,兼顾肝肾

陈红风教授在中医典籍对乳腺疾病的病因分析中,发现"气"是很重要的一个因素。王冰认为:"乳之上下,皆足阳明之脉也。乳房之中,乳液渗泄,胸中气血皆外凑之……";巢元方《诸病源候论·卷四十·妇人杂病诸候四》列举了乳肿、妒乳、乳痈、乳疮、发乳、乳瘘、乳疽、乳结核和乳岩的病因病机,提出了乳房属阳明胃经的论点,"劳伤气血,其脉虚,腠理虚,寒客于经络,寒搏于血,则血涩不通,其血又归之,气积不散,故结聚成痈",指出气虚气积可致乳痈。金元四大家之一的朱震亨提出"乳房,阳明所经,乳头,厥阴所属"的著名论断。这对于认识妇女乳房疾病的病理机制,临床证候和辨证施治起着重要作用。乳房是肝胃经脉所过之处,其发病与肝胃二经相关,因而也应当从肝胃二经论治。对乳房疾病的病因病机从胃到肝的认识是一大进步,而乳疾与肝的关系中,肝郁气滞是最突出的表现。肝郁气滞则痛、肿,可结块,可合胃热而化脓,可导致乳汁分泌的失常。朱震亨言乳痈:"乳子之母,不知调养,怒忿所逼,厚味所酿,以致厥阴之气不行,故窍不通而汁不得出,阳明之血沸腾,故热盛而化脓"。陈实功《外科正宗》详述乳岩的病因及诊治,"忧郁伤肝,思虑伤脾,积想在心,所愿不得者,致经络痞涩,聚结成核,初如豆大,渐若棋子,半年一年,二载三载,不疼不痒,渐渐而大,始生疼痛,痛则无解,日后肿如堆粟,或如复碗,紫色气秽,渐渐溃烂,深者如岩穴,凸者若泛莲,疼痛连心,出血则臭,其时五脏俱衰,四大不救,名曰乳岩……"指出肝郁气滞是病之根本。对乳疾与气的关系理解最深的古代医家当属余听鸿,其在《外科医案汇编》中指出:"乳症,皆云肝脾郁结,则为癖核,胃气壅滞则为痈疽"。又云:"鄙见治乳症,不出一气字足之矣。脾胃土气,塞者为痈;肝胆木气,郁则为痈;正气虚则为岩;气虚不摄为漏;气散不收为悬;痰气凝结为癖为核,气阻络脉乳汁不行,或气滞血少,涩而不行。"余氏不但在病因病机方面认为乳房疾病的关键在于一个"气"字,而且对乳房病的治疗原则,余氏仍强调:"若治乳从一气字着笔,无论虚实新久,温凉攻补,各方之中,挟理气疏络之品,使其乳络疏通。气为血之帅,气行则血行,阴生阳长,气旺流通,血亦随之而生,自然壅者易通,郁者易达,结者易散,坚者易软"。

余听鸿总结了历代医家的医疗经验,提出了气病则乳病的观点,强调了疏通气机在乳房病治疗中的重要意义。他的学术观点,虽然稍失偏颇,过于强调了"气"对于乳疾的重要性,虽然意识到"乳中结核,虽云肝病,其病在肾",却未曾深究。但他仍奠定了疏肝理气治疗各种乳房疾病的理论基础,至今仍对乳房疾病的诊疗实践起着重要的指导意义。但是"疏肝理气"不是乳疾从气论治的全部。从病因病机分析,乳疾之气滞不独肝耳,正如陈实功在《外科正宗》中谈及乳岩的病因乃是"忧郁伤肝,思虑伤脾,积想在心,所愿不得者……"，可见乳岩之郁滞不仅在肝，也在心脾。《证治汇补·五脏郁证》指出脏腑本气郁结所致的五脏郁证。不仅仅有肝郁气滞，五脏中任何一脏的郁滞均可影响其他脏腑，使其致郁。治疗可参详李杲《脾胃论》肝脾兼顾的观点："治肝、心、肺、肾，有余不足，或补或泻，唯益脾胃之药为切"。即使真为肝郁，仲景有云"见肝之病，知肝传脾，当先实脾"，近代名医张锡纯云"欲治肝者，原当升降脾胃，培养中官，俾中官气化敦厚，肝木自理，即有时少用理肝之药，亦不过为调理脾胃剂中辅佐之品"，由此可见脾郁乃五脏郁之根本，解脾郁也是消五脏郁的钥匙。中医外科各家流派谈及乳疾往往多谈肝胃，很少涉脾。岂不知脾胃本一体，肝胃不可分，乳疾与脾的关系实是密切非常。正因如此，陈红风教授以为乳疾从气而治的第一点即是补益脾气。凡临证见脾郁、肝脾郁结之证，症见焦虑抑郁、胸脘痞闷、少寐健忘、精神不振者均可补益脾气，方用归脾汤加减，据其有无郁热稍作调整。乳疾从气而治第二点方为疏肝理气。但疏肝理气的同时可佐以益气健脾，和胃理气之品。方用柴胡疏肝散加减，若郁而化热，可合内疏黄连汤清郁热。总之，要疏中有补。如此则不论是气有余之疏泄失常，还是气不足推动无力之郁滞，乳疾从气而治均可获得良效。

当然，陈红风教授强调乳疾以气为宗，从气而治时，并不意味着忽视其他的病因。从乳房的生理结构及经络循行来看，乳房位在肌表之间，但其生理病理均与肝脾肾三脏密切相关。三脏之中，肝脾之重前文已述，陈红风教授在研究生阶段就"肾-下丘脑-垂体"这一生殖内分泌轴与乳腺的关系做过深入研究：肾及冲任对于乳疾的发生发展有着重要的影响，尤其是对于一些肿块性乳房疾病，肾失所养，冲任失调是致病根本。

二、乳房病论治以阴阳为本，肝脾肾为要

乳房疾病是临床外科常见病、多发病，尤以妇女占大多数。其发病率有增高趋势，给患者精神上和肉体上造成很大的痛苦，甚至会危及生命。乳房属于较为独立的体表器官，其生理功能、病理变化受全身脏腑功能和气血运行状况的影响。在经络循行上，乳房与肝经、胃经、肾经及冲任两脉息息相关。足厥阴肝经上膈，布胸胁绕乳头而行；足太阴脾经经胃上膈，布于胸中；足少阴肾经，上贯肝膈而与乳联；足阳明胃经，行贯乳中；冲任两脉起于胞中，任脉循腹里、上关元至胸中，冲脉夹脐上行，至胸中而散。冲任又隶属于肝肾，故有乳头为肝所主，男子乳房属肾，女子乳房为胃所司之说。

在乳房疾病的诊治上，陈教授以脏腑辨证为纲，尤以肝脾肾三脏为要。肝主疏泄，性喜条达而忌抑郁，能调畅情志。肝者，决定着精之藏泄，冲任之通盛。肝气冲和条达，则血脉得畅。反之，一有怫郁，则发而为病。"女子以肝为先天"，凡病多以肝气为先，由于情志不畅，可导致肝气郁结，气滞血瘀，引起乳房疼痛、结块。正如《疡科心得集》载："乳癖由肝气不舒郁结而成"，经过长期临床观察发现，焦虑、忧郁、烦躁等精神因素是导致乳腺病的重要原因，乳腺病患者大多有这类负性情绪。浆细胞性乳腺炎多因情志抑郁、肝失疏泄，营血不从、气滞血凝，导致乳络不通，热毒积聚，终至肉腐而为脓肿。陈师以疏肝清热、和营散结为治，收到良好效果。乳腺增生病以乳房肿块、疼痛为主要表现，具有"随喜怒而消长"的特点，肝郁气滞为主要成因，陈教授注重疏肝理气，强调选方用药当和平，理气而不伤阴，疏肝勿忘养肝。乳腺癌术后患者由于担心疾病复发，常有忧虑、抑郁情绪，陈教授在

益气扶正的治疗大法上常加疏肝解郁之品，并当注意调摄，解除患者思想顾虑，使能怡情自遣，宽怀调养。

乳房属胃，胃与脾相表里。脾胃为后天之本，胃主受纳，脾主运化水谷精微、生化气血、运化水湿，促进消化吸收，输布气血津液，滋养乳腺。脾气虚弱，化生无源，中气不足，气滞血瘀，导致冲任不通。或忧思伤脾，脾失运化，湿聚成痰，痰阻乳络，可见乳房结核。若湿与热相搏结，结于乳络，可见乳痈。乳腺癌术后放、化疗后，常伤及正气，此时治疗多重视扶正。陈教授也多从补益脾胃入手，常选用黄芪、党参、茯苓、陈皮、白术、山药、莲子、太子参等，酌加焦三仙、鸡内金等和胃之品，使中焦得健，气血生化有源。

肾为先天之本，肾气化生天癸，可以激发冲任二脉的生理功能，乳房发育和行使生理功能受冲任气血的影响。因此乳房疾病的发生常与肾的功能失常有关，诚如《外证医案汇编》所云："乳中结核，虽云肝病，其本在肾"。

阴阳学说是中医学的理论基础之一，至今仍指导着中医各科的临床实践。《素问·生气通天论》曰："阴平阳秘，精神乃治，阴阳离决，精气乃绝"。说明阴阳调和，则诸病不生，阴阳失调是万病之根。女性月经周期是一个阴阳消长转化的过程。乳房因随月经周期中的变化，其生理状态也可分为经前的增生期与经后的复原期，经前乳管扩张，乳管周围的基质水肿、苍白，此时肝气充盈，如冲任有所不和，肾阳不足，则影响乳房的复原而发展为病理性增生。经后乳管小叶的增生消退，乳管小叶周围组织的水肿也消失，此时，随着经血外泄，肝盛得疏，冲任处于静止状态。乳腺的生理存在着有规律的阴阳消长变化，所以乳腺病的病理变化与阴阳消长的失衡也有着不可分割的关系。陈教授治疗乳腺疾病，常酌加桂枝、白芍、干姜、柴胡等调和阴阳。选方用药无不敏感到位，将桂枝汤调和阴阳的作用延展及深入到乳房疾病治疗之中。正所谓"桂枝汤外证得之可调和营卫以固表，内证得之则交通阴阳而守中"。

总之，陈教授在古代医家认识基础上，结合自己的多年临床经验，治疗乳房疾病辨证以肝脾肾为要，治疗以调和阴阳为根本，是陈教授乳腺疾病学术思想的基础。循着肝-脾-肾的主线，以阴阳为本，提纲挈领、审病求因、辨证施药，常能准确把握病机、有的放矢，取得较好的疗效。

临 床 经 验

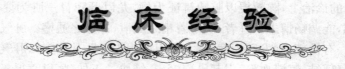

一、疏散法治疗粉刺性乳痈

陈红风教授认为，乳房是人体内一个非常特殊的器官。从所处的部位而言，乳房位在浅表，但又不同于皮毛口鼻之直接与外界相通，严格来讲，乳房在"肌表之间""皮里膜外"，当属"半表半里"的一个特殊部位。就经络而言，乳房又是肝、胃、脾、肾及冲任二脉循行所过部位。诸经之中，尤以肝胃二经与女性乳房的关系最为密切。金元四大家之一的朱震亨曾指出"乳房，阳明所经，乳头，厥阴所属"。

"粉刺性乳痈"是 20 世纪 80 年代，前辈顾伯华、陆德铭等因其乳房局部表现类似乳痈又不同，常从乳头孔排出或脓液中夹杂有粉渣样物的临床特点而命名的一个新的病名，在古籍未查到类似的记载。西医学对本病的病因尚未阐明。一般认为与导管排泄障碍、异常激素刺激导管上皮分泌及厌氧菌感染等有关。而中医病因病机认为是患者素有乳头凹陷畸形，外感邪热，或七情内伤，肝郁气滞，营血不从，气血瘀滞，结聚成块，或郁久化热，蒸酿腐肉而成脓肿，溃后成瘘。内治上多以疏肝清热，和营托毒为主。粉刺性乳痈在临床上根据疾病发展的不同阶段，可分为溢液期、肿块期、化脓期、瘘管期几个阶段。临床上单纯的溢液期很少见到，后三期的患者较为多见。在这三个不同阶段之中，肿块期是粉刺性乳痈治疗的黄金阶段，及时合理的用药往往能立竿见影，用药后短期内肿消痛减。但在临床上，这一治疗的黄金时间往往稍纵即逝，来到专科医生面前的粉刺性乳痈患者往往已经是"三代同堂"：患乳中既可见新发结块，又有已经红肿化脓的部分，还有已经自溃或穿刺后溃破的疮口，大大小小的病灶分布在乳房的不同层次，彼此相通或者不通。这样的患者病情错综复杂，在治疗的时候容易顾此失彼。所以常见病情迁延日久，乳房局部皮肤损严重，即使是最终治愈了，对患者的乳房外形已造成了不可挽回的影响。

陈红风教授在治疗粉刺性乳痈肿块期时十分注重气机的调畅。陈教授认为，女子禀赋所致，多有气机不畅，对于粉刺性乳痈的患者而言，此时（非哺乳期非妊娠期）此处（病发肌表之间，半表半里）的"痈"，既不同于乳痈之肝胃皆重，尤重脾胃，因其少了乳汁在局部的影响；又不同于体表其他部位的痈，粉刺性乳痈的发生发展与乳腺自身结构的特殊性息息相关。乳房作为一个特殊的体表器官，它同时兼具了因气机郁遏出现表证和因肝脾肾三脏在脏腑功能上失调而出现的里证的特点。对于肿块期和各期混杂的粉刺性乳痈患者，陈红风教授尤其善用柴胡剂，取其走表散结之功，临证颇有验效。在这里"走表药"有因病位在表，引药至病所和使较深在的病灶移深就浅的作用。

[病案举例]

蔡某，女，28 岁。初诊日期：2017 年 4 月 20 日。

不慎被小儿头撞后出现右乳疼痛，触及结块。当时局部肤色如常，无乳头溢血溢液，无发热等不适。至某医院就诊，查乳房 B 超示：小叶增生可能，予小金丸口服。至 4 月 5 日下午，左乳内侧肤色泛红。于 4 月 7 日至某医院复诊，左乳内侧肿块较前增大，大小约 5cm×4cm，红肿疼痛，予查血常规＋CRP，白细胞：$11×10^9$/L，中性粒细胞：74.3％，CRP：7mg/L，考虑"左乳浆细胞性乳腺炎"，予头孢拉定口服。4 月 8 日患者至我院就诊，查体见左乳肿块大小约 10cm×8cm，红肿明显，肤温升高，予柴胡清肝汤合五味消毒饮加减口服，金黄膏外敷，药后结块未见缩小，1 周后肿块波及全乳，大小约 15cm×13cm，质硬，局部肤色红，肤温升高，皮肤呈橘皮样变，疼痛剧烈，伴午后发热，最高体温达 39.6℃。4 月 14 日在我科行左乳肿块穿刺术，病理示：局部肉芽肿性炎及脓肿形成。4 月 14 日下午至某医院行抽脓术，抽出稠厚脓血水 1ml。4 月 17 日患者出现咳嗽，自行口服头孢拉定至今。现纳呆，夜寐欠安，二便尚调。查体：左乳明显肿大，左乳可及一波及全乳的肿块，大小约 18cm×14cm,质硬,边界欠清,活动欠佳,局部肤色红,肤温升高,皮肤呈橘皮样变,触痛(十),左乳头轻度凹陷,右乳未及明显肿块,双乳头无溢液,左腋下可及一肿大淋巴结,大小约 2cm×2cm,质中,边界尚清,活动可,触痛(十)。舌质红,苔薄黄,脉弦滑。证属粉刺性乳痈之肝经郁热证。治拟疏肝清热,凉血解毒。方拟柴胡清肝汤加减。

处方:柴胡 27g,黄芩 15g,蒲公英 30g,连翘 15g,生石膏 45g,防风 9g,皂角刺 27g,陈皮 9g,白芷 9g,赤芍 15g,生甘草 6g,菝葜 30g,茵陈 15g。5 剂。

医嘱:忌一切辛辣发物。

二诊:2017 年 4 月 25 日。左乳疼痛较前缓解,左乳肿块较前明显缩小,局部红肿明显消退,左乳内上方皮色稍红,按之稍软。3 天前双下肢出现结节红斑,触痛(十)。午后仍有发热,最高体温:38.3℃。纳谷欠馨,夜寐欠安,口干,大便干结,三日未行。舌光红少苔,脉弦。处方:前方改柴胡 15g,皂角刺 9g,加白花蛇舌草 30g,虎杖 15g,天花粉 15g。5 剂。

三诊:2017 年 5 月 30 日。左乳疼痛明显缓解,左乳结块较前进一步缩小变软,左乳内上方多处皮色暗红,按之应指,双下肢结节红斑未见明显消退,体温平,咳嗽未消,纳寐可,二便尚调。舌质偏红,苔薄,脉弦。因患者局部皮薄欲溃,拟入院手术治疗。遂予原方继服,收入病房。

按语:患者产后 2 年,回乳 10 个月。患者身为西点师,平素喜食肥甘厚味,脾胃积热日盛,又因乳房局部受小儿撞击,受力之处气机阻滞,血溢脉外,如此与胃热相合则热盛肉腐,蒸酿成脓。本案患者正值盛年,素体强壮,气血充盛,发病之初邪正相争剧烈,局部气机阻滞,故见左乳结块迅速增大,质硬,皮色不红,疼痛剧烈;此时虽予柴胡清肝汤合五味消毒饮加减以疏肝清热解毒,但量小力微,无力阻其病势,故结块继续增大,短短两周即遍布全乳,此时热势已盛,热入营分,故见壮热不退。郁热日久,木火刑金,肺失宣降,故见咳嗽。查舌质红,苔薄黄,脉弦滑。故辨证属粉刺性乳痈之肝经郁热,热入营分。治则:疏肝清热,凉血解毒。方中重用柴胡、黄芩疏肝清热,连翘清热散结,生石膏甘寒清热、散结解凝,防风、皂角刺、白芷走表散结,托毒外出,陈皮理气宽中,蒲公英清热解毒消痈,菝葜祛风解毒、散瘀消痈,赤芍清营血分之热,茵陈清热利湿,生甘草调和诸药。全方共奏疏肝清热、解毒散结,托毒外出之功,方中"疏透""疏散"之意一目了然。药后局部气滞得以疏散,郁热得解,故结块明显缩小变软。但壮热耗气伤津,发散走表之剂也有劫阴之弊,故二诊见口干便干,舌质光红少苔,前方疏散之剂减量,加白花蛇舌草清热解毒,消痈散结,虎杖清热通便,天花粉清热泻火,生津止渴,排脓消肿。

从本案可以管窥陈红风教授治疗粉刺性乳痈的基本治则,即"疏散"二字。疏为疏郁滞之气,可予柴胡、黄芩疏肝理气,也可予皂角刺、白芷、防风走表散郁,也可予赤芍、生地凉血疏散,亦可用细辛、麻黄温散走表。在外治法上,也注重"疏散"之法,无论是粉刺性乳痈结块初起时外敷金黄膏,还是局部脓熟后小切口引流,或是病情复杂,"三代同堂"之切开与拖线疗法联合应用,都离不开疏散通透之意。

二、通乳法治疗乳痈郁滞期

乳痈是发生在乳房的最常见的急性化脓性疾病,相当于西医的急性乳腺炎。发生于哺乳期的占临床病例的大部分,亦可发生在妊娠期、非妊娠期和非哺乳期,临床较少见。其临床特点是乳房结块,红、肿、热、痛,排乳不畅,可伴有发热、周身酸痛等全身症状。乳汁瘀积,排乳不畅,是本病发生的主要原因。根据疾病发展的不同阶段,可分为郁滞期、成脓期和溃后期三个阶段。西医治疗急性乳腺炎多应用抗生素,可以改善症状,取得一定疗效,但容易导致结块欲消不消,欲脓不脓,形成僵块,经久难消。

中医外科大家顾伯华先生指出:“乳痈论治,贵在早治,以通为顺”,认为乳痈早期(郁滞期)若失于调治或治法不当,容易腐化酿脓,甚至产生传囊乳痈等变证。陈红风教授传承发展顾氏外科治疗乳痈的临床经验,认为本病当在郁滞期予以及时合理的治疗,使得结散乳畅,维持哺乳,否则容易酿脓,影响哺乳。针对乳痈“乳汁郁积,乳络闭阻,气血壅滞”的发生根源,陈教授亦认为治疗乳痈贵在“通”,且“通”贯内外。

(一) 内治方面

内治方面,虽总括为“通”,但具体施治时,结合辨证,陈教授之“通”法又各有不同,包括疏通乳络、疏通肝气、通络化痰、疏通表邪、通利血脉、通腑泻实、温通辛散等。疏通乳络,陈红风教授常用通草、丝瓜络、路路通、漏芦、王不留行、枳壳等,使壅塞之乳络迅即通畅,有利于积乳排出,肿消结散。疏通乳络为陈教授“通”法之核心,贯穿应用于各种证型患者。疏通肝气,陈教授常选用柴胡、郁金、八月札、青皮、苏梗、香附等,疏肝理气,通达乳络之郁,使肝气调达,乳络通畅而避免乳汁蓄积,辨证乳痈患者有肝气郁结征象时可应用,如伴有情绪抑郁、易哭易怒,脉弦等。通络化痰,陈教授喜用贝母、瓜蒌、白术、茯苓、夏枯草、茵陈、藿香、佩兰等,化痰祛湿,避免痰阻气滞,乳络不畅,结块酿脓,多应用乳痈证见乳房结块,舌苔厚腻,脉滑者。进食肥甘厚腻者,多有痰滞征象,当结合辨证选用清热、温通、健脾等法使得痰化肿消。疏通表邪,陈教授喜用牛蒡子、金银花、连翘、荆芥、防风等,使得邪位移深居浅,从表、从外而解,邪有出路而痈消毒败,多用于乳痈兼有发热等全身症状,舌红或边尖红,脉浮数。通利血脉,陈教授多用当归、赤芍、丹参、益母草、川芎等,可截断气血进一步壅滞,而免除化腐成脓之弊,促使乳痈消散吸收,多应用于乳痈肿块皮色正常,无明显疼痛,质地中等偏硬,舌象淡紫或见瘀斑,脉弦者。陈教授常提醒,临床上运用通利血脉药物时需兼顾产后恶露情况,如恶露淋漓不尽,当减少通利血脉之品。通腑泻实,喜用生石膏、知母、蒲公英、瓜蒌等清阳明经热,枳实、玄参等泻阳明腑实,如此腑通热清,起釜底抽薪之效,多应用于乳痈发热,兼有口臭、大便秘结等症状。陈教授强调,通腑泻实之品多属寒凉,不可过用或妄用,避免损伤脾胃、乳房局部形成僵块等。温通辛散,常选用皂角刺、白芷、白芥子、鹿角片等,温阳通络,使得乳汁、气血得温则行,避免乳汁、气血凝滞,形成“僵块”,经久不消,多应用乳痈肿块皮色不红,兼有怕冷,舌淡,脉弱等征象。

(二) 外治方面

外治方面,“通”法以手法排乳、药物外敷为主,还可结合耳穴贴压、穴位按压等。陈红风教授完善、规范并推广了以手法排乳、药物外敷为主的“通乳外治法”,纳入郁滞期乳痈患者 211 例，观察"通乳外治法"临床疗效，结果临床疗效总有效率为 99％，积分疗效总有效率为 98.3％。

1."通乳外治法"具体操作方法 ①患者取坐位，清洁乳头。②取适量冬青油或石蜡油，涂抹于整个患乳。③食指、拇指分别从上下左右各个方向交替进行提捏乳头、推压乳晕，打开乳窦，扩张乳导管，缓解乳晕区压迫。④根据乳房结块大小取适量冬青油在结块的部位进行环形按摩 1 分钟，以皮肤发热为宜。⑤实施手法单元排乳：冬青油环形按摩 1 分钟、从乳根部向乳头方向挤排乳汁 5～10 次，提捏乳头、推压乳晕 3～5 次为一单元。根据患者情况实施 2～5 个单元。⑥油膏外敷：局部肿块未完全消散者，可予以金黄膏外敷；局部乳头水肿或破溃者可予以青吹口油膏外敷。

2."通乳外治法"使用注意点 ①以石蜡油或冬青油等无刺激介质涂抹患乳，减少患乳与医者之手之间摩擦，保护患乳皮肤；②医者施以手法治疗前当修剪指甲，以指腹均匀用力，避免指尖抠抓刮伤皮肤和乳头；③排挤郁积乳汁时，当由结块处沿乳络方向乳头方向推挤；④手法治疗的时间、力量大小要适中。时间过久或力量过大可能造成局部损伤，造成皮下水肿、血肿等问题；时间太少或力量过小则不能起到疏通乳络、排除宿乳的功效；⑤患者避免空腹接受手法治疗，以防发生低血糖晕厥等；⑥若乳痈已至成脓期，不可施以手法排乳，以防炎症扩散；⑦若患者皮肤对油膏过敏，停止使用；⑧需对患者进行健康教育，纠正其哺乳不良习惯。

[病案举例]

病例：杨某，女，27 岁。初诊时间：2016 年 7 月 22 日。

患者产后 3 月余。母乳喂养，诉 3 天前因事外出过时未予哺乳，出现双乳结块、疼痛，乳汁尚可排出，自行予卷心菜外敷、请"开奶师"排乳 2 次，结块、疼痛加剧，乳汁减少；1 天前出现发烧，体温最高 38.2℃，21 日晚自服美林后体温正常，今晨体温 38℃。遂来我院就诊。刻下：双乳疼痛，情绪急躁，发热，乏力，周身酸痛，纳差，大便干结。专科检查：双乳基本对称，双乳头不凹，轻挤双乳头见乳汁点滴而出，双乳肤温略高，左乳外上、右乳外上结块分别约 7cm×8cm、5cm×4cm，肿块处及周围皮肤微红，触痛明显，无明显波动感。舌红，苔黄腻，脉弦滑。辅助检查：血常规：白细胞计数：13.69×10⁹/L，中性粒细胞百分比：75％，中性粒细胞绝对值：8.27×10⁹/L，CRP：35mg/L。乳腺 B 超：哺乳期改变，双乳稠厚积液；左乳外上伴局部炎性反应可能（49mm×53mm）；右乳外上无回声（40mm×23mm），考虑积乳囊肿；双侧腋下测及肿大淋巴结，均见淋巴门。

中医诊断：乳痈（郁滞期），证属气滞热壅。以通为法，内外合治。外治以手法排乳，双侧；金黄膏外敷，哺乳或排乳时不敷药。内治拟疏肝清胃，通乳消肿，瓜蒌牛蒡汤加减。

处方：柴胡 9g，黄芩 9g，全瓜蒌 27g，牛蒡子 9g，蒲公英 15g，连翘 12g，金银花 12g，青皮 9g，丝瓜络 15g，王不留行 15g，茵陈 9g，浙贝母 12g，石膏 9g，知母 9g，皂角刺 18g，陈皮 9g。3 剂，每日 1 剂，水煎 2 次，每次 150～200ml 温服。

医嘱：当日于医院行手法治疗时，嘱患者及家属学习操作方法；医院行手法排乳后，患者自觉胀痛感明显缓解。指导哺乳，医嘱回家后继续哺乳，如哺乳后仍留有结块，可自行手法排乳，金黄膏外敷结块处，如有过敏停止使用金黄膏。

二诊：2016 年 7 月 25 日。患者双乳头哺乳时刺痛感，乳房无疼痛，体温平，乳汁较前通畅，纳寐尚可，二便调。查体：双乳对称，双乳头皮肤见破损，轻挤双乳头乳汁通畅，双乳外上结块已消，肤色正常，肤温正常。舌红，苔黄腻，脉滑。辅助检查：血常规：白细胞计数、中性粒细胞百分比、中性粒细胞绝对值均正常。CRP：57mg/L。乳腺 B 超：双乳哺乳期改变。双腋下测及肿大淋巴结，见淋巴门。内外合治，外治以青石软膏外敷乳头处，哺乳或排乳时不敷药。

内治处方：前方去青皮、石膏、知母，加白芍 12g，甘草 9g。4 剂。

2 周后微信随访，患者述乳汁通常，无乳房结块及发烧。

按语：《妇人良方大全·产后乳方论第十四》曰："夫妒乳者，由新产后，儿未能饮之，及乳不泄，或乳胀，捏其汁不尽，皆令乳汁蓄结，与血气相搏，即壮热大渴引饮，牢强掣痛，手不得近是也"，阐述乳汁瘀积是乳痈发生的原因。本例患者因产后哺乳期未能按需哺乳，双乳胀满之时未能将乳汁及时排出，而致乳汁瘀积，乳络阻塞，郁久化热，致乳房红肿热痛、发热，热盛津亏，大便秘结。因乳房胀痛不适，乳出不畅，宝宝哭闹，因而情绪急躁，故见舌红，脉弦。平素多食肥甘厚腻，胃中积热，故可见苔黄腻，脉滑。治疗上，陈教授强调，郁滞期乳痈当施以"通乳法"，内外合治。内服用药常在疏通乳络的核心基础上，结合辨证，选择施以疏通肝气、通络化痰、疏通表邪、通利血脉、通腑泻实、温通辛散等。

本例患者以瓜蒌牛蒡汤加减，既能疏通肝气、表邪，又能通腑泻热；另外加用蒲公英、石膏、知母加强清阳明经热，通阳明腑实；茵陈、浙贝母、蒲公英合用还可清胃中湿热；丝瓜络、王不留行疏通乳络，为乳痈治疗的核心。同时配合手法排乳，彻底疏通乳络，金黄膏外敷清热消肿，散结止痛。二诊时患者乳房结块已消散，乳汁通畅，体温正常，二便调，情绪平和，但患者新增乳头破裂疼痛，故内服药物方义不变，但去寒凉之石膏、知母和疏肝理气之青皮，加用白芍、甘草缓急止痛，外治改为青石软膏涂抹乳头处，清热解毒止痛，希冀内外合用，疏通乳络，疏肝清热，止痛，防止患者因通惧怕哺乳而致乳汁再次瘀积。

三、益气健脾干预三阴性乳腺癌术后

乳腺癌是女性最常见的恶性肿瘤。2015 年我国新诊断出的女性恶性肿瘤中 15％为乳腺癌，约 26.86 万例。在过去 10 年，我国乳腺癌发病率增加了将近 1 倍，发病趋势更年轻化，严重威胁妇女的身心健康。目前临床上根据免疫组化检测的雌激素受体（ER）、孕激素受体（PR）、人表皮生长因子受体-2（HER-2）、Ki-67 等结果将乳腺癌分为不同的分子亚型，并据此分子分型指导临床乳腺癌的个体化综合治疗和预后分析，其中 ER、PR、HER-2 表达均阴性者被称为三阴性乳腺癌。该类乳腺癌患者无法从常规内分泌治疗和针对 HER-2 的靶向治疗中获益，化疗仍是其主要的全身治疗手段。和其他亚型相比，三阴性乳腺癌具有侵袭性强、复发转移早、生存期短等特点。

陈教授详细分析研究三阴性乳腺癌的临床特点，认为该亚型患者历经手术、化疗等，气血津液受损；由于三阴性患者普遍年龄较轻，对乳房外形的改变和预后的担忧更甚，思想负担较重，故临床多见精神抑郁、胸胁胀满、腹胀腹痛、泄泻便溏等肝脾不和的表现。脾为后天之本，气血生化之源，五脏六腑皆赖以养。正如《慎斋遗书》所言："脾胃一伤，四脏皆无生气"。因此，在三阴性乳腺癌的治疗中，陈教授尤重益气健脾，益气健脾之法贯穿术后中医药治疗的全过程。且常配合调补脾肾、疏肝理气等治法，恰合《金匮要略·脏腑经络先后病脉证第一》："夫治未病者，见肝之病，知肝传脾，当先实脾"之意。在益气健脾的药物选择上，常用生黄芪、党参、白术、茯苓等，使气血生化有源。陈教授领导的课题组致力于益气健脾法干预三阴性乳腺癌的研究数十年，早期研究发现益气扶正法的代表药黄芪及其有效成分黄芪甲苷、芒柄花素能抑制三阴性乳腺癌细胞株增殖，益气小复方（黄芪、茯苓、党参）体内、体外实验均证实具有抑制三阴性乳腺癌细胞的作用，且这种机制和调控PI3K/Akt通路中关键靶点PTEN、AKT等有关。该亚型患者经规范的化疗后仍较早出现复发或转移，除本身特有的生物学特性，导致治疗失败的主要原因是肿瘤细胞产生耐药，特别是多药耐药，课题组进一步研究发现"益气小复方"，能逆转三阴性乳腺癌耐药细胞的耐药性，提高耐药小鼠对化疗药物顺铂的敏感性，且通过PI3K/Akt信号转导通路介导的耐药途径发挥逆转多药耐药的作用。

[病案举例]

例1. 张某，女，34岁，公司职员。初诊日期：2011年7月19日。

右乳癌保乳根治术后3个月。患者于2011年4月18日行右乳癌保乳根治术，病理诊断为浸润性导管癌，Ⅱ级，腋下淋巴0/12（＋），雌激素受体（－）、孕激素受体（－）、人表皮生长因子受体2（－），术后AC→T方案化疗，目前已行Epi－ADM＋CTX化疗4次，多西他赛化疗1次。初诊时患者神疲乏力，精神萎靡，面黄灰暗，神倦乏力，少气懒言，食少寐差。舌苔薄，舌有瘀斑，脉濡细。查体右乳术后改变，双乳散在颗粒样结节，质软，双侧腋下未触及淋巴结肿大，指甲色暗。证属脾胃虚弱证，是手术大伤气血，化疗使正气虚损，脾胃虚弱。治宜健脾和胃，补益气血，兼解郁安神。处方：生黄芪15g，党参30g，炒白术9g，茯苓15g，制黄精15g，杞子15g，菟丝子12g，鸡血藤30g，炒酸枣仁15g，郁金9g，合欢皮9g，百合15g，陈皮9g，生甘草6g，炒谷芽15g，炒麦芽15g，首乌藤30g。14剂。嘱畅情志，慎风寒，忌劳累。

二诊：2011年8月1日。投药两周，精神稍好转，食欲增加，夜寐梦多。舌质红，边有瘀斑，舌苔薄白，脉细。治守原意，前法踵进。前方去炒谷、麦芽。加制黄精15g，山茱萸9g，珍珠母30g。14剂。

三诊：2011年8月15日。症见口渴乏力，舌苔少，舌红瘀斑，脉细。前去合欢皮，加芦根30g，淮牛膝30g，泽兰9g。治拟益气健脾，养阴清热。14剂。

四诊：2011年8月29日。已行化疗7次。近2周来牙龈肿痛、出血，大便不成形，1~2次/天。苔少质暗，脉细。前方去黄芪、山茱萸、泽兰、鸡血藤，加白茅根30g，佛手12g，蒲公英30g，炒山楂15g，炒神曲15g。14剂。

上药加减服用至今，患者体力恢复，面色转华，胃纳佳，二便尚调。可从事轻体力的正常工作。

按语：乳岩肿块已切除，又经放化疗，人之整体已"虚象丛生"，本虚之体不能即时恢复，因此乳腺癌术后的中医药调理对于改善症状、提高患者生活质量、防止复发和转移、延长患者生命起着重要的作用。明代薛己《外科枢要》曰："胃为五脏本源，人生之根蒂"，强调治后天之本就在于补益胃气，因此陈教授特别重视脾胃对人体正气的滋养作用以及脾胃与五脏的密切关系。将益气健脾、扶助正气、培补真元贯穿于乳岩患者术后调治的各阶段。"脾胃为后天之本"，"有胃气则生，无胃气则死"，脾胃功能的好坏决定着乳岩患者的预后以及生存质量。

患者初诊时术后3个月，已化疗5次，正气受损，失血耗液，致使脾胃虚弱、气血亏虚，五脏受累，辨证属正气亏损，脾胃虚弱。治拟益气健脾、养心安神，调补肝肾。化疗期间正虚甚而邪滞轻，以益气健脾养血为妥，不宜攻伐。脾胃为后天之本，气血生化之源，本案先以生黄芪、党参、炒白术、茯苓、陈皮益气健脾以化生气血；鸡血藤活血补血，还可升高化疗后白细胞下降；制黄精、枸杞子、菟丝子补益肝肾；炒酸枣仁、百合、首乌藤养心安神；郁金、合欢皮解郁安神；炒谷芽、炒麦芽健脾和胃；生甘草调和诸药，全方共奏益气健脾，补益肝肾，宁心安神之功。二诊患者胃纳佳，去炒谷、麦芽，但睡眠仍差，酌加重镇安神之珍珠母，化疗后耗伤元气，面色黧黑，增加制黄精、山茱萸，补肾益精。在大量健脾药物之中，运用补肾药物，寓有先天后天并补之意，且后天靠先天滋养才能化源无穷，后天靠先天培补才能源泉不竭。

情志是影响乳腺癌术后患者生活质量和是否转移复发的重要因素。本例患者年纪较轻，分子分型为预后较差的三阴性乳腺癌，患者就诊中表现为焦虑、恐惧、压抑和悲观，对疾病的康复十分不利，陈教授在遣方用药的同时，指导患者保持心情舒畅，排除不良的刺激与干扰，解除忧郁恐惧心理，使其正确面对疾病的变化，树立生活的信心，积极配合治疗。并嘱患者应重视日常生活的调养，饮食清淡，营养合理，禁食含雌激素的补品，起居有节，劳逸结合。

例2.罗某，女，42岁，银行职员。初诊日期：2011年7月29日。

左乳腺癌保乳根治术后6年。就诊时形体消瘦，面色萎黄，白发可见，夜寐欠安。2005年7月26日在某医院行左乳癌保乳术，术后病理示：左乳浸润性导管癌，Ⅱ级，肿块大小2.8cm×1.5cm，腋下9枚淋巴，1枚见癌转移，雌激素受体（＋）、孕激素受体（－）、人表皮生长因子受体2（－），术后行表阿霉素＋艾素化疗5次，放疗40次。服用三苯氧胺5年。初潮13岁，经期经量正常。生育一胎，产后乳少，哺乳15天。母亲58岁时确诊乳腺癌，已行手术治疗。2011年5月12日月经来潮一次。2011年7月19日复查B超：子宫内膜7mm。检查左乳可见陈旧性疤痕，双乳可触及大小不一颗粒样结节，质地中等，活动度可。舌质红边有齿痕，苔薄，脉弦细。中医辨证为乳岩，相当于西医的乳腺癌；证属肝肾不足，冲任失调；治拟补肾益精，调摄冲任，疏肝解郁。方以六味地黄汤加减。

处方：肉苁蓉12g，菟丝子12g，生地15g，熟地15g，女贞子15g，山茱萸9g，郁金9g，制香附12g，夏枯草9g，合欢皮9g，首乌藤30g，炒酸枣仁30g，川芎6g，泽泻12g，益母草30g，路路通15g，蚕砂30g。14剂。

医嘱：嘱畅情志，适当锻炼。

二诊：2011年8月12日。8月8日阴道少量出血，夜寐欠佳。治守原意，前法踵进。前方加巴戟天12g，莪术9g，败酱草15g，珍珠母30g，陈皮9g。继服2个月。

三诊：2011 年 10 月 10 日。9 月 23 日行经，经色、经量正常。面色转华，语声有力，胃纳佳，夜寐仍欠佳。舌淡苔薄白，脉细。前方去生地、熟地、蚕砂，加茯苓 15g、茯神 15g。治以疏肝解郁，养心安神。14 剂。

病人目前病情平稳，能从事正常的工作和体力活动。胃纳佳，二便调，睡眠好转，仍在服药中。

按语：乳腺癌归属于中医学"乳岩""乳石痈"的范畴。《外科正宗》谓："经络痞涩，聚结成核，初如豆大，渐如棋子，半年一年，一载二载，不痛不痒，渐渐增大，初生疼痛，痛则无解，日后肿如堆粟……出血必臭，其时五脏俱衰，四大不救，名曰乳岩，凡犯此者，百人必百死。"乳腺癌初起，多因肝郁气滞、痰凝血瘀，手术后耗气伤血，经放、化疗后热毒过盛、津液受损、气血不足，机体已出现气阴两亏之证。内分泌治疗可产生一系列类似更年期综合征表现，临床常见的如外阴瘙痒干涩，阴道不规则流血，白带增多，腰膝酸软，颜面潮红，发热多汗，头晕耳鸣，心烦失眠等症状。中医认为是药物引起的肾气渐衰，天癸将竭，冲任二脉虚损，气血失调，脏腑功能紊乱，阴阳失去平衡所致。陈教授治疗本病往往从肝、脾、肾与冲任入手，且注重阶段辨证论治，对于长期内分泌治疗导致一系列天癸将竭的不良反应，治疗上更应侧重扶正培本，增强体质，以增强机体抗癌作用。

本案先以生地、熟地、女贞子、菟丝子、山茱萸，补肾益肾精以治其本，且山茱萸，平补肝肾，取六味地黄汤中"三补"之意。肉苁蓉温肾益精，性平和缓，平补肾之阴阳；郁金、制香附、夏枯草疏肝理气散结，欲使双乳癖块消散；合欢皮、首乌藤、炒酸枣仁养心安神，且增加解郁功效；用泽泻，取六味地黄汤中泻肾浊；川芎理气，性味发散有助药力直达病所；益母草活血化瘀，针对内分泌治疗引起的子宫内膜增厚有较好的作用；路路通疏通乳络；蚕砂化湿和胃。全方体现了辨证与辨病相结合，肾中阴阳并补以调摄冲任等特点。二诊加巴戟天、莪术、败酱草、珍珠母、陈皮，增加本方温补肾阳的作用，且运用活血药欲使乳房肿块消散。三诊去寒凉之生地，滋腻之熟地，化湿之蚕砂，加茯神、茯苓，增加安神功效，且处方更加平稳，便于长期服用。

治疗期间，还嘱患者保持乐观开朗的情绪，忌食动物内脏和辛辣炙烤之品，戒除烟酒嗜好，并且起居规律、适当锻炼。

四、提脓祛腐法治疗慢性复杂性炎性疮面

（一）提脓祛腐法是中医外科外治的重要治法

外科之法，最重外治，提脓祛腐法是中医外科重要外治法之一，也是中医治疗体表溃疡的重要指导原则。具体包含提脓和祛腐两层含义。提脓是祛腐的方法，通过提脓保持疮面的湿润环境，促进坏死物质的溶解和脱落。祛腐则是目的，腐祛才能新生，为疮面的修复提供先决条件。西医学传统的清创方法是手术清创，但是对于一些复杂性疮面，手术清创则有一定的局限性，容易出现清创不彻底或清创损伤过大等情况。提脓祛腐法是清创方法的一个重要发展，弥补了手术清创的不足。在清除失活组织的同时，最大限度的保护健康组织，而不增加感染的发生率和出血风险。传统提脓祛腐法代表药物九一丹对治疗慢性炎症性疮面，尤其是难愈性疮面或抗生素耐药菌株感染性疮面，疗效确切。能使疮

疡内蓄之脓毒排除，脓腐尽快脱落，祛腐而生新。

（二）治疗经验

陈红风教授运用中医外治法在治疗乳房慢性复杂性炎性疾病方面取得了良好的疗效。例如，粉刺性乳痈，因病程较长，迁延难愈，采用抗生素治疗无效，常规手术治疗容易复发，给患者带来巨大的精神和经济压力。陈教授治疗粉刺性乳痈，尤其对于病程长、病灶范围广的复杂性病例，"未溃偏重内治，已溃偏重外治"，强调手术疗法与术后外治法并重。术后外治法根据疮面情况局部辨证，分期论治。在术后初期，利用九一丹提脓祛腐，使疮面残留坏死物质尽快脱净，新的肉芽组织生长。陈教授认为"术后疮面愈合具有一定时效性，一般术后2～3周是肉芽生长的最佳时期，因此术后要尽快将疮腔残留脓腐祛除干净，给新的肉芽生长争取时间和空间，但残留脓腐祛除不干净，容易闭门留寇，疮面假性愈合，遗留隐患，可能再次复发。"，因此提脓祛腐的运用及运用时机成为治疗中的重点。九一丹对"疮疡溃破，腐肉未脱，脓水不净，疮口坚硬，肉色紫暗者"有特效。在临床中粉刺性乳痈患者，术后初期，脓腐较多，使用九一丹纱条敷盖疮面，使残留腐肉迅速脱落，逐渐长出新鲜肉芽组织，疮面自然愈合。

（三）升丹的状况

九一丹祛腐作用确切、使用时间可控、操作简单，我院临床使用60余年未发现明显毒副反应，且价格低廉。九一丹由升丹和煅石膏以1∶9的比例配制而成，明显降低了升丹的燥烈和毒性，但由于升丹含汞，既有独特的抗生素所不能替代的杀菌祛腐作用，又有一定的毒性，目前临床使用尚无明确的量化标准，缺少有关操作规范、毒副作用监测的研究。对于九一丹、八二丹等，其安全性一直存在争议。因此，陈教授开展了九一丹外用的安全性及规范性研究，通过临床药代动力学和多中心多部位应用研究，拟定九一丹规范化使用方案和安全性检测方案。拨开了传统中药外用制剂升丹类制剂的神秘面纱，使其有效性和毒性特点一一展现在世人面前，让学界不再谈"升丹"色变。

（四）提脓祛腐法治疗炎性疮面的临床研究

研究分两个阶段，分别观察不同给药剂量、给药方式、用药部位外用九一丹的有效性和安全性；除检测血汞和尿汞的含量外，还增加了汞接触早期相关肾近端小管损伤的敏感指标尿 $\beta2\text{-MG}$ 和尿 NAG 的监测，临床研究共完成135例。临床试验结果表明九一丹外用治疗人体不同部位的疮面，全部有效。在一定时间、一定剂量范围内使用安全性较好。在本研究中，除肛瘘外，其余部位疮面给药后血汞、尿汞异常检出率几乎是100%，停药后即见明显下降，血汞在停药14天后基本恢复至正常水平，尿汞在停药后28天基本恢复至正常水平。除1例皮疹发生可能与九一丹外用有关，其余未见明确与汞中毒相关的临床表现。24小时尿蛋白、尿 $\beta2\text{-MG}$、尿 NAG 可见少数患者在给药中及停药后出现偶发异常，并在随后的随访中恢复正常，无明显临床伴随症状。此类指标因其敏感性高，波动明显，其指标值结合专业回顾，不能判断与干预方法具有相关性，无法评价。所有临床试验分中心未见严重不良事件发生。仅有2例发生过特定的征集性不良事件，分别为胃肠炎和月经失调。有10例发生其他不良事件，其中疮腔出血1例，蛋白尿1例，室性心律失常1例，皮疹2例，肾小管功能障碍5例。不良事件发生率为8.89%。其中5例发生不良事件时正在用药期间，5例已停药，前者仍继续用药，随访10例症状及升高的实验室指标均恢复正常。结合动物实验结果,提示九一丹作为一种含汞中医传统制剂在一定时间内外用于体表疮面存在较低的毒性作用,但不影响继续用药,也无需驱汞治疗。停药后14天血汞与用药前相比无统计学差异,停药后28天尿汞与用药前相比无统计学差异,停药后3个月尿汞更是降至$(0.027\pm0.01)\mu mol/g$。九一丹的安全性分级为Ⅱ级。

(五) 提脓祛腐药物九一丹外用安全性评估的实验研究

主要涉及急性毒性实验、长期毒性实验和毒性蓄积实验。急性毒性实验结果发现,各组给药后血汞浓度均升高,且有明显的量效关系。升丹组对家兔肝肾指标有一定影响,并引起肝脏和肾脏的病理性变化,而九一丹组(临床日用量13倍)对家兔肝肾功能未产生明显影响。长期毒性实验以临床日用量2倍剂量九一丹,连续给药1个月后,结果发现给药期间九一丹组血汞和尿汞浓度明显升高,停药后浓度下降较为迅速,血汞于停药第71天恢复至正常水平;尿汞于停药3个月恢复至正常水平。毒性蓄积实验较长期毒性实验增加了九一丹临床日用量5倍组,发现给药后两组家兔的血、尿汞水平与长期毒性实验一致,但停药3个月后,5倍临床日用量组有少量汞蓄积。病理学检查发现,汞的蓄积主要分布于皮肤、肝、肾,尤以肾组织较为明显,脑组织中未检测到汞的存在;停药40天后,皮肤及肝组织中的汞恢复至正常水平;停药3个月后,仅5倍临床日用量组的肾组织中有少量汞蓄积。综上所述,九一丹外用是较为安全的,虽然用药后会出现血、尿汞的明显升高,但停药后均相继恢复正常,靶器官组织中汞的蓄积在2倍临床日用量时于停药3个月后可恢复正常。

陈教授认为九一丹的提脓祛腐的临床疗效确切,作用独特,但因其含汞,因此规范、合理地使用九一丹尤其重要。临床应在用药前评估疮面和患者基础情况,确定九一丹外用的剂量、给药时间、监测项目、监测时点及随访时间。对于疮面局部血管暴露部位,娇嫩敏感部位(如眼部、唇部),或大面积的疮面($>100cm^2$),以及肝肾功能障碍或24h尿生化检测异常的患者,应慎用或禁用。九一丹的安全剂量为总量$<1.1g$,用药时间应$<11d$。九一丹外用的安全性监测指标可考虑24h尿蛋白、NAG、β_2-MG、肝肾功能等。

(叶媚娜 廖明娟 王冰 吴晶晶 周悦整理)

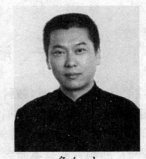

詹红生

詹红生 1964年5月生，祖籍河南确山。先后毕业于河南省信阳卫校、张仲景国医大学、上海中医药大学，获气功学硕士（导师储维忠）和中医骨伤科学博士（导师石印玉）学位。上海石氏伤科第五代学术传承人，享受国务院政府特殊津贴，获国家中医药管理局授予全国优秀中医临床人才称号。

致力于慢性筋骨病损和脊柱源性疾病防治研究，曾获得教育部提名国家科学技术奖自然科学奖一等奖和上海市科学技术奖一等奖等部市级以上科技成果奖14项、申请并获授权专利8项、发表论文193篇、出版专著12部。一项手法治疗颈椎病技术被国家中医药管理局列入首批中医临床适宜技术项目，在20多个省市自治区推广应用。在中华养生文化与技术研究方面，提出『泰生疗法』理念，倡导『四以相和』的慢病管理与干预模式。

主编全国中医院校本科生规划教材《中医骨伤科学》《中医筋伤学》《中医气功学》，国《中西医结合骨伤科学》，国家住院医师规范化培训规划教材《中医骨伤科学》、国级视频公开课《随处可见的筋骨损伤》，以及全国中医院校本科生规划教材《中医骨伤科学》。

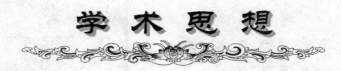

学术思想

一、筋主骨从乃维系筋骨和合之本

在表述筋骨关系时，教科书和一些专著中较多的提法是"筋骨并重"。诚然，筋和骨都非常重要，特别是因暴力性损伤发生骨折、脱位时，筋和骨同时受到比较严重的创伤，救治理当筋骨并重。但这只是特例，就筋骨系统正常的生理状态而言，则另当别论。

（一）筋和骨的基本概念

中医学关于骨的概念和现代解剖学基本一致，而筋则无合适的对应组织结构，以往常常把筋理解为软组织，涉及肌腱、韧带、筋膜、滑膜、关节囊、血管、神经，甚至椎间盘、软骨等组织，但还是无法准确表达筋的本义，甚至引起误解。

首先，让我们看看造字的时候筋的含义是怎样的。《说文》曰："筋，肉之力也。从力、从肉、从竹。竹，物之多筋者。凡筋之属皆从筋"。这里表达了三层含义，从肉，是说属性方面，筋当归属于肌肉这一大类组织；从竹，是言结构特点，筋是指肌肉组织中纤细而又极具韧性的那部分纤维组织；从力，则指功能方面，筋表现出柔韧而又有弹性的一种力学特征。

运用现代超微结构研究技术，在电子显微镜下，可以将一块肌肉组织逐渐细分为肌束、肌纤维、肌原纤维、肌丝和肌小节等，而每个细小的单元结构外面皆包裹者一层膜，这些膜结构又汇集连接在一起，最终包裹着整块肌肉，并延伸至肌肉末端成为肌腱组织，附着于骨骼之中。换言之，在大体解剖结构中看到的肌腱、韧带等组织，事实上是与其内部的膜结构紧密相连的一个整体，共同参与完成了整块肌肉的每一次伸缩活动。

因此，结合《素问·五藏生成》"诸筋者皆属于节"的论述，可以将筋定义为：筋，是指包裹于肌小节、肌丝、肌原纤维、肌纤维、肌束和肌肉之外，并延伸附着于骨骼或关节部位的组织。在功能上则表现为一种力的作用，即一方面固定关节和骨架结构，另一方面通过纤维的伸缩而带动关节进行活动。诚如《素问·痿论》所言："宗筋者，主束骨而利机关也"。

（二）筋骨系统的生理

《素问·生气通天论》曰："阴平阳秘，精神乃治。""阴在内，阳之守也；阳在外，阴之使也。"这是正常的生理状态。又云："阳气者，若天与日，失其所则折寿而不彰。"说明这种"阴阳和合"状态的维系是靠阴和阳两方面共同完成的，但存在着主与次的关系，即阳为主，阴为从，阴与阳的关系就好比自然界中太阳与月亮之间的关系一样。因此，人体健康状态的本质可以高度概括为阳主阴从、阴阳和合。

从阴阳属性来分析,筋主动、在外,属阳;骨主静、在内,属阴。生理状态下,筋骨之间应该也是维系着筋主骨从、筋骨和合的关系。诚然,筋和骨有着各自不同的生理功能,如《灵枢·经脉》曰:"骨为干,脉为营,筋为刚,肉为墙。"而《素问·生气通天论》所说的"骨正筋柔"则是对筋骨系统生理状态的高度概括。骨架结构既要保持中正,各个关节甚至某一运动单元又要能够灵便地活动,则主要依赖筋的主导作用来完成。

正常情况下,筋保持着一种"柔"的状态,是柔韧而有弹性的意思,不是柔软、柔弱的无力状态。筋的这种柔而有力的特性是其在筋骨关系中发挥主导作用的基础和前提。因此,如果把筋等同于软组织,则极易淡化甚至错误地理解筋的本义。

从五行属性来分析,肝主筋、属木;肾主骨、属水。肝肾同源,筋骨同根,筋病从肝论治,骨病从肾论治,通过补益肝肾,则能够达到强健筋骨的效果。

二、筋为骨用是治疗慢性病损之策

慢性筋骨病损是指轻微的异常外力或风寒湿邪作用于人体,或因增龄过程中脏腑功能减退、饮食劳倦所伤,滋生内邪、正虚邪盛,经过较长时间积累损及筋骨而成。临床表现为起病缓慢,反复发作,一处或多处筋肉酸楚、疼痛、僵硬、板滞,甚者出现关节或某一运动单元活动不利,或伴有活动过程刺痛、灼痛、串痛、麻木等特征。

(一)慢性筋骨病损的病机特点

慢性筋骨病损发病的关键病机是局部筋出槽骨错缝、气血不通、筋骨失和;而在整体上表现为痰瘀闭阻、肝肾亏虚的共性特点。

1. 筋出槽 是与正常情况下筋"柔"的状态相对应的病理状态。因间接暴力或慢性积累性外力作用下引起筋的形态结构、功能状态和位置关系发生异常所致。临床以局部疼痛,活动不利,触诊筋的张力增高、结节、条索等并伴有压痛为特征的一类筋伤病症。可表现为筋强、筋歪、筋断、筋走、筋粗、筋翻、筋寒、筋热等多种形式。唐·蔺道人《仙授理伤续断秘方》对"筋出槽"的描述有筋"差爻""缝纵""乖纵""乖张""偏纵"等。清·吴谦《医宗金鉴·正骨心法要旨》则将筋伤概括为"弛、纵、卷、挛、翻、转、离、合"八大类。

石氏伤科将筋伤分为轻重不同的三种类型,即①不显著的伤筋:因劳倦过度而形成,外像既不青紫肿胀,但觉酸痛麻木。②不甚显著的伤筋:往往在腕、肘、膝、踝等骱位,因蹩扭或支撑所致,外像无显著的青肿,但患处旋转失常。③有显著外形的伤筋:由外来某种因素如强度支撑等造成的伤筋,外像有青紫肿痛。突出而又离位的伤筋,部位多见于膝前或肘后。膝前伤筋,膝盖骨上有粗筋隆起,屈伸不利;肘后亦然。对于包括颈椎病在内的脊柱退行性疾病,也存在着上述不同类型的筋伤,临床上常常参考这些论述进行诊治。

2. 骨错缝 因间接暴力或慢性积累性外力作用下引起骨关节细微移位所致。临床以局部疼痛,活动不利,触诊可见关节运动单元终末感增强、松动度下降并伴压痛的一类筋伤病症。清·吴谦《医宗金鉴·正骨心法要旨》对"骨错缝"有比较详细的描述,如"若脊筋陇起,骨缝必错,则成伛偻之。""或因跌仆闪失,以至骨缝开错"及"又或有骨节间微有错落不合缝者,是伤虽平,而气血之流行未畅";《伤科补要》"脊背骨伤"章节中记有"若骨缝叠出,俯仰不能,疼痛难忍,腰筋僵硬。";《伤科汇纂》载有"大抵脊筋离出位,至于骨缝裂开删,将筋按捺归原处,筋若宽舒病体轻"。

古文献记载"骨错缝"术语虽不尽同,然其义大体相似,都是指关节位置发生异常,只是骨错缝的不同程度而已,依其错缝病理程度由轻至重依次为"骨节间微有错落不合缝""骨缝参差""骨缝开错""骨缝叠出""骨缝裂开"等。现代骨科临床尽管有不断进步的影像学检查手段,却仍只是关注比较严重的关节错位和脱位,而对于错缝的认识几乎是空白。

临床上,筋出槽者,未必骨错缝;而骨错缝时,必有筋出槽。"筋出槽骨错缝"可发生于任何关节部位,而脊柱则是好发的部位之一。诚如《医宗金鉴·正骨心法要旨》所云:"背骨,自后身大椎骨以下,腰以上之通称也。先受风寒,后被跌打损伤者,瘀聚凝结,若脊筋陇起,骨缝必错,则成伛偻之"。"或因跌仆闪失,以至骨缝开错,气血瘀滞,为肿为痛"。并指出脊柱部位"筋出槽骨错缝",临床还可表现为"面仰头不能重,或筋长骨错,或筋骤,或筋强骨随头低"。清·钱秀昌《伤科补要》在论述背脊骨伤中指出"若骨缝叠出,俯仰不能,疼痛难忍,腰筋僵硬"。

3. 气血不通 损伤一证,无论新旧,筋脉一旦破损,气血必溢脉外,离经之气血则易变为瘀血,阻滞经络,便成气血不通之证。此类证候临床有两大特点。

(1)气血并损、以气为主:因血有形而气无形,瘀血易见,而气损难觅,所以通常情况下重瘀血而轻气损。但石氏伤科从内伤理论出发,气血兼顾而不偏废,提出"气血并损,以气为主"的观点。

生理状态下,形体之抗拒外力,百节之屈伸活动,皆赖气之充也;血之化液濡筋,成髓养骨,亦乃气之推动作用使然,所以气血并重而宜"以气为主"。对于新伤而言,气血内伤有即发缓发之别。而慢性劳损,多因持续伤力,劳逸失度,伤及阳气,清·叶桂即有"平昔操持,有劳无逸……阳气大泄"之语,清·胡廷光《伤科汇纂》中说的"无形之伤",亦属此证。劳损日久可致劳伤,《中藏经·第十九》有云:"劳者,劳于神气也,伤者,伤于形容也"。劳损之虚,已涉及元气之伤,可使经脉之气不及贯穿,气血养筋荣骨之功失其常度,故常见肩背酸痛,四肢疲乏,动作无力,进而腰酸、纳呆、头晕,甚至关节变形等症。

(2)阻滞经络、痛有定所:伤损之处气血瘀滞,首先累及所过之经络,如果损伤较轻,及时疏通瘀滞,修复伤处,经络即可恢复通畅。如果损伤较重,或慢性积累性损伤在同一部位反复发生,修复不及,又失于代偿,则受损之处及所过经络之远端皆会出现气血不通之证,常常表现为某一特定经络循行部位的酸胀、困重、疼痛等,触之张力增高、有结节或条索状物、同时伴有压痛;久而久之,还可能出现伤损经络相应联属脏腑的功能失调,而表现为一系列内伤杂症。

4. 筋骨失和 筋伤未必骨损,骨损定有筋伤。因此,筋骨一旦损伤,筋即失去了维系筋骨和合的主导作用,而发生筋骨失和。

严重的暴力性损伤,发生骨折、脱位,筋骨俱损时,当筋骨并重,甚至骨损要重于筋伤。慢性积累性筋骨损伤,往往首先损伤和主要损伤的是筋,而骨则主要是因增龄而引发的病损为主;极少数情况下,因代偿或修复反应,如骨赘等也可能成为继发性病理因素。因此,这种情况下的筋骨失和，其主要矛盾是筋伤。

5. 痰瘀闭阻　慢性筋骨病损在整体上也存在着一些共性的病理机制，从病邪角度而言，外感风寒湿邪，稽留体内，或贪凉饮冷，恣食膏粱厚味，内生寒湿之邪，加之退变内损，气血渐亏，鼓动乏力，痰浊之邪瘀阻筋脉，为肿为痛，即可引发筋骨病损之证。

6. 肝肾亏虚　慢性筋骨病损在整体上的另一个共性病机特点是肝肾亏虚。首先，肝在体为筋，肾在体为骨，外病不已，内舍于脏，筋骨反复劳伤会损及相应的内脏；另一方面，男女五八五七之后，肝肾之气渐渐虚衰，濡养筋骨之力下降，使筋骨损伤不能得到及时修复，也是导致筋骨病损逐渐加重的内在原因。

综上，当病理损害发生时，首当其冲的是筋，筋伤之后，约束能力下降，可进一步引发骨错缝，筋骨受损，气血溢出经络之外，离经之血变为瘀血，阻塞经络，可引发酸、痛、胀、麻等各种临床症状；久而久之，筋骨失和，自我修复能力和代偿能力下降，便会反复或持续发病。因此，对于慢性筋骨病损而言，其发病的关键病机是局部筋出槽骨错缝、气血不通、筋骨失和，三者之间互为因果，形成了恶性循环，临床上则往往表现为某一方面为主。而在整体上的共性病机特点是痰瘀闭阻，肝肾亏虚。

（二）慢性筋骨病损的诊治策略

慢性筋骨病损的诊治当遵循局部治疗与整体调节、外部治疗与内脏调治、行为治疗与心理调摄、被动治疗与主动调整相结合的基本原则。

就损伤局部而言，根据筋出槽骨错缝、气血不通、筋骨失和关键发病病机的不同环节，治疗方法的选择可有所侧重。筋出槽骨错缝突出者，首选手法；气血不通为主者，施之以针灸、中药；处于筋骨失和的亚急性期或缓解期，则可以运用适当的自我导引吐纳练功疗法，以收强筋健骨之效。

无论是局部治疗还是整体调治，针对的重点都是筋而不是骨。一方面，筋骨和合的生理状态是依赖筋主骨从来维系的，而病理损害也往往从筋开始，并贯穿始终；另一方面，筋的损伤经过一定的治疗是有可能修复的，而骨的病损则大多与增龄引起的代谢异常有关，经过治疗可以控制和延缓其病理过程，但却很难逆转。况且，以往认为韧带钙化、骨质增生是病理性的，新近研究则提示它是机体自身修复、重新获得力学平衡和关节稳定的必然产物，更多情况下是生理性的，根本不需要治疗。因此，针对筋的损伤进行治疗，尽可能恢复其正常的力学性能，是治疗的重点和根本。尤其是当下影像检查技术突飞猛进，日渐普及，骨的病损越来越清晰可见，而筋的损伤却仍无法准确辨认，如果在临床上只见树木不见林，对筋伤视而不见，甚至漠视不管，那就一定会犯舍本求末的错误。

三、"四以相和"为保全筋骨健康之法

"四以相和"是指以塑造正确的饮食起居习惯为先导、以手法针灸理疗施于外、以药物饮食调治达于内、以合适的自我导引练功贯穿于始终，四个方面调和运用，有机组合，综合治理，才能有效防治慢性筋骨病损，保障筋骨健康。

(一) 以塑造正确的饮食起居习惯为先导

一个人的生活习惯是经过较长时间慢慢形成的,所以要改变它也非一朝一夕之功,或者说,硬改是很难改过来的。因此,采用另外一种策略,即重新培养和建立一种新的正确的饮食起居习惯,假以时日,就可以逐渐把旧的不良习惯一点儿一点儿地替换掉。有研究显示,如果一个人能够坚持每天重复做同一件事情,一个月以后它就会变成一种习惯。

对于慢性筋骨病损的治疗和预防,不良的饮食起居习惯是需要首先解决的问题。有调查数据显示,人的健康状况和寿命长短是由医学、遗传、社会环境和个人生活方式等四方面共同决定的,但它们的重要程度却不一样。其中,个人生活方式的影响占到 60%,由此可见,养成良好的饮食起居习惯是多么的重要!因此,四以相和的第一步,即是"以塑造正确的饮食起居习惯为先导"。

在饮食起居方面,《内经》的理论认为:谨和五味,阴生阳长;饮食当节,起居宜常;饮食自倍,肠胃乃伤;肥甘厚腻,易生疮疡。

首先,要控制饮食摄入量,要有节制,不可过量;其次,保持食物品种丰富,结构合理,"谨和五味"即是指酸、苦、甘、辛、咸五大类食物的摄入要保持和合,这样才能够给身体提供全面合理的营养;其三,不宜过量食用肥甘厚腻和生冷食物,否则容易损伤脾胃,滋生内邪,引发痤疮、溃疡等病症,甚至伤及气血和筋骨;其四,保持良好姿态,尽可能做到坐如钟、立如松、卧如弓、行如风,避免长时间一个姿势不动,或是过度运动;其五,根据天人相应,自然界阴阳消长变化的规律,合理安排日常生活起居。

(二) 以手法针灸理疗施于外

治病如同打仗,如果是表浅的筋骨受伤、或是病邪瘀滞在表浅的经络里,那么从外面治疗是最为便捷的,可以通过直接疏通经络、祛邪外出,常用的方法有手法、针灸和各种各样的物理疗法。

1. 手法侧重整骨理筋 不管是伤筋还是动骨,运用手法在受伤的地方进行治疗,往往可以收到立竿见影的效果。

当筋受伤以后,它里面的肌纤维便会挛缩、绞索,甚至结成一团、一条或一块,用手摸上去的感觉就不像正常情况下那么柔韧而富有弹性了,此即谓之"筋出槽"。针对这种情况,可以用手在筋伤的地方轻轻地按揉、摩擦,顺着肌纤维的方向来回推、抹,便可以把筋结解开,肌纤维理顺,这就是手法的理筋作用。

如果伤到骨头,可能出现两种情况,一种是骨折,一种是关节移位。而关节位置的异常,由重到轻又可以分为脱位、错位和错缝三种程度。以上无论哪种情况,都可以运用力学原理,用特定的手法对其移位进行调整,使其恢复到原来生病前的功能状态,这就是手法的整骨作用。

2. 针灸长于疏通经络 针和灸可分开进行,也常配合在一起运用。无论是针刺、还是艾灸、或者两者结合在一起使用,通常都要求循经络、按穴位来进行操作,因此,准确找到受损之处的阿是穴十分重要。

在经络损伤、气血不通之处,或是顺着受伤经络走行的路线在离开损伤之处的远端取穴,进行针灸治疗,都可以鼓动气血运行,疏通经络,驱散病邪,从而起到防病治病的作用。

不同的针灸手法和治疗方式，其作用还具有补或泻的差异。当机体功能状态低下时，需要用补的方法提高其功能状态；当外来病邪停留体内，或邪由内生，瘀滞体内时，则需要用泻的方法祛邪外出。

此外，运用火罐、刮痧、膏摩、理疗等外治手段，也可以达到疏通经络，通畅气血的作用。

（三）以药物饮食调治达于内

深藏于身体内部的五脏六腑如果出现功能异常和病变，一方面可以通过与之相连的经络穴位从外面进行治疗；另一方面，也可以把药物和食物运送到身体内部，直接从里面进行调治。

慢性筋骨病损的调治一般需要比较长的时间，用一些药性较弱同时又是食材的药食两用之品，则会更安全，亦可体现"药补不如食补"的原则，其基本治法仍然是补益肝肾、化瘀通络。

特别需要强调的是，这里所说的饮食是指饮食疗法，而非日常生活饮食，尽管所选用的药食两用之品，其寒热温凉的偏性较弱，但还是有偏性的，不能作为日常饮食来吃，而是需要由医生根据具体证候开具处方，以确保安全。

导气令和，引体令柔，古往今来，将气息与肢体活动协调。

（四）以合适的自我导引练功贯穿于始终

协调配合、并注入一定的意念，便形成了花样繁多的导引吐纳练功之术，孰优孰劣，实难定论，需要每个人去亲自试验来加以证实。一般而论，适合自己的就是好的！

导引吐纳，一般包括身体姿势练习、气息练习和意念练习三个方面，即通常所说的调身、调息、调心三调。不管练习哪一种功法，都会包含这三个方面的内容，只是练习的侧重点有所不同。

初学练功，一般先从身体姿势练习入手比较好，适当配合调息，只要保持呼吸平稳畅顺就行了。等到身体姿势达到要求了，动作也比较熟练了，再渐渐把动作与呼吸进行配合，并适当放慢呼吸的节奏，如此一来，心自然就会静下来，不调心而自然达到调心的效果。这就所谓的三调合一。

自我导引吐纳具有健身、防病、治病、益智的功效。要使身体长久稳定地保持健康状态，关键还是靠自己，所以，学习掌握一套适合自己的导引练功方法，持之以恒地练习，是健康的重要保障。

调身练习，主要是改善筋骨关系，恢复和保持筋骨和合的状态，这样一来穿行在筋骨里面的经络系统就能够保持通畅，维持气血的正常运行。配合呼吸和心神的调养，更加有助于气血畅达，也就起到了防病治病的作用。调心练习，可以使心神安定宁静，定能生慧，久而久之，可以激发人体的潜在功能，实现益智的功效。

每个人的喜好不同，体质各异，身体健康状态也千差万别，所以，作为练功疗法，实施之前应由医生先行评估，然后根据具体情况拟订练功处方，有序练习。

作为日常健身，锻炼身体，不管选择哪种练习方法，其基本原则是：常欲小劳，汗出为度；形神双修，内外兼养。也就是说要天天练习，持之以恒，每次练习的时间不一定很长，练习的量也不宜过大，每次练习到微微出汗就可以了；在做练习的时候，一方面是外在形体的训练,另一方面是内在心神的修炼,要有意识地将两者结合起来。切忌过度练习引起损伤,也不要一味地追求动、或者一味地强调静,这些做法都是失之偏颇的。

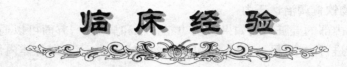

一、舒筋通络法治疗颈性眩晕

眩晕一症,乃风动之象,如树木根基未稳,需辅以绳索固定之,否则即飘摇不定。颈部脊柱之骨性部分犹如树干,周围之筋(韧带、肌肉等)则似绳索,经云"宗筋者,所以主束骨而利机关也",颈椎关节的稳定性和正常活动有赖于筋的维护。反之,颈椎关节的细微移位,即可增加周围筋的负荷,久而久之,日渐劳损,筋极其力,束骨能力下降,终至筋骨失和,颈椎不稳,气血不畅,筋脉瘀滞,阴阳反作而发眩晕等症。中医学将骨关节的细微移位并伴有运动单元活动异常者,称之为"骨错缝";而把筋结、筋挛、筋歪、筋走等损伤,统称为"筋出槽"。

验之当今临床,颈性眩晕发作时,每每可在颈项部动静态触诊时发现肌张力增高、结节状压痛点、某一运动单元关节松动度下降和终末感增强等阳性体征,而 X 线平片或 CT 三维重建等影像上则显示相对应节段的颈椎关节位置关系异常。

此外,从现代解剖学来看,颈椎位于头和躯干之间,承上启下,颈椎失稳则其周围的血管张力增高,椎-基底动脉供血不足,会引发眩晕、头痛;位于颈动脉窦上的压力感受器受到异常应力刺激还会引起血压反应性地升高;伴行于椎动脉的交感神经节受到异常应力刺激会引发一系列交感症状。就病位而言,C_1-C_3 和 C_7-T_2 节段的筋出槽骨错缝更易引起眩晕发作。从临床实际来看,颈椎骨质增生或椎间盘突出直接压迫椎动脉或交感神经的情况并不多见,所以,治疗的关键还是调整筋与骨的关系,使筋骨和合,关节稳定。

大量临床研究结果表明,包括颈性眩晕在内的慢性筋骨病损皆普遍存在相应部位的筋伤、关节位置关系异常或(和)某一运动单元活动受限,即"筋出槽骨错缝"。手法直接在损伤部位进行治疗,具有理筋整骨的功效,从而恢复筋骨和合的正常关系。诚如《医宗金鉴·正骨心法要旨》所云:"夫手法者,谓以两手安置所伤之筋骨,使仍复于旧也。"这里的"复于旧",也就是将筋骨关系恢复到发病前的状态,即复原的意思,因此,《医宗金鉴·正骨心法要旨》曰:"手法者诚正骨之首务哉"。针对颈项部筋出槽骨错缝,采用相应的松解理解和整骨合缝手法进行治疗最为合拍。但是,值得注意的是,这类方法特别是盲目的正骨手法也具有一定危险性,必需谨慎操作,尽量做到"法之所施,使其不知其苦",不可鲁莽行事,反复多次治疗,正如明代医家张介宾早在《类经》中告诫的那样:"今见按摩之流,不知利害,专用刚强手法,极力困人,开人关节,走人元气,莫此为甚。病者亦以谓法所当然,即有不堪,勉强忍受,多见强者致弱,弱者不起,非惟不能去病,而适以增害。用若此辈者,不可不知为慎"。

[病案举例]

王某,女,53岁,已婚,职员。

初诊:2006年10月23日(丙戌九月初二,霜降)。

主诉:眩晕、头痛加重,伴颈项部酸痛2月。

现病史:近2个月来,遇寒冷或劳累后则颈项背部酸痛,以左侧为主,晨起时头晕目眩、恶心,有时伴头痛、目胀畏光、视物不清;近1年来血压偏高,一般为140/100mmHg,未经治疗。

体检:颈部旋转活动受限,颈部左侧肌张力偏高,C_2-C_3椎旁左侧、C_7-T_1椎旁右侧、双侧肩胛骨内上角、冈上肌及冈下肌部位压痛,旋颈试验阳性;舌暗,苔白,脉沉细涩。

辅助检查:即日摄颈椎X线平片显示:C_{2-3}椎体左旋,齿状突左偏,寰枢关节间隙不对称,颈椎生理弧度变直,C_{2-4}钩椎关节变尖。

中医诊断:眩晕(络脉阻滞);

西医诊断:颈椎病(椎动脉型合并交感性型);

治法:理筋整骨,疏通经络。予以"石氏伤科手法"治疗。

处方:第一步以一指禅推法、㨰法、按揉、弹拨等松解手法在项背及两肩部操作;第二步施以坐位胸抵端提法调整C_7、T_1关节;第三步施以右侧颈椎中段坐位旋提扳法;第四步施以C_2左侧定位定向扳法;第五步以较轻的按、揉、拿等手法结束治疗。总治疗时间10分钟左右。每周1次。

嘱慎起居,避风寒;勿行颈部摇转;睡枕宜柔软、高度适中。上、下午各行石氏伤科运肩护颈功1次。

二诊:2006年10月30日。

颈项酸痛减轻,偶尔仍有头晕、头痛。舌脉如前。治疗方法切中病机,病情有所减轻,继续采用首诊方法治疗。

三诊:2006年11月6日。

颈项酸痛、眩晕未作,头痛明显减轻,血压恢复正常,舌脉如前。骨错缝基本得到矫正,筋出槽尚未完全复原。治宜疏理筋脉为主。改为"仰卧位颈椎拔伸整复手法"治疗,具体操作步骤为:①患者取俯卧位,以一指禅推法、㨰法和按揉法在颈项、肩及上背部常规操作,2分钟;②患者取仰卧位,术者立其头端,双手重叠自C_3、C_4颈椎下将颈部稍微托起,与水平方向呈15°～20°角拔伸,着力点位于棘突之间,持续时间不少于1分钟,反复5遍;③以食、中、环三指指腹着力,由下而上沿直线平推,两手协同,交替进行,包括督脉和两侧膀胱经的颈段,每条线各6遍,共12遍;④以中指指腹着力,以中等强度力量沿项韧带及其两旁自下而上弹拨,两手交替进行,反复5遍;⑤以中等强度力量勾揉风池、风府穴、阿是穴,按揉肩井穴2分钟;⑥在拔伸状态下左右旋转颈椎至极限位(约45°左右),不做扳法,反复5遍;⑦自颈根部将颈椎微微托起,然后边拔伸,两手边向头部滑移至发际,反复

5遍。以上治疗每次总时间约10分钟。

四诊：2006年11月13日，症状消失，血压正常、稳定。仍施以"仰卧位颈椎拔伸整复手法"治疗。

病程观察：此患者首次手法治疗后即刻，感觉头目清晰，颈部活动轻松。经4周治疗后，症状完全缓解.随访1年，头昏等症偶有发作，可自行缓解，血压稳定。

按语：此患者眩晕等症状的出现或加重与颈椎活动有关，颈旁压痛点与X线异常表现在部位上基本一致，是为颈项部长时间处于异常力学环境下，筋力渐弱，约束不济，"束骨、利关节"之功用下降，进而出现"筋出槽骨错缝"之改变，且二者互为因果，愈演愈烈，历经时日，筋力极尽，终致颈部活动时稳定性急剧下降，周围经脉受阻，气血运行不畅，清阳难升，浊阴不降，脑髓失聪，而发头目眩晕等症。

此例患者前两次治疗重在整骨合缝，筋骨和合，经脉流畅，则症状明显减轻；进而以疏理筋脉手法治疗为主，使疗效得以巩固。

二、强筋健骨通络法治疗老年腰腿痛

腰腿痛一症临床可见于各个年龄段，受现代影像学之影响，往往在习惯上多责之腰椎间盘突出、骨质增生、椎管狭窄或椎体滑脱等等。然年逾六旬之人，虽影像学显示椎间盘突出，必是陈旧性的；而骨质增生则是伴随增龄过程出现的一种生理性反应，甚至还可以代偿一部分椎间盘的支撑作用，有利于局部微环境的力学稳定，大量临床流行病学研究资料显示，骨质增生的有无或程度轻重与临床症状之间并无必然联系。而且，以松质骨为主的骨结构，如果骨表面出现增生，往往提示其内部骨的微细结构已遭到破坏，力学性能下降，即骨质疏松。

事实上，随着年龄的增长和慢性积累劳损，筋的退化和病损也在同步甚至早于骨骼而发生。首先表现为柔顺性下降，本来柔软的筋渐渐变硬了，活动的时候总觉得有一根筋牵着、发紧，关节变得不太灵活了；有时还会出现筋结，按上去酸痛难忍；当然，筋的力量也会减弱，时不时地感觉到腰酸膝软，不耐久立久行。由此可见，正是由于筋的退化和慢性积累性的损伤，失去了对骨头架子的保护作用，力量比较薄弱的地方就会出现临床症状。但是，遗憾的是目前的拍片方法还不能精细地辨别筋的损伤情况。

中医学认为，"女子七七天癸竭，地道不通"（《素问·上古天真论》）。"天癸"被认为是一种具有促进生殖功能作用的物质，可以理解为性激素样物质，其水平的高低影响女子月经、生殖和骨骼功能的强弱，而天癸的水平又是由肾气所决定的，因此，肾气的盛衰决定着人体性激素样物质的水平，关乎到骨骼的强健。肝肾同源，肝肾精气亏虚，筋骨失养，则发筋痿骨痿；肾气鼓动无力，肝血失于濡养，气血运行不畅，筋脉闭阻不通，则筋弱力乏，骨节疼痛。老年人多虚多瘀，虚者，肝肾精气亏虚；瘀者，经络为瘀血、痰湿所闭阻。久而久之，还可瘀而化热，灼伤血络。因此，补益肝肾，强筋健骨，化瘀通络是其基本治则。

[病案举例]

李某,女,61岁,已婚,退休。

初诊:2006年10月23日(丙戌九月初二,霜降)。

主诉:右侧腰腿痛加重半年。

现病史:八年来腰背隐痛,时轻时重,渐至周身骨节疼痛。近半年来无明显诱因的情况下出现腰痛伴右下肢牵涉痛,曾在其他医院诊为腰椎间盘突出症、腰椎骨质增生等,经中药、西药、理疗等治疗(具体药物不详)不效,且症状渐次加重,有时夜卧转侧不利。自然绝经10年。胃纳、睡眠尚可。

体检:腰部屈伸、左右侧屈、旋转正常,两侧直腿抬高均>80°,髋、膝关节检测未见阳性体征,膝、踝反射及拇趾背伸、跖屈正常,腰部压痛不明显,唯见多节腰椎轻度叩击痛;面部似有一层油垢;舌淡,苔薄白少津,脉沉细弱。

辅助检查:腰椎X线平片示:椎体后缘骨质增生;核磁共振成像示:L_{4-5}、L_5-S_1椎间盘膨出;双能X线吸收法检测骨密度示:股骨颈为$0.699g/cm^2$(-2.34SD)、大转子为$0.562g/cm^2$(-2.07SD)、ward's三角为$0.576g/cm^2$(-2.57SD)。

中医诊断:腰腿痛(肝肾不足,络脉瘀阻)。

西医诊断:骨质疏松症。

治法:补益肝肾为主,辅以通络止痛。自拟方治疗。

处方:狗脊30g,玉竹15g,枸杞子15g,生地12g,熟地12g,仙茅12g,淫羊藿12g,桑寄生20g,知母12g,黄柏9g,牛蒡子12g,胆南星6g,山楂9g,独活15g,细辛3g,砂仁6g,神曲9g。14剂,每日1剂,水煎取浓汁300ml,分两次温服。

嘱均衡膳食营养,适度负重活动。

二诊:2006年11月6日。服药1周左右疼痛即有所减轻,第2周疼痛继续减轻。舌脉同前。效不更方,继服上方。14剂。

三诊:2006年11月20日。

疼痛明显减轻,夜卧转侧已无影响,有时行走较长时间后感到下肢无力,易出汗,怕冷风。舌淡,苔薄白,脉沉细。前方去黄柏、牛蒡子、胆南星、生地,加黄芪30g,白术15g,防风12g。14剂。

四诊:2006年12月4日。

疼痛缓解,仍时感乏力,易出汗。舌脉如前。前方继服。14剂。

病程观察:守上方继续调治4周,停药后随访半年,疼痛等症未再复发。

按语:此患者年逾六旬,天癸已竭10年,肝肾之精血渐亏,难以灌流通达周身,经脉失养,络脉阻滞,而致周身骨节疼痛。初诊投以多味补益肝肾之品,滋养与温通兼施;佐知母、黄柏、牛蒡子以清瘀热,胆南星、山楂化瘀祛痰,独活、细辛引药下行,砂仁制养阴之品腻胃之弊。四周后疼痛基本缓解,瘀热得清,气虚显现,适逢冬令,当顾护卫表,所以调整处方,加入黄芪、白术、防风以防风寒外袭,终获良效。如果拘泥于影像学诊断,仍从椎间盘突出或骨质增生治之,则离道远矣。

三、养肝柔筋法治疗髋痛

中老年人患髋痛一症，常常被诊为髋骨关节炎、髋臼发育不良、髋部滑囊或滑膜炎、疑似股骨头坏死等病症，而从中医学理论来分析和认识其发病机制，其病位主要在筋，不在骨或软骨。

根据石印玉名中医的经验，认为此类疾病的基本病机为"痰瘀致痹为标、肝肾亏虚为本"，年逾八八，虚瘀并存，虚者肝肾亏虚，瘀者血瘀痰阻。治宜权衡标本缓急，总不离补肾、养肝、柔筋、化瘀、通络之法。养肝柔筋，从筋论治，也是体现筋为骨用的治疗思路。

[病案举例]

朱某，男，65 岁，已婚，离休。

初诊：2004 年 5 月 17 日（甲申三月二十九，立夏第 12 天）。

主诉：左髋部痛伴下肢酸胀加重 3 天。

现病史：半年前无明显诱因出现左髋部痛、膝关节和小腿酸胀，曾在其他医院诊为腰椎骨质增生，服用中成药和西药（具体药物不详）后有所减轻，但始终未能缓解，近日症状再次加重而来就诊。

体检：腰部屈伸、侧屈、旋转正常，左髋部被动旋转活动时痛，左侧"4"字试验阳性，左侧腹股沟压痛明显；左膝关节髌骨周围压痛明显，髌骨研磨试验阳性，膝周未见肿胀。舌淡胖，苔薄白，脉沉细无力。

辅助检查：双侧髋及双膝关节 X 线正位片显示双侧髋关节及膝关节退行改变，关节间隙尚可。

中医诊断：髋痛（肝肾亏虚，筋脉阻滞）。

西医诊断：骨关节炎（髋、膝）。

法法：培补肝肾、强筋壮骨。以芍药甘草汤合肾气丸加减化裁。

处方：枸杞子 20g，山萸肉 12g，淫羊藿 9g，仙茅 9g，制附片 9g，怀牛膝 30g，炒狗脊 15g，山药 12g，泽泻 12g，骨碎补 15g，赤芍 15g，丹皮 12g，砂仁 6g，鸡内金 6g，炙甘草 15g。14 剂，每日 1 剂，水煎取浓汁 300ml，分二次温服。

嘱减少负重活动，注意局部保暖。

二诊：2004 年 5 月 31 日。

髋部疼痛稍减轻，膝关节仍痛。舌脉如前。药证相符，病情有所减轻，但瘀血阻络日久，非走窜剔络之品不能收效。前方不变，另加三七粉 8g，蜈蚣粉 8g，全蝎粉 8g，土鳖虫粉 8g，乌梢蛇粉 8g，穿山甲粉 8g，以上粉剂混合均匀，分为 28 等份，每次 1 份，每日早晚两次温开水冲服。

三诊：2004 年 6 月 14 日。

髋部疼痛基本缓解，膝关节疼痛明显减轻。舌脉如前。瘀血已化，络脉始通。守方不变，续服两周。此外，膝关节加用医院自制的膜韧膏外敷，每日 1 剂。

四诊:2004年6月28日。

髋、膝关节疼痛基本消失,气血运行已畅;但仍有乏力,不耐久行久立。舌脉如前。首诊方加黄芪30g,白术15g,茯苓15g以巩固疗效。14剂。

嘱每天进行髋、膝关节非负重的功能锻炼。

病程观察:共服药8周,继续坚持功能锻炼,随访1年,未曾复发。

按语:髋乃人体负重较大的关节,重力所及,日渐磨损,加之年逾六十,肝肾亏虚,筋骨失养,气血运行不畅,终成虚瘀交作、筋脉阻滞之证。此案为髋、膝同病的骨关节炎,但以髋为主。

纵观舌脉,此案当属阴证。所以在补益肝肾诸药中加重淫羊藿、仙茅、制附片、怀牛膝、炒狗脊等温阳之品的比重;二诊时,考虑患者年迈,病久络阻,但体质尚可,故加用具有走窜剔络之功的虫类药,与部分活血药打粉冲服,既减少了服药量,又较好地保留了药物活性,使药力倍增,连服四周症状基本缓解。继之以培补脾肾之法,先天与后天互为滋养而收功。此案也充分体现的石氏伤科对于损伤当"以气为主,以血为先"的治疗原则,即施治过程中总以培补元气、鼓动气运、补益气血为主;而当肿痛明显、筋脉瘀阻时,又需化瘀通络为先。

四、养阴活血通络法治疗膝部肿痛

人体站立或行走时,以膝部负重为著,膝乃诸筋之汇,正常情况下,膝部诸筋带动关节活动,并约束其活动度而维系着关节的稳定性,久而久之,过度负重,则引起诸筋的慢性劳损。所以,膝骨关节炎等膝部肿痛之症多发于年迈负重之人,然虽名之曰"膝骨关节炎",实则病变部位与髋骨关节炎类似,主要在筋,而不在骨或软骨。

因此,补益肝肾、强筋壮骨、化瘀通络是常法,因瘀而致热者,则宜采用养阴活血、化瘀清热之变法。

此外,临床症状缓解后,进行适度的膝关节非负重性训练和增强股四头肌肌力的练习,以体现筋为骨用、筋主骨从的思想,对于巩固疗效是至关重要的。

[病案举例]

马某,女,76岁,已婚,退休。

初诊:2006年4月17日(丙戌三月二十,清明第12天)。

主诉:左膝痛加重伴行走困难1周。

现病史:近1年来左膝反复疼痛,有时连及腰部不适,腰酸无力,无外伤史。经服用非甾体类消炎镇痛药可缓解。1周前膝痛再次发作,自行服用止痛药不效,遂来求助于中医诊治。

体检:膝关节周围皮肤不红不热,关节活动度减小,膝周轻度肿胀,髌骨内、外缘及下缘、两侧关节间隙、内侧副韧带附着点压痛,麦氏征阳性,浮髌试验阴性;髋关节及腰部查体未见明显阳性体征;舌暗,苔薄白,脉沉弱。

辅助检查:双膝X平片显示关节间隙尚可,有骨赘形成,左膝更为明显。

詹红生

中医诊断:膝痛(肝肾不足,筋脉瘀阻)。

西医诊断:膝骨关节炎。

治法:急者治其标,以活血通络、止痛消肿为先。拟本院自制制剂加味治疗。

处方:养血软坚胶囊,每次3粒,每日3次;参蝎止痛胶囊,每次3粒,每日2次;外敷膜韧膏,每日1剂。

嘱减少负重活动,注意局部保暖。

二诊:2006年4月24日。

用药3天后左膝痛明显缓解,自述外敷膏药后皮肤出水,但不红不痒。3天前右膝突然肿痛,不能用力,无外伤。口干苦,便干,纳呆。舌暗,苔白厚少津,脉沉弱。膝关节慢性损伤多为同时发生,以往因左膝痛则右膝代偿性负重增加,今左膝痛明显缓解后,右膝疼痛感反而显现;前药中含有全蝎、蜈蚣等损伤胃气,且处方偏热性,患者已表现出肠胃燥热之证。改以养阴活血清热法治之。

处方:熟地15g,生地15g,何首乌15g,肉苁蓉15g,白芍12g,赤芍12g,当归20g,川芎9g,桃仁9g,红花6g,山楂15g,怀牛膝30g,木瓜30g,薏苡仁30g,泽泻15g,鹿衔草15g,金雀根30g,牛蒡子12g,知母12g,黄柏12g,砂仁6g,神曲15g,陈皮12g。14剂,每日1剂,水煎取浓汁300ml,分两次温服。外敷医院自制制剂膜韧膏,每日1剂。

三诊:2006年5月8日。

右膝肿痛明显缓解,左膝肿痛未再复作,外敷膏药后出水减少。舌暗稍胖大,根部苔厚腻,脉沉小数。湿邪外泄,气亦耗损,守前法,二诊方去薏苡仁、泽泻,加黄芪30g。14剂。仍外敷膜韧膏,每日1剂。

病程观察:守前方继续调治2周,嘱每天进行增强股四头肌肌力和膝关节非负重性的练习,随访1年未复发。

按语:年逾古稀,肝肾已亏,筋骨失养,气血不畅,络脉闭阻,遂致关节肿痛。初诊时以标实为主,两种院内制剂处方以秦艽、威灵仙、全蝎、蜈蚣、芍药、甘草为主,特别是血肉有情之品的虫类药具有较强的通络止痛作用,药后膝痛症状明显减轻,病变局部出水,此为痰湿宿邪外泄之象,然泄之未尽,阻遏中焦,所以出现纳呆等症,口干苦、大便干,为湿已化热。故而二诊时改投桃红四物合知柏地黄化裁,取生熟地、何首乌、肉苁蓉、芍药养阴,当归、川芎、桃仁、红花、山楂活血,佐以怀牛膝、木瓜、薏苡仁、泽泻、鹿衔草、金雀根祛痰化瘀,牛蒡子、知母、黄柏清热,砂仁、神曲、陈皮顾护胃气,共奏养阴、活血、清热之效。

五、活血祛瘀合拱腰练功法治疗腰部伤痛

中老年人臀部着地跌伤或用力提拿重物后,常常出现腰痛,如果伴有大便不畅或不排便者,不管影像学有无显现的骨折征象,都应引起高度重视。诚如《素问·缪刺论》所云:"人有所堕坠,恶血留内,腹中胀满,不得前后,先饮利药"。后世李杲在《医学发明》中出了一张复元活血汤,用之是为合拍。

对于出现明显椎体压缩性骨折者,服用活血祛瘀中药后,便通瘀除,疼痛可明显减轻,

此时宜抓住时机指导患者进行挺腹拱腰练习，能够有效恢复椎体高度，促进骨折愈合和腰部功能复原。

[病案举例]

黄某，女，63岁，已婚，离休。

初诊：2006年12月23日（丙戌十一月初四，冬至第2天）。

主诉：腰部胀痛伴活动受限3天。

现病史：3天前在户外游玩时跌倒，臀部着地，即感腰部胀痛不适，未见明显放射痛，活动受限，无恶心、呕吐、头晕、昏迷、二便失禁，跌伤后大便未行。经休息腰痛未见缓解，且有加重，急诊收治入院。

体检：腰部各角度活动均明显受限，腰部两侧肌肉痉挛，第一腰椎棘突、椎旁压痛，并伴有叩击痛。双下肢神经反射、肌力正常。舌淡稍胖大，苔薄，脉沉细。

辅助检查：X线平片示：第一腰椎呈楔形改变；CT检测结果示：L_1椎体前柱新鲜性骨折。

中医诊断：骨折（血瘀气滞）。

西医诊断：骨折（L_1椎体压缩性）。

治法：根据骨折三期分治原则，早期宜活血祛瘀为先，以红花注射液20ml，加入10%葡萄糖注射液500ml中稀释均匀，静脉滴注，日1次。口服中成药伤科接骨片（三七，红花，炙海星，制乳香，制没药，土鳖虫，朱砂，甜瓜子，炙鸡骨，冰片），每次4片，每日3次，温开水送服。

自入院第二天开始，指导患者进行拱桥式锻炼。仰卧位，屈膝60°～70°，以两肘和两脚掌着力，腹部向上挺起离开床面，停留5秒钟左右，每天累计20次～30次。锻炼过程中保持自然呼吸，不可屏气。

嘱绝对卧床，骨伤科护理Ⅱ级，普通饮食。

二诊：2006年12月26日。

大便通畅，腰部胀痛减轻。药证相符，病机未变。守前法续治。

三诊：2007年1月16日。

腰部胀痛基本消失。损伤部位瘀血已去，气血已通。复查腰椎X线平片示：L_1椎体高度有所恢复。出院。

嘱继续进行腰部拱桥式锻炼。

病程观察：出院两月后门诊随访，复查腰椎X线平片示：L_1椎体高度基本恢复正常，腰部疼痛未曾复发。

按语：女性绝经后骨量快速丢失，以松质骨为主的椎体首先发生骨质疏松，在轻微外力下即可引起压缩性骨折，而且以椎体前柱压缩最为常见。急性期骨骼破损，血溢脉外，瘀阻不通，则痛则胀，已先行化瘀止痛。

腰部拱桥式锻炼是最为常用的经典方法，应在卧床时尽早进行练习，但由于局部疼痛，且大多患者在骨折后惧怕活动，如果不采取必要的止痛措施和正确的指导，患者本人很难独立完成这种训练，因此贻误了最佳康复时机。此案采用现代中药注射剂和口服活血祛瘀中药并施，有效缓解了疼痛，在此基础上，每天由专人指导患者进行正确的拱桥式锻炼，在较短时间内收到了较好的效果。方法虽然简单，收效却很明显。

另一方面，现代生物力学研究结果提示，采用特定的导引之法进行锻炼，即可通过骨细胞上的力学感受器刺激骨骼生长，促进骨折愈合；又能够使骨骼周围肌肉的力量有所提高，其效实为药物所不逮。

（陈博　杨佳裕整理）

附录

上海市第四批名中医名单

（2016 年）

（按姓氏笔画排序）

王羲明	上海广德中医门诊部
齐 聪	上海中医药大学附属曙光医院
孙世道	上海中医药大学附属曙光医院
苏 励	上海中医药大学附属龙华医院
李飞跃	上海交通大学医学院附属瑞金医院
李祥云	上海中医药大学附属龙华医院
杨 巍	上海中医药大学附属曙光医院
时毓民	复旦大学附属儿科医院
吴云定	上海市黄浦区香山中医医院
何立群	上海中医药大学附属曙光医院
沈小珩	上海交通大学医学院附属瑞金医院
张 仁	上海市中医文献馆
张 菁	上海市徐汇区大华医院
陆念祖	上海市静安区中心医院
陆鸿元	上海中医药大学
陈红风	上海中医药大学附属龙华医院
林钟香	上海中医药大学附属龙华医院
尚 云	上海市浦东新区光明中医医院
周永明	上海中医药大学附属岳阳中西医结合医院
胡义扬	上海中医药大学附属曙光医院
胡国华	上海市中医医院
胡婉英	上海中医药大学附属曙光医院
徐列明	上海中医药大学附属曙光医院
徐蓉娟	上海中医药大学附属龙华医院

曹永清　　　　　上海中医药大学附属龙华医院
蒋　健　　　　　上海中医药大学附属曙光医院
虞坚尔　　　　　上海市中医医院
詹红生　　　　　上海中医药大学附属曙光医院
戴德英　　　　　上海中医药大学附属曙光医院